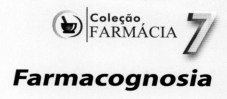

COLEÇÃO FARMÁCIA

Vol. 1 – Profissão: Farmacêutico
Vol. 2 – Bioquímica Farmacêutica
Vol. 3 – Fisiopatologia das Doenças
Vol. 4 – Farmacocinética Clínica
Vol. 5 – Toxicologia Clínica
Vol. 6 – Química Farmacêutica
Vol. 7 – Farmacognosia
Vol. 8 – Tecnologia Farmacêutica
Vol. 9 – Tecnologia de Cosméticos
Vol. 10 – Processos Industriais Farmacêuticos e Biotecnológicos
Vol. 11 – Controle de Qualidade
Vol. 12 – Atenção Farmacêutica

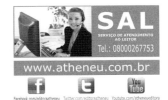

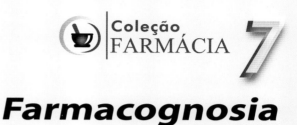

Farmacognosia

COORDENADORES EDITORIAIS
Flavio da Silva Emery
Juliana Maldonado Marchetti

EDITORES DO VOLUME
Niege Araçari Jacometti Cardoso Furtado
Rodrigo Cassio Sola Veneziani
Sérgio Ricardo Ambrósio

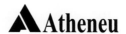

EDITORA ATHENEU

São Paulo —	*Rua Jesuíno Pascoal, 30* *Tel.: (11) 2858-8750* *Fax: (11) 2858-8766* *E-mail: atheneu@atheneu.com.br*
Rio de Janeiro —	*Rua Bambina, 74* *Tel.: (21)3094-1295* *Fax: (21)3094-1284* *E-mail: atheneu@atheneu.com.br*
Belo Horizonte —	*Rua Domingos Vieira, 319 — conj. 1.104*

CAPA: Paulo Verardo

PRODUÇÃO EDITORIAL/DIAGRAMAÇÃO: Rosane Guedes

CIP-BRASIL. CATALOGAÇÃO NA PUBLICAÇÃO
SINDICATO NACIONAL DOS EDITORES DE LIVROS, RJ

F988f

    Furtado, Niege Araçari Jacometti Cardoso
      Farmacognosia / Niege Araçari Jacometti Cardoso Furtado, Rodrigo Cassio Sola
Veneziani, Sérgio Ricardo Ambrósio ; organização Flavio da Silva Emery , Juliana
Maldonado Marchetti. - 1. ed. - Rio de Janeiro : Atheneu, 2017.
      : il. ; 25 cm.   (Farmácia ; 7)

    Inclui bibliografia
    ISBN 978-85-388-0764-3

    1. Farmacognosia. 2. Etnofarmacologia. 3. Plantas medicinais. I. Veneziani, Rodrigo
Cassio Sola. II. Ambrósio, Sérgio Ricardo. III. Emery, Flavio da Silva. IV. Marchetti,
Juliana Maldonado. V. Título. VI. Série.

16-37890
                     CDD: 615.321
                     CDU: 633.88

16/11/2016   17/11/2016

FURTADO, N. A. J. C.; VENEZIANI, R. C. S.; AMBRÓSIO, S. R.

Farmacognosia – Coleção Farmácia – Volume 7

© *EDITORA ATHENEU*

São Paulo, Rio de Janeiro, Belo Horizonte, 2017

Coordenadores Editoriais

FLAVIO DA SILVA EMERY

Graduação em Farmácia pela Universidade Federal do Rio de Janeiro (UFRJ). Doutorado em Química de Produtos Naturais pela UFRJ no Núcleo de Pesquisas de Produtos Naturais (NPPN). Professor e Pesquisador da Faculdade de Ciências Farmacêuticas de Ribeirão Preto da Universidade de São Paulo (FCFRP-USP). Membro do *CMST COST Action TD0905 – Epigenetics: Bench to Bedside*. Primeiro Tesoureiro da Diretoria da Associação Brasileira de Ciências Farmacêuticas (2014-2015). Membro do Subcomitê de *Drug Discovery and Development* da IUPAC

JULIANA MALDONADO MARCHETTI

Graduação em Farmácia, Bioquímica e Modalidade Indústria pela Faculdade de Ciências Farmacêuticas de Ribeirão Preto da Universidade de São Paulo (FCFRP-USP). Mestre em Fármacos e Medicamentos (Área de Química e Biologia) pela FCFRP-USP. Doutora em Fármacos e Medicamentos (Área de Produção e Controle Farmacêuticos) na FCFRP-USP. Professora-associada do Departamento de Ciências Farmacêuticas da FCFRP-USP

Editores do Volume

NIEGE ARAÇARI JACOMETTI CARDOSO FURTADO

Graduação em Farmácia-Bioquímica pela Faculdade de Ciências Farmacêuticas de Ribeirão Preto da Universidade de São Paulo. Mestrado e Doutorado em Ciências Farmacêuticas (Área de Fármacos e Medicamentos) pela Faculdade de Ciências Farmacêuticas de Ribeirão Preto da Universidade de São Paulo. Pós-doutorado pelo Institut des Sciences de la Vie da Université Catholique de Louvain, Bélgica. Professora e Pesquisadora da Faculdade de Ciências Farmacêuticas de Ribeirão Preto – Universidade de São Paulo

RODRIGO CASSIO SOLA VENEZIANI

Graduação em Farmácia-Bioquímica pela Faculdade de Ciências Farmacêuticas de Ribeirão Preto da Universidade de São Paulo. Mestrado e Doutorado em Ciências (Áreas de Concentração em Química Orgânica e Química, respectivamente) pela Faculdade de Filosofia, Ciências e Letras de Ribeirão Preto – Universidade de São Paulo. Professor e Pesquisador do Programa de Pós-graduação em Ciências da Universidade de Franca

SÉRGIO RICARDO AMBRÓSIO

Graduação em Farmácia-Bioquímica pela Faculdade de Ciências Farmacêuticas de Ribeirão Preto da Universidade de São Paulo. Mestrado e Doutorado em Ciências (Área de Concentração em Química) pela Faculdade de Filosofia, Ciências e Letras de Ribeirão Preto – Universidade de São Paulo. Professor e Pesquisador do Programa de Pós-graduação em Ciências da Universidade de Franca

Colaboradores

Ademar A. da Silva Filho
Professor Doutor do Departamento de Ciências Farmacêuticas da Universidade Federal de Juiz de Fora. Doutor em Ciências Farmacêuticas pela Faculdade de Ciências Farmacêuticas de Ribeirão Preto – Universidade de São Paulo

Adriana Aparecida Lopes
Pesquisadora da Universidade de Ribeirão Preto (UNAERP). Doutora em Química Orgânica pela Universidade Estadual Júlio de Mesquita Filho (UNESP)

Ana Helena Januário
Professora Pesquisadora da Universidade de Franca. Doutora em Ciências pela Universidade Federal de São Carlos

Ana Lígia Leandrini de Oliveira
Doutora em Ciências Farmacêuticas pela Faculdade de Ciências Farmacêuticas de Ribeirão Preto – Universidade de São Paulo

Andréia Alves Rezende
Professora da Universidade Estadual Paulista Júlio de Mesquita Filho (UNESP). Doutora em Biologia Vegetal pela Universidade Estadual de Campinas (UNICAMP)

Andréia Pereira Matos
Professora da Universidade Federal de São Carlos. Doutora em Química pela Universidade Federal de São Carlos

Antônio Eduardo Miller Crotti
Professor do Departamento de Química da Faculdade de Filosofia, Ciências e Letras de Ribeirão Preto – Universidade de São Paulo. Doutor em Química pela Faculdade de Filosofia, Ciências e Letras de Ribeirão Preto – Universidade da São Paulo

Antonio José Lapa
Professor Afiliado da Universidade Federal de São Paulo (UNIFESP). Professor de Pós-graduação na Área de Concentração em Farmacologia de Plantas Utilizadas em Endemias Amazônicas (PPGBIOTC, UFAM). Professor Visitante da Universidade do Estado do Amazonas (INCT-ESA-UEA). Doutor em Farmacologia pela UNIFESP

Caden Souccar
Professora Titular da Universidade Federal de São Paulo (UNIFESP). Doutora em Farmacologia pela UNIFESP

Carlos Henrique Gomes Martins
Professor Pesquisador da Universidade de Franca. Doutor em Biociências e Biotecnologia Aplicadas à Farmácia pela Universidade Estadual Paulista Júlio de Mesquita Filho (UNESP)

Carlos Muniz de Souza
Professor do Curso de Pós-graduação de Fitoterapia Funcional da VP Consultoria e Universidade Cruzeiro do Sul

Carlos Renato Tirapelli
Professor Associado da Escola de Enfermagem de Ribeirão Preto – Universidade de São Paulo. Doutor em Farmacologia pela Faculdade de Medicina de Ribeirão Preto – Universidade de São Paulo

Cecília Elena de Figueiredo Ognibene
Membro da Farmacopeia Brasileira – V Edição (2010). Membro do Comitê Técnico Temático de Marcadores de Produtos Fitoterápicos da Farmacopeia Brasileira – V Edição (2010). Professora Universitária (Faculdades Oswaldo Cruz). Sócia-proprietária da empresa MC4-Consultoria. Farmacêutica Graduada pela Universidade Federal Fluminense. Especialista em Farmacognosia pela Universidade de São Paulo

Clarissa Silva Lima
Professora Adjunta da Faculdade de Ciências Farmacêuticas da Universidade Federal do Amapá. Doutora em Biodiversidade Tropical pela Universidade Federal do Amapá

Clélia Akiko Hiruma-Lima
Professora-associada da Universidade Estadual Júlio de Mesquita Filho (UNESP). Doutora em Ciências Biológicas pela Universidade Estadual de Campinas (UNICAMP)

Clenilson Martins Rodrigues
Pesquisador da Empresa Brasileira de Pesquisa Agropecuária (EMBRAPA). Doutor em Química pela Universidade Estadual Júlio de Mesquita Filho (UNESP)

Cleverson Luiz dos Santos Vigo
Mestre em Ciências Farmacêuticas pela Universidade Federal do Rio Grande do Sul

Daniela Aparecida Chagas-Paula
Professora da Universidade Federal de Alfenas (UNIFAL). Doutora em Ciências pela Faculdade de Ciências Farmacêuticas de Ribeirão Preto – Universidade de São Paulo

Danieli Cristina Lemes
Farmacêutica formada pela Universidade de Franca (UNIFRAN)

Eliane de Oliveira Silva
Professora Adjunto A1 da Universidade Federal da Bahia. Doutora em Ciências pela Faculdade de Ciências Farmacêuticas de Ribeirão Preto – Universidade de São Paulo

Fabíola Dutra Rocha
Professora Doutora do Departamento de Ciências Farmacêuticas da Universidade Federal de Juiz de Fora. Doutora em Química de Produtos Naturais pela Universidade Federal do Rio de Janeiro

Fernando Batista da Costa
Professor-associado da Faculdade de Ciências Farmacêuticas de Ribeirão Preto – Universidade de São Paulo. Doutor em Química Orgânica pela Faculdade de Filosofia, Ciências e Letras de Ribeirão Preto – Universidade de São Paulo

Hosana Maria Debonsi
Professora-associada da Faculdade de Ciências Farmacêuticas de Ribeirão Preto – Universidade de São Paulo. Doutora em Química pela Universidade Estadual Paulista Júlio de Mesquita Filho (UNESP)

Jackson Roberto Guedes da Silva Almeida
Professor-associado da Universidade Federal do Vale do São Francisco. Doutor em Produtos Naturais e Sintéticos Bioativos pela Universidade Federal da Paraíba

Jairo Kenupp Bastos
Professor Titular da Faculdade de Ciências Farmacêuticas de Ribeirão Preto – Universidade de São Paulo. Doutor em Química Orgânica de Produtos Naturais pelo Instituto de Química – Universidade de São Paulo

João Batista Fernandes
Professor Titular da Universidade Federal de São Carlos. Doutor em Química Orgânica pela Universidade de São Paulo

João Luis Callegari Lopes
Professor Titular Sênior da Faculdade de Ciências Farmacêuticas de Ribeirão Preto – Universidade de São Paulo. Doutor em Ciências pela Faculdade de Filosofia, Ciências e Letras de Ribeirão Preto – Universidade de São Paulo

João Paulo Barreto de Sousa
Doutor em Ciências pela Faculdade de Ciências Farmacêuticas de Ribeirão Preto – Universidade de São Paulo

José Carlos Tavares Carvalho
Professor Titular da Faculdade de Ciências Farmacêuticas da Universidade Federal do Amapá. Doutor em Fármacos e Medicamentos pela Universidade de São Paulo

Lourdes Campaner dos Santos
Professora da Universidade Estadual Júlio de Mesquita Filho (UNESP). Doutora em Química pela Universidade Estadual Júlio de Mesquita Filho (UNESP)

Luis Alexandre Pedro de Freitas
Professor-associado da Faculdade de Ciências Farmacêuticas de Ribeirão Preto – Universidade de São Paulo. Doutor em Engenharia Química pela Universidade Federal de São Carlos

Luis Carlos Marques
Professor Universitário (Uem, Unimar, Uniban, Faculdades Oswaldo Cruz, Unifoa, Metrocamp). Coordenador da Comissão de Fitoterápicos e Plantas Medicinais do CRF-SP. Sócio-proprietário da empresa Fitoscience Consultoria Ltda. Doutor em Ciências pela Universidade Federal de São Paulo (UNIFESP)

Luiza Junqueira Carneiro
Farmacêutica formada pela Universidade de Franca (UNIFRAN)

Marcela Etchebehere Severiano
Mestre em Ciências pela Universidade de Franca (UNIFRAN)

Márcio Adriano Andreo
Professor Adjunto do Instituto de Ciências Ambientais, Químicas e Farmacêuticas da Universidade Federal de São Paulo (UNIFESP) Campus de Diadema. Doutor em Química pelo Instituto de Química da Universidade Estadual Paulista Júlio de Mesquita Filho (UNESP)

Maria Fátima das Graças Fernandes da Silva
Professora Titular da Universidade Federal de São Carlos. Doutora em Química Orgânica pela Universidade de São Paulo

Maria Teresa R. Lima-Landman
Professora-associada da Universidade Federal de São Paulo (UNIFESP). Doutora em Farmacologia pela UNIFESP

Massuo Jorge Kato
Professor Titular do Instituto de Química – Universidade de São Paulo. Doutor em Química Orgânica pelo Instituto de Química – Universidade de São Paulo

Milton Groppo
Professor da Faculdade de Filosofia, Ciências e Letras de Ribeirão Preto da Universidade de São Paulo. Doutor em Ciências Biológicas (Botânica) pela Universidade de São Paulo

Mirian A. Hayashi
Professora Adjunto da Universidade Federal de São Paulo (UNIFESP). Doutora em Ciências Biológicas pela UNIFESP

Mirtes Midori Tanae
Farmacêutica da Universidade Federal de São Paulo (UNIFESP). Doutora em Farmacologia pela UNIFESP

Moacir Rossi Forim
Professor Adjunto da Universidade Federal de São Carlos. Doutor em Química pela Universidade Federal de São Carlos

Nathalya Isabel de Melo
Mestre em Ciências pela Universidade de Franca (UNIFRAN)

Nely Dayse Santos da Mata
Professora-assistente do Curso de Enfermagem da Universidade Federal do Amapá (UNIFAP). Mestre em Desenvolvimento Regional pela UNIFAP

Neusa Taroda Ranga
Professora da Universidade Estadual Paulista Júlio de Mesquita Filho (UNESP). Doutora em Plant Science pela University of St Andrews, Escócia

Patrícia Mendonça Pauletti
Professora Pesquisadora da Universidade de Franca (UNIFRAN). Doutora em Química pelo Instituto de Química de Araraquara – Universidade Estadual Paulista

Paulo Cezar Vieira
Professor Titular da Universidade Federal de São Carlos. Doutor em Química Orgânica pela Universidade de São Paulo

Pedro Melillo de Magalhães
Pesquisador da Universidade Estadual de Campinas (UNICAMP). Doutor em Biologia Vegetal pela UNICAMP

Rafael de Felício
Doutor em Ciências pela Faculdade de Ciências Farmacêuticas de Ribeirão Preto – Universidade de São Paulo

Rejane Barbosa de Oliveira
Professora da Universidade Tecnológica Federal do Paraná. Doutora em Ciências pela Faculdade de Ciências Farmacêuticas de Ribeirão Preto – Universidade de São Paulo

Ricardo Pereira Rodrigues
Doutor em Ciências pela Faculdade de Ciências Farmacêuticas de Ribeirão Preto – Universidade de São Paulo

Rodrigo Molina Martins
Doutor em Ciências Farmacêuticas pela Faculdade de Ciências Farmacêuticas de Ribeirão Preto – Universidade de São Paulo

Rosemeire Cristina L. Rodrigues Pietro
Professora da Universidade Estadual Júlio de Mesquita Filho (UNESP). Doutora em Bioquímica pela Universidade de São Paulo

Simone de Pádua Teixeira
Professora-associada da Faculdade de Ciências Farmacêuticas de Ribeirão Preto – Universidade de São Paulo. Doutora em Biologia Vegetal pela Universidade Estadual de Campinas (UNICAMP)

Suraia Said
Professora Titular da Faculdade de Ciências Farmacêuticas de Ribeirão Preto – Universidade de São Paulo. Doutora em Fisiologia pela Universidade de São Paulo

Tatiane Cruz de Carvalho
Doutora em Ciências pela Faculdade de Ciências Farmacêuticas de Ribeirão Preto – Universidade de São Paulo

Tatiane Pereira de Souza
Professora Adjunta da Faculdade de Ciências Farmacêuticas da Universidade Federal do Amazonas. Doutora em Ciências Farmacêuticas pela Universidade Federal do Rio Grande do Sul

Thereza Christina Monteiro de Lima
Professora Titular da Universidade Federal de Santa Catarina. Doutora em Fisiologia Humana (Psicofarmacologia) pela Universidade de São Paulo

Tiago Branquinho Oliveira
Professor Adjunto A-1 da Universidade Federal de Sergipe. Doutor em Ciências pela Faculdade de Ciências Farmacêuticas de Ribeirão Preto – Universidade de São Paulo

Viviane Cândida da Silva
Doutora em Química de Produtos Naturais pela Universidade Estadual Júlio de Mesquita Filho (UNESP)

Wagner Vilegas
Professor Titular do Campus Experimental do Litoral Paulista da Universidade Estadual Júlio de Mesquita Filho (UNESP). Doutor em Química Orgânica pela Universidade de São Paulo

Wilson Roberto Cunha
Professor Pesquisador da Universidade de Franca. Doutor em Química pela Faculdade de Filosofia, Ciências e Letras de Ribeirão Preto – Universidade de São Paulo

Apresentação da Série

No Brasil, de acordo com dados do MEC, tem-se observado um aumento exponencial de cursos de graduação em Farmácia, visto que no ano de 1996 havia apenas 88 cursos e em 2015 chegamos ao total de 528 cursos em atividade, constatando-se, assim, um aumento de 600%. Ainda segundo esses dados, a maior concentração desses cursos situa-se na Região Sudeste (45%), particularmente no Estado de São Paulo. Isso reflete uma comunidade com mais de 100.000 farmacêuticos, além dos mais de 90.000 estudantes matriculados em cursos de Farmácia.

Considerando o exposto e, ainda, as constantes mudanças na formação acadêmica do profissional de Farmácia desde a aprovação das Diretrizes Curriculares Nacionais, no ano de 2002, julgamos importante a idealização e a elaboração da *Coleção Farmácia*, que constitui uma obra atualizada e com finalidade didática direcionada aos estudantes, professores e profissionais da área.

A *Coleção Farmácia* contará com livros elaborados por colaboradores renomados, abrangendo as diversas áreas das Ciências Farmacêuticas. As diversas temáticas abordam desde a área de atuação do profissional farmacêutico e a legislação pertinente, passando pela bioquímica, fisiopatologia, farmacologia clínica, toxicologia, produtos naturais, química medicinal, tecnologia farmacêutica, controle de qualidade até a atenção farmacêutica, por exemplo.

Trata-se de um trabalho criterioso que buscou reunir diversos profissionais e educadores com grande vivência, visando oferecer aos estudantes um importante instrumento para consulta e pesquisa, aos professores um valioso recurso pedagógico e aos profissionais farmacêuticos a oportunidade de atualização.

Os objetivos que nortearam os editores da coleção foram os de proporcionar ao leitor uma literatura de qualidade e adequada aos fins didáticos e profissionais, na tentativa de criar um material atualizado e em consonância com os novos rumos da profissão farmacêutica.

Flavio da Silva Emery
Juliana Maldonado Marchetti

Apresentação do Volume

A farmacognosia pode ser considerada o mais antigo ramo das Ciências Farmacêuticas e certamente constitui uma das áreas mais importantes da formação do profissional farmacêutico. Sobretudo nos últimos anos, essa área vem experimentando significativas mudanças na medida em que se vê influenciada por outros campos do conhecimento científico, tais como a botânica, a ecologia, a antropologia, a farmacologia, a toxicologia e praticamente todas as demais "Ciências da Saúde", sem prescindir do conhecimento químico das drogas e outras matérias-primas naturais. Assim, a moderna farmacognosia e seu caráter multi e interdisciplinar apresenta-se, neste início de século, como um desafio ao estudante das Ciências Farmacêuticas.

Contudo, aquilo que a torna desafiadora, a torna fascinante e mostrar a farmacognosia de maneira sedutora sem declinar do desafio representado por sua complexidade foi nosso principal objetivo ao editar este volume. Para isso, concebemos uma estrutura em cinco seções que, em nossa visão, representam quatro grandes temas da farmacognosia atual, além de uma seção introdutória. São elas: 1 – Introdução à Farmacognosia, 2 – Origem e Importância dos Produtos Naturais, 3 – Descoberta, Obtenção e Produção de Produtos Naturais de Interesse Farmacêutico, 4 – Principais Classes de Produtos Naturais de Interesse Farmacêutico e 5 – Produtos Naturais Tóxicos.

Cada uma dessas seções, com exceção da primeira, foi subdividida em capítulos que foram elaborados por renomados profissionais das Ciências Farmacêuticas e Ciências afins, criteriosamente selecionados por suas respectivas competências no assunto em que discorrem. Assim, o próprio processo de edição deste material foi uma experiência muito enriquecedora de aprendizado e mesmo de atualização. Esperamos que os alunos dos mais de quinhentos cursos de Farmácia existentes hoje no Brasil possam desfrutar também desta mesma experiência e que ela se reverta em qualidade na formação do profissional farmacêutico.

Niege Araçari Jacometti Cardoso Furtado
Rodrigo Cassio Sola Veneziani
Sérgio Ricardo Ambrósio

Agradecimentos

Já dizia Monteiro Lobato: "Um país se faz com homens e livros". Nós, editores do volume Farmacognosia da *Coleção Farmácia* da Editora Atheneu, tivemos a honra de ter recebido apoio da equipe maravilhosa de pesquisadores, docentes, doutores e mestres cujos nomes estão apresentados na lista de colaboradores da obra.

Agradecemos a generosidade de todos os autores que compartilharam seus conhecimentos, se comprometeram e apoiaram este projeto que propiciará a muitos alunos de graduação em Ciências Farmacêuticas e áreas afins a ampliação dos seus conhecimentos científicos, contribuindo para a formação de profissionais qualificados para o exercício de atividades relacionadas a área.

Tivemos a sorte e a felicidade de receber contribuições e sugestões ofertadas pelo Prof. Dr. Jairo Kenupp Bastos, professor titular da Faculdade de Ciências Farmacêuticas de Ribeirão Preto da Universidade de São Paulo, a quem também agradecemos por prefaciar este volume.

Agradecemos aos editores da *Coleção Farmácia* da Editora Atheneu, os professores Flavio da Silva Emery e Juliana Maldonado Marchetti, pelo excelente trabalho conduzido para tornar realidade uma coleção de livros que trará enorme contribuição ao ensino de Ciências Farmacêuticas.

Agradecemos a Editora Atheneu e toda a sua equipe de profissionais qualificados por todo apoio e por viabilizarem este grande projeto que propiciará aos estudantes de graduação em Ciências Farmacêuticas e áreas afins excelente conteúdo para estudo.

Este é o primeiro passo dado com o objetivo de prover conteúdo em língua portuguesa de excelente nível e em temas ainda não explorados ou pouco explorados neste idioma.

Desejamos que este livro seja muito bem aproveitado e contribua para a formação de grandes homens.

Niege Araçari Jacometti Cardoso Furtado
Rodrigo Cassio Sola Veneziani
Sérgio Ricardo Ambrósio

Prefácio

A mente que se abre a uma nova ideia jamais voltará ao seu tamanho original.
Albert Einstein

Um país se faz com homens e livros.
Monteiro Lobato

O mundo vem passando por grandes transformações nas últimas décadas, principalmente as de cunho tecnológico, nas áreas de comunicação e informação. Somos bombardeados em tempo real por muitas informações e há a impressão de que não precisamos mais despender energia com o aprendizado, uma vez que o conhecimento estaria disponível *online*. Na verdade, o que está disponível é a informação, pois o saber se adquire com esforço intelectual, análise e aprofundamento dos temas de interesse, os quais devem sempre ser parte de um contexto que permita a correta compreensão do objeto de estudo, dentro de uma grande área do conhecimento.

Os desafios para responder às demandas por alimentos e medicamentos para suprir uma população crescente que busca maior longevidade com qualidade de vida são enormes. Nesse sentido, desde os primórdios da história, a humanidade vem utilizando as plantas como fonte de alimentos e para tratar doenças, dentre outros usos. Mais recentemente, no século XX, os micro-organismos terrestres e os organismos de origem marinha passaram a desempenhar também papel muito importante na descoberta de novos fármacos para uso humano e animal, bem como na agroindústria, no controle de insetos-pragas e plantas invasoras. Ainda mais recentemente, surgiram novos conceitos e produtos, como os alimentos funcionais, os nutracêuticos e os cosmecêuticos.

A importância dos produtos naturais no desenvolvimento de novos fármacos é notável, uma vez que cerca de 50% dos novos medicamentos alopáticos lançados no mercado nos últimos 20 anos são de origem natural ou baseados em protótipos naturais. No Brasil, país que ostenta cerca de 25% da biodiversidade do planeta, o setor de desenvolvimento de fármacos é ainda incipiente, apesar do número crescente de empresas farmacêuticas nacionais, as quais, com raras exceções, importam os insumos que utilizam, incluindo as matérias-primas vegetais. Portanto, há uma demanda crescente de profissionais altamente qualificados, não apenas para os setores de produção e controle de qualidade, mas sobretudo para os setores de pesquisa, desenvolvimento e inovação.

Assim, este livro foi concebido e organizado por professores especializados da área, de maneira a propiciar conteúdo de alta relevância para os profissionais das diferentes áreas do conhecimento que buscam o aprendizado na área de produtos naturais. Para tanto, os capítulos abordam desde os aspectos históricos do desenvolvimento do setor, às plantas tóxicas, passando pelos diferentes grupos de metabólitos vegetais, microbianos e de origem marinha, incluindo a biossíntese, bem como as ferramentas para estudos *in silico* e os conteúdos para cultivo, coleta, identificação, processamento e controle de qualidade de matérias-primas vegetais.

Nós, educadores e pesquisadores, somos responsáveis pelo conteúdo deste livro, o qual é baseado em conhecimento já adquirido, esperamos que a curiosidade científica do leitor seja aguçada, de modo que nossa contribuição possa, além de propiciar conteúdo para a formação de profissionais na graduação, estimular os estudantes a seguirem carreira científica, contribuindo, assim, para a produção de conhecimento e para a inovação tecnológica com desenvolvimento de novos processos e produtos, vislumbrando a melhoria da qualidade de vida da humanidade.

Jairo Kenupp Bastos

Sumário

Apresentação da Série, *xv*

Apresentação do Volume, *xvii*

Agradecimentos, *xix*

Prefácio, *xxi*

SEÇÃO 1 – Introdução à Farmacognosia

1   A Origem do Termo Farmacognosia – Definições e Histórico, *3*

Niege Araçari Jacometti Cardoso Furtado
Sérgio Ricardo Ambrósio
Rodrigo Cassio Sola Veneziani

SEÇÃO 2 – Origem e Importância dos Produtos Naturais

2   Fontes de Produtos Naturais, *15*

Eliane de Oliveira Silva
Tatiane Cruz de Carvalho
Niege Araçari Jacometti Cardoso Furtado

3   Descobertas de Novos Produtos Naturais a Partir do Ambiente Marinho, *27*

Hosana Maria Debonsi
Ana Lígia Leandrini de Oliveira
Rafael de Felício

4   Tópicos sobre a Biossíntese de Metabólitos Secundários Vegetais, *39*

Adriana Aparecida Lopes
Massuo Jorge Kato
Fernando Batista da Costa

SEÇÃO 3 – Descoberta, Obtenção e Produção de Produtos Naturais de Interesse Farmacêutico

5 Etnobotânica e Etnofarmacologia, 73

Clarissa Silva Lima
José Carlos Tavares Carvalho
Nely Dayse Santos da Mata

6 A Quimioinformática na Farmacognosia, 87

Tiago Branquinho Oliveira
Ricardo Pereira Rodrigues
Fernando Batista da Costa

7 Coleta, Herborização e Identificação de Espécies Vegetais, 103

Andréia Alves Rezende
Milton Groppo
Neusa Taroda Ranga
Simone de Pádua Teixeira

8 Variabilidade Química em Plantas Medicinais e Aspectos da Produção, 117

Pedro Melillo de Magalhães

9 Tecnologia Fitofarmacêutica, 137

Rodrigo Molina Martins
Tatiane Pereira de Souza
Luis Alexandre Pedro de Freitas

10 Mercado de Insumos Vegetais, Chás e Produtos Fitoterápicos no Brasil, 167

Luis Carlos Marques
Cecília Elena de Figueiredo Ognibene
Carlos Muniz de Souza
Cleverson Luiz dos Santos Vigo

11 Análises que Determinam a Qualidade de Plantas Medicinais, 195

João Paulo Barreto de Sousa
Jairo Kenupp Bastos

12 Toxicidade e Segurança de Fitoterápicos, Protetores Cutâneos e Cosméticos Naturais, 217

Antonio José Lapa
Maria Teresa R. Lima-Landman
Mirian A. Hayashi
Mirtes Midori Tanae
Thereza Christina Monteiro de Lima
Caden Souccar

SEÇÃO 4 – Principais Classes de Produtos Naturais de Interesse Farmacêutico

13 Óleos Voláteis: Constituintes Químicos e Atividades Biológicas, 247

Nathalya Isabel de Melo
Antônio Eduardo Miller Crotti

14 Lactonas Sesquiterpênicas, 271

Daniela Aparecida Chagas-Paula
Fernando Batista da Costa

15 Diterpenos: Aspectos Químicos e Biológicos, 293

Rodrigo Cassio Sola Veneziani
Sérgio Ricardo Ambrósio
Carlos Henrique Gomes Martins
Antônio Eduardo Miller Crotti
Carlos Renato Tirapelli

16 Triterpenos e Esteroides, 315

Wilson Roberto Cunha
Ana Helena Januário
Patrícia Mendonça Pauletti

17 Cumarinas, 337

João Paulo Barreto de Sousa
Márcio Adriano Andreo
João Luis Callegari Lopes

18 Lignanas, Neolignanas e Análogos: Ocorrência, Aspectos Químicos, Biológicos e Nutricionais, 359

João Paulo Barreto de Sousa
Jairo Kenupp Bastos

19 Flavonoides, 387

Clélia Akiko Hiruma-Lima
Clenilson Martins Rodrigues
Lourdes Campaner dos Santos
Viviane Cândida da Silva
Wagner Vilegas

20 Taninos, 407

Ademar A. da Silva Filho
Fabíola Dutra Rocha

21 Quinonas, 423

Sérgio Ricardo Ambrósio
Rodrigo Cassio Sola Veneziani
Luiza Junqueira Carneiro
Danieli Cristina Lemes
Marcela Etchebehere Severiano
Niege Araçari Jacometti Cardoso Furtado

22 Alcaloides: Aspectos Gerais, *441*

João Batista Fernandes
Maria Fátima das Graças Fernandes da Silva
Moacir Rossi Forim
Paulo Cezar Vieira

23 Alcaloides Derivados dos Aminoácidos Alifáticos Ornitina e Lisina, *461*

Jackson Roberto Guedes da Silva Almeida

24 Alcaloides Derivados dos Aminoácidos Aromáticos, *481*

Adriana Aparecida Lopes
Maria Fátima das Graças Fernandes da Silva

SEÇÃO 5 – Produtos Naturais Tóxicos

25 Intoxicações por Plantas no Brasil: Princípios Ativos e Mecanismos de Ação, *511*

Rejane Barbosa de Oliveira

26 Inseticidas Naturais, *529*

Paulo Cezar Vieira
Andréia Pereira Matos

27 Micotoxinas, *541*

Suraia Said
Rosemeire Cristina L. Rodrigues Pietro

Índice Remissivo, *559*

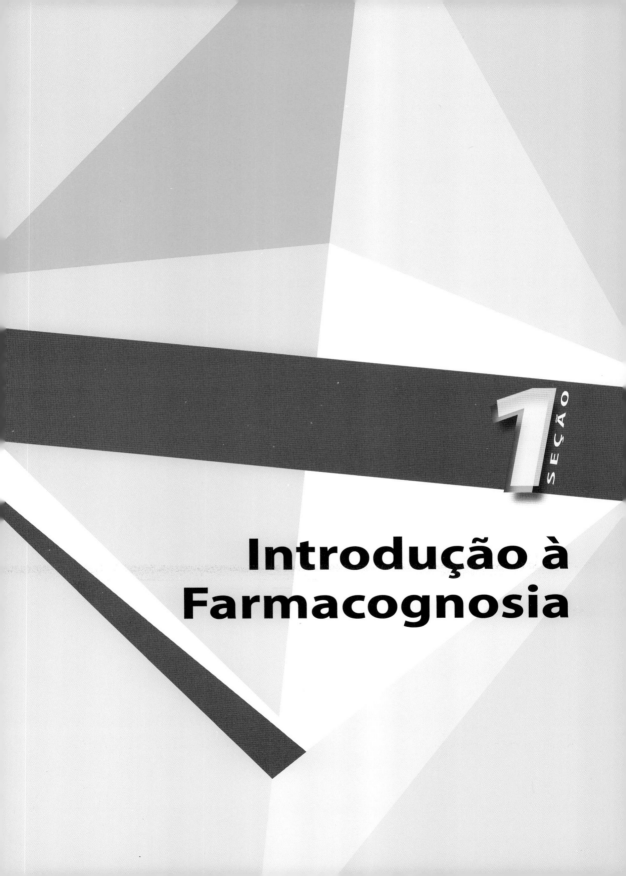

Introdução à Farmacognosia

SEÇÃO 1

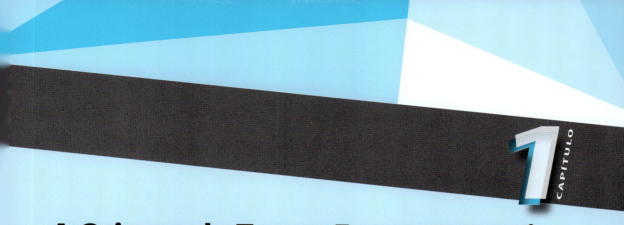

A Origem do Termo Farmacognosia – Definições e Histórico

Niege Araçari Jacometti Cardoso Furtado
Sérgio Ricardo Ambrósio
Rodrigo Cassio Sola Veneziani

O termo "Farmacognosia" é formado a partir da junção de duas palavras gregas: "*pharmakon*" e "*gnosis*", que significam respectivamente "fármaco" e "conhecimento". Os primeiros registros de uso deste termo na literatura científica datam de 1811, ano da publicação de "*Lehrbuch der Materia Medica*", de autoria do médico austríaco J. A. Schmidt, e de 1815, quando foi publicado "*Analecta Pharmacognostica*" pelo então estudante de medicina C. A. Seydler.[1-3] Nas palavras de Seydler:

> "Com o termo Farmacognosia queremos dizer a ciência que tem a tarefa de aprender tudo acerca das drogas originárias a partir de plantas e animais em todos os aspectos, com exceção do efeito fisiológico".[4]

Observe que Seydler separa claramente o estudo das drogas – produtos de origem animal ou vegetal utilizados no preparo de medicamentos – do estudo de seus efeitos fisiológicos. Essa separação pode ser entendida como uma necessidade da época, motivada pelo notável crescimento do conhecimento científico que, à medida que aumentava, era acomodado em novas "Ciências". Antes disso, o preparo de medicamentos era considerado apenas como um entre os vários aspectos da prática médica e era conhecido como "Matéria médica". Portanto, é justo considerar que a história da farmacognosia confunde-se com a própria história da medicina, ou melhor, com a história da "Matéria médica". A seguir, procuraremos contá-la brevemente, com destaque para a utilização das plantas no preparo dos medicamentos.

HISTÓRIA DA UTILIZAÇÃO DE PLANTAS MEDICINAIS

A utilização de plantas para fins medicinais não é prerrogativa exclusiva do ser humano. É sabido que diversas espécies animais, como felinos e primatas, têm o hábito de ingerir determinadas espécies vegetais não para fins alimentícios, mas sim para a profilaxia ou cura de doenças diversas.[5] É provável que a essa prática combinada à sua própria observação e experimentação tenha levado os seres humanos a selecionarem e adaptarem para si o uso daquelas que seriam as primeiras plantas medicinais.[2,6]

A observação desse comportamento animal é, ainda hoje, considerada valiosa, já que pode contribuir para a descoberta de novos princípios ativos. Nesse contexto, o termo "zoo-farmacognosia" foi aplicado pela primeira vez a partir da observação do comportamento de grandes primatas que aparentavam intenção de se automedicar. Desde então, ele define o estudo do uso não nutricional de constituintes vegetais farmacologicamente ativos por animais.[5] Um exemplo clássico desse comportamento é o consumo de folhas do gênero *Aspilia* (Asteraceae) por chimpanzés selvagens acometidos por desconforto gástrico. Os pesquisadores Eloy Rodríguez e Richard Wrangham, criadores do termo "zoofarmacog-nosia", demonstraram que a tiarubrina-A (Figura 1.1), presente nas folhas de *Aspilia*, é a substância farmacologicamente ativa em relação a nematódeos que seriam a causa do sofrimento dos animais.[5,7]

Os primeiros registros da utilização de medicamentos são praticamente tão antigos quanto a capacidade humana de escrever. Tábuas sumérias (tabuinhas assírias), papiros do antigo Egito e textos chineses datando de 3000 a 2000 a.C. prescreviam complexas receitas à base de plantas, minerais, bebidas, alimentos, excrementos humanos e animais e, ainda, outras bizarrices, como fetos e placenta humanos.[8] Entretanto, é preciso entender a prática médica dessa época num contexto altamente influenciado pelos aspectos mágicos ou mesmo místico-religiosos. Desse modo, o entendimento do efeito curativo dos medicamentos passava pela sua capacidade de expulsar demônios ou algum tipo de "espírito maligno".

Originárias do oriente próximo, a série de papiros egípcios adquiridos pelo arqueólogo Georg Ebers, em 1862 (Figura 1.2), está entre as obras mais significativas da medicina do período antigo. Eles exortam a virtude de mais de mil plantas medicinais e preconizam seus usos na forma de remédios a serem administrados juntamente com encantamentos, exorcis-mos e outros rituais mágicos.[9] Datando de 1555 a.C., mas compilando medicamentos cujo uso remonta às primeiras dinastias de faraós (3300 a.C.), os "papiros de Ebers" começam com a seguinte inscrição:[2]

> "Aqui começa o livro sobre o preparo de medicamentos para todas as partes do corpo humano."

A China é outro país com longa tradição de uso de plantas medicinais que remonta à Antiguidade mas que ainda é muito presente hoje. Descrevendo o preparo e uso de 365 drogas, o *Pen Tsao* (Figura 1.3, cerca de 200 a.C.) é uma das primeiras obras escritas com o intuito de sistematizar o estudo das ervas medicinais chinesas. Ela sofreu sucessivas revisões até culminar no "Compêndio de *Materia Medica*", compilado e publicado em 52 volumes por Li Shizhen em 1590 – últimos anos da dinastia Ming. Listando 1.892 itens medicinais, como plantas, insetos, animais, minerais e outros, o compêndio ainda hoje é a principal obra de refe-rência da Medicina Tradicional Chinesa (MTC) no que tange ao uso de plantas medicinais.[9,10]

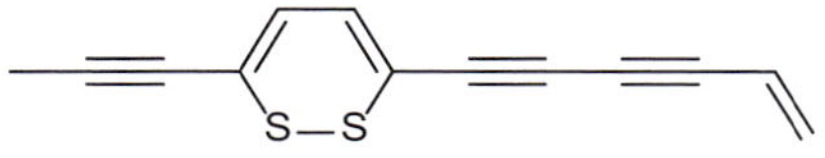

Figura 1.1. Tiarubrina-A – substância com ação nematicida presente em folhas de *Aspilia*.

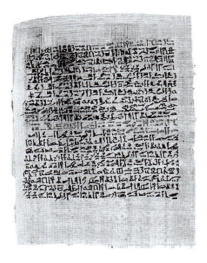

Figura 1.2. Um dos "Papiros de Ebers". (Fonte: http://commons.wikimedia.org/wiki/File:Ebers7766.jpg)

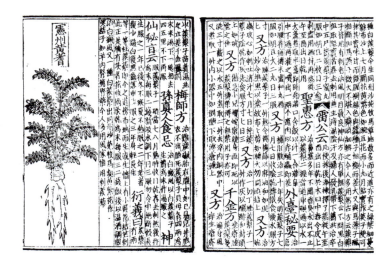

Figura 1.3. O *Pen Tsao*, uma das primeiras obras de matéria médica chinesa. (Fonte: http://commons.wikimedia.org/wiki/File:Pen_ts%27ao,_woodblock_book_1249-ce.png)

No Ocidente, à época das civilizações greco-romanas, a doença começou a ser entendida como um fenômeno natural desvinculado das representações mágicas. Grandes pensadores do período agregavam informações médicas e botânicas vindas de todas as províncias do império e elaboravam teorias acerca da saúde e da doença de acordo com suas doutrinas filosóficas. Hipócrates (Figura 1.4, 460 a 380 a.C.), o "pai da medicina" e figura a quem atribui-se a autoria do juramento prestado pelos formandos em medicina,[8] foi o criador da teoria

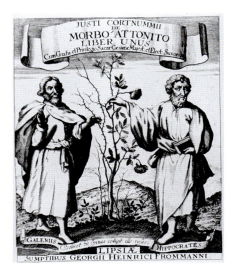

Figura 1.4. Gravura representando Galeno e Hipócrates. (Fonte: http://ihm.nlm.nih.gov/luna/servlet/detail/NLMNLM~1~1~101449083~157163:-Galen-and-Hippocrates-#)

que serviu de base para explicar a relação saúde/doença ao longo de quase dois mil anos. Segundo o "pai da medicina", os elementos aristotélicos primários – terra, ar, fogo e água e as quatro qualidades – calor, frio, úmido e seco foram relacionadas com quatro humores corporais (sangue, fleuma, bile branca e bile negra), de cujo perfeito equilíbrio depende a saúde do ser humano.[11] No entanto, a contribuição de Hipócrates não se deu apenas no campo teórico e filosófico. Muitos de seus textos que compõem o chamado "corpo hipocrático" versam sobre dietas, condutas médicas e uso de plantas medicinais no sentido de "equilibrar os humores". Galeno (Figura 1.4, 129 a 199 d.C.), outro célebre filósofo e médico grego, era adepto do método experimental. Ele ficou bastante conhecido graças aos seus estudos pioneiros em anatomia e fisiologia, porém tanto sua concepção da medicina quanto suas complexas formulações medicamentosas são altamente influenciadas por Hipócrates e viriam a influenciar de modo indelével a medicina medieval.[9]

Outros autores do período clássico também prestaram grandes contribuições à medicina da época. O grego Pedianos Dioscórides, que viveu entre os anos 40 e 90 d.C., provavelmente escreveu sua grande obra *"De Materia Medica"* (Figura 1.5) no ano 63 d.C. O número de plantas medicinais nela descritas excedia em mais de mil aquelas descritas no *"Historia Plantarum"*, de outro grande autor grego conhecido como Teofrasto (372-287 a.C.). Juntas, estas obras foram fundamentais para a medicina até praticamente o Renascimento.[12]

Com a chegada da Idade Média, o que restou do saber do período clássico foi confinado às camadas cultas da sociedade – os religiosos. Os monges, conhecedores das obras da Antiguidade, associavam a prática médica à caridade cristã e difundiram pelos mosteiros europeus a prática romana do cultivo das plantas medicinais.[8] Entretanto, durante o período medieval, o grande centro de difusão do conhecimento deixara de ser a Europa. Próximo ao ano mil da Era Cristã, os povos árabes viviam seu apogeu, tendo conquistado e influenciado culturalmente vastas regiões do Ocidente, como, por exemplo, a Península Ibérica.[13] O sábio persa Ibn Sina (Avicena, Figura 1.6, 980 a 1037 d.C.) talvez seja a figura mais representativa

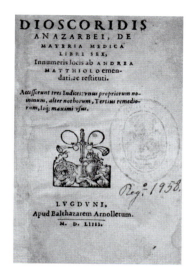

Figura 1.5. Edição do "*De materia medica*" datada de 1555 d.C. (Fonte: http://commons.wikimedia.org/wiki/File:1554Arnoullet.jpg)

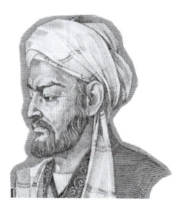

Figura 1.6. Avicena: influência árabe na medicina ocidental. (Fonte: http://pt.wikipedia.org/wiki/Avicena#mediaviewer/File:Avicenna_TajikistanP17-20Somoni-1999_(cropped).png)

dessa influência árabe no mundo ocidental durante a "Era das Trevas". Astrônomo, alquimista, geógrafo, teólogo, matemático e também médico, sua obra "*O Cânone da Medicina*" foi responsável por combinar o uso de plantas utilizadas na medicina persa, e até indiana, àquelas da ainda predominante tradição clássica Greco-romana.[9,14]

Ao fim do período medieval, outra grande inovação conceitual viria a alterar o próprio conceito de droga. Médico suíço que viveu no início do século XVI, Paracelsus (Figura 1.7) propôs que era possível extrair apenas a parte responsável pela ação medicinal de uma droga, ou seja, sua quintessência. Surgia, assim, a noção de princípio ativo.[2]

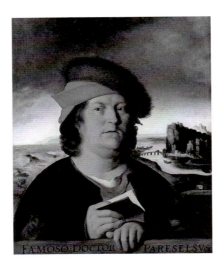

Figura 1.7. Paracelsus, representado em obra do pintor holandês Quentin Matsys. (Fonte: http://upload.wikimedia.org/wikipedia/commons/4/4a/Paracelsus.jpg)

A conquista da América, ocorrida no início do século XVI, talvez seja o fato histórico mais relevante a influenciar a prática médica após o período medieval, na medida em que possibilitou o contato do europeu com as espécies potencialmente medicinais oriundas do Novo Mundo. Durante a colonização espanhola do Peru (1630 d.C.), por exemplo, os jesuítas observaram que os índios consumiam cascas secas de árvores do gênero *Cinchona* para tratar os acessos de febre induzidos pela malária, doença que também assolava a Europa naquela época. Conta-se que o próprio vice-rei do Peru teria utilizado a droga para curar sua esposa, a condessa de Chinchón. A partir de então, a condessa teria disseminado seu uso pela Europa. A história provou-se falsa, mas o fato é que serviu para que o grande cientista sueco Carolus Linnaeus (1707-1778 d.C.) nomeasse o gênero *Cinchona* baseando-se nela. Além do mais, ela representa bem o modo como as drogas do novo mundo foram introduzidas na Europa[15,16] (Figura 1.8). Até o isolamento da quinina em 1820 d.C., o chá das cascas de *Cinchona* foi o único medicamento eficaz contra a malária no velho e no novo mundo.[17]

Desde então, e até o princípio do século XIX, pode-se dizer que a evolução da medicina e dos medicamentos seguiu baseada em observações empíricas cada vez mais refinadas, mas sem que houvesse explicações científicas satisfatórias. Entretanto, limitar as contribuições da Idade Moderna a meros incrementos na quantidade de novos medicamentos é subestimar sua importância. Instituições, como hospitais e farmácias, e categorias profissionais, como médicos, farmacêuticos e enfermeiros, foram forjadas nessa época e no modo aproximado como conhecemos hoje.[9] Como contribuição individual ao período, merece destaque a obra do já mencionado Carolus Linnaeus (Figura 1.9, 1707-1778 d.C.). Mais conhecido como "pai da botânica" e criador do moderno sistema de classificação taxonômica e da nomenclatura binomial, a aplicação do sistema linneano foi responsável por uma grande padronização no conhecimento acerca das espécies vegetais de interesse medicinal conhecidas até então. De fato, o também médico Linnaeus publicou sua própria "*materia medica*", na qual propunha uma abordagem multidisciplinar entre botânica e medicina como forma de explorar o potencial medicinal da natureza.[18]

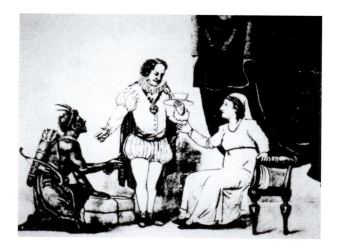

Figura 1.8. Um momento que nunca existiu: assistida por um índio e pelo marido, a condessa de Chinchón recebe uma dose de chá de cascas de *Cinchona*. (Fonte: http://www.nytimes.com/imagepages/2012/01/17/science/17JPMALA2.html)

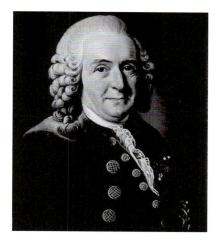

Figura 1.9. O "pai da botânica" e médico Carolus Linnaeus. (Fonte: http://simple.wikipedia.org/wiki/Carolus_Linnaeus#mediaviewer/File:Carolus_Linnaeus_(cleaned_up_version).jpg)

Entre os trabalhos interdisciplinares de Carolus Linnaeus, seu "*De Methodo Investigandi Vires Medicamentorum Chemica*" (Sobre o Método Químico para Investigar as Virtudes das Drogas) iria prenunciar o impacto que uma nova Ciência exerceria sobre o estudo das drogas vegetais ou animais. A antiga, mas ainda em voga teoria aristotélica dos quatro elementos (terra, ar, fogo e água), seria solapada pela Química, com seu então revolucionário conceito de "elementos químicos" e "substâncias". A misteriosa natureza da quintessência (ou princípio

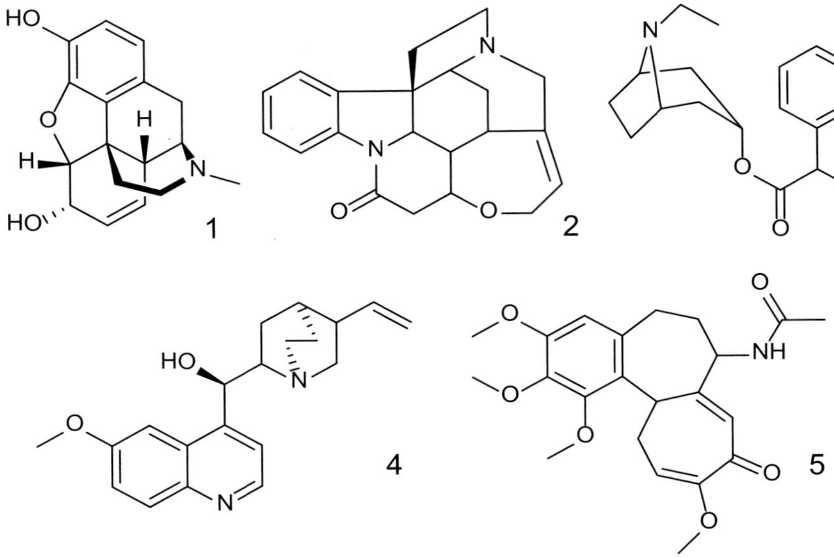

Figura 1.10. A "quintessência" revelada: estruturas das primeiras substâncias isoladas. 1: morfina; 2: estriquinina; 3: atropina; 4: quinina; 5: colchicina.[19]

ativo) proposta por Paracelsus nos anos 1500 e tão cara aos alquimistas ao longo dos séculos havia sido finalmente revelada. As drogas vegetais exerciam sua atividade farmacológica devido à presença de determinadas substâncias em sua constituição química que são responsáveis por tal atividade.

Portanto, no início do século XIX, quando o termo "Farmacognosia" mal havia sido cunhado, substâncias puras foram isoladas a partir de drogas de origem vegetal. Os ditos "princípios ativos" foram então identificados como substâncias que, uma vez isoladas, concentravam as mesmas propriedades de sua fonte original. Se a *London Pharmacopoeia* de 1809 fazia referência a drogas como acônito, belladona, cinchona, colchium, cicuta, meimendro e ópio, o que se viu em seguida foi o isolamento da morfina (1816), estriquinina (1820), atropina (1819), quinina (1820) e colchicina (1820)[9,19] (Figura 1.10).

É justo afirmar que o impacto da química, seguida da incorporação de novas áreas do conhecimento científico à Farmacognosia, ampliou de modo considerável seu escopo. Desse modo, pode-se afirmar que a definição primeira formulada por Seydler representa apenas um pequeno aspecto de seu significado atual. Além disso, a tradição linneana de multidisciplinaridade daria a tônica do que viria a ser a moderna Farmacognosia.

A FARMACOGNOSIA ATUAL

Em seguida à definição etimológica do termo "Farmacognosia" discutida no início deste capítulo, o *site* da Sociedade Brasileira de Farmacognosia apresenta outra definição em que tanto a importância da química quanto seu caráter multidisciplinar ficam óbvios:

"a farmacognosia é uma ciência multidisciplinar que contempla o estudo das propriedades físicas, químicas, bioquímicas e biológicas dos fármacos ou dos fármacos potenciais de origem natural assim como busca novos fármacos a partir de fontes naturais."[1]

Também em seu *site,* outra importante Sociedade farmacognóstica, a *American Society of Pharmacognosy*, apresenta definição semelhante, mas em que se nota de maneira ainda mais acentuada a relevância da química, já que propõe colocar a molécula, e não a droga ou o fármaco, como centro do estudo. Percebe-se, ainda, uma multidisciplinaridade ainda mais ampla na visão americana, na medida em que aspectos não relacionados à utilização medicinal (ecológicos, gustativos e outros) também são contemplados na definição. Na tradução:

"Farmacognosia é o estudo das moléculas de origem natural (tipicamente metabólitos secundários) que são úteis devido a suas propriedades medicinais, ecológicas, gustativas, ou, ainda, a outras propriedades."[20]

De fato, ao percorrer a história da Farmacognosia desde os tempos da "*materia medica*", passando pela definição de Seydler[1,3] até nossos dias, percebe-se que o impacto da evolução científica ampliou sobremaneira seu escopo. Portanto, aquela que Anna de Pasquale definiu como "a mais velha das ciências modernas"[2] chega ao século XXI permeando não só a botânica como a ecologia, a antropologia, a farmacologia, a toxicologia e praticamente todas as demais "Ciências da Saúde". Contudo, a integração dessas áreas no âmbito da Farmacognosia se deve ao conhecimento químico das drogas e outras matérias-primas naturais utilizadas como fonte de fármacos ou outras moléculas de interesse.

Referências bibliográficas

1. Farmacognosia SBD. O que é Farmacognosia? 2009 [cited 2015 02/02/2015]. Available from: http://www.sbfgnosia.org.br/farmacognosia.html.
2. Pasquale A. Pharmacognosy: the oldest modern science. Journal of Ethnopharmacology 1984; 11:1-16.
3. Sarker SD. Pharmacognosy in modern pharmacy curricula. Pharmacogn Mag 2012; 8(30):91-2.
4. Verpoorte R. Pharmacognosy in the New Millennium: Leadfinding and Biotechnology. Journal of Pharmacy and Pharmacology 2000; 52(3):253-62.
5. Rodriguez E, Wrangham R. Zoopharmacognosy: The Use of Medicinal Plants by Animals. In: Downum K, Romeo J, Stafford H, editors. Phytochemical Potential of Tropical Plants. Recent Advances in Phytochemistry. Springer US 1993; 27:89-105.
6. Gurib-Fakim A. Medicinal plants: traditions of yesterday and drugs of tomorrow. Molecular Aspects of Medicine 2006; 27(1):1-93.
7. Rodriguez E, Aregullin M, Nishida T, Uehara S, Wrangham R, Abramowski Z et al. Thiarubrine A, a bioactive constituent of *Aspilia* (Asteraceae) consumed by wild chimpanzees. Experientia 1985; 41(3):419-20.
8. Mangold LM. Imagens da História dos medicamentos: F. Hoffmann La Roche & Cie; 1971.
9. Mann J. Murder, magic, and medicine: Oxford University Press; 1994.
10. Bai DL. Traditional Chinese materia medica – a retrospect and prospect. Mem Inst Oswaldo Cruz 1991; 86(Suppl 2):1-4.
11. Bynum WF, Porter R. Companion Encyclopedia of the History of Medicine: Routledge; 1997.
12. Osbaldeston TA. Dioscorides – De Materia Medica. Johannesburg: IBIDIS Press; 2000.
13. Hourani A. Uma historia dos povos arabes: Companhia de Bolso.
14. Musallam B. Avicenna x Medicine and Biology. Encyclopaedia Iranica. Winona Lake: Eisenbrauns Inc 1987; 67-70.
15. Duran-Reynals ML. The Fever Bark Tree: The Pageant of Quinine. Garden City: Doubleday; 1946.
16. Jarcho S. Quinine's Predecessor: Francesco Torti and the Early History of Cinchona. Baltimore: Johns Hopkins University Press; 1993.
17. Viegas CJ, Bolzani VD, Barreiro EJ. Os Produtos Naturais e a Química Medicinal Moderna. Química Nova 2006; 29(2):326-37.

18. Bohlin L, Göransson U, Backlund A. Modern pharmacognosy: Connecting biology and chemistry. Pure Appl Chem 2007; 79(4):763-74.

19. Simões CMO, Schenkel GG, Mello LAM, Petrovick PR. Farmacognosia – da planta ao medicamento. Florianópolis: Universidade Federal de Santa Catarina; 2003.

20. Pharmacognosy ASo. About the ASP 2011 [cited 2015 17/02/2015]. Available from: http://www.pharmacognosy.us/what-is-pharmacognosy/.

SEÇÃO 2

Origem e Importância dos Produtos Naturais

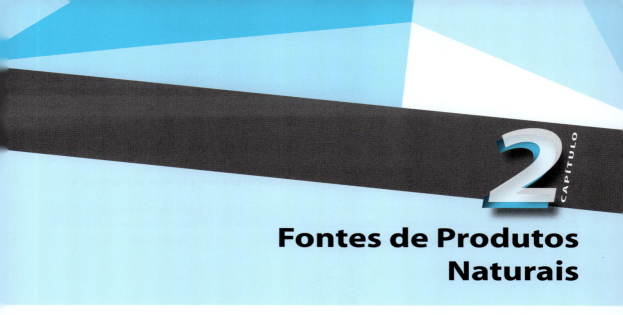

Fontes de Produtos Naturais

Eliane de Oliveira Silva
Tatiane Cruz de Carvalho
Niege Araçari Jacometti Cardoso Furtado

INTRODUÇÃO

Produtos naturais são substâncias produzidas por organismos vivos (plantas, micro-organismos, organismos marinhos, animais vertebrados e invertebrados) que exercem um efeito biológico em outro organismo.[1] Essas substâncias, também conhecidas como metabólitos secundários, metabólitos especiais ou micromoléculas, podem, em alguns casos, ser produzidas a partir da interação de um organismo com o meio em que ele se encontra, proporcionando ao produtor ação contra predadores ou competidores, e na maioria das vezes não promovem efeito no organismo produtor.[2] Portanto, devido ao seu papel biológico, elas podem exibir amplo espectro de atividades biológicas.

Produtos naturais são utilizados como alimentos, bebidas, suplementos alimentares, em medicamentos alopáticos, homeopáticos e fitoterápicos, em cosméticos, em cosmecêuticos, em nutricosméticos, em perfumes, em defensivos agrícolas, na medicina ocidental e oriental tradicionais, bem como na medicina alternativa. Essas substâncias são utilizadas em misturas complexas em extratos e frações ou isoladas e podem ser agrupadas em diferentes classes considerando seus esqueletos carbônicos e funções químicas, como, por exemplo, alcaloides, terpenoides e flavonoides, bem como considerando sua origem biossintética.

As plantas têm sido utilizadas pela humanidade há séculos e são uma fonte inspiradora para a descoberta de novos fármacos. Dentre os produtos naturais oriundos de plantas, a morfina, um potente analgésico, foi o primeiro produto natural isolado a ser comercializado em 1826.[3] Estão sendo comercializados muitos medicamentos cujos princípios ativos foram inicialmente obtidos de plantas, ou ainda são, e também medicamentos que contêm como princípios ativos derivados semissintéticos de substâncias provenientes de plantas. No mercado, há fármacos que são produzidos totalmente por síntese química, mas o grupo farmacofórico foi descoberto em um produto natural e há também fármacos que tiveram origem a partir de um produto natural que foi utilizado como protótipo. Na Tabela 2.1 estão apresentados alguns princípios ativos descobertos em plantas presentes em medicamentos. Em uma mesma espécie podem estar presentes vários princípios ativos com atividades biológicas distintas e alguns princípios ativos podem estar presentes em mais de uma fonte botânica.

Tabela 2.1. Exemplos de princípios ativos descobertos em plantas presentes em medicamentos

Fonte	Princípio ativo	Efeito terapêutico
Papaver somniferum	morfina	Analgésico
Papaver somniferum	papaverina	Espasmolítico
Papaver somniferum	codeína	Antitussígeno
Cinchona ledgeriana	quinina	Antimalárico
Atropa belladonna	atropina	Anticolinérgico

(Continua)

Tabela 2.1. Exemplos de princípios ativos descobertos em plantas presentes em medicamentos

Fonte	Princípio ativo	Efeito terapêutico
Camellia sinensis	cafeína	Estimulante do sistema nervoso central
Camptotheca acuminata	camptotecina	Antineoplásico
Digitalis purpurea	digitoxina	Cardiotônico
Digitalis purpurea	digoxina	Cardiotônico
Cephaelis ipecacuanha	emetina	Amebicida e emético

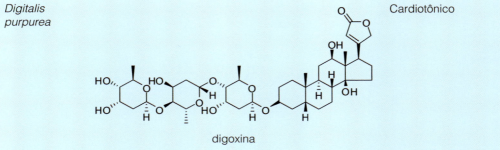

(Continua)

Tabela 2.1. Exemplos de princípios ativos descobertos em plantas presentes em medicamentos

Fonte	Princípio ativo	Efeito terapêutico
Ephedra sinica	efedrina	Simpatomimético
Lycoris squamigera	galantamina	Inibidor da colinesterase
Pilocarpus jaborandi	pilocarpina	Parassimpatomimético
Rauvolfia serpentina	reserpina	Anti-hipertensivo
Taxus brevifolia	taxol	Antineoplásico

Além das plantas serem fontes de princípios ativos que podem ser utilizados isoladamente em medicamentos alopáticos, elas também são importantes fontes de misturas complexas contidas em extratos ou frações padronizadas que são utilizados em medicamentos fitoterápicos e homeopáticos. Na Tabela 2.2 estão apresentadas as fontes de alguns medicamentos

Tabela 2.2. Exemplos de fontes de medicamentos fitoterápicos e indicações

Fonte	Indicação
Aesculus hippocastanum	Prevenção e tratamento de doenças venosas, como varizes e hemorroidas, e na melhora dos sintomas causados por essas doenças
Calendula officinalis	Anti-inflamatório tópico
Cimicifuga racemosa	Coadjuvante no alívio dos sintomas do climatério
Cynara scolymus	Como colagogo e colerético em dispepsias associadas a disfunções hepatobiliares
Ginkgo biloba	Antiagregante plaquetário
Hypericum perforatum	Antidepressivo
Maytenus ilicifolia	Dispepsias, coadjuvante no tratamento de úlceras gástricas
Mikania glomerata	Expectorante, broncodilatador
Panax ginseng	Fadiga física e mental
Passiflora incarnata	Ansiolítico simples
Paullinia cupana	Psicoanalético
Peumus boldus	Colagogo, colerético, para dispepsias funcionais e distúrbios gastrintestinais espásticos
Senna alexandrina	Constipação intestinal, como laxativo
Tanacetum parthenium	Analgésicos contra enxaqueca
Valeriana officinalis	Ansiolítico simples

fitoterápicos amplamente utilizados na terapêutica, e na Tabela 2.3, algumas espécies que são fontes de medicamentos homeopáticos.

As plantas também são utilizadas como fontes de nutracêuticos, termo criado em 1989 por DeFelice e pela Fundação para Inovação em Medicina por associação das palavras "nutrição" e "farmacêutico".[4] De acordo com *The International Food Information Council*, nutracêuticos são constituintes dos alimentos que podem fornecer benefícios à saúde. Os alimentos que contêm nutracêuticos são denominados alimentos funcionais e as formas farmacêuticas que contêm nutracêuticos são consideradas suplementos alimentares. Na Tabela 2.4, estão apresentados exemplos de substâncias nutracêuticas presentes em alimentos funcionais com alguns dos seus efeitos benéficos.

Micro-organismos são outra importante fonte de produtos naturais que revolucionou a terapêutica, destacando-se inicialmente como fontes de antibióticos.

A descoberta acidental da penicilina por Alexander Fleming, em 1928, a partir de uma cultura do fungo filamentoso *Penicillium notatum*, inaugurou a idade de ouro dos antibióticos, período compreendido entre 1940 e 1970. Os trabalhos para obtenção da penicilina isolada iniciaram em 1939 por Ernst B. Chain, Howard W. Florey e colegas na *Sir William Dunn School of Pathology* da Universidade de Oxford. Entretanto, a indústria química na Inglaterra durante a Segunda Guerra Mundial não teria condições de produzir a penicilina em larga escala, e com o apoio da Fundação Rockefeller, Florey e Norman Heatley viajaram para os EUA no verão de

Tabela 2.3. Exemplos de fontes vegetais utilizadas na produção de medicamentos homeopáticos

Fonte
Aconitum napellus
Arnica montana
Atropa belladonna
Cephaelis ipecacuanha
Ignatia amara
Matricaria chamomilla
Paeonia officinalis
Pulsatilla nigricans
Toxicodendron radicans
Strychnos nux-vomica

Tabela 2.4. Exemplos de substâncias nutracêuticas presentes em alimentos funcionais e alguns dos efeitos benéficos

Nutracêutico	Alimento	Efeitos benéficos
β-caroteno	Cenoura	Antioxidante
Licopeno	Tomate	Antioxidante
Lignanas	Linhaça	Redução do risco de desenvolvimento do câncer de mama e de cólon
Glucosinolatos	Brócolis	Redução do risco de desenvolvimento de câncer de cólon
Isoflavonas	Soja	Alívio dos sintomas da menopausa
Resveratrol	Uvas pretas	Redução dos níveis de LDL

1941 em busca de apoio de alguma indústria farmacêutica americana. Em março de 1942, quantidade suficiente de penicilina para tratar alguns pacientes foi produzida pela Merck & Co.[5]

Pesquisas visando obter produtos oriundos de micro-organismos foram então desenvolvidas continuamente desde o início da década de 40, inicialmente pela Merck e pela Glaxo,[6] mas depois por outras companhias, inclusive por companhias químicas tradicionais como a DuPont, Dow, Basf e Monsanto. Entre esses produtos, estão aminoácidos, vitaminas, ácidos orgânicos, enzimas, nucleotídeos, polissacarídeos, probióticos, solventes como acetona e n-butanol, bioinseticidas, antibióticos, antitumorais, esteroides, imunossupressores e fármacos hipocolesterolêmicos.[7]

Na Tabela 2.5 estão apresentados exemplos de fármacos de origem microbiana utilizados na terapêutica. Até o ano de 2013, os levantamentos apontam que das 23 mil substâncias ativas provenientes de micro-organismos, considerando os antimicrobianos, os hipocolesterolêmicos, os antitumorais e os imunossupressores, 42% foram produzidas por fungos e 32%, por bactérias filamentosas (actinobactérias).[8]

Tabela 2.5. Exemplos de fármacos de origem microbiana

Fonte	Fármaco	Efeito terapêutico
Streptomyces parvulus	actinomicina D	Antineoplásico
Streptomyces nodosus	anfotericina B	Antibiótico
Streptomyces avermitilis	avermectina B1	Antiparasitário
Cephalosporium acremonium	cefalosporina C	Antibiótico

(Continua)

Fontes de Produtos Naturais

Tabela 2.5. Exemplos de fármacos de origem microbiana

Fonte	Fármaco	Efeito terapêutico
Bacillus subtilis	bacitracina	Antibiótico
Streptomyces verticillus	bleomicina A₂; R = NHCH₂CH₂CH₂S⁺(CH₃)₂ bleomicina B₂; R = NHCH₂CH₂CH₂NHCNHNH₂	Antineoplásicos
Trichoderma polysporum	ciclosporina A	Imunossupressor

(Continua)

Tabela 2.5. Exemplos de fármacos de origem microbiana

Fonte	Fármaco	Efeito terapêutico
Streptomyces venezuelae	cloranfenicol	Antibiótico
Streptomyces peucetius	daunorubicina	Antineoplásico
Streptomyces griseus	estreptomicina	Antibiótico
Monascus ruber	lovastatina	Hipocolesterolêmico
Penicillium brevicompactum	mevastatina	Hipocolesterolêmico

(Continua)

Tabela 2.5. Exemplos de fármacos de origem microbiana

Fonte	Fármaco	Efeito terapêutico
Streptomyces caespitosus	mitomicina C	Antineoplásico
Penicillium notatum	penicilina G	Antibiótico

Avanços na engenharia genética também contribuíram para que o material genético de micro-organismos pudesse ser utilizado para combater problemas na agricultura e pecuária. Portanto, dentre os produtos da agricultura, destacam-se o algodão Bt e o milho Bt, plantas com o gene produtor de toxina de *Bacillus thurigiensis* capaz de matar os insetos que se alimentam das plantas sem causar qualquer problema a elas. Dentre os produtos para pecuária, estão os hormônios do crescimento suíno e bovino produzidos por *Escherichia coli* que aumentam o ganho de peso dos animais e aumentam a produção de leite em bovinos.[9]

O ambiente marinho é outra importantíssima fonte de produtos naturais que forneceu mais de 20 mil novas substâncias desde 1950.[10] Diferentemente do ambiente terrestre que foi explorado pela humanidade ao longo da vida do homem na Terra, apenas após o advento dos equipamentos seguros de mergulho é que foi possível começar a desbravar um ambiente ainda inexplorado. Os mares e oceanos ocupam mais de 2/3 da superfície da Terra e são um ecossistema precioso para a descoberta de novas substâncias. No Capítulo 3 da Seção 2 deste livro, estão apresentadas substâncias provenientes desse ambiente que são ou poderão ser utilizadas para o tratamento de muitas doenças.

Várias culturas ao redor do mundo, sobretudo nos trópicos, utilizam artrópodes com diferentes propósitos, como, por exemplo, na produção da seda, do corante carmim, do mel e do própolis. Os insetos são o grupo de seres vivos mais numeroso no planeta Terra e a literatura mais recente destaca esses animais e outros artrópodes como potencial fonte de novos fármacos.[11] Como outros organismos, esses animais utilizam substâncias com finalidade de defesa para comunicação, socialização, e, além disso, muitas dessas substâncias são fundamentais para ocorrência das transformações morfológicas e fisiológicas que esses organismos sofrem durante o seu ciclo de vida.[11] Substâncias podem ser produzidas por interações entre os organismos ou entre os insetos e o meio ambiente ou ainda por interações simbióticas entre insetos e micro-organismos.[12]

Dentre as substâncias produzidas por artrópodes, as de maior interesse são aquelas consideradas tóxicas, conhecidas como venenos devido a citotoxicidade, neurotoxicidade e atividade antimicrobiana. Por se tratar também de uma fonte ainda pouco explorada, há apenas alguns poucos exemplos de produtos naturais de artrópodes com potencial para

Tabela 2.6. Exemplos de substâncias produzidas por insetos com potencial para o desenvolvimento de novos fármacos

Componente	Fonte	Atividade
Peptídeo melittina	Mel de abelha e vespa	Antibacteriana, anti-inflamatória, antitumoral
Peptídeos bombolitinas	Abelha	Antimicrobiana
Peptídeo apamina	Mel de abelha e vespa	Tratamento de distrofia muscular e antitumoral
Peptídeo de desgranulação de mastócitos	Mel de abelha	Inibidora de IgE
Adolapina e outros polipeptídeos	Mel de abelha	Analgésica e anti-inflamatória
Polipeptídeo antígeno 5	Vespa e formiga	Utilização em imunoterapia
Peptídeo mastoparanos	Vespa	Antimicrobiana e antitumoral
Cinina (bradicinina e outras neurotoxinas)	Vespa, abelha e formiga	Controle da dor e doenças neurológicas
Alcaloides solenopsinas	Formiga	Doenças neurológicas e antiangiogênese

aplicação na medicina.[13,14] Na Tabela 2.6, estão apresentadas algumas das principais substâncias descritas até o momento com potencial para o desenvolvimento de novos fármacos.

A contribuição dos produtos naturais para a medicina ao longo da história da humanidade é notável e a pesquisa em produtos naturais ainda é primordial para que ocorram avanços na terapêutica. Há uma necessidade imensa de novos fármacos para o tratamento de antigas doenças ainda não erradicadas e que ressurgiram, para o tratamento de novas doenças, para o tratamento de doenças ainda incuráveis e para o tratamento de infecções causadas por micro-organismos resistentes. A descoberta de novos produtos naturais poderá abrir caminhos para revolucionar o tratamento de muitas doenças.

No Capítulo 4 da Seção 2 deste volume, o leitor poderá compreender como os produtos naturais são elaborados pelas plantas nas diferentes vias biossintéticas, e ao longo do livro poderá se familiarizar com as diversas classes de produtos naturais.

Referências bibliográficas

1. Colegate SM, Molyneux, RJ. Bioactive natural products, 2 ed. Boca Raton, CRC Press; 2008.
2. Bennett RN, Wallsgrove RM. Secondary metabolites in plant defence mechanisms. New Phytologist 1994; 127:617-33.
3. Cragg GM, Grothaus PG, Newman DJ. New horizons for old drugs and drug leads. Journal of Natural Products 2014; 77:703-23.
4. Wildman REC. Handbook of nutraceuticals and functional foods, 2 ed. Boca Raton, CRC Press; 2007.
5. Aldridge S, Parascandola J, Sturchio JL. The discovery and development of penicillin 1928-1945. London, American Chemical Society and the Royal Society of Chemistry; 1999.
6. Demain AL. Small bugs, big business: the economic power of the microbe. Biotechnology Advances 2000; 18:499-514.
7. Demain AL, Sanchez S. Microbial drug discovery: 80 years of progress. The Journal of Antibiotics 2009; 62:5-16.

8. Demain AL. Importance of microbial natural products and the need to revitalize their discovery. Journal of Industrial Microbiology & Biotechnology 2014; 41:185-201.
9. Halford N. Plant biotechnology: current and future uses of genetically modified crops. Chichester, John Wiley & Sons Ltd; 2006.
10. Blunt JW, Munro MHG. MarinLit database; 2013.
11. Dossey AT. Insects and their chemical weaponry: new potential for drug discovery. Natural Product Reports 2010; 27:1737-57.
12. OH D, Poulsen M, Currie CR, Clardy J. Dentigerumycin: a bacterial mediator of an ant-fungus symbiosis. Nature Chemical Biology 2009; 5:391-3.
13. Pemberton RW. Insects and other arthropods used as drugs in korean traditional medicine. Journal of Ethnopharmacology 1999; 65:207-16.
14. Choi H, Hwang J, Lee DG. Antifungal effect and pore-forming action of lactoferricin B like peptide derived from centipede *Scolopendra subspinipes mutilans*. Biochimica et Biophysica Acta 2013; 1828:2745-50.

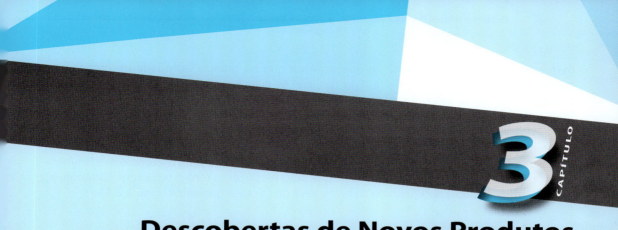

Descobertas de Novos Produtos Naturais a Partir do Ambiente Marinho

Hosana Maria Debonsi
Ana Lígia Leandrini de Oliveira
Rafael de Felício

INTRODUÇÃO

Produtos naturais são apontados como a mais importante fonte de diversidade química para a pesquisa e descoberta de novos candidatos a fármacos a serem utilizados na terapêutica para o tratamento de diversas doenças.[1-3] Devido ao potencial biológico, bioquímico e sintético extraordinário dos seres habitantes de mares e oceanos, a pesquisa em produtos naturais marinhos é apontada como uma promissora vertente a ser explorada. Estudos recentes confirmam o oceano como uma das mais significativas fontes de substâncias bioativas e, portanto, de candidatos a fármacos.[4a-7]

A biodiversidade expressiva em níveis taxonômicos mais elevados (filos e classes) é pronunciadamente maior dentre os filos marinhos. Dos mais de 76 filos reconhecidos pelo "Catálogo da Vida" (dentre os eucariotos), cerca de 60 têm representantes marinhos, enquanto este número é de 40 para os ambientes terrestres e/ou água doce.[4b] Uma porcentagem desses organismos apresenta potencial biotecnológico. É importante ressaltar que este grande potencial atribuído aos organismos marinhos tem causado preocupações quanto à preservação dessas fontes genéticas, uma vez que a exploração exercida por organizações tem crescido vertiginosamente nos últimos anos.[8]

A diversidade química peculiar dos organismos marinhos e suas respectivas ações nos alvos moleculares, quando em comparação com metabólitos provindos de organismos terrestres, levam a um aumento considerável de seus potenciais farmacológicos e terapêuticos.[7,9] Até o ano de 2009, 2.840 espécies marinhas foram estudadas, resultando no isolamento de 20.057 metabólitos publicados em 7.795 artigos científicos. Considerando o universo de cerca de 250.000 espécies marinhas reconhecidas, é estimado que somente 1% dos organismos marinhos já foram investigados,[4b] o que significa que há grande variedade de organismos marinhos a serem explorados no que diz respeito às suas propriedades química, biológica e biossintética. Dentre essa diversidade, a química de metabólitos de origem microbiana também tem sido apontada como uma área extensa e promissora para a obtenção de novos e potentes agentes terapêuticos, sobretudo antitumorais e antibióticos.[10]

Além disso, deve ser mencionado que, considerando a rota biossintética original dos fármacos marinhos aprovados e em avaliação clínica ou pré-clínica para uso como medicamentos, pode-se dizer que há forte suspeita de que suas respectivas fontes orgânicas (entenda-se o organismo produtor) abriguem ou se alimentem de micro-organismos (Figura 3.1).[1]

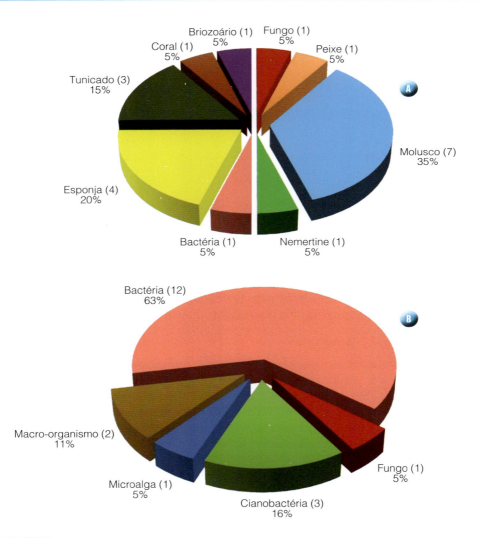

Figura 3.1. Comparação entre as fontes originais coletadas **(A)** e fontes biossintéticas previstas **(B)** dos metabólitos marinhos aprovados e/ou em fase clínica de pesquisa para o uso como medicamento.[1,5]

Em relação ao Brasil, os estudos referentes aos produtos naturais marinhos iniciaram-se na década de 1960 a partir de invertebrados marinhos. Durante algumas décadas, a pesquisa foi apenas direcionada ao estudo químico de esponjas e ascídias.[11] Em função de seus 8.000 quilômetros de costa marinha até então pouco explorados, os estudos abrangendo esse ambiente são incentivados. Nesse período, diversos grupos de pesquisa foram nucleados visando o isolamento de novas substâncias e a exploração dos potenciais biológicos e bioquímicos.

Recentemente, Blunt e cols.[12] elencaram a contribuição de cientistas de todo o mundo para a pesquisa em produtos naturais, no período de 2007 a 2012. O Brasil foi citado como um contribuidor notável no que diz respeito a publicações sobre síntese, correção de estruturas, estereoquímica, revisões, estudos ecológicos e atividades biológicas. Portanto, a busca por moléculas inéditas a partir do ambiente marinho continua sendo fortemente incentivada para os pesquisadores brasileiros.

FÁRMACOS E SUBSTÂNCIAS BIOATIVAS ORIUNDAS DO AMBIENTE MARINHO

Dentro desse universo, a partir do ano de 1999 foram iniciados estudos com metabólitos e micro-organismos de origem marinha. Até o ano de 2010, dados afirmavam que mais de 22 mil novas substâncias já haviam sido isoladas, correspondendo a menos de 2% da biodiversidade marinha total.[11,13-15]

Após a "crise" dos anos 90 (queda do interesse pela pesquisa em produtos naturais), o ressurgimento da química de produtos naturais marinhos foi solidificado pela aprovação para uso clínico das substâncias trabectedina (Yondelis®) e ziconotídeo (Prialt®), as quais, devido ao seu mecanismo de ação inédito, foram descritas como novas classes de fármacos para humanos.[5,16-17] Recentemente, há sete agentes terapêuticos (quatro antitumorais, um antiviral, um modulador da dor e um para hipertrigliceridemia) disponíveis no mercado farmacêutico e um número considerável de substâncias[20] em testes clínicos e pré-clínicos, destacando o retorno de mais de 30 anos (Figura 3.2).[5]

Atualmente, há outros cinco agentes terapêuticos disponíveis no mercado farmacêutico oriundos do ambiente marinho. Dentre estes, podemos citar o antiviral vidarabina (Ara-A®) e o antitumoral cytarabina (Ara-C®), ambos derivados sintéticos dos nucleosídeos espongouridina e espongotimidina; os antitumorais mesilato de eribulina (E7389) – derivado da halicondrina; brentuximab vedotin (SGN-35) – derivado da dolastatina 10; e o regulador da hipertrigliceridemia ésteres de ômega-3 (Lovarza®).[18]

Além dos exemplos citados previamente, existem hoje cinco fármacos disponíveis no mercado que são produtos de síntese inspirados no esqueleto químico de produtos naturais marinhos (três antitumorais, um antiviral e um utilizado para o controle do triglicérides). Além disso, outras substâncias, derivadas direta ou indiretamente desses metabólitos secundários, encontram-se em fase clínica de avaliação, conforme descrito na Tabela 3.1.[5,18]

Concomitantemente, outras substâncias de origem marinha têm sido alvo de pesquisas incessantes devido às inúmeras propriedades farmacológicas demonstradas.

ARA-A e ARA-C

No início da década de 50, o trabalho científico de Werner Bergmann e cols. (Universidade de Yale, USA) resultou no isolamento dos nucleosídeos espongouridina e espongotimidina (Figura 3.2) a partir da esponja *Tectitethya crypta* (Tethylidae) coletada nos mares do Caribe.[13] Esses nucleosídeos inspiraram o desenvolvimento dos análogos sintéticos citosina-arabinosídeo (ARA-C ou citarabina – Figura 3.2) e adenina-arabinosídeo (ARA-A ou vidarabina – Figura 3.2).[5]

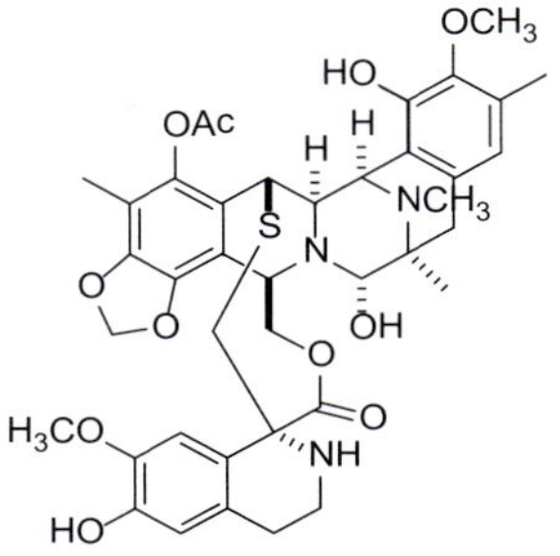

Trabectedina
Yondelis®
(*Ecteinascidia turbinata*)

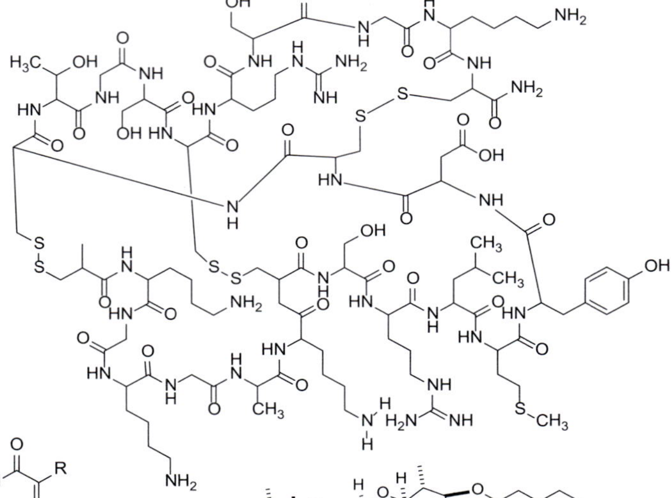

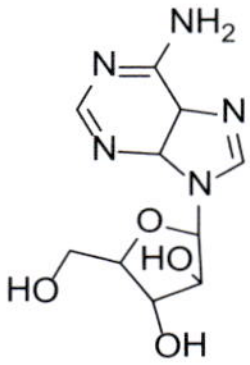

Espongouridina
(*Cryptotethya crypta*)

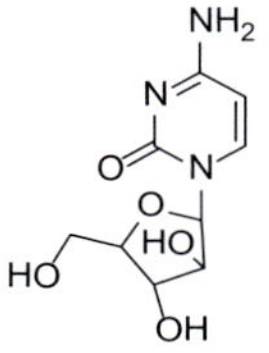

Espongotimidina
(*Cryptotethya crypta*)

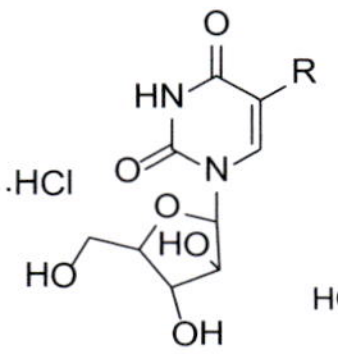

R=H Ara-A
R=CH_3 Ara-C

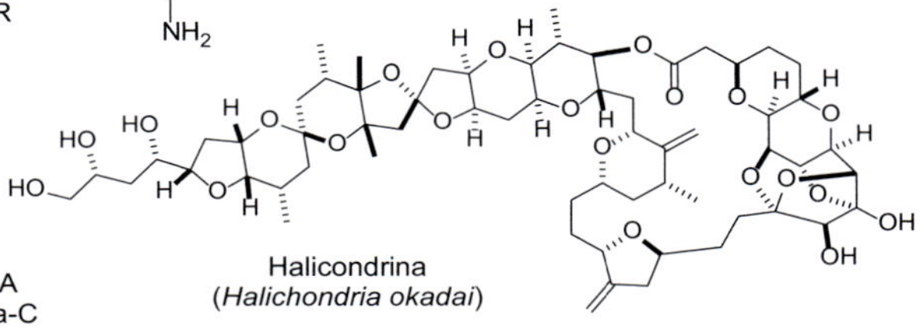

Halicondrina
(*Halichondria okadai*)

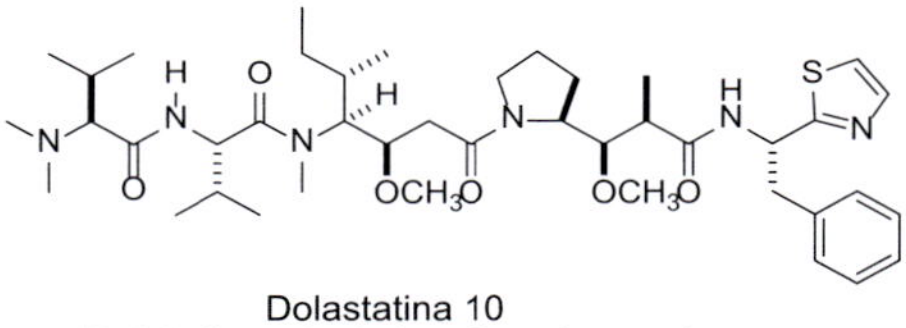

Dolastatina 10
(*Dolabella auricularia* e *Symploca* sp.)

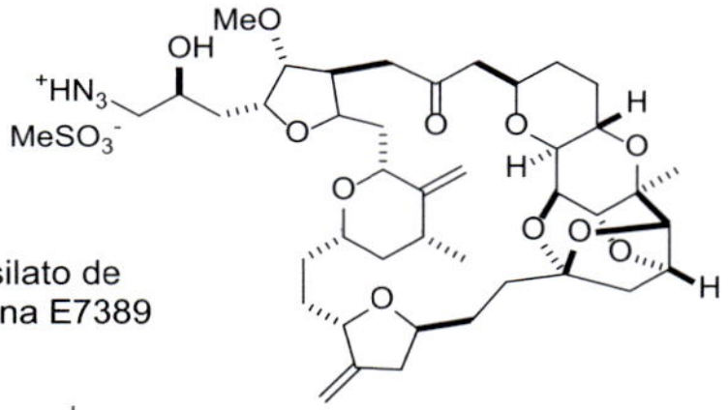

Mesilato de eribulina E7389

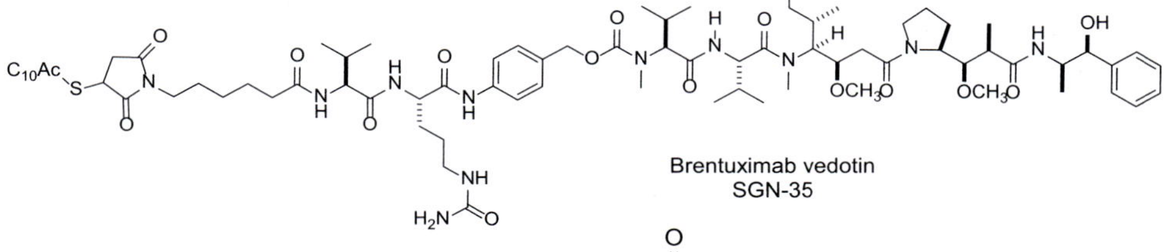

Brentuximab vedotin
SGN-35

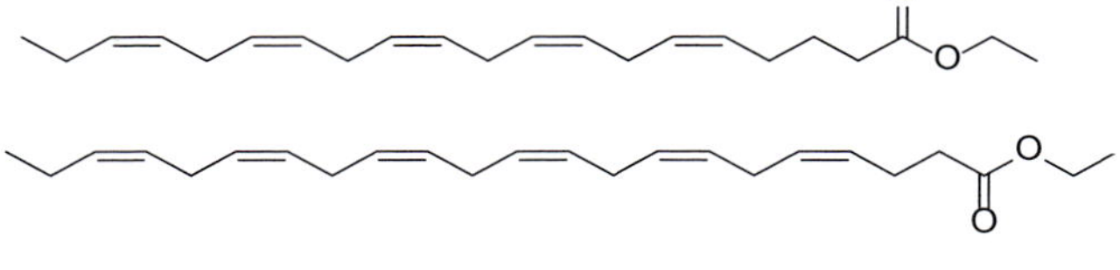

Ésteres do ácido ômega -3
(Lovarza®)

Figura 3.2. Produtos naturais marinhos aprovados como fármacos e suas fontes produtoras.[5,19]

Tabela 3.1. Produtos naturais de origem marinha aprovados para o uso terapêutico e em fase de avaliação clínica[5,18]

Situação	Substância	Natural (PN)/ Derivado (D)	Origem (organismo coletado)	Origem biossint. (hipótese)	Atividade farmacológica
Aprovado pelo FDA	Citarabina (ARA-C)	D	Esponja	Bactéria	Antitumoral
Aprovado pelo FDA	Vidarabina (ARA-A)	D	Esponja	Bactéria	Antiviral
Aprovado pelo FDA	Ziconotídeo	PN	Caracol	Molusco	Analgésico
Aprovado pelo FDA	Mesilato de eribulina	D	Esponja	Bactéria	Antitumoral
Aprovado pelo FDA	Ésteres do ácido ômega-3	D	Peixe	Microalga	Tratamento para hipergliceridemia
Aprovado pelo FDA	Trabectedina	PN	Tunicado	Bactéria	Antitumoral
Aprovado pelo FDA	Brentuximab vedotina	D	Molusco	Cianobactéria	Antitumoral
Fase III	Aplidina	PN	Tunicado	Bactéria	Antitumoral
Fase II	DMXBA	D	Verme	Verme?	Cognição/ esquizofrenia
Fase II	Plinabulina	D	Fungo	Fungo	Antitumoral
Fase II	Elisidepsina	D	Molusco	Bactéria	Antitumoral
Fase II	Zalypsis	D	Nudibrânquio	Bactéria	Antitumoral
Fase I	Salinosporamida	PN	Bactéria	Bactéria	Antitumoral
Fase I	Análogo da trabectedina	D	Tunicado	Bactéria	Antitumoral
Fase I	SGN-75	D	Molusco	Cianobactéria	Antitumoral
Fase I	ASG-5ME	D	Molusco	Cianobactéria	Antitumoral
Fase I	Hemiasterlina	D	Esponja	Bactéria	Antitumoral
Fase I	Briostatina 1	PN	Briozoário	Bactéria	Antitumoral
Fase I	Pseudopterosinas	PN	Soft coral	Bactéria	Cicatrizante

Aprovado pela FDA (agência norte-americana de controle e aprovação de alimentos e medicamentos) em 1969 como o primeiro fármaco inspirado em um produto natural de origem marinha, a citosina-arabinosídeo é indicada para o tratamento de leucemias agudas linfocítica, linfoblástica e mieloide, e pode ser encontrada na forma convencional ou em formulações lipossômicas.[20-21]

Recentemente, demonstrou-se que a encapsulação lipossomal desse quimioterápico reduz a toxicidade não hematológica, diminuindo efeitos colaterais, como a queda de cabelo, complicações gastrintestinais e hepáticas. Além disso, o aumento da meia-vida do fármaco resultante desse tipo de encapsulação possibilita que o intervalo de aplicação entre as doses seja maior, diminuindo o desconforto do paciente. Outros estudos recentes envolvendo a utilização desse fármaco tratam do uso combinado com outros fármacos antitumorais[22] e experimentações de doses mais elevadas.[23]

A vidarabina é uma purina nucleosídica sintética, responsável pela inibição da DNA polimerase viral em diferentes tipos de vírus, como *herpes simplex*, vaccínia e varicela Zóster. O fármaco vidarabina recebeu a aprovação do FDA em 1976, sendo o primeiro nucleosídeo antiviral licenciado para o tratamento da infecção por herpes.[20-24]

Esse fármaco foi indicado para o tratamento da ceratoconjutivite aguda, queratite epitelial recorrente causada pelo vírus *herpes simplex* tipo 1 e tipo 2 e queratite superficial (causada pelo mesmo vírus) em pacientes que não respondem ao tratamento tópico com idoxuridina (Herplex®). De modo recente, sua produção foi descontinuada após a verificação de que apresentava níveis de biodisponibilidade e estabilidade metabólica inferiores a outros antivirais, como aciclovir e ganciclovir.

Dolastatinas

Dolastatinas são peptídeos isolados do molusco *Dollabela auricularia* encontrado no Oceano Índico, por Pettit e cols. em 1981. A princípio, foram isoladas 9 dolastatinas, e a dolastatina 1 destacou-se nas triagens realizadas pelo NCI (Instituto Nacional do Câncer dos Estados Unidos). Estudos subsequentes evidenciaram que a dolastatina 3 apresentava um potencial superior ao demonstrado pela primeira, apresentando inibição do crescimento de células tumorais P388 (leucemia) na concentração de nanogramas.[25a e 25b]

O estudo da substância dolastatina 10 (Figura 3.2) culminou no desenvolvimento do análogo estrutural auristatina E, que foi recentemente aprovada pela FDA para o tratamento de linfoma de Hodgkin e linfoma anaplásico de grandes células. Esse fármaco apresenta alta eficácia e boa tolerância, sendo comercializado sob o nome de Adcetris® pela indústria farmacêutica Seattle Genetics.[5]

Entre outros análogos produzidos a partir das dolastatinas, também se destacou a substância tasidotina, que apresenta atividade diante de várias linhagens tumorais adultas e pediátricas *in vitro*, bem como tumores sólidos *in vivo*, incluindo osteossarcoma, melanoma, carcinoma de mama, carcinoma de colo e carcinoma de próstata. Nos ensaios de fase clínica I, essa substância demonstrou uma série de vantagens quando comparada a outras dolastatinas, incluindo reduzida toxicidade e ausência de acumulação no organismo. Pode ser administrada por via oral e avançou para a fase II de triagem clínica em diversos tipos de câncer.[26]

Haliconarinas

As haliconarinas são poliéteres (Figura 3.2), cujo interesse nessa classe de substâncias se deve ao seu grande potencial antitumoral *in vitro* e *in vivo*.[27-28]

Por meio da aquicultura da esponja *Lissodendoryx* sp., foi possível obter essa substância, mas observou-se que a produção em cativeiro sofria uma queda de 30 a 60%, ou seja, para a demanda total, caso viesse a se tornar um fármaco, seriam necessárias de 1.000 a 5.000 toneladas de esponjas/ano.[29]

Em 1992, Aicher e cols. realizaram a síntese total da haliconarina B. Desse modo, análogos sinteticamente mais simples foram propostos e, assim, surgiu a eribulina (Figura 3.2) (E7389), inspirada no metabólito haliconarina B, aprovada para uso na terapia metastática de câncer de mama.[30]

Ziconotídeo

A toxina peptídica ω-conotoxina MVIIA (Ziconotídeo) foi originalmente isolada a partir do veneno do caracol marinho *Conus magus*, pertencente a um gênero de moluscos constituído por mais de 500 espécies de predadores potencialmente venenosos.[31] Esses predadores (gênero *Conus*) caçam normalmente no período da noite e, uma vez que as presas são localizadas pelo olfato, pequenas quantidades de veneno são injetadas, paralisando a presa em segundos mediante a ação de uma ampla mistura de peptídeos, conhecidos como conopeptídeos.[32]

Ziconotídeo (Prialt®, Elan Pharmaceuticals, San Diego, CA) foi aprovado pelo FDA em dezembro de 2004 para o tratamento de dores crônicas severas, não aliviadas por analgésicos sistêmicos (Figura 3.2). O fármaco apresenta um potencial antinociceptivo cerca de mil vezes superior ao da morfina, além de não induzir à tolerância.[9] No entanto, seu uso é limitado por efeitos colaterais neuronais e pelo modo de administração, que, devido à sua natureza peptídica, deve ser realizado diretamente no fluido cerebroespinhal.[5]

Trabectedina

A trabectetina é um alcaloide tetraidroquinolínico (Figura 3.2) isolado da ascídia *Ecteinascidia turbinata*, encontrada nos mares do Caribe. Esse fármaco, comercializado pela Pharmamar como Yondelis®, foi o primeiro a ser aprovado para uso clínico no tratamento de sarcoma de tecidos moles (setembro de 2007), e hoje é avaliado em outros protocolos de ensaios clínicos.[9,33]

Ésteres etílicos de ácidos ômega-3

A partir do estudo de óleos extraídos de distintas espécies de peixes marinhos, utilizados como parte da dieta em alguns países por reduzir o risco de arterioesclerose coronária, foi desenvolvido o fármaco Lorvaza (Figura 3.2). Esse medicamento é constituído por ésteres etílicos de vários ácidos graxos ômega-3, sobretudo EPA (20:5n3) e DHA (22:6n3), e os peixes usados na produção são provenientes da parte sul do Oceano Pacífico.[5]

O fármaco Lovaza® é indicado como terapia adjuvante em pacientes adultos na prevenção secundária após infarto do miocárdio e tratamento da hipertrigliceridemia na maioria dos países europeus e apenas para o tratamento da hipertrigliceridemia nos EUA.

Kahalalidos

Os kahalalidos são uma classe de depsipeptídeos naturais, isolada tanto no molusco herbívoro *Elysia rufenses* (Plakobranchidae), coletado nos mares do Havaí, como na alga verde *Bryopsis pennata* (Bryopsidaceae), da qual esse molusco se alimenta. Posteriormente, a alga foi confirmada como a verdadeira fonte desses fármacos. Dentre as substâncias, destacou-se o Kahalalido F (KF) (Figura 3.3), responsável por causar a lise de células tumorais por meio da indução lisossomal e permeabilidade da membrana celular. O KF foi desenvolvido pela indústria farmacêutica PharmaMar, alcançando a fase clínica II de desenvolvimento após haver apresentado atividade antitumoral significativa. KF foi avaliado em câncer de próstata andrógeno-refratário, apresentando valores de IC_{50} inferiores a 1 µM e ausência de efeitos adversos importantes.[34]

Pseudopterosinas

O renomado grupo de pesquisa do Prof. William Fenical, em colaboração com o Prof. John Clardy, ambos norte-americanos, foi responsável pelo isolamento e caracterização de uma nova

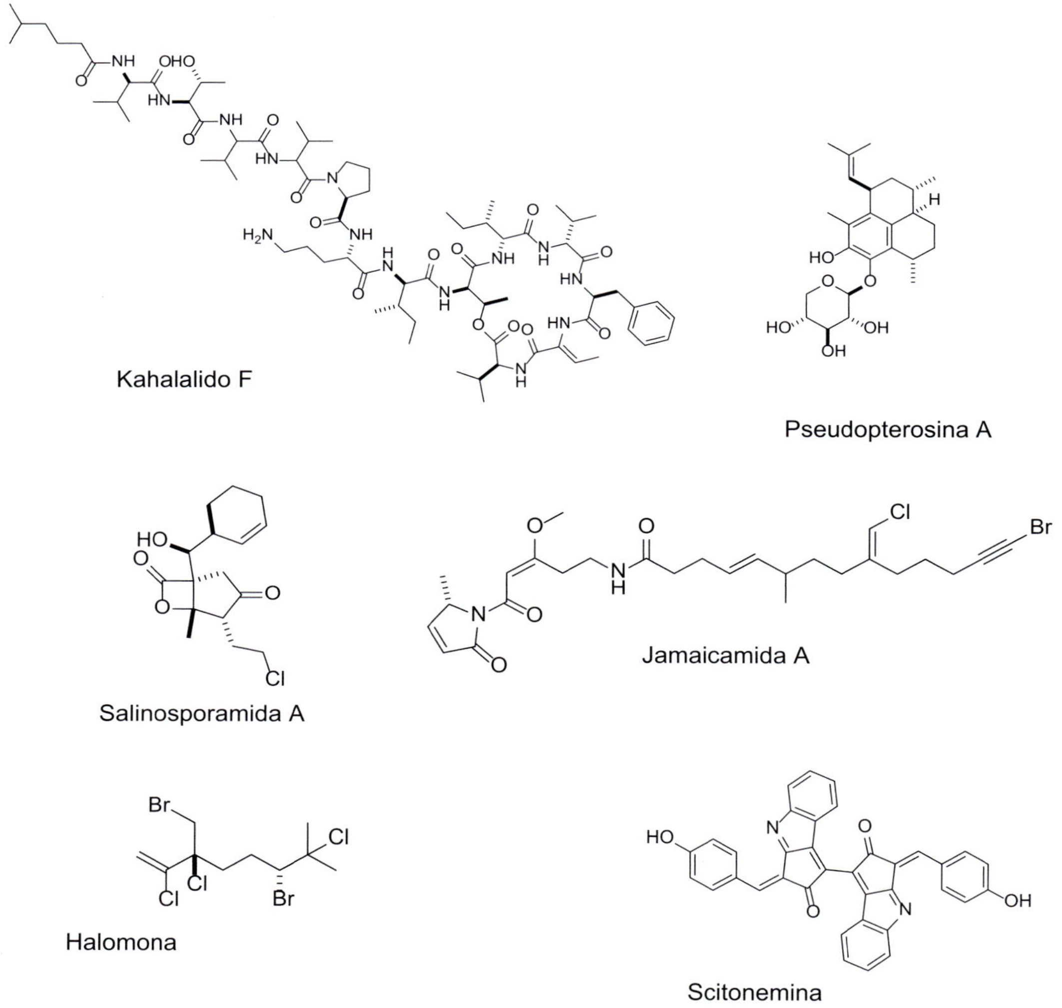

Figura 3.3. Diversidade estrutural de outros metabólitos bioativos de origem marinha.

classe de metabólitos: as pseudopterosinas na década de 1980. As pseudopterosinas apresentaram atividades anti-inflamatória e analgésica comparáveis ao fármaco indometacina.[35a-35b]

Sequencialmente, outros análogos foram isolados de *P. elisabethae*. Dentre esses metabólitos, destaca-se a pseudopterosina A (Figura 3.3), substância que apresentou inibição à inflamação tópica induzida em ratos[35a-35b] e tem sido utilizada em formulações tópicas para proteção e cuidado da pele. Correa e cols.[36] comprovaram e expandiram o potencial das pseudopterosinas ao realizarem ensaios com diversos micro-organismos patogênicos (*Staphylococcus aureus*, *Enterococcus faecalis*, *Pseudomonas aeruginosa* e *Candida albicans*) e linhagens tumorais (HeLa, PC-3, HCT116, MCF-7), evidenciando a importância farmacêutica dessa classe de metabólitos.

Salinosporamida A

A salinosporamida A (Figura 3.3) foi isolada por Fenical e cols. a partir do actinomiceto marinho *Salinospora tropica*, em 2003. Ela atua inibindo significativamente e de modo seletivo os proteassomas, um complexo enzimático multicatalítico responsável pela degradação não lisossomal de proteínas celulares e que representa um alvo validado para o tratamento do câncer.[37]

Devido a sua atividade potente e seu mecanismo de ação inovador, essa substância entrou em fase de avaliação clínica apenas três anos após a sua descoberta.[5] Os resultados iniciais do estudo de fase clínica I da salinosporamida A evidenciam o pronunciado benefício clínico em pacientes com mieloma múltiplo recidivo e recidivo refratário, demonstrando, então, o potencial antitumoral desse fármaco de origem natural marinha.[38]

Além disso, a complexidade estrutural dessa substância associada ao seu potencial antitumoral despertou interesse de químicos sintéticos resultando em diferentes propostas para sua síntese. No entanto, o suprimento de salinosporamida A utilizado durante a triagem química é proveniente de um robusto processo de fermentação salina, desenvolvido a partir da linhagem NPS21184, e que representa um melhor custo-benefício para a obtenção do produto ativo.[37]

Jamaicamida A

Jamaicamida A é um peptídeo inédito, que apresenta em sua estrutura um cloreto vinílico, um sistema β-metoxi enona, um anel pirrolinona e um brometo acetilênico (Figura 3.3). Esse peptídeo foi isolado partir da cianobactéria *Lyngbya mayuscula*, coletada na Baía de Hector, na Jamaica. A obtenção das jamaicamidas resultou de um estudo bioguiado voltado para obtenção de substâncias neurotóxicas capazes de agir no canal de sódio, no qual a espécie *L. mayuscula* revelou-se como uma fonte promissora dessas substâncias.[39-40]

A jamaicamida A bem como as jamaicamidas B e C demonstraram citotoxicidade em relação às linhagens celulares H-460 pulmonar humana e Neuro-2a de neuroblastoma de camundongos, na mesma concentração (LD_{50} = 15 μM). Além disso, todos os isômeros de jamaicamida apresentam atividade bloqueadora de canais de cálcio em concentrações próximas a 5 μM.[40]

Halomona

Embora as macroalgas marinhas tenham sido negligenciadas quanto ao seu potencial farmacêutico, o metabólito halomona (Figura 3.3), um monoterpeno pentahalogenado isolado da espécie de alga vermelha *Portieria hornemannii* (Lynbye), demonstrou citotoxicidade em linhagens tumorais de células nervosas, renais e do cólon, em estudos de triagem no renomado National Cancer Institute (NCI), EUA.[41-42] Embora pareça uma substância simples, a presença de cinco átomos de halogênios ao longo de uma cadeia carbônica acrescentou dificuldade aos controles régio e estéreo-específico da síntese.[43]

Em outro estudo realizado com extratos orgânicos de *P. hornemannii*, a halomona juntamente com halomonoterpenos análogos mostraram atividade inibitória em relação à DNA-metiltransferase-1, enzima cuja inibição está relacionada à reversão do crescimento de células tumorais.[44] Esse metabólito chegou a ser selecionado para estudos pré-clínicos para o desenvolvimento de fármacos.[42] Entretanto, problemas na obtenção dessa substância a partir de fontes naturais[45] e a falta de atividade em avaliações biológicas *in vivo* desestimularam a continuidade dos estudos.[44]

Scitonemina

Scitonemina (Figura 3.3) é um pigmento de coloração amarelada, insolúvel em água, comumente encontrado nas bainhas extracelulares de várias espécies de cianobactérias (sobretudo do gênero *Scytonema*). O papel biológico de proteção contra efeitos danosos de raios solares ultravioletas (UV-A e UV-B) é atribuído a esse pigmento nesses organismos.[46-47] Trata-se de um alcaloide dimérico contendo núcleos indólicos fundidos e ainda ligados à *para*-fenóis, características estruturais incomuns que conferem às scitoneminas a capacidade de absorver no ultravioleta em uma ampla faixa de comprimentos de ondas, principalmente na região UV-A, resultando numa atenuação que pode chegar a cerca de 90%.[48]

Além da capacidade de fotoproteção, a substância scitonemina apresenta potencial inibitório a algumas proteinoquinases envolvidas nos processos de crescimento e proliferação celular e de inflamação, sendo, portanto, interessante protótipo para fármacos que atuem em desordens hiperproliferativas e/ou inflamatórias.[47,49-50]

Após esses inspiradores modelos de estruturas diferenciadas com potencial biológico único, a pesquisa de produtos naturais a partir de organismos oriundos de mares e oceanos é cada vez mais encorajada e fascinante. Esse valioso nicho tem nos inspirado a buscar alternativas para que o isolamento e elucidação estrutural de metabólitos marinhos seja otimizado, independentemente de estabelecimentos de protocolos de coleta, cultivos em laboratório, métodos de extração mais elaborados ou de técnicas de detecção mais acuradas. Nesse contexto, inovações quanto a métodos para identificação de metabólitos secundários são necessárias para qualquer pesquisador que se aventure nessa área, de marinhos, ou de outra origem, uma vez que trata-se do mesmo objetivo, ou seja, produtos naturais bioativos.

Referências bibliográficas

1. Cragg GM, Newman DJ. Natural products: a continuing source of novel drug leads. Biochimica et Biophysica Acta 2013; 30:3670-95.
2. Kingston DGI. Modern Natural Products Drug Discovery and Its Relevance to Biodiversity Conservation. Journal of Natural Products 2011; 74:496-511.
3. Newman DJ, Cragg GM. Journal of Natural Products 2012; 75:311-335.
4a. Blunt JW, Copp BR, Munro MHG, Northcote PT, Prinsep MR. Marine natural products. Natural Product Reports 2012; 28:196-298.
4b. Blunt JW, Buckingham J, Munro M. Taxonomy and Marine Natural Products Research. In: Fattorusso E, Gerwick WH, Taglialatela-Scafati O (ed.). Handbook of Marine Natural Products. 1 ed. Springer: New York: 2013; 1(1):3-54.
5. Gerwick GH, Moore BS. Lessons from the Past and Charting the Future of Marine Natural Products Drug Discovery and Chemical Biology. Chemistry & Biology 2012; 19:85-98.
6. Mayer MAS, Rodríguez AD, Berlinck RGS, Fusetani N. Marine pharmacology in 2007-8: Marine compounds with antibacterial, anticoagulant, antifungal, anti-inflammatory, antimalarial, antiprotozoal, antituberculosis, and antiviral activities; affecting the immune and nervous system, and other miscellaneous mechanisms of action. Comparative Biochemistry and Physiology, Part C. 2011; 153:191-222.
7. Molinski TF, Dalisay DS, Lievens SL, Saludes JP. Marine natural product development from bactéria. Nature Reviews Drug Discovery 2009; 8:69-85.
8. Arrieta JM, Arnaud-Haond-HAOND S, Duarte CM. What lies underneath: Conserving the oceans' genetic resources. PNAS 2010; 107:18318-24.
9. Costa-Lotufo LV, Wilke DV, Jimenez PC, Epifanio RA. Organismos marinhos como fonte de novos fármacos: histórico & perspectivas. Química Nova 2009; 32:703-16.
10. Demain AL. Importance of microbial natural products and the need to revitalize their discovery. Journal of Industrial Microbiology & Biotechnology 2014; 41(2):185-201.
11. Berlinck RGS, Hadju E, Rocha RM, Oliveira JHHL, Hernandez ILC, Seleghim ACG et al. Challenges and rewards of research in marine natural products chemistry in Brazil. Journal of Natural Products 2004; 67:510-22.

12. Blunt JW, Copp BR, Keyzers RA, Munro MH, Prinsep MR. Marine natural products. Natural Product Reports 2014; 31(2):160-258.

13. Bergmann W, Feeney RJ. Contributions to the study of marine products. XXXII. The nucleosides of sponges. Journal of Organic Chemistry 1951; 16(6):981-7.

14. Pupo MT, Gallo MBC, Vieira PC. Biologia química: uma estratégia moderna para a pesquisa em produtos naturais. Química Nova 2007; 30(6):1446-55.

15. Blunt JW, Copp BR, Munro MH, Northcote PT, Prinsep MR. Marine Natural Products. Natural Product Reports 2010; 27(2):165-237.

16. Butler MS. Natural products to drugs: natural product -derived compounds in clinical trials. Natural Product Reports 2008; 25:475-516.

17. Harvey A. Natural products in drug Discovery. Drug Discovery Today 2008; 13:894-901.

18. De Oliveira ALL. Tese de Doutorado apresentada à Faculdade de Ciências Farmacêuticas de Ribeirão Preto – USP, 2013.

19. Gerwick WH, Fenner AM. Drug Discovery from Marine Microbes. Microbial Ecology 2013; 65:800-6.

20. Mayer MAS, Glaser KB, Cuevas C, Jacobs RS, Kem W, Little DR et al. The odyssey of marine pharmaceuticals: a current pipeline perspective. Trends in Pharmacology Science 2010; 31:255-65.

21. Thomas X. Chemotherapy of acute leukemia in adults. Expert Opinion on Pharmacotherapy 2009; 10:221-37.

22. Deau B, Nicolini FE, Guilhot J, Huguet F, Guerci A, Legros L et al. The addition of daunorubicin to imatinib mesylate in combination with cytarabine improves the response rate and the survival of patients with myeloid blast crisis chronic myelogenous leukemia (AFR01 study). Leukemia Research 2011; 35:777-82.

23. Löwenberg B, Pabst T, Vellenga E, Putten W, Schouten HC, Graux C et al. Cytarabine Dose for Acute Myeloid Leukemia. New England Journal of Medicine 2011; 364:1027-36.

24. Sagar S, Kaur M, Minneman KP. Antiviral Lead Compounds from Marine Sponges. Marine Drugs 2010; 8:2619-38.

25a. Pettit GR, Kamano Y, Brown P, Gust D, Inoue M, Herald CL. Structure of the cyclic peptide dolastatin 3 from *Dolabella auricularia*. Journal of America Chemical Society 1982; 104:905-7.

25b. Pettit GR, Kamano Y, Holzapfel CW, Van Zyl WJ, Tuinman AA, Herald CL et al. The structure and synthesis of dolastatin 3. Journal of America Chemical Society 1987; 109:7581-2.

26. Andersen RJ, Li D, Nodwell M, Roberge M, Stragman W, Williams DE. "Marine natural products that target microtubules". In: Fattorusso E, Gerwick WH, Taglialatela-Scafati O (ed.). Handbook of Marine Natural Products. 1 ed. New York: Springer 2013; 2(20):1027-74.

27. Uemura D, Takahashi K, Yamamoto T, Katayama C, Tanaka J, Okumura Y et al. Norhalichondrin A: an antitumor polyether macrolide from a marine sponge. Journal of America Chemical Society 1985; 107: 4796-8.

28. Jackson KL, Henderson JA, Phillips AJ. Halichondrins and E7389. Chemical Reviews 2009; 7:3044-79.

29. Munro MHG, Blunt JW, Dumdei EJ, Hickford SJH, Lill RE, Li S et al. The discovery and development of marine compounds with pharmaceutical potential. Journal of Biotechnology 1999; 70:15-25.

30. Huyck TK, Gradishar W, Manuguid F, Kirkpatrick P. Eribulin mesylate. Nature reviews. Drug Discovery 2011; 10:173-4.

31. Olivera BM. ω-conotoxin MVIIA: from marine snail venom to analgesic drug. In: Fusetani N (ed.). Drugs from the Sea. Karger 2000; 75-85.

32. Lewis RJ, Dutertre S, Vetter I, Christie MJ. Conus Venom Peptide. Pharmacological Reviews 2012; 64:259-98.

33. Zewail-Foote M, Hurley LH. Ecteinascidin 743: A Minor Groove Alkylator that Bends DNA toward the Major Groove. Journal of Medicinal Chemistry 1999; 42:2493-7.

34. Janmaat ML, Rodriguez JA, Jimeno J, Kruyt FAE, Giaccone G. Kahalalide F Induces Necrosis-Like Cell Death that Involves Depletion of ErbB3 and Inhibition of Akt Signaling. Molecular Pharmacology 2005; 68:502-10.

35a. Look SA, Fenical W, Matsumoto GK, Clardy J. The pseudopterosins: a new class of anti-inflammatory and analgesic diterpene pentosides from the marine sea whip *Pseudopterogorgia elisabethae* (Octocorallia). Journal of Organic Chemistry 1986; 51:5140-5.

35b. Look SA, Fenical W, Jacobs RS, Clardy J. The pseudopterosins: anti-inflammatory and analgesic natural products from the sea whip Pseudopterogorgia elisabethae. PNAS 1986; 83:6238-40.

36. Correa H, Aristizabal F, Duque C, Kerr R. Cytotoxic and antimicrobial activity of pseudopterosins and seco-pseudopterosins isolated from the octocoral *Pseudopterogorgia elisabethae* of San Andrés and Providencia Islands (Southwest Caribbean Sea). Marine Drugs 2011; 9:334-44.

37. Gulder TAM, Moore BS. Salinosporamide Natural Products: Potent 20S Proteasome Inhibitors as Promising Cancer Chemotherapeutics. Angewandte Chemie 2010; 49:9346-67.

38. Macherla VR, Mitchell SS, Manam RR, Reed KA, Chao TH, Nicholson B et al. Structure-activity relationship studies of salinosporamide A (NPI-0052), a novel marine derived proteasome inhibitor. Journal of Medicinal Chemistry 2005; 48:3684-7.

39. Edwards DJ, Marquez BL, Nogle LM, McPhail K, Goeger DE, Roberts MA et al. Comprehensive Natural Products II. Chemistry & Biology 2004; 11:817.

40. Aráoz R, Molgó J, Marsac NT. Neurotoxic cyanobacterial toxins. Toxicon 2010; 56:813-28.

41. Fuller RW, Cardelina II JH, Kato Y, Brinen LS, Clardy J, Snader KM et al. A pentahalogenated monoterpene from the red alga *Portieria hornemannii* produces a novel cytotoxicity profile against a diverse panel of human tumor cell lines. Journal of Medicinal Chemistry 1992; 35:3007-11.

42. Jha RK, Zi-rong X. Biomedical compounds from marine organisms. Marine Drugs 2004; 2:123-46.

43. Sotokawa T, Noda T, Pi S, Hirama M. A three-step synthesis of halomon. Angewandte Chemie International Edition 2000; 39:3430-2.

44. Adrianasolo EH, France D, Cornell-Kenon S, Gerwick WH. DNA methyl transferase inhibiting halogenated monoterpenes from the Madagascar red marine alga *Portieria hornemannii*. Journal of Natural Products 2006; 69:576-9.

45. Maliakal S, Cheney DP, Rorrer GL. Halogenated monoterpene production in regenerated plantlet cultures of Ochtodes secundiramea (Rhodophyta, Cryptonemiales). Journal of Phycology 2001; 37:1010-9.

46. Rastorgi RP, Sinha RP. Solar ultraviolet radiation-induced DNA damage and protection/repair strategies in cyanobacteria. International Journal of Pharma and Bio Sciences 2011; 2:271-88.

47. Yadav S, Sinha RP, Tyagi MB, Kumar A. Cyanobacterial secondary metabolites. International Journal of Pharma and Bio Sciences 2011; 2:144-167.

48. Karentz D. Chemical defense of marine organisms against solar radiation exposure: UV-absorbing mycosporine-like amino acids and scytonemin. In: McClintock JB, Baker BJ (ED.). Marine Chemical Ecology 2001; 15:481-520.

49. Singh SP, Kumari S, Rastorgi RP, Singh KL, Sinha RP. Photoprotective and biotechnological potentials of cyanobacterial sheath pigment, scytonemin. African Journal of Biotechnology 2010; 9:580-8.

50. Stevensson CS, Capper EA, Roshak AK, Marquez B, Eichman C, Jackson JR et al. The identification and characterization of the marine natural product scytonemin as a novel antiproliferative pharmacophore. Journal of Pharmacology and Experimental Therapeutics 2002; 303:858-66.

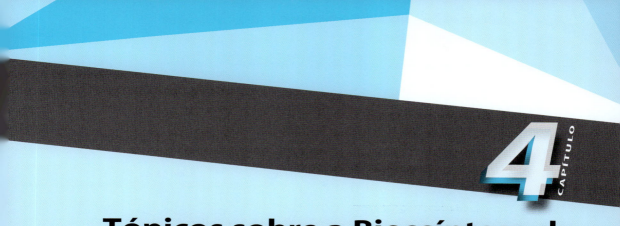

Tópicos sobre a Biossíntese de Metabólitos Secundários Vegetais

Adriana Aparecida Lopes
Massuo Jorge Kato
Fernando Batista da Costa

INTRODUÇÃO

Plantas biossintetizam uma gama enorme de substâncias peculiares denominadas *metabólitos secundários* ou, mais genericamente, *produtos naturais*. Embora não tenham ligação direta com as funções fundamentais do crescimento e desenvolvimento vegetal, os metabólitos secundários estão envolvidos em muitos aspectos importantes de sua sobrevivência. Estão, por exemplo, relacionados com a atração de polinizadores e dispersores e a processos defensivos contra herbívoros e patógenos. No âmbito da Farmacognosia, a grande maioria dos chamados produtos naturais são, na realidade e na grande maioria, metabólitos secundários de origem vegetal que vêm sendo utilizados como fármacos em perfumaria, cosmética, como aditivos alimentares (corantes e aromatizantes), defensivos agrícolas, etc. há muitas décadas e estão diretamente associados ao bem-estar humano. As estruturas químicas dessas substâncias são bastante diversificadas e muitas delas bem complexas, podendo ser classificadas, por exemplo, de acordo com sua origem biossintética. Nessa classificação, os vários metabólitos secundários ainda podem ser agrupados em diferentes classes químicas, geralmente de acordo com o tipo de esqueleto carbônico ou função química, como alcaloides, taninos condensados e hidrolizáveis, flavonoides, terpenoides, lignoides etc. (Figura 4.1).

Neste capítulo, são apresentadas e discutidas algumas das principais vias biossintéticas que originam metabólitos secundários bem como as funções fisiológicas e a importância dessas substâncias na Farmacognosia. Uma abordagem mais profunda sobre esse tema pode ser encontrada em livros e artigos científicos específicos, os quais são citados nas referências bibliográficas ao final deste capítulo.

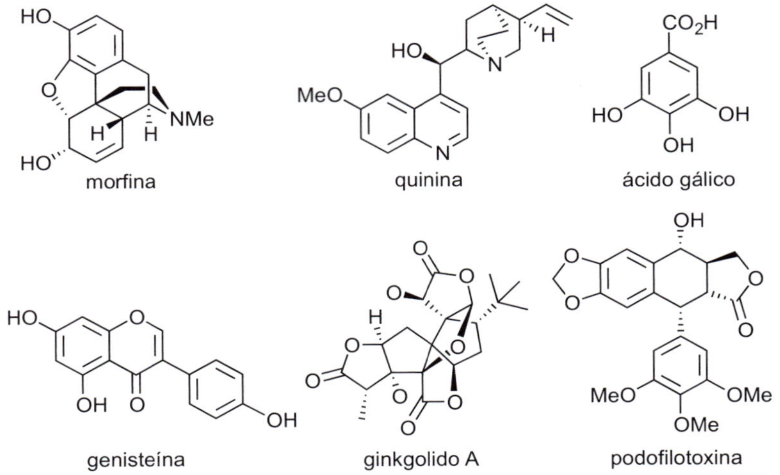

Figura 4.1. Exemplos de estruturas químicas de metabólitos secundários de origem vegetal.

A apresentação das vias biossintéticas nas primeiras seções deste capítulo envolve uma sequência que se inicia no metabolismo primário e segue para a via do acetato (acetil-Coenzima A ou simplesmente acetil-CoA), para a do ácido chiquímico e derivados, incluindo rotas que originam substâncias de origem mista, ou seja, que envolvem mais de uma via biossintética, para a biossíntese dos terpenoides a partir do ácido mevalônico (MVA) e do fosfato de metileritritol (MEP) e, por fim, a biossíntese dos alcaloides a partir de aminoácidos. Nesse capítulo, portanto, procurar-se-á mostrar algumas das etapas fundamentais da biossíntese das principais classes de produtos naturais, sua ocorrência e importância.

Conceitos básicos sobre a biossíntese de metabólitos secundários

Os metabólitos secundários de origem vegetal são biossintetizados a partir de poucos precursores, como o acetil-CoA, ácido chiquímico, MVA/MEP e de alguns aminoácidos, além de vias mistas. Ao contrário dos animais e micro-organismos, as plantas utilizam apenas gás carbônico (CO_2), água (H_2O) e luz solar como material de partida para biossintetizar seus metabólitos pelo processo de fotossíntese, tendo como etapa inicial a formação de carboidratos. Entretanto, antes de se aprofundar um pouco mais no estudo das vias biossintéticas, serão apresentados alguns conceitos básicos sobre a biossíntese desses metabólitos.

As reações orgânicas que ocorrem nas diferentes etapas das vias biossintéticas envolvendo precursores, intermediários, produtos, enzimas e complexos enzimáticos são compartimentalizadas (membranas, células, organelas etc.) e codificadas no material genético de cada vegetal. Além disso, essas reações envolvem cofatores, coenzimas e grupos prostéticos, entidades comuns em reações bioquímicas que ocorrem nos processos de catabolismo e anabolismo em organismos vivos. Alguns exemplos desses importantes cofatores e coenzimas são o acetil-CoA (acetil-Coenzima A), o trifosfato de adenosina (ATP) ou o fosfato de nicotinamida adenina dinucleotídeo ($NADP^+$). Cada uma dessas substâncias tem sua função estabelecida em cada etapa das vias biossintéticas das quais participam e, geralmente, uma única região de suas estruturas químicas é responsável por determinada reação química específica, como, por exemplo, o grupo acila terminal da molécula do acetil-CoA que promove a acetilação de outras moléculas, ou os grupos fosfato terminais da molécula do ATP que realizam a fosforilação.

As vias biossintéticas são estritamente controladas por meio da regulação da quantidade e atividade enzimática, envolvendo reações estereosseletivas e estereoespecíficas, quase sempre de acordo com os mecanismos conhecidos em química e bioquímica. Portanto, com finalidade didática, é importante, sempre que possível, fazer uma analogia entre as reações enzimáticas e aquelas realizadas em laboratório, no âmbito da síntese orgânica, como as reações de oxidação, redução, adição etc.

Metabolismo primário e secundário

Pela fotossíntese, as plantas produzem inicialmente carboidratos a partir do CO_2 e H_2O. Trata-se de um processo bastante complexo que não será discutido aqui em detalhes. Porém, é importante conhecer os principais eventos da fotossíntese, a qual é a base do processo denominado *metabolismo primário*. Pela fotossíntese, pode-se dizer que, a partir de CO_2, H_2O e luz, são originadas pequenas moléculas e macromoléculas especiais, as quais são importantes para o crescimento, desenvolvimento e sobrevivência do vegetal. O metabolismo primário é, portanto, um processo universal e essencial, característico de todas as plantas que realizam fotossíntese. Além disso, é por esse metabolismo que são produzidos intermediários-chave, ou seja, os precursores especiais para o metabolismo secundário vegetal, os quais serão discutidos nesta seção.

No contexto do metabolismo vegetal, a fotossíntese pode ser resumida como o processo de obtenção de carbono a partir do CO_2 atmosférico pela seguinte equação geral:

$$CO_2 + H_2O \rightarrow (CH_2)_n + O_2$$

em que $(CH_2)_n$ representa *oses*, sendo a glicose a principal delas. Uma representação esquemática da fotossíntese é apresentada na Figura 4.2, destacando-se a formação de oses com a participação das etapas clara e escura que ocorrem nos cloroplastos. Na *etapa clara*, um dos

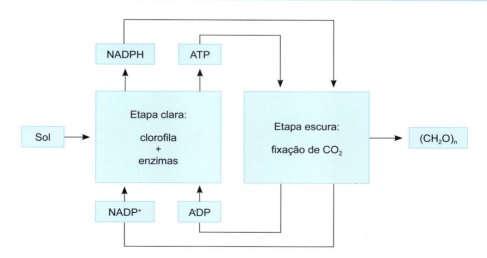

Figura 4.2. Representação resumida da fotossíntese indicando as etapas clara e escura e a formação de carboidratos a partir da energia solar e CO_2.

principais eventos é a redução do $NADP^+$ e ADP em NADPH e ATP por meio de fotofosforilações e da fotólise da água. Participam dessa etapa os pigmentos vegetais (clorofila, quinonas e carotenoides), energia da luz e água, com a formação de oxigênio e a redução dos dois cofatores, os quais são essenciais na etapa escura. Na *etapa escura*, denominada Ciclo de Calvin-Benson-Bassham, CBB, Ciclo C_3, ou simplesmente Ciclo de Calvin, um dos principais eventos é a formação de *oses* na forma de unidades de gliceraldeído-3-fosfato (unidade C_3). São duas de cada dessas unidades C_3 que irão formar uma molécula de glicose (C_6). Logo, é a glicose uma das principais *oses* formadas ao final de todo o processo fotossintético, o qual pode ser resumido pela seguinte equação balanceada:

$$6\ CO_2 + 6\ H_2O \rightarrow C_6H_{12}O_6 + 6\ O_2$$

A glicose, molécula central originada ao final do processo fotossintético, apresenta vários destinos importantes, a saber: pode ser armazenada na forma de osídeos homogêneos (amido, amilose, inulina, sacarose, maltose, outros sacarídeos etc.) ou heterogêneos (heterosídeos), produzir eritrose-4-fosfato e ribose-5-fosfato via Ciclo das Pentoses Fosfato, ser oxidada a ácido pirúvico na glicólise, ou ser empregada na produção de outras oses menos usuais, as quais podem ser ligadas a metabólitos secundários (Figura 4.3). Dentre as saídas importantes para o metabolismo secundário, destacam-se a formação de produtos, como a eritrose-4-fosfato, heterosídeos e o ácido pirúvico, o qual pode sofrer descarboxilação e originar o acetil-CoA, um importante intermediário-chave para o metabolismo secundário.

Dentre as pequenas moléculas especiais produzidas após a fotossíntese, destacam-se outras *oses* (trioses, tetroses, pentoses, hexoses etc.) e produtos de suas transformações bioquímicas, como aminoácidos. Já dentre as macromoléculas especiais estão os carboidratos, como o amido e a celulose e polissacarídeos menores bem como polipeptídeos, proteínas, enzimas, ácidos nucleicos etc.

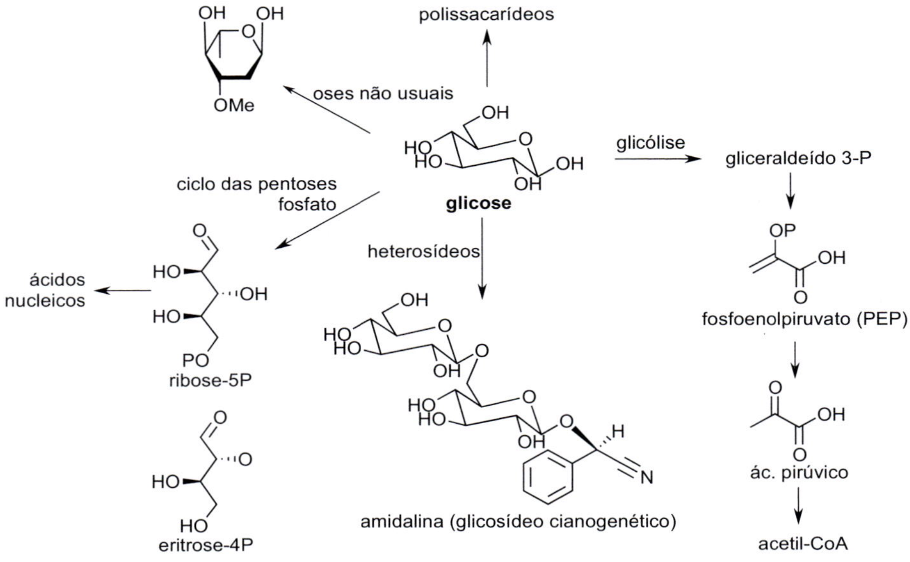

Figura 4.3. Alguns destinos da glicose no metabolismo vegetal.

A integração entre o metabolismo primário e o secundário dá-se por meio de alguns intermediários-chave, destacando-se o acetil-CoA, ácido pirúvico, gliceraldeído-3-fosfato, fosfoenolpiruvato (PEP), eritrose-4-fosfato, aminoácidos alifáticos (L-ornitina e L-lisina) e aminoácidos aromáticos (L-fenilalanina, L-tirosina e L-triptofano), e alguns destes são mostrados na Figura 4.4.

O acetil-CoA origina os ácidos graxos, eicosanoides, acetilenos e os policetídeos (ver derivados do acetato, página 44), além do ácido mevalônico (MVA), o qual, por sua vez, é importante para a biossíntese de terpenoides (ver terpenoides, página 54). O ácido pirúvico e o gliceraldeído-3-fosfato formam a 1-desoxixilulose-5-fosfato e o metileritritol (MEP) que, juntamente com o MVA, são as unidades formadoras de terpenoides, esteroides e derivados, como saponinas e heterosídeos cardiotônicos (Figura 4.4). O fosfoenolpiruvato (PEP) e a eritrose-4-fosfato formam o ácido chiquímico, que origina os aminoácidos aromáticos L-fenilalanina e L-tirosina, os quais, por sua vez, dão origem a vários compostos aromáticos (lignoides,

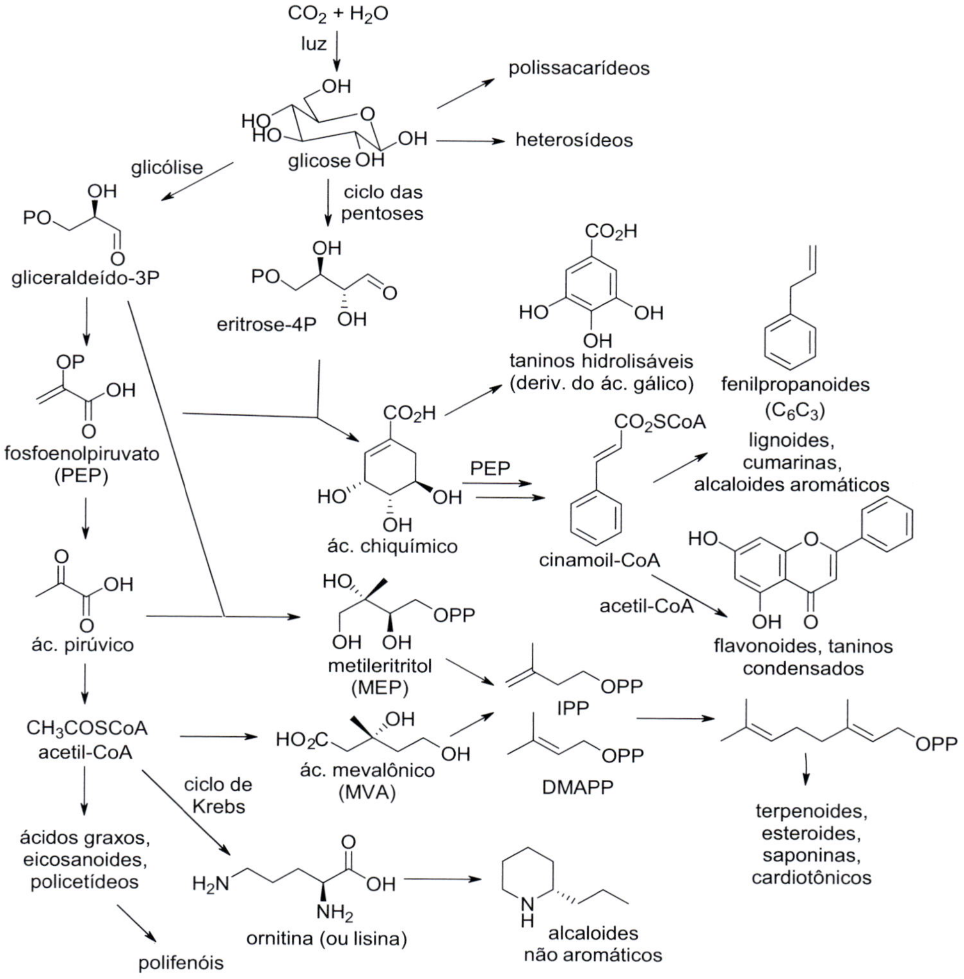

Figura 4.4. Principais produtos-chave do metabolismo primário e suas ligações com o metabolismo secundário.

fenilpropanoides e cumarinas – ver derivados do chiquimato, página 47). Como representante de biossíntese mista, podem ser citados os flavonoides (ver flavonoides e derivados página 51), taninos condensados (Figura 4.4), algumas quinonas e os estilbenos. Por fim, os aminoácidos, sejam eles alifáticos, sejam aromáticos, são precursores de uma gama enorme de alcaloides (página 58).

Embora exista ampla diversidade de metabólitos secundários, o metabolismo secundário inicia-se com poucos precursores e, logo, seus produtos, são formados a partir de poucas vias, rotas ou caminhos biossintéticos, a saber: vias do acetil-CoA, ácido chiquímico e MVA/MEP, além dos aminoácidos.

Como já discutido, toda a produção de metabólitos secundários é geneticamente regulada no vegetal, sendo catalisada por enzimas e complexos enzimáticos. Além disso, vale mencionar que alguns fatores também exercem influência na produção de um dado metabólito, como fatores ambientais (solo, clima, temperatura, altitude, latitude, disponibilidade hídrica etc.), ontogênicos (época do ano, idade da planta, hora do dia etc.) e hereditários (ocorrência de raças químicas, híbridos, mutações etc.). Embora haja um número limitado de rotas biossintéticas, há ampla diversidade estrutural de metabólitos secundários, os quais não são necessariamente essenciais, porém de grande utilidade para a planta. Deve ser enfatizado que, embora todas as espécies vegetais biossintetizem metabólitos secundários, certas classes ou substâncias são típicas de certos grupos de vegetais e têm ocorrência mais restrita do que outras. Como exemplos, a morfina, cocaína, quinina e pilocarpina, todos alcaloides, são metabólitos secundários restritos a apenas uma ou duas espécies vegetais dos gêneros *Papaver*, *Erythroxylum*, *Cinchona* e *Pilocarpus*, respectivamente. Outras classes de metabólitos, como os alcaloides tropânicos e as lactonas sesquiterpênicas, estão restritas a uma ou poucas famílias vegetais, e outras, como os mono- e sesquiterpenoides, são de distribuição bem mais ampla. Já os flavonoides são ubiquitários, ou seja, estão distribuídos por todo o reino vegetal.

Os produtos naturais originados de plantas ou micro-organismos foram considerados muitas vezes subprodutos do metabolismo primário. Sua distribuição parecia ser caótica e suas funções raramente eram conhecidas, e, por esse motivo, foram denominados metabólitos com caráter "secundário", às vezes considerados "lixos" metabólicos. Num outro extremo, encontram-se os "metabólitos primários" (ácidos nucleicos, proteínas, açúcares e lipídeos), considerados essenciais para todos os tipos de organismos. Está fora do escopo deste capítulo discutir em detalhes a origem dos metabólitos secundários sob o ponto de vista evolutivo e a causa de sua biossíntese por um dado organismo, mesmo porque, com relação a este tema, ainda há mais perguntas do que respostas.

DERIVADOS DE ACETATO

Os policetídeos compreendem uma grande classe de metabólitos secundários, resultando em uma das maiores diversidades estruturais entre os produtos naturais. A biossíntese desses compostos ocorre pela condensação de duas unidades de acetil-CoA ou pela condensação de acetil-CoA e malonil-CoA, originando a cadeia acetoacetil-CoA. A partir da condensação repetida dessas unidades, originam-se cadeias maiores de policetídeos (Figura 4.5). A conversão de acetil-CoA para malonil-CoA aumenta a acidez dos átomos de hidrogênios α-carbonílicos, favorecendo, assim, a formação de um bom nucleófilo para a reação de condensação de Claisen envolvida. Outros compostos também são biossintetizados via acetil-CoA, como ácidos graxos, poliacetilenos, prostaglandinas, antibióticos, antraquinonas e tetraciclinas. Os estudos biossintéticos de derivados do acetato foram iniciados no século XX com o estudo dos lipídeos, já que todos os ácidos graxos têm um número par de átomos de carbono (de C_4 a C_{20}).

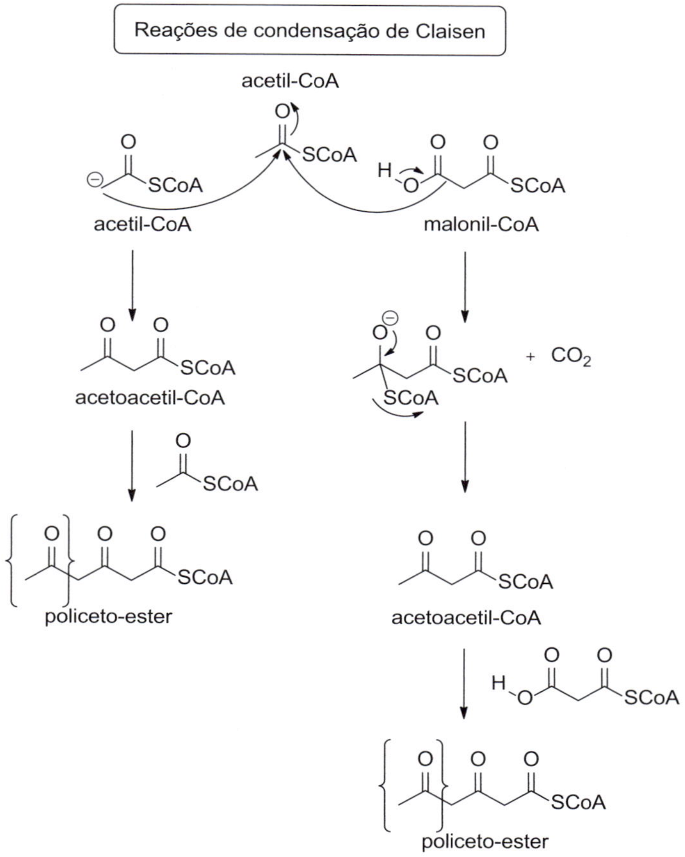

Figura 4.5. Condensação das unidades de acetil-CoA e malonil-CoA na rota biossintética dos derivados do acetil-CoA.

A formação da cadeia acetoacetil-CoA envolve uma série de reações de condensação de Claisen, porém, antes de ocorrer tal condensação, acetil-CoA e malonil-CoA são convertidos nos respectivos tioésteres acetil-ACP e malonil-ACP (ACP= proteína transportadora de grupamento acila). A etapa seguinte de redução, via NADPH, é estereoespecífica, seguida da eliminação de H_2O. O éster α,β-insaturado crotonil-ACP gerado sofre redução da ligação dupla formando novos tioésteres que podem ser condensados com novas unidades de malonil-ACP, aumentando, assim, gradualmente (dois em dois átomos de carbono) o tamanho da cadeia dos ácidos graxos (Figura 4.6).

A condensação de uma unidade de acetato com sete unidades de malonato produz o ácido palmítico (C_{16} – Figura 4.6), e a condensação de uma unidade de acetato com oito unidades de malonato origina o ácido esteárico (C_{18}). As condensações lineares das unidades de acetato (C_2) sempre levam a ácidos graxos com números pares de carbonos presentes na cadeia, ou seja, de C_4 até C_{30}, sendo os C_{16} ou C_{18} os mais abundantes na natureza. Os ácidos esteárico, linoleico, oleico e araquidônico são alguns exemplos de ácidos graxos importantes (Figura 4.7). Deve ser salientado que, no caso de ácidos graxos insaturados, a configuração das ligações duplas é sempre *cis*.

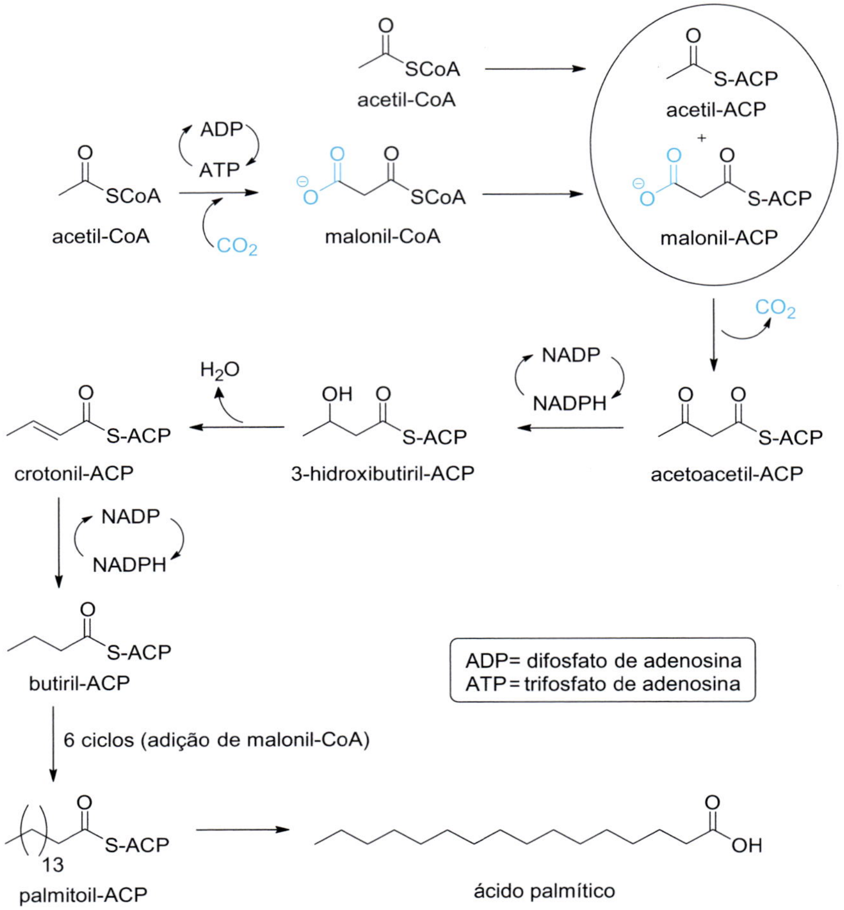

Figura 4.6. Biossíntese do ácido palmítico a partir da condensação das unidades de acetil-CoA e malonil-CoA.

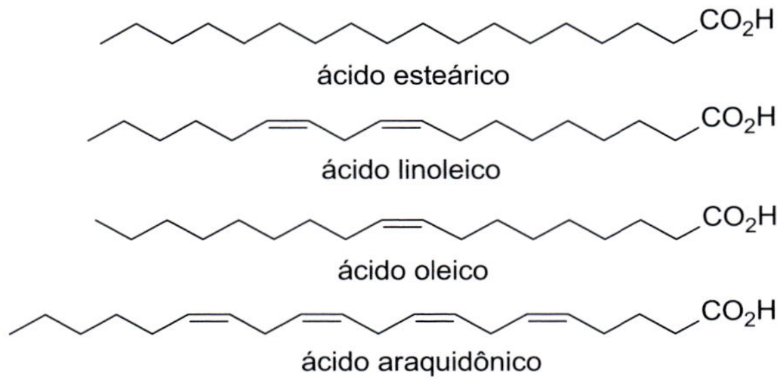

Figura 4.7. Estruturas químicas de alguns ácidos graxos.

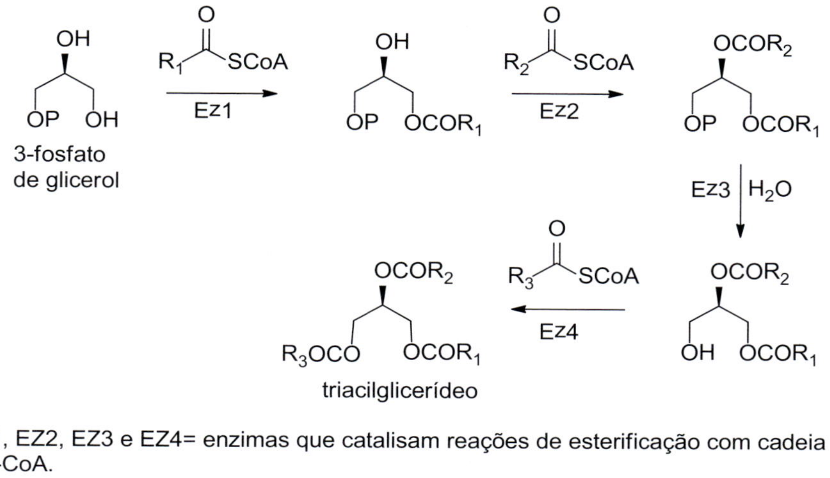

EZ1, EZ2, EZ3 e EZ4= enzimas que catalisam reações de esterificação com cadeia acil-CoA.

Figura 4.8. Biossíntese dos triacilglicerídeos.

Os ácidos graxos são também encontrados como ésteres condensados com glicerol, produzindo os triacilglicerídeos, denominados gorduras ou óleos, dependendo do seu estado líquido ou sólido mediante a temperatura ambiente. São comumente armazenados em sementes (grãos) de várias espécies, como girassol (*Helianthus annuus* L., Asteraceae), soja (*Glycine max* (L.) Merr., Fabaceae) e milho (*Zea mays* L., Poaceae), dentre outras, apresentando, portanto, elevado valor econômico mundial. Os triacilglicerídeos são biossintetizados a partir de 3-fosfato de glicerol, que sofre uma reação de esterificação com a cadeia acil-CoA. O fosfolipídeo é um exemplo de triacilglicerídeo importante presente na composição da membrana celular, pois apresenta regiões polares e apolares na sua estrutura, provocando propriedades surfactantes (Figura 4.8).

As antraquinonas são excelentes exemplos de estruturas químicas derivadas do acetil-CoA e essa classe de metabólitos secundários está apresentada em detalhes no Capítulo 21 (Seção 4). A biossíntese dessa classe de metabólitos ocorre a partir da reação aldólica da cadeia policetídica (C_{16}), seguida da enolização da cadeia e aromatização do anel, produzindo, por exemplo, a emodina, fisciona, crisofanola, aloe-emodina e reína, encontradas em *Cassia angustifolia* Vahl (Fabaceae). A partir de um acoplamento oxidativo entre duas unidades de reína-antrona, ocorre a formação da reína-diantrona (um dímero da reína-antrona). A reína-diantrona sofre *O*-glicosilação, originando o senosídeo A/B (Figura 4.9). A grande maioria da antraquinonas tem importância farmacológica devido ao seu efeito laxativo ou purgativo, sendo encontradas em algumas espécies medicinais, como o ruibarbo (*Rheum palmatum* L., Polygonaceae) e a cáscara-sagrada (*Rhamnus purshiana* DC., Rhamnaceae), muito utilizadas no preparo de medicamentos fitoterápicos.

DERIVADOS DO CHIQUIMATO

O chiquimato ou ácido chiquímico foi isolado pela primeira vez em 1885 da árvore japonesa *Illicium anisatum* L. ("shikimi-no-ki", Illiciaceae) e teve seu papel reconhecido somente

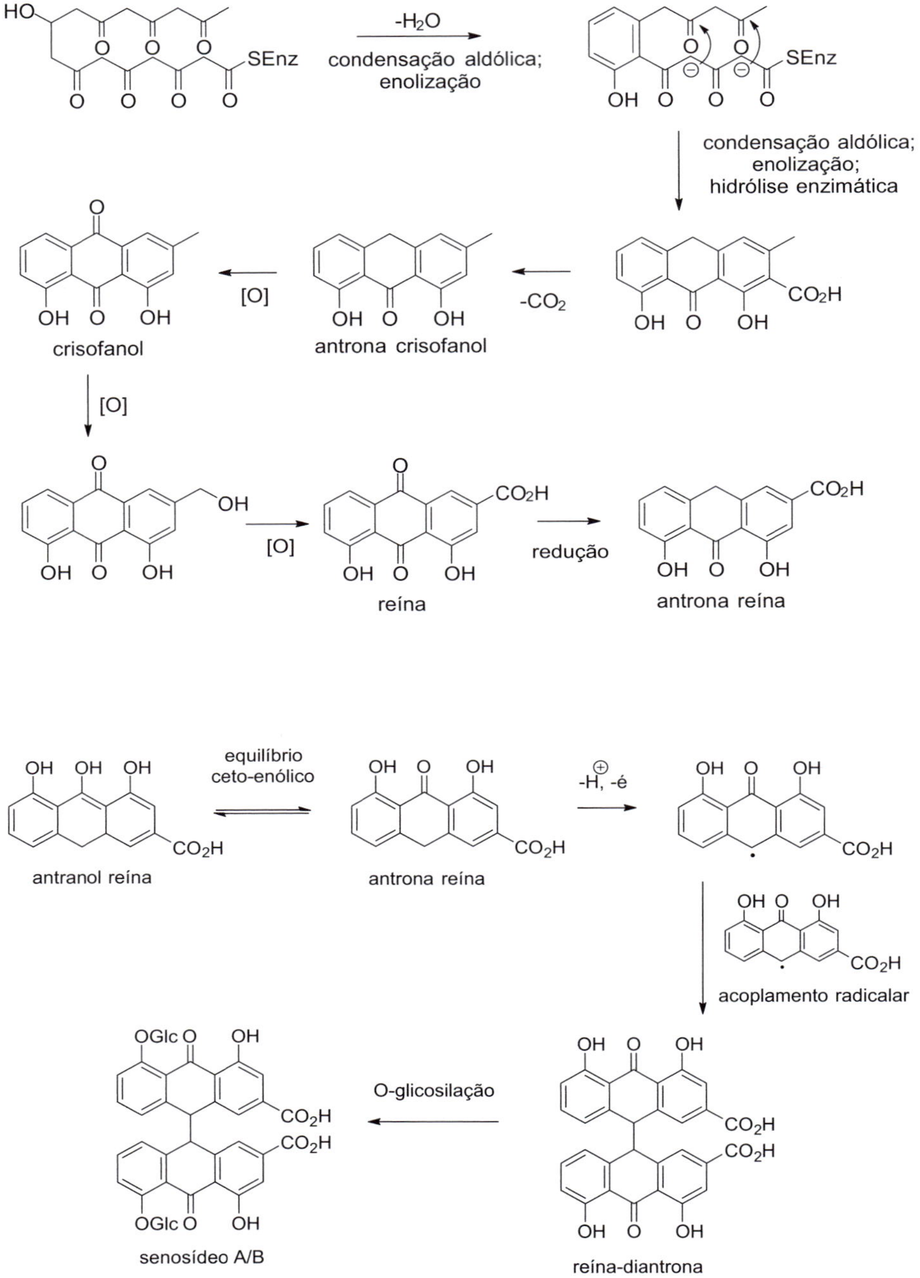

Figura 4.9. Biossíntese das antraquinonas encontradas em *Cassia angustifolia*.

em 1955, sendo de fundamental importância na biossíntese dos aminoácidos aromáticos *L*-fenilalanina, *L*-tirosina e *L*-triptofano. Esses aminoácidos são os precursores de peptídeos, proteínas e também da grande maioria das substâncias aromáticas, como os alcaloides que estão apresentados no Capítulo 24 (Seção 4). A formação do ácido chiquímico ocorre tanto em plantas como em micro-organismos, daí os aminoácidos aromáticos dele derivados terem que ser consumidos pela dieta dos mamíferos. Além disso, a partir da desaminação da *L*-fenilalanina, é formado o ácido cinâmico, precursor de várias substâncias denominadas fenilpropanoides ou C_6C_3.

Biossíntese do ácido chiquímico e derivados

A biossíntese do ácido chiquímico envolve a reação do fosfoenolpiruvato (PEP) com a eritrose-4-fosfato, produzindo a 3-desoxi-*D*-arabino-heptulosonato-7-fosfato (DAHP) (Figura 4.10). Esse, seguido de algumas etapas envolvendo eliminação de grupo fosfato, reações de condensação, redução da cetona por NADH, produz como intermediários os ácidos 3-desidroquínico e 3-desidrochiquímico, o qual é finalmente convertido ao ácido chiquímico (Figura 4.10).

Biossíntese de aminoácidos aromáticos

Conforme mencionado no início desta seção, o ácido chiquímico é o precursor dos aminoácidos *L*-fenilalanina, *L*-tirosina e *L*-triptofano, os quais, por sua vez, são responsáveis pela formação de uma gama enorme de substâncias, podendo sofrer reações de desaminação ou de descarboxilação. A biossíntese desses aminoácidos inicia-se com a reação entre uma molécula de ácido chiquímico fosforilado (ácido chiquímico-3-fosfato) e uma de fosfoenolpiruvato (PEP) que, após a eliminação de uma unidade de fosfato, forma o ácido 3-enolpiruvicochiquímico-3-fosfato (EPSP) (Figura 4.11). O EPSP sofre eliminação de ácido fosfórico com a isomerização da ligação dupla do anel, e seguido da formação de uma segunda ligação dupla forma-se o ácido corísmico (Figura 4.11), um intermediário-chave para a biossíntese de aminoácidos aromáticos e de outras substâncias.

Em micro-organismos, o ácido corísmico pode formar substâncias fenólicas simples com hidroxilas nas posições *orto* e/ou *para* em relação ao grupo carboxila, como o ácido

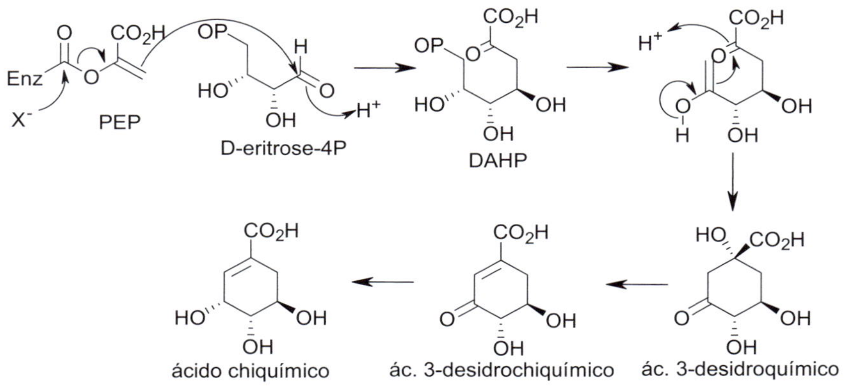

Figura 4.10. Biossíntese do ácido chiquímico a partir do fosfoenolpiruvato (PEP) e da eritrose-4-fosfato.

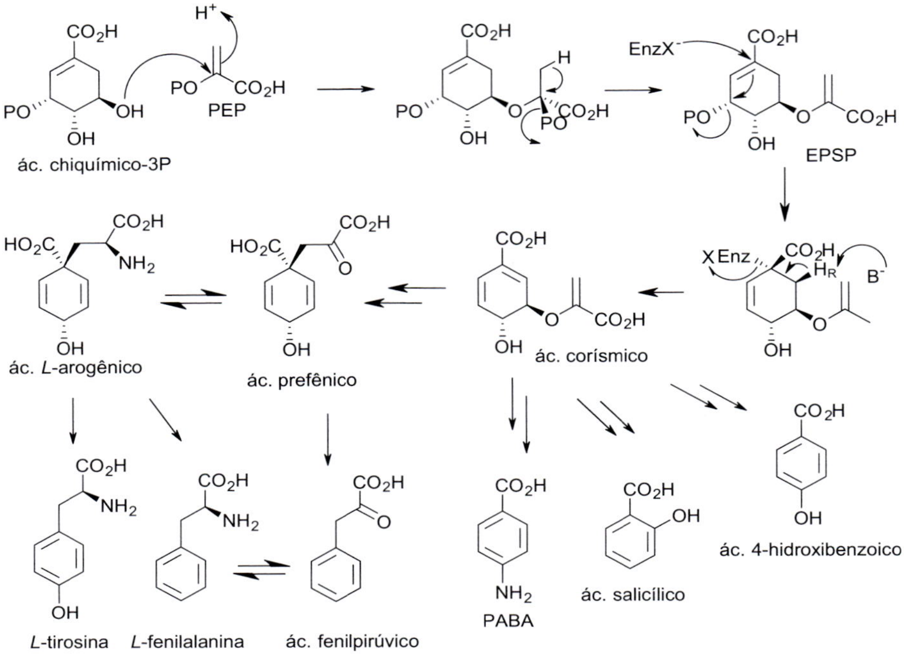

Figura 4.11. Biossíntese da *L*-fenilalanina, *L*-tirosina e derivados fenólicos a partir do ácido chiquímico.

4-hidroxibenzoico e o ácido salicílico, importantes para seu próprio metabolismo (Figura 4.11). Além dessas substâncias, o ácido *p*-aminobenzoico (PABA), constituinte da estrutura do ácido fólico (vitamina B_9), também tem origem a partir do ácido corísmico (Figura 4.11).

Na etapa de formação dos aminoácidos, o ácido corísmico sofre um rearranjo do tipo Claisen peculiar (rearranjo sigmatrópico [3:3]), com a migração da cadeia lateral da posição 3 para a posição 1, para então formar o ácido prefênico (Figura 4.11). A partir daí, ocorrem basicamente reações de aromatização descarboxilativa, transaminação e oxidação, e as sequências variam de acordo com cada organismo. O ácido prefênico tanto pode originar o ácido fenilpirúvico como o ácido *L*-arogênico, e ambos podem formar a *L*-fenilalanina. A *L*-tirosina pode ser oriunda do ácido *L*-arogênico (Figura 4.11), mas também pode ser formada a partir do ácido 4-hidroxifenilpirúvico, um derivado do ácido prefênico não mostrado na figura.

O ácido corísmico (Figura 4.11) origina também o ácido antranílico, precursor do *L*-triptofano (Figura 4.12), unidade importante na biossíntese dos alcaloides indólicos. Um aspecto interessante nesta biossíntese é que os dois átomos de carbono do grupo indólico são provenientes de uma molécula de difosfato de fosforibosila, havendo perda do grupo carboxila do ácido antranílico (Figura 4.12) e a incorporação de uma molécula do aminoácido *L*-serina para formar a cadeia lateral do *L*-triptofano.

Derivados do ácido cinâmico

Uma série enorme de importantes metabólitos secundários é originada a partir dos ácidos *trans*-cinâmico e *p*-cumárico, os quais são derivados dos aminoácidos *L*-fenilalanina e

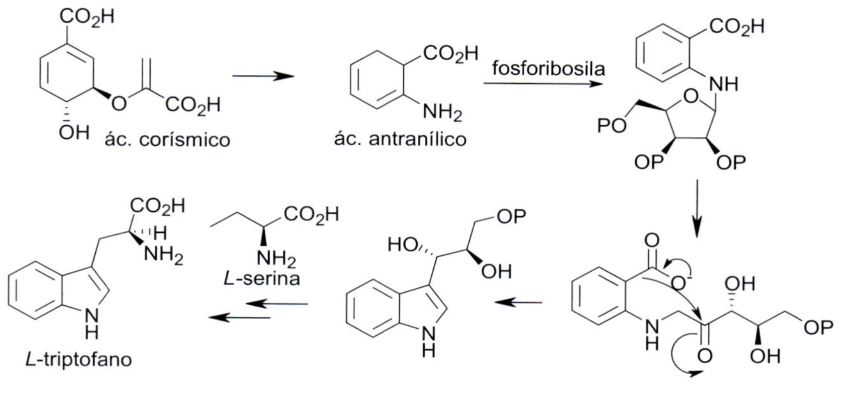

Figura 4.12. Biossíntese do *L*-triptofano a partir do ácido corísmico.

L-tirosina, respectivamente. A partir desses dois ácidos são formados os compostos denominados fenilpropanoides, ou C_6C_3, como álcoois, alilfenóis, cumarinas e seus derivados, compondo uma enorme e importante classe de produtos naturais aromáticos. Lignanas são compostos diméricos de álcoois cinâmicos, ligadas pelos carbonos β enquanto as ligninas, compostos poliméricos, são de grande importância para as plantas na estruturação de suas paredes celulares. Para detalhes sobre a biossíntese de lignanas e ligninas, consultar o Capítulo 18 (Seção 4) deste volume. Os compostos C_6C_3 ainda podem originar derivados C_6C_2 como os estirenos, ou mesmo C_6C_1, como os ácidos benzoicos. Além disso, os compostos C_6C_3 podem resultar na formação de metabólitos secundários de biossíntese mista envolvendo extensões de cadeia com unidades de acetil-CoA, mediadas por enzimas policetídeo sintases (PKS), formando compostos como flavonoides e outros policetídeos (Figura 4.13).

A desaminação da *L*-fenilalanina é realizada pela enzima fenilalanina amônia-liase (PAL), formando-se o ácido *trans*-cinâmico. De modo análogo, a desaminação da *L*-tirosina pode formar o ácido *p*-cumárico e, dependendo do organismo, esse pode resultar diretamente da hidroxilação do ácido *trans*-cinâmico. Esses dois ácidos aromáticos podem sofrer diferentes reações, sejam elas hidroxilações adicionais, metilações dos grupos hidroxila (mediadas pela *S*-adenosil-metionina) com a formação de éteres metílicos, reduções do grupo carboxila formando aldeídos e álcoois ou reações de acoplamento oxidativo dos álcoois alílicos com a formação de dímeros ou polímeros.

Flavonoides e derivados

Os flavonoides e seus derivados compreendem uma grande diversidade de compostos aromáticos cuja importância para o homem é inestimável, estando dispersos em todo o reino vegetal. Essa classe de metabólitos secundários está apresentada em detalhes no Capítulo 19 (Seção 4) deste volume. Além das inúmeras atividades biológicas específicas de várias substâncias, os flavonoides e derivados estão presentes tanto em plantas medicinais como naquelas utilizadas na alimentação, como alimentos funcionais e nutracêuticos, cujas definições já foram apresentadas no Capítulo 2 (Seção 2) deste livro. Muitos desses compostos são classificados como polifenóis, substâncias que têm merecido destaque nas últimas décadas devido às suas propriedades antioxidantes. Para o vegetal, uma das propriedades atribuídas aos flavonoides é a proteção contra a formação de radicais livres, em especial

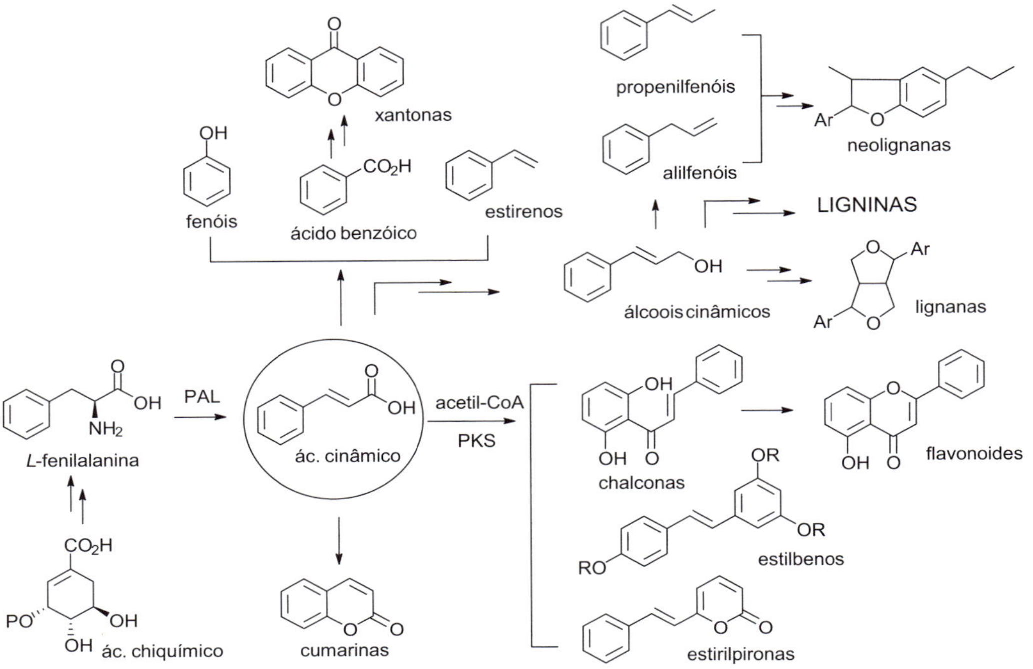

Tópicos sobre a Biossíntese de Metabólitos Secundários Vegetais

Figura 4.13. Derivados importantes do ácido cinâmico, incluindo alguns metabólitos de origem mista.

quando são produzidos pela radiação solar, bem como a pigmentação de flores e cascas de frutos, dentre outras funções.

Com relação à biossíntese tipicamente mista, os flavonoides e derivados têm origem da união das vias do acetil-CoA e do ácido chiquímico, discutidas anteriormente. Resumidamente, pode-se dizer que um flavonoide tem sua origem a partir da condensação de uma molécula de ácido *trans*-cinâmico (ou *p*-cumárico) com três unidades de acetil-CoA (C_2), como mostrado na Figura 4.14.

Entretanto, na etapa de biossíntese, o que ocorre de fato é a condensação de uma unidade de cinamoil-CoA (ou de *p*-cumaroil-CoA) com três unidades de malonil-CoA, resultando na formação de um produto de origem mista, cuja estrutura apresenta uma parte aromática e outra policetídica (Figura 4.15). A parte policetídica sofre ciclização e aromatização via reações do tipo Claisen, originando uma chalcona, com a participação da enzima chalcona sintase. Após a ciclização do oxigênio fenólico ao carbono em posição beta à carbonila da chalcona, por uma adição do tipo Michael, é formada uma *flavanona*. Esta, por sua vez, por meio de processos oxidativos, é responsável por originar os demais flavonoides mais simples, como *flavonas*, *diidroflavonóis* (flavanonóis) e *flavonóis* (Figura 4.15).

Ainda que não apresentada neste capítulo, os flavonoides originam uma classe importante de metabólitos secundários denominada taninos condensados, responsáveis pela propriedade adstringente (reação com proteínas) e antioxidante, presentes em plantas medicinais e alimentícias. Mais detalhes sobre esta classe são apresentados no Capítulo 19 (Seção 4) deste livro. Outra classe de importância que também está apresentada em detalhes no Capítulo 7 (Seção 3) deste livro é a das antocianinas, pigmentos de flores e cascas de frutos.

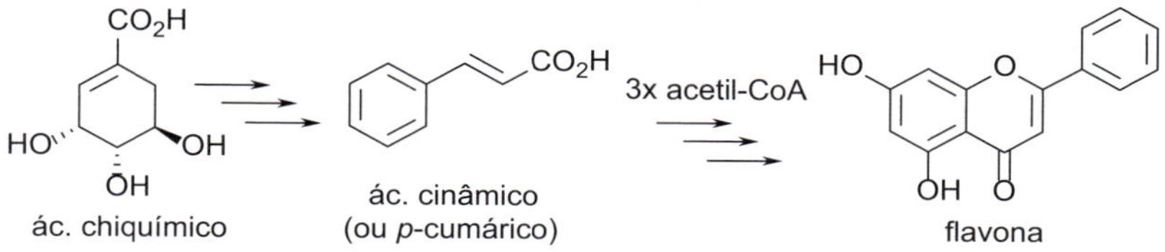

Figura 4.14. Origem dos flavonoides a partir das vias biossintéticas do ácido chiquímico e do acetil-CoA.

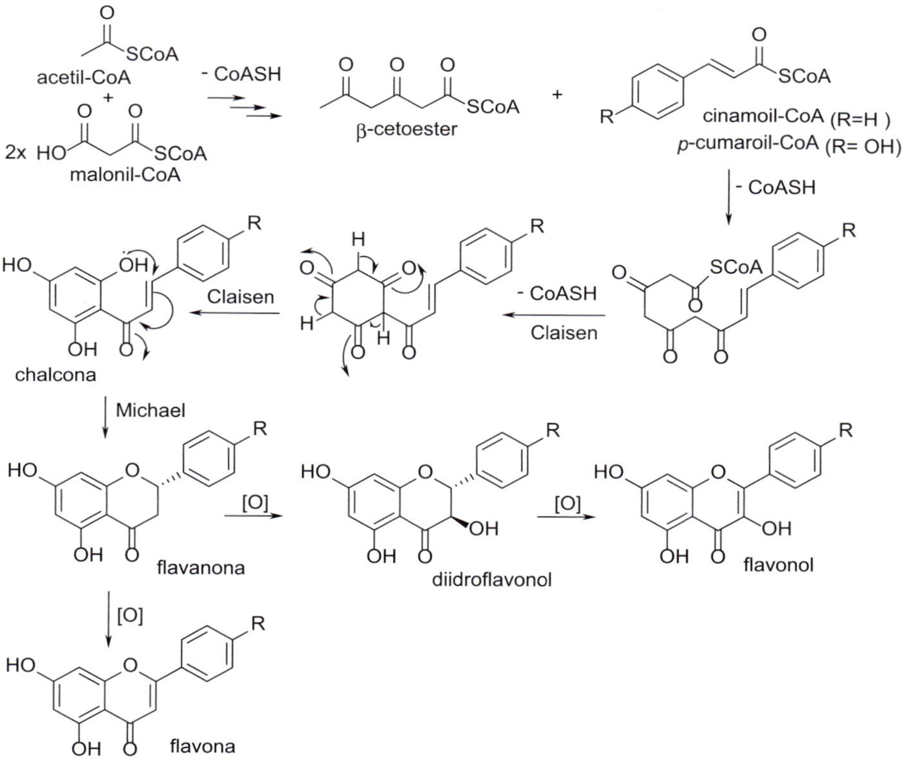

Figura 4.15. Biossíntese dos principais grupos de flavonoides.

TERPENOIDES

O termo terpenoide, ou terpeno, deriva da palavra "terpentina", uma mistura de terpenos que foi obtida pela primeira vez de *Pinus palustris* Mill. e outras espécies de *Pinus* (Pinaceae). Os terpenos compreendem o maior grupo de produtos naturais, sendo conhecidas cerca de 35.000 substâncias.

Todos os terpenoides são derivados predominantemente pela condensação "cabeça-cauda" (porém também há condensações "cauda-cauda" e "cabeça-cabeça") entre as unidades de difosfato de isopentenila (IPP) e difosfato de 3,3-dimetilalila (DMAPP) (Figura 4.16). A condensação das unidades de IPP e DMAPP, catalisada pela enzima preniltransferase, leva à formação da cadeia de difosfato de geranila (GPP), precursora dos *monoterpenos* (C_{10}). A condensação desta cadeia C_{10} com outras unidades de IPP leva à formação das seguintes cadeias: difosfato de farnesila (C_{15}), precursora dos *sesquiterpenos*; difosfato de geranilgeranila (C_{20}), precursora dos *diterpenos*; difosfato de geranilfarnesila (C_{25}), precursora dos *sesterterpenos*; esqualeno (C_{30}), precursora dos *triterpenos*; fitoeno (C_{40}), precursora dos *tetraterpenos*. Muitos produtos naturais terpenoídicos têm em sua estrutura molecular combinações derivadas de outras rotas biossintéticas (via do acetato e do chiquimato) levando à grande diversidade estrutural. Em particular, unidades de difosfato de isopentenila (C_5) são responsáveis pela prenilação de inúmeros compostos, como alcaloides, furanocumarinas, cromenos, fenólicos e vitaminas, entre outros.

No passado, o ácido mevalônico era conhecido como o único precursor responsável pela biossíntese universal que resultava na formação das unidades de IPP (Figura 4.16). No início do século XXI, outra via envolvida na formação de compostos terpenoídicos, denominada via alternativa (via independente do mevalonato) ou via do 2-*C*-metil-*D*-eritritol-4-fosfato, ou simplesmente MEP (fosfato de metileritritol), foi descoberta (Figura 4.16). Portanto, as unidades de IPP podem ser formadas por meio de duas vias biossintéticas: a via do mevalonato (MVA), que envolve condensações de unidades de acetil-CoA, e a via fosfato de metileritritol (MEP), que envolve a condensação de gliceraldeído-3-fosfato e piruvato (Figura 4.16). A via do mevalonato (MVA) ocorre em fungos, em arqueobactérias e em algumas eubactérias. A via fosfato de metileritritol (MEP) está presente na maioria das eubactérias, cianobactérias, algas verdes e parasitas (protozoários). Ambas as vias (MVA e MEP) ocorrem independentes ou concomitantemente na biossíntese de metabólitos em plantas superiores.

Monoterpenos

Os terpenoides (C_{10}) são compostos de grande diversidade estrutural baseados em unidades isoprênicas. Tiveram essa denominação devido à terpentina, um óleo essencial obtido a partir de espécies de pinheiros. Os monoterpenos são os componentes prioritários voláteis dos óleos essenciais de plantas e representam 5% do peso seco do material vegetal. Eles podem ser extraídos por hidrodestilação e são comumente utilizados pelas indústrias alimentícia, de perfumaria e cosmética, com elevado valor econômico mundial.

As estruturas químicas dos monoterpenos podem ser acíclicas, monocíclicas, bicíclicas e aromáticas. Alguns exemplos importantes de monoterpenos são: o geraniol, presente no óleo essencial de rosa e gerânio (*Pelargonium graveolens* L'Hér. ex Aiton, Geraniaceae); o linalol, uma das substâncias presentes no perfume *Chanel nº 5*, o citronelol e citronelal, presentes no óleo de citronela, óleo essencial extraído de espécies de *Cymbopogon* (Poaceae), e o limoneno, presente nos óleos essenciais de limão e laranja (espécies de *Citrus*, Rutaceae) (Figura 4.17). Muitos monoterpenos importantes estão presentes em condimentos e especiarias, sendo responsáveis pelo odor e/ou sabor desses produtos, como o mentol em *Mentha* (Lamiaceae) ou o timol no tomilho (*Thymus vulgaris* L., Lamiaceae). Mais detalhes desta classe estão apresentados no Capítulo 13 (Seção 4) deste livro.

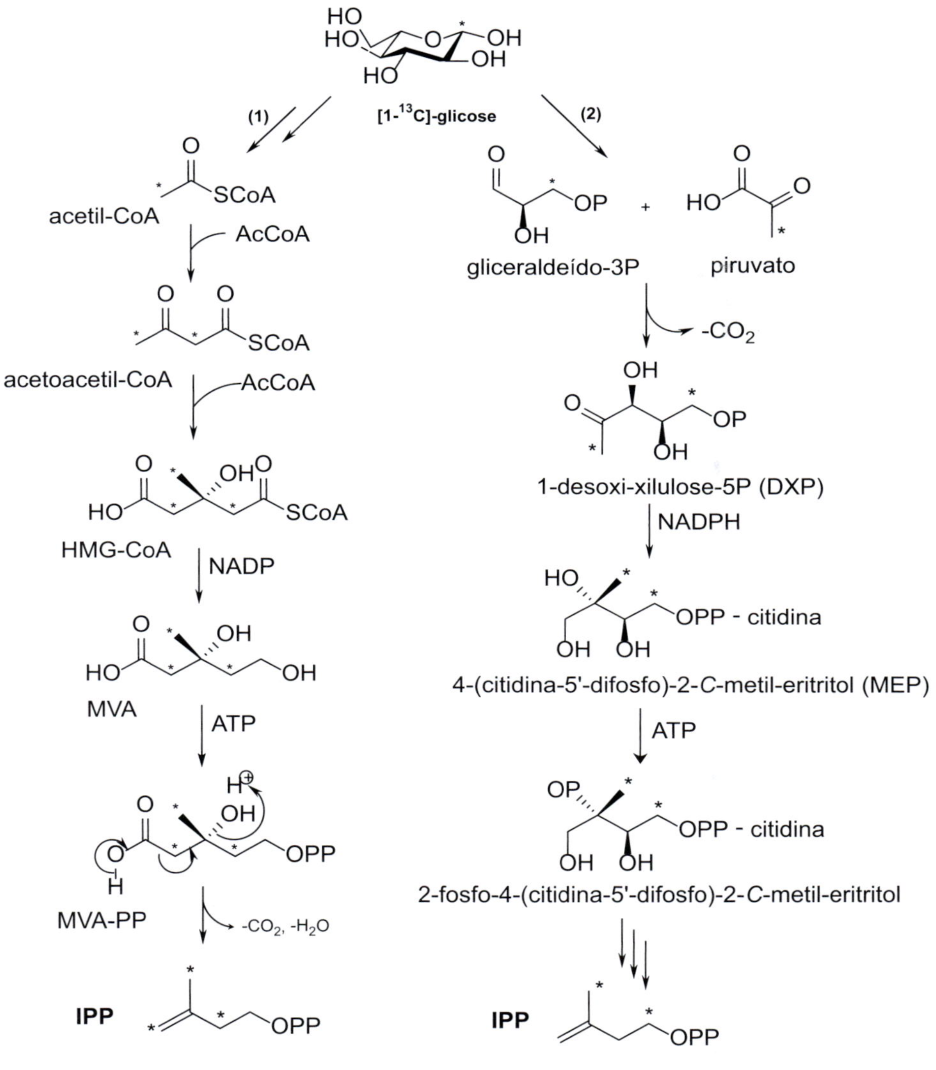

Figura 4.16. Biossíntese do difosfato de isopentenila (IPP) a partir do ácido mevalônico (MVA), à esquerda (1), e do fosfato de metileritritol (MEP), à direita (2). A cadeia carbônica C_5 (ao centro) é invariável ao longo de toda a biossíntese. Os átomos marcados com (*) correspondem aos átomos enriquecidos com ^{13}C oriundos da metabolização de 1-^{13}C-D-glicose.

Sesquiterpenos

Os terpenoides que derivam de três unidades isoprênicas são conhecidos como sesquiterpenos (C_{15}) e, assim como os monoterpenos, estão presentes em óleos essenciais. Inúmeros sesquiterpenos atuam como fitoalexinas e antibióticos produzidos pelas plantas em resposta à ameaça microbiana, bem como inibidores da metamorfose de larvas oriundas de pragas oportunistas.

Os mecanismos que envolvem a formação dos sesquiterpenos são muito similares aos mecanismos que ocorrem na formação dos monoterpenos. A adição "cabeça-cauda" do IPP a uma unidade de difosfato de geranila (GPP) levará à formação do precursor, o difosfato de farnesila (FPP) (Figura 4.18).

Como descrito anteriormente, os sesquiterpenos estão presentes em óleos essenciais, porém são menos voláteis que os monoterpenos. O cátion bisabolila, ao sofrer um ataque nucleofílico com uma molécula de H_2O, leva à formação do α-bisabolol, um dos principais constituintes químicos do óleo essencial das inflorescências da camomila (*Matricaria chamomilla* L., Asteraceae) e que tem atividade anti-inflamatória. As inflorescências da camomila apresentam também grande quantidade da lactona sesquiterpênica matricina, que origina o camazuleno após destilação do óleo, responsável por conferir a ele sua típica coloração azul (Figura 4.19). As inflorescências da camomila são utilizadas popularmente para melhorar a digestão, além de possuírem ação espasmolítica. Mais detalhes desta classe também estão apresentados no Capítulo 13 (Seção 4) deste livro.

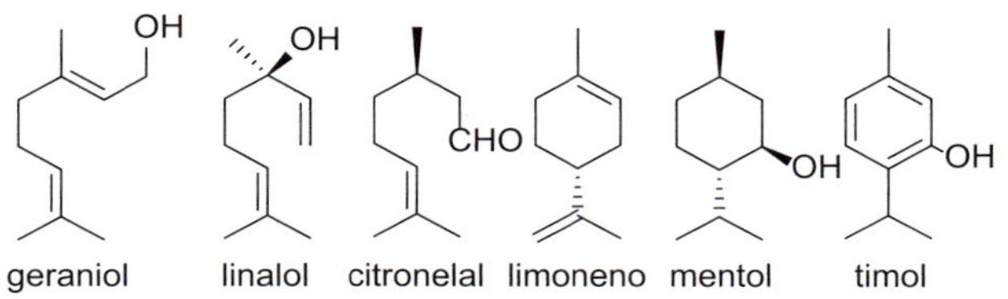

geraniol linalol citronelal limoneno mentol timol

Figura 4.17. Monoterpenos importantes de óleos essenciais.

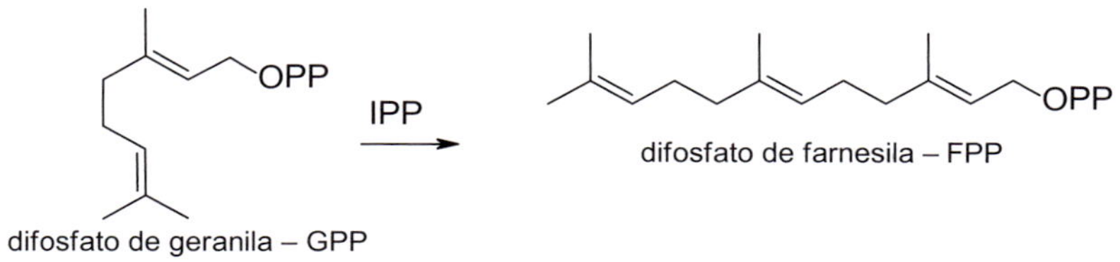

difosfato de geranila – GPP

IPP

difosfato de farnesila – FPP

Figura 4.18. Formação do difosfato de farnesila (FPP) a partir do difosfato de geranila (GPP).

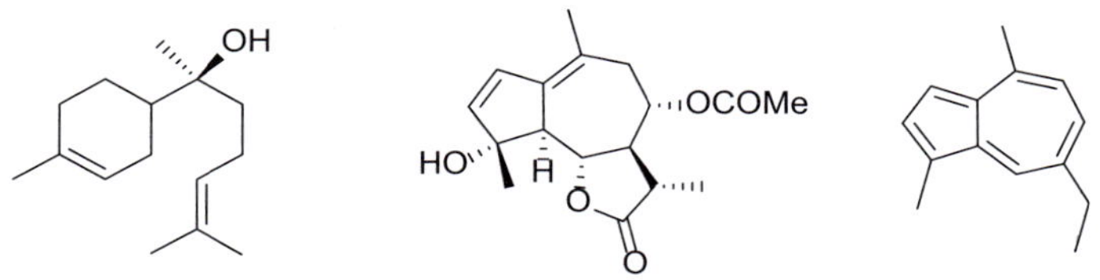

Figura 4.19. Estruturas químicas do α-bisabolol, matricina e azuleno de *Matricaria chamomilla* (camomila).

Diterpenos

Os diterpenos (C_{20}) derivam do difosfato de geranilgeranila (GGPP) e são biossintetizados pela condensação "cabeça-cauda" de IPP (C_5) ao difosfato de farnesila (FPP). Após a ciclização concertada do GGPP e perda do próton da metila, forma-se o difosfato de copalila (Figura 4.20) que, após uma sequência de rearranjos, origina a maior parte dos esqueletos de diterpenos (Figura 4.21).

Os principais tipos de esqueletos de diterpenos são: caurano, abietano, pimarano, traquilobano, atisano e beierano. Para todos esses esqueletos, existem as séries *normal* e a série *ent* (enantiômeros) (Figura 4.21).

A partir de uma série de ciclizações e rearranjos do difosfato de copalila, catalisados pela enzima caureno sintase, forma-se o *ent*-caureno, que é o precursor do ácido *ent*-caurenoico. O ácido *ent*-caurenoico é encontrado na oleorresina de copaíba obtida da espécie *Copaifera langsdorffii* Desf. (Fabaceae), uma planta abundante no Brasil e utilizada no tratamento de infecções. O *ent*-caureno, ao ser submetido a simples oxidações, hidroxilações e reações de glicosilação, leva à formação do esteviosídeo, isolado da planta *Stevia rebaudiana* Bertoni (Asteraceae). As glicosilações presentes na estrutura química do esteviosídeo possibilitam que este seja 200-300 vezes mais doce que o açúcar comum e, por essa razão, é utilizado comercialmente como edulcorante natural para adoçar alimentos. Os diterpenos estão apresentados em detalhes no Capítulo 15 (Seção 4).

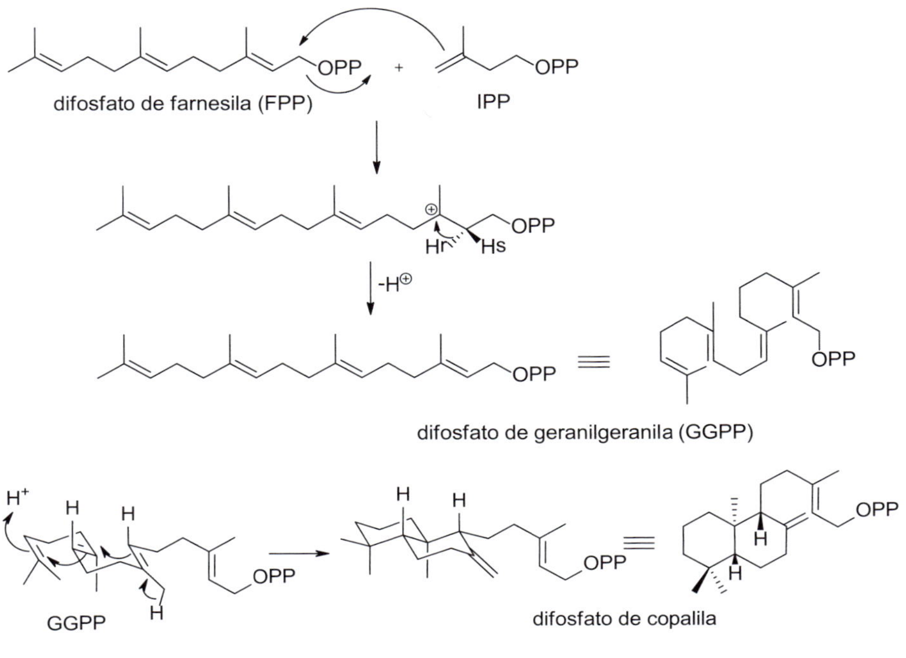

Figura 4.20. Biossíntese do precursor dos diterpenos, o difosfato de copalila.

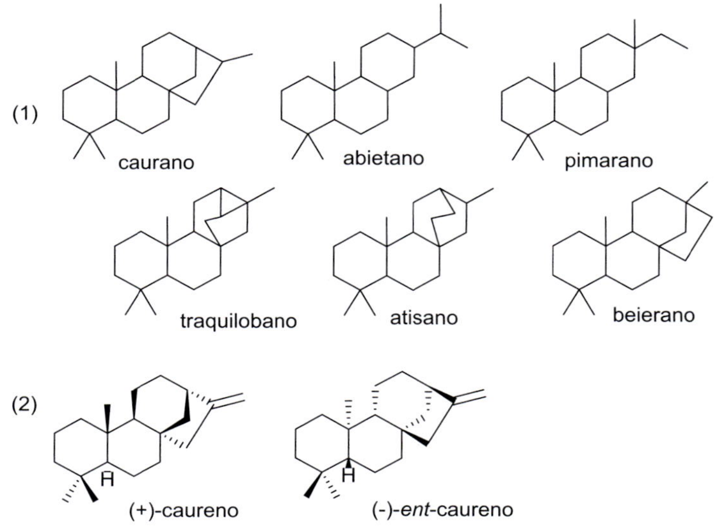

Figura 4.21. Estruturas químicas de esqueletos carbônicos de diterpenos de diferentes classes (1). Estruturas dos derivados do caureno nas formas normal e *ent* (2).

Triterpenos

Os triterpenos (C_{30}) são formados via condensação "cabeça-cabeça" de duas unidades C_{15} de difosfato de farnesila (FPP), produzindo o importante precursor, o esqualeno. O esqualeno é oxidado a epóxi-esqualeno, o qual origina os triterpenos com diferentes tipos de esqueletos tendo um grupo hidroxila com a orientação β na posição C-3 (Figura 4.22). Os tipos estruturais de terpenos são: oleano, ursulano e lupeano (Figura 4.23).

Em plantas e animais, os triterpenos originam os esteroides, os quais compreendem as unidades C_{27}, C_{28} ou C_{29}. Dentre os esteroides, destacam-se o colesterol, ácidos biliares, corticoides e hormônios animais, e as saponinas esteroidais e os heterosídeos cardiotônicos em plantas – importantes devido as suas propriedades cardiotônicas. Detalhes sobre esta classe estão apresentados no Capítulo 4 (Seção 2).

Tetraterpenos

Os tetraterpenos (C_{40}) são formados via condensação "cabeça-cabeça" de duas unidades C_{20} de difosfato de geranilgeranila (GGPP), produzindo o precursor de todos os carotenoides, o licopeno (Figura 4.24), um importante antioxidante responsável pela coloração avermelhada de diversas frutas e legumes. Os carotenoides apresentam, em sua maioria, cadeias terpenoídicas com configuração *trans*. Alguns exemplos de carotenoides podem ser citados, como o β-caroteno, o ácido retinoico (vitamina A) e a bixina (corante natural do urucum, *Bixa orellana* L., Bixaceae).

ALCALOIDES

O termo alcaloides foi introduzido em 1819 pelo farmacêutico W. Meissner para designar substâncias de origem vegetal contendo pelo menos um átomo de nitrogênio, frequentemente

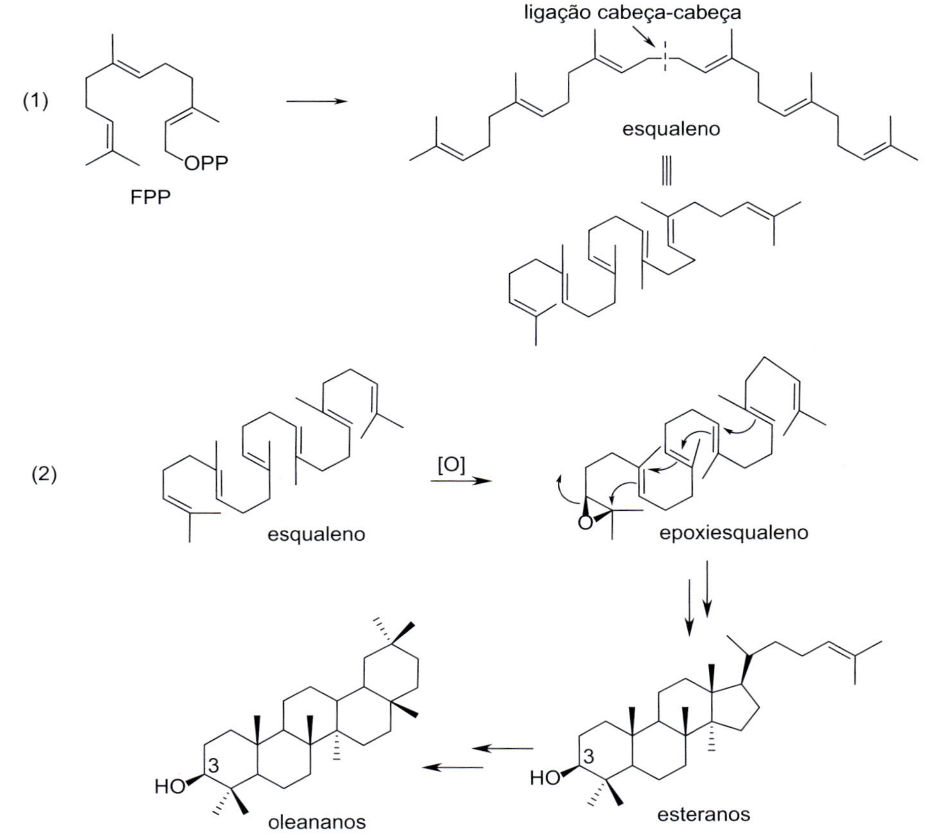

Figura 4.22. Biossíntese do esqualeno a partir de duas unidades de difosfato de farnesila (FPP) com formação de ligação cabeça-cabeça (1). Formação de oleanos e esteranos com grupamento hidroxila em C3 a partir do esqualeno (2).

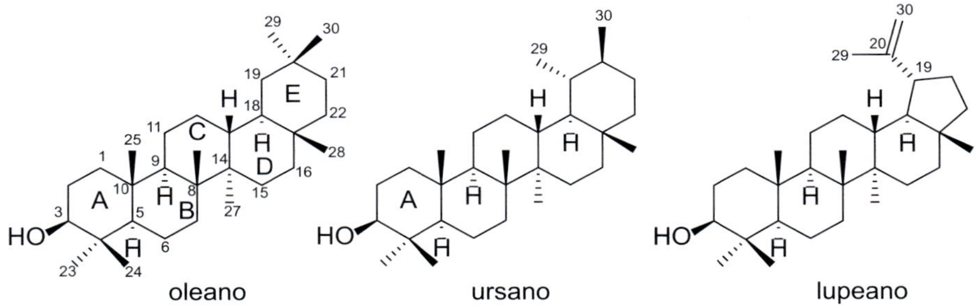

Figura 4.23. Estruturas químicas de triterpenos de três diferentes classes.

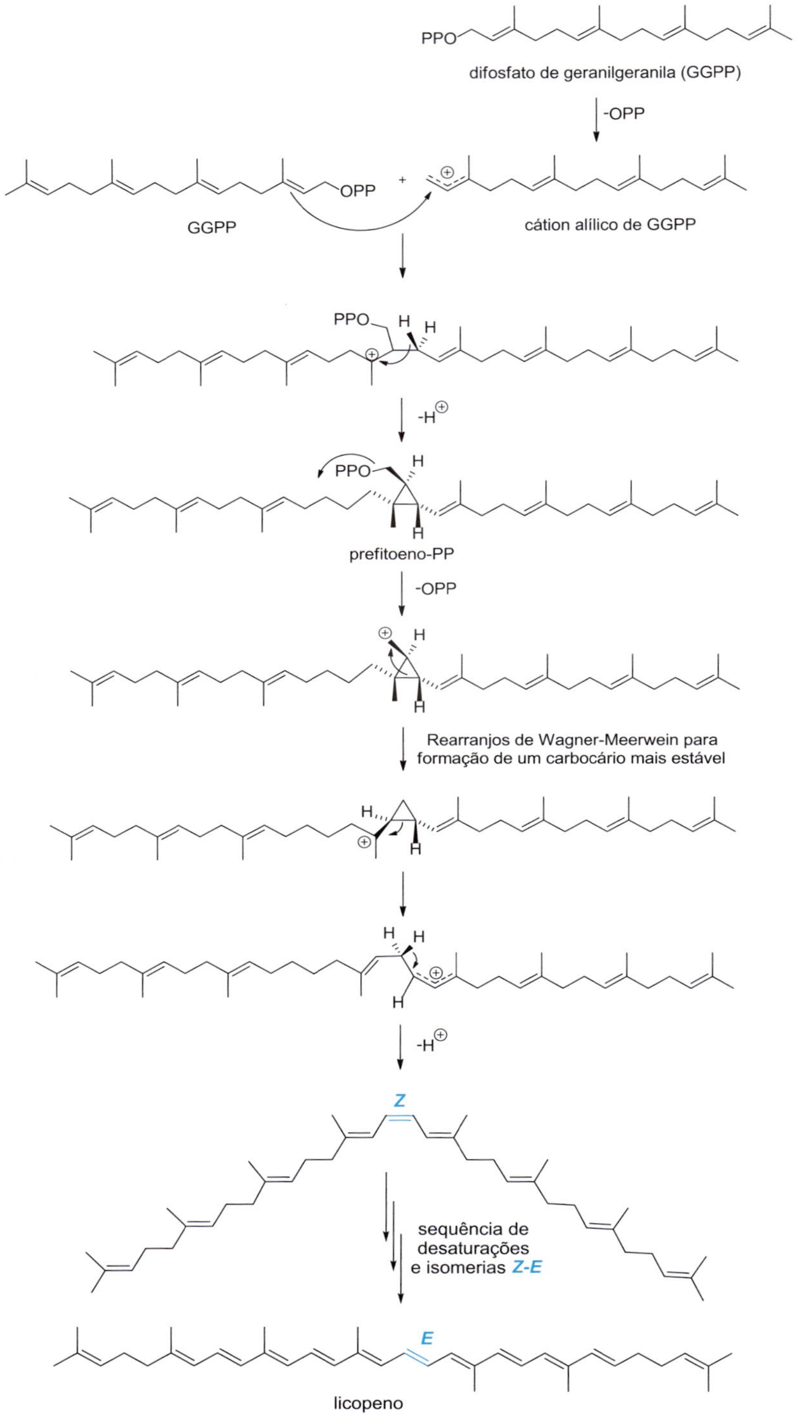

difosfato de geranilgeranila (GGPP)

-OPP

GGPP + cátion alílico de GGPP

prefitoeno-PP

-OPP

Rearranjos de Wagner-Meerwein para formação de um carbocário mais estável

-H$^{\oplus}$

Z

sequência de desaturações e isomerias Z-E

E

licopeno

Figura 4.24. Biossíntese do licopeno.

em anel heterocíclico e com propriedades básicas. Essa classe de produtos naturais inclui uma grande variedade de subclasses com mais de 12.000 alcaloides isolados e caracterizados estruturalmente.

Na maioria das vezes, os alcaloides são encontrados no reino vegetal em plantas superiores e muitos deles têm pronunciadas atividades farmacológicas conhecidas há séculos. Diversos alcaloides serviram como modelos para o desenvolvimento de fármacos, como a procaína, que é um anestésico baseado na estrutura e modo de ação da cocaína (Figura 4.25), isolada de *Erythroxylum coca* Lam. (Erythroxylaceae). O antimalárico quinina ocorre nas cascas da cinchona (*Cinchona officinalis* L., Rubiaceae) e derivados como a cloroquina ainda são utilizados na prevenção da malária (Figura 4.25).

A morfina é um alcaloide benzilisoquinolínico com potente ação anestésica e foi isolada da papoula (*Papaver somniferum* L., Papaveraceae) (Figura 4.26). Alguns alcaloides que atuam como estimulantes, como a cafeína no café (*Coffea arabica* L., Rubiaceae) e em alguns chás (*Camellia* spp, Theaceae), e também a nicotina no tabaco (*Nicotiana tabacum* L., Solanaceae), têm usos amplamente difundidos; outros, como a coniina, são extremamente tóxicos. O filósofo Sócrates foi supostamente envenenado em 399 a.C. por uma poção de cicuta (*Conium maculatum* L. Apiaceae), que contém esse último alcaloide. Esses são somente alguns das centenas de alcaloides biologicamente ativos conhecidos.

Devido à diversidade de propriedades fisiológicas, os alcaloides participam em muitas funções ecológicas nas plantas, como defesa contra organismos patogênicos e sobretudo contra animais herbívoros. Essas substâncias acumulam-se em tecidos em crescimento ativo, estão presentes no vacúolo e são quase sempre acumuladas fora de seu local de biossíntese. A partir da década de 1970, um considerável progresso no estudo de enzimas envolvidas na biossíntese de alcaloides foi conseguido pelo uso de cultura de células vegetais. Cerca de 80 enzimas que catalisam a biossíntese de alcaloides indólicos, isoquinolínicos, tropânicos, pirrolizidínicos e purínicos foram caracterizadas. Reações biossintéticas comumente envolvidas na formação dos alcaloides envolvem as reações de descarboxilação mediadas por uma descarboxilase contendo fosfato de piridoxal. Outras enzimas descritas incluem as transaminases, amino oxidases, oxidorredutases, peroxidases, hidrolases, *N*- ou *O*-metil transferases, acil-CoA transferases, fenolases e diversas outras sintases específicas de um determinado esqueleto básico.

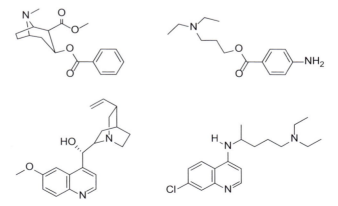

Figura 4.25. Relação estrutural entre alguns alcaloides naturais e seus respectivos derivados sintéticos: cocaína e procaína na parte superior e quinina e cloroquina na parte inferior.

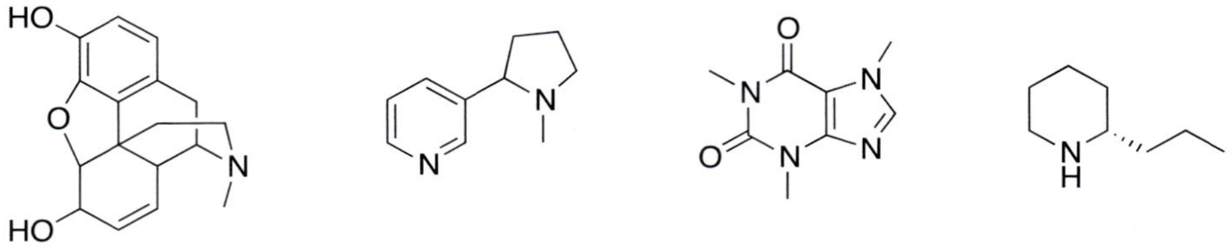

Figura 4.26. Exemplos de alcaloides biologicamente ativos: morfina, nicotina, cafeína e coniina.

A maioria dos alcaloides é formada por heterociclos nitrogenados, mas podem ser encontrados na forma de aminas primárias, secundárias, terciárias, ou na forma de sais quaternários de amônia, e ainda como amidas ou *N*-óxidos. Os aminoácidos não são considerados alcaloides,mas, após sofrerem descarboxilação, são precursores importantes, sendo os principais a *L*-lisina, *L*-ornitina, *L*-tirosina, *L*-fenilalanina e *L*-triptofano (Figura 4.27).

Há, ainda, alcaloides derivados do ácido antranílico (benzodiazepínicos e quinolínicos), derivados de purinas (xantinas, pteridinas e citocininas), derivados da histidina e os derivados de isoprenoides, enquadrando-se, assim, naqueles de biossíntese mista.

Alcaloides derivados da *L*-ornitina e *L*-lisina

Os aminoácidos *L*-ornitina e *L*-lisina (Figura 4.27) são os precursores de diversos alcaloides alifáticos. A *L*-ornitina é precursora do núcleo tropânico da atropina e cocaína (Figura 4.28), de alcaloides pirrolizidínicos e da porção alifática da nicotina. Esses alcaloides podem

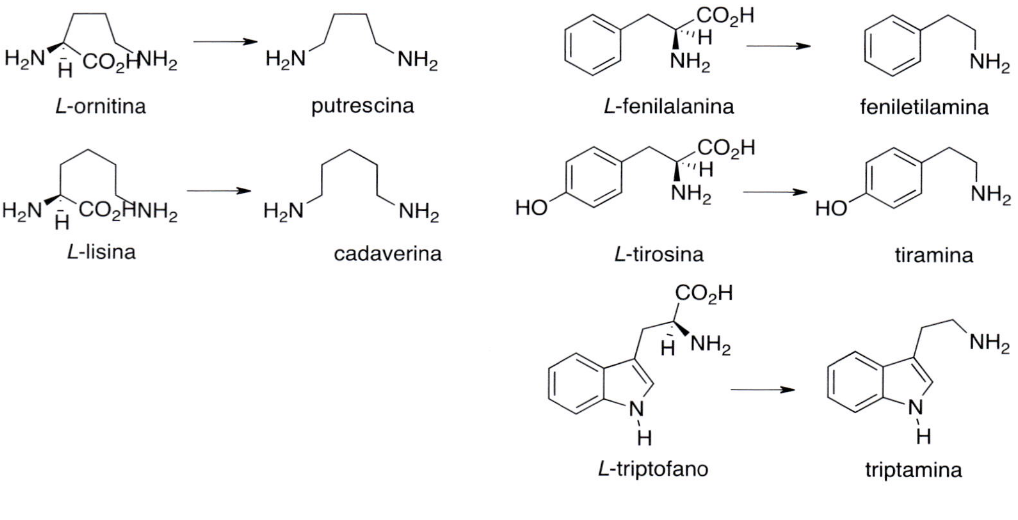

Figura 4.27. Principais aminoácidos que participam da biossíntese de alcaloides e suas respectivas aminas derivadas após descarboxilação.

ser considerados coletivamente devido às semelhanças mecanísticas envolvidas em diversas etapas biossintéticas. A princípio, os aminoácidos alifáticos sofrem reações de descarboxilação, produzindo as diaminas fétidas, putrescina e cadaverina (Figura 4.27). Tais reações são relativamente comuns, constituindo-se, de modo geral, também em etapas degradativas de aminoácidos.

Outros derivados como a hiosciamina e a hioscina (escopolamina) (Figura 4.29) ligam-se a receptores de acetilcolina, impedindo o seu acesso, causando propriedades euforiantes e anestésicas. Lendas de que as bruxas voavam com vassouras advêm do uso de elevadas quantidades de hiosciamina em extratos de "mandrake" (*Mandragora officinarum* L., Solanaceae) que provocam desorientação e alucinação.

O alcaloides pirrolizidínicos, como a retronecina e senecionina (Figura 4.30), são derivados da *L*-ornitina. Esses alcaloides são potentes agentes hepatotóxicos devido à elevada capacidade alquilante do nitrogênio, podendo causar danos às enzimas e/ou ácidos nucleicos. Um exemplo notável é o caso dos alcaloides pirrolizidínicos que, após sua biossíntese ocorrer nas raízes, são translocados para as inflorescências, onde são ingeridas por borboletas da

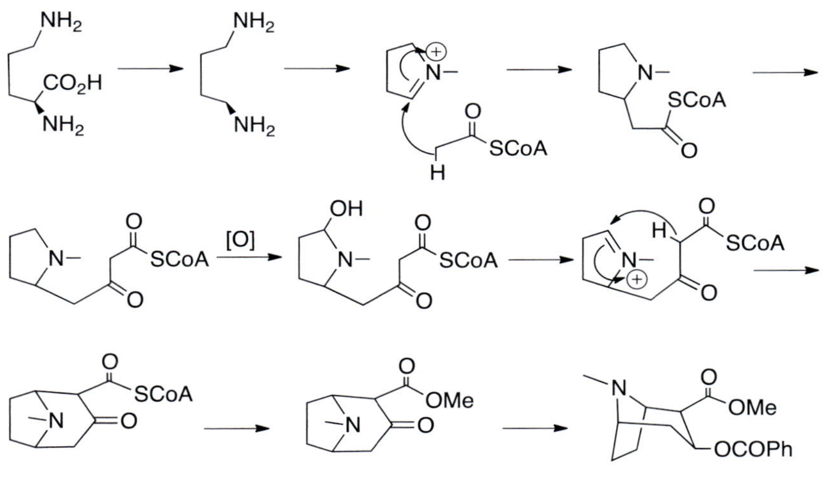

Figura 4.28. Etapas biossintéticas envolvidas na formação da cocaína.

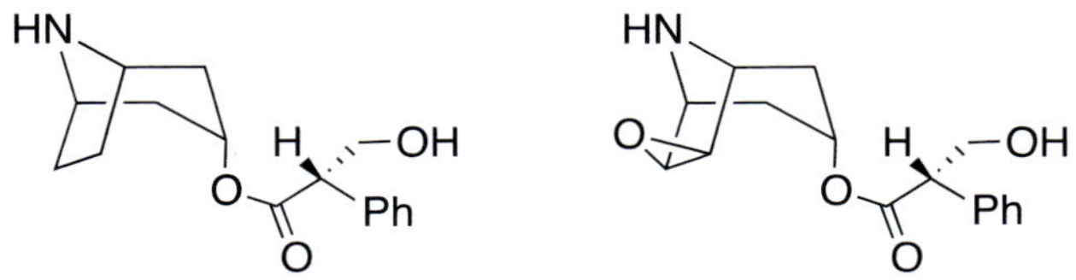

Figura 4.29. Estruturas dos alcaloides hiosciamina e escopolamina.

família Danaidae. Em seus corpos, são modificados e utilizados como feromônios, podendo ser mantidos nos ovos como defesa contra seus predadores. Esses alcaloides ocorrem com abundância em espécies da família Boraginaceae (*Cynoglossum* e *Symphytum* spp.) e das tribos Senecioneae (*Senecio* spp.) e Eupatorieae (*Ageratum* spp.) da família Asteraceae. Quando presente em espécies medicinais, seu uso oral não é recomendado.

Outro alcaloide derivado da *L*-ornitina é a nicotina, que tem como intermediário o íon *N*-metilpirrílium, que se combina com um derivado do ácido nicotínico (Figura 4.31). O ácido nicotínico é inicialmente atacado por um hidreto do NADPH, seguido de descarboxilação. A hidropiridina ataca o íon *N*-metil pirílium com eliminação de H⁻, que é capturado pelo $NADP^+$, seguido de re-aromatização do anel piridínico. A nicotina tem potente neuroatividade devido à sua interação com receptores de acetilcolina. Devido à sua atividade inseticida, rejeitos do tabaco são aproveitados na conversão a sais de *nicotinium* para uso comercial. No Capítulo 23 (Seção 4), são apresentados mais detalhes da biossíntese destes alcaloides.

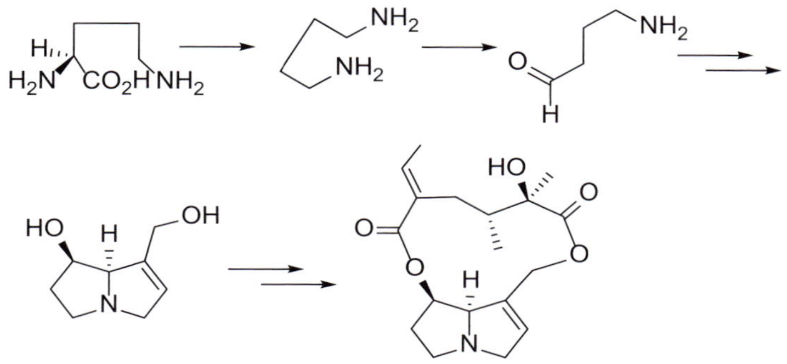

Figura 4.30. Biossíntese da retronecina e senecionina.

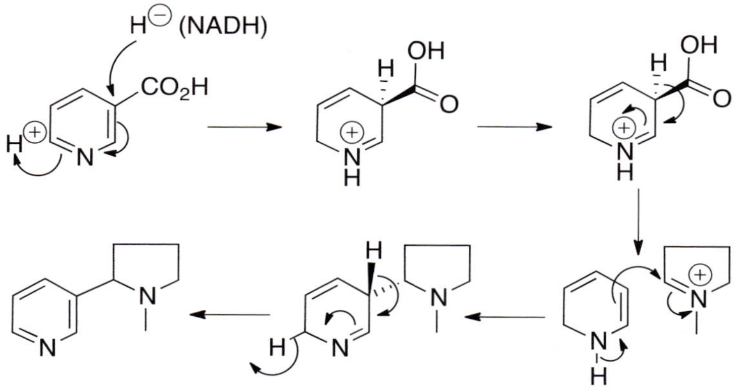

Figura 4.31. Biossíntese da nicotina.

Derivados da *L*-fenilalanina e *L*-tirosina

Dentre os alcaloides conhecidos, um grande número tem como precursores a *L*-fenilalanina e a *L*-tirosina. Entre eles, estão as feniletilaminas mescalina e lofocerina, que são derivadas da degradação parcial desses aminoácidos. Esses dois alcaloides são produzidos pelo peiote (*Lophophora williamsii* J.M. Coult., Cactaceae), um cacto que ocorre no México e tem sido utilizado há milênios em rituais religiosos e para fins medicinais.

A efedrina é produzida por espécies de *Ephedra* (Ephedraceae) e tem sido utilizada milenarmente na China para o tratamento de bronquite e asma. Sua estrutura foi elucidada em 1923 e logo depois passou a ser utilizada clinicamente para o tratamento da asma, mas devido aos efeitos colaterais (efeito estimulante) foram desenvolvidos análogos utilizados hoje, porém, sem tais efeitos.

Tais alcaloides são produzidos por descarboxilação da *L*-tirosina em tiramina mediada pela enzima tirosina descarboxilase (TYDC). A tiramina pode sofrer etapas de hidroxilação no anel aromático produzindo a dopamina que, por sua vez, pode ter outras etapas de hidroxilações e metilações para resultar na mescalina. A dopamina pode também condensar com 3-metilbutanal seguida de metilação, na biossíntese do alcaloide isoquinolínico lofocerina, que ocorre em espécies da família Amaryllidaceae.

A condensação da dopamina com o 4-hidroxifeniletanal abre caminho para a biossíntese de alcaloides benzilisoquinolínicos como a (*S*)–norcoclaurina, que sofre diversas etapas de hidroxilações e metilações para resultar na (*S*)-reticulina.

Por sua vez, esses alcaloides benzilisoquinolínicos são intermediários para a biossíntese de alcaloides do ópio (*Papaver somniferum* L., Papaveraceae), como a tebaína, codeína e a morfina (Figura 4.32). A primeira etapa envolve a epimerização da (*S*)-reticulina em (*R*)-reticulina, pela formação de um íon *imonium*, que sofre uma reação de acoplamento oxidativo nas posições *orto* e *para* dos diferentes anéis aromáticos, como indicado na formação da salutaridina. As últimas etapas envolvem a redução da salutaridina e substituição nucleofílica com saída da hidroxila, formando a tebaína. Outras etapas resultam na formação da codeína e na morfina. Para mais detalhes, ver Capítulo 24 (Seção 4) deste livro.

Derivados do *L*-triptofano

Os alcaloides derivados do triptofano constituem o grupo de alcaloides mais abundantes (cerca de 25% do total). Ocorrem em micro-organismos, fungos e plantas, e a maior parte destes foi isolada nas últimas três décadas. A psilocina é um alcaloide alucinogênico isolado do cogumelo *Psilocybe* (Fr.) P. Kumm. (Strophariaceae) e é um dos representantes mais simples desse grupo, pois sua estrutura envolve poucas transformações no triptofano. Do mesmo modo, as espécies utilizadas por indígenas da América do Sul, que produzem alcaloides alucinogênicos, *Banisteriopsis* C. B. Rob. (Malpighiaceae), *Piptadenia* Benth. (Fabaceae), *Virola* Aubl. (Myristicaceae) e *Mimosa* L. (Mimosaceae), têm como base a ocorrência de *N*-mono/*N,N*-dimetiltriptamina, bufotenina e 5-metoxi-*N,N*-dimetiltriptamina como princípios ativos (Figura 4.33).

A incorporação de unidades isoprênicas ao triptofano dá origem a alcaloides com estruturas complexas, como a ibogaína, a estriquinina e o ácido lisérgico (LSD) (Figura 4.34). Derivados do LSD ocorrem no fungo *Claviceps purpurea* (Fr.) Tul. (Clavicipitaceae), que é um contaminante bastante comum em cereais como arroz (*Oryza* L. spp), cevada (*Hordeum vulgare* L.) e centeio (*Secale cereale* L.), todos eles da família Poaceae. O consumo de pão de centeio contaminado por esse fungo durante a Idade Média causou um elevado número de casos de ergotismo (chamado pelos católicos de Fogo Sagrado ou Fogo de Santo Antônio),

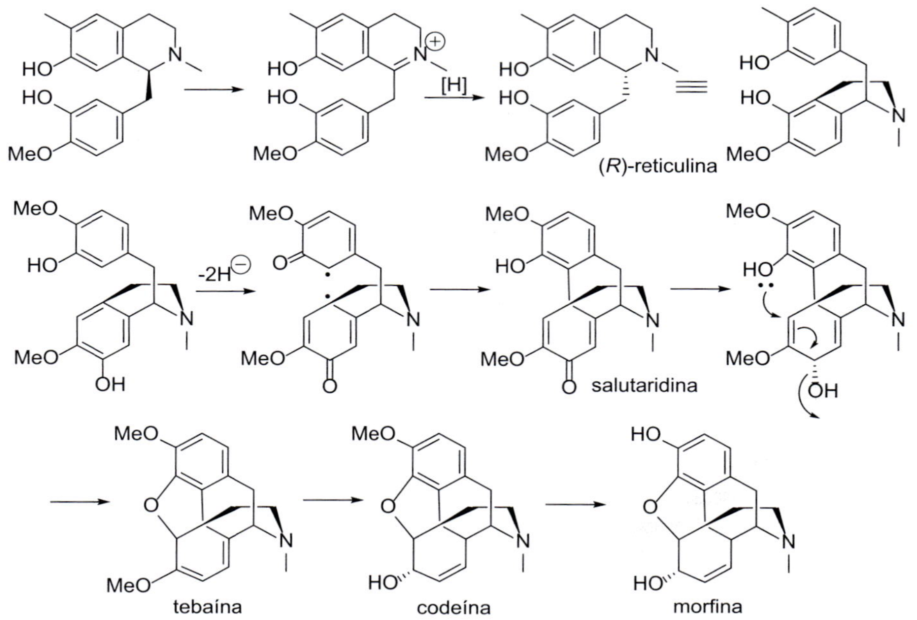

Figura 4.32. Biossíntese de alcaloides benzilisoquinolínicos.

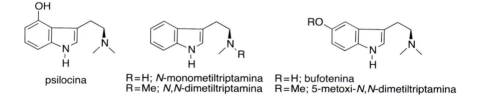

Figura 4.33. Triptaminas naturais derivadas do L-triptofano.

que provoca estímulo do sistema nervoso central e vasoconstrição nas extremidades, podendo ocasionar gangrena dos membros superiores e inferiores. Em baixas concentrações, o ácido lisérgico causa alucinações devido à sua semelhança com um neurotransmissor natural, a 5-hidroxitriptamina (serotonina). Alterações nos níveis normais desse neurotransmissor causam esquizofrenia e demência.

Os alcaloides derivados do ergot, como são conhecidos os análogos do ácido lisérgico, são biossintetizados, como demonstrado na Figura 4.34. A etapa inicial envolve uma substituição eletrofílica aromática entre o triptofano e o difosfato de 3,3-dimetilalila. A sequência a partir da chanoclavina-I envolve a oxidação de uma das metilas para aldeído, que sofre condensação com o grupo amino. Finalmente, o hidroximetileno é oxidado para ácido carboxílico

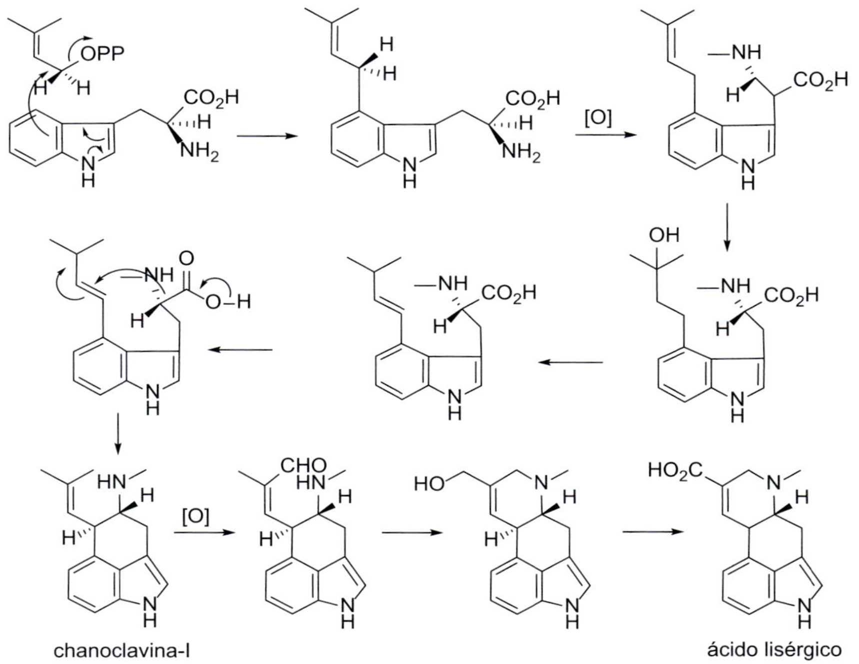

Figura 4.34. Biossíntese do ácido lisérgico.

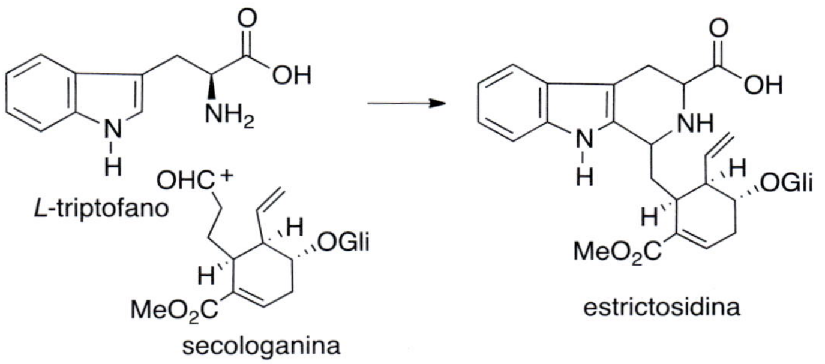

Figura 4.35. Reação de Mannich envolvida na formação de estrictosidina a partir do *L*-triptofano e da secologanina (Gli = glicose).

produzindo o ácido lisérgico. Derivados naturais do ácido lisérgico têm ação farmacológica, e alguns deles são empregados como fármacos, como a ergometrina (ocitócico, atuando na contração da musculatura uterina) e a ergotamina (contra enxaqueca).

A biossíntese de alcaloides indoloterpênicos, como a estrictosidina, tem sido investigada mediante estudos biossintéticos em *Catharanthus roseus* (L.) G.Don (Apocynaceae). A formação da estrictosidina envolve a participação de *L*-triptofano e de uma porção terpênica do iridoide secologanina envolvendo uma reação de Mannich (Figura 4.35). A estrictosidina é um precursor de mais de 1.200 diferentes alcaloides indólicos. Para mais detalhes, ver Capítulo 11 (Seção 3).

Referências bibliográficas

Produtos naturais e metabolismo vegetal

Balandrin MF, Klocke JA, Wurtele ES, Bollinger WH. Natural plant chemicals: sources of industrial and medicinal materials. Science 1985; 228:1154-60.

Buchanan B, Gruissem W, Jones R. Biochemistry & molecular biology of plants. Rockville: American Society of Physiologists; 2000.

Croteau R, Kutchan TM, Lewis NG. Natural products (secondary metabolites). In: Buchanan B, Gruissem W, Joneas R. Biochemistry and molecular biology of plants. Rockville: American Society of Plant Biologists 2000; 1250-68.

Dewick PM. Medicinal natural products: a biosynthetic approach, 3 ed. Chichester: John Wiley & Sons; 2009.

Dey PM, Harborne JB. Plant biochemistry. San Diego: Academic Press; 1997.

Geissman TA, Crout DHG. Organic chemistry of secondary plant metabolism. San Francisco: Freeman, Cooper & Company; 1969.

Gobbo-Neto L, Lopes NP. Plantas medicinais: fatores de influência no conteúdo de metabólitos secundários. Química Nova 2007; 30:374-81.

Harborne JB. Introduction to ecological biochemistry, 2 ed. London: Academic Press; 1982.

Harborne JB. Phytochemical methods. London: Chapman and Hall; 1973.

Hartmann T. Alkaloids. In Rosenthal GA, Berembaum MR. Herbivores: their interaction with secondary plant metabolites, 2 ed., vol I: The chemical participants. San Diego: Academic Press 1991; 79-121.

Lobo AM, Lourenço AM. Biossíntese de produtos naturais. Lisboa: IST Press; 2007.

Lobo AM. (1976). Biossíntese de produtos naturais – metabolismo secundário. Lisboa: Universidade Nova de Lisboa; 1976.

Luckner M. Secondary metabolism in microorganism, plants and animals. Jena: VEB Gustav Fisher Verlag; 1990.

Mann J. Chemical aspects of biosynthesis. Oxford: Oxford University Press; 1994.

Mann J. Secondary metabolism. Oxford: Clarendon Press; 1987.

Walton NJ. A fine chemical harvest. Chemistry in Britain 1992; 28:525-9.

Derivados do chiquimato

Ayres DC, Loike JD. Lignans: chemical, biological and clinical properties. Cambridge: Cambridge University Press; 1990.

Davin LB, Lewis NG. Phenylpropanoid metabolism: biosynthesis of monolignols, lignans and neolignans, lignins and suberins. In: Stafford HA, Ibrahim RK. Phenolic metabolism in plants. New York: Plenum Press, Recent Advances in Phytochemistry 1992; 26:325-75.

Gottlieb OR, Yoshida M. Lignans. In: Rowe JW, Kirk CH. Natural products of woody plants: chemical extraneous to the lignocellulosic cell wall. Berlin: Springer Verlag 1989; 439-511.

Harborne JB, Williams CA. Advances in flavonoid research since 1992. Phytochemistry 2000; 55:481-504.

Higuchi T. Lignin biochemistry: biochemistry and biodegradation. Wood Science and Technology 1990; 24:23-63.

Lewis NG, Yamamoto E. Lignin: occurrence, biogenesis and biodegradation. Annual Review of Plant Physiology and Plant Molecular Biology 1990; 41:455-96.

Pinto JEBP, Dyer WE, Weller SC, Herrmann KM. Glyphosate induces 3-deoxy-*D*-arabino-heptulosonate 7-phosphate synthase in potato (*Solanum tuberosum*) cell grown in suspension culture. Plant Physiology 1988; 87:891-93.

Stafford HA. Flavonoid metabolism. Boca Raton, CRC Press; 1990.

Terpenoides

Adam K, Zapp J. Biosynthesis of the isoprene units of chamomile sesquiterpenes. Phytochemistry 1998; 48:953-9.

Ajikumar PK, Tyo K, Carlsen S, Mucha O, Phon TH, Stephanopoulos G. Terpenoids: opportunities for biosynthesis of natural product drugs using engineered microorganisms. Molecular Pharmaceutics 2008; 5:167-90.

Bhatia SP, McGinty D, Letizia CS, Api AM. Fragrance material review on α-bisabolol. Food and Chemical Toxicology 2008; 46:S72-S76.

Costa-Lotufo LV, Cunha GMA, Faria PAM, Viana GSB, Cunha KMA, Pessoa C et al. The cytotoxic and embryo-toxic effects of kaurenoic acid, a diterpene isolated from *Copaifera langsdorffii* oleo-resin. Toxicon 2002; 40:1231-34.

Croteau R, Gershenzon J. Genetic control of monoterpene biosynthesis in mints (*Mentha*: Lamiaceae). In: Ellis BE. Genetic engineering of plant secondary metabolism. New York: Plenum Press 1994; 193-229.

Harborne JB, Tomas-Barberan FA. Ecological chemistry and biochemistry of plant terpenoids. Oxford: Clarendom Press; 1991.

Heinig U, Jennerwein S. Taxol: a complex diterpenoid natural product with an evolutionarily obscure origin. African Journal of Biotechnology 2009; 8:1370-85.

Hirai N, Yoshida R, Todoroki Y, Ohigashi H. Biosynthesis of abscisic acid by the non-mevalonate pathway in plant, and by mevalonate pathway in fungi. Bioscience, Biotechnology and Biochemistry 2000; 64:1148-58.

Leite AC, Lopes AA, Kato MJ, Bolzani VS, Furlan M. Biosynthetic origin of the isoprene units in chromenes of *Piper aduncum* (Piperaceae). Journal of Brazilian Chemical Society 2007; 18:1500-03.

Lopes AA, Baldoqui DC, López SN, Kato MJ, Bolzani VS, Furlan M. Biosynthetic origins of the isoprene units of gaudichaudianic acid in *Piper gaudichaudianum* (Piperaceae). Phytochemistry 2007; 68:2053-58.

Rohmer M, Knani M, Simonin P, Sutter B, Sahm H. Isoprenoid biosynthesis in bacteria: a novel pathway for the early steps leading to isopentenyl diphosphate. Biochemical Journal 1993; 295:517-24.

Rohmer M, Seemann M, Horbach S, Bringer-Meyer S, Sahm H. Glyceraldehyde 3-phosphate and pyruvate as precursors of isoprenic units in an alternative non-mevalonate pathway for terpenoid biosynthesis. Journal of the American Chemical Society 1996; 118:2564-66.

Schwender J, Seemann M, Lichtenthaler HK, Rohmer M. Biosynthesis of isoprenoids (carotenoids, sterols, prenyl side-chains of chlorophylls and plastoquinone) via a novel pyruvate/glyceraldehyde 3-phosphate non-mevalonate pathway in the green alga *Scenedesmus obliquus*. Biochemical Journal 1996; 316:73-80.

Xiang S, Usunow G, Lange G, Busch M, Tong L. Crystal structure of 1-deoxy-*D*-xylulose 5-phosphate synthase, a crucial enzyme for isoprenoids biosynthesis. Journal of Biological Chemistry 2007; 282:2676-82.

Alcaloides

Kutchan TM. Alkaloid biosynthesis – the basis for metabolic engineering of medicinal plants. The Plant Cell 1995; 7:1059-70.

Mothes K, Schutte HR, Luckner M. Biochemistry of alkaloids. Berlin: VEB Deutscher Verlag der Wissenschaften; 1985.

Robinson T. Metabolism and function of alkaloids in plants. Science 1974; 184:430-5.

Southon IW, Buckingham J. Dictionary of alkaloids. London: Chapman and Hall, 1989.

Veerporte R. Methods for the structure elucidation of alkaloids. Journal of Natural Products 1986; 49:1-25.

Wink M. Special nitrogen metabolism. In: Dey PM, Harborne JB. Plant biochemistry. Academic Press 1997; 439-86.

3
SEÇÃO

Descoberta, Obtenção e Produção de Produtos Naturais de Interesse Farmacêutico

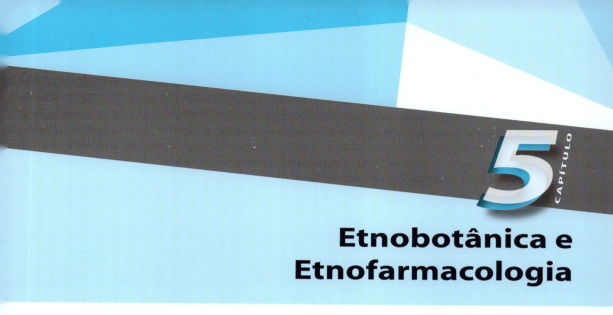

Etnobotânica e Etnofarmacologia

Clarissa Silva Lima
José Carlos Tavares Carvalho
Nely Dayse Santos da Mata

ETNOBOTÂNICA E ETNOFARMACOLOGIA

A vida humana não seria possível sem as plantas. Todos os homens dependem, de algum modo, das plantas para sua sobrevivência, pois elas estão presentes em inúmeras situações do nosso dia a dia. Sua utilização não é somente como fonte alimentar – vai muito mais além do que isso, servindo como matéria-prima para a construção de moradias e até mesmo para curar determinadas doenças. As plantas, não há dúvidas quanto a isso, podem melhorar a qualidade da vida humana, tanto no presente como no futuro. Elas são fundamentais para o funcionamento de todas as populações humanas e para o funcionamento de todos os ecossistemas.

O uso dos recursos vegetais está fortemente presente na cultura popular que é transmitida oralmente entre diferentes gerações no decorrer da existência humana. Esse conhecimento é encontrado junto a populações tradicionais e/ou contemporâneas, e pelo que se tem observado, com a modernidade, tende à redução ou mesmo ao desaparecimento.

Nesse contexto, a etnobotânica é considerada o estudo do conhecimento e das conceituações desenvolvidas por qualquer sociedade sobre o mundo vegetal, e que engloba tanto a maneira como algum grupo social classifica as plantas, como os seus respectivos usos. Além de estudar as inter-relações entre o ser humano e as plantas, a etnobotânica também leva em conta os fatores ambientais e culturais. Segundo Albuquerque,[1] a etnobotânica se ocupa da inter-relação direta entre pessoas e plantas, incluindo todas as formas de percepção e apropriação dos recursos vegetais.

De maneira mais simples, pode-se dizer que os estudos etnobotânicos caracterizam-se pelo resgate dos conceitos locais que são desenvolvidos com relação às plantas e ao uso que se faz delas. Portanto, durante esses estudos são realizados levantamentos efetivados em local habitado por uma população étnica e culturalmente diferenciada, no qual é realizada a coleta de informações junto à população sobre a nomenclatura das plantas, tanto dos ecossistemas terrestres como aquáticos, sistemas de manejo, sua utilização e seus significados culturais.

Os registros do conhecimento local de algumas populações tradicionais são extremamente importantes, uma vez que o acelerado processo de mudança cultural e ambiental vem acontecendo ao longo dos anos. Todavia, a sobrevivência de diversas culturas não pode deixar de existir. Ter a oportunidade de trocar informações com diferentes culturas é mais promissor que apenas obter descrições dos costumes de sociedades que foram deixadas para trás e desapareceram. Além disso, as diferentes culturas têm o direito de existir e devem ser respeitadas.

As plantas, para algumas populações, não apresentam somente um valor nutricional, mas valores medicinais e "mágicos". Por isso, a transmissão desse conhecimento bem como pesquisas acerca dos usos terapêuticos de vegetais vêm como reforço contra a ameaça de extinção de inúmeras espécies, na qual muitas destas ainda são desconhecidas pela ciência.

As plantas medicinais desempenham um papel fundamental, pois servem como ponto de partida para a pesquisa e desenvolvimento de novas drogas. Desse modo, a etnobotânica é o primeiro passo para um trabalho multidisciplinar, podendo envolver botânicos, engenheiros florestais, engenheiros agrônomos, antropólogos, médicos, químicos e farmacêuticos para se estabelecer quais são as espécies vegetais promissoras para pesquisas agropecuárias, florestais e farmacêuticas, justificando, assim, seu uso e sua conservação.

No setor farmacêutico, é constante a renovação do conhecimento acerca de novos fármacos para as mais diversas doenças. A maior parte do conhecimento que se tem hoje deve-se às informações obtidas da cultura popular sobre o uso das plantas para tratar males que afetam ou afetavam a humanidade. As informações etnobotânicas, portanto, servem como base para as pesquisas na busca de determinados princípios ativos presentes nas plantas.

Além de estar intimamente relacionada com a etnofarmacologia, a etnobotânica também não deixa de relacionar-se com outras áreas, como a etnobiologia e etnoecologia, importantes para melhorar a sustentabilidade das relações humanas com o mundo dos seres vivos.

Contudo, a etnofamacologia tem um conceito mais abrangente, uma vez que nela o foco recai sobre todos os recursos naturais (plantas, animais e minerais) que essas culturas utilizam, ou seja, não só plantas. É uma ciência que procura entender o universo dos recursos naturais que, de alguma forma, são utilizados como drogas por determinados grupos humanos. Seu estudo está relacionado com os modos de preparos tradicionais utilizados tanto na prevenção como no tratamento de doenças, que incluem isoladamente ou em conjunto plantas, animais, fungos ou minerais.

O principal objetivo da etnofarmacologia é avaliar a eficácia das "técnicas tradicionais" utilizando vários modelos farmacológicos. Segundo Di-Stasi (2005),[2] a etnofamacologia nada mais é do que a identificação e o registro dos diferentes usos medicinais de plantas por diferentes grupos. Contudo, por mais que se tenha tentado simplificar o seu conceito, esta é uma definição que se distancia um pouco da clássica definição de Bruhn e Holmstead, que cabe observar, descrever e investigar experimentalmente as drogas indígenas e suas atividades biológicas.[3]

Em outro conceito mais amplo, a etnofarmacologia é a exploração científica interdisciplinar dos agentes biologicamente ativos, tradicionalmente empregados ou observados pelo homem. Desta forma, não se trata de superstições, e sim do conhecimento popular relacionado com sistemas tradicionais de medicina. Além de coletar as informações junto a determinadas populações, busca comprová-las cientificamente, para que assim possam ser utilizadas pela sociedade na terapêutica, tornando-os mais acessível em relação ao custo/benefício.

O estudo etnofarmacológico é importante, em primeiro lugar, porque busca entender o complexo conjunto de relações de plantas e animais com sociedades humanas, presentes ou passadas. Em segundo lugar, porque possibilita o compartilhamento das informações sobre o uso dos recursos naturais na terapêutica, que podem estar restritas a determinadas pessoas ou regiões, por qualquer que seja a circunstância. Portanto, esses levantamentos são instrumentos promissores na descoberta de novas drogas, uma vez que determinadas regiões apresentam elevados índices de biodiversidade e endemismo, muitas vezes associados a um processo de miscigenação intenso que resulta numa riqueza considerável de conhecimentos sobre a sua flora e fauna, como é o caso do Brasil.

Tanto a etnobotânica como a etnofarmacologia podem ser consideradas poderosas ferramentas na busca por novas moléculas presentes nos produtos naturais com ação terapêutica. Contudo, existem algumas limitações, como a dificuldade de coletar informações fidedignas das pessoas, o fato do uso de plantas em diferentes culturas encontrar-se sempre associado, em maior ou menor grau, a componentes mágico-religiosos e a existência de questões éticas que envolvem acesso a conhecimento tradicional associado ao uso da biodiversidade.

Importância da etnobotânica e da etnofarmacologia para a descoberta de novos fármacos

Nas últimas décadas, os estudos etnobotânicos e etnofarmacológicos estão sendo intensificados. Busca-se conhecer, divulgar e testar as estratégias utilizadas pelos seres humanos com os recursos naturais para fortalecer conceitos e metodologias de trabalhos na área. Não obstante, a medicina e a botânica sempre tiveram laços estreitos, pois a maior parte das drogas de hoje foram derivadas de fontes vegetais.

A pesquisa de novas substâncias, na verdade, envolve muitas áreas, como a etnobotânica, etnozoologia, etnofarmacologia, farmacognosia, fitoquímica, farmacologia, química farmacêutica, entre outras. Contudo, a etnobotânica e a etnofarmacologia são os primeiros passos na obtenção de novas moléculas e com maior possibilidade de acerto, pois elas buscam informações a partir do conhecimento de diferentes povos e etnias. É, sem dúvida alguma, o caminho mais rápido e fácil, se compararmos com o *screening* farmacológico randomizado. Por esse método, em torno de 5.000 moléculas são desprezadas e somente uma consegue chegar ao mercado farmacêutico após anos de pesquisa.

Por esse e outros motivos, nos últimos anos observa-se a revalorização do emprego de preparações fitoterápicas. Vários grupos farmacêuticos passaram a intensificar os esforços no aprimoramento de medicamentos fitoterápicos e sua produção em escala industrial. O crescimento no mercado desses medicamentos, longe de se voltar ao passado, caracteriza-se pela busca de produção em escala industrial, diferentemente das formas artesanais que caracterizavam os estágios iniciais de sua utilização.

Além disso, apesar da indústria farmacêutica empregar as mais diferentes técnicas, como a biologia molecular, a química combinatória e a química computacional, os produtos naturais são sintetizados mediante um processo de química combinatória inigualável, a seleção natural e a evolução biológica, que proporcionam uma diversidade estrutural de moléculas para diferentes alvos biológicos.

Em uma revisão realizada por Newman e Crag[4] sobre novos fármacos inseridos no mercado durante 25 anos, pode-se observar a importância dos produtos naturais no mercado farmacêutico.[4] Os dados demonstraram que 6% desses fármacos foram originários exclusivamente de produtos naturais e 28% foram derivados desses produtos (semissíntese). Adicionando com mais 5% de fármacos obtidos a partir de síntese (com grupo farmacofórico oriundo de um produto natural), mais 12% de fármacos que mimetizam a partir de síntese um produto natural (incluindo grupo farmacofórico obtido de um produto natural) e 12% de fármacos sintéticos (que mimetizam produtos naturais), têm-se um total de 63 *versus* 37% daqueles obtidos somente a partir de síntese química com *screening* farmacológico randomizado.

Um caminho recentemente apontado para a descoberta de novos fármacos é baseado nos estudos de comportamento animal com primatas. Essa abordagem tem como orientação avaliar a utilização de metabólitos secundários por animais, ou outras substâncias não nutricionais dos vegetais, com a finalidade de combater doenças ou controlá-las.

O estudo etnofarmacológico, por duas razões básicas, é o ponto-chave dos cientistas que buscam por novas moléculas: o tempo e o baixo custo envolvidos na coleta dessas informações. Sem dúvida, diversos trabalhos nessa área têm sido desenvolvidos à margem de muitas discussões, o que tem levado a várias situações: publicações com problemas éticos, metodológicos, teóricos, com resultados pobres e limitados quanto à sua aplicação utilitária para a descoberta de novos fármacos.

Não obstante algumas dificuldades citadas anteriormente, muitos outros estudos desenvolvidos sugerem que a informação sobre novos fármacos de interesse médico e farmacêutico pode ser obtida, de modo mais efetivo estudando as práticas terapêuticas de diferentes povos e culturas.

MÉTODOS DE PESQUISA EM ETNOBOTÂNICA E ETNOFARMACOLOGIA

Questões éticas envolvidas nas pesquisas etnobotânica e etnofarmacológica

O Brasil é um país que procura cumprir as normas internacionais relacionadas às questões éticas em pesquisa. Este fato é comprovado pelos inúmeros Comitês de Ética em Pesquisa (CEP) registrados e ativos na Comissão Nacional de Ética em Pesquisa (CONEP), órgão ligado ao Conselho Nacional de Saúde (CNS) criado pela Resolução do CNS 196/96 como uma instância colegiada, de natureza consultiva, educativa e formuladora de diretrizes e estratégias no âmbito do Conselho.[5] A CONEP tem como principal atribuição o exame dos aspectos éticos das pesquisas que envolvem seres humanos. Como missão, elabora e atualiza as diretrizes e normas para a proteção dos sujeitos de pesquisa e coordena a rede de Comitês de Ética em Pesquisa das instituições.

Qualquer protocolo de pesquisa na área de etnobotânica e etnofarmacologia deverá, antes do seu início, ser aprovado por um Comitê de Ética em Pesquisa, que poderá ser o CEP da própria instituição do pesquisador coordenador ou outro CEP que esteja cadastrado na CONEP.

Os protocolos de pesquisa na área de etnobotânica e etnofarmacologia, mesmo que sejam simples, sempre envolvem a interação pesquisador-homem, ou seja, pesquisador-detentor do conhecimento e/ou usuário de determinada forma tradicional. Sendo assim, obrigatoriamente precisam levar em consideração as diretrizes apresentadas na Resolução 196/96 do CNS (CNS, 1996) e a Resolução atual (Resolução nº 466, de 12 de dezembro de 2012).[6] "Estas Resoluções incorporam, sob a ótica do indivíduo e das coletividades, os quatro referenciais básicos da bioética: autonomia, não maleficência, beneficência e justiça, entre outros, e visa assegurar os direitos e deveres que dizem respeito à comunidade científica, aos sujeitos da pesquisa e ao Estado".

Nas resoluções, foram destacados que cada área temática de investigação e cada modalidade de pesquisa, além de respeitar os princípios emanados nelas, devem cumprir com as exigências setoriais e regulamentações específicas, como no caso de protocolos que envolvam populações indígenas como sujeito de pesquisa.

Um fator importante que se deve levar em consideração na pesquisa, ressaltado nas resoluções 196/96 e 466/2012, é a aplicação do Termo de Consentimento Livre e Esclarecido (TCLE), que é a "anuência do sujeito da pesquisa e/ou de seu representante legal, livre de vícios (simulação, fraude ou erro), dependência, subordinação ou intimidação, após explicação completa e pormenorizada sobre a natureza da pesquisa, seus objetivos, métodos, benefícios previstos, potenciais riscos e o incômodo que esta possa acarretar, formulada em um termo de consentimento, autorizando sua participação voluntária na pesquisa". Aqui coloca-se como exemplo um TCLE, adaptado para um protocolo que tem como sujeito de pesquisa usuários de plantas medicinais:

TERMO DE CONSENTIMENTO LIVRE E ESCLARECIDO

Eu, ..., R.G: ...., declaro, por meio deste termo, que concordei em ser entrevistado(a) na pesquisa de campo referente ao uso de .... e outras plantas medicinais desenvolvidas pelo Laboratório .... da Universidade .... Fui informado(a), ainda, de que a pesquisa é Coordenada pelo ...., a quem poderei contatar a qualquer momento que julgar necessário pelo telefone nº .... ou e-mail ....

Afirmo que aceitei participar por minha própria vontade, sem receber qualquer incentivo financeiro e com a finalidade exclusiva de colaborar para o sucesso da pesquisa. Fui informado(a) dos objetivos estritamente acadêmicos do estudo, que, em linhas gerais, é fazer levantamento do uso do .... para tratamento de doenças e de outras plantas medicinais.

Fui também esclarecido(a) de que os usos das informações por mim oferecidas estão submetidos às normas éticas destinadas à pesquisa envolvendo seres humanos, da Comissão Nacional de Ética em Pesquisa (CONEP) do Conselho Nacional de Saúde, do Ministério da Saúde.

Minha colaboração se fará de forma anônima, por meio de entrevista semiestruturada ou gravação de imagem e som a partir da assinatura desta autorização. O acesso e a análise dos dados coletados se farão apenas pelo(a) pesquisador(a) e/ou seu(s) orientador(es)/coordenador(es).

Estou ciente de que, caso eu tenha dúvida ou me sinta prejudicado(a), poderei contatar o(a) pesquisador(a) responsável, ou, ainda, o Comitê de Ética em Pesquisa da Universidade ...., situado no Campus ....

O(a) pesquisador(a) principal da pesquisa ofertou-me uma cópia assinada deste Termo de Consentimento Livre e Esclarecido, conforme recomendações da Comissão Nacional de Ética em Pesquisa (CONEP).

Fui ainda informado(a) de que posso me retirar dessa pesquisa a qualquer momento, sem prejuízo para meu acompanhamento nem sofrer quaisquer sanções ou constrangimentos.

Local, _____ de _____ de _____

Assinatura do(a) participante: _____

Assinatura do(a) pesquisador(a): _____

As pesquisas envolvendo seres humanos, seja ela de qualquer natureza, devem atender às exigências éticas e científicas fundamentais. Ressaltando os seguintes pontos explícitos nas Resoluções 196/96 e 466/2012:

1. A eticidade da pesquisa implica:

   a) consentimento livre e esclarecido dos indivíduos-alvo e a proteção a grupos vulneráveis e aos legalmente incapazes (autonomia). Neste sentido, a pesquisa envolvendo seres humanos deverá sempre tratá-lo em sua dignidade, respeitá-lo em sua autonomia e defendê-lo em sua vulnerabilidade;

b) ponderação entre riscos e benefícios, tanto atuais como potenciais, individuais ou coletivos (beneficência), comprometendo-se com o máximo de benefícios e o mínimo de danos e riscos;

c) garantia de que danos previsíveis serão evitados (não maleficência);

d) relevância social da pesquisa com vantagens significativas para os sujeitos da pesquisa e minimização do ônus para os sujeitos vulneráveis, o que garante a igual consideração dos interesses envolvidos, não perdendo o sentido de sua destinação sócio-humanitária (justiça e equidade).

É necessário ressaltar que: "Todo procedimento de qualquer natureza envolvendo o ser humano, cuja aceitação não esteja ainda consagrada na literatura científica, será considerado como pesquisa e, portanto, deverá obedecer às diretrizes das Resoluções 196/96 e 466/2012. Os procedimentos referidos incluem, entre outros, os de natureza instrumental, ambiental, nutricional, educacional, sociológica, econômica, física, psíquica ou biológica, sejam eles farmacológicos, clínicos ou cirúrgicos e de finalidade preventiva, diagnóstica ou terapêutica".[5]

Dentre todos os outros aspectos explorados nas Resoluções 196/96 e 466/2012 para protocolos que envolvam temas etnobotânico e/ou etnofarmacológico, vale ressaltar os seguintes pontos:

a) contar com o consentimento livre e esclarecido do sujeito da pesquisa e/ou seu representante legal;

b) prever procedimentos que assegurem a confidencialidade e a privacidade, a proteção da imagem e a não estigmatização, garantindo a não utilização das informações em prejuízo das pessoas e/ou das comunidades, inclusive em termos de autoestima, de prestígio e/ou econômico-financeiro;

c) ser desenvolvida preferencialmente em indivíduos com autonomia plena. Indivíduos ou grupos vulneráveis não devem ser sujeitos de pesquisa quando a informação desejada for obtida por sujeitos com plena autonomia, a menos que a investigação possa trazer benefícios diretos aos vulneráveis. Nestes casos, o direito dos indivíduos ou grupos que queiram participar da pesquisa deve ser assegurado, desde que seja garantida a proteção à sua vulnerabilidade e incapacidade legalmente definida;

d) respeitar sempre os valores culturais, sociais, morais, religiosos e éticos, bem como os hábitos e costumes quando as pesquisas envolverem comunidades;

e) garantir que as pesquisas em comunidades, sempre que possível, traduzir-se-ão em benefícios cujos efeitos continuem a se fazer sentir após sua conclusão. O projeto deve analisar as necessidades de cada um dos membros da comunidade e analisar as diferenças presentes entre eles, explicitando como será assegurado o respeito às mesmas;

f) garantir o retorno dos benefícios obtidos pelas pesquisas para as pessoas e as comunidades onde elas forem realizadas. Quando, no interesse da comunidade, houver benefício real em incentivar ou estimular mudanças de costumes ou comportamentos, o protocolo de pesquisa deve incluir, sempre que possível, disposições para comunicar tal benefício às pessoas e/ou comunidades;

g) assegurar aos sujeitos da pesquisa os benefícios resultantes do projeto, seja em termos de retorno social, acesso aos procedimentos, produtos ou agentes da pesquisa;

h) utilizar o material biológico e os dados obtidos na pesquisa exclusivamente para a finalidade prevista no seu protocolo;

i) levar em conta, nas pesquisas realizadas em mulheres em idade fértil ou em mulheres grávidas, a avaliação de riscos e benefícios e as eventuais interferências sobre a fertilidade, a gravidez, o embrião ou o feto, o trabalho de parto, o puerpério, a lactação e o recém-nascido.

Dentre as diversas áreas, cabe à CONEP avaliar e acompanhar os protocolos de pesquisa que envolvam populações indígenas. Desse modo, o protocolo de pesquisa que apresenta essas populações como temática deve ser protocolados na Plataforma Brasil (http://aplicacao.saude.gov.br/plataformabrasil/login.jsf) e, assim, enviado para a CONEP.

Quanto aos protocolos de pesquisa que envolvem temas relacionados com etnobotânica e etnofarmacologia, devem-se considerar, ainda, os seguintes aspectos básicos:

a) tema abordado: qualquer que seja o tema, obrigatoriamente o protocolo tem que ser avaliado sob o aspecto ético, pois os estudos podem abordar questões etnodirigidas que podem apenas levantar o uso de determinadas espécies vegetais e/ou podem remeter à bioprospecção com intuito da descoberta de um novo fármaco. Em todos os casos, sempre há o envolvimento do ser humano como objeto de pesquisa; sendo assim, não se pode iniciar a execução de um protocolo de pesquisa sem a aprovação por um CEP;

b) levantamento do uso de espécies vegetais ou materiais de outras origens;

c) envolvimento de populações tradicionais: o Conselho Nacional de Saúde (CNS) aprovou a resolução nº 304 09/08/2000, que trata especificamente sobre pesquisa com populações indígenas. Ela procura afirmar o respeito devido aos direitos dos povos indígenas no que se refere ao desenvolvimento teórico e prático de pesquisa em seres humanos que envolvam a vida, os territórios, as culturas e os recursos naturais dos povos indígenas do Brasil. Reconhece, ainda, o direito de participação dos índios nas decisões que os afetem.[7]

As pesquisas envolvendo comunidades ou indivíduos indígenas devem corresponder e atender às exigências éticas e científicas indicadas nas Resoluções CNS 196/96 e 466/2012 que contêm as diretrizes e normas regulamentadoras de pesquisas envolvendo seres humanos e suas complementares. Em especial, deve-se atender também à Resolução CNS 292/99 sobre pesquisa com cooperação estrangeira, além de outras resoluções do CNS sobre ética em pesquisa, os Decretos 86.715, de 10/12/81, e 96.830, de 15/01/90, que regulamentam o visto temporário para estrangeiros. Além de apresentar termos e definições que caracterizam os protocolos com populações indígenas, a resolução esclarece os aspectos éticos da pesquisa envolvendo essas populações que, a seguir, vale ressaltar.

As pesquisas envolvendo povos indígenas devem obedecer também aos referenciais da bioética, considerando-se as peculiaridades de cada povo e/ou comunidade.[7] Portanto, os seguintes pontos são relevantes na avaliação do protocolo de pesquisa envolvendo essas populações:

a) Os benefícios e vantagens resultantes do desenvolvimento de pesquisa devem atender às necessidades de indivíduos ou grupos-alvo do estudo, ou das sociedades afins e/ou da sociedade nacional, levando-se em consideração a promoção e manutenção do bem-estar, a conservação e proteção da diversidade biológica, cultural, a saúde individual e coletiva e a contribuição ao desenvolvimento do conhecimento e tecnologia próprias.

b) Qualquer pesquisa envolvendo a pessoa do índio ou sua comunidade deve:

1. Respeitar a visão de mundo, os costumes, atitudes estéticas, crenças religiosas, organização social, filosofias peculiares, diferenças linguísticas e estrutura política.

2. Não admitir exploração física, mental, psicológica ou intelectual e social dos indígenas.

2.3. Não admitir situações que coloquem em risco a integridade e o bem-estar físico, mental e social.

2.4. Ter a concordância da comunidade alvo da pesquisa, que pode ser obtida por intermédio das respectivas organizações indígenas ou conselhos locais, sem prejuízo do consentimento individual, que em comum acordo com as referidas comunidades designarão o intermediário para o contato entre pesquisador e a comunidade. Em pesquisas na área de saúde, deverá ser comunicado o Conselho Distrital.

2.5. Garantir igualdade de consideração dos interesses envolvidos, levando em conta a vulnerabilidade do grupo em questão.

3. Recomenda-se, preferencialmente, a não realização de pesquisas em comunidades de índios isolados. Em casos especiais, devem ser apresentadas justificativas detalhadas.

4. Será considerado eticamente inaceitável o patenteamento por outrem de produtos químicos e material biológico de qualquer natureza, obtidos a partir de pesquisas com povos indígenas.

5. A formação de bancos de DNA, de linhagens de células ou de quaisquer outros materiais biológicos relacionados com os povos indígenas não é admitida sem a expressa concordância da comunidade envolvida, sem a apresentação detalhada da proposta no protocolo de pesquisa a ser submetido ao Comitê de Ética em Pesquisa (CEP) e à Comissão Nacional de Ética em Pesquisa (CONEP), e à aprovação formal do CEP e da CONEP.

6. A não observância a qualquer um dos itens acima deverá ser comunicada ao CEP institucional e à CONEP do Conselho Nacional de Saúde, para as providências cabíveis.

Quanto aos protocolos de pesquisa, tem-se que observar o seguinte:

"O protocolo a ser submetido à avaliação ética deverá atender aos itens VI da Resolução 196/96 e IV.6 e da Resolução 466/2012, acrescentando-se:

a) Compromisso de obtenção da anuência das comunidades envolvidas, tal como previsto no item III, § 2 desta norma, descrevendo-se o processo de obtenção da anuência.

b) Descrição do processo de obtenção e de registro do Termo de Consentimento Livre e Esclarecido (TCLE), assegurada a adequação às peculiaridades culturais e linguísticas dos envolvidos.

Populações tradicionais e populações indígenas

Quando se trata de protocolo de pesquisa envolvendo populações tradicionais, e especificamente as indígenas, no Brasil, é necessário avaliar e levar em consideração as recomendações do Conselho de Gestão do Patrimônio Genético (CGEN) do Ministério do Meio Ambiente. Segundo esse conselho (CGEN), "O Brasil se notabiliza por sua biodiversidade. São mais de 200 mil espécies já registradas em seus biomas (Amazônia, Caatinga, Cerrado, Mata Atlântica, Pantanal e Pampa) e na Zona Costeira e Marinha. Estima-se que esse número possa chegar a mais de 1 milhão e oitocentas mil espécies. Além disso, o Brasil conta com uma sociodiversidade expressiva. São mais de 220 etnias indígenas e diversas comunidades locais (quilombolas, caiçaras, seringueiros etc.) que detêm importantes conhecimentos tradicionais associados à biodiversidade".[8]

Na avaliação do CGEN, quando se avalia o "uso dos recursos genéticos e dos conhecimentos tradicionais associados, pode-se dizer que têm ocorrido de modo injusto. A importante contribuição desses componentes para o desenvolvimento de novos produtos comerciais, muitos deles patenteados, tem sido apropriada pelos países desenvolvidos sem que tenha havido previamente alguma solicitação para o acesso, o respeito a algum tipo de consentimento prévio ou alguma forma de repartição de benefícios para com os países de origem da biodiversidade ou para com as comunidades tradicionais detentoras".[8] Nessa avaliação, basta observar o vasto acervo de produtos cosméticos à base de extratos de guaraná (*Paullinia cupana*) que pode ser encontrado no comércio em todas as partes do mundo – em alguns países são, inclusive, produtos de primeira opção para determinados fins cosméticos. Ainda pode-se citar a espécie *Tabebuia impetiginosa* (ipê-roxo) amplamente utilizada na Europa, inclusive no âmbito hospitalar – no Brasil esta espécie está na lista das ameaçadas de extinção.

A partir dessa situação e da Convenção sobre Diversidade Biológica (CDB) que definiu algumas negociações internacionais em relação à exploração de produtos naturais, especialmente para os países com uma rica biodiversidade, como o Brasil, houve o reconhecimento da soberania nacional sobre a biodiversidade, estabelecendo o objetivo da repartição de benefícios decorrentes do uso dos recursos genéticos, e reconhecendo os direitos das comunidades indígenas e locais sobre seus conhecimentos, definiu, ainda, as bases para uma nova cultura na utilização desses componentes.

A CDB também estabeleceu que cabe a cada país regular, por legislação nacional, o acesso e a repartição de benefícios, bem como o consentimento prévio fundamentado, relativos aos recursos genéticos e aos conhecimentos tradicionais.

No Brasil, o tema é regulado pela Medida Provisória 2.186-16/01,[9] e atualmente pela Lei nº 13.123, de 20 de maio de 2015, que instituiu regras para o acesso, a remessa e a repartição de benefícios. Além disso, estabeleceu o Conselho de Gestão do Patrimônio Genético como autoridade nacional, com função normativa e deliberativa sobre as autorizações de acesso e remessa.[10]

A regulação do acesso e da repartição de benefícios, juntamente com a promoção do uso sustentável da biodiversidade, representam ações estratégicas para a conservação da biodiversidade e oportunidade de afirmação dos direitos soberanos sobre a biodiversidade e dos direitos das comunidades tradicionais.

Nos estudos etnobotânico e etnofarmacológico, e outros que envolvam exploração de produtos naturais no Brasil, é necessário conhecer as prerrogativas estabelecidas pela Medida Provisória nº 2.186-16, de 23 de agosto de 2001, que regulamenta o inciso II do § 1º e o § 4º do art. 225 da Constituição; os arts. 1º, 8º, alínea "j", 10, alínea "c", 15 e 16, alíneas 3 e 4 da Convenção sobre Diversidade Biológica dispõe sobre o acesso ao patrimônio genético, a proteção e o acesso ao conhecimento tradicional associado, a repartição de benefícios e o acesso à tecnologia e transferência de tecnologia para sua conservação e utilização, e dá outras providências.[9] O acesso às normas legislativas que norteiam os protocolos que envolvem como objeto temas etnobotânico e etnofarmacológico pode ser feito por meio do endereço http://www.prp.rei.unicamp.br/patgen/legislacao.php – página criada pela UNICAMP, baseada na Medida Provisória nº 2.186/2001 para orientação de pesquisadores, docentes e gestores.

Procedimentos nos estudos etnobotânico e etnofarmacológico

Os estudos em etnobotânica e etnofarmacologia tendem a ser estudos descritivo-qualitativos, tendo como método a pesquisa de campo com ênfase na observação e na descrição etnográfica dos fatos observados. A escolha desse método é o que mais se aproxima do entendimento, partindo do objeto da pesquisa no seu contexto tradicional, por exemplo, se o objeto de estudo tratar-se da participação da mulher Waiãpi na prática com plantas medicinais.[11]

Quanto à entrevista, é um dos elementos que complementa esse estudo, fortalecida pelo diário de campo, gravações e registros fotográficos após concordância dos participantes, que devem obedecer aos critérios etnográficos citados por Dawson, a saber:[12]

a) o pesquisador deve realizar a maior parte do trabalho de campo pessoalmente;

b) imergir na realidade para entender o universo;

c) o pesquisador deve trazer experiências com outras culturas para melhor entendimento.

Na obtenção dos dados etnográficos, o pesquisador é seu principal instrumento; é preciso conviver no ambiente natural dos informantes, escutando, observando e participando do seu mundo para descobrir o modo mais adequado de ter acesso aos dados do estudo.

Na obtenção dos dados, deve-se utilizar um diário de campo, no qual será descrito o cenário cultural, reflexões referentes à importância das práticas tradicionais – objeto de estudo para o tratamento das pessoas na comunidade. Esses registros devem ser embasados na observação dos participantes dos costumes, rituais e expressões particulares que vierem a ter relação com o estudo, e essa técnica deve ocorrer em todo o processo da pesquisa.

A técnica de observação de fatos, comportamentos e cenários é extremamente valorizada pela pesquisa qualitativa e pelo método etnográfico, pois algumas das vantagens da observação, segundo Mazzotti e Gewandsznajder,[13] é "checar", na prática, a sinceridade de certas respostas, e permite identificar comportamentos não intencionais ou inconscientes e explorar tópicos que os informantes não se sentem à vontade para discutir".[13]

A observação do participante no estudo representa várias finalidades, como retornar à área de estudo e ter acesso às pessoas da comunidade, explorar o modo de vida delas para manter a relação de confiança e respeito mútuo. Para Marconi e Lakatos,[14] "consiste na participação real do pesquisador com a comunidade. Ficar tão próximo quanto um membro do grupo que está estudando e participa das atividades".[14] Isso facilita colocar o pesquisador do mesmo lado do grupo para promover confiança; mesmo que o pesquisador enfrente dificuldades, é importante deixar claro os objetivos da investigação.

A fim de nortear um caminho para chegar à concepção sobre o objeto da pesquisa, deverá ser utilizado o registro discursivo, que é um roteiro de entrevista semiestruturada para cada participante. Referindo-se à utilização da entrevista, Ludke e André[15] afirmam que "entrevista mostra-se como instrumento importante na pesquisa etnográfica, pois permite a capacidade imediata e coerente da informação desejada, praticamente com qualquer tipo de informante, sobre os mais variados tópicos".[15]

As entrevistas devem ser gravadas, pois, desse modo, favorecem mais riqueza de conteúdo para a pesquisa. O local deve ser a própria comunidade onde residem no momento do estudo, acompanhadas sempre de um intérprete da comunidade que faz parte de seu convívio cotidiano, pois, no caso de populações indígenas, os mais jovens compreendem e sabem falar a língua portuguesa.

As fotografias devem ser utilizadas como registro etnográfico. Collier Junior[16] destaca a fotografia na antropologia como parte do trabalho de amostragem.[16] Nesse sentido, é utilizada para comparar artefatos materiais, na identificação literal por meio da foto-entrevista ou no controle de amostras repetitivas. De acordo com o autor, um dos objetivos da amostragem é somar na produção e análise do material de documentação etnográfica. No caso de estudo do uso de plantas, objetiva identificar as principais plantas medicinais utilizadas pela população. As fotografias só podem ser feitas após o consentimento dos participantes e das lideranças da comunidade das quais eles fazem parte. No caso de algumas populações indígenas, é necessário o cuidado com fotos, gravações, pois quando isso acontece para eles vai junto o princípio vital, *"i'ã"* (alma, memória). Deve-se ter o cuidado de não jogar fora em qualquer lugar ou mesmo rasgar suas imagens, pois, segundo a cultura indígena, a pessoa ou outro ser vivo fotografado ou gravado pode desenvolver alguma doença ou infortúnio.

Coleta de material botânico

As coletas devem ser realizadas após as entrevistas com os participantes, sendo agrupadas as informações e selecionadas as principais plantas medicinais usadas pela comunidade para tratar pessoas doentes ou com infortúnios, e para fins de identificação botânica as amostras devem ser encaminhadas para um herbário.

No caso da população indígena Wajãpi, situada no Município de Serra do Navio, no Estado do Amapá, as plantas utilizadas próximo ao domicílio são quase sempre cultivadas pelas mulheres, e geralmente as coletas são realizadas por elas mesmas. As outras citadas que não se encontram nas redondezas, elas indicam o indígena Matã Wajãpi para acompanhar mata adentro e identificar as plantas. Segundo elas, Matã poderia receber o pseudônimo de "doutor raiz", pelo seu vasto conhecimento na área.

O horário e os dias de coleta são indicados pelas mulheres e pelo indígena Matã. Elas não param em momento algum suas atividades domésticas para participar da pesquisa, tendo o pesquisador que se adaptar ao tempo delas e do Matã.

As técnicas de coleta de material botânico devem seguir as metodologias clássicas descritas, por exemplo, por Fidalgo Bononi.[17] A Classificação taxonômica deve ser conferida utilizando a Base de Dados Trópicos do Missouri Botanical Garden (2001) e/ou outros. A identificação e classificação do material botânico devem ser realizadas por técnicos e especialistas da área de botânica, e a classificação das espécimes seguem, na maioria das vezes, as descrições de Cronquist.[18]

Análise dos dados em etnobotânica e em etnofarmacologia

A análise de dados é uma das etapas da pesquisa importante para melhor entendimento. Gil[19] afirma que "a análise tem como objetivo organizar e sumariar os dados de modo que possibilitem o fornecimento de respostas ao problema proposto para investigação".[19]

A análise dos dados deve iniciar tão logo comecem as transcrições das gravações – procedimento iniciado após as entrevistas. Isso facilita a avaliação do procedimento metodológico, cria possibilidades de ajustes no processo, bem como pode direcionar o pesquisador. Para Cipriani, Pozzi e Corradi (1993) *apud* Chamilco,[20]

> [...] a atenção prestada à transcrição se torna então um aspecto essencial da análise que se segue; a relação da entrevista é organizada em três pontos diferentes e interdependentes: o primeiro reproduz por escrito o texto do registro; o segundo descreve a estrutura (frame) de interação tal como foi instaurada no curso de entrevista; o terceiro consiste na interpretação obtida do cruzamento do primeiro com o segundo.

O material explorado do sujeito da pesquisa deve ser codificado, selecionando a categoria teórica ou empírica que comandou a interpretação do estudo. No entanto, na medida em que os dados forem selecionados, eles devem ser categorizados de forma micro e identificadas as semelhanças e/ou diferenças quanto às afirmações e comportamento encontrados.

A interpretação dos resultados deverá ter como base as categorias selecionadas, e os materiais de informações, obtidos desde a pré-análise, reflexão, materiais empíricos, estabelecendo interações com embasamentos teóricos e levando em consideração os objetivos da pesquisa.

O pesquisador identifica as categorizações com o intuito de compreender a situação, observando o significado do contexto.[20] O diário de campo deve ser utilizado para confrontar as variações dos resultados. Os dados devem ser apurados para descobrir a saturação de ideias e fatores recorrentes de significados diferentes ou próximos, expressões, explicações relacionadas com o tema da pesquisa.

Quanto aos métodos estatísticos aplicáveis aos estudos etnobotânico e etnofarmacológico, estes dependem dos dados obtidos geralmente da etnobotânica, cujo objeto de estudo resulta na seleção de espécies vegetais usadas como medicinal, na construção, na alimentação, em rituais sagrados e no comércio; poderá ser aplicado percentagem de ocorrência e atribuição de valores que possivelmente possam permitir a aplicação de análise de variância ou um teste estatístico comparativo. Para isso podem ser utilizados programas computacionais específicos disponibilizados para comercialização, como GraphPad Prism (versão 6.0), Instatgraph (3.1), BioEstat 5.3 e, especificamente para análises de dados descritivos (pesquisa qualitativa), o NVivo 10.0.

No caso dos estudos etnofarmacológicos que resultem na obtenção de dados a partir de experimentos *in vivo* ou *in vitro*, deve-se previamente realizar um planejamento estatístico para a definição da população mínima a ser empregada nos experimentos, e, após a realização destes, a aplicação estatística pode ser realizada por algum dos programas citados anteriormente.

Referências bibliográficas

1. Albuquerque UP, Monteiro JM, Ramos MA, Amorim ELC. Medicinal and magic plants from a public market in northeastern Brazil. J. Ethnopharmacol 2007; 110:79-91.
2. Di-Stasi LC. An integrated approach to identification and conservation of medicinal plants in the tropical forest – a Brazilian experience. Plant Genetic Res 2005; 3:199-205.
3. Bruhn JG, Holmstedt B. Ethnopharmacology: objectives, principles and perspectives. In: Beal JL, Reinhard E (eds.). Natural Products as Medicinal Agents. Stuttgart: Hippocrates-Verlag 1981; 405-430.
4. Newman DJ, Grag G. Natural Products as Sources of a New Drugs over the last 25 years. J Nat Prod 2007; 70:461-77.
5. Conselho Nacional de Saúde (Brasil). Resolução 196/96. Diretrizes e Normas Regulamentadoras de Pesquisas Envolvendo Seres Humanos; 1996.
6. Conselho Nacional de Saúde (Brasil). Resolução nº 466, de 12 de dezembro de 2012. Diário oficial da união 12 de Dezembro de 2012; Seção 1.
7. Conselho Nacional De Saúde (Brasil). Resolução nº 304, de 09 de agosto de 2000. Normas para Pesquisas Envolvendo Seres Humanos – Área de Povos Indígenas.
8. Conselho de Gestão do Patrimônio Genético (Brasil). Resolução 06/2003. Estabelece diretrizes para a obtenção de anuência prévia para o acesso ao conhecimento tradicional associado ao patrimônio genético, com potencial ou perspectiva de uso comercial. Diário Oficial da União 23 de Jul 2003; Seção 1.
9. Brasil. Medida Provisória nº 2186-16, de 23 de agosto de 2001. Regulamenta o inciso II do § 1º e o § 4º do art. 225 da Constituição; os arts. 1º, 8º, alínea "j", 10, alínea "c", 15 e 16, alíneas 3 e 4 da Convenção sobre Diversidade Biológica; dispõe sobre o acesso ao patrimônio genético, a proteção e o acesso ao conhecimento tradicional associado, a repartição de benefícios e o acesso à tecnologia e a transferência de tecnologia para sua conservação e utilização, e dá outras providências. Regulamentação dos arts. 10, 11, 12, 14, 15, 16, 18 e 19 pelo Decreto nº 3.945, de 28.09.2001.
10. Brasil. Lei nº 13.123, de 20 de maio de 2015. Regulamenta o inciso II do § 1º e o § 4º do art. 225 da Constituição Federal, o artigo 1, a alínea j do artigo 8, a alínea c do artigo 10, o artigo 15 e os §§ 3º e 4º do Artigo 16 da Convenção sobre Diversidade Biológica, promulgada pelo Decreto no 2.519, de 16 de março de 1998; dispõe sobre o acesso ao patrimônio genético, sobre a proteção e o acesso ao conhecimento tradicional associado e sobre a repartição de benefícios para conservação e uso sustentável da biodiversidade; revoga a Medida Provisória nº 2.186-16, de 23 de agosto de 2001; e dá outras providências.
11. Turato ER. Métodos qualitativos e quantitativos na área da saúde: definições, diferenças e seus objetos de pesquisa. Rev Saúde Pública 2005; 9(3):507-14.
12. Dawson JA. Qualitative research findings: What do we do to improve and estimate their validity? Paper presented at the Annual Meeting of the American Educational Research Association, Nova York, March; 1982.
13. Mazzotti AJA, Gewandsznajder F. O Método nas Ciências Naturais e Sociais: pesquisa quantitativa e qualitativa. 2 ed. Thompson; 1999.
14. Marconi MA, Lakatos EM. Fundamentos de Medotologia Científica. 6 ed. São Paulo: Atlas; 2005.
15. Ludke M, Meda A. Pesquisa em Educação: abordagem qualitativa. São Paulo: EPU-EDUSP, 2 ed. São Paulo, 2013.

16. Collier Junior J. Antropologia visual: a fotografia como método de pesquisa (Tradução de Iara Ferraz e Solange Martins Couceiro). São Paulo: EPU/Edusp; 1973.
17. Fidalgo O, Bononi VLR. Técnicas de coleta, preservação e herborização de material botânico. São Paulo: Instituto de Botânica; 1989.
18. Cronquist A. The evolution and classification of flowering plants, 2 ed. New York Botanical Garden, Bronx, NY; 1988.
19. Gil AC. Métodos e Técnicas de Pesquisa Social. 6 ed. São Paulo: Atlas; 2008.
20. Chamilco RAS. Práticas Culturais das Parteiras Tradicionais na Assistência à Mulher no período Grávido-Puerperal. Rio de Janeiro. Tese [Doutorado Enfermagem]. Escola de Enfermagem Anna Nery/UFRJ; 2004.

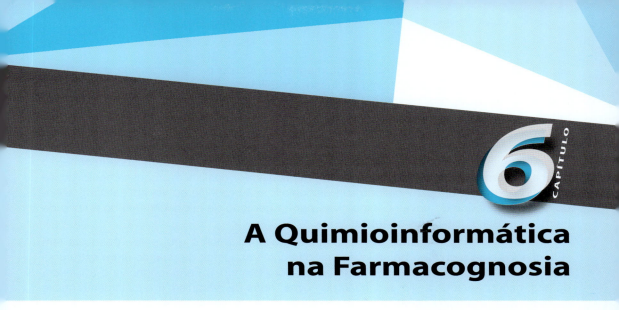

A Quimioinformática na Farmacognosia

Tiago Branquinho Oliveira
Ricardo Pereira Rodrigues
Fernando Batista da Costa

INTRODUÇÃO

Desde quando a obra intitulada Περί ὕλης ἰατρικῆς (em latim, *De Materia Medica Libri Quinque*, em português *Matéria Médica*) do médico grego Dioscórides foi lançada no século I, seguida muito tempo depois pelo trabalho *Lehrbuch der Materia Medica* do médico alemão J. A. Schmidt, em 1811, estabelecendo-se, então, o termo Farmacognosia, seria inimaginável a ideia de que, no futuro, este ramo das ciências farmacêuticas poderia se unir à informática. Na realidade, até poucos anos atrás, esta ideia seria inconcebível, mesmo levando-se em consideração todos os avanços das ciências da informação. Outras disciplinas das Ciências Farmacêuticas como, por exemplo, a Química Farmacêutica, há algum tempo já empregam ferramentas computacionais. Entretanto, o fato é que hoje já existe uma forte convergência entre a Farmacognosia e a Informática, o que levou ao início de um processo de entrelaçamento dessas duas disciplinas, e que certamente veio a influenciar na redação deste capítulo de livro. Deve ser destacado que este entrelaçamento não se restringe apenas ao uso de bancos de dados, sejam eles proprietários ou livres como, por exemplo, aqueles contendo informações botânicas, estruturas químicas e atividades biológicas, mas, sim, no que se refere ao emprego de modernas ferramentas computacionais que auxiliam o estudo e a evolução da Farmacognosia.

Ao se considerar a Farmacognosia como uma ciência multidisciplinar que envolve o processo de investigação de produtos naturais (metabólitos secundários) e de suas propriedades (químicas, físico-químicas, biológicas etc.), talvez não seja difícil inferir que o emprego de ferramentas computacionais tenha um papel fundamental em todo esse processo. Tal conclusão é advinda do fato de que, recentemente, uma gama enorme de informações a respeito de produtos naturais vem sendo obtida e acumulada como, por exemplo, dados espectrais (de infravermelho, ressonância magnética nuclear e espectrometria de massas), propriedades físico-químicas (ponto de fusão, solubilidade em água, polaridade etc.), propriedades biológicas (concentrações inibitórias mínimas) e dados cromatográficos (tempos e fatores de retenção), dentre outros.[1] Além disso, deve ser considerado o processo de triagem de dezenas de milhares de substâncias naturais em relação a alvos biológicos na busca de novos fármacos, culminando com as enormes bibliotecas virtuais contendo estruturas e suas propriedades.[2,3] Logo, nada mais apropriado do que a Informática e a Ciência da Informação para auxiliarem na coleta, armazenamento, manipulação, análise e processamento desse número enorme de dados, incluindo sua disponibilização (*on-line* ou via aplicativos), abrindo, assim, um leque de novas perspectivas para a geração de conhecimento no âmbito da Farmacognosia e disciplinas correlatas.

Nos últimos anos, trabalhos científicos têm sido publicados e grupos de pesquisa têm sido criados com o objetivo de se investigar diferentes aspectos da relação entre estruturas químicas e suas propriedades,[4-6] relacionando, por exemplo, a Farmacognosia e a Ciência da Informação, levando assim à criação de novas linhas de pesquisa. E é justamente nesse contexto que uma interessante disciplina entra em cena, a Quimioinformática. Este capítulo tem, portanto, o objetivo de revelar os elos entre a Farmacognosia e a Quimioinformática, informando ao leitor sobre alguns aspectos dessa união e mostrando sua atual situação e perspectivas futuras. Para tal, nas próximas seções, será abordado desde como se representa uma substância química no computador, como ela pode ser codificada, como se trabalha com dados químicos virtuais, bancos de dados e busca por informações até se chegar a exemplos de ferramentas e aplicações, como modelagem molecular e outros modelos estatísticos de predição de diferentes propriedades moleculares. Vale ressaltar que esta é a primeira vez que este conteúdo é apresentado aos interessados nas Ciências Farmacêuticas, na língua portuguesa.

Antes de se aprofundar nesse tema, em primeiro lugar, é interessante saber o que é a Quimioinformática, quais são suas bases e como ela pode se integrar à Farmacognosia, para depois conhecer alguns detalhes e exemplos de aplicações práticas no cotidiano.

O que é Quimioinformática

Embora haja várias definições, a Quimioinformática (em inglês, *chemoinformatics* ou *cheminformatics*) pode ser, de modo geral, simplesmente definida como a disciplina que trata da aplicação da informática para a resolução de problemas de química.[7] Esse termo surgiu apenas no final dos anos 1990, embora várias técnicas de informática já vinham sendo utilizadas na química em diversos laboratórios desde os anos 1960, seja na academia, seja em companhias ou no governo.[8] Porém, com o surgimento e o emprego desse termo por vários grupos de pesquisa no mundo todo,[9] uma nova disciplina começou a se desenvolver rapidamente, processo este que ainda está em plena evolução.[7,8,10]

A Química, em sua essência, trata de substâncias importantes, as quais possuem propriedades diversas. Porém, mais do que as substâncias, são as propriedades químicas, físicas e biológicas de suas estruturas moleculares que mais interessam à sociedade, incluindo também as reações químicas, sejam elas de síntese, sejam de degradação, realizadas em laboratórios de pesquisa, nas indústrias ou aquelas que ocorrem em sistemas biológicos. Entretanto, todo esse processo envolvendo substâncias e suas propriedades culminam com a geração de uma gama enorme de dados e informações.[11,12]

Esses dados e informações que vêm sendo continuamente obtidos pelo estudo da Química podem ser denominados *Informação Química*. A informação química compreende vários ramos de estudo, como, por exemplo, nomes químicos, fórmulas, e estruturas moleculares, estereoquímica, propriedades químicas, físicas, biológicas, espectroscópicas, cromatográficas, toxicológicas, patentes, produtos de reações químicas etc. Tal informação está sendo continuamente acumulada, porém necessita ser processada, ou seja, coletada, armazenada, analisada e, quando necessário, manipulada, trocada ou consultada, e daí a necessidade do uso da informática.

Assim sendo, pode-se afirmar que é com o uso de ferramentas de Quimioinformática, como *softwares*, aplicativos e métodos de informática ou estatística, que toda a informação química é processada. Além disso, a Quimioinformática está envolvida com a análise de dados químicos e propriedades moleculares, tendo a preocupação primordial de transformar esses dados em informação e a informação em conhecimento, como, por exemplo, por meio da predição de propriedades, chegando até os *softwares* e aplicativos especializados.[13,14] O processo envolvido na realização de predições inclui a representação e codificação de estruturas no computador, criação de modelos com auxílio de métodos estatísticos ou de inteligência artificial, bem como sua validação, a qual pode envolver a estatística ou mesmo testes experimentais realizados em bancada, ou ambos, como será abordado nas próximas seções.

Todo esse cenário levou ao rápido desenvolvimento da Quimioinformática no mundo todo, em especial dos anos 2000 para cá – avanço este concomitante com a evolução da informática, seja na área de *hardware,* seja na de *software*. Um grande impulso que causou e até hoje ainda causa considerável desenvolvimento da Quimioinformática é a pesquisa para a descoberta de fármacos como, por exemplo, as triagens de alta demanda (*high-throughput screening*) e a química combinatória, além da elaboração de bancos de dados e bibliotecas de substâncias ou de estruturas químicas, bem como estudos de absorção, metabolismo e excreção, incluindo-se, ainda, as triagens virtuais.[15,16] Logo, observa-se grande integração entre as disciplinas de Quimioinformática e Química Farmacêutica, como a busca por substâncias bioativas e novos fármacos contra diferentes alvos biológicos.

No sentido de delinear as fronteiras das atividades relacionadas com a disciplina de Quimioinformática, estabeleceu-se que esta tradicionalmente prioriza o estudo de moléculas pequenas ou médias e suas propriedades, com enfoque diferente da Bioinformática, mais voltada às macromoléculas (genes, proteínas, DNA, RNA etc.).[17] Embora relacionada, a Quimioinformática não tem o mesmo enfoque da Quimiometria, a qual trata da aplicação de métodos estatísticos e matemáticos em problemas químicos. Além disso, é uma área diferente da Química Computacional, a qual está mais focada em estudos envolvendo cálculos teóricos de Química Quântica. Tampouco se trata de sistemas operacionais, linguagens de programação ou Ciências da Computação, embora muitos *softwares* e aplicativos para a Química e ciências relacionadas tenham sido desenvolvidos com base em pesquisas envolvendo Quimioinformática. Por fim, ela não trata de dados bibliográficos.

Sumarizando o que foi apresentado nesta seção, pode-se concluir que a Quimioinformática trabalha com informação química em seu sentido amplo, estando diretamente relacionada com a predição de propriedades, elaboração de bibliotecas de estruturas químicas para a triagem e identificação de substâncias com atividade biológica frente a vários alvos biológicos, seleção de potenciais candidatos a fármacos, elucidação estrutural automatizada, estudo da relação (quantitativa ou não) entre estrutura química e propriedade ou atividade, relação entre estrutura química e retenção cromatográfica e outros aspectos envolvendo propriedades moleculares.

A Quimioinformática na Farmacognosia

Talvez seja difícil precisar qual foi o primeiro trabalho científico publicado que relata o emprego de ferramentas de Quimioinformática na Farmacognosia, mesmo porque, neste momento, tal informação não seja realmente tão relevante. Entretanto, o fato é que cada vez mais surgem publicações nas quais fica claro que a Quimioinformática, de forma explícita ou não, está continuamente sendo empregada como ferramenta de auxílio para o estudo da Farmacognosia, o que será discutido brevemente, a seguir, a partir de três exemplos.

Em um dos primeiros trabalhos interessantes que envolveram Farmacognosia e Quimioinformática, foi descrita a criação de um banco de dados com cerca de 3.000 estruturas tridimensionais (3D) partindo-se de substâncias com atividade anti-inflamatória.[18] Estas substâncias referiam-se àquelas de origem natural presentes em espécies vegetais cujo emprego medicinal era devido à sua ação anti-inflamatória, espécies estas que haviam sido descritas por Dioscórides na sua obra *De Materia Medica*. Logo, pode-se dizer que neste trabalho foi realizada uma abordagem etnofarmacológica para a triagem de substâncias químicas de plantas. Porém, todo esse processo foi realizado do ponto de vista virtual, ou *in silico*, utilizando-se modelos computacionais e empregando-se as enzimas cicloxigenase (COX) I e II (virtuais) com o intuito de procurar substâncias naturais que fossem seus inibidores. Para realizar a triagem, foram empregados quatro bancos de dados de estruturas químicas, sendo dois deles elaborados pelos próprios pesquisadores (bancos *in house*) e dois comerciais, a saber: (i) o primeiro, oriundo das plantas selecionadas pelo próprio Dioscórides, as quais posteriormente já haviam sido quimicamente investigadas e seus dados publicados; (ii) um outro, composto por estruturas diversas de produtos naturais selecionadas aleatoriamente; (iii) um terceiro, oriundo de um catálogo de fármacos composto na sua maioria por substâncias sintéticas; (iv) e o último, referente a substâncias com potencial atividade anticâncer. Ao final desse estudo, verificou-se que a eficiência do modelo empregando-se as estruturas da biblioteca de plantas selecionadas por Dioscórides foi a maior de todas. Logo, foi comprovado estatisticamente que, mesmo na abordagem virtual, a Etnofarmacologia é muito importante no processo de busca por substâncias bioativas, prática bastante comum na Farmacognosia tradicional. O grupo de pesquisadores responsáveis por esse trabalho, do Laboratório de Farmacognosia da Universidade de Innsbruck, na Áustria, tem se dedicado a realizar pesquisas para a descoberta de substâncias naturais bioativas a partir de estudos *in silico* empregando ferramentas de Quimioinformática.[19–21] Recentemente, cunharam o termo *in combo*, o qual reúne estudos integrados *in vivo*, *in vitro* e *in silico* para explorar o estudo das atividades biológicas de produtos naturais.[19] Além desses trabalhos, surgiram outros similares de outros grupos de pesquisa, como o realizado por um grupo de pesquisadores ingleses da Divisão de Ciências Farmacêuticas do *King's College* de Londres, Inglaterra, o qual descreve a criação de bancos de dados com estruturas químicas oriundas de ervas empregadas na medicina tradicional chinesa.[22] Posteriormente, este mesmo grupo de pesquisadores elaborou um interessante sistema *in silico* de buscas para encontrar substâncias anti-inflamatórias empregando-se alvos virtuais (proteínas). Porém, em vez de se utilizarem apenas um único alvo, como no exemplo da COX descrita anteriormente, foram utilizados quatro deles, além de serem relatadas evidências experimentais.[23]

Outro trabalho interessante realizado por um grupo de pesquisadores franceses[24] descreveu a "farmacognosia reversa", ou seja, um conceito que envolve a busca de alvos biológicos para produtos naturais realizando-se estudos virtuais (*in silico*) e experimentais em laboratório (*in vitro* ou *in vivo*). Neste trabalho, substâncias naturais foram empregadas como uma espécie de sonda para avaliar seus efeitos em sistemas biológicos, com o objetivo de se encontrar aplicações para tais moléculas e as suas respectivas fontes, geralmente plantas. Segundo os autores, a farmacognosia reversa combina a Quimioinformática e o conhecimento tradicional na busca de plantas para o desenvolvimento de diversos produtos, sejam eles fitoterápicos, medicamentos sintéticos ou cosméticos. No âmbito da Quimioinformática, os dois componentes essenciais desse conceito são as ferramentas para triagem virtual ou uma plataforma para triagem real e bancos de dados com informações botânicas e suas estruturas químicas. Logo, em vez de se procurar por substâncias que possam se ligar a uma proteína específica, como é normalmente realizado nos estudos *in silico* convencionais, na farmacognosia reversa, o objetivo é identificar possíveis alvos que possam interagir com uma dada substância. No trabalho, os autores foram capazes de encontrar aplicações para uma cumarina isolada de uma espécie vegetal.[24]

Embora os exemplos anteriormente descritos possam ser considerados claramente como trabalhos que envolveram a Farmacognosia e a Quimioinformática, em nenhum deles essa combinação foi explicitada nos textos. Porém, neste último exemplo a ser descrito, os autores de uma revisão definem claramente a Quimioinformática como uma disciplina que deve estar inserida nas pesquisas realizadas no âmbito da Farmacognosia moderna.[25]

Cerca de dez anos antes da publicação desse trabalho, os autores, pesquisadores da Divisão de Farmacognosia da Universidade de Uppsala, na Suécia, haviam proposto um triângulo que representava os campos da Farmacognosia, composto de estrutura química, organismo que a produz e sua atividade biológica.[25] Na época, o foco das pesquisas era basicamente voltado ao isolamento de uma substância de um dado organismo que apresentava um efeito biológico, seguido da confirmação dessa atividade. De acordo com os autores, na virada para o último milênio, grande parte da pesquisa realizada pela Farmacognosia foi influenciada pelo dogma das grandes indústrias farmacêuticas, ou seja, dentro do mesmo triângulo, o foco passou a ser a busca por potenciais estruturas candidatas a fármacos, as quais pudessem ser apropriadas para um possível desenvolvimento clínico. Entretanto, os autores concluíram recentemente que algo mais deveria ser incorporado ao modelo de dez anos atrás. Assim, em um novo trabalho, os autores propuseram a inclusão da Quimioinformática no triângulo, trazendo consigo as grandes bibliotecas estruturais envolvendo produtos naturais e as modernas ferramentas computacionais para acelerar e otimizar a descoberta de substâncias bioativas. Inclusive, esse modelo também foi descrito em um livro de Farmacognosia publicado por esses autores.[26]

De lá para cá, em especial nos últimos cinco anos, uma gama enorme de trabalhos científicos, livros e capítulos foram publicados, os quais, de modo explícito ou não, relacionam a Quimioinformática com a Farmacognosia e suas disciplinas correlatas.

A seguir, será dada ênfase à descrição de métodos básicos de Quimioinformática no sentido de se poder compreender o processo de predição de propriedades, criação de bancos de dados e outras atividades.

REPRESENTAÇÃO DE SUBSTÂNCIAS QUÍMICAS

Da mesma forma que as plantas têm nomenclatura sistematicamente definida para que possam ser identificadas, as estruturas químicas que a compõem apresentam formas sistemáticas de representação para serem utilizadas pelas ferramentas de Quimioinformática.

Para exemplificar, vamos utilizar a estrutura química da capsaicina (Figura 6.1), uma amida de caráter lipofílico encontrada em grande quantidade em pimentas do gênero *Capsicum* (família Solanaceae), como a pimenta malagueta.

Contudo, nenhuma dessas informações descreve outras características importantes da capsaicina, como tipos de ligação química, isomeria etc. Desse modo, algumas outras representações foram criadas para incluírem informações necessárias em estruturas bidimensionais (2D), como a nomenclatura da IUPAC, (6E)-*N*-[(4-hydroxy-3-methoxyphenyl)methyl]-8-methylnon-6-enamide) e outras que serão apresentadas a seguir, como InChI, SMILES, mol, sdf e pdb, as quais serão mostradas considerando a capsaicina.

> ### InChI e InChIKey
> InChI=1S/C18H27NO3/c1-14(2)8-6-4-5-7-9-18(21)19-13-15-10-11-16(20)17(12-15)22-3/
> h6,8,10-12,14,20H,4-5,7,9,13H2,1-3H3,(H,19,21)/b8-6+

A *IUPAC International Chemical Identifier* (InChI™) é um identificador não proprietário para estruturas químicas que pode ser utilizado em fontes de dados impressos e eletrônicos e que permite anexar vários dados à estrutura. As camadas na cadeia InChI são separadas pelo caractere "/" seguido de uma letra minúscula (exceto para a primeira camada, a fórmula química). As camadas InChI são: "Número da versão InChI"/ "Fórmula Molecular" /c "conectividade dos átomos, excluindo hidrogênios" /h "conectividade dos átomos de hidrogênio" /b "ligações duplas".[27]

> ### InChIKey=YKPUWZUDDOIDPM-SOFGYWHQSA-N

O InChIKey complementa a informação anterior e é dividida em três blocos: o primeiro bloco (14 letras – YKPUWZUDDOIDPM) codifica o esqueleto molecular; o segundo (10 letras – SOFGYWHQSA) codifica tautomeria, estereoquímica, isótopos e ligações; e o último bloco (1 letra – N) codifica a versão da classificação.[27]

> ### SMILES
> Smiles=COc1cc(CNC(=O)CCCC\C=C\C(C)C)ccc1O

SMILES, do inglês *Simplified Molecular Input Line Entry System*, é uma notação em linha (método topográfico que utiliza caracteres imprimíveis) para incorporar e representar estruturas químicas e reações. Sua codificação se torna simples, pois os átomos são representados pelos seus símbolos atômicos. Nessa notação, os átomos de hidrogênio são omitidos, os átomos vizinhos são representados ao lado de cada átomo, as ligações simples são omitidas, as duplas são representadas por "=" e as triplas por "#", as ramificações são representadas por parênteses, anéis são representados pela colocação de dígitos nos dois átomos que o fecham e anéis aromáticos são representados por letras minúsculas.[28,29]

Além disso, comumente as estruturas químicas dos constituintes de uma planta são desenhadas em editores de moléculas, sejam eles proprietários, gratuitos (*freeware*), de código aberto (*open source*) e de acesso livre ou público (*open access*). Entretanto, para armazená-las, existem vários tipos de arquivos que são capazes de armazenar informações de estruturas 2D e/ou 3D. Algumas extensões de arquivos que priorizaremos neste capítulo são .mol, .sdf e .pdb (Figura 6.2).

Arquivos mol e sdf

O formato de arquivo .mol, ou arquivo .mol (*Molfile*), e o formato de arquivo .sdf (*Structures Data File*) foram desenvolvidos pela empresa Molecular Design Limited (MDL). A diferença entre esses dois formatos é que o conteúdo de cada arquivo no formato .mol armazena

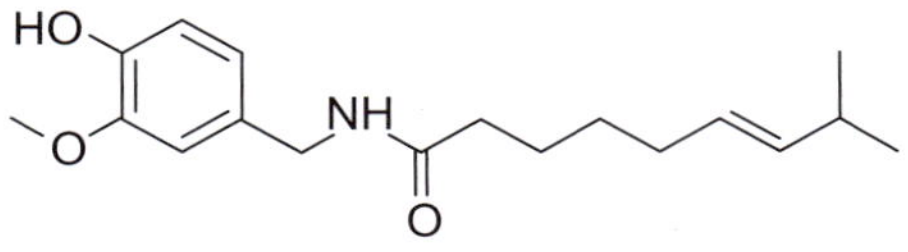

Figura 6.1. Representação da estrutura 2D da capsaicina.

informações 2D e 3D de apenas uma única estrutura. Já um arquivo de formato .sdf pode armazenar uma lista de estruturas com propriedades associadas, tanto no formato .mol como sua variável .mol2.[30] Logo, o sdf é importante para o armazenamento e a troca de bases de dados de estruturas químicas.

Arquivos pdb

O formato .pdb (*Protein Data Bank*) é um arquivo que, em geral, é determinado experimentalmente a partir de dados de raios-X de estruturas tridimensionais de macromoléculas biológicas (Figura 6.3). Os dados contidos no arquivo incluem coordenadas atômicas, os dados experimentais ou preditos da estrutura cristalográfica e de RMN. Inclui, ainda, os nomes de moléculas, as informações de sua estrutura primária e secundária e, quando apropriado, o ligante e informações biológicas, detalhes sobre a coleta de dados e resolução da estrutura, além de citações bibliográficas (Figura 6.4).[31]

```
Capsaicina
 AsterBioChem  12091519393D

22 22  0  0  0  0              999 V2000
   -5.7915    2.4380    1.4326 C   0  0  0  0  0  0  0  0  0  0  0  0
   -6.2906    1.1023    1.3377 O   0  0  0  0  0  0  0  0  0  0  0  0
   -5.5669    0.2243    0.5929 C   0  0  0  0  0  0  0  0  0  0  0  0
   -5.9941   -1.0932    0.4577 C   0  0  0  0  0  0  0  0  0  0  0  0
   -7.1363   -1.5054    1.0700 O   0  0  0  0  0  0  0  0  0  0  0  0
   -5.2529   -1.9841   -0.3019 C   0  0  0  0  0  0  0  0  0  0  0  0
   -4.0949   -1.5620   -0.9279 C   0  0  0  0  0  0  0  0  0  0  0  0
   -3.6675   -0.2546   -0.7889 C   0  0  0  0  0  0  0  0  0  0  0  0
   -2.4010    0.1986   -1.4685 C   0  0  0  0  0  0  0  0  0  0  0  0
   -1.2637   -0.0053   -0.5679 N   0  0  0  0  0  0  0  0  0  0  0  0
   -0.0198    0.3254   -0.9676 C   0  0  0  0  0  0  0  0  0  0  0  0
    0.1573    0.7966   -2.0711 O   0  0  0  0  0  0  0  0  0  0  0  0
    1.1509    0.1099   -0.0435 C   0  0  0  0  0  0  0  0  0  0  0  0
    2.4374    0.5649   -0.7355 C   0  0  0  0  0  0  0  0  0  0  0  0
    3.6260    0.3460    0.2027 C   0  0  0  0  0  0  0  0  0  0  0  0
    4.9125    0.8010   -0.4894 C   0  0  0  0  0  0  0  0  0  0  0  0
    6.0832    0.5854    0.4347 C   0  0  0  0  0  0  0  0  0  0  0  0
    7.1097   -0.1247    0.0369 C   0  0  0  0  0  0  0  0  0  0  0  0
    8.2804   -0.3403    0.9610 C   0  0  0  0  0  0  0  0  0  0  0  0
    8.4635   -1.8385    1.2112 C   0  0  0  0  0  0  0  0  0  0  0  0
    9.5478    0.2283    0.3196 C   0  0  0  0  0  0  0  0  0  0  0  0
   -4.4022    0.6394   -0.0325 C   0  0  0  0  0  0  0  0  0  0  0  0
  1  2  1  0  0  0  0
  2  3  1  0  0  0  0
  3  4  2  0  0  0  0
  4  5  1  0  0  0  0
  4  6  1  0  0  0  0
  6  7  2  0  0  0  0
  7  8  1  0  0  0  0
  8  9  1  0  0  0  0
  9 10  1  0  0  0  0
 10 11  1  0  0  0  0
 11 12  2  0  0  0  0
 11 13  1  0  0  0  0
 13 14  1  0  0  0  0
 14 15  1  0  0  0  0
 15 16  1  0  0  0  0
 16 17  1  0  0  0  0
 17 18  2  0  0  0  0
 18 19  1  0  0  0  0
 19 20  1  0  0  0  0
 19 21  1  0  0  0  0
M  END
```

Figura 6.2. Conteúdo do arquivo .mol da capsaicina.

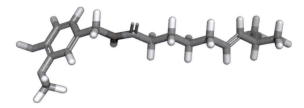

Figura 6.3. Representação tridimensional da capsaicina a partir do formato pdb.

```
HEADER      Capsaicin                                      03-JAN-14    NONE
TITLE       NULL
COMPND      MOLECULE: (6E)-N-[(4-hydroxy-3-methoxyphenyl)methyl]-8-methy
SOURCE      NULL
KEYWDS      NULL
EXPDTA      NULL
AUTHOR      ASTERBIOCHEM
REVDAT      1    03-JAN-14         0
HETATM      1   C    UNK    0    -2.667    3.080    0.000    0.00    0.00          C+0
HETATM      2   O    UNK    0    -1.334    2.310    0.000    0.00    0.00          O+0
HETATM      3   C    UNK    0    -0.000    3.080    0.000    0.00    0.00          C+0
HETATM      4   C    UNK    0     0.000    4.620    0.000    0.00    0.00          C+0
HETATM      5   O    UNK    0    -1.334    5.390    0.000    0.00    0.00          O+0
HETATM      6   C    UNK    0     1.334    5.390    0.000    0.00    0.00          C+0
HETATM      7   C    UNK    0     2.667    4.620    0.000    0.00    0.00          C+0
HETATM      8   C    UNK    0     2.667    3.080    0.000    0.00    0.00          C+0
HETATM      9   C    UNK    0     4.001    2.310    0.000    0.00    0.00          C+0
HETATM     10   N    UNK    0     5.335    3.080    0.000    0.00    0.00          N+0
HETATM     11   C    UNK    0     6.668    2.310    0.000    0.00    0.00          C+0
HETATM     12   O    UNK    0     6.668    0.770    0.000    0.00    0.00          O+0
HETATM     13   C    UNK    0     8.002    3.080    0.000    0.00    0.00          C+0
HETATM     14   C    UNK    0     9.336    2.310    0.000    0.00    0.00          C+0
HETATM     15   C    UNK    0    10.669    3.080    0.000    0.00    0.00          C+0
HETATM     16   C    UNK    0    12.003    2.310    0.000    0.00    0.00          C+0
HETATM     17   C    UNK    0    13.337    3.080    0.000    0.00    0.00          C+0
HETATM     18   C    UNK    0    14.670    2.310    0.000    0.00    0.00          C+0
HETATM     19   C    UNK    0    16.004    3.080    0.000    0.00    0.00          C+0
HETATM     20   C    UNK    0    16.004    4.620    0.000    0.00    0.00          C+0
HETATM     21   C    UNK    0    17.338    2.310    0.000    0.00    0.00          C+0
HETATM     22   C    UNK    0     1.334    2.310    0.000    0.00    0.00          C+0
CONECT      1    2
CONECT      2    1    3
CONECT      3    2    4   22
CONECT      4    3    5    6
CONECT      5    4
CONECT      6    4    7
CONECT      7    6    8
CONECT      8    7    9   22
CONECT      9    8   10
CONECT     10    9   11
CONECT     11   10   12   13
CONECT     12   11
CONECT     13   11   14
CONECT     14   13   15
CONECT     15   14   16
CONECT     16   15   17
CONECT     17   16   18
CONECT     18   17   19
CONECT     19   18   20   21
CONECT     20   19
CONECT     21   19
CONECT     22    8    3
MASTER           0    0    0    0    0    0    0   22    0   44    0
END
```

Figura 6.4. Conteúdo do arquivo .pdb da capsaicina.

DESCRITORES ESTRUTURAIS

Ao receber o Prêmio James Flack Norris em 1968, o químico americano George S. Hammond disse que "o objetivo básico e único da síntese não é a produção de novos compostos, mas a produção de propriedades". Do mesmo modo, o isolamento de novas substâncias oriundas de matrizes biológicas não é apenas o trabalho diário do farmacognosta, mas também a busca por novas propriedades que visam a sustentabilidade ecológica e social.

Após serem isoladas de uma dada fonte biológica e devidamente identificadas, as substâncias naturais podem ser representadas por suas respectivas estruturas químicas (ver Seção 2 deste Capítulo), as quais, por sua vez, podem ser utilizadas para calcular algumas propriedades que chamaremos de *descritores estruturais*.

Um descritor estrutural pode ser definido como "o resultado final de um procedimento lógico e matemático, que transforma a informação química codificada dentro de uma representação simbólica da molécula (SMILES, .mol, .sdf, .pdb etc.) em um número útil" (descritor teórico), ou, ainda, como "o resultado de algum experimento padronizado" (descritor experimental). Com base nisso, pode-se concluir que o termo também inclui a predição de propriedades, como atividade biológica, tempo de retenção, deslocamento químico de RMN e demais propriedades, pois um conjunto de descritores estruturais é utilizado para descrever tais informações.[32]

Os descritores, por exemplo, como no caso da "Regra dos 5 de Lipinski", podem indicar quando a absorção ou a permeação será desfavorecida se:

- existirem mais de cinco doadores de ligação de hidrogênio (expressados pela soma do número de OH e NH);
- o peso molecular for superior a 500;
- o logP (coeficiente de partição *n*-octanol-água) for maior do que 5 (ou MLogP superior que 4,15);
- houver mais de 10 aceptores de ligação de hidrogênio (expressados na soma de N e O);
- classes de compostos que forem substratos para transportadores biológicos são exceção à regra.

Classificação dos descritores

Há várias formas de se classificar os descritores, mas, para fins didáticos, iremos defini-los quanto à origem de sua obtenção.

Descritores 0D, ou descritores constitucionais, são aqueles que são capazes de codificar informações simples, refletem apenas a composição molecular sem necessitar das informações geométricas, como, por exemplo, o peso molecular, a quantidade de átomos que compõe uma dada substância etc.

Descritores 1D são aqueles calculados pela informação da composição e conectividade dos átomos que compõem a molécula, como o número de doadores e aceptores de ligações de hidrogênio, grupos funcionais etc.

Descritores 2D são calculados considerando-se a identidade química do átomo, a forma de ligação pelo espaço bi-dimensional (ângulo, isomeria *cis-trans* etc.), topologia molecular, simetria, ramificações, tamanho, complexidade molecular etc.

Descritores 3D são alicerçados na obtenção de informações a partir das coordenadas atômicas tridimensionais, podendo variar quanto ao tamanho da molécula, simetria, formas avaliadas dentro de quadros ou caixas, esferas de diferentes raios e geometria.

Tabela 6.1. Exemplos de descritores calculados para a capsaicina, classificados por tipo de descritores

Representação molecular	Descritores	Valor
0D e propriedades	Peso molecular (MW)	305,46
	Fator de hidrofilicidade (Hy)	0,259
	Coeficiente de partição octanol-água de Moriguchi (MLogP)	2,881
	Refratividade molar de Ghose-Crippen (AMR)	90,031
1D	Número de doadores de ligações de hidrogênio (nHDon)	2
	Número de aceptores de ligações de hidrogênio (nHAcc)	4
2D	Índice de simetria de Kier (S0K)	96,107
	Índice de carga total topológica (JGH)	0,427
	Índice de informação sobre o tamanho molecular (ISIZ)	275,121
3D	Índice não ponderado do tamanho total (Tu)	34,352
	Índice não ponderado de simetria total (Gu)	0,197

VCCLAB, *Virtual Computational Chemistry Laboratory*, http://www.vcclab.org, 2005).

Além disso, há ainda aqueles que descrevem propriedades moleculares, como, por exemplo, índice de insaturação, fator de hidrofilicidade, refratividade molar, coeficiente de partição *n*-octanol-água, entre outros.[33,34]

O conhecimento e avaliação desses descritores são importantes para a aplicação da Quimioinformática em vários aspectos da farmacognosia, desde os estudos e predições de propriedades, como absorção, distribuição, metabolismo, excreção e toxicidade (ADME/Tox), atividade biológica, tempos de retenção cromatográficos, ou espectros de RMN a partir da triagem em bancos de dados contendo essas informações, as quais são computadas para uma grande variedade de compostos.[35,36] Vários *softwares* proprietários ou livres podem ser utilizados para o cálculo de descritores moleculares, incluindo ferramentas *on-line*, como o VCCLAB (Tabela 6.1).

DADOS: COLETA, ANÁLISE, FONTES E ARMAZENAMENTO

A geração de conhecimento é muito parecida com o método científico em si, contemplando as etapas de coleta de dados, formulação de hipóteses, verificação, interpretação e conclusões. A geração de conhecimento sobre uma dada planta envolve pesquisas variadas, desde a coleta da espécie em campo até os ensaios farmacológicos e toxicológicos, empregando-se modelos *in vitro* (células, enzimas, órgãos isolados etc.), *in vivo* (em animais) e até *in silico*, como descrito no trabalho de Larson e cols.[25] citado na seção 1. O grupo de pesquisas AsterBiochem do Laboratório de Farmacognosia da FCFRP-USP tem realizado pesquisas dentro desse contexto holístico, como a união entre Farmacognosia e Quimioinformática (Figura 6.5). Dados oriundos de ciências correlatas também podem ser incluídos nesse contexto, como estudos sobre formulações e medicamentos (Tecnologia

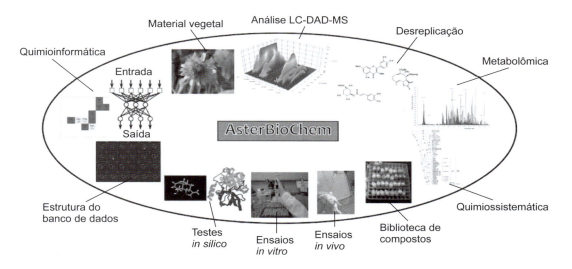

Figura 6.5. Diagrama da visão holística de trabalho unindo desde a Farmacognosia clássica à aplicação da Quimioinformática dentro do contexto *in vivo*, *in vitro* e *in silico* (http://www.asterbiochem.org).

Farmacêutica e Farmacotécnica) bem como a Química Farmacêutica, Farmacologia, Microbiologia e Farmacobotânica, dentre outras.

Todas essas informações relacionadas ao conhecimento, em especial a Informação Química, podem ser acessadas por meio de artigos científicos e bases de dados de pesquisa. Porém, a necessidade de se obter substâncias puras e específicas, informações sobre elucidação estrutural e/ou atividade biológica, propiciou a criação de bancos de dados mais específicos, inclusive com foco na química de produtos naturais;[37-41] exemplos desses bancos de dados podem ser observados na Tabela 6.2.

Em todas as bases de dados da Tabela 6.2 estão embutidos métodos de Quimioinformática, como representação estrutural, empregos de descritores etc., bem como etapas inerentes à ciência da computação, como o armazenamento, codificação e a busca de informações em bancos de dados.

Esses bancos de dados de produtos naturais são uma alternativa para, por exemplo, se reduzir o tempo e custos no processo de desreplicação (identificação estrutural sem o isolamento) de matrizes vegetais e estudos de metabolômica ou mesmo facilitar a construção de modelos estatísticos por prover informações e dados experimentais sobre atividade farmacológica ou toxicológica. Essas bibliotecas, sejam elas acadêmicas ou comerciais, são na maioria das vezes constituídas de dezenas a milhares de substâncias e seus dados associados, como espectrométricos ou cromatográficos, dentre vários outros.

APLICAÇÕES

Nesta seção, serão discutidos alguns exemplos de aplicações da Quimioinformática na Farmacognosia que foram retirados de publicações em periódicos.

Tabela 6.2. Exemplos de bancos de dados disponibilizados pela internet

Nome	Informação	Acesso	URL
Scientific Electronic Library Online (Scielo)	Artigos científicos	Livre	scielo.org
Portal de Periódicos da CAPES	Artigos científicos, livros, teses e dissertações	Parcialmente livre	periodicos.capes.gov.br
Web of Knowledge	Artigos científicos	Pago	webofknowledge.com
ScienceDirect	Artigos científicos	Pago	sciencedirect.com
ChemSpider	Estruturas químicas e dados correlacionados	Livre	chemspider.com
PubChem	Estruturas químicas, dados correlacionados e artigos	Parcialmente livre	pubchem.ncbi.nlm.nih.gov
NMRShiftDB	RMN	Livre	nmrshiftdb.nmr.uni-koeln.de
Scifinder	Estruturas químicas, dados correlacionados e artigos	Pago	scifinder.cas.org
Protein Data Bank (PDB)	Proteínas e ligantes	Livre	rcsb.org
STFC Chemical Database Service	RMN e dados cristalográficos	Parcialmente livre	cds.dl.ac.uk
KnowItAll	Dados espectrais (RMN, UV, EM, IV)	Pago	knowitallanyware.com
The Binding Database (BindingDB)	Atividades biológicas	Livre	bindingdb.org
Super Natural Database II	Protutos naturais	Livre	http://bioinf-applied.charite.de/supernatural_new/index.php
Traditional Chinese Medicine Database	Protutos naturais	Livre	www.megabionet.org/tcmid
Traditional Chinese Medicine Database @ Taiwan	Protutos naturais	Livre	tcm.cmu.edu.tw
NuBBe Database	Produtos naturais	Livre	http://nubbe.iq.unesp.br
SISTEMAT eXtended (Sistemat X)	Produtos naturais	Livre	sistematx.ufpb.br
AsterDB	Produtos naturais	Livre	http://www.asterbiochem.org/asterdb

Predizer a atividade e a ausência de toxicidade, reduzir custos e acelerar o processo de descobertas de novos compostos ativos podem ser um dos principais usos da Quimioinformática. Esse processo é conhecido como *Quantitative Structure-Property Relashionship* (QSPR) e pode ser dividido em duas diferentes áreas de estudo, a primeira com foco em atividades biológicas (*Quantitative Structure-Activity Relashionship* – QSAR), e a segunda, em informações cromatográficas (*Quantitative Structure-Retention Relashionship* – QSRR). Como exemplo, será utilizado o trabalho de Siedle e cols.,[42] no qual eles avaliaram *in vitro* 103 lactonas sesquiterpênicas (LST) diante da atividade anti-inflamatória pela inibição direta da enzima NF-κB. Os autores verificaram por regressão linear múltipla que, utilizando-se todo o conjunto de 103 LST, não era possível obter uma equação satisfatória para a predição da atividade de novas substâncias. Entretanto, quando o conjunto dessas estruturas foi subdividido em grupos de esqueletos carbocíclicos, observou-se que os descritores que continham informações topológicas e codificações estruturais contribuíam mais para a atividade inibitória do NF-κB de LST de esqueletos rígidos (furanoeliangolidos e guaianolidos), enquanto, no caso de esqueletos mais flexíveis (germacrolidos e melampolidos), a inibição foi determinada principalmente por descritores relacionados com a reatividade química (p. ex., número e tipo de carbonilas α,β-insaturadas). Logo, a informação associada aos diferentes tipos de esqueleto propicia determinada magnitude de efeito biológico e pode direcionar a síntese de derivados mais potentes.

Eugster e cols.[43] desenvolveram um modelo múltiplo de QSRR utilizando PLS (*Partial Least Squares*) e um modelo simples com redes neurais artificiais, ambos com capacidade similar, para a predição de tempos de retenção cromatográfico de produtos naturais com o objetivo de aumentar o nível de segurança na desreplicação de extratos vegetais via cromatografia líquida de alta eficiência em fase reversa. Os autores propuseram como melhoria futura a possibilidade de desenvolver métodos capazes de prever a retenção de estereoisômeros e compostos com carga.

Um outro exemplo de como a Quimioinformática pode ser combinada a um problema da Farmacognosia e quimiotaxonomia é o que descreve o trabalho de Hristozov e cols.[44] A partir de um conjunto com mais de 900 estruturas químicas de LST descritas em espécies de Asteraceae, os autores utilizaram dois grupos de descritores (2D – contagem de átomos e 3D – função da distribuição radial) e dois métodos supervisionados (k-NN e redes neurais do tipo *counterpropagation*) com o objetivo de classificar, com base nas estruturas codificadas, a qual(is) de sete diferentes tribos de Asteraceae elas pertenciam. Uma aplicabilidade do modelo era sugerir grupos de gêneros de plantas para se encontrar uma dada LST desejada, com objetivo de focar coletas de plantas, além de se poder realizar uma análise quimiotaxonômica propriamente dita após ser fornecido ao modelo uma dada estrutura química. A grande vantagem desse modelo é ele também poder trabalhar com estruturas de substâncias inéditas, não se comportando, portanto, como um simples banco de dados.

Como exemplo de emprego de bancos de dados, o NMRShiftDB, que contém dados de RMN, foi utilizado com sucesso na desreplicação e identificação da estrutura de um cromeno de *Calea serrata*.[45]

Cada vez mais as ferramentas de Quimioinformática vêm sendo utilizadas como auxílio na redução de custos e tempo nas pesquisas. Com a construção de grandes bibliotecas virtuais, surgiu a necessidade de filtrar, dentre um grande conjunto de dados, aqueles relevantes ao alvo desejado. Dentre essas técnicas, destaca-se a triagem virtual, que emprega um conjunto de métodos, de forma sequencial, selecionando, assim, aquelas estruturas químicas que teriam maior potencial de atividade diante do alvo desejado. Desde as técnicas mais simples, como buscas por similaridade ou análise de modos de ligação no sítio receptor por meio de cálculos de docagem até estratégias mais complexas, as quais envolvem métodos estatísticos e de aprendizagem de máquinas, o objetivo principal da triagem virtual é o de aprimorar o processo de busca de novas entidades químicas com potencial de atividade diante do alvo desejado.[46]

Um exemplo interessante de triagem virtual é o uso de modelos farmacofóricos no trabalho desenvolvido por Schuster e cols.,[47] na busca por agonistas do receptor FXR (Farnesoid X Receptor), implicado em doenças como dislipidemia, aterosclerose e diabetes tipo 2, sobretudo por sua participação na regulação do metabolismo da glicose e lipídeos. Nesse trabalho, foram derivados uma série de modelos farmacofóricos para o alvo em questão com o objetivo de buscar substâncias com potencial de atividade nas bases de dados NCI (*National Cancer Institute – http://www.cancer.gov*) e ChEMBL (https://www.ebi.ac.uk/chembl/). Como resultado final, chegou-se à descoberta de novos agonistas FXR, que apresentaram atividade comparável ao agonista FXR endógeno, o ácido quenodesoxicólico (*chenodeoxycholic acid* – CDCA).

Referências bibliográficas

1. Yuliana ND, Khatib A, Choi YH, Verpoorte R. Metabolomics for bioactivity assessment of natural products. Phytotherapy Research 2011; 25(2):157-69.
2. Shen J, Xu X, Cheng F, Liu H, Luo X, Shen J et al. Virtual Screening on Natural Products for Discovering Active Compounds and Target Information. Current Medicinal Chemistry 2003; 10(21):2327-42.
3. Gu J, Gui Y, Chen L, Yuan G, Lu H-Z, Xu X. Use of natural products as chemical library for drug discovery and network pharmacology. PLoS One 2013; 8(4).
4. Liu H, Ma Z, Wu B. Structure-activity relationships and in silico models of P-glycoprotein (ABCB1) inhibitors. Xenobiotica 2013; 43(11):1018-26.
5. Ekins S, Mestres J, Testa B. In silico pharmacology for drug discovery: methods for virtual ligand screening and profiling. British Journal of Pharmacology 2007; 152(1):9-20.
6. Ning X, Karypis G. In silico structure-activity-relationship (SAR) models from machine learning: a review. Drug Development Research 2011; 72(2):138-46.
7. Xu J, Hagler A. Chemoinformatics and Drug Discovery. Molecules 2002; 7(8):566-600.
8. Gasteiger J. Chemoinformatics: a new field with a long tradition. Analytical and Bioanalytical Chemistry 2006; 384(1):57-64.
9. Kind T, Leamy T, Leary J, Fiehn O. Software platform virtualization in chemistry research and university teaching. Journal of Cheminformatics 2009; 1:18.
10. Oprea TI, Mannhold R, Kubinyi H, Folkers G. Chemoinformatics in Drug Discovery. Wiley; 2006.
11. Amaral PDA, Neves G. Química combinatória: moderna ferramenta para a obtenção de candidatos a protótipos de novos fármacos. Revista Brasileira de Ciências Farmacêuticas 2003;39.
12. Oprea T. On the Information Content of 2D and 3D Descriptors for QSAR. Journal of the Brazilian Chemical Society 2002; 13(6):811-5.
13. Oprea TI, Taboureau O, Bologa CG. Of possible cheminformatics futures. Journal of Computer-Aided Molecular Design 2012; 26(1):107-12.
14. Scheiber J. Backtranslating clinical knowledge for use in cheminformatics – what is the potential? Bioorganic & Medicinal Chemistry 2012; 20(18):5461-3.
15. Ekins S, Clark AM, Swamidass SJ, Litterman N, Williams AJ. Bigger data, collaborative tools and the future of predictive drug discovery. Journal of Computer-Aided Molecular Design 2014; 28(10):997-1008.
16. López-vallejo F, Caulfield T, Martínez-mayorga K, Giulianotti MA, Nefzi A, Houghten RA et al. Integrating Virtual Screening Accelerated Drug Discovery and Combinatorial Chemistry for Accelerated Drug Discovery. Combinatorial Chemistry & High Throughput Screening 2011; 14(6):475-87.
17. Gasteiger J, Engel T, editors. Chemoinformatics. Weinheim, FRG: Wiley-VCH Verlag GmbH & Co. KGaA; 2003.
18. Rollinger JM, Haupt S, Stuppner H, Langer T. Combining Ethnopharmacology and Virtual Screening for Lead Structure Discovery: COX-Inhibitors as Application Example. Journal of Chemical Information and Computational Sciences 2004; 44(2):480-8.
19. Rollinger JM, Langer T, Stuppner H. Integrated in silico tools for exploiting the natural products' bioactivity. Planta Medica 2006; 72(8):671-8.
20. Rollinger J, Langer T, Stuppner H. Strategies for Efficient Lead Structure Discovery from Natural Products. Current Medicinal Chemistry 2006; 13(13):1491-507.
21. Schuster D, Kern L, Hristozov D, Terfloth L, Bienfait B, Laggner C et al. Applications of Integrated Data Mining Methods to Exploring Natural Product Space for Acetylcholinesterase Inhibitors. Combinatorial Chemistry & High Throughput Screening 2010; 13(1):54-66.

22. Ehrman TM, Barlow DJ, Hylands PJ. Phytochemical Databases of Chinese Herbal Constituents and Bioactive Plant Compounds with Known Target Specificities. Journal of Chemical Information and Modeling 2007; 47(2):254-63.

23. Ehrman TM, Barlow DJ, Hylands PJ. In silico search for multi-target anti-inflammatories in Chinese herbs and formulas. Bioorganic & Medicinal Chemistry 2010; 18(6):2204-18.

24. Do Q-T, Lamy C, Renimel I, Sauvan N, André P, Himbert F et al. Reverse Pharmacognosy: Identifying Biological Properties for Plants by Means of their Molecule Constituents: Application to Meranzin. Planta Medica 2007; 73(12):1235-40.

25. Larsson S, Backlund A, Bohlin L. Reappraising a decade old explanatory model for pharmacognosy. Phytochemistry Letters 2008; 1(3):131-4.

26. Samuelsson G, Bohlin L. Drugs of Natural Origin: A Treatise of Pharmacognosy. 6 ed. Swedish Pharmaceutical Press; 2010.

27. Stein SE, Heller HR, Tchekhovskoi DV. The IUPAC Chemical Identifier – Technical Manual 2006; 55.

28. Weininger D. SMILES, a chemical language and information system. 1. Introduction to methodology and encoding rules. Journal of Chemical Information and Computer Sciences 1988; 28(1):31-6.

29. Weininger D, Weininger A, Weininger JL. SMILES. 2. Algorithm for generation of unique SMILES notation. Journal of Chemical Information and Computer Sciences 1989; 29(2):97-101.

30. Dalby A, Nourse JG, Hounshell WD, Gushurst AKI, Grier DL, Leland BA et al. Description of Several Chemical-Structure File Formats Used by Computer-Programs Developed at Molecular Design Limited. Journal of Chemical Information and Computer Sciences 1992; 32:244-55.

31. Bernstein FC, Koetzle TF, Williams GJB, Meyer EF, Brice MD, Rodgers JR et al. The Protein Data Bank. A Computer-Based Archival File for Macromolecular Structures. European Journal of Biochemistry 1977; 80(2):319-24.

32. Todeschini R, Consonni V, editors. Handbook of Molecular Descriptors. Weinheim, Germany: Wiley-VCH Verlag GmbH; 2000.

33. Raevsky OA. Molecular structure descriptors in the computer-aided design of biologically active compounds. Russian Chemical Reviews 1999; 68(6):505.

34. Talete SRL. Manual Dragon for Windows Version 5.5; 2007.

35. Modi S. Positioning ADMET in silico tools in drug discovery. Drug Discov Today 2004; 9(1):14-5.

36. Carlson HA, Masukawa KM, McCammon JA. Method for Including the Dynamic Fluctuations of a Protein in Computer-Aided Drug Design. The Journal of Physical Chemistry A 1999; 103(49):10213-9.

37. Xue R, Fang Z, Zhang M, Yi Z, Wen C, Shi T. TCMID: Traditional Chinese Medicine integrative database for herb molecular mechanism analysis. Nucleic Acids Research 2013; 41.

38. Valli M, Santos RN dos, Figueira LD, Nakajima CH, Castro-Gamboa I, Andricopulo AD et al. Development of a natural products database from the biodiversity of Brazil. Journal of Natural Products 2013; 76(3):439-44.

39. Manhã EM, Silva MC, Alves MGC, Almeida MB, Brandão MGL. PLANT: A bibliographic database about medicinal plants. Revista Brasileira de Farmacognosia 2008; 18(4):614-7.

40. Dunkel M, Fullbeck M, Neumann S, Preissner R. SuperNatural: a searchable database of available natural compounds. Nucleic Acids Research 2006; 34.

41. Chen CY-C. TCM Database@Taiwan: the world's largest traditional Chinese medicine database for drug screening in silico. PLoS One 2011; 6(1).

42. Siedle B, García-Piñeres AJ, Murillo R, Schulte-Mönting J, Castro V, Rüngeler P et al. Quantitative structure-activity relationship of sesquiterpene lactones as inhibitors of the transcription factor NF-kappaB. Journal of Medicinal Chemistry 2004; 47(24):6042-54.

43. Eugster PJ, Boccard J, Debrus B, Bréant L, Wolfender J-L, Martel S et al. Retention time prediction for dereplication of natural products (CxHyOz) in LC–MS metabolite profiling. Phytochemistry 2014; 108:196-207.

44. Hristozov D, Costa FB Da, Gasteiger J. Sesquiterpene lactones-based classification of the family asteraceae using neural networks and k-nearest neighbors. Journal of Chemical Information and Modeling 2007; 47(1):9-19.

45. Steinbeck C, Kuhn S. NMRShiftDB – compound identification and structure elucidation support through a free community-built web database. Phytochemistry 2004; 65(19):2711-7.

46. Rodrigues R, Mantoani SP, Almeida JR de, Pinsetta FR, Semighini EP, Silva VB da et al. Estratégias de Triagem Virtual no Planejamento de Fármacos. Revista Virtual de Química 2012; 4(6):739-76.

47. Schuster D, Markt P, Grienke U, Mihaly-Bison J, Binder M, Noha SM et al. Pharmacophore-based discovery of FXR agonists. Part I: Model development and experimental validation. Biorganic & Medicinal Chemistry Letters 2011; 19(23):7168-80.

CAPÍTULO 7

Coleta, Herborização e Identificação de Espécies Vegetais

Andréia Alves Rezende
Milton Groppo
Neusa Taroda Ranga
Simone de Pádua Teixeira

INTRODUÇÃO

O herbário é uma coleção de plantas secas, organizadas em ordem alfabética por família ou tomando como base um sistema de classificação botânico. Essas plantas são armazenadas na forma de *exsicatas* (do latim *siccus*, seco), que são amostras vegetais secas guardadas em armários especiais, acompanhadas de uma etiqueta com informações das plantas. A palavra *herbarium*, em seu sentido original, refere-se a um livro de plantas medicinais.[1] A coleção depositada no herbário é fonte de informações sobre plantas e a vegetação de uma determinada localidade, pois fica registrado o local de ocorrência de uma espécie. Portanto, em um espaço relativamente pequeno é armazenada uma grande quantidade de informações a respeito da planta e do local em que ela vive. Um herbário subsidia, entre outras coisas, pesquisas de taxonomia (revisões de nomes, estudos filogenéticos), florística (coleta de espécies de uma determinada área ou região), morfologia (utilizando um espécime de herbário pode-se estudar os grãos de pólen de uma planta, ou a sua anatomia, por exemplo), fitoquímica (pode-se obter material para estudos químicos ou o depósito de materiais-testemunha, mais conhecidos como "*vouchers*") e biogeografia (distribuição geográfica das plantas). Coleções com maior número de exsicatas, com exsicatas mais diversificadas e identificadas corretamente, conferem maior importância ao herbário. Herbários com coleções representativas de uma determinado bioma ou grupo vegetal recebem o nome de "herbários de referência". Por exemplo, os herbários do Instituto de Pesquisas da Amazônia (INPA, Manaus) e do Museu Goeldi (Belém) são considerados referências em plantas da Amazônia.

Um herbário pertence a uma instituição de pesquisa, a uma universidade, a um órgão do governo, a uma instituição particular ou pode ser propriedade particular de um indivíduo. O responsável pelo herbário é chamado curador e suas funções principais são preservar os espécimes, com o controle de pragas, umidade e temperatura, além de manter organizada a coleção para que ela possa ser consultada por outras pessoas. Para uma visita a um herbário, é recomendável o contato prévio com o curador a fim de verificar a possibilidade de consulta da coleção.

Na maioria das vezes, herbários com mais de 5.000 exsicatas registradas encontram-se indexados no *Index Herbariorum*, organizado pelo New York Botanical Garden. Os dados dos herbários indexados estão disponíveis no sítio http://sweetgum.nybg.org/science/ih/. Cada herbário tem uma sigla ou acrônimo próprio que o identifica mais facilmente.

Os maiores herbários (internacionais e nacionais) em número de exsicatas, segundo o sítio eletrônico citado anteriormente, estão listados nas Tabelas 7.1 e 7.2, a seguir.

Tabela 7.1. Maiores herbários internacionais

Local	Sigla	Nº de exsicatas
Paris, França	P	8.000.000
Nova York, EUA	NY	7.800.000
São Petersburgo, Rússia	LE	7.160.000
Kew, Inglaterra	K	7.000.000
Genebra, Suíça	G	6.000.000
Washington, EUA	US	5.000.000

Tabela 7.2. Maiores herbários nacionais

Local	Sigla	Nº de exsicatas
Jardim Botânico, Rio de Janeiro	RB	715.000
Museu Nacional, Rio de Janeiro	R	550.000
Instituto de Botânica, São Paulo	SP	480.000
Museu Botânico Municipal, Curitiba	MBM	400.000
Universidade de Brasília	UB	300.000
Instituto Nacional de Pesquisas Amazônicas	INPA	272.000
Museu Goeldi, Belém	MG	209.320
EMBRAPA, Belém	IAN	191.000
Universidade de São Paulo	SPF	190.000
Universidade Estadual de Campinas	UEC	187.000

COMO E O QUE COLETAR

A coleta de materiais vegetais para herborização é uma etapa muito importante na pesquisa. É por esse material que outros pesquisadores podem se certificar de que a pesquisa foi realizada com determinada espécie, o que permite que o trabalho seja refeito, obedecendo, assim, ao rigor científico. Sempre que possível, deve-se coletar três a cinco amostras (espécimes ou ramos) de uma planta, com flor e/ou fruto, ou seja, em estado fértil ou reprodutivo. A coleta de material reprodutivo, sobretudo florífero, facilita muito a identificação correta da espécie. O número de amostras coletado é importante por tornar possível a confecção de duplicatas do mesmo material, que poderão ser doadas a outros herbários e enviadas a especialistas para a identificação. Na coleta deve-se tomar o cuidado de observar a quantidade de indivíduos no local, informando-se, sempre que possível, se a espécie é rara ou está em extinção. Tal informação é ainda mais importante se a espécie for herbácea ou epífita. Em muitos desses casos as plantas são arrancadas com a raiz, uma vez que, para algumas espécies, tal órgão provê características taxonômicas importantes.

Para a coleta adequada de material botânico, são necessários os seguintes materiais:

- tesoura de poda para cortar os ramos;
- tesoura de alta-poda ("podão") para coletar ramos altos;
- canivete ou pá pequena para coleta de plantas herbáceas, que precisam ser coletadas com a raiz e também para coleta de briófitas;
- facão com bainha para abrir um pequeno caminho até o local onde se encontra a planta a ser coletada;
- fita crepe para prender o ramo coletado e marcar o número do indivíduo;
- caneta esferográfica para anotar o número do indivíduo coletado na fita crepe;
- lápis para anotações no caderno de campo;
- caderno de campo para anotar as características da planta e do ambiente;
- saco plástico grande (saco de lixo 60 L) para acondicionar o material coletado;
- saco plástico ou de papel pequeno para acondicionar plantas delicadas ou amostras de frutos ou sementes coletadas no chão;
- luvas para espécies com espinhos ou urticantes;
- binóculo para visualizar ramos altos (em áreas de florestas);
- sistema de georreferenciamento, tipo GPS, para anotação das coordenadas geográficas.

Esse material deve acompanhar o coletor durante sua atividade de coleta. É bom lembrar que a quantidade do material deve ser selecionada pelo pesquisador/coletor que deverá considerar o volume total do que será transportado por ele, o peso desse conjunto e a distância a ser percorrida. Além disso, lembrar de levar uma caixa de primeiros socorros, água e lanche.

O QUE É HERBORIZAÇÃO E COMO HERBORIZAR

A herborização consiste em prensar e secar o material coletado, montar a exsicata e depositá-la no herbário.

Material necessário para a herborização (Figura 7.1A):

- jornal (o Diário Oficial tem o tamanho ideal, ca. 41 × 28 cm);
- papelão ondulado ou canelado;
- folha de alumínio corrugado;

- prensa de madeira;
- corda de algodão fina ou média, ou cintas com fivelas;
- estufa de secagem.

As etapas de herborização estão detalhadas a seguir.

1. Prensagem do material (figuras a seguir):

    a) As amostras de plantas são primeiro colocadas entre papéis absorventes; existem papéis próprios para isso, mas o mais utilizado é o jornal, pelo baixo custo (Figura 7.1A). O ideal é o uso, já nessa fase, de um jornal compatível com o tamanho final da exsicata, como o Diário Oficial (43 × 28 cm). Características que serão perdidas com a herborização ou que não poderão ser visualizadas na exsicata, como hábito (erva, arbusto, árvore...), tamanho da planta, cor da flor, presença e cor de látex, cor do fruto maduro ou imaturo, frequência na área, usos pela população, nomes populares e locais, devem ser anotadas. Informações sobre o local da coleta (país, estado, município, localidade), o tipo e o estado de conservação da vegetação (área cultivada ou urbanizada), o ambiente em que a planta foi coletada (beira de rio, submata etc.), as coordenadas geográficas e a altitude também devem ser anotados com a máxima precisão possível, assim como o número de duplicatas do material (ver a seguir). Todos esses dados são anotados no chamado caderno de campo, indispensável nesse tipo de atividade. Plantas que não são nativas da região (exóticas) podem ser coletadas, ou porque serão materiais-testemunha de

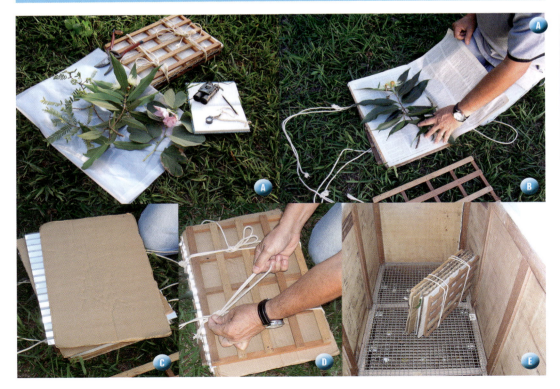

Figura 7.1. (A-E) Etapas da prensagem do material vegetal.

estudos ou porque já estão adaptadas ao local, reproduzindo-se sem interferência humana (subespontânea).

b) Cada uma dessas folhas de jornal contendo as amostras é colocada entre placas de papelão canelado (Figura 7.1B), propiciando maior absorção da umidade e ventilação.

c) Quando necessário, esse conjunto é colocado entre placas de alumínio canelado (Figura 7.1C), o que faz aumentar a temperatura e a ventilação, propiciando uma secagem mais rápida do material.

d) O passo seguinte é empilhar esse conjunto e colocá-lo entre duas estruturas de madeira quadriculada, as prensas. O conjunto, então, é amarrado fortemente com cordas. Depois de pronta, a prensa é colocada em uma estufa de secagem, geralmente a 70°C (Figura 7.1D). A secagem pode durar dois a três dias se as amostras não forem muito úmidas.

e) As estufas de secagem (Figura 7.1E) podem ser elétricas, de luz incandescente ou a gás. Quanto mais rápido as plantas forem enviadas para secagem, melhor, pois assim diminui a chance de apodrecimento ou o aparecimento de fungos. As características das plantas que são colocadas logo na estufa são também mais bem conservadas.

2. Confecção da exsicata (Figura 7.2): um exemplar da planta deve ser montado em uma folha de papel tipo cartolina, ou papel cartão, em que a planta possa ser costurada, colada ou presa com fita adesiva especial. O tamanho padrão da exsicata é o mesmo do Diário Oficial: 43 × 28 cm.

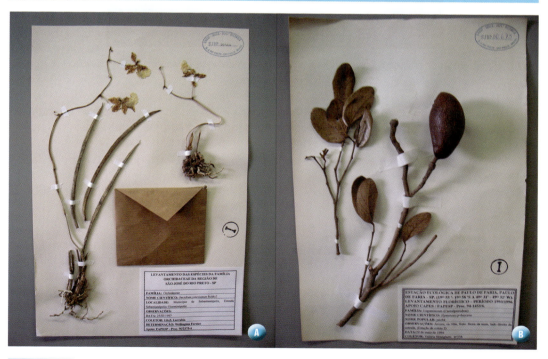

Figura 7.2. (A-B) Exemplos de exsicatas com flores e frutos.

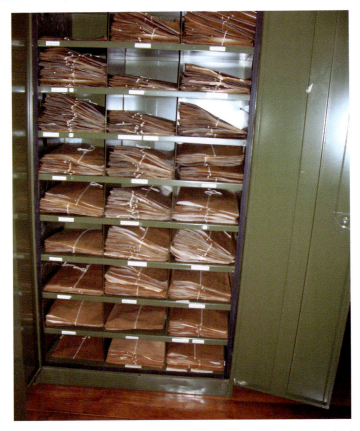

Figura 7.3. Armários de aço utilizados para acondicionamento de exsicatas em herbários.

3. A incorporação do material no herbário (Figura 7.3) vem acompanhada de um número de registro ou tombo. Atualmente muitos herbários são informatizados e as informações são armazenadas em bancos de dados em computadores.

A exsicata deve obrigatoriamente vir acompanhada da *etiqueta* (Figura 7.4) com os dados do material, que deve ser padronizada e conter: número e nome do herbário, identidade taxonômica, coletor e número de coletor, data de coleta, determinador e informações sobre a planta no momento da coleta. Estes itens estão detalhados no próximo parágrafo.

Detalhamento dos itens que devem ser colocados na etiqueta da exsicata:

- número e nome do herbário – o nome e sigla do herbário devem estar presentes na exsicata. O número de registro do material no momento da incorporação no herbário pode estar presente, mas não é obrigatório. Quando um material tem duplicatas (uma ou mais), há a possibilidade desses materiais serem doados para outro herbário, que incorporará o material em seu acervo com um número de registro próprio. É importante que seja anotado no material original o local para onde foram enviadas duplicatas, para evitar o envio repetido de materiais. As duplicatas doadas de um herbário para outro muitas vezes recebem o carimbo de "ex" em frente do nome do herbário que doou, mas isso não é prática obrigatória.

Universidade de São Paulo – FFCLRP, Ribeirão Preto. Herbário SPFR

RUTACEAE

Galipea jasminiflora A.St.-Hil.
Det. M. Groppo 2006

Brasil, São Paulo, Ribeirão Preto, Estação Ecológica de Ribeirão Preto (Mata de Santa Tereza), 21°13'27,6"S, 47°50'52,4"W (datum Córrego Alegre), 581m altitude. Floresta Estacional Semi-Decídua.
Arvoreta ca. 4m, comum na área. Inflorescências eretas, flores brancas muito perfumadas. Submata, ao lado da estrada principal. Lenho na xiloteca. Voucher para estudos moleculares.

    M.Groppo 1190, K.F.Silva & M.P.Pereira   6.3.2006

Figura 7.4. Exemplo de etiqueta de exsicata.

- identidade taxonômica – deve constar na etiqueta a identificação do material, de preferência até o nível específico (nome científico). A família a que pertence a espécie também deve estar referida, pois os herbários utilizam essa categoria taxonômica na sua organização. É importante citar o nome popular, vernacular ou vulgar, que é o nome pelo qual a planta é conhecida na região em que foi coletada.
- coletor e número de coletor – iniciais e sobrenome da pessoa que coletou a planta e seu número de coleta, que é chamado de coletor principal. As outras pessoas que porventura participarem da coleta são os coletores adicionais; deverão constar na etiqueta, mas sem número de coletor. Esses números de coleta são anotados no caderno de campo (Figura 7.5). Por exemplo, se é a primeira coleta da vida daquele coletor, o número do coletor é 1 e se durante um dia de coleta o coletor coletou 20 números, o último receberá o número de coletor 20. Em um outro dia de coleta, o coletor deverá iniciar a marcação de seu número de coletor a partir do número 21 e, assim, sucessivamente. O número do coletor é individual, e dado essencial na etiqueta, pois a partir dele é possível encontrar duplicatas em herbários. A citação do nome e número de coletor em trabalhos científicos (acompanhado da sigla do herbário onde o material foi depositado) é bem mais útil que o número de registro em herbário, que deve ser citado apenas se o coletor não informou o número de coleta, o que deve ser evitado.

Aqui é importante esclarecer um ponto: se o pesquisador coletar materiais de um mesmo indivíduo, por exemplo, cinco ramos de uma mesma árvore, ele deve anotar essa coleta (que é chamada de coleção) com o mesmo número de coletor, com cinco duplicatas que, *obrigatoriamente*, portarão o mesmo número, indicando que foram coletadas do mesmo indivíduo. Para espécies de pequeno porte, como nas herbáceas, indivíduos inteiros podem ser coletados e se fizerem parte de uma mesma população, podem receber o mesmo número, desde que haja a certeza de se tratar da mesma espécie.

- data de coleta – dia, mês e ano em que a coleta foi realizada. Esse dado é importante, pois fornece a informação da época de floração e/ou frutificação, dependendo do estágio reprodutivo da planta coletada.

6.3.2006. Ribeirão Preto, Estação Ecológica de Ribeirão Preto (Mata de Santa Tereza),
21º13'27,6"S, 47º50'52,4"W (datum Córrego Alegre), 581 m altitude. Floresta
Estacional Semidecídua. Com K.F.Silva e M. P. Pereira.
1190. RUTACEAE. *Galipea jasminiflora* A.St.-Hil. Arvoreta ca. 4 m, comum na área.
inflorescências eretas, flores brancas muito perfumadas. Submata, ao lado da estrada
principal. Lenho na xiloteca. Voucher para estudos moleculares. 6× (indica que há seis
duplicatas deste material) Det.:M. Groppo 2006 (feita depois em laboratório).
1191. COMMELINACEAE. Erva ca. 50 cm, na beira da estrada principal. Flores
arroxeadas com manchas esbranquiçadas; estames amarelos. Pequena população. 5×
1192. CONVOLVULACEAE. *Ipomoea*. Liana, caule volúvel, em arbustos baixos na
borda da reserva. Flores creme-esverdeadas, abertas o dia inteiro. Local ensolarado. 3×.

Figura 7.5. Exemplo de caderno de coleta. A data das coletas é 6.3.2006, o local das coletas a Estação Ecológica de Ribeirão Preto. O coletor principal (dono do caderno) é Milton Groppo e os coletores adicionais K.F. Silva e M. P. Pereira. As plantas coletadas estão numeradas de 1190 até 1192 (números do coletor Milton Groppo).

- determinador – nome e data (usualmente mês e ano) que o pesquisador especialista identificou a espécie. Na maioria das vezes os especialistas são taxonomistas que trabalham com famílias de plantas ou grupos de gêneros.
- informações sobre a planta no momento da coleta – as informações anotadas no caderno de campo, já comentadas anteriormente, devem constar na etiqueta (ver exemplo de etiqueta a seguir).

Alguns casos especiais para herborização:

- Plantas herbáceas com partes delicadas, com folhas muito finas ou flores pequenas devem ser prensadas assim que coletadas. Para tanto, pode-se usar uma prensa menor de papelão e jornal até a prensagem definitiva. Samambaias, em especial, são muito delicadas, com as folhas (frondes) murchando rapidamente. Em outras plantas as folhas enrolam (p. ex., Marantaceae) ou os folíolos caem (p. ex., Leguminosae-Mimosoideae), devendo ser prensadas o quanto antes. As flores com pétalas muito finas (p. ex., Orchidaceae – Figura 7.6A) podem ser colocadas em papel vegetal para não aderir ao jornal.

Coleta, Herborização e Identificação de Espécies Vegetais 111

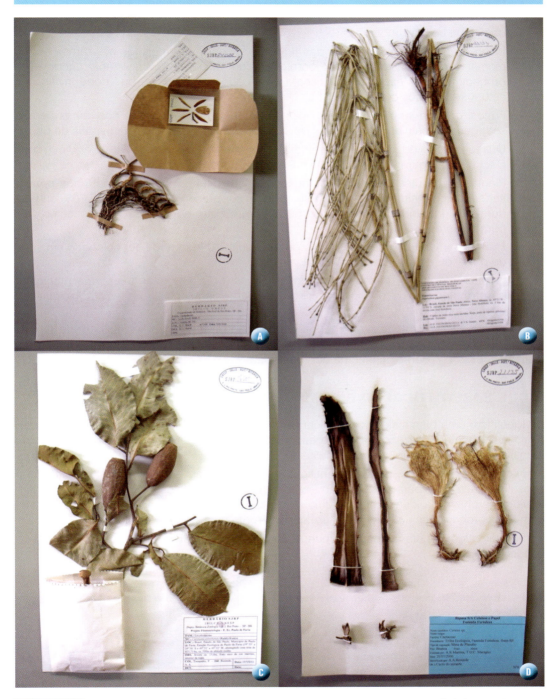

Figura 7.6. **(A-D)** Alguns casos especiais para herborização. Veja o texto para mais informações.

- Pteridófitas como a cavalinha (Figura 7.6B) e samambaias devem ser coletadas com os esporângios (estruturas férteis). Em espécies rizomatosas, deve-se coletar uma parte do rizoma com as escamas.

- Inflorescências, como os figos das figueiras, podem ser mantidas nos ramos se, no momento da prensagem, forem borrifadas com álcool 50%. Importante anotar esse procedimento na etiqueta da exsicata e no caderno de coleta, que pode inviabilizar estudos genéticos com as amostras.

- Frutos, como o jequitibá (Figura 7.6C) e o jatobá, desprendem-se dos ramos após a secagem em estufa; por isso, eles devem ser acondicionados em saquinhos de papel.

- Outros grupos de plantas apresentam procedimentos especiais de coleta, como as Cactaceae (Figura 7.6D) ou as palmeiras (Arecaceae).

- Plantas com frutos pequenos, carnosos como a pitanga, acerola – os frutos podem ser secos normalmente. Alguns frutos podem ser preservados em álcool 70% ou FAA (formaldeído: ácido acético: álcool 50%) para facilitar a identificação. O mesmo vale para as flores.

- Plantas com frutos grandes como o do maracujá – o fruto pode ser colocado em saco de papel ou então cortado longitudinalmente.

- Plantas com látex, urticantes ou com espinhos – deve-se usar luvas para manusear esses materiais e um objeto cortante quente para coagular o látex e, assim, impedir seu extravasamento.

É comum encontrar junto ao herbário uma coleção de frutos das espécies depositadas, sobretudo de espécies com frutos grandes, carnosos, difíceis de serem armazenados em exsicatas. Essa coleção é conhecida por carpoteca.

O QUE É IDENTIFICAÇÃO E COMO IDENTIFICAR

Identificar uma planta significa verificar se o material coletado é idêntico ou semelhante a outro já conhecido, utilizando literatura especializada, de preferência que inclua chaves de identificação próprias para o grupo analisado.[2]

Na maioria das vezes, para se identificar uma planta usam-se chaves de identificação e consultas a herbários para comparação a outras exsicatas, sendo esses métodos complementares. Uma chave de identificação é uma combinação de várias características das plantas, com duas proposições contraditórias, em que se aceita uma e rejeita a outra[2] (Figura 7.7).

Seguem algumas etapas para o processo de identificação de plantas, divididas com finalidade didática.

Chave para os gêneros

1. Árvores; carpelos 2, unidos na base .... 1. *Curatella*
1'. Arbustos ou lianas; carpelos 2, livres, ou carpelo 1.
    2. Inflorescências terminais ou laterais no ápice dos ramos; sépalas internas 2, maiores que as externas (2 a 3 vezes no comprimento), acrescentes ao fruto .... 2. *Davilla*
    2'. Inflorescências ramifloras; sépalas de tamanho similar .... 3. *Doliocarpus*

Figura 7.7. Exemplo de chave de identificação de gêneros da família Dilleniaceae da Serra do Cipó, Minas Gerais (Bruniera & Groppo 2010). As opções são apresentadas aos pares (1 e 1', 2 e 2'), sendo formadas por proposições contraditórias.[3]

1ª etapa

Para identificar uma planta, é necessário o conhecimento básico sobre morfologia externa. Assim, no momento da coleta, o pesquisador saberá, quais órgãos vegetais são necessários para a boa identificação de um determinado grupo taxonômico.

Nos Quadros 7.1 e 7.2, são apresentadas algumas características morfológicas que podem ser levadas em consideração no momento da coleta ou, mesmo analisadas depois, em um laboratório.

2ª etapa

Com a planta desconhecida em mãos, deve-se determinar a família à qual a espécie pertence utilizando o método de chaves de identificação para famílias, publicadas já há algum tempo, em 1970,[4] e outra, mais recentemente publicada e resumida.[5]

Há também chaves de identificação *on-line*, denominadas "Chaves interativas de acesso múltiplo", que possibilitam a identificação de uma espécie considerando diversas características muitas vezes não consideradas pelas chaves convencionais. Um exemplo desse

QUADRO 7.1. *Reconhecimento de espécies vegetais por morfologia externa da folha e do caule*

1. Porte	**6. Filotaxia**	**11. Ápice**	**16. Pontuações no limbo**
a. árvore	a. alterna dística	a. obtuso	a. ausente
b. arbusto	b. alterna cruzada	b. agudo	b. presente
c. erva	c. oposta dística	c. mucronado	**17. Anexos na folha**
d. palmeira	d. oposta cruzada	d. acuminado	a. tricomas
e. trepadeira	e. verticilada	e. cuspidado	b. acúleos
2. Ornamentação do	**7. Se folha composta**	f. retuso	c. espinhos
caule	a. pinada	g. emarginado	d. ausente
a. com espinhos	b. bipinada	h. truncado	**18. Venação**
b. com acúleos	c. digitada	**12. Base do limbo**	a. paralelódroma
c. não característica	**8. Forma do limbo foliar**	a. obtusa	b. reticulódroma
d. com cicatrizes	a. oval	b. cuneada	c. hifódroma
3. Aparência do caule	b. linear	c. atenuada	d. broquidódroma
a. liso	c. lanceolada	d. cordada	e. craspedódroma
b. esfoliante	d. deltoide	e. sagitada	**19. Odor no limbo**
c. rugoso	e. cordiforme	f. oblíqua	a. mirtáceo
d. sulcado na	f. obovada	g. auriculata	(eucalipto, pitanga)
longitudinal	g. orbicular	**13. Margem do limbo**	b. terebentina
e. sulcado na	h. oblonga	a. inteira	(manga)
transversal	**9. Partições no limbo**	b. ondulada	c. cítrico (laranja)
f. variegado	foliar	c. aculeada	d. nauseabundo
g. rendilhado	a. dissecado	d. serreada	(enjoativo, fétido)
h. escamoso	b. lobado	e. crenada	e. não característico
4. Lenticelas no caule	c. partido	**14. Coloração do limbo**	**20. Estípulas**
a. conspícuas	d. inteiro	a. concolor	a. presentes
b. inconspícuas	**10. Textura do limbo**	b. discolor	b. ausentes
5. Folhas	a. coriácea	c. variegada	**21. Tipo do exsudato**
a. simples	b. papirácea	**15. Nervura central**	a. latescente
b. compostas	c. membranácea	conspícua	b. resinoso
c. heterofílicas	d. rugosa	a. face abaxial	c. oleoso
d. sésseis		b. face adaxial	d. gomoso
e. pecioladas		c. em ambas	e. volátil
		d. inconspícua	f. ausente

QUADRO 7.2. *Reconhecimento de espécies vegetais por morfologia externa da flor*

1. Flor
   a. séssil
   b. pedunculada
2. Brácteas
   a. presente
   b. ausente
3. Nº de peças do perianto (cálice e corola)
   a. aclamídea (perianto ausente)
   b. monoclamídea (cálice *ou* corola)
   c. diclamídea (cálice *e* corola)
4. Homogeneidade do perianto
   a. tépalas (peças =)
   b. sépalas e pétalas
5. Nº de verticilos reprodutivos (gineceu e androceu)
   a. pistilada
   b. estaminada
   c. hermafrodita
6. Simetria da flor
   a. radial (actinomorfa)
   b. bilateral (zigomorfa)
   c. assimétrica
7. Soldadura da corola
   a. dialipétala (livre)
   b. gamopétala (unida)

8. Nº de peças da corola
   a. trímera
   b. tetrâmera
   c. pentâmera
   d. outra: ....
9. Soldadura do cálice
   a. dialissépala (livre)
   b. gamossépala (unido)
10. Nº de peças do cálice
    a. trímera
    b. tetrâmera
    c. pentâmera
    d. outra: ....
11. Nº de estames em relação ao de pétalas
    a. oligostêmone (<)
    b. isostêmone (=)
    c. diplostêmone (2×)
    d. polistêmone (>)
12. Soldadura dos estames
    a. gamostêmone (unido)
    b. dialistêmone (livre)
13. Soldadura das anteras
    a. livres
    b. unidas

14. Tamanho dos estames
    a. mesmo tamanho
    b. heterodínamo (?)
15. Inserção da antera no filete
    a. pela base (basifixa)
    b. pelo ápice (apicefixa)
    c. região dorsal (dorsifixa)
16. Deiscência da antera
    a. longitudinal (fenda)
    b. poricida (poro)
    c. valvar
17. Ovário
    a. superior (súpero)
    b. inferior (ínfero)
17. Nº de lóculos no ovário (observar em corte transversal)
    a. unilocular
    b. multilocular
18. Nº de óvulos por lóculo (observar em corte longitudinal)
    a. uniovular
    b. 2-10 óvulos
    c. muitos óvulos
19. Placentação (observar em cortes transversal e longitudinal)
    a. central livre
    b. axilar
    c. parietal

tipo de chave pode ser acessado no sítio <http://www2.ib.unicamp.br/profs/volker/chaves> de autoria de Volker Bittrich, Maria C. E. Amaral e colaboradores (Universidade Estadual de Campinas, Campinas).

A maioria das chaves de identificação e das descrições botânicas é baseada em características morfológicas reprodutivas, como, por exemplo, número de peças florais, tipo de antera, número de lóculos e óvulos etc. (Quadro 7.2). Entretanto, existem muitas outras características das plantas (Quadros 7.1 e 7.2) que auxiliam na identificação das espécies e, muitas vezes, passam despercebidas.

Algumas características morfológicas observadas no momento da coleta podem auxiliar na identificação rápida de algumas famílias de interesse farmacêutico:

- Amaranthaceae – herbáceas, sépalas livres ou soldadas, estigma bífido ou trífido, p. ex., *Pfaffia glomerata* (fáfia)

- Apocynaceae – latescentes, corola gamopétala dextrorsa, estigma em carretel, p. ex., *Thevetia neriifolia* (chapéu-de-Napoleão)

- Araceae – herbáceas, folhas alternas e variegadas, p. ex., *Dieffenbachia picta* (comigo-ninguém-pode)

- Asteraceae – inflorescências organizadas em capítulos, ovário ínfero, p. ex., *Calendula officinalis* (calêndula)

- Bignoniaceae – folhas compostas opostas, estames epipétalos, p. ex., *Handroanthus impetiginosus* (ipê-roxo)
- Equisetaceae – plantas vasculares sem semente, com estróbilo terminal contendo esporangióforos, p. ex., *Equisetum arvense* (cavalinha)
- Euphorbiaceae – latescentes, podem ter brácteas coloridas, p. ex., *Euphorbia milii* (coroa-de-Cristo)
- Lamiaceae (Labiatae) – corola gamopétala, labiada, p. ex., *Rosmarinus officinalis* (alecrim)
- Lauraceae – anteras com deiscência valvar, p. ex., *Cinnamomum zeylanicum* (canela)
- Leguminosae (Fabaceae) – folhas compostas alternas, pinadas ou bipinadas, p. ex., *Stryphnodendron adstringens* (barbatimão)
- Myrtaceae – estames numerosos, pontuações glandulares na folha, caulifloria, p. ex., *Eucalyptus globulosus* (eucalipto)
- Papaveraceae – latescentes, quatro pétalas e duas sépalas, fruto capsular poricida, p. ex., *Papaver somniferum* (papoula)
- Poaceae (Gramineae) – herbáceas, monoicas, caule cilíndrico ou achatado, p. ex., *Cymbopogon citratus* (capim-cidreira)
- Solanaceae – anteras com deiscência poricida (gênero *Solanum*), flores com simetria radial, p. ex., *Atropa belladonna* (beladona)
- Valerianaceae – flores pequenas, assimétricas, em umbela, folhas opostas, p. ex., *Valeriana officinalis* (valeriana)

Conhecido o nome da família, deve-se proceder do mesmo modo, ou seja, utilizando chaves de identificação para gêneros e espécies a fim de determinar o nome da espécie.

Quando se conhece o local de ocorrência da planta a ser identificada, o procedimento usual é consultar livros e/ou floras da região. Por exemplo, se a planta foi coletada no Estado de São Paulo, é importante consultar a "Flora Fanerogâmica do Estado de São Paulo", na qual é possível encontrar chaves de identificação e descrições das espécies. Existem várias fontes de informações sobre a flora brasileira em publicações *on-line* e monografias com revisões de várias famílias para diferentes regiões. A seguir, uma lista das principais fontes de consulta para identificação de espécies brasileiras.

- Flora do Brasil 2020 em construção. Jardim Botânico do Rio de Janeiro – http://floradobrasil.jbrj.gov.br/
- Flora Brasiliensis – P. Martius <//florabrasiliensis.cria.org.br>
- Flora Brasilica – F.C. Hoehne
- Flora Catarinense, Herbário Barbosa Rodrigues
- Flora da Ilha do Cardoso, SP
- Flora da Reserva Ducke, INPA
- Flora da Reserva Ecológica de Macaé de Cima, JBRJ
- Flora da Serra do Cipó, MG, Boletim de Botânica da USP
- Flora do Rio Grande do Sul, UFRGS
- Flora Fanerogâmica do Estado de São Paulo <www.bdf.fat.org.br/florasp>
- Flora Fluminensis, Flora da Guanabara, JBRJ
- Flora Neotropica, NYBG.
- Flora Rizzo, Universidade Federal de Goiás

3ª etapa

Consulta a herbários: para consultar um herbário é necessário um contato prévio com o curador, a fim de verificar a possibilidade de consulta à coleção. Para verificar qual herbário visitar e quem são os curadores, deve-se acessar o *Index Hebariorum* disponível no sítio <http://sweetgum.nybg.org/science/ih/>, no qual cada herbário indexado é cadastrado. Nesse sítio, podem ser obtidas informações como o endereço, a flora que está representada no herbário, o número de espécimes do acervo, a equipe de pesquisadores ligada ao herbário, bem como a especialidade de cada um.

Uma regra essencial para a consulta a um herbário é a assepsia do material que necessita ser identificado. Por isso, o material que se deseja identificar deverá ser encaminhado a um *freezer*, por 24 ou 48 horas, antes de ser analisado no herbário.

É recomendável que a espécie esteja identificada pelo menos por família, pois os herbários utilizam essa categoria taxonômica na sua organização, facilitando, assim, a comparação da exsicata do material que se deseja identificar àquela já identificada presente em um herbário.

4ª etapa

Solicitar a um taxonomista especialista em determinada família ou gênero botânico que confirme a identificação.

Referências bibliográficas

1. Bridson D, Forman L. The Herbarium Handbook. Kew: Royal Botanic Gardens; 1992.
2. Lawrence HHM. Taxonomy of vascular plants. London: MacMilan; 1951.
3. Bruniera CP, Groppo M. Flora da Serra do Cipó, Minas Gerais: Dilleniaceae. Bol Bot USP 2010; 28(1):59-67.
4. Joly AB. Botânica – Chaves de identificação das famílias de plantas vasculares que ocorrem no Brasil. São Paulo: Companhia Editora Nacional; 1970.
5. Souza VC, Lorenzi H. Botânica Sistemática. Guia ilustrado para identificação das famílias de Fanerógamas nativas e xóticas no Brasil, baseado em APG III. 3 ed. Nova Odessa: Editora Plantarum, 2013.

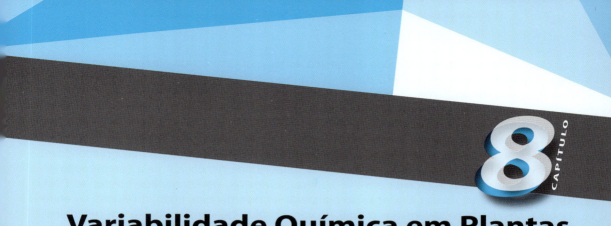

Variabilidade Química em Plantas Medicinais e Aspectos da Produção

Pedro Melillo de Magalhães

As plantas que reconhecemos como medicinais, seja por uso tradicional, seja por comprovação científica em vários campos do conhecimento, apresentam determinada composição química responsável por seus efeitos terapêuticos. Essa composição é decorrente da evolução genética da espécie que, na sua região de origem, sofreu processos de diversificação e de seleção ao longo das Eras. Por outro lado, os vegetais recebem influência pontual das condições ambientais, próprias do local onde a planta cresce, bem como do sistema produtivo que se emprega e mesmo da maneira que o medicamento é preparado. Essas são influências que promovem variações, mas, normalmente, em menor amplitude que as variações de origem genética. Ao longo dos tempos, e até hoje, as espécies estão sujeitas a forças de diversificação, como mutações e cruzamentos resultando em novas combinações gênicas, as quais estão sujeitas também à enorme força de seleção que irá definir o indivíduo apropriado para cada bioma. Assim são formadas as floras típicas de cada região. E não somente os vegetais, mas o reino animal também se especifica em processo semelhante havendo interações co-evolutivas. As composições gênicas enfrentam e devem resistir a determinadas condições ambientais, como temperatura, insetos, condições hídricas ou de luminosidade etc. A interação entre a bagagem genética da planta, herança evolutiva e o ambiente onde é produzida é tratada como fenótipo. Todos os seres vivos estão sob essas duas grandes forças em níveis distintos e resultam, ao longo de gerações, na fixação de distinta combinação genética dentro da mesma espécie. O Homem, por exemplo – somos da mesma espécie, mas somos diferentes; as laranjas, todas *Citrus aurantium*, mas com características específicas, e assim por diante. São "cópias parecidas" de uma mesma espécie e que definem a variabilidade química ou, mais amplamente, a variabilidade genética, pois as expressões ocorrem em muitos caracteres, que não somente a composição química, entre eles: o tamanho e o formato das folhas, arquitetura dos ramos, porte, cor das flores, crescimento, e muitos outros.

Quando observamos indivíduos da mesma espécie apresentando diferenças em alguma característica, temos três possibilidades: a) os indivíduos são diferentes geneticamente; b) os indivíduos são iguais geneticamente, mas sofreram influência ambiental distinta, provavelmente foram cultivados em locais e sistemas diferentes; ou c) os indivíduos têm composição genética distinta e também receberam diferente influência ambiental. A forma clássica de se esclarecer a questão é submetê-los a mesmo sistema de cultivo e em mesmo local; se a diferença no parâmetro observado persistir, a componente genética será a maior responsável pelas variações. Outra forma de se verificar a variabilidade genética é pela comparação do DNA dos indivíduos. A técnica envolve o desenvolvimento de segmentos típicos do DNA da espécie que se deseja avaliar e, ao comparar as divergências entre indivíduos ou entre populações, pode-se determinar o grau de variabilidade genética existente em determinada espécie. Portanto, essa técnica vai identificar se existe ou não diferenças gênicas entre os indivíduos, e, desde que se conheça o segmento do DNA relacionado com determinada expressão, poderá indicar os indivíduos com variabilidade em certa característica, como, por exemplo, a composição química. Outra forma interessante de se avaliar a variabilidade genética, sempre a partir da produção sob mesmas condições ambientais, é por meio de ensaios farmacológicos. A ação farmacológica é, em última análise, o maior valor da planta medicinal mesmo que não se conheça o princípio ativo. De fato, muitas vezes o princípio ativo de determinada ação farmacológica não se restringe a um único composto e, sim, ao complexo de compostos, mesmo que exista uma substância principal. No complexo químico de uma planta, decorrente da fabricação contínua de inúmeras substâncias intermediárias em suas vias metabólicas, compostos precursores e derivados podem agir em sinergismo para determinado alvo terapêutico. Portanto, os extratos de vegetais contêm sempre uma mistura de substâncias as quais a planta estava produzindo no momento em que a matéria-prima foi direcionada para a extração. Por isso, há interesse em se conhecer quando a planta deve ser colhida ou quais as condições de cultivo que favorecem a concentração de determinada fração ativa.

Colaborando com os processos descritos está o método de classificação de plantas que considera a composição química, denominado quimiossistemática. Nesse sistema, as famílias botânicas são agrupadas em função da sua composição química, resultando no mapeamento de substâncias que são encontradas de modo predominante em determinadas famílias botânicas, como, por exemplo, os alcaloides do grupo dos tropanos presente em Solanaceae. Diante do agrupamento criterioso das espécies em função do grupo químico característico de determinada família botânica, pode-se direcionar, inclusive, a coleta de plantas e o *screening* químico ou farmacológico na busca dos compostos de interesse.

Outro fato a considerar é que uma mesma substância química pode ser proveniente de vias metabólicas distintas; assim, outro tipo de agrupamento das espécies tem como base a via biossintética (Figura 8.1).

A maioria dos vegetais, além das substâncias produzidas pela reação de fotossíntese, denominada metabolismo primário, fabrica muitos outros compostos obtidos destes primeiros por meio do metabolismo secundário. Na fotossíntese, o oxigênio é liberado na atmosfera, enquanto açúcares são armazenados em certas partes do vegetal em forma simples ou complexa (glicose, sacarose, amido, celulose). No metabolismo secundário, esses açúcares são transformados em outras substâncias. Quem regula a via metabólica de formação desses produtos é também a base genética do vegetal e os fatores do ambiente onde a planta está vegetando.

Diante desse mecanismo, passa a ser importante o conhecimento de determinada composição química e sua ação farmacológica correspondente, para poder operar ou reconhecer a via metabólica de interesse visando o uso seguro e eficaz da planta medicinal. Em consequência, o conhecimento da variabilidade química possibilitará o desenvolvimento de

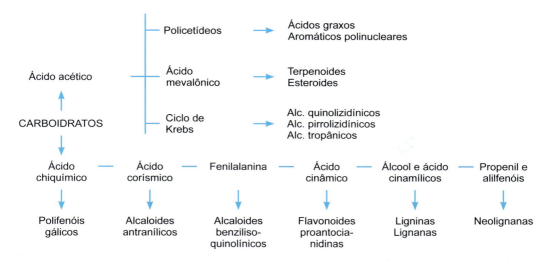

Figura 8.1. Esquema biossintético da formação das classes de metabólitos especiais.

processos de melhoramento da planta para enriquecê-la nos compostos ativos e permitir a posologia precisa, de modo reprodutível, além de possibilitar a ampliação da escala de produção para beneficiar maior número de usuários. Há também a vantagem comercial das empresas que detêm genótipos superiores da matéria-prima, sendo este um fator decisivo de competitividade. De fato, muitas empresas se beneficiam ao utilizarem matéria-prima com altos teores de princípios ativos e, para isso, mantêm programas de melhoramento genético fazendo bom uso da variabilidade química que a natureza oferece. Alguns exemplos são: a escopolamina, obtida das folhas de *Duboisia leichardii* pela empresa Boeringer; a pilocarpina, obtida de *Pilocarpus microphyullus* pelas empresas Merk e Sourcetech; e a artemisinina de *Artemisia annua* variedade CPQBA, resultante do programa de melhoramento conduzido pela Unicamp (Figura 8.2).

A DOMESTICAÇÃO DA *ARTEMISIA ANNUA*, UMA ESPÉCIE COM ATIVIDADE ANTIMALÁRICA

As primeiras introduções dessa espécie no CPQBA, por volta de 1988, apresentavam grande irregularidade de porte e idade de florescimento, enquanto os teores do princípio ativo eram baixos, entre 0,05 e 0,5% de artemisinina. Após o programa de domesticação desenvolvido no CPQBA – UNICAMP, o qual se valeu da seleção de genótipos superiores pesquisados pela MEDIPLANT (Suíça), chegou-se a híbridos uniformes, com mais de 1% de artemisinina nas folhas, e adaptados às condições locais. Para esses híbridos foram desenvolvidas diversas pesquisas complementares que compuseram as técnicas de cultivo em larga escala, permitindo que os rendimentos passassem de 5 para 25 kg de artemisinina/ha.[1,2]

O procedimento de melhoramento de plantas medicinais

Já vimos como a variabilidade genética se faz na Natureza e como reconhecer essa variabilidade. Trata-se então de como direcionar o processo de melhoramento genético para

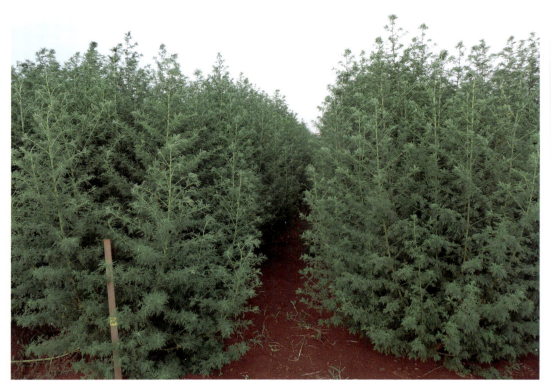

Figura 8.2. *Artemisia annua* resultante do programa de melhoramento do CPQBA e da Mediplant (Suíça): princípio ativo aumentado em mais de 1.000 vezes em relação à planta selvagem.

aproveitar, na prática, este recurso. Antes de tudo é fundamental saber o que se deseja e o que está relacionado com o alvo. No caso, é imprescindível saber o complexo químico responsável com o efeito terapêutico. Uma vez conhecida a substância principal faz-se a análise quantitativa individual dessa substância nos indivíduos da população, os quais foram produzidos nas mesmas condições. Desse modo, é importante ter muitos indivíduos provenientes de diversos locais visando acessar genótipos distintos que, eventualmente, podem ter se diferenciado geneticamente ao longo de seu desenvolvimento na região de onde vieram. A etapa de coleta e introdução de acessos deve ser, portanto, a mais ampla possível.

Muitas observações devem ser feitas além da análise e da quantificação dos metabólitos, pois aspectos de biomassa, resistência a pragas e doenças, porte, capacidade de rebrota, e idade de florescimento, entre outras, são importantes para compor o rendimento do princípio ativo, uma vez que este é definido pela interação da biomassa e da concentração do princípio ativo. Uma vez identificados os indivíduos superiores, estes são isolados para permitirem cruzamentos entre os melhores. A técnica de propagação vegetativa em suas várias formas, como estacas, divisão de raízes ou micropropagação, deve ser empregada visando o aumento do número dos indivíduos superiores. Porém, o melhoramento deve prosseguir visando a fixação das características desejáveis das sementes e, assim, possibilitar a passagem dos genes superiores à sua descendência. O processo pode ser longo, pois envolve várias gerações da espécie e vai depender, portanto, do tempo de cada ciclo reprodutivo. A seleção das

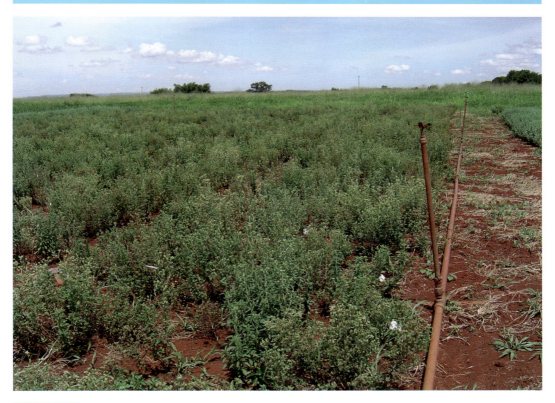

Figura 8.3. Seleção de *Stevia rebaudiana* para alto rendimento de biomassa.

melhores plantas é feita de geração em geração promovendo cruzamentos entre as melhores. A questão crítica é saber escolher os melhores, pois, à medida que avançam as pesquisas, por vezes outras moléculas de interesse são descobertas ou para novos fins. Além disso, na seleção pode ocorrer que genótipos importantes para a sobrevivência da planta sejam descartados causando a perda de resistência diante de doenças ou ataque de pragas. Esse risco é mais alto quando a seleção é drástica em termos de escolhas radicais de poucos caracteres em uma população. Portanto, o processo de melhoramento genético é uma prática que deve ser assistida simultaneamente em vários parâmetros.

A *Stevia rebaudiana* (genótipo CPQBA T6, registrado no MAPA) (Figura 8.3) é uma erva com propriedades edulcorantes cuja produção foi fomentada na década de 70 na região de Maringá-PR. Todo o processo de cultivo da estévia havia sido desenvolvido a partir de populações segregantes, apresentando variações quanto ao porte das plantas, época de florescimento e princípios ativos, impedindo o ajuste tanto das operações agrícolas como daquelas relacionadas com o processo industrial – ora a indústria recebia material com 2% de esteviosídeo, ora com 10% ou mais. Hoje, se retoma o caso da estévia considerando antes de tudo uma criteriosa seleção de genótipos uniformes e superiores. Além disso, a recente indicação dos efeitos hipoglicemiantes dessa espécie provocou novo interesse comercial.

Destacamos algumas atividades próprias dos programas de seleção de plantas medicinais:

Coletas

As viagens de coleta deverão amostrar a espécie em questão de forma representativa da variabilidade genética existente. Para isso, procura-se coletar a mesma espécie e em diversos locais e, nesse sentido, quanto maior for a diferença ambiental entre as regiões, maior será a chance de se encontrar variabilidade genética. O segundo passo é a identificação botânica das amostras para confirmar que se trata da planta de interesse. Ainda que existam diferenças aparentes entre as plantas coletadas, só poderemos dizer que se trata de variabilidade genética quando essas diferenças persistirem em uma nova geração na qual todas elas sejam cultivadas em um mesmo ambiente. Caso as diferenças deixem de existir no novo ambiente, é porque se tratava de influência ambiental. A atividade de coleta deve seguir uma sistemática padronizada (como, por exemplo, aquela adotada pelo programa BIOTA da FAPESP – ficha padrão, GPS etc.). O material de propagação dessas espécies deve ser incorporado a uma coleção de plantas medicinais credenciada junto ao CGEN como fiel depositária, como é o caso da EMBRAPA-CENARGEN e do CPQBA-UNICAMP, seguindo as demais exigências legais, inclusive a autorização para a coleta de acordo com a finalidade da pesquisa, de uso ou processamento.[3]

Análise da variabilidade genética molecular

O sucesso de qualquer programa de melhoramento e conservação genética depende do conhecimento da quantidade e da distribuição da variação genética presente na espécie em estudo. Desse modo, a caracterização e a quantificação da variabilidade genética em populações ou acessos presentes em bancos de germoplasma têm sido a principal meta a ser alcançada em biologia evolutiva e no melhoramento genético de plantas.

Tradicionalmente, a estimativa da variabilidade genética decorre da combinação de características morfológicas, químicas e agronômicas. No entanto, várias características fenotípicas são influenciadas por fatores ambientais para que o vegetal se adapte à determinada condição. Esse processo caracteriza a plasticidade da espécie e dificulta a identificação dos diferentes genótipos. Com o objetivo de solucionar esse problema, técnicas moleculares e bioquímicas começaram a ser aplicadas para monitorar a variabilidade genética[4] fazendo com que a seleção fenotípica tradicional assistida por marcadores moleculares ganhasse grande interesse. O marcador baseado em digestão e reação de PCR, o AFLP (*Amplified Fragment Length Polymorphism*), tem revelado significativos níveis de polimorfismo.[5] O AFLP oferece a oportunidade de realizar estudos genéticos detalhados em um grande número de organismos e espécies, surgindo como poderosa ferramenta para o DNA "*fingerprinting*" e o mapeamento genético. O AFLP é o marcador mais eficiente devido à capacidade de revelar várias bandas em uma simples amplificação. Tem-se observado na literatura que crescem os estudos da variabilidade genética utilizando-se a técnica de AFLP, tanto em populações nativas e/ou cultivadas como entre acessos de bancos de germoplasma. Este dado demonstra a tendência do emprego dessa técnica para a análise de germoplasma de espécies selvagens para as quais não existem marcadores espécies-específicos disponíveis. A título de exemplo, citamos alguns estudos recentes de variabilidade genética conduzidos por AFLP para as seguintes espécies: arroz cubano,[6] *Azadirachta indica,*[7] e ecótipos de *Arabidopsis thaliana.*[8]

Identificação botânica, estudos cromossômicos e biologia de reprodução

A identificação botânica dará segurança à validade científica do trabalho como um todo, permitindo também a sua repetição universal em outras instituições.[9,10,11] Além disso, muitos órgãos de divulgação científica exigem o número de *vaucher*, que indica onde a espécie foi identificada e/ou depositada.

Estudo cromossômico

A determinação do número cromossômico das espécies ou das diferentes populações de mesma espécie dá subsídios para o reconhecimento de polimorfismo, permitindo conhecer os citótipos ou raças cromossômicas de uma mesma espécie. Por exemplo, em *Duguetia furfuraceae* (Anonnaceae) foram encontrados três citótipos em populações de diferentes áreas de cerrado,[12] com 2n = 16, 24 e 32. Além disso, variações por poliploidia são frequentes não só entre citótipos de uma mesma espécie mas também entre espécies proximamente relacionadas, como no gênero *Adesmia* (Leguminosae),[13,14] com 2n = 20 e 40.

Análise meiótica

Essa técnica é utilizada para detectar eventuais anormalidades no pareamento e na disjunção de cromossomos, as quais afetam diretamente a reprodução sexual das plantas devido à formação de esporos e, consequentemente, de gametas inviáveis.[14]

Sistema de reprodução

É um requisito indispensável para o programa de melhoramento genético, visto que se as espécies forem autógamas, alógamas ou, ainda, se tiverem métodos de reprodução assexuada, os métodos a serem utilizados pelo melhorista serão bastante distintos.[15-18]

Avaliação de parâmetros agronômicos e fitoquímicos

O material coletado deve ser introduzido em casas de vegetação para observações fitossanitárias – quarentena, sobre a ocorrência de pragas e doenças. As primeiras atividades agronômicas são naturalmente sobre a propagação. Testes de germinação de sementes e de enraizamento de estacas são conduzidos conforme o tipo de material coletado e o habitat de origem, podendo-se utilizar ambientes controlados (Fitotrons). Paralelamente, são desenvolvidos protocolos de micropropagação vegetativa para as espécies que apresentem dificuldade de propagação pelas vias convencionais (sementes, estacas, divisão de raízes). O passo seguinte, como citado anteriormente, é a introdução numa coleção ativa (*in vivo*) daqueles acessos que representam genótipos distintos (definidos na avaliação genética). Nessa introdução, devem ser respeitadas as principais condições ecológicas e de hábito das espécies; por exemplo, se forem plantas aquáticas, ou trepadeiras, ou de solo leve ou pesado, de sombra ou de sol, e assim por diante. Os canteiros devem se aproximar ao máximo dessas condições para favorecer o desenvolvimento da planta. A maioria das informações que dizem respeito às exigências da planta é obtida durante o desenvolvimento dos genótipos em uma coleção, dentre elas: a ocorrência de polinizadores, de pragas, de doenças, o ciclo da espécie, a fenologia, a produção de sementes e a viabilidade destas, entre outras. Além disso, são consideradas para efeito de seleção: as características morfológicas relacionadas com a produtividade de biomassa e com o manejo, além da composição fitoquímica pelo perfil cromatográfico.[19-21] Os genótipos que permitirem multiplicação em larga escala poderão ser avaliados sobre parâmetros de produtividade real, permitindo o desenvolvimento da tecnologia de produção e de beneficiamento.

Micropropagação vegetativa

Uma grande dificuldade no uso de plantas medicinais diretamente a partir de populações selvagens é a variação genética, que resulta em mudança fisiológica e química, como visto, e que resulta, eventualmente, em atividades biológicas muito variáveis ou, em casos extremos, até opostas. A padronização dessas plantas, almejada tanto por aqueles que a comercializam como pelo usuário, depende de rigoroso controle genético e metabólico. A cultura de tecidos vegetais tem sido amplamente utilizada como ferramenta para uniformizar a matéria-prima e garantir a propagação e a manutenção de genótipos de elite. Esta técnica torna possível, em certos casos, obter material de melhor qualidade fitossanitária, como, por exemplo, a produção de plantas livres de vírus, pois se pode tomar como tecido de origem para as multiplicações aqueles não infectados por vírus.

Melhoramento genético

Após a seleção dos genótipos com base nos parâmetros de interesse (rendimentos, resistência a pragas, características morfológicas para manejo e composição química) deverá se verificar a herdabilidade de tais parâmetros e, com dados dos estudos da biologia reprodutiva da espécie em questão, definir a estratégia de melhoramento propriamente dita. Trata-se, em muitos casos, de eleger parentais superiores, promover a homozigose por ciclos de autofecundação ou por cultura de anteras, e realizar cruzamentos que permitam explorar o efeito da heterose na progênie híbrida. É importante que a avaliação dos híbridos seja realizada nas condições ambientais do local onde se deseja produzir a espécie.

Bases para sistemas de produção sustentável

O que se entende por sistema de produção sustentável parece não incluir o cultivo, o que é um erro. Ao contrário, o cultivo dentro das boas práticas agrícolas é a forma mais interessante e viável de sistema sustentável, pois permite a exploração das espécies padronizadas sem por em risco a variabilidade genética dos biomas originais. No caso de plantas medicinais isso é ainda mais apropriado pelo fato de ser necessária uma rigorosa uniformidade dos princípios ativos para a devida posologia terapêutica. Mesmo em certos casos nos quais é possível considerar o sistema produtivo extrativista em função de características biológicas da espécie e da droga vegetal, como, por exemplo, se as espécies forem autógamas e a parte utilizada, folhas, ou frutos ou flores, e que apresentem taxa de recuperação destas partes relativamente rápida, ainda assim o cultivo como processo produtivo sustentável dessas espécies irá trazer vantagens ao produtor e melhor qualidade do produto final dentro das boas práticas agrícolas.

Cultivo do genótipo selecionado

A crescente opção por Produtos Naturais nos últimos anos vem promovendo em todo o mundo o redirecionamento de vários setores produtivos devido à maior aceitação e consequente valorização dos produtos de origem natural. No setor farmacêutico, isso vem acontecendo de modo marcante por meio dos medicamentos de origem vegetal, os quais passaram a ser alvo de muitas indústrias atraídas pela valorização e demanda de tais produtos, inclusive como solução estratégica para diversificar suas tradicionais linhas de produção diante de crises diversas. Além disso, os fitomedicamentos podem significar certa exclusividade quando provenientes de espécies típicas da flora regional. Nesse contexto, as espécies medicinais vem ganhando maior respaldo do meio científico para validarem suas propriedades terapêuticas mediante estudos farmacêuticos, fitoquímicos e agronômicos. De fato, embora se considerem como parâmetros fundamentais as indicações provenientes do uso popular, a Planta Medicinal é tratada hoje como os demais medicamentos, exigindo para seu registro e comercialização o processo de validação definido pela legislação de cada País, com adaptações para fitoterápicos. Esses procedimentos colaboram para conferir maior segurança terapêutica e, portanto, maior abrangência de uso. Se por um lado é desejável que as propriedades medicinais encontradas em certas espécies alcancem maior número de beneficiados, por outro, desencadeia o rápido aumento da busca por tais espécies, o que se torna ponto crítico para que se tenha garantida a quantidade e a qualidade da matéria-prima destinada aos fitomedicamentos. A manipulação ou a industrialização de uma espécie medicinal deve contar com matéria-prima padronizada para que possam ser controladas, inclusive, a dose terapêutica e a toxicidade. A forma econômica e adequada de se obter a matéria-prima com tais características é por meio do cultivo. Nesse campo, existem dois grandes desafios: selecionar os genótipos de maior interesse dentre a variabilidade genética existente na natureza, promovendo o melhoramento da espécie em princípios ativos e em certas características agronômicas, e desenvolver a tecnologia de cultivo para trazer a espécie do estado selvagem para a condição de planta cultivada (domesticação) em determinada condição ambiental. Esses processos podem caminhar em paralelo, mas envolvem certa sequência de etapas que precisam ser bem coordenadas dentro do plano de pesquisas. Portanto, a maioria das espécies medicinais, sobretudo da flora sul-americana, encontram-se nos estágios iniciais desses desenvolvimentos; descobrem-se suas propriedades, mas a planta encontra-se próxima ao seu estado selvagem, inviabilizando a exploração adequada de seus benefícios. Alguns modelos de domesticação e de desenvolvimento agrotecnológico estão sendo conduzidos no CPQBA – UNICAMP com espécies importantes, entre elas: *Maytenus ilicifolia, Artemisia annua, Pfaffia glomerata (Hebanthe glomerata), Phyllanthus amarus, Achyrocline satureioides, Baccharis dracunculifolia, Bacharis trimera, Varronia curassavica, Stevia rebaudiana,* e *Arraidea chica* (Figuras 8.4 a 8.8).

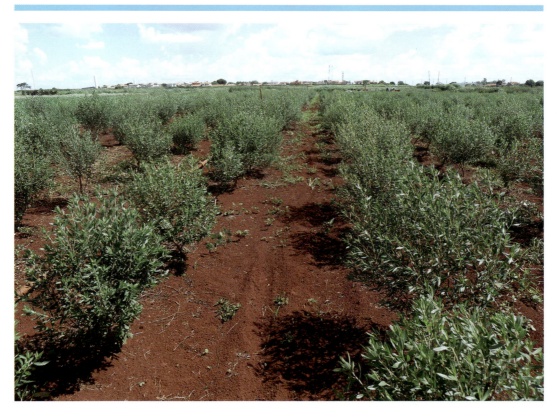

Figura 8.4. Seleção de *Baccharis dracunculifolia* em função da atividade anti-inflamatória, dos rendimentos de óleo essência e da opção das abelhas para produção do própolis verde.

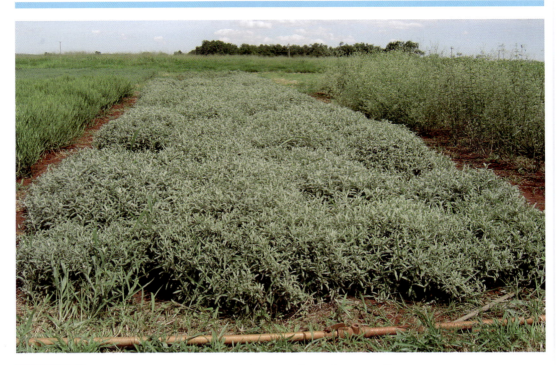

Figura 8.5. Seleção de *Achyrocline satureioides* para florescimento uniforme.

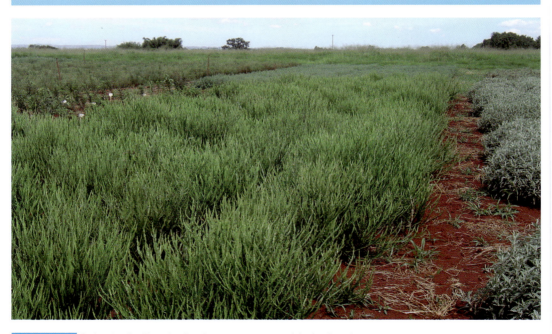

Figura 8.6. Seleção de *Baccharis trimera* para capacidade de rebrota e porte ereto.

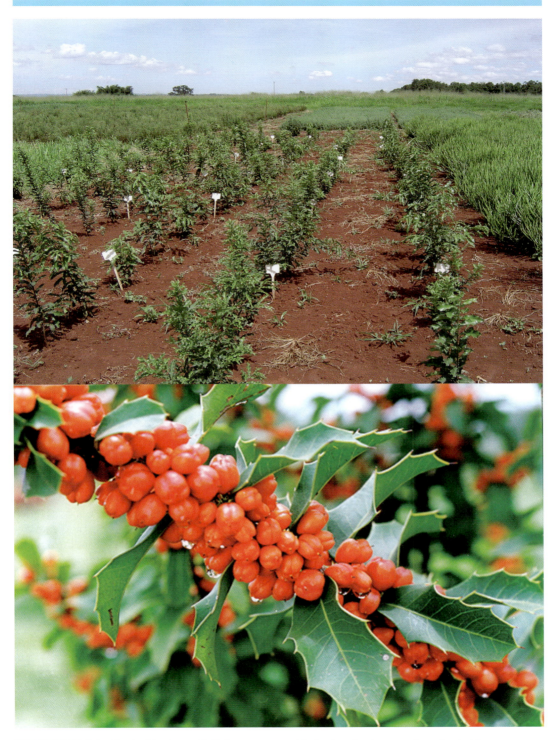

Figura 8.7. Seleção de *Maytenus ilicifolia* para capacidade de rebrota e rendimento de biomassa.

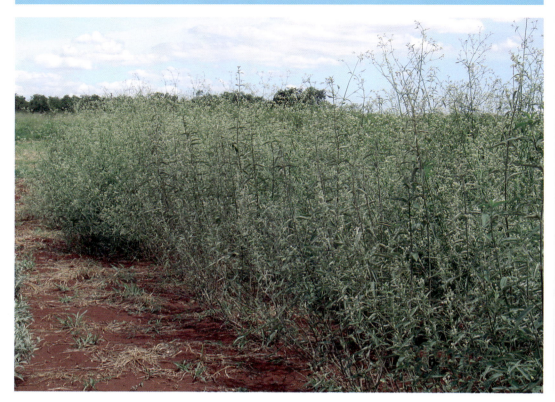

Figura 8.8. Seleção de *Pfaffia glomerata* para altos teores de biomassa e de β-ecdizona.

Aspectos comerciais de um genótipo superior

A sistemática científica multidisciplinar aplicada às espécies em estudo somado aos aspectos legislativos e de infraestrutura possibilitam ampliar de modo criterioso o benefício dessas espécies, seja para o maior número de usuários, seja para novas indicações. Muito distinta e específica pode ser a cadeia produtiva de determinado produto da biodiversidade, mas todas elas têm o potencial de ser simples quando a escolha da espécie respeita as características ambientais disponíveis. Alguns dos principais aspectos envolvidos são: o destino do produto final, a transformação necessária, a disponibilidade de mão de obra e de infraestrutura, o grau de conhecimento científico, o potencial do ambiente e o compromisso com a produção sustentável e de boas práticas agrícolas.

Ao enfocar as plantas medicinais e aromáticas, estamos englobando um grande elenco de espécies as quais apresentam suas particularidades em diversos parâmetros, inclusive de mercado (Figura 8.9). Portanto, para tratar do assunto recorre-se a pontos comuns que monitoram o mercado buscando orientar os produtores para as interações possíveis, caso a caso, entre o mercado de determinados produtos de interesse e a condição para atendê-lo. Um fator comum inicial a ser reconhecido é que, de fato, há uma demanda potencial por produtos naturais decorrente da opção da sociedade por produtos mais saudáveis. No entanto, se comparada com as grandes culturas alimentares ou àquelas relacionadas com os combustíveis, qualquer planta medicinal apresenta mercado tímido e específico, no qual o valor

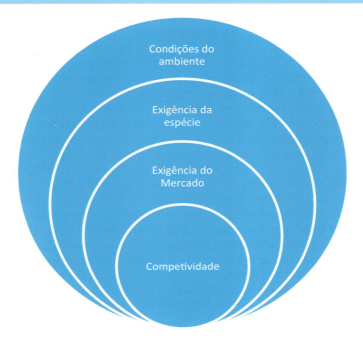

Figura 8.9. Diagrama das interações do Mercado de Plantas Medicinais e Aromáticas.

agregado deverá compensar a relativa pequena escala. Já bem maior é o tamanho do mercado das espécies aromáticas por sua matéria-prima entrar na composição de cosméticos, produtos de limpeza, sanitários e de certos alimentos. Grande ou pequeno, o importante é se aplicar na atividade com qualidade. Atender a essa demanda da melhor forma possível é a chave para aumentar o próprio mercado e se manter competitivo. O mercado se abre para os bons produtos, ou, em outras palavras, para bons produtos existe sempre mercado. Por isso, a importância da qualidade, sobretudo nesses segmentos relativamente pequenos, como é o caso. Visando, então, a qualidade, voltamos às mencionadas interações: O quê produzir com qualidade e de forma economicamente rentável dentre os itens de interesse da sociedade? A resposta envolve as seguintes considerações a serem sobrepostas: de um lado, as exigências e particularidades do manejo e processamento da cultura e, de outro, as condições ambientais, a infraestrutura geral, a mão de obra disponível, em número e qualificação, e a localização. Embora o custo da mão de obra seja um dos itens decisivos, há outros fatores a serem considerados, como a proximidade dos centros consumidores ou exportadores, a disponibilidade de tecnologia, a logística e vias de acesso e escoamento. De posse dessas características, pode-se eleger as espécies que mais se adaptam às condições disponíveis, visando sempre o menor custo de produção dentro de critérios de boas práticas agrícolas.

No elenco de espécies a serem priorizadas em programa de melhoramento e tecnologia de cultivo, deve-se considerar aquelas que dispõem de maior conhecimento científico, pois os produtos decorrentes poderão ser inseridos mais facilmente em programas de Saúde Pública, no setor alimentício, na defesa vegetal em sistema de produção orgânica e no setor veterinário. Nesse sentido, é interessante que façam parte do elenco algumas espécies citadas em farmacopeias internacionais, mesmo que sejam plantas exóticas introduzidas, pois estas têm mercado estabelecido, como a Calendula, a Salvia, a Camomila, a Valeriana e o Maracujá amargo. Já no grupo das nativas, algumas das mais interessantes são: a *Maytenus ilicifolia*, a *Baccharis trimera* e *B. dracunculifolia*, a *Arrabidea chica*, a *Pfaffia glomerata* e *P. paniculata*, a *Aloe vera*, o *Phyllanthus niruri* e *P. amarus*, a *Mikania laevigata*, a *Lippia sidoides* e *L. alba*, o *Cymbopogon citratus*, a *Artemisia annua*, a *Dimorphandra molis*, a *Cecropia glaziouvii* e a *Cordia verbenacea*. Em qualquer caso, é necessário grande atenção com a matriz, de modo a se ter segurança de que o empreendimento está sendo instalado com a espécie correta e, se possível, com o genótipo superior proveniente de programas de melhoramento. O cuidado com a dinâmica de produção em relação à obtenção de safras regulares, o respeito ao meio ambiente e a comercialização justa são fatores competitivos. Nesse contexto, os modelos de parceria para produção sistemática são interessantes para se chegar mais rapidamente aos objetivos. De fato, a cadeia produtiva possibilita a melhoria da infraestrutura aos agricultores familiares, sobretudo de itens comuns, como o viveiro de produção de mudas, as máquinas e os equipamentos para preparo do solo, o secador e o destilador de óleos essenciais. O produtor pode, ainda, optar por atender apenas certos itens da cadeia produtiva atendendo o mercado conforme sua vocação ou interesse. A produção de sementes de plantas medicinais é um dos produtos de base da cadeia e existem empresas bem-sucedidas nesse ramo no exterior; já no Brasil, é uma lacuna importante e interessante a ser preenchida. O produtor pode ir mais longe e se ocupar da formação de mudas ou, ainda, chegar à planta seca ou ao óleo essencial, no caso das espécies aromáticas (Figura 8.10). Além do mercado tradicional das plantas medicinais utilizadas para a obtenção de chás e de fitomedicamentos, abrem-se novos usos, como o do setor veterinário e o de defensivos agrícolas, visando substituir produtos nocivos devido a seus efeitos colaterais.

Uso da variabilidade química: Erva baleeira (estudo de caso)

O estudo de caso da Erva baleeira exemplifica as atividades agrícolas que compõem o processo bem como a estratégia relacionada com o mercado, contando tanto com a participação de agricultores familiares como a de grandes produtores.

Dentre as pesquisas do CPQBA-UNICAMP com espécies medicinais, o projeto desenvolvido em parceria com a Empresa *Laboratórios Aché* sobre a Erva baleeira é um caso bem-sucedido de uso da variabilidade química de Planta Medicinal.

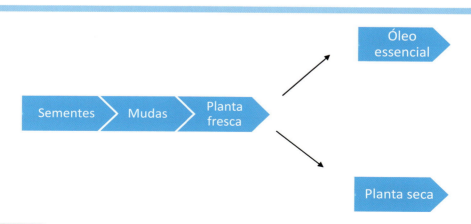

Figura 8.10. Diagrama da cadeia produtiva de plantas medicinais e aromáticas.

A Erva baleeira, *Varronia curassavica*, Jacq., é planta de porte arbustivo que ocorre nas matas litorâneas do sudeste e sul que armazena óleo essencial em suas folhas, contendo poderoso complexo ativo anti-inflamatório (Figura 8.11). Partindo-se do início desse estudo que teve por base a indicação de uso popular para tratamento de contusões e dores musculares por caiçaras, a pesquisa farmacológica validou a propriedade anti-inflamatória do óleo essencial, sobretudo da fração rica em α-humuleno. A partir dos dados científicos e do levantamento de mercado de anti-inflamatórios, foi possível traçar uma estratégia para a produção sustentável do novo medicamento. O dimensionamento da quantidade necessária de óleo essencial para o lançamento do produto foi calculada em 100 kg anuais. Em 2001, ampliou-se a lavoura no CPQBA, chegando-se a 12 ha nos anos seguintes e instalou-se uma planta de extração de óleo essencial por arraste a vapor com capacidade de obter 1 kg de óleo de Erva baleeira/dia. Apenas em meados de 2003, quando se dispunha de quantidade suficiente para assegurar a demanda prevista, o produto foi lançado no mercado. Superando em muito a estimativa de vendas, tornou-se já no primeiro ano o anti-inflamatório de uso tópico mais vendido no mercado brasileiro. Outras estratégias de produção foram então organizadas envolvendo agricultores familiares e produtores em larga escala. Conforme comentado anteriormente, para um bom produto, o mercado se faz. E, de fato, o óleo da Erva baleeira já vem sendo comercializado na Europa e EUA. Novos avanços da investigação científica com esse óleo validam o efeito anti-inflamatório também para uso oral, abrindo outro mercado significativo.

Em paralelo com as áreas de produção nas quais a tecnologia de cultivo e processamento é aprimorada, o CPQBA vem trabalhando no programa de melhoramento genético da espécie, selecionado populações mais produtivas em óleo essencial e no seu marcador químico,

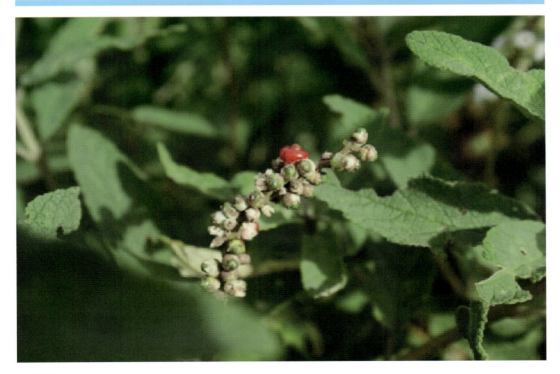

Figura 8.11. *Varronia curassavica* com espiga floral (apenas um fruto maduro).

o α-humuleno. Interessante salientar que o engajamento de novos produtores sempre se deu de acordo com a demanda da empresa, evitando excesso de produção e consequentes frustrações comerciais aos agricultores. Os principais dados da cultura são expostos a seguir como modelo dos parâmetros relevantes em um novo empreendimento agrícola, inclusive para monitorar o custo real da produção.

Devido ao programa de seleção da *V. curassavica* no CPQBA-UNICAMP, este tem sido o responsável para o fornecimento de material de propagação. A coleta direta em locais onde ocorre a espécie, principalmente no litoral, resultou em populações heterogêneas devido ao alto grau de cruzamento da espécie.

A formação de mudas foi realizada em viveiro de tela sombrite (50%) a partir de sementes. Embora a espécie aceite a propagação vegetativa por estacas de ramos, a formação de mudas a partir de sementes é mais interessante devido à grande quantidade de sementes produzidas e também para abranger a variabilidade genética expressada em diversos caracteres, inclusive em α-humuleno, e que são importantes na fase de domesticação da espécie. As sementes apresentam teor germinativo de cerca de 70%, atingindo esse valor entre 15 e 20 dias após a semeadura. As mudas levam cerca de dois meses para estarem prontas para serem transplantadas para as áreas de cultivo. A semeadura deve-se dar preferencialmente nos meses quentes, desde outubro a janeiro, para tornar possível a transferência para campo ainda na estação chuvosa e quente.

As sementes da Erva baleeira atingem a maturidade de modo muito irregular. A espiga, que contém a parte reprodutiva da planta, apresenta num mesmo momento flores e frutos em diferentes estádios. Este é, aliás, um processo típico de planta em estado selvagem, assim como é o seu florescimento, ou seja, sem época definida, e se dá ao longo de todo ano. No entanto, devido ao maior crescimento da planta no verão, encontramos maior formação de sementes também nessa época. As sementes devem ser colhidas quando apresentam o arilo vermelho (vivo, brilhante). Nesse estágio, as sementes têm melhores condições de germinação e normalmente estão sadias. Em fases posteriores, os frutos normalmente são destruídos por larvas que se desenvolvem no interior das sementes, danificando o embrião. Deve-se notar que as sementes que se apresentam vermelhas nas espigas (as melhores para serem colhidas) são alvo da alimentação de pássaros. Uma coleta regular e diária é necessária quando se deseja obter grande quantidade de sementes, considerando a concorrência dos pássaros (Figura 8.12).

O rendimento da Erva baleeira é composto dos seguintes parâmetros: do número de plantas por área; da biomassa de folhas por planta; do número de cortes por ano; do teor de óleo essencial nas folhas; e do teor de α-humuleno no óleo. O parâmetro ideal, que traduz o rendimento de interesse, é o peso de óleo essencial por área em um ano. A Tabela 8.1 apresenta as variações de biomassa e do teor de óleo essencial da Erva baleeira avaliada, mês a mês, durante um ano. Esse trabalho foi realizado em um cultivo instalado no CPQBA por mais de seis anos.

A quantidade de óleo (g)/planta em população em fase inicial do processo de seleção variou de 0,30 a 1,55 correlacionando-se positivamente com os meses mais chuvosos e quentes do ano; os marcadores 1,8-cineol (de 3,34 a 5,15%), *trans*-cariofileno (17,51 a 26,9%) e de α-humuleno (de 2,69 a 4,8%) não apresentaram essas variações de forma correlacionada com as épocas do ano. A variação dos teores de α-humuleno correlacionou negativamente com a variação observada nos teores de 1,8 cineol. Há nesse comportamento influência de origem ambiental e genética.

Observa-se que a safra mais produtiva foi a colhida em março (Figuras 8.13 e 8.14) e que, para o sistema de três cortes por ano, se faz necessário uma adubação de reposição a cada safra.

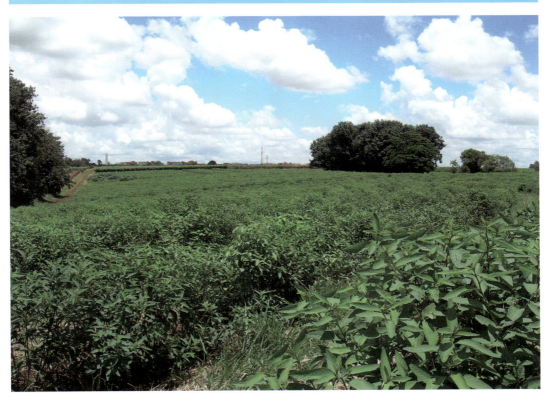

Figura 8.12. Cultivo de *V. curassavica* em ponto de colheita (CPQBA-UNICAMP).

Tabela 8.1. Avaliação dos rendimentos e composição do óleo essencial das folhas frescas de *C. verbenaceae*, coletadas mensalmente, em cultivo da espécie no CPQBA-UNICAMP

Datas	2001					2002					
Parâmetros	Jul	Ago	Set	Out	Nov	Jan	Mar	Abr	Mai	Jun	Jul
Folhas* kg/pl.	0,30	0,33	0,36	0,64	0,44	1,55	1,24	0,98	0,67	0,74	0,30
Óleo % p/p	0,10	0,11	0,14	0,16	0,16	0,11	0,16	0,19	0,19	0,17	0,18
Óleo (g)/planta	0,30	0,36	0,5	1,03	0,71	1,71	1,99	1,86	1,27	1,25	0,54
1,8 cineol	3,34	5,15	4,3	4,39	4,20	3,50	4,31	4,28	5,48	7,02	5,37
Trans-cariofileno	19,9	26,9	18,9	22,6	17,5	19,0	23,3	21,1	10,3	8,73	13,4
α-humuleno	3,88	3,06	2,69	3,97	4,01	4,74	4,80	3,73	1,39	1,04	1,54

*Folhas frescas + ramos terminais, sem as inflorescências.

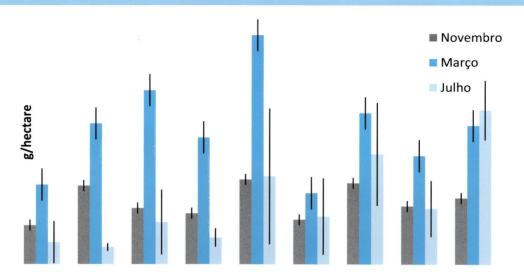

Figura 8.13. Rendimentos de óleo essencial de *Cordia verbenacea* cultivada em nove áreas comerciais no CPQBA durante 2007 e 2008 (média de dois cortes).

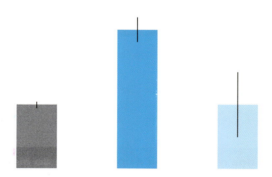

Figura 8.14. Rendimento médio de óleo essencial de *Cordia verbenaceae* em áreas comerciais no CPQBA-UNICAMP colhidas em sistema de três cortes/ano durante dois anos (média de nove áreas).

Os rendimentos variaram de 1,77 a 5,08 kg de óleo/ha entre as áreas cultivadas em função de diferentes condições nutricionais. Esse comportamento fenotípico demonstra o potencial de aumento do rendimento médio (3,29 kg/ha) pela reposição de nutrientes.

O cultivo da Erva baleeira com população em processo de melhoramento se mostrou viável tecnicamente para sustentar a matéria-prima destinada ao medicamento anti-inflamatório lançado no mercado. A instalação da cultura a partir de população selvagem demandou estratégia de misturas dos óleos obtidos para padronização do teor de α-humuleno. Ajustes do sistema produtivo para aumentar os rendimentos via melhoramento genético e manejo dentro de critérios de boas práticas agrícolas são decorrentes dessa experiência no CPQBA-UNICAMP em parceria com o Aché.

CONSIDERAÇÕES GERAIS

As espécies nativas encontram-se em estado selvagem, ou seja, apresentam grande variabilidade genética que se expressa em diversos parâmetros, como os teores de princípios ativos. Se, por um lado, isso prejudica a utilização imediata dos benefícios terapêuticos em maior escala, por outro, representa a possibilidade de seleção de genótipos superiores e a padronização da matéria-prima em melhores níveis. Esses propósitos são pertinentes a um programa de seleção genética e demandam investigações pluridisciplinares, nas quais as espécies medicinais nativas e em estado selvagem serão domesticadas para um determinado sistema de produção. Trata-se de um caminho de longa duração, sobretudo por envolver o ciclo vegetativo das espécies, mas que se beneficia em agilidade e em economia de recursos quando tratado por equipes multidisciplinares nas áreas de Agronomia, Botânica, Genética, Química e Farmacologia.

A grande maioria das plantas medicinais brasileiras está ainda muito próxima do estado selvagem e, por consequência, não há uma padronização qualquer da qualidade. Até pouco tempo os produtos eram encontrados sobretudo em feiras, provenientes de extrativismo o que, na maioria dos casos, trazia prejuízos ecológicos e riscos para a saúde do usuário. Por outro lado, a fitoterapia vem crescendo em todo o mundo, fazendo com que o meio científico concentre esforços no chamado "processo de validação farmacológica", ou seja, verificar se as informações de uso medicinal popular apresentam base científica e quais os níveis tóxicos e terapêuticos. Nos países onde a fitoterapia é desenvolvida e reconhecida há mais tempo, as espécies medicinais contam com material genético selecionado nos parâmetros de interesse, tendo-se variedades, linhagens e clones superiores para os quais existem também as respectivas tecnologias de produção. No Brasil, o caminho tende a ser o mesmo, posto que pela legislação nacional todo fitoterápico ou fitofármaco é considerado um medicamento e, como tal, precisa apresentar resultados de eficácia e de segurança (farmacologia e toxicologia), o que requer matéria-prima padronizada. Sabemos que mesmo do ponto de vista agronômico e industrial a questão da padronização é fundamental.

Referências bibliográficas

1. Magalhães PM. Seleção, Melhoramento e Nutrição de *Artemisia annua* L. para cultivo em região intertropical. Universidade Estadual de Campinas, Campinas, SP, Brasil, Tese de Doutorado, 1996.
2. Delabays N. Biologie de la reproduction chez L'*Artemisia annua* L. et genetique de la production en artemisinine. Contribution à la domestication et à l'amélioration génétique de l'espèce. Tese de Doutorado. Universidade de Lausanne, Suíça; 1997.
3. CNPq: Acesso ao Patrimônio Genético – http://www.cnpq.br/web/guest/acesso-ao-patrimonio-genetico.
4. Paul S, Wachira FN, Powell W, Waugh R. Diversity and genetic differentiation among populations of Indian and Kenya tea (*Camellia sinensis* (L.) O. Kuntze) revealed by AFLP markers. Theor Appl Genet 1997; 94:255-63.
5. Vos P, Hogers R, Bleeker M, Reijans M, Lee T, Hornes M.et al.. AFLP: a new technique for DNA fingerprinting. Nucleic Acids Research 1995; 23(21):4407-14.
6. Fuentes JL, Escobar F, Alvarez A. Analysis of genetics diversity in cuban rice varieties using AFLP and RAPD markers. Euphytica 1999; 109(2):107-15.
7. Singh A, Negi MS, Rajagapal J. Assessment of genetic diversity in *Azadirachta indica* using AFLP markers. Theor Appl Genet 1999; 99(1-2):272-9.
8. Breyne P, Rombaut D, Vangysel A. AFLP analysis of genetic diversity within and between *Arabdopsis thaliana* ecotypes. Mol Gen Genet 1999; 261(4-5):627-34.
9. Cronquist A.. The evolution and classification of flowering plants. New York, New York: Botanical Garden 1988; 555p.
10. Stuessy TF. Plant taxonomy. The systematic evaluation of comparative data. 2 ed. New York: Columbia University Press 1990; 514 p.
11. Judd WS, Campbell CS, Kellogg EA, Stevens PF. *Plant systematics, a phylogenetic approach*. Massachuttes: Sinauer Associates Inc. 1999; 464p.

12. Morawetz W. Karyological races and ecology of the Brazilian *Duguetia furfuraceae* as compared with *Xylopia aromatica* (Annonaceae). Flora 1984; 175:195-209.

13. Miotto STS, Forni-Martins ER. Número cromossômico em espécies brasileiras de *Adesmia* DC. (Leguminosae-Faboideae). Acta Bot Bras 1994; 8(1):3-9.

14. Forni-Martins ER, Pinto-Maglio CAF, Cruz ND. Biologia da reprodução em plantas de cerrado: microsporogênese. Anais do VIII Congresso da SBSP 1992; 77-82.

15. Allard RW. Principles of plant breeding. New York: John Wiley & Sons, Inc; 1960.

16. White MJD. Modes of speciation. San Francisco: Freeman 1978; 455p.

17. Stace CA. Plant taxonomy and biosystematics. 2 ed. London: Edward Arnold. 1989; 264p.

18. Briggs D, Walters SM. Plant variation and evolution. 2 ed. Cambridge: Cambridge Press; 1990.

19. Pachaly P. DC-Atlas. Stuttgart: Wissenschaftliche Verlagsgesellschaft; 1995.

20. Souza MP et al. Constituintes Químicos Ativos de Plantas Medicinais Brasileiras. Ed. EUFC – Laboratório de Produtos Naturais – Fortaleza-CE. 1991; 416p.

21. Wichtl M. Teedrogen und Phytopharmaka. Stuttgart: Wissenschaftliche Verlagsgesellschaft 1997; 668p.

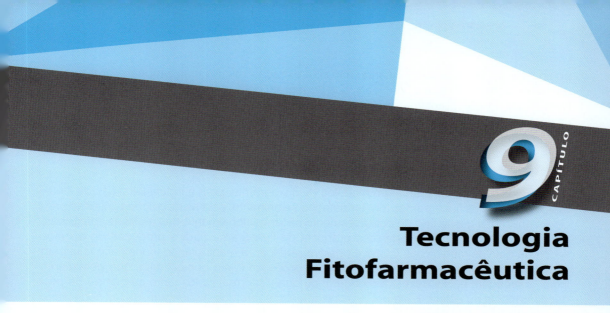

Tecnologia Fitofarmacêutica

Rodrigo Molina Martins
Tatiane Pereira de Souza
Luis Alexandre Pedro de Freitas

INTRODUÇÃO

Conforme visto em outros capítulos deste livro, a manufatura de um medicamento fitoterápico de alta qualidade envolve diversas etapas bastante distintas e complexas que incluem a seleção,[1] reprodução e plantio da espécie vegetal,[2] técnicas de colheita, processamento pós-colheita, processamento industrial,[3-4] distribuição e armazenamento, e finalmente a dispensação.[5] A qualidade do produto final depende de cada uma dessas etapas, que devem ser geridas com as mais modernas técnicas de supervisão de produção e controle de qualidade.[6-8]

Dentre essas etapas, o processamento industrial é uma das mais importantes, mas obviamente depende da qualidade da matéria vegetal que será utilizada. O processo industrial deve ser tecnicamente desenvolvido para que forneça um medicamento fitoterápico com a constância, estabilidade, composição e pureza requeridas ao seu uso,[9] pois tanto os médicos quanto os pacientes esperam que o medicamento fitoterápico tenha o mesmo grau de sofisticação tecnológica que proporciona o trinômio qualidade, segurança e eficácia de um medicamento alopático, ou seja, que a qualidade durante todo o processo produtivo, e lote a lote, seja plenamente reprodutível. O mesmo é esperado e exigido pelos órgãos reguladores.[5,7,9-11] Além disso, espera-se que as tecnologias mais modernas aplicadas aos medicamentos alopáticos, como a bioadesão, microencapsulação, nanotecnologia, entre outras, sejam expandidas para os fitoterápicos,[12] o que irá trazer uma mudança muito rápida no grau de sofisticação tecnológica para os fitoterápicos.

Dentre os processos necessários para produção de medicamentos fitoterápicos em nível industrial, podem ser citadas a cominuição, a extração, a concentração, a secagem e a produção da forma farmacêutica final.[3,4,13] Todos esses processos devem ser otimizados do ponto de vista físico-químico, visando não só a extração seletiva mas também a preservação da composição e dos ativos principais, que podem ser degradados durante o processamento. Neste capítulo, são apresentadas as técnicas e os equipamentos mais utilizados no processamento industrial farmacêutico do material vegetal medicinal, bem como são discutidos os fatores mais importantes e como estes podem afetar a qualidade do fitoterápico.

O PROCESSO

Diversos autores apresentaram modelos de fluxogramas para a industrialização de fitoterápicos.[3] Todos os fluxogramas têm formatação semelhante, pois as operações unitárias principais aplicadas nesse tipo de processamento são tradicionalmente das mesmas categorias. Na Figura 9.1 está apresentada uma proposta de fluxograma para a produção de extratos secos de plantas medicinais. Como é possível verificar, a manipulação industrial é feita com material vegetal já previamente submetido ao processamento pós-colheita, que geralmente inclui a secagem e, por vezes, a moagem, os quais são realizados junto ao campo de produção agrícola ou coleta. Esse pré-processamento, sobretudo a secagem, se faz necessário para inativação enzimática e, assim, dar maior estabilidade ao material vegetal, por isso é feito imediatamente após a colheita.

Quando não é feito na pós-colheita, o processamento industrial inicia-se com a moagem da matéria-prima vegetal, pois o tamanho do pó utilizado para as operações subsequentes vai influenciar seu resultado, como, por exemplo, na operação de extração. Após a redução do tamanho do material, este é submetido à extração, a qual pode ser seguida por etapas de enriquecimento ou concentração do extrato. Finalmente, o extrato concentrado segue para a eliminação final do solvente por secagem. A partir do extrato seco, diversas operações típicas da produção de medicamentos podem ser aplicadas, como a granulação e a compressão.

Neste capítulo, serão apresentadas as técnicas e equipamentos mais indicados para moagem, extração, concentração, secagem e granulação na indústria de fitoterápicos. Por exemplo, as técnicas tradicionais de extração, como a maceração, infusão, decocção, percolação e a maceração dinâmica. Porém, será dada ênfase às possibilidades e limitações do uso industrial de técnicas recentes, como fluido supercrítico, ultrassom e micro-ondas. Posteriormente, serão abordadas as técnicas de secagem mais comumente aplicadas para produtos vegetais, como a liofilização, a nebulização e o leito fluidizado.

Cominuição

A fragmentação do material vegetal em pequenas partículas é uma importante preparação para o processo de extração, e essa operação é denominada cominuição ou moagem.[3,4] A diminuição de tamanho de partícula aumenta a reatividade e torna possível uma melhor troca de massa com outras fases, como solventes extratores, por exemplo. Isso pode ser explicado pelo aumento da área superficial do material, que depende do diâmetro médio de acordo com a Equação 1.[14]

$$A_S = \frac{6M_T}{\phi_P . \rho_P . D_P} \qquad [1]$$

É uma operação unitária muito comum na indústria de transformação em geral e universalmente aplicada para minerais, plásticos, grãos e outros produtos agrícolas e produtos farmacêuticos.[15] Devido à sua característica física, a cominuição é uma operação com caráter puramente energético. Como decorrência da diminuição de tamanho, a área superficial aumenta e também a energia de superfície do material.[15] Além disso, grande parte da energia utilizada na cominuição acaba sendo perdida, pois a energia que não é convertida em aumento de energia superficial é diretamente convertida em calor.[3] A cominuição é muito importante

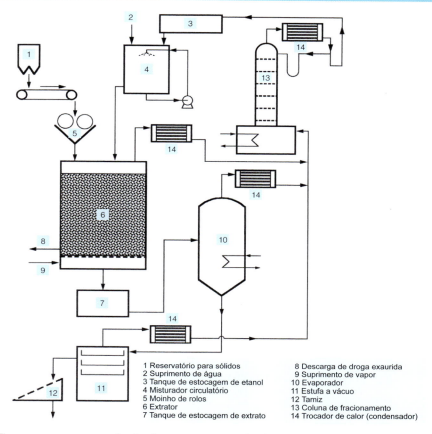

Figura 9.1. Fluxograma para a produção de extratos secos de plantas medicinais.

para a extração, pois facilita a penetração do solvente extrator nas organelas vegetais e a consequente solubilização e lixiviação dos compostos químicos.

Tipos de moinhos

Existem diversos tipos de moinhos, e sua escolha deve estar baseada nas características mecânicas do material vegetal. Os moinhos são classificados de acordo com o princípio físico de fragmentação do material. Os princípios básicos de fragmentação são compressão, impacto, atrito e corte.[14] Por cada um desses princípios, energia é fornecida ao material causando sua deformação até o limite de sua ruptura, quando, então, ocorre a quebra. Há duas categorias abrangentes para definir os materiais de acordo com seu comportamento durante a deformação: os elásticos e os plásticos. Quando o limite de ruptura é baixo, o material é chamado frágil e o oposto é um material duro.[3,4,14,15] Na Figura 9.2, estão apresentados os diagramas de tensão e deformação para materiais elásticos e plásticos, bem como frágeis e duros.

De acordo com as peculiaridades do material vegetal, como presença ou não de fibras curtas ou longas, por exemplo, haverá um tipo de moinho mais apropriado.[16] Nas Tabelas 9.1, 9.2 e 9.3, é apresentado um resumo dos tipos de moinhos, seus mecanismos predominantes de fragmentação, os tipos de materiais para os quais são indicados, faixa de tamanho obtido e alguns exemplos de plantas que podem ser processadas.

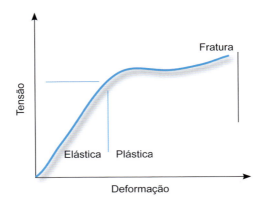

Figura 9.2. Diagrama de tensão e deformação para materiais elásticos e plásticos.

Tabela 9.1. Cominuidores para materiais grandes: trituradores ou esmagadores

Tipo	Fragmentação	Descrição	Indicação	Plantas
Mandibular	Compressão	A movimentação recíproca de duas placas dentadas (que originam o termo mandibular) que esmagam o material que cai entre elas	Especialmente indicado para materiais não maleáveis. Pode reduzir os tamanhos a um décimo	Frutos grandes, vagens, pedaços grandes de troncos ou raízes inteiras
Rolos dentados	Compressão	Um rolo único e dentado comprime o material entre os dentes e as paredes do moinho		Rizomas
Cone giratório	Compressão	O cone tem giro excêntrico sobre um rotor central, de maneira que o material é esmagado entre a parede lateral do cone que rola e a parede do moinho		Frutos secos
Gaiola	Atrito	O material é forçado a passar entre discos cilíndricos concêntricos que giram em sentidos opostos, quando então é esmagado	Indicado para materiais não abrasivos e frágeis	Sementes e vagens secas
Martelos	Impacto	Um rotor central tem barras com movimentação radial recíproca. No movimento centrífugo para fora, as barras batem contra o material causando sua fragmentação	Indicado para materiais pouco ou não abrasivos	Partes com alto conteúdo de gordura ou óleos essenciais, em especial com aeração forçada para resfriamento

Tabela 9.2. Cominuidores para materiais intermediários: moinhos

Tipo	Fragmentação	Descrição	Indicação	Plantas
Martelos	Impacto	Um rotor central tem barras com movimentação radial reciprocante. Ao movimentar-se no sentido centrífugo, a barras batem contra uma chapa perfurada, comprimindo e forçando o material a passar pelos orifícios	Especialmente indicado para materiais maleáveis ou adesivos devido à sua habilidade de cisalhar o material, além de comprimir	Sementes e frutos secos ou frescos
Facas	Corte	Um rotor central tem lâminas afiadas na sua ponta, que passam rente a lâminas na parede do moinho, cortando o material entre as lâminas	O mais indicado para materiais fibrosos. Materiais de alta e média dureza, e/ou frágeis. Pode ser usado para materiais macios	Folhas, flores, frutos e hastes secas e fibrosas. Materiais maleáveis ou elásticos
Pás	Impacto	Um rotor central com pás fixas gira causando deslocamento radial do ar, que aspira o material. Este fragmenta ao colidir contra as pás e paredes do moinho	Partes secas e quebradiças. Materiais com altos teores de óleos essenciais	Entrecascas e flores
Discos	Atrito	Um rotor central tem um disco dentado, que gira contra outro disco dentado estático. O material é forçado a passar pelo espaço reduzido entre os discos, sendo fortemente cisalhado	Materiais maleáveis ou macios. Pode ser usado para materiais secos ou úmidos	Diversas partes vegetais secas
Pinos	Impacto	Um rotor central tem pinos, gira contra outro disco estático com pinos. O material é forçado a passar pelo espaço entre os pinos, sofrendo forte impacto	Indicado para materiais quebradiços ou maleáveis	Partes com alto conteúdo de gordura ou óleos essenciais, em especial com aeração forçada para resfriamento

(Continua)

Tabela 9.2. Cominuidores para materiais intermediários: moinhos

Tipo	Fragmentação	Descrição	Indicação	Plantas
Bolas	Impacto	Um tambor cheio de esferas é girado, causando a movimentação das bolas. O material entre as bolas em movimentação é impactado ou cisalhado	Indicado a uma ampla gama de materiais secos. Pode trabalhar com impacto ou atrito, de acordo com a velocidade de rotação	Partes pequenas e friáveis
Rolos lisos	Compressão	O material é forçado a passar por entre dois cilindros que giram lado a lado em sentidos de rotação opostos. A passagem do material no espaço reduzido comprime e fragmenta	Material seco e quebradiço que não tenha sido previamente picado. Inadequado a materiais muito maleáveis	Moagem primária de partículas grandes e duras, como sementes e raízes secas

Tabela 9.3. Cominuidores para materiais finos: micronizadores

Tipo	Fragmentação	Descrição	Indicação	Plantas
Esferas agitadas	Impacto	Um tambor cheio de esferas é girado, causando a movimentação das bolas. O material entre as bolas em movimentação é impactado ou cisalhado	Indicado a uma ampla gama de materiais secos. Pode trabalhar com impacto ou atrito, de acordo com a velocidade de rotação	Cascas, galhos e sementes
Roller race	Compressão	O material é forçado a passar por entre dois cilindros que giram lado a lado em sentidos de rotação opostos. A passagem do material no espaço reduzido comprime e fragmenta	Material seco e quebradiço, que não tenha sido previamente picado. Inadequado a materiais muito maleáveis	Moagem primária de partículas grandes e duras, como sementes e raízes secas
De jato	Impacto	A mistura de ar e o material é soprada em alta velocidade para dentro do circuito do moinho. As colisões com as paredes causam a fragmentação do material	Partes secas e quebradiças. Materiais com altos teores de óleos essenciais. Materiais previamente picados	Partes secas e quebradiças, materiais com ativos sensíveis ao calor

Os moinhos também podem ser escolhidos de acordo com o grau de cominuição desejado, ou seja, da relação entre o diâmetro ou tamanho inicial e o diâmetro que se deseja após a moagem.[14] Alguns moinhos são mais adequados para faixas de tamanho maiores, enquanto outros, para obtenção de partículas finas.[15] Na Figura 9.3, pode-se observar a relação entre tamanho e energia consumida para sua redução. Nesta figura, pode-se verificar que moinhos são indicados para faixas intermediárias de tamanho, partículas muito grandes são processadas em esmagadores e as muito pequenas, em micronizadores. À medida que a faixa de tamanho diminui, a energia necessária aumenta. Ou seja, quanto mais fino o material desejado, mais energia é demandada.[15] Na Figura 9.3 também nota-se o comportamento de materiais diferentes quanto às suas propriedades mecânicas. O material A é friável que se deforma pouco, mas sua ruptura ocorre com baixas tensões; para esses materiais o limite de tamanho alcançado na moagem pode ser da ordem de micrômetros. No entanto, mesmo para eles, dependendo do tamanho inicial e final, é provável que sejam necessários mais de um tipo de moinho, iniciando com um moinho esmagador e terminando com um micronizador.[14] O material B é fibroso, sofre deformação e exige mais energia que os materiais friáveis. O material C é altamente deformável, elástico ou plástico, e de difícil fragmentação, consumindo alta energia.[14]

Um dos aspectos mais importantes da cominuição é o consumo de energia, pois ela é considerada a operação unitária de mais baixa eficiência energética. Esse fato está relacionado com a maior parte da energia se perder por geração de calor pelo atrito, o que é preocupante para os fitoterápicos por duas razões: primeiro, o aumento de temperatura pode causar a degradação térmica de ativos importantes, e, segundo, a perda energética ocasiona aumento do custo do processamento industrial. Por isso, a escolha do tipo adequado de moinho para cada material é importante, pois pode diminuir as perdas por aquecimento. O consumo energético pode ser explicitado pela Equação 2, proposta por Bond:[14]

$$P_C = 0{,}312 \cdot C_T \cdot M_A \left(\frac{1}{\sqrt{D_{80}^{final}}} - \frac{1}{\sqrt{D_{80}^{inicial}}} \right) \quad [2]$$

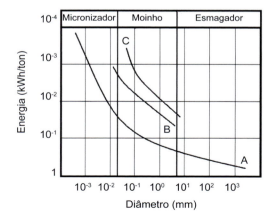 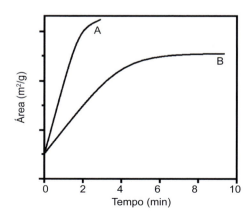

Figura 9.3. Comportamento de diferentes materiais quanto às suas propriedades mecânicas.

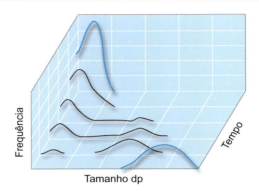

Figura 9.4. Mudanças nas distribuições de tamanho em função do tempo durante um processo de cominuição.

A constante de trabalho C_T depende tanto do material que é processado quanto do tipo e modelo do moinho empregado. Há na literatura especializada alguns valores experimentais de C_T para materiais que são usualmente cominuídos.[14,15] Para aqueles cujos dados de C_T não são disponibilizados, é possível medir facilmente o seu valor em moinho de laboratório do mesmo tipo do que será aplicado na operação industrial, e o valor de C_T poderá ser usado para estimativa de custo energético.

A previsão de tamanhos na moagem não é trivial,[3,4] pois não basta estimar como o tamanho médio altera-se com o tempo, mas é necessário prever como a distribuição granulométrica muda. Na Figura 9.4, está apresentada a mudança da distribuição de tamanhos ao longo do tempo de moagem, na qual pode ser visto que, além do tamanho médio, diversas influências podem surgir na moagem levando até mesmo a distribuições bimodais, ou seja, com duas faixas de tamanho. Na figura, observa-se que um material que havia se tornado heterogêneo devido a uma distribuição bimodal, com um tempo maior de moagem, atingiu uma distribuição mais homogênea.

Um fator complexante é que a cinética de quebra não é igual para todas as partículas.[15] Via de regra, as partículas maiores fragmentam-se rapidamente, enquanto as pequenas levam mais tempo para quebrar. Nas Figuras 9.3 e 9.4, pode-se observar esse efeito. Mesmo assim, além do cálculo da potência consumida, é possível modelar a cominuição para fins de aumento de escala utilizando a técnica chamada "balanços populacionais".[14,15]

Extração

A operação de extração é a operação mais importante no processamento industrial de plantas medicinais, isso porque se considerarmos que um custo importante neste ramo industrial é o suprimento de matéria-prima vegetal, o máximo aproveitamento desta como fonte dos ativos é essencial. Na extração sólido/líquido, é possível remover seletivamente os componentes químicos de maior atividade e, portanto, separá-los de componentes inertes do material vegetal, como, por exemplo, a celulose, desde que haja a escolha adequada do sistema solvente, do sistema extrator e das condições operacionais.

Os sistemas solventes aplicados à tecnologia de fitoterápicos foram amplamente discutidos em outros materiais bibliográficos sobre o assunto, e sua escolha está baseada em características dos compostos a serem extraídos, sobretudo sua solubilidade. Nos anos recentes, restrições a diversos solventes foram apresentadas pelos órgãos reguladores, reduzindo drasticamente as opções para fitoterápicos. Os solventes devem ser atóxicos ou fáceis de eliminar totalmente do produto final, ter custo aceitável, possibilidade de recuperação por destilação e serem seletivos na extração. Todos esses fatores estão na verdade ligados ao custo do processo extrativo. Por exemplo, se um solvente é restringido pela legislação a limites de concentração muito baixos no produto final, aumenta-se o custo para sua eliminação. Além disso, alguns solventes com características inflamáveis ou tóxicas aumentam muito o custo de seguros contratados para as instalações industriais. A quantidade ou volume de solvente também deve ser considerado, bem como, por exemplo, a possibilidade de sua recuperação por destilação, o que também está ligado a questões de custo. Dentre os solventes mais utilizados hoje, dadas as considerações anteriores, estão a água e o etanol, bem como suas misturas em diferentes proporções. Além desses, podem ser citados o éter de petróleo, n-hexano, diclorometano, éter etílico, metanol, acetona, metilacetona e acetato de etila.

As características do material vegetal também afetam a escolha do sistema solvente e do método de extração. Dentre elas está o grau de cominuição, pois se o material vegetal for finamente dividido a extração torna-se mais rápida, o que é muito conveniente em escala industrial. Diversos exemplos podem ser encontrados na literatura.[3,4]

Diversas são as opções tecnológicas para realizar a extração de drogas. Alguns são métodos clássicos em escala laboratorial e bem conhecidos do farmacêutico, como a percolação e a maceração. Outros métodos seriam a maceração dinâmica, turbólise, cozimento, fluido supercrítico, micro-ondas e ultrassom. Esses métodos mais aplicados são descritos a seguir.

Soxhlet

Soxhlet é uma técnica padrão utilizada há mais de um século e, atualmente, é a principal referência para comparação de desempenho de outros métodos de extração. A extração por Soxhlet é realizada pela passagem do líquido extrator por camadas estáticas do material vegetal na forma de pó. Na base do aparelho, o solvente é evaporado e seu vapor sobe por convecção natural até um condensador onde é resfriado e condensado, retornando por gravidade à camada de pó, formando o chamado refluxo. O método de Soxhet, no entanto, é mais aplicado no laboratório, e muitas vezes é utilizado com fins analíticos e para determinar o conteúdo de uma substância no material vegetal. É um método de extração exaustiva, ou seja, há passagem de solvente pelo material vegetal até que todo o ativo seja extraído.[17]

As vantagens de extração de Soxhlet incluem:[18]

- O deslocamento de equilíbrio por transferência, trazendo repetidamente solvente fresco em contato com material vegetal;
- Manutenção de uma temperatura relativamente elevada, extraindo compostos com calor a partir do balão de destilação;
- Não há exigência de filtração após a lixiviação;
- Método muito simples e barato.

As principais desvantagens da extração de Soxhlet são:[19]

- Solventes orgânicos líquidos perigosos e inflamáveis;
- Emissões tóxicas potenciais durante a extração;
- Grande quantidade de solvente utilizada;
- Extração não seletiva;
- Procedimento laborioso;
- Impossibilidade de agitação no dispositivo de Soxhlet para acelerar o processo;
- Processo demorado.

Um solvente de extração adequado deve ser selecionado para a extração de compostos alvos quando se utiliza o método de extração por Soxhlet. Diferentes solventes rendem diferentes extratos e composições de extrato. Por exemplo, o solvente mais utilizado para extrair óleos de origem vegetal é o hexano. O ponto de ebulição é na faixa de 63-69 °C, sendo um excelente solvente para extrair compostos com características apolares. No entanto, *n*-hexano, o principal componente de hexano comercial, é listado como número 1 na lista de 189 poluentes perigosos do ar pela Agência de Proteção Ambiental dos Estados Unidos da América.[20,21] A utilização de solventes alternativos, como o isopropanol, etanol, hidrocarbonetos e até mesmo a água, tem aumentado devido à segurança e questões ambientais. No entanto, solventes alternativos muitas vezes resultam em menor recuperação, uma vez que há diminuição da afinidade molecular entre solvente e soluto. Além disso, os custos com solventes alternativos podem encarecer o processo extrativo, tornando-o inviável.[22]

Idealmente, os procedimentos de extração devem ser ecologicamente viáveis, não conduzindo poluição adicional. Infelizmente, a extração por Soxhlet não atende a esses critérios, provocando grandes volumes de solventes contaminados, perigosos e emitindo gases tóxicos.

Percolação

A extração por percolação é realizada pela passagem do líquido extrator por camadas estáticas do material vegetal na forma de pó.[3,4] O material é alocado em um recipiente com uma tela perfurada no fundo, o solvente é distribuído no topo e permeia a camada de pó por ação da gravidade. Na Figura 9.5, está apresentado um esquema de um percolador. Este pode ter um formato cilíndrico ou, como mostrado na Figura 9.5A, cônico. O método de percolação tem como vantagens um baixo custo inicial e operacional, simplicidade de operação e possibilidade de extrair substâncias até a completa exaustão da droga vegetal. Como inconvenientes, apresenta alto consumo de solventes e longo tempo de extração, que pode ser de vários dias.[3]

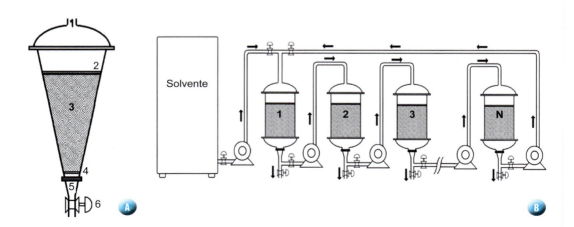

Figura 9.5. Extração por percolação. **(A)** Percolador simples; **(B)** bateria de N percoladores.

Maceração

A extração por maceração é feita em um recipiente fechado em que tanto o líquido extrator quanto o material vegetal encontram-se estáticos, sob agitação ocasional e sem renovação do líquido extrator.[3] Como não ocorre renovação do solvente extrator, a extração não acontece de modo completo em virtude de um equilíbrio difusional entre o solvente extrator e o interior das células vegetais que constituem o material.[15] Entretanto, para que o equilíbrio difusional seja atingido, o tempo de contato do material vegetal com o líquido extrator nessas condições torna-se muito elevado da ordem de muitas horas ou dias, o que pode comprometer a estabilidade de alguns compostos[23,24] do extrato que podem sofrer hidrólise ou até mesmo contaminação microbiológica, dependendo da concentração baixa de solvente orgânico. No final do processo, o macerado é filtrado e prensado, podendo essas operações serem realizadas ao mesmo tempo.[3,4,23,24]

A maceração aplica equipamentos de baixo custo de instalação e operacional, porém com longo tempo de processo, baixa eficiência de extração e demanda de grandes espaços na planta industrial. Para aumentar a capacidade extrativa do processo de maceração, algumas variações podem ser empregadas. As mais importantes são a digestão, a maceração dinâmica e remaceração.[3,4,18]

- Digestão: caracteriza-se por aquecer o sistema contendo líquido extrator e material vegetal em torno de 40 a 60 °C, o que pode comprometer a extração de alguns princípios ativos muito sensíveis ao calor, porém possibilita um aumento do poder extrativo e diminuição do tempo de extração. No entanto, não é capaz de esgotar a droga. Trata-se de um método com equipamentos de custos de instalação e operacional intermediários, alta eficiência de extração, tempo de extração da ordem de horas, alto custo energético, porém menor consumo de solventes;[3]

- Maceração dinâmica: consiste na agitação do meio durante toda a realização do processo,[25] mas sem a renovação do líquido extrator.[26] A agitação torna possível um melhor contato do material vegetal particulado com o solvente devido à redução dos gradientes de concentração ao redor do material vegetal, diferentemente do que acontece quando a extração ocorre sem agitação.[26,27] É um método com equipamentos de grande porte, incorrendo em custos de instalação e operacionais intermediários, com alta eficiência de extração e tempo de extração da ordem de horas;[3,4,25,26,27]

- Remaceração: o processo é o mesmo feito na maceração convencional, porém o líquido extrator é substituído após o sistema atingir o equilíbrio difusional. A substituição do solvente é repetida até o esgotamento da droga. Os equipamentos para remaceração tem baixo custo de instalação e operacional, tempo de processo da ordem de dias, alta eficiência de extração, demanda de grandes espaços na planta industrial e uso de altos volumes de solventes extratores.[4]

Turbólise

Difere da maceração, pois a agitação é feita com um agitador de alto cisalhamento[15] que causa a cominuição do pó. Os equipamentos mais utilizados para a realização da extração por turbólise são os moinhos coloidais ou agitadores de alto cisalhamento[15] que são capazes de fornecer a energia necessária de cisalhamento. Após a realização do processo extrativo, com duração de alguns minutos, a mistura solvente/material vegetal é separada na maioria das vezes por centrifugação. A filtração do extrato é dificultada devido à saturação dos poros dos filtros causada por resíduos sólidos de tamanho reduzido formados na turbólise. No entanto, a turbólise se caracteriza por equipamentos de custos de instalação alto e operacional intermediário, compensados pela alta eficiência de extração e tempo de extração curto.[23]

Atualmente há opções de equipamentos de grande escala para uso industrial, porém o custo aumenta muito com a capacidade.

Fluido supercrítico

Extração de compostos a partir de fontes naturais é a aplicação mais amplamente estudada de fluidos supercríticos, FSCs.[19,28,29] Fluido supercrítico é toda substância que se encontra em condições de pressão e temperatura superiores aos seus parâmetros críticos,[29] como apresentado na Figura 9.6A. O FSC tem vantagens imediatas sobre técnicas de extração tradicionais, sendo um processo flexível devido à possibilidade de modulação contínua do solvente, permitindo o uso de solventes orgânicos menos poluentes e eliminando o solvente utilizado após o processo de extração.[28]

As propriedades físicas de um fluido supercrítico são intermediárias entre um gás e um líquido típicos. Os FSCs apresentam viscosidade baixa como a de um gás, alta densidade como os líquidos e difusão intermediária entre gases e líquidos. Como a densidade de um fluido supercrítico é de 100 a 1.000 vezes maior que a de um gás, as interações moleculares são fortes, diminuindo as distâncias intermoleculares, o que promove maior capacidade de solvatação. A extração das substâncias mediante esse processo é facilitada devido à semelhança entre a viscosidade dos fluidos supercríticos e a dos gases, e por seu coeficiente de difusão ser maior que o dos líquidos.[29] Além da densidade e da viscosidade, outras propriedades como difusividade, capacidade calorífica e condutividade térmica tornam os FSCs adequados para processos de extração. Valores elevados de densidade dos FSCs contribuem para maior solubilização de compostos, enquanto viscosidades menores tornam possível a penetração mais rápida nos poros dos sólidos. A manipulação da temperatura e pressão acima dos pontos críticos pode alterar as propriedades de FSCs aumentando sua capacidade em extrair determinadas moléculas de matérias-primas vegetais.[30]

O CO_2 supercrítico é o solvente mais utilizado para a extração de compostos de origem vegetal, pois favorece a extração de materiais termossensíveis. Além disso, o CO_2 possibilita um alto nível de recuperação.[28-35] É facilmente separado do soluto, não é tóxico, não causa problemas ambientais, não é inflamável e de baixo custo. É o solvente indicado para a

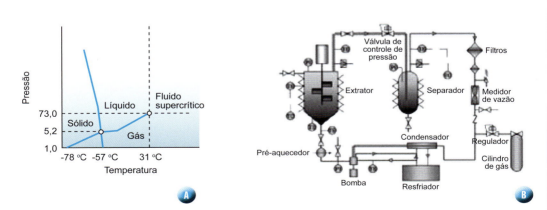

Figura 9.6. Extração por fluido supercrítico. **(A)** Diagrama de fases mostrando a região de fluido supercrítico; **(B)** Fluxograma de uma instalação típica para extração de produtos naturais por fluido supercrítico.

extração de uma grande faixa de substratos naturais.[19,28-41] Sua seletividade de extração pode ser ajustada para cada substrato, mudando-se a temperatura e a pressão dentro da região supercrítica (Figura 9.6B). Do ponto de vista econômico, trabalhar com baixas pressões e baixas temperaturas é de grande interesse para reduzir o custo na extração.[32] A Tabela 9.4 apresenta outros solventes que são utilizados nos processos de extração por FSC.

A extração por FSC apresenta diversas vantagens em comparação com os métodos de extração convencionais mais utilizados. Primeiramente, o FSC pode penetrar nos poros de materiais sólidos de maneira mais eficiente que técnicas que utilizam solventes líquidos, possibilitando uma transferência de massa mais rápida. Segundo, o FSC é continuamente bombeado através do material vegetal, podendo fornecer uma extração completa e o poder de solvatação do fluido pode ser manipulado por mudanças na pressão/temperatura e adição de co-solvente, promovendo uma alta seletividade.[33] A vantagem mais relevante da técnica é a fácil separação entre o solvente e o material extraído, que não necessita de etapas subsequentes de filtração e concentração. Terceiro, o fato de o equipamento de extração operar à temperatura ambiente, não afetando compostos termossensíveis.[28-33] Na Tabela 9.5, estão apresentados alguns estudos de extração por FSC realizados em materiais vegetais.

A extração de compostos a partir de substratos sólidos por meio de FSC foi realizada em escala comercial nos últimos anos por mais de duas décadas.[35] Em processos de grande escala, estão relacionados com a indústria de alimentos, como o descafeinização de grãos de café e folhas de chá preto e da extração de sabores amargos (A-ácidos) de lúpulo.[35] O processo consiste basicamente de um cilindro ou reservatório de gás com a válvula reguladora de pressão, um sistema de condensação por resfriamento, bomba, aquecedor, vaso de extração de alta pressão, válvula de controle da pressão e separador, filtro de gás e medidor de vazão, conforme apresentado na Figura 9.6B. Processos em menor escala compreendem a extração e concentração de óleos essenciais, oleorresinas de compostos de alto valor de

Tabela 9.4. Principais solventes utilizados como FSCs, com suas respectivas temperaturas e pressões críticas

Componentes	Tc (°C)	Pc (MPa)
Etileno	9,4	5,04
Dióxido de carbono	31,1	7,38
Etano	32,3	4,87
Óxido nitroso	36,6	7,26
Propano	96,8	4,25
n-Hexano	234,5	3,01
Acetona	235,1	4,70
Metanol	239,6	8,09
Etanol	240,9	6,14
Acetato de etila	250,2	3,83
Água	374,1	22,06

Tc: temperatura crítica; Pc: pressão crítica.
Adaptada de Brunner et al.[35]

Tabela 9.5. Exemplos de estudos envolvendo FSC na extração de compostos de origem vegetal

Matéria-prima	Produto obtido	Processo tradicional	Referência
Camomila	Óleo de camomila	Destilação a vapor	(28)
Arroz	Fitoesteróis	Extração com solventes	(30)
Solanum p.	Extrato	Maceração	(32)
soja	Isoflavonas	Extração com solventes	(36)
Óleo de peixe	Ácidos graxos	Extração com solventes	(37)
Grãos de café	Cafeína	Extração com solvente	(38)
Óleo de laranja	*D*-limoneno	Extração com solvente	(35)
Erva cidreira	Óleo essencial	Extração com solvente	(40)
Gengibre	Óleo	Destilação a vapor	(41)

Adaptada de Siqueira *et al.*[32]

ervas e especiarias, e a remoção de pesticidas de material vegetal.[35] Portanto, a extração por FSC apresenta alta eficiência e seletividade de extração, tempo de extração médio, custos de instalação e operação altos e requer mão de obra especializada.

Micro-ondas

Micro-ondas são ondas eletromagnéticas não ionizantes de frequência entre 0,3-300 GHz do espectro eletromagnético, que podem penetrar determinados materiais e interagir com moléculas polares, como a água.[18] A técnica de micro-ondas extrai muito rapidamente bioativos de fontes vegetais. A extração por micro-ondas é realizada em ambiente submetido às micro-ondas, que causam a vibração de moléculas com dipolo magnético originando agitação e aquecimento molecular. As micro-ondas fornecem rápida e alta liberação de energia para o solvente e a matriz vegetal com subsequente aquecimento uniforme de solvente e soluto. A água dentro da matriz vegetal absorve energia de micro-ondas, produzindo superaquecimento interno e causando rompimento celular, o que facilita a extração de substâncias e, portanto, melhora sua recuperação.[42] Além disso, a presença de íons dissolvidos aumenta a penetração do solvente no interior da matriz e, assim, facilita a liberação dos constituintes químicos. O efeito das micro-ondas é, desse modo, fortemente dependente da constante dielétrica do solvente e dos componentes da matriz vegetal.[18,42-58] Melhores recuperações podem ser obtidas por umedecimento das amostras com uma substância que possui uma constante dielétrica relativamente elevada, como água. A Tabela 9.6 mostra algumas das aplicações da extração por micro-ondas para produtos naturais.

Outros fatores podem influenciar a recuperação dos constituintes químicos, entre eles se destacam o tamanho e distribuição de partícula, solubilidade dos extratos de interesse, interação entre o solvente e matriz vegetal e temperatura.[18,42,54,55] O tamanho de partícula e distribuição de tamanho do material vegetal a ser extraído normalmente têm influência significativa sobre a eficiência da extração por micro-ondas. Os tamanhos utilizados são geralmente na faixa de 100 μm a 2 mm.[55] Pós muito finos podem aumentar a extração porque apresentam área de superfície maior, o que favorece a difusão de substâncias da matriz da planta para o

Tabela 9.6. Aplicação da extração por micro-ondas para a extração de produtos naturais

Composto alvo	Espécie de planta	Solvente	Desempenho/ observações	Referência
Polifenóis totais, o-difenóis e flavonoides	Vitis vinifera	Metanol	O extrato apresentou alta atividade antioxidante	(43)
Catequina, rutina, ácido gentístico, quercetina	Eriobotrya japonica	Metanol	Extração em curto período de tempo (minutos)	(44)
Rutina	Saururus chinensis e Sophora japonica	Solução de íons bromo	Extração em curto período de tempo (minutos)	(45)
Luteolina e polifenóis totais	Buddleia officinalis	95% de solução de etanol	Alto rendimento de extração	(46)
Polifenóis totais	Ipomoea batatas	53% de solução de etanol	Alto rendimento de extração em curto período de tempo	(47)
Polifenóis totais	Fagopyrum esculentum	Etanol	Alto rendimento de extração	(48)
Polifenóis totais	Phaseolus vulgaris	50% de solução de etanol	Alto rendimento de extração	(49)
Berginina	Ardisia crenata e Rodgersia sambucifolia	50% de solução de metanol	Extração em curto período de tempo (minutos)	(50)
Cafeína	Chá	50% de solução de etanol	Alto rendimento de extração em curto período de tempo e redução de solvente	(51)
Óleos essenciais	Laranja	Água	Baixo consumo de energia e período curto de extração	(52)
Óleos essenciais	Laurus nobilis	Água	Rápido e seguro	(53)

Adaptada de Zhanga et al.[54]

solvente. Na maioria das vezes, o solvente escolhido deve apresentar uma constante dielétrica elevada e absorver fortemente a energia de micro-ondas. Os solventes mais utilizados e que apresentam essas características são o etanol, metanol e água.[56] A Tabela 9.7 mostra os principais solventes utilizados para a extração e suas respectivas constantes dielétricas. Já solventes não polares com baixa constante dielétrica, como o hexano e o tolueno, em regra não apresentam características adequadas para serem utilizados em extração por micro-ondas[18,42,54-56] A seletividade e a capacidade do solvente para interagir com micro-ondas podem ser moduladas utilizando misturas de solventes. Um das misturas mais utilizadas é hexano-acetona. Uma pequena quantidade de água (p. ex., 10%) também pode ser adicionada em solventes apolares, como hexano, xileno e tolueno, melhorando a taxa de aquecimento.[55]

Tabela 9.7. Principais solventes utilizados para a extração por micro-ondas e suas respectivas constantes dielétricas e momento dipolo

Solvente	Constante dielétrica (20 °C)	Momento dipolo (25 °C)
Hexano	1,89	< 0,1
Tolueno	2,04	0,36
Diclorometano	8,9	1,14
Acetona	20,7	2,69
Etanol	24,3	1,69
Metanol	32,6	2,87
Água	78,5	1,87

Adaptada de Kaufmann et al.[57]

Durante a extração, o volume de solvente deve ser suficiente para assegurar que a matriz vegetal esteja totalmente imersa. Uma quantidade mais elevada de volume de solvente na matriz vegetal pode conduzir um aumento na recuperação. No entanto, grandes quantidades de solvente podem produzir recuperações baixas devido a uma agitação inadequada do solvente durante o processo de extração.[18,42,56] A temperatura é outro fator importante que contribui para o rendimento de recuperação, pois temperaturas elevadas resultam em maior eficiência de extração. No entanto, para a extração de compostos termolábeis, altas temperaturas podem causar a degradação de determinados constituintes. Nesse caso, a potência das micro-ondas tem que ser determinada corretamente para evitar temperaturas muito elevadas e degradação do soluto.[58]

Há dois tipos de sistemas de micro-ondas disponíveis comercialmente: micro-ondas de extração com sistema fechado sob pressão e temperatura controlada e micro-ondas à pressão atmosférica. Esses sistemas podem ou não ser auxiliados por agitação mecânica.[57]

As principais vantagens que tornam a extração por micro-ondas uma técnica em potencial para extração sólido-líquido de metabólitos de plantas são:

- Redução do tempo de extração;
- Redução na quantidade de solventes utilizados em processos tradicionais;
- Aumento no rendimento de extração;
- É comparável a outras técnicas de extrações modernas, como a extração por fluido supercrítico, devido à sua simplicidade de processo.

Como desvantagens, podem-se citar a necessidade de uma filtração adicional ou centrifugação para remover o resíduo sólido, baixa eficiência quando ambos os compostos de interesse ou os solventes são apolares ou voláteis, e dificuldade de aumento de escala.[18,54,59] A dificuldade de aumento de escala é decorrente da limitada profundidade de penetração das micro-ondas, da dificuldade no controle e uniformidade de temperatura no interior de grandes volumes de extração.[59] Alguns caminhos já foram idealizados para amenizar essas dificuldades e baseiam-se nos conceitos mostrados na Figura 9.7. Na extração em paralelo, o aumento de escala é obtido pela simples multiplicação do número de células extratoras, ou seja, em um aumento de 10 vezes na produção são utilizadas 10 células extratoras de igual capacidade. Na extração sequencial, um único módulo de forno de micro-ondas é utilizado com uma ferramenta automatizada para trocar sequencialmente os frascos contendo a mistura droga/solvente. No sistema de fluxo contínuo, a mistura extratora droga/solvente é bombeada por meio de um reservatório inserido no forno de micro-ondas.

Em resumo, a extração por micro-ondas apresenta geralmente alta eficiência com tempo da ordem de minutos, custos de instalação muito alto, restrito a ativos para os quais o uso de solventes como a água ou suas misturas é adequado, alto custo energético e requer mão de obra mais especializada. Porém, é uma alternativa às técnicas convencionais que envolvem aquecimento e longos tempos de extração, e que podem levar à perda de constituintes químicos devido à exposição a solvente por longo tempo.

Ultrassom

O ultrassom é outra técnica utilizada para acelerar os processos extrativos mais tradicionais.[60] As extrações por ultrassom geralmente são realizadas com hastes ultrassônicas ou banho de ultrassom que podem ou não serem auxiliadas por agitação mecânica. A agitação mecânica torna-se um processo auxiliar importante por diminuir os gradientes de temperatura produzidos pela energia ultrassônica e possibilitar que quantidade maior de material vegetal possa ser processada.[60]

A extração é feita com a aplicação de vibrações em frequência de ultrassom por meio de, por exemplo, haste "sonicadora" que produz o fenômeno chamado cavitação, o qual é responsável pela aceleração da extração sólido-líquido. Trata-se da geração de "cavidades" no interior do líquido, devido a quedas ultrarrápidas e localizadas de pressão. Quando o fluido é movimentado muito rapidamente, como em processos turbulentos, o deslocamento de porções do fluido produz queda local e repentina de pressão. Se a pressão no local atingir valores menores do que a pressão de vapor do líquido naquela temperatura, este irá vaporizar-se formando bolhas de vapor. Essas bolhas são carregadas pelo fluido em movimentação e quando chegam em uma região de pressão maior são implodidas, provocando ondas de choque e microjatos altamente energéticos, responsáveis por altas tensões mecânicas e elevação da temperatura.[60-67] Essas ondas e microjatos acabam causando maior interação entre as fases sólida e líquida, diminuindo a resistência à transferência de massa que é originada da camada estacionária, ou resistência de película, entre as fases.[68-77] Além da extração, o ultrassom tem sido muito utilizado em processos de preparação de emulsões, disrupção de células e reações químicas heterogêneas.[61-82]

Além de selecionar a configuração do tipo de ultrassom apropriado, é muito importante otimizar parâmetros operacionais, como tempo de extração, temperatura do processo e tipo de solvente.[68,73,76] A escolha do solvente mais apropriado para extração dos componentes de interesse é um passo fundamental para o desenvolvimento de qualquer método de extração. O tipo de solvente, a quantidade e a concentração de solvente e a relação solvente-soluto têm efeito importante sobre a eficiência de extração, já que a cavitação depende da capacidade do solvente para absorver e transmitir a energia do ultrassônica.[64]

A polaridade do solvente é uma outra característica importante que influencia a eficiência da extração. A água é o solvente mais apropriado devido à sua natureza ecogicamente correta e de baixo custo. Entretanto, dependendo das caracteristicas dos componentes do material vegetal, a água não é capaz de extraí-los completamente. Por isso, na maioria das vezes utilizam-se solventes orgânicos, como etanol, metanol, n-butanol, isopropanol, hexano, acetona, acetonitrila, acetato de etila, diclorometano, éter etc. O uso de solventes miscíveis com a água em diferentes proporções, como etanol e metanol, são geralmente escolhidos por combinar as propriedades extrativas dos solventes que compõem a mistura. Soluções básicas de éter e, por vezes, inorgânicas como KOH, NaOH também podem ser utilizadas.[65,66]

Outro fator importante na extração por ultrassom é que os parâmetros do processo extrativo devem ser devidamente otimizados.[68,73,76] Os mais importantes são a frequência, amplitude e a potência de ultrassom, porém também afetam o tipo de solvente, a razão massa de solvente e massa de droga, tempo, temperatura e agitação mecânica.[60-82] Deve ser fornecida energia ultrassônica suficiente para a remoção completa dos compostos localizados nas partes mais internas do material vegetal. A literatura indica que as frequências de 20-100 kHz com potências variando de 100-800 W são empregadas com bons rendimentos. Tem sido observado que as frequências ultrassônicas baixas, em torno de 20 kHz, maximizam a extração de componentes de origem vegetal, pois nessas frequências os fenômenos físicos promovidos pelo ultrassom são predominantemente a cavitação.[64,68,73,76]

O uso do ultrassom para extração em escala laboratorial já é amplamente difundido, sendo inclusive uma técnica bastante estudada para otimizar métodos analíticos. Na Tabela 9.8, encontram-se alguns exemplos de extração por ultrassom de materiais vegetais como fonte de bioativos. As hastes sonicadoras para escala laboratorial trabalham em amplitudes e densidades de potência muito altas, porém não são capazes de transmitir potência significativa para líquidos porque suas ponteiras são pequenas, o que restringe a região ou o volume no qual efetivamente se produz cavitação. Dessa maneira, estas hastes não são adequadas para escala industrial, pois são efetivas para apenas uma pequena porção ou volume do líquido no seu entorno. Porém, são recomendados para coleta de dados e informações do processo extrativo e que depois poderão ser utilizados para estudos de "*scale-up*".[70]

A sua aplicação em escala industrial ainda é incipiente e muitos pesquisadores acreditam não ser viável em escalas maiores. No entanto, isso não corresponde à realidade e recentemente tem surgido fabricantes desses instrumentos para escalas de centenas de quilogramas. Além disso, alguns trabalhos científicos confirmam o potencial para a transposição de escala utilizando ultrassom auxiliados por transdutores com o uso de extratores ultrassônicos com capacidade de trabalho de 700-850 L de solvente.[70] Segundo os autores, o projeto de um reator de grande escala industrial deve atingir uma distribuição uniforme da atividade cavitational em um grau acima do mínimo necessário para a operação de extração, o que seria possível com o uso de vários transdutores em um mesmo tanque.[70] Para tornar viável a aplicação industrial de ultrassons de haste, fabricantes desenvolveram variantes das hastes sonicadoras cuja principal vantagem é a abrangência de um volume maior de cavitação dentro do líquido. O desafio é, portanto, estabelecer a forma das ponteiras capazes de produzir cavitação em maiores volumes de líquidos enquanto mantêm alta energia ultrassônica.[70] Nas ponteiras convencionais, utilizadas em escala de laboratório, o diâmetro da ponta é pequeno

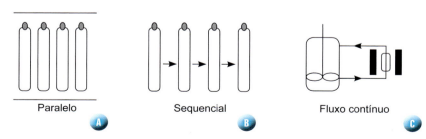

Figura 9.7. Princípios de aumento de escala para extração por micro-ondas.[59] **(A)** Sistemas de extração completos em paralelo; **(B)** Células substituídas em sequência no extrator; **(C)** Sistema com fluxo ou recirculação contínua para a câmara de micro-ondas.

(Figura 9.8A) para possibilitar altas amplitudes de vibração, o que aumenta a energia fornecida, mas é capaz de produzir cavitação em uma região ou volume muito pequeno.[83] As ponteiras tipo Barbell foram introduzidas para aumentar o volume de atuação, tendo como principal característica um diâmetro bem maior do que o convencional.[83] No tipo Barbell, há uma seção de extreitamento da ponteira, que possibilita altas amplitudes de vibração, e depois um aumento do diâmetro somente na ponta, como mostrado na Figura 9.8B e 9.8C, o que resulta em maiores regiões sob efeito da cavitação.

Em resumo, o ultrassom é uma técnica de extração muito rápida e de alta eficiência.[60-82] Entretanto, os equipamentos ainda apresentam custos muito altos de instalação. Além disso, tem alto custo energético e requer mão de obra especializada. Em alguns casos, o ultrassom pode ser eficazmente combinado com outras técnicas para aumentar os rendimentos da extração. É o caso da destilação a vácuo auxiliada por ultrassom, muito interessante para a extração de compostos flavorizantes porque favorece a concentração de compostos oxigenados. Portanto, a escolha desse novo método deve ser ligada a características do processo.[79]

A Tabela 9.9 lista alguns exemplos de compostos obtidos de fontes naturais por diferentes métodos de extração.

Concentração

A concentração dos extratos é uma importante operação na industrialização dos fitoterápicos ou fitofármacos, isso porque os extratos concentrados podem ser a forma final do medicamento fitoterápico ou podem ainda ser usados em operações posteriores de secagem. Em algumas situações, é possível realizar a secagem direta dos extratos, mas do ponto de vista econômico é recomendável a sua concentração antes da secagem, pois a eficiência energética de processos de evaporação é maior, baixando o custo de remoção de umidade.

De acordo com as Farmacopeias Europeia e Alemã, extratos são classificados de acordo com a proporção em massa de droga e de solvente utilizados na extração. Como a concentração significa aumentar os teores de sólido ou soluto no extrato, mas sem atingir a eliminação total do solvente, essa operação pode ser realizada por evaporação ou vaporização. Os principais tipos de concentradores por vaporização industrial são o tanque com aquecimento, o evaporador de tubo com filme descendente, o evaporador de circulação forçada e o evaporador a filme agitado. Todos esses concentradores estão descritos em detalhes na literatura especializada.[15]

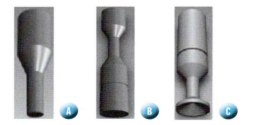

Figura 9.8. Ponteiras para reatores ou extratores de escala industrial. **(A)** Ponteira convencional com ponta afinalada; **(B)** ponteira tipo Barbell com seção intermediária afinalada, mas ponta de grande diâmetro; **(C)** ponteira tipo Barbell com ponta em formato de sino.

Tabela 9.8. Extração de compostos bioativos por ultrassom

Compostos bioativos	Condições operacionais	Desempenho/ observações	Referência
Ácido carnósico de alecrim	10 g de folhas secas + 100 mL butanol/acetato de etila/EtOH, 50 °C, 15 min. Sistema de haste (20 kHz). Banho de ultrassom (40 kHz)	Redução do tempo de extração (3 horas para 15 minutos)	(72)
Compostos fenólicos, antioxidantes e antocianinas a partir de sementes de uva	2 g de pó de sementes de uva + 100 mL 52% EtOH 55-60 °C, 30 min. Sonicação em banho de água (40 kHz, 250 W)	Otimização das condições de operação por meio de análises de superfície de resposta para melhorar o rendimento de bioativos	(73)
Antimicrobianos de especiarias tailandesas (gengibre, *finger root* e açafrão)	10 g temperos secos + 100 mL de hexano/isopropanol e misturas. Ultrassom de haste (20 kHz, 5 min, 6,8 W cm^{-2})	Sonda ultrassônica em combinação com adequada seleção de solvente reduz os tempos de processamento e custos	(74)
Quitina de camarão de água doce	Ultrassom de haste (41 W cm^{-2})	Extração mais simples e mais curta e produção de polímeros menos cristalinos para melhor conversão de quitosana	(75)
Flavonoides de *Foliumeucommieae*	5 g de pó seco + 300 mL de 42% de EtOH. Banho de ultrassom (59 kHz, 55 °C, 70 min)	Ultrassom proporcionou maior eficiência do que o aquecimento por micro-ondas	(76)
Biofenóis de óleo de oliva	1 g folhas secas moídas + EtOH: H$_2$O (59:41) em 5 mL min^{-1}, 40 °C, 25 min. Ultrassom de haste (20 kHz, 450 W)	Otimização do ultrassom para aplicação em escala piloto. Mais rápido e mais eficiente abordagem do que os métodos convencionais (25 min *vs.* 24 h para 100% de rendimento)	(77)

Adaptado de Soria *et al.*[78]

Secagem de extratos de plantas

A secagem é uma importante operação para produtos fitoterápicos, pois confere a estes maior estabilidade química e microbiológica, além de reduzir os custos industriais pela redução de volumes para estocagem. Além disso, podem tornar factível a preparação de formas sólidas de administração por via oral com funcionalidades diversas, como, por exemplo, a liberação modificada.[87,88]

Dentre os métodos mais aplicados para a secagem de extratos estão a liofilização e a secagem por nebulização ou *spray drying*. Essas duas técnicas são de longe as mais conceituadas no ramo farmacêutico, pois têm a vantagem de minimizar as perdas de princípios ativos por degradação térmica. No entanto, outras técnicas podem ser aplicadas quando os ativos de interesse não são termossensíveis ou quando a secagem será feita na droga vegetal após a colheita, como o tambor rotativo, o secador a vácuo e o leito fluidizado. Esses

Tabela 9.9. Métodos de extração mais aplicados na tecnologia fitofármacos

Fitofármacos	Plantas	Solvente	Método de extração	TE (min)	Rendimento (mg/kg)	Referência
Tocóis	*Amaranthus caudatus*	Metanol	Maceração (P: 1/20, 25 °C)	1.440	76,32 63,7	(80)
		Metanol	Ultrassom (P: 1/20, 25 °C)	60	129,27	
		CO_2	FSC (P: 1/30, 25 °C, 400 atm)	15		
β-sitosterol/ α-tocoferol/ γ-tocoferol	Semente de quiabo	n-hexano	Soxhlet	–	2010/127/380	(81)
		Etanol	Soxhlet	–	2680/129/494	
		CO_2	FSC (P:1/24-1/80, 50 °C, 450 bar)	240-280	2390/148/407	
Saponinas	Ginsen	80% Metanol	Maceração (P: 1/10, 75 °C)	180	5,24 (g/100 g)	(82)
		80% Metanol	Micro-ondas (P: 1/10, 75 °C)	0,5	5,31 (g/100 g)	
Enxofre/ óleo-resina	cebola	Álcool	Soxhlet (P: 1/10)	240	3,78/350 (g/kg)	(84)
		Vapor	Destilação (P: 7/120)	300	0,167/0,4 (g/kg)	
		n-hexano	Maceração (P: 1/20, 25 °C)	120	0,087/11 (g/kg)	
		Álcool	Maceração (P: 1/20, 25 °C)	120	0,895/126 (g/kg)	
		CO_2	FSC (P: 1/14, 65 °C,300 bar)	180	0,208/9 (g/kg)	
Naringina	*Citrus paradisi*	Etanol/água (70/30)	Soxhlet (P: 1/10)	480	15,2 (g/kg)	(85)
		Etanol/água (70/30)	Maceração (P: 1/5,25 °C)	180	13,5 (g/kg)	
		CO_2 Etanol (85/15)	FSC (58,6 °C, 95 bar)	45	14,4 (g/kg)	
Carvona/ limoneno	Sementes de cominho	n-hexano	Soxhlet (P: 1/20)	300	16,28/15,15 (mg/g)	(86)
		n-hexano	Maceração (P: 1/20, 69 °C)	60	13,38/12,63 (mg/g)	
		n-hexano	Ultrassom (P: 1/20, 69 °C)	60	14,45/14,27 (mg/g)	
		n-hexano	Ultrassom (P: 1/20, 20-38 °C)	60	17,16/16,16 (mg/g)	
Óleo	Sementes rosa mosqueta	n-hexano	Soxhlet (P: 1/25)	180	48,5 (g/kg)	(66)
		n-hexano	Ultrassom (P: 1/25, 69 °C)	60	32,5 (g/kg)	
		n-Hexano	Maceração (P: 1/3,5, 40 °C)	30	52,6 (g/kg)	
		CO_2	FSC (35 °C, 250 bar)	80	57,2 (g/kg)	
		CO_2: propano	FSC (28 °C, 100 bar)	35	66,8 (g/kg)	

TE: tempo de extração em minutos; FSC: fluido supercrítico; P: proporção de sólido em relação ao solvente extrator (mg/mL).
Adaptado de Wang et al.[18]

equipamentos devem ser escolhidos obedecendo a critérios técnicos baseados nas características dos materiais a serem processados, como teor de umidade inicial, densidade, porosidade e higroscopicidade. Ainda, para os materiais sólidos, tamanho e forma das partículas e a reologia para o caso dos extratos. De modo geral, os métodos de escolha do tipo de secador podem ser baseados em: tipo de movimentação no material, faixas de temperatura e pressão de trabalho, capacidade de produção, tempo de secagem e propriedades do produto final.[89] Na área farmacêutica, o critério mais importante e mais utilizado normalmente é o da funcionalidade do produto. A seguir, apresentamos uma descrição dos tipos de secadores mais usados na linha de tecnologia de fitoterápicos.

Liofilização

A liofilização tem como vantagem principal a operação da secagem a frio, reduzindo a probabilidade de degradação de substâncias sensíveis ao calor e temperatura. Essa característica é importante para produtos biotecnológicos, como proteínas, enzimas e aminoácidos e extratos de origem vegetal, por apresentar uma grande diversidade de compostos que são sensíveis a variações de temperatura, podendo comprometer suas atividades biológicas. Entretanto, a liofilização tem como desvantagem um alto custo de investimento e de operação, além de baixa produtividade. Dependendo da quantidade de material a ser seco e suas características intrínsecas, os ciclos de secagem por liofilização podem durar dias, aumentando o custo e inviabilizando a secagem do material. Isso reduz o campo de aplicação industrial da liofilização para exclusivamente produtos com valor agregado muito alto.[87]

Um liofilizador típico consiste numa câmara de secagem que contém prateleiras com temperatura controlada, o qual está ligado a uma câmara de condensação por meio de uma grande válvula. O condensador é formado por uma série de placas ou rolos capazes de serem mantidos em temperatura muito baixa (inferior a –50 °C). As bombas de vácuo são ligadas à câmara de condensação, alcançando pressões no intervalo de 4 a 40 Pa em todo o sistema durante a operação.[90]

Um processo de liofilização consiste de três etapas: congelamento, secagem primária (sublimação) e secagem secundária (dessorção). O congelamento é um passo no qual a maior parte do solvente, geralmente a água, é separada dos solutos por congelamento. A fase do soluto torna-se altamente concentrada, sendo denominado "concentrado resfriado". Como o líquido torna-se mais concentrado, sua viscosidade aumenta inibindo uma cristalização adicional. Esse concentrado resfriado é, portanto, formado de uma fase com características amorfas, cristalinas e/ou uma mistura de ambas. A pequena percentagem de água que permanece no estado líquido e não congela é chamado de água ligante.[91]

A secagem primária, ou sublimação do gelo, começa sempre que a pressão na câmara é reduzida e a temperatura é aumentada e mantida a –10 °C para fornecer calor que é removido por sublimação do gelo. O vapor de água formado passa através da porção seca do produto para a superfície da amostra. Em seguida, o vapor de água é transferido da superfície do produto na câmara para um condensador. O gelo sublimado no condensador sofre cristalização em bobinas/placas previamente resfriadas (inferior a –50 °C). Durante a secagem primária, a pressão da câmara está bem abaixo da pressão de vapor do gelo. Tipicamente, a fase de secagem primária é a fase mais longa de liofilização, geralmente leva várias horas para terminar, e a otimização dessa etapa tem um grande impacto sobre a economia do processo.[92]

A secagem secundária envolve a remoção da água absorvida do produto – a água que não separou na forma de gelo durante o congelamento – e, consequentemente, não sublimou para o condensador durante a secagem primária. A secagem secundária ocorre já no início da secagem primária, mas a maior parte da secagem secundária ocorre após a secagem primária enquanto a temperatura do produto tem sido elevada. Embora o princípio de fornecimento de calor seja o mesmo da secagem primária, a temperatura de operação neste caso é próxima ou pouco acima da temperatura ambiente (25 a 60 °C). A secagem secundária normalmente gasta apenas algumas horas, e a oportunidade de redução do tempo de otimização de processos é limitado.[93]

Secagem por nebulização (spray drying)

A secagem por nebulização é um dos melhores métodos de secagem para converter, em uma única etapa, materiais fluidos em partículas sólidas ou semissólidas. As gotículas do material fluido produzidas durante o processo de nebulização entram em contato com uma corrente de ar aquecido sofrendo evaporação do solvente e conduzindo a secagem do soluto com subsequente redução do tamanho de partícula. Na maioria das vezes, o gás utilizado é o ar ou mais raramente um gás inerte, como o nitrogênio. A secagem de gotículas é resultado da transferência de calor e de massa simultânea. O calor do meio de secagem é transferido para as gotas por convecção e, em seguida, convertida em calor latente durante a evaporação do conteúdo de umidade das gotículas. As taxas de transferência de calor e massa dependem do diâmetro das gotículas e da sua velocidade relativa ao ar de secagem.[94]

A nebulização é conseguida por aspersores que são quase sempre classificados em três tipos básicos: de pressão, pneumáticos e de disco giratório, sendo estes dois últimos os mais difundidos. Os aspersores são classificados com base no tipo de energia que age sobre o fluido. Por exemplo, aspersores rotativos utilizam a energia centrífuga para atomizar o fluido, enquanto os aspersores de pressão, uma alta carga de pressão no fluido. Os aspersores são selecionados com base nas propriedades do líquido ou pasta e do produto final e no tamanho de partícula do pó seco.[94]

A secagem por nebulização produz, em função da velocidade de alimentação, condições dos materiais e operacionais, um pó muito fino (5-50 µm) ou grandes partículas de tamanho (2-3 mm). Devido à nebulização, há grande redução no tamanho das partículas e a área de superfície das partículas aumenta exponencialmente, permitindo a secagem do líquido ou pasta que ocorre rapidamente. Com o pequeno tamanho das gotículas e da distribuição uniforme do fluido, a remoção de umidade ocorre, geralmente, sem interferir na integridade do material.[95] No entanto, a altas temperaturas, componentes termolábeis, como vitaminas, enzimas, proteínas e extratos vegetais, podem ter sua atividade biológica comprometida parcial ou totalmente durante o processo. Em virtude dessa desvantagem, as condições do processo devem ser estudadas e estabelecidas para se obter um produto seco com o mínimo comprometimento de seus ativos e da sua qualidade final.[87,96]

Extratos secos por spray drying apresentam elevada estabilidade química e microbiológica, e maior facilidade de transporte e de armazenamento. Por outro lado, a elevada carga de constituintes vegetais e reduzidas dimensões podem conduzir a higroscopicidade e, portanto, a problemas de fluxo.[96] Além da secagem de extratos fluidos de origem vegetal, a técnica de spray drying torna possível a microencapsulação de extratos de plantas ou de bioativos com o intuito de melhorar as propriedades físico-químicas desses compostos.[96] O que distingue a secagem da microencapsulação para o spray drying é essencialmemte o tipo de aditivo que será aplicado. Na Tabela 9.10, estão apresentados alguns exemplos da aplicação do spray drying na produção de extratos secos e microcápsulas contendo extratos e compostos de origem natural.

Tabela 9.10. Exemplos de estudos utilizando o *spray drying* para a secagem e produção de micropartículas de origem vegetal

Planta/bioativo	Condições operacionais	Desempenho/observações	Referência
Extrato de rizomas de *Curcuma longa* L.	Ts: na faixa de 40 a 80 °C	Produção de micropartículas com PVP e Aerosil® 200. Aumento da solubilidade dos curcuminoides em 100 vezes	(97)
Extrato das sementes de *Syzygium cumini* (L.)	Te: 130 °C; Ts: 60 °C; vazão de alimentação de 5 mL/min	Obtenção de extratos secos utilizando amido de mandioca e Aerosil® 200. O extrato seco mostrou AA semelhante ao liofilizado	(12)
Curcuma longa L.	Ts: na faixa de 40 a 80 °C	Produção de micropartículas com Gelucire® 44/14 e Aerosil® 200. Aumento da solubilidade da cúrcuma em 3.200 vezes	(98)
Extrato de *Eugenia dysenterica* DC	Te: na faixa de 90 a 150 °C; vazão de alimentação de 4-6 g/min	Estudo de processo utilizando metodologia de superfície de resposta. As variáveis influenciaram as respostas avaliadas	(99)
Extrato de *Tanacetum parthenium*	Te: 100 °C; Ts: 60 °C, vazão de alimentação de 1,5 mL/min	Secagem do extrato e estudos de pré-formulação. Produção de comprimidos por compressão a partir do extrato seco	(100)
Extrato de *melancia*	Te: 145, 155, 165 e 175 °C; Ts: 94,7 a 112,7 °C; vazão de alimentação: 600 L/h, pressão: 4,5 bar	Secagem do extrato com maltodextrina (3 e 5%). Conteúdos de licopeno e β-caroteno inalterados nas diferentes temperaturas avaliadas	(101)
Extrato de *Momordica cochinchinensis*	Te: faixa de 120 a 200 °C	Conteúdo de carotenoides e AA foram afetados pelas condições estudadas	(102)
Extrato de *Rhamnus purshiana* D.C. (cáscara-sagrada)	Te: 130 e 170 °C; vazão do ar de atomização: 400 e 800 L/h	Estudo em processo utilizando Aerosil® 200. Alta concentração de sólidos e carreador produziu pós com boas propriedades de fluxo e compatibilidade.	(103)

AA: atividade antioxidante; Te: temperatura de entrada; Ts: temperatura de saída; PVP: polivinilpirrolidona; Aerosil: dióxido de silício coloidal.

Leito fluidizado

O termo leito fluidizado advém das características físicas típicas de um fluido ou líquido proporcionadas a um leito de partículas quando submetido a uma forte aeração. Essa condição de fluidizar pode ser criada mediante a passagem de um fluido ascendente pelo leito, e esse fluido pode ser um gás ou um líquido. Na secagem por leito fluidizado, utiliza-se ar aquecido para fluidizar e criar um alto grau de contato entre as partículas e este ar de secagem. Além da secagem de particulados, o leito fluidizado possibilita outras operações unitárias importantes, como a agitação, mistura de sólidos, cominuição, filtração de gases, fermentação, revestimento e granulação. Devido a sua versatilidade, leitos fluidizados são usados na indústria farmacêutica para realizar operações sequenciais com sólidos particulados até a obtenção de granulados visando à produção final de comprimidos. Desse modo, as operações de mistura de sólidos, granulação e secagem dos granulados podem ser realizadas quase simultaneamente no mesmo equipamento, diminuindo riscos de contaminação química ou microbiologia.[96]

No processo de granulação em leito fluidizado, um líquido aglutinante, que contém um agente de ligação, é nebulizado sobre um leito fluidizado. O processo ocorre por operações simultâneas de molhamento das partículas fluidizadas pelo líquido nebulizado, aglomeração de partículas por ligações líquidas e formação de pontes sólidas pela secagem do líquido contendo um material aglutinante.[104,105]

De acordo com as condições operacionais e as propriedades físico-químicas da matéria-prima, o crescimento das partículas é determinado por dois mecanismos: revestimento e aglomeração. No revestimento, um agente adesivo é depositado na superfície de partículas sólidas formando uma espessa camada. O revestimento predomina se as camadas líquidas forem secas antes da colisão entre duas partículas molhadas ou quando a força de ponte líquida entre elas é mais fraca do que as forças cinéticas induzidas pela forte movimentação no leito fluidizado. Durante a aglomeração, as pontes líquidas são fortes e possibilitam a ocorrência de aderência entre as partículas menores, formando os grânulos maiores pela solidificação de pontes líquidas via sua secagem. Os objetivos dessa operação são proteger as partículas sólidas do meio ambiente, modificar suas propriedades de superfície, controlar a liberação do ativo, melhorar as propriedades de fluxo e as características de compressão dos pós, proporcionando a facilidade de manipulação.[105] O leito fluidizado tem sido muito utilizado na produção de grânulos de extratos de plantas medicinais, os quais têm sido desenvolvidos e comercializados na China, Sudeste Asiático e América do Norte. As vantagens para tais grânulos são a facilidade de armazenamento, manuseio, sendo mais conveniente para formas de administração oral de tamanho minimizado.[106]

Secador de esteira a vácuo

Os secadores de esteira a vácuo operam a pressão atmosférica e, portanto, necessitam de altas temperaturas para a remoção do solvente. O material a ser seco é colocado dentro de um recipiente equipado com um agitador, a partir do qual é bombeado para o secador por uma bomba doseadora através de um filtro anexável, se necessário. Um dispositivo de alimentação, que pode ser um braço oscilante ou bico, distribui uniformemente o produto em cada esteira do secador. O material faz espuma imediatamente sob a ação do vácuo e forma uma camada solta cheia de bolha, que é levada pela correia transportadora. A esteira é constituída por um material plástico sintético ou de aço que desliza sobre placas aquecidas com água quente, vapor ou óleo. A temperatura pode ser ajustada em cada região do secador para otimizar o processo de secagem. O material seco é triturado grosseiramente por uma grade na extremidade da esteira e segue para duas câmaras separadas. A câmara de cima sempre está conectada ao vácuo, enquanto a de baixo pode estar conectada alternadamente ao vácuo ou com o ar a pressão atmosférica de modo que o produto possa ser descartado em porções. Os vapores do solvente são separados por condensação.[3,106] Os secadores de esteiras a vácuo não se limitam apenas a secar extratos de plantas, sendo muito utilizados na área farmacêutica e na indústria alimentícia, sobretudo para desidratação de frutas. As vantagens dessa técnica são a flexibilidade do processo e a boa conservação do material. Como desvantagem, pode-se citar a necessidade de uma posterior cominuição do material seco.[3,107]

PERSPECTIVAS FUTURAS EM ASPECTOS TECNOLÓGICOS

Recentemente, as diretrizes para desenvolvimento de produtos farmacêuticos para EUA, Europa e Japão foram redefinidas pelo *International Conference on Harmonization*, ICH.[9] O conjunto de 12 diretrizes contidas no *Quality Guidelines*[108] trata dos principais aspectos da qualidade do produto farmacêutico ou médico-hospitalar, a saber: estabilidade (Q1), validação analítica (Q2), impurezas (Q3), farmacopeias (Q4), produtos biotecnológicos (Q5), especificações (Q6), boas práticas de fabricação (Q7), desenvolvimento farmacêutico (Q8), gerenciamento do risco à qualidade (Q9), sistemas de qualidade (Q10), desenvolvimento e fabricação de fármacos (Q11), gerenciamento do ciclo de vida dos produtos (Q12) e tópicos adicionais. Embora as monografias do ICH sejam originadas para medicamentos alopáticos, os conceitos ali contidos devem ser extrapolados para os fitoterápicos. Para a área de Tecnologia de Fitoterápicos, as diretrizes Q7, Q8 e Q9 são de vital importância, pois trazem uma harmonização internacional de abordagem do desenvolvimento de produtos farmacêuticos e podem ser um fator de agregação de qualidade em uma área muito carente no país. Como já foi dito, médicos e pacientes esperam que o medicamento fitoterápico tenha a mesma sofisticação tecnológica que um medicamento alopático, ou seja, uma referência de qualidade. Portanto, a qualidade de todo o processo produtivo do fitoterápico somente poderá atingir os níveis dos medicamentos alopáticos seguindo as normas de padrão de trabalho do ICH. Para aqueles que desejam se dedicar a esse importante setor para o país, recomendamos um profundo entendimento dos processos e das diretrizes estabelecidas pelo ICH.

Novas tecnologias, como a bioadesão, microencapsulação, nanotecnologia, devem ser expandidas dos medicamentos alopáticos para os fitoterápicos, o que trará mudanças muito rápidas na sofisticação tecnológica dos fitoterápicos.

NOMENCLATURA

- A_S – área superficial [m^2]
- CT – constante de trabalho na equação 2 [kWh/ton]
- D_P – diâmetro médio das partículas [m]
- D_{80} – diâmetro de peneira em que passam 80% das partículas [m]
- E_C – energia consumida [J]
- FSC – fluido supercrítico
- KOH – hidróxido de potássio
- M_A – vazão mássica de alimentação [ton/h]
- M_T – massa total [kg]
- NaOH – hidróxido de sódio
- CO_2 – dióxido de carbono

Referências bibliográficas

1. Guerra MP, Nodari RO. Biodiversidade: aspectos biológicos, geográficos, legais e éticos. In: Simões CMO, Schenkel E, Gosmann G, Mello JCP, Mentz LA, Petrovick, PR, editors. Farmacognosia: da Planta ao Medicamento. 5 ed. Editora da UFRGS 2004; 3-28.
2. Reis MS, Mariot A, Steenbock W. Diversidade e Domesticação de Plantas Medicinais. In: Simões CMO, Schenkel E, Gosmann G, Mello JCP, Mentz LA, Petrovick, PR, editors. Farmacognosia: da Planta ao Medicamento. 5 ed. Editora da UFRGS 2004; 45-74.
3. List PH, Schmidt PC. Phytopharmaceutical Technology. Boca Raton, Fl, USA, CRC Press 1984; 374.
4. Sonaglio D, Ortega GG, Petrovick PR, Bassani VL. Desenvolvimento Tecnológico e Produção de Fitoterápicos. In: Simões CMO, Schenkel E, Gosmann G, Mello JCP, Mentz LA, Petrovick, PR, editors. Farmacognosia: da Planta ao Medicamento. 5 ed. Editora da UFRGS 2004; 289-326.

5. Marques LC, Petrovick PR. Normatização da Produção de Comercialização de Fitoterápicos no Brasil. In: Simões CMO, Schenkel E, Gosmann G, Mello JCP, Mentz LA, Petrovick, PR, editors. Farmacognosia: da Planta ao Medicamento. 5 ed. Editora da UFRGS 2004; 327-369.

6. Farias MR. Avaliação da Qualidade de Matérias-Primas Vegetais. In: Simões CMO, Schenkel E, Gosmann G, Mello JCP, Mentz LA, Petrovick, PR, editors. Farmacognosia: da Planta ao Medicamento. 5 ed. Editora da UFRGS 2004; 263-88.

7. International Conference on Harmonization of Technical Requirements for Registration of Pharmaceuticals for Human Use. Q9 Pharmaceutical Quality Risk Management. ICH Expert Working Group, 2009. Q9-ICH.

8. Jiang W, Yu LX. Modern Pharmaceutical Quality Regulations: Question-based Review. In: Qiu Y, Chen Y, Zhang GGZ, Liu L, Porter WR, editors. Developing Solid Oral Dosage Forms: Pharmaceutical Theory and Practice. New York, NY, USA; Academic Press/Elsevier 2009; 885-901.

9. International Conference on Harmonization of Technical Requirements for Registration of Pharmaceuticals for Human Use. Q8 (R2) Pharmaceutical Development. ICH Expert Working Group, 2009. Q8-ICH.

10. International Conference on Harmonization of Technical Requirements for Registration of Pharmaceuticals for Human Use. Q10 Pharmaceutical Quality System. ICH Expert Working Group, 2009. Q10-ICH.

11. International Conference on Harmonization of Technical Requirements for Registration of Pharmaceuticals for Human Use. Q7 Good Manufacturing Practice. ICH Expert Working Group, 2009. Q7-ICH.

12. Peixoto MPG, Freitas LAP. Spray-dried extracts from *Syzygium cumini* seeds: physicochemical and biological evaluation. Rev Bras Farmacogn 2013; 23(1):115-23.

13. Rocha L, Lucio, EMA, França HS Sharapin N. *Mikania aglomerata* Spreng: Desenvolvimento de um produto fitoterápico. Rev Bras Farmacogn 2008; 18:744-47.

14. Fayed ME, Otten L. Handbook of powder science and technology. New York, NY, EUA, Chapman & Hall 1997; 898 p.

15. McCabe WL, Smith JC, Harriott P. Unit operations of chemical engineering. 7 ed. New York, NY, EUA, Mc Graw Hill Int Book Co 2004; 960 p.

16. Hickey AJ, Ganderton D. Pharmaceutical process engineering. New York, NY, EUA. Marcel Dekker Inc., 2001; 268 p.

17. Luque de Castro MD, Garcia-Ayuso LE. Soxhlet extraction of solid materials: an outdated technique with a promising innovative future. Anal Chim Acta 1998; 369:1-10.

18. Wang L, Weller CL. Recent Advances in Extraction of Nutraceuticals from Plants. Trends in Food Sci Technol 2006; 17: 300-12.

19. Sahena F, Zaidul ISM, Jinap S, Karim AA, Abbas KA, Norulaini NAN. Omar AKM. Application of supercritical CO_2 in lipid extraction – A review. J Food Eng 2009; 95:240-53.

20. Mamidipally PK, Liu SX. First approach on rice bran oil extraction using limonene. Eur J Lipid Sci Tech 2004; 106:122-25.

21. Zarnowski R, Suzuki Y. Expedient Soxhlet extraction of resorcinolic lipids from wheat grains. J Food Compos Anal 2004; 17:649-64.

22. Li H, Pordesimo L, Weiss J. High intensity ultrasoundassisted extraction of oil from soybeans. Food Res Int 2004; 37:731-8.

23. Dantas Silva ID, Aragão CFS. Avaliação dos parâmetros de extração da *Cinchona* Vahl por métodos farmacopeicos e não farmacopêicos. Rev Bras Farmacogn 2009; 19:776-80.

24. Fonseca FGC. Farmacotécnica de fitoterápicos. Disponível em: http://www.farmacotecnica.ufc.br/arquivos/Farmacot_Fitoterapicos, 2005.

25. Tacon LA, Freitas, LAP. Box-Behnken design to study the bergenin content and antioxidant activity of *Endopleura uchi* bark extracts obtained by dynamic maceration. Rev Bras Farmacogn 2013; 23:65-71.

26. Costa-Machado ARM, Bastos JK, Freitas LAP. Dynamic maceration of *Copaifera langsdorffii* leaves: a technological study using fractional factorial design. Rev Bras Farmacogn 2013; 23:79-85.

27. Paulucci VP, Couto RO, Teixeira CCC, Freitas LAP. Optimization of the extraction of curcumin from *Curcuma longa* rhizomes. Rev Bras Farmacogn 2013; 23:94-100.

28. Reverchon E, Senatore F. Supercritical Carbon Dioxide Extraction of Chamomile Essential Oil and Its Analysis by Gas Chromatography – Mass Spectrometry. J Agric Food Chem 1994; 42:154-8.

29. Carrilho E, Tavares MCH, Lanças FM. Fluidos supercríticos em química analítica. I. Cromatografia com fluido supercrítico: Conceitos Termodinâmicos. Quim Nova 2001; 24:509-15.

30. Dunford NT, Teel JA, King JW. A continuous counter current supercritical fluid deacidification process for phytosterol ester fortification in rice bran oil. Food Res Int 2003; 36:175-81.

31. Fattori M, Bulley NR, Meisen A. Carbon dioxide extraction of canola seed: oil solubility and effect of seed treatment. J Am Oil Chem Soc 1988; 65:968-74.

32. Siqueira S. Atividades biológicas de extratos de *Solanum paludosum* Moric obtidos por maceração e extração supercrítica. [Dissertação] São Paulo (SP): Faculdade de Ciências Farmacêuticas de Ribeirão Preto-USP; 2010.

33. Dobbs JM, Wong JM, Lahiere RJ, Johnston KP. Modification of supercritical fluid phase behaviour using polar co-solvents. Ind Eng Chem Res 1987; 26:56-65.

34. Siqueira S, Falcão-Silva VS, Agra MF, Dariva C, Siqueira-Júnior JP, Fonseca MJV. Biological activities of *Solanum paludosum* Moric extracts obtained by maceration and supercritical fluid extraction. J Supercrit 2011; 58:391-7.

35. Brunner G. Gas Extraction. Supercritical fluids: technology and application to food processing. J Food Eng 2005; 67:21-33.

36. Rostagno MA, Palma M, Barroso CG. Pressurized liquid extraction of isoflavones from soybeans. Anal Chim Acta 2004; 522:169-77.

37. Staby A, Mollerup J. Separation of constituents of fish oil using supercritical fluids: a review of experimental solubility, extraction, and chromatographic data. Fluid Phase Equilib 1993; 91:349-86.

38. Peker H, Srinivasan MP, Smith JM, McCoy BJ. Caffeine extraction rates from coffee beans with supercritical carbon dioxide. AIChE J 1992; 38:761-70.

39. Richter M, Sovova H. The solubility of two monoterpenes carbon dioxide. Fluid Phase Equilib 1993; 85:285-00.

40. Marongiu B, Porcedda S, Piras A, Rosa A, Deiana M, Dessì MA. Antioxidant activity of supercritical extract of *Melissa officinalis* subsp. officinalis and *Melissa officinalis* subsp. inodora. Phytother Res 2004; 18:789-92.

41. Roy BC, Goto M, Hirose T. Extraction of ginger oil with supercritical carbon dioxide: experiments and modeling. Ind Eng Chem Res 1996; 35:607-12.

42. Kaufmann B, Christen P. Recent extraction techniques for natural products: Microwave-assisted extraction and pressurized solvent extraction. Phytochem. Anal 2002; 13:105-13.

43. Casazza AA, Aliakbarian B, Mantegna S, Cravotto G, Perego P. Extraction of phenolics from *Vitis vinifera* wastes using non-conventional techniques. J Food Eng 2010; 100:50-5.

44. Chen Z, Zhang L, Chen G. Microwave-assisted extraction followed by capillary electrophoresis-amperometric detection for the determination of antioxidant constituents in Folium Eriobotryae. J Chromatogr A 2008; 1193:178-81.

45. Zheng X, Wang X, Lan Y, Shi J, Xue SJ, Liu C. Application of response surface methodology to optimize microwave-assisted extraction of silymarin from milk thistle seeds. Sep Purif Technol 2009; 70:34-40.

46. Pan Y, He C, Wang H, Ji X, Wang K, Liu P. Antioxidant activity of microwave-assisted extract of *Buddleia officinalis* and its major active component. Food Chem 2010; 121:497-02.

47. Song J, Li D, Liu C, Zhang Y. Optimized microwaveassisted extraction of total phenolics (TP) from Ipomoea batatas leaves and its antioxidant activity. Innov Food Sci Emerg 2011; 12:282-7.

48. Inglett GE, Rose DJ, Chen D, Stevenson DG, Biswas A. Phenolic content and antioxidant activity of extracts from whole buckwheat (*Fagopyrum esculentum* Meoench) with or without microwave irradiation. Food Chem 2010; 119:1216-9.

49. Sutivisedsak N, Cheng HN, Willett JL, Lesch WC, Tangsrud RR, Biswas A. Microwave-assisted extraction of phenolics from bean (*Phaseolus vulgaris* L.). Food Res Int 2010; 43:516-19.

50. Deng J, Xiao X, Tong X, Li G. Preparation of bergenin from *Ardisia crenata* sims and *Rodgersia sambucifolia* hemsl based on microwave-assisted extraction/high-speed counter-current chromatography. Sep Purif Technol 2010; 74:155-9.

51. Wang H, Chen L, Xu Y, Zeng Q, Zhang X, Zhao Q et al. Dynamic microwave-assisted extraction coupled on-line with clean-up for determination of caffeine in tea. LWT-Food Sci Technol 2011; 44:1490-5.

52. Farhat A, Fabiano-Tixier AS, Maataoui ME, Maingonnat JF, Romdhane M, Chemat F. Microwave steam diffusion for extraction of essential oil from orange peel: kinetic data, extract's global yield and mechanism. Food Chem 2011; 125:255-61.

53. Flamini G, Tebano M, Cioni PL, Ceccarini L, Ricci AS, Longo I. Comparison between the conventional method of extraction of essential oil of *Laurus nobilis* L. and a novel method which uses microwaves applied in situ, without resorting to na oven. J Chromatogr A 2007; 1143:36-40.

54. Zhanga H-F, Yang X-H, Wang Y. Microwave assisted extraction of secondary metabolites from plants: current status and future directions. Trends Food Sci Tech 2011; 22:672-88.

55. Spar Eskilsson S, Bjorklund E. Analytical-scale microwave-assisted extraction. J Chromatogr A 2000; 902:227-50.

56. Brachet A, Christen P, Veuthey JL. Focused microwave-assisted extraction of cocaine and benzoylecgonine from coca leaves. Phytochem Anal 2002; 13:162-69.

57. Kaufmann B, Christen P, Veuthey JL. Parameters affecting microwave-assisted extraction of withanolides. Phytochem Anal 2001; 12:327-31.

58. Font N, Hernandez F, Hogendoorn EA, Baumann RA, Van Zoonen P. Microwave-assisted solvent extraction and reversed-phase liquid chromatography – UV detection for screening soils for sulfonylurea herbicides. J Chromatogr A 1998; 798:179-86.

59. de La Roz A, Jesús A, Carrillo JR, Herrero MA, Muñoz JM, Prieto P et al. Reproducibility and scalablity of microwave-assisted reactions. In: Microwave Heating, Chap 7 pp. 137-162, IntechEurope Publ., Rijeka, Croatia, 2011. 370 p. http://cdn.intechopen.com/pdfs-wm/17012.pdf. Acessado em jan/2015.

60. Jerman T, Trebse P, Vodopivec BM. Ultrasound-assisted solid liquid extraction (USLE) of olive fruit (*Olea europaea*) phenolic compounds, Food Chem 2010; 123:175-82.

61. Riera E, Golas Y, Blanco A, Gallego JA, Blasco M, Mulet A. Mass transfer enhancement in supercritical fluids extraction by means of power ultrasound, Ultrason. Sonochem 2014; 11:241-4.

62. Jadhav D, Rekha BN, Gogate PR, Rathod VK. Extraction of vanillin from vanilla pods: a comparison study of conventional soxhlet and ultrasound assisted extraction. J Food Eng 2009; 93:421-6.

63. Ebringerova A, Hromadkova Z. An overview on the application of ultrasound in extraction, separation and purification of plant polysaccharides. Cent Eur J Chem 2010; 8:243-57.

64. Barbero GF, Liazid A, Palma M, Barroso CG. Ultrasound-assisted extraction of capsaicinoids from peppers. Talanta 2008; 75:1332-7.

65. Sivakumar V, Verma VR, Rao PG, Swaminathan G. Studies on the use ofpower ultrasound in solid – liquid myrobalan extraction process. J Clean Prod 2007; 15:1813-8.

66. Szentmihalyi K, Vinkler P, Lakatos B, Illes V, Then M. Rose hip (*Rosa canina* L.) oil obtained from waste hip seeds by different extraction methods. Bioresource Technol 2002; 82:195-201.

67. Wu J, Lin L, Chau F. Ultrasound assisted extraction of ginseng saponins from ginseng roots and cultured ginseng cells, Ultrason Sonochem 2001; 8:347-52.

68. Adje F, Lozano YF, Lozano P, Adima A, Chemat F, Gaydou EM. Optimization of anthocyanin, flavonol and phenolic acid extractions from *Delonix regia* tree flowers using ultrasound-assisted water extraction. Ind Crops Prod 2010; 32:439-44.

69. Shirsath SR, Sonawane SH, Gogate PR. Intensification of extraction of natural products using ultrasonic irradiations – A review of current status. Chem Eng Proc 2013; 53:10-23.

70. Vinatoru M. Mass transfer enhancement in supercritical fluids extraction by means of power ultrasound. Ultrason Sonochem 2001; 8:303-13.

71. Peshkovskya AS, Bystryak S. Continuous-flow production of a pharmaceutical nanoemulsion by high-amplitude ultrasound: process scale-up. Chem Eng Proc 2014; 82:132-6.

72. Albu S, Joyce E, Paniwnyk L, Lorimer JP, Mason TJ. Potential for the use of ultrasound in the extraction of antioxidants from *Rosmarinus officinalis* for the food and pharmaceutical industry. Ultrason Sonochem 2004; 11:261-5.

73. Ghafoor K, Choi YH, Jeon JY, Jo IH. Optimization ofultrasound-assisted extraction of phenolic compounds, antioxidants, and anthocyanins from grape (*Vitis vinifera*) seeds. J Agr Food Chem 2009; 57: 4988-94.

74. Thongson C, Davidson PM, Mahakarnchanakul W, Weiss J. Antimicrobial activity of ultrasound-assisted solvent-extracted spices. Lett Appl Microbiol 2004; 39:401-06.

75. Kjartansson GT, Zivanovic S, Kristbergsson K, Weiss J. Sonication-assisted extraction of chitin from shells of fresh waterprawns (*Macrobrachium rosenbergii*). J Agr Food Chem 2006; 54:3317-23.

76. Huang W, Xue A, Niu H, Jia Z, Wang J. Optimised ultrasonic-assisted extraction of flavonoids from *Folium eucommiae* and evaluation of antioxidant activity in multi-test systems in vitro. Food Chemistry 2009; 114(3):1147-54.

77. Japon-Lujan R, Luque-Rodríguez JM, Luque de Castro MD. Dynamic ultrasound-assisted extraction of oleuropein and related biophenols from olive leaves. J Chromatogr A 2006; 1108:76-82.

78. Soria AC, Villamiel M. Effect of ultrasoundon the technological properties andbioactivity of food: a review. Trends Food Sci Tech 2010; 21:323-31.

79. Da Porto C, Decorti D. Ultrasound-assisted extraction coupled with under vacuum distillation of flavour compounds from spearmint (carvone-rich) plants: comparison with conventional hydrodistillation. Ultrason Sonochem 2009; 16:795-9.

80. Bruni R, Guerrini A, Scalia S, Romagnoli C, Sacchetti G. Rapid techniques for the extraction of vitamin E isomers from *Amaranthus caudatus* seeds: Ultrasonic and supercritical fluid extraction. Phytochem Anal 2002; 13:257-61.

81. Andras CD, Simandi B, Orsi F, Lambrou C, Missopolinou-Tatala D, Panayiotou C et al. Supercritical carbon dioxide extraction of okra (*Hibiscus esculentus* L.) seeds. J. Agric Food Chem 2005; 85:1415-9.

82. Kwon J-A, Bélanger JMR, Paré JRJ, Yaylayan VA. Application of the microwave-assisted process (MAP™) to the fast extraction of ginseng saponins. Food Res Int 2003; 36:5:491-8.

83. Industrial SonoMechanics. High intensity ultrasound for industrial applications. http://sonomechanics.com/technology/barbell_horn_ultrasonic_technology/. Acessado em jan/2015.

84. Sass-Kiss A, Simandi B, Gao Y, Boross F, Vamos-Falusi Z. Study on the pilot-scale extraction of onion oleoresin using supercritical CO_2. J Agric Food Chem 1998; 76:320-6.

85. Giannuzzo AN, Boggetti HJ, Nazareno MA, Mishima HT. Supercritical fluid extraction of naringin from the peel of citrus paradise. Phytoch Anal 2003; 14:221-3.

86. Chemat S, Lagha A, Aitamar H, Bartels PV, Chemat F. Comparison of conventional and ultrasound-assisted extraction of carvone and limonene from caraway seeds. Flavour Frag J 2004; 19:188-95.

87. Oliveira WP, Freitas LAP, Freire JT. Secagem de produtos farmacêuticos. São Carlos: Suprema 2009; 307-43.

88. Marreto RN, Freire JT, Freitas LAP. Drying of pharmaceuticals: the applicability of spouted beds. Drying Technol 2006; 24:327-38.

89. Mujumdar AS. Innovation in drying technologies and future trends. Ed. A.S. Mujumdar. IDS 2008, Hyderabad India, 2008; 63-76.

90. Pikal MJ. Freeze drying. In: J. Swarbrick Editor, Encyclopedia of Pharmaceutical Technology, New York, Marcel Dekker 2002; 1299-326.

91. Abdelwahed W, Degobert G, Stainmesse S, Fessi H. Freeze-drying of nanoparticles: Formulation, process and storage considerations. Drug Deliver Rev 2006; 58:1688-713.

92. Williams NA, Polli GP. The lyophilization of pharmaceuticals: a literature review. J Parenter Sci Technol 1984; 38:48-59.

93. Tang X, Pikal MJ. Design of freeze-drying processes for pharmaceuticals: practical advice. Pharmaceut Res 2004; 21:191-00.

94. Murugesan R, Orsat V. Spray Drying for the production of nutraceutical ingredients – a review. Food Bioprocess Technol 2012; 5:3-14.

95. Gharsallaoui A, Roudaut G, Chambin O, Voilley A, Saurel R. Applications of spray-drying in microencapsulation of food ingredients: An overview. Food Res Int 2007; 40:1107-121.

96. Oliveira OW, Petrovick PR. Secagem por aspersão (*spray drying*) de extratos vegetais: bases e aplicações. Rev bras farmacogn 2010; 20(4):641-50.

97. Martins RR, Pereira SV, Siqueira S, Salomão WF, Freitas LAP. Curcuminoid content and antioxidant activity in spray dried microparticles containing turmeric extract. Food Res Int 2013; 50:657-63.

98. Araújo RR, Teixeira CCC, Freitas LAP. The preparation of ternary solid dispersions of an herbal drug via spray drying of liquid feed. Drying Technol 2010; 28:412-21.

99. Couto RO, Martins FS, Chaul LT, Conceição EC, Freitas LAP, Bara MTF et al. Spray drying of *Eugenia dysenterica* extract: effects of in-process parameters on product quality. Braz J Pharmacog 2013; 23(1):115-23.

100. Chaves JS, Da Costa FB, Freitas LAP. Development of enteric coated tablets from spray dried extract of feverfew (*Tanacetum parthenium* L.). Braz J Pharm Sci 2009; 45:573-84.

101. Quek SY, Chok NK, Swedlund P. The physicochemical properties of spray-dried watermelon powders. Chem Eng Proc 2007; 46:386-92.

102. Kha TC, Nguyen MH, Roach PD. Effects of spray drying conditions on the physicochemical and antioxidant properties of the Gac (*Momordica cochinchinensis*) fruit aril powder. J Food Eng 2010; 98:385-92.

103. Gallo L, Llabot JM, Allemandi D, Bucalá V, Piña J. Influence of spray-drying operating conditions on *Rhamnus purshiana* (cáscara-sagrada) extract powder physical properties. Powder Technol 2011; 208:205-14.

104. Pont V, Saleh K, Steinmetz D, Hemati M. Influence of the physicochemical properties on the growth of solid particles by granulation in fluidized bed. Powder Technol 2001; 120:97-04.

105. Song J-Z, Li S-L, Zhou Y, Qiao C-F, Chen S-L, Xu H-X. A novel approach to rapidly explore analytical markers for quality control of Radix Salviae Miltiorrhizae extract granules by robust principal component analysis with ultra-high performance liquid chromatography – ultraviolet – quadrupole time-of-flight mass spectrometry. J Pharm Biomed Anal 2010; 53:279-86.

106. Vashisth T, Singh RK, Pegg RB. Effects of drying on the phenolics content and antioxidant activity of muscadine pomace. LWT – Food Sci Technol 2011; 44:1649-657.

107. Wang J, Li YZ, Chen RR, Bao JY, Yang GM. Comparison of volatiles of banana powder dehydrated by vacuum belt drying, freeze-drying and air-drying. Food Chem 2007; 104:1516-521.

108. International Conference on Harmonization. Quality Guidelines. http://www.ich.org/products/guidelines/quality/article/quality-guidelines.html. Acessado em jan/2015.

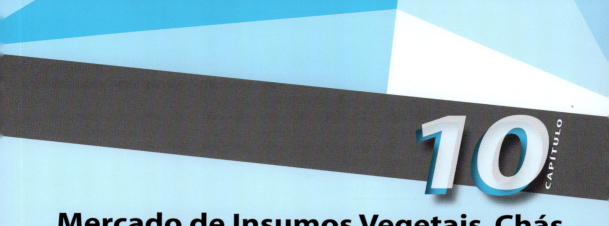

Mercado de Insumos Vegetais, Chás e Produtos Fitoterápicos no Brasil

Luis Carlos Marques
Cecília Elena de Figueiredo Ognibene
Carlos Muniz de Souza
Cleverson Luiz dos Santos Vigo

INTRODUÇÃO

A natureza tem sido uma fonte inesgotável de substâncias químicas importantes à vida humana, fornecendo alimentos, corantes, ingredientes cosméticos, sendo imprescindível na área de medicamentos.[1]

Desde os ancestrais unguentos e bálsamos, utilizados no Egito antigo, o arsenal terapêutico mundial é rico em exemplos comprobatórios desse papel fundamental da natureza, com substâncias ativas amplamente presentes em medicamentos, como digoxina, morfina, taxol, e como medicamentos fitoterápicos à base de extratos de *Ginkgo biloba, Valeriana officinalis, Panax ginseng, Piper methysticum* etc., e mais recentemente das espécies *Pelargonium sidoides, Hedera helix, Petasites hybridus,* dentre inúmeros outros.[2]

O Brasil tem alguns antecedentes relevantes nesse cenário, mas, infelizmente, em pequeno número. Exemplos de fármacos naturais de origem brasileira são as históricas brasilina e brasileína (corantes do pau-brasil), a quinina, emetina, pilocarpina e talvez algum outro de menor expressão.[3] Já em termos de produtos, encontram-se também poucos casos clássicos, como tradicionais produtos mistos digestivos à base de camomila, cáscara-sagrada, sene, boldo do Chile, genciana, alcachofra etc., e mais recentemente os antiulcerosos à base da espinheira-santa e aroeira da praia, e os broncodilatadores à base de guaco, que ganharam impulso a partir de financiamento do programa de plantas medicinais da extinta Central de Medicamentos.

Nesse contexto, indaga-se ainda se a fitoterapia representa uma oportunidade industrial e comercial interessante. A resposta parece ser positiva, embora em termos de novidade a fitoterapia já esteja 'velha', pois o retorno à sua utilização já ultrapassa 40 anos. Porém, há ainda uma pequena parcela de mercado ocupada pelos fitoterápicos, com bons espaços para crescimento, biodiversidade abundante e potencial e novas frentes sendo abertas, como a inclusão da fitoterapia no Sistema Único de Saúde, e a entrada de novos prescritores no cenário, como ocorrido recentemente com os profissionais nutricionistas, odontólogos, fisioterapeutas e farmacêuticos.

DADOS GLOBAIS DE MERCADO

O mercado mundial de medicamentos

O mercado global de medicamentos (sintéticos e naturais) foi cerca de 880 bilhões de dólares para o ano de 2011, com crescimento entre 5 e 7% em relação ao ano anterior, conforme edição do *IMS Market Prognosis*, o principal indicador industrial anual desse mercado.[4,5]

O crescimento econômico global tem sido distinto nas várias regiões do mundo de acordo com as condições econômicas regionais,[6] o que influencia a previsão da distribuição do valor global previsto em tais regiões (Figura 10.1).

O mercado americano, segundo o estudo da *IMS Market Prognosis*, continua como o maior mercado farmacêutico mundial, com crescimento de 3-5% em 2011 e vendas atingindo entre 320-330 bilhões de dólares; o Japão mantém-se como o segundo maior mercado mundial, com crescimento de 5-7% e comercialização na ordem de 100 bilhões de dólares; e a China é hoje o terceiro maior mercado farmacêutico mundial, com crescimento na ordem de 25-27%, atingindo mais de 50 bilhões de dólares em 2011. No entanto, de modo geral, todos os mercados continuam sofrendo o impacto das patentes em final de prazo de vigência, com as principais atenções sendo desviadas para o domínio dos genéricos.[5]

Já o mercado brasileiro de medicamentos em geral tem mantido crescimento positivo nos últimos anos, com vendas em 2011 na faixa de 23,6 bilhões de dólares (Figura 10.2), representando um aumento de cerca de 14,0% em relação ao ano de 2010.[7] Esse valor do mercado brasileiro representa apenas 2,7% do mercado global estimado ao ano de 2011; no entanto, tem crescido em percentuais acima da média mundial (5-7%), colocando o Brasil entre os mercados farmacêuticos emergentes de grande interesse mundial.

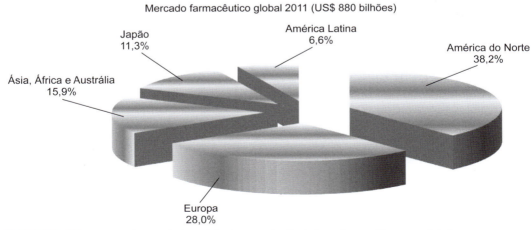

Figura 10.1. Mercado farmacêutico global e sua distribuição pelas regiões mundiais.[6]

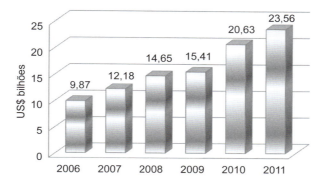

Figura 10.2. Evolução do mercado farmacêutico brasileiro.[7]

Nos últimos anos, têm ocorrido no Brasil várias aquisições de empresas que mostram o processo de concentração típico desse segmento. Desse modo, pode ser destacada a aquisição do laboratório Biossintética pelo Laboratório Aché, ocorrida em 2005, pelo valor estimado de 500-600 milhões de reais.[8] Já a empresa Hypermarcas S.A. tem feito importantes aquisições, como a compra da DM Indústria Farmacêutica Ltda. em 2007, da Farmasa – Laboratório Americano de Farmacoterapia Ltda. em 2008, da Neoquímica Comércio e Indústria Ltda. em dezembro de 2009, seguida pela aquisição da Luper Indústria Farmacêutica Ltda. em março, e da Mantecorp em dezembro de 2010 por 2,5 bilhões de reais, transformando tal empresa numa potência farmacêutica no país, atingindo uma participação de 7% no mercado brasileiro.[9]

Em relação às empresas transnacionais, Sanofi-Aventis adquiriu em dezembro de 2009 a empresa Medley S.A. Indústria Farmacêutica por R$ 1,5 bilhão, ampliando sua participação no mercado de genéricos; já a empresa Pfizer adquiriu 40% do Laboratório Teuto em outubro de 2010 por R$ 400 milhões por motivação também na área de genéricos e de similares.[9] Outras negociações na área ocorreram com a aquisição do laboratório Herbarium pela empresa Farmoquímica e ainda das empresas Delta e Bunker pela Valeant Farmacêutica.[10,11] Por fim, a empresa japonesa Takeda adquiriu recentemente sua rival suíça Nycomed, detentora de importantes marcas do mercado brasileiro, como Dramin, Neosaldina, Nebacetin, e do fitoterápico Eparema pelo valor declarado de 13,6 bilhões de dólares.[12]

O mercado mundial de fitoterápicos

A estimativa do mercado de produtos derivados de plantas é geralmente muito complexa já que as espécies vegetais são utilizadas para a geração de diversas classes de produtos, como fitoterápicos, alimentos, chás, cosméticos, dentre outros. Por outro lado, os vários países do mundo classificam e normatizam legalmente esses diferentes tipos de produtos de modo bastante diverso, produzindo um quadro de grande heterogeneidade e de difícil comparação entre mercados.[13]

Tentando equacionar esse quadro complexo, Jaenicke (2010),[14] em apresentação feita durante o VIII Fórum Internacional de Medicamentos Fitoterápicos e utilizando fontes econômicas diversas, propôs o valor global de 86 bilhões de dólares para o mercado mundial de 'botanical products' (Tabela 10.1), envolvendo produtos das diversas classes que utilizam as plantas como matéria-prima.[14]

Tabela 10.1. Mensuração do mercado mundial de produtos derivados de plantas[14]

Setores industriais	Subáreas	Percentual	Subtotal
Indústria alimentícia US$ 228 bilhões	Suplementos botânicos US$ 12 bilhões	14%	US$ 27 bilhões
	Alimentos funcionais US$ 15 bilhões	17%	
Indústria cosmética US$ 270 bilhões	Cosméticos botânicos US$ 14 bilhões	16,5%	US$ 14 bilhões
Indústria farmacêutica US$ 850 bilhões	Medicamentos obtidos de precursores vegetais US$ 31 bilhões	36%	US$ 45 bilhões
	Fitoterápicos registrados US$ 14 bilhões	16,5%	
Total geral			**US$ 86 bilhões**

Desse total de US$ 86 bilhões, cerca de 10% do mercado global de medicamentos, o autor considera pertinente aos fitoterápicos, área de interesse específico deste capítulo, os valores das subáreas de suplementos botânicos (*herbal supplements*) e fitoterápicos (*registered botanical medication*), representando cerca de 26 bilhões de dólares (em torno de 30% do mercado geral de produtos botânicos). Esse valor ajusta-se totalmente ao de outros autores, para quem o mercado global de medicamentos derivados de plantas foi valorado em US$ 18 bilhões em 2005, levando seu crescimento para o patamar de mais de US$ 26 bilhões em 2011.[1]

Embora representativo numericamente, tal valor representa apenas cerca de 3% do mercado mundial de medicamentos, evidenciando, ainda, o estágio incipiente desse segmento em termos de mercado e seu evidente potencial de crescimento em relação ao sintético.

De posse desse valor global estimado aos fitoterápicos, busca-se dimensionar sua distribuição diante das diversas regiões do planeta (Figura 10.3) para os produtos de origem botânica, com destaque aos das subáreas suplementos botânicos somados aos dos fitoterápicos registrados.[14]

De maneira distinta da distribuição regional do mercado global, o maior mercado fitoterápico situa-se na Europa com cerca de 8 bilhões de dólares de comercialização, dos quais cerca de 50% estão concentrados na Alemanha, país que há décadas desenvolve uma adequada estruturação de regulação e documentação científica da fitoterapia; seguem-se, como segundo e terceiro mercados, a Ásia com expressivos 7,5 bilhões de dólares, e a América do Norte com 4,7 bilhões de dólares, sendo tal perfil de distribuição percentual mundial bastante semelhante ao estimado nos anos 1990.[15,16]

No caso da América Latina, os cerca de 5% referidos calculados sobre o valor mundial de 26 bilhões de dólares para 2011 representam US$ 1,3 bilhão para os diversos países dessa região; desse total, estima-se que o mercado brasileiro represente cerca de metade desse valor, calculando-se um faturamento na faixa de 650 milhões de dólares ou 1,60 bilhão de reais (dólar a R$ 2,50). Tais valores são próximos aos declarados por Freitas (2007), estimando ao mercado fitoterápico brasileiro uma dimensão de cerca de 500-600 milhões de reais àquele

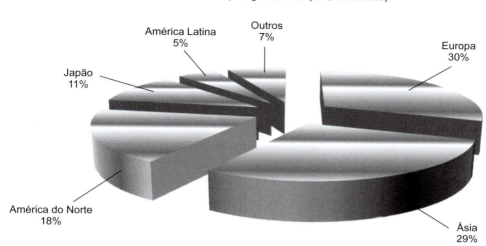

Figura 10.3. Mercado fitoterápico global e sua distribuição pelas regiões mundiais.[14]

ano, ou ao estudo da Febrafarma citado por Carvalho e cols. (2008), que aponta o valor de 1 bilhão de reais para a cadeia produtiva fitoterápica brasileira.[17,18]

Esse valor é estimado em cerca de 2,75% do mercado farmacêutico nacional geral, de modo quase idêntico à relação entre mercado fitoterápico mundial e mercado farmacêutico global. Porém, mostra-se ainda pequeno, mas com grande potencial de crescimento. Para que esse crescimento ocorra, precisam ser desenvolvidos produtos seguros, eficazes e de qualidade compatíveis às exigências e necessidades dos pacientes.

O mercado das drogas vegetais

A estrutura do segmento brasileiro de drogas vegetais mostra enorme concentração, em função da existência de duas grandes empresas que fazem importação de drogas vegetais do mundo todo, e desse modo acabam concentrando a entrada dessas matérias-primas no país. Além disso, essas duas empresas são exportadoras de drogas vegetais, o que as levou a deter mais de 90% do contato com os fornecedores primários que obtêm as plantas da natureza, como extrativismo, manejo ou cultivo.

Essas empresas são:

Quimer Ervas e Especiarias (www.quimer.com.br)

Em seu catálogo, oferece cerca de 400 espécies, em sua maioria importadas, e também espécies nacionais de fontes diversas de extrativismo, manejo ou cultivo.

Santosflora Ervas, Especiarias e Extratos Secos (www.santosflora.com.br)

Seu catálogo disponível no *site* oferece cerca de 350 itens de drogas vegetais voltadas aos mercados farmacêutico, cosmético, alimentício, condimentar e outros, envolvendo também espécies importadas ou nativas.

Essas duas distribuidoras, importadoras e exportadoras, são estruturadas na forma de grandes almoxarifados aos quais estão acopladas estruturas administrativas e, ainda, laboratórios de controle de qualidade nos quais são realizadas análises gerais conforme demanda ou solicitação dos clientes. A empresa Santosflora declara, em seu catálogo e página de internet, dispor de capacidade de armazenamento de mais de 900 toneladas de drogas vegetais, o que dá um pouco da dimensão do segmento, apesar da absoluta ausência de estatísticas oficiais ou de entidades representativas do setor.

Como principais clientes, essas distribuidoras atuam como fontes primárias e fornecem as drogas vegetais a outras distribuidoras menores que fazem fracionamento com vendas de menor dimensão e preço (p. ex., Florien – http://florien.com.br/) a empresas da área alimentícia, sobretudo de chás alimentícios, condimentos e afins, a empresas produtoras de insumos, principalmente extratos vegetais em várias formas, ou diretamente a empresas farmacêuticas produtoras de fitoterápicos que apresentem área própria para produção de extratos, embora esse tipo de empresa seja raro no Brasil.

Herbaltec Extratos Vegetais (http://www.herbaltec.com.br/)

Esta é outra empresa do mercado brasileiro, existente há 20 anos, com sede na região do Vale do Ribeira, local de maior ocorrência de mata atlântica no Estado de São Paulo e, portanto, de grande biodiversidade. Em sua página da internet, são mencionados a disponibilidade de pós, rasuras, ervas desidratadas e mesmo de extratos secos, não ficando claro se tais extratos são próprios ou terceirizados. Seu catálogo *on-line* oferece 93 espécies vegetais medicinais, 23 frutas envolvendo tanto espécies exóticas quanto nativas e nove outros produtos (p. ex., cacau, cálcio de ostras, ovo, leite de búfala).

Quanto às dimensões globais do mercado de drogas vegetais, a busca por valores de balança comercial da área mostrou-se de difícil obtenção. Informações relacionadas com esse tema foram recentemente relatadas por Doimo e Miranda (2008), da Escola Superior de Agricultura Luiz de Queiroz. Com base em informações do Departamento de Operações de Comércio Exterior (Decex), confirmou-se aumento na exportação de plantas medicinais de 2,2 milhões (em 1990) para 5,7 milhões de dólares (em 2000), e na importação de 2,7 milhões para 6,7 milhões de dólares, resultando num déficit de cerca de 1 milhão de dólares. Já para especiarias, houve aumento na exportação de 50,7 milhões (em 1990) para 83,9 milhões de dólares (em 2000), e de importação de 7,3 milhões (1990) para 14,4 milhões de dólares (em 2000), resultando num superávit de cerca de 70 milhões de dólares.[19]

Desse modo, impressiona o volume exportado de especiarias em relação a outra classe, das quais destacam-se a pimenta, o gengibre e o cravo-da-índia, representando 99% do volume envolvido no período (1996-2001). Já nas importações, os itens mais destacados são os condimentos cominho, anis, canela, alcaçuz, mostarda e orégano, representando a quase totalidade das importações nessa época.[20] Informações adicionais de outras espécies são difíceis de serem obtidas por falta de explicitação dos ingredientes no sistema Decex pela adoção da Nomenclatura Comum do Mercosul, o que talvez explique a baixa estatística de exportação/importação das plantas medicinais citada anteriormente.

O mercado de chás alimentícios e medicinais

Atualmente o mercado de plantas para preparação de bebidas tipo chás se divide em dois segmentos distintos: os chás alimentícios e os chás com propriedades medicinais, denominados hoje no Brasil drogas vegetais notificadas para infusão ou decocção, classe de regulamentação recente.[21,22]

Não obstante essa distinção, ainda não é fácil traçar uma divisão clara entre essas duas categorias, sendo fator determinante básico para a diferenciação o propósito do consumidor no uso do produto. Vale ressaltar que na rotulagem dos chás alimentícios não há autorização para menção de posologia e indicações de usos medicinais, condição muitas vezes burlada com o uso de propagandas em revistas ou folhetos informativos, os quais têm como finalidade modificar ou induzir a expectativa do consumidor.[23]

De modo geral, os chás também podem ser distinguidos de acordo com as formas comerciais, como chás a granel, chás em saquinhos (sachês), chás solúveis e chás prontos para beber ("*Ready to Drink*", conhecido como RTD). Os chás solúveis e os prontos para beber, de modo estrito, não deveriam ser considerados chás, devido ao fato de não corresponderem à forma clássica de sua preparação por infusão ou decocção bem como à sua qualidade muito variável, pois seu conteúdo em extratos vegetais pode variar de 8-50%, ficando o restante por conta de edulcorantes e aditivos alimentícios.[23]

A área de chás alimentícios está normatizada pela resolução RDC 267 de 2005,[24] complementada pela RDC 219 de 2006.[25] Em tais documentos são definidas as regras gerais ao setor bem como se declaram as cerca de 50 espécies vegetais autorizadas à utilização dentro das regras ali estabelecidas; destas, poucas apresentam interface com o uso terapêutico, como ocorre com a camomila, anis, funcho, melissa, hortelã, capim limão, mate, chá-verde, guaraná, laranja e limão. Já os chás medicinais foram regulamentados em 2010 pela Resolução RDC 10,[21] no entanto, seu conteúdo normativo foi atualmente substituído por parte das determinações da Resolução RDC 26.[22]

Produção e consumo mundial do chá Camellia sinensis

Na maior parte do mundo, a denominação chá ou mistura de chá refere-se aos brotos de folhas, folhas jovens e caules jovens da espécie *Camellia sinensis* (L.) Kuntze. Entretanto, outras espécies também permitidas como alimentícias podem receber a denominação genérica de chá seguido do nome da espécie da qual são derivados (p. ex., chá de camomila, chá de erva-doce, entre outras).[23]

O chá é uma bebida não alcoólica bastante popular e saudável, sendo a segunda bebida mais consumida no mundo, atrás apenas da água (Tabela 10.2).

Tabela 10.2. Consumo mundial de chás verde e preto (em mil toneladas)[26]

Local	2001	2002	2003	2004	2005
Mundial	2.985	3.093	3.199	3.227	3.362
Índia	671	693	714	735	757
China	496	538	555	604	675
Rússia	156	166	169	169	180
Japão	149	135	138	156	150
Paquistão	107	99	118	120	134
Reino Unido	137	134	119	128	128
Estados Unidos	97	94	94	100	100

Quanto à América Latina, as produções de chá são bastante modestas quando comparadas aos países asiáticos, com a Argentina contribuindo com cerca de 81,2% da produção de chá na região, contra apenas 9,5% do Brasil e 9,3% dos outros países latino-americanos.[27]

Com relação ao chá verde, a FAO (*Food and Agriculture Organization*) estima que sua produção mundial, nos próximos anos, terá um crescimento mais acelerado do que o chá preto em cerca de 2% ao ano; com isso, estima-se para 2016 uma produção de cerca de 1.100 mil toneladas.[26] Entretanto, de todo o consumo mundial de chá, 78% refere-se ainda ao chá preto, que habitualmente é consumido nos Estados Unidos, Europa, África e Índia; 20% refere-se ao chá verde, habitualmente consumido em países da Ásia, sobretudo China e Japão; e 2% refere-se ao chá tipo *oolong* (preparação de *C. sinensis* situada entre o chá verde e o chá preto em termos de oxidação) produzido no sul da China.[26]

Produção e consumo mundial de infusões e decocções

As infusões/decocções são bebidas preparadas com espécies vegetais na forma simples ou composta, consideradas seguras, não originárias de *C. sinensis*, de consumo mais expressivo nos mercados europeu e americano.[28]

Na Europa, a lista de espécies utilizadas atinge cerca de 300 e são oferecidas tanto a partir de plantas clássicas, como camomila e hortelã, quanto em combinações de flores (hibisco, rosa, girassol, dentre outras) e frutas (maçã, mirtilo, framboesa, dentre outras), aliadas ou não a aromas naturais ou idênticos aos naturais. Algumas empresas de chás adicionam algumas vitaminas aos *blends* para enriquecer ainda mais a bebida.[28]

O consumo de infusões/decocções na Europa é extenso, mas variável de país a país (Tabela 10.3). Na França, predominam o uso de camomila, verbena e tília como tipos mais consumidos principalmente em saquinhos (90%) e instântaneos (10%). Já na Alemanha, em 2006, foram vendidas 37.300 toneladas de infusões/decocções de flores e frutas consumidas por jovens e idosos, os quais preferem a camomila, hortelã e *rooibos* (*Aspalathus linearis* [Burm.f.] R. Dahlgren, uma leguminosa pouco conhecida no Brasil), que seriam responsáveis por cerca de 60% do consumo.[28]

Na Itália, o mercado de infusões/decocções tem aumentado, especialmente em alguns tipos de plantas, como a camomila, erva-doce, flores e frutas, malva, misturas herbais e hibisco. Em 2006, foram comercializadas 1.020 toneladas de herbais e flores e frutas (incluindo camomila), representando um aumento de 42% em relação ao ano anterior.[28]

Tabela 10.3. Mercado de infusões de ervas, flores e frutas na Europa (em mil toneladas)[28]

País	2005	2006	2007	2008	2009
Áustria	2.181	2.105	2.053	2.015	2.134
França	3.132	2.989	3.158	3.428	3.158
Alemanha	38.780	37.306	36.336	37.099	36.617
Itália	708	1.002	1.100	1.400	1.670
Espanha	1.838	1.871	1.918	1.952	2.000
Reino Unido	1.595	1.674	1.954	2.010	2.573

Nos Estados Unidos da América, o mercado de chás teve rápido crescimento nos últimos anos, com vendas em 2010 de US$ 10 bilhões, mostrando clara tendência de crescimento das variedades de C. sinensis.[29]

Desse modo, nota-se que tanto o café como o chá preto vêm perdendo participação de mercado americano devido a substituição destes, pelo consumidor, pelas variedades de chás de C. sinensis. Em 1999, o chá preto detinha a maior participação de mercado entre os grupos de chás com 67%. A partir de 2004, houve mudança bastante significativa a favor de outras categorias, como o chá verde e outras variedades da mesma espécie sem (*specialty estate tea*) ou com aromatização (*specialty flavored tea*), herbais, assim como também os ditos chás funcionais (Figura 10.4).

Produção e consumo de chás no Brasil

O Brasil, apesar da extensa área continental, apresenta uma produção e consumo de chá (*C. sinensis*) pouco expressivos em relação aos outros países citados, com consumo médio de cinco xícaras de chá habitante/ano, menos do que um inglês consome em uma semana.[30]

A falta de hábito do povo brasileiro pelo consumo da bebida aliada a fatores econômicos e também climáticos não estimula os produtores a ampliar ou até mesmo a continuar com a produção de chá. Ainda hoje, o cultivo está localizado principalmente no Vale do Ribeira, em São Paulo, representando quase a totalidade da produção nacional de 8-10 toneladas/ano, cerca 0,5% da oferta mundial.[30]

Quanto às outras ervas destinadas para infusões/decocções, o Estado do Paraná responde por 90% da produção nacional, sobretudo de camomila, capim cidreira e hortelã *Mentha arvensis* L.[31] Na região sul, a erva-mate responde por 97% da produção nacional, tendo o Estado do Paraná como maior produtor com cerca de 37% do total do país, seguido por Rio Grande do Sul e Santa Catarina.[32] Os principais tipos de chás mais apreciados no Brasil constam da Tabela 10.4, conforme informações da empresa Leão Jr. (Grupo Coca-Cola), uma das principais produtoras locais de chás.

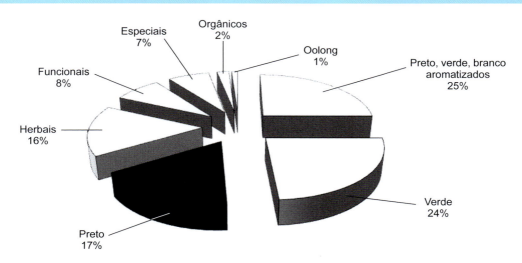

Figura 10.4. Chás no mercado americano, em 2010, distribuídos percentualmente por categorias comerciais.

Tabela 10.4. Tipos de chás mais consumidos no Brasil atualmente

Tipo	Participação no mercado
Mate	60%
Herbais (camomila, erva-doce, capim cidreira, hortelã e boldo)	19%
Flores e frutas (maçã com canela, morango silvestre)	13%
Verde e outros (verde, preto e branco)	8%

Fonte: Departamento de Marketing Leão Jr. – Dr. Oetker (2011).

O consumo brasileiro de erva-mate ocorre basicamente na forma de chimarrão, saquinhos e derivados. A região sudeste é a maior consumidora do chá-mate produzido no Estado do Paraná, cerca de 60% do total, e a região Norte é a que menos consome chá-mate, cerca de 1,2% do total produzido no Paraná.[32]

Os chás por infusões eram vistos antes pelos consumidores nacionais somente como medicinais e não como bebida com apelo natural e saudável, o que vem se modificando lentamente. Por isso, diante dessa nova face de mercado, as empresas começaram a investir cada vez mais em misturas (*blends*) de ervas e frutas, além de uma série de novidades visando aumentar o consumo e a participação do mercado de bebidas. Dentro desse "novo" conceito, outro fator que contribui para essa mudança é o gosto pelo chá verde e outras variedades da mesma espécie (branco, vermelho, amarelo), que tem gerado aumento do consumo e a aceitação dos chás de um modo geral, não somente nos períodos de inverno.[9]

Perspectivas futuras do mercado de chás

Dados da ABIC (Associação Brasileira da Indústria de Café) de 2008 demonstram que, apesar dos esforços, a falta de hábito da população brasileira pelo consumo de chás ainda restringe o desenvolvimento desse tipo de produto no Brasil.[9] Não obstante a percepção crescente dos consumidores pelo conceito de bebida saudável, os esforços realizados pela indústria para estimular o consumo ainda são pouco agressivos e produtivos.

Contudo, o crescimento e a popularidade dos chás RTD devem contribuir para um aumento do consumo de chá por infusão/decocção, uma vez que impulsiona o consumidor à busca por bebidas mais sofisticadas quanto ao sabor e aos benefícios que eventualmente podem proporcionar.

O mercado de derivados vegetais

O mercado nacional

Define-se derivado vegetal ou insumo farmacêutico ativo vegetal como aquele ingrediente obtido de plantas, medicinais ou não, frutas, flores etc., na forma de extratos de diversos tipos e concentrações (p. ex., tinturas, extratos fluidos, extratos secos, óleos essenciais, cera, gomas, resinas etc.), direcionados às indústrias de produtos acabados das áreas farmacêutica, cosmética, alimentícia e outras.

O mercado brasileiro de derivados vegetais, de modo similar ao das drogas vegetais, é muito concentrado, existindo em atividade no país, pelo menos, quatro empresas produtoras de insumos, sendo duas de maior porte e outras empresas menores.

Sanrisil

Fundada em 1949, é a mais antiga produtora de extratos vegetais do Brasil. Por muitos anos atuou fortemente no mercado nacional e internacional produzindo os mais variados tipos de extratos (líquidos, moles, secos), com um departamento de P&D voltado para inovação. Um dos projetos de destaque, conforme descrição da página da empresa na internet (www.sanrisil.com.br), corresponde à extração e isolamento do flavonoide rutina, extraído dos frutos da fava d'anta (*Dimorphandra mollis* Benth.).

Fornece extratos para o setor farmacêutico, alimentício e cosmético, disponibilizando em seu *site* lista de 115 extratos secos, 53 extratos moles e 25 extratos fluidos. Por vários anos, foi também fornecedora de extratos de frutas para a indústria de cigarros.

Grupo Centroflora

O Grupo Centroflora foi fundado em 1957 na cidade de São Paulo, e situa-se atualmente na cidade de Botucatu – interior de São Paulo (www.centroflora.com.br). É considerada a maior empresa produtora de extratos vegetais hoje no Brasil, fornecendo para as indústrias farmacêuticas, cosméticas e alimentícias, comercializando os insumos tanto no mercado interno quanto no externo.

O Grupo Centroflora atua com projetos de produção orgânica e manejo florestal, oferece aos seus clientes projetos baseados em desenvolvimento sustentável e, além disso, disponibiliza departamentos especializados, como Botânica & Sustentabilidade e Jurídico, estando capacitada para o desenvolvimento de projetos proprietários voltados a patentes.

De acordo com informações fornecidas pela própria empresa, os extratos mais vendidos hoje para a área farmacêutica são: maracujá (várias espécies de *Passiflora*), acerola, guaraná, camomila, *Harpagophytum procumbens* DC, alcachofra, boldo, café verde e *Ginkgo biloba* L.

No mercado de insumos para alimentos, cita-se um crescimento expressivo de vendas nos extratos de acerola, açaí, camu-camu e guaraná devido à possibilidade de se poder registrar tais extratos como aromatizantes, sobretudo no exterior.

Além dessas duas maiores empresas, foram constituídas também indústrias menores que gradativamente têm ocupado faixas de mercado nacional, tanto para o fornecimento às indústrias farmacêuticas, veterinárias, cosméticas, alimentícias quanto para as distribuidoras destinadas às farmácias magistrais.

Laboratório Catedral

Uma das empresas com tais características é o Laboratório Catedral, fundada no ano de 1993 na cidade de Vespasiano-MG (www.laboratoriocatedral.com.br).

As matérias-primas utilizadas para a produção dos insumos farmacêuticos de origem vegetal são adquiridas dos grandes distribuidores do mercado nacional, com um louvável projeto de plantio próprio em fazenda experimental da própria empresa em colaboração com agrônomo ligado à Emater – Empresa de Assistência Técnica e Extensão Rural.

Em relação à sua presença no mercado de insumos farmacêuticos, segundo informações da empresa, estima-se em torno de 4% e com o crescimento das vendas nos últimos anos espera-se atingir participação de até 5% nos próximos anos.

Dentre os extratos que tiveram maior crescimento de venda no mercado nacional nos últimos anos, destacam-se: arnica nacional, babosa, camomila, cáscara-sagrada, castanha-da-índia, jaborandi, maracujá, sene e sucupira, com quantidades expressivas de comercialização (Tabela 10.5).

Tabela 10.5. Quantidades de extratos produzidos e comercializados pela Indústria Farmacêutica Catedral em 2010

Tipo de extrato	Quantidade por ano	Referência dos mais vendidos
Seco	70 toneladas	Alcachofra, berinjela, cáscara-sagrada, castanha-da-índia, fucus, maracujá e sene
Glicólico	35 toneladas	Arnica (nacional), babosa, calêndula, camomila, centella, jaborandi e mama-cadela
Fluido	30 toneladas	Agrião, arnica (nacional), eucalipto, gengibre, guaco, romã e sucupira
Tintura	20 toneladas	Algodoeiro, arnica (nacional), chapéu-de-couro, espinheira-santa, pata-de-vaca, quebra-pedra, sucupira

Fonte: Laboratório Catedral, 2011.

Natural Amazon Herbs Produção de Extratos Ltda.

Mais recentemente, houve o surgimento de uma nova empresa produtora de extratos vegetais denominada Natural Amazon Herbs, situada na cidade de Louveira-SP, com planta específica a esse segmento (www.naturalamazon.com.br).

Essa empresa industrializa e distribui extratos vegetais de frutas nacionais e exóticas, ervas medicinais e aromáticas, servindo como um serviço de apoio à própria empresa distribuidora que comercializa seus extratos.

Entre os extratos mais vendidos, conforme *site* da empresa, citam-se: açaí, acerola, agaricus, berinjela, cacau, camu-camu, unha-de-gato, catuaba, chá de bugre, espinheira-santa, ipeca, jatobá, muirapuama, pau-pereira, ginseng brasileiro, fava tonka, dentre outros.

O mercado internacional

Além das empresas produtoras locais, o mercado brasileiro é também abastecido por derivados vegetais oriundos de empresas internacionais, as quais exportam ao país suas matérias-primas. Essas empresas atuam pela constituição local de representação ou, como é mais comum, por meio de parcerias com empresas distribuidoras locais já existentes, as quais agregam ao seu portfólio os itens das empresas parceiras internacionais.

Portanto, de modo não exaustivo, apresenta-se a seguir as principais empresas do mercado internacional de insumos farmacêuticos naturais.

Grupo Martin Bauer

Trata-se de uma grande empresa de origem alemã, fabricante de extratos vegetais para a indústria farmacêutica, líder de mercado na Alemanha e um dos principais fabricantes de insumos farmacêuticos do mundo (www.martin-bauer-group.com). Abriu representação no Brasil, situada na cidade de Barueri-SP.

De acordo com informações de seu representante local, os extratos secos mais vendidos no mercado brasileiro hoje são: *Hedera helix, Harpagophytum procumbens*, Castanha-da-Índia, *Panax ginseng, Passiflora incarnata, Valeriana officinalis*, Kava-kava, *Ginkgo biloba* e *Rhodiola rosea*.

eChemical

Importadora e distribuidora de matéria-prima destinada ao mercado farmacêutico, cosmético, alimentício e veterinário (www.echemical.com.br).

No Brasil, representa a Indena (www.indena.it), empresa privada de origem italiana fundada em 1921, uma renomada produtora mundial de extratos vegetais, fornecendo ao mercado brasileiro sobretudo os extratos do cardo mariano, ginseng coreano, chá verde, saw palmetto, isoflavona de soja, *Centella asiatica,* dentre outros.

Ayalla Marketing e Representações Ltda.

Fornecedora de matéria-prima para indústria farmacêutica, veterinária, cosmética e alimentícia (www.ayalla.com.br), com uma rede de fornecedores na Europa, nos Estados Unidos e na Ásia. Dentre esses, pode-se citar a Euromed, empresa italiana fundada em 1971 como parte do grupo Rottapharm-Madaus, que industrializa cerca de 3.000 toneladas de plantas anualmente, ofertando ao mercado nacional extratos de alcachofra, billberry, cáscara-sagrada, echinacea, semente de uva, folha de oliva, dentre outros (www.euromed. es/). Outra empresa representada, a Gencor Pacific (www.gencorpacific.com), é produtora e distribuidora de extratos de plantas indianas, tendo ofertado ao mercado brasileiro extratos proprietários diferenciados como Slimaluma® (de *Caralluma fimbriata*) e Testofen® (de *Trigonaela foenum-graecum*), bem como uma lista de mais de 130 extratos de diferentes espécies, sobretudo da medicina ayurvédica, como *Tinospora cordifolia, Mucuna pruriens, Boswellia serrata*, dentre outros.

Willmar Schwabe Pharmaceuticals

Esta é outra empresa tradicional na área de extratos vegetais, a mais antiga provavelmente, tendo sido fundada em 1866 na Alemanha (www.schwabepharma.com/international). Tem foco em desenvolvimentos completos, inclusive clínicos, com a oferta de vários extratos avaliados cientificamente, como de *Ginkgo biloba*, *Pelargonium sidoides, Hypericum perforatum, Rhodiola rosea*, dentre outros. Não estabeleceu representação específica no Brasil, buscando parceiros diretamente com empresas farmacêuticas locais.

Naturex

Trata-se de uma empresa francesa criada em 1992, presente hoje em vários países com representação também no Brasil (www.naturex.com). Por meio de suas dedicadas unidades de negócio, atende às necessidades dos mercados de alimentos & bebidas, nutrição & saúde e *personal care*.

Fornece extratos de diversas espécies, como cranberry, maçã, cúrcuma e alecrim, inclusive extratos patenteados de hibisco, ginseng, melissa e outros.

Dimensões globais do mercado de derivados vegetais

Não obstante a impossibilidade de obtenção de valores globais oficiais ou representativos do setor sobre quantidades de extratos produzidos e comercializados no Brasil, com base na única informação disponível e muito gentilmente fornecida pela empresa Catedral (155 toneladas de extratos por ano, em média, e autoestimativa de porte de ± 5% do mercado), pode-se projetar grosseiramente que no mercado brasileiro sejam distribuídos e utilizados cerca de 3.000 toneladas de extratos vegetais, nos vários subtipos de empresas que empregam tais ingredientes em seus produtos.

O mercado de medicamentos fitoterápicos industrializados

Panorama geral

De acordo com dados da Pesquisa Industrial Anual do IBGE de 2008,[33] estima-se que no Brasil há cerca de 600 indústrias farmacêuticas, com predominância numérica às de capital nacional, mas com preponderância em comercialização às empresas de capital transnacional. Assim, dentre as vinte empresas de maior faturamento no país, incluem-se cinco de capital nacional, já consideradas as aquisições comentadas anteriormente (Tabela 10.6).

Em relação aos medicamentos produzidos e comercializados, estima-se que no Brasil haja alguns milhares de diferentes marcas. Desse universo, destacam-se na Tabela 10.7 os vinte principais medicamentos consumidos no Brasil com base no seu faturamento anual (agosto 2010-2011). Desse conjunto, não é possível encontrar nenhum fitoterápico no período

Tabela 10.6. Lista dos 20 principais laboratórios no Brasil de acordo com faturamento de julho 2007 a junho 2011 (R$ milhões)

Laboratórios	2007	2008	2009	2010	2011
EMS Pharma	1.427,3	1.668,6	1.828,1	2.215,8	2.873,4
Medley	1.183,7	1.313,5	1.461,3	1.832,6	2.642,4
Aché	1.266,8	1.370,7	1.586,1	1.811,8	2.097,5
Sanofi-Aventis	1.467,1	1.529,6	1.726,5	1.898,8	1.965,1
Eurofarma	742,7	869,6	1.103,4	1.327,4	1.529,9
Novartis	962,8	1.061,3	1.124,5	1.286,1	1.440,5
Neo Quimica	158,6	206,1	318,4	727,6	1.313,1
Pfizer	1.025,1	1.015,1	1.023,2	1.125,5	1.031,0
MSD	848,8	884,5	898,7	948,6	998,9
Astrazeneca Brasil	448,4	545,3	676,8	812,8	901,2
Bayer Pharma	737,3	752,6	779,7	830,3	889,9
Nycomed Pharma	537,6	551,7	583,9	668,4	763,8
Boehringer Ing.	593,4	590,0	615,2	662,0	735,1
Teuto Brasileiro	102,3	131,7	218,9	498,4	733,3
Biolab-Sanus	463,9	519,4	568,1	634,4	715,1
Sandoz do Brasil	212,6	383,5	520,9	652,4	679,9
D M Ind. Ftca.	518,5	515,4	536,3	585,2	651,3
Merck	407,3	427,4	490,4	567,0	648,4
Roche	467,5	488,9	517,2	544,0	625,7
Mantecorp	454,2	491,3	531,6	577,8	615,7

Fonte: IMS Health, julho/2011.

relatado, podendo-se citar apenas a presença de extrato padronizado de *Panax ginseng* no produto Gerovital da EMS, embora, por ser misto com ingredientes isolados, tal produto não tenha o perfil de fitoterápico legalmente estabelecido no país.

Destacam-se do conjunto os cinco produtos analgésicos/antitérmicos e os três inibidores da bomba de prótons, áreas em que a fitoterapia produz muita pesquisa, mas infelizmente poucas delas progridem para a fase de desenvolvimento tecnológico, constituindo-se numa área de evidente interesse para a qual os pesquisadores do setor fitoterápico deveriam atentar.

Panorama dos fitoterápicos

A produção de fitoterápicos industrializados é realizada por empresas farmacêuticas formalmente instituídas no país e autorizadas pelo órgão regulador, conforme legislação sanitária federal. Em sua quase totalidade, tais empresas são gerais, com produtos sintéticos

Tabela 10.7. Vinte principais medicamentos do mercado brasileiro, em valores (R$ milhões) e unidades, de agosto 2010 a agosto 2011

Rk	Produto	Empresa	Valores (milhões R$)	Unidades
1	Dorflex	Sandoz	321,8	10.049.994
2	Crestor	Astra Zeneca	211,3	2.344.708
3	Neosaldina	Nycomed	209,2	11.673.625
4	Cialis	Ely Lilly	207,0	2.528.732
5	Diovan HCT	Novartis	188,3	2.396.347
6	Nexium	Astra Zeneca	148,7	1.468.725
7	Omeprazol	Medley	144,7	4.825.452
8	Pantoprazol	Medley	142,2	3.322.774
9	Torsilax	Neoquímica	141,8	4.242.961
10	Gerovital	EMS	135,8	1.840.222
11	Lipitor	Pfizer	134,5	1.128.061
12	Diovan	Novartis	134,5	2.043.874
13	Lexapro	Lundbeck	134,1	1.065.331
14	Diovan Amlo Fix	Novartis	130,7	1.644.222
15	Tylenol	J & J	125,3	6.535.353
16	Yasmin	Bayer Schering PH	119,9	2.864.815
17	Diane 35	Bayer Schering PH	118,1	8.193.340
18	Yaz	Bayer Schering PH	117,8	2.811.391
19	Benegrip	Hypermarcas	116,7	1.325.489
20	Puran T4	Sanofi Aventis	115,4	14.401.530

Fonte: PMB, 2011.

e naturais produzidos conjuntamente, sem diferenciação ou distinção, sendo raros os casos nos quais ocorra exclusivamente a produção de fitoterápicos.[34]

Do conjunto de empresas farmacêuticas atuantes no Brasil, foi possível identificar 103 laboratórios que produzem e comercializam diferentes produtos da classe de fitoterápicos, com faturamentos específicos expressos na Tabela 10.8, representando mais de 84% do faturamento geral atribuído ao setor fitoterápico nacional.[17]

De modo diverso do *market share* geral, considerando-se o faturamento apenas com fitoterápicos, dos 20 principais laboratórios destacam-se 11 nacionais, demonstrando ser esta área ainda de grande relevância para empresas locais.

Tais laboratórios comercializavam 367 diferentes produtos da classe de fitoterápicos no ano de 2006;[17] quantificação distinta foi relatada por Carvalho e cols. (2008), os quais encontraram 512 medicamentos fitoterápicos com registros válidos nos sistemas de dados da Agência Nacional de Vigilância Sanitária.[18]

Desse modo, visando-se conhecer os principais produtos fitoterápicos comercializados no Brasil e seu respectivo faturamento (em dólares) como evidência de sua aceitação, eficácia ou mesmo planejamento e execução de adequados planos de marketing, os dados obtidos do *Pharmaceutical Market Brazil* (2011) são apresentados em tabela organizada por sistema com inclusão dos produtos de maior expressão numérica (Tabela 10.9). Nessa análise, não foram considerados os produtos que associam extratos com fármacos isolados mesmo que de origem natural, conforme orientação técnica e legal da área, salvo um ou outro caso específico.

Algumas contradições de classificação foram alteradas, por decisão dos autores, para que o entendimento dos produtos fique adequado às suas principais indicações terapêuticas.

Os dados mostram a presença de fitoterápicos nas principais classes terapêuticas, destacando-se a área do sistema gastrintestinal, sobretudo colerético-colagogos e laxantes; no sistema cardiovascular os produtos à base de *Ginkgo biloba*, todos de bom faturamento; no sistema geniturinário destacam-se os fitormônios; no sistema nervoso central, os ansiolíticos, todos também com faturamentos importantes; e, por fim, os broncodilatadores e expectorantes também com produtos de destaque.

Tabela 10.8. Vinte principais empresas farmacêuticas brasileiras em faturamento (milhões de reais) com produtos fitoterápicos no ano de 2006[17]

Rk	Empresa	Fat.	Rk	Empresa	Fat.
1ª	Nycomed	89,1	11ª	Nikko	13,6
2ª	Farmasa	80,4	12ª	Eurofarma	12,5
3ª	Marjan	51,1	13ª	Abbott	10,9
4ª	Sanofi-Aventis	33,1	14ª	Biolab Sanus	10,9
5ª	DM	31,5	15ª	Aché	9,8
6ª	Hebron	22,3	16ª	Zurita	9,2
7ª	Millet Roux	20,1	17ª	Herbarium	7,1
8ª	Farmoquímica	18,5	18ª	EMS	7,1
9ª	Procter & Gamble	17,4	19ª	Wesp	7,1
10ª	Ativus	15,6	20ª	Infabra	6,6

Mercado de Insumos Vegetais, Chás e Produtos Fitoterápicos no Brasil

Tabela 10.9. Faturamento dos principais produtos fitoterápicos do mercado brasileiro subdivididos por sistemas (US$ milhões – outubro de 2010 a outubro de 2011 – PMB, 2011)

Subclasse terapêutica	Produto	Empresa	Composição	Fat.
		Sistema gastrintestinal		
Estomatológicos	Ad Muc	Biolab Sanus	*Chamomila recutita*	1,685
Antiácidos, antifiséticos, carminativos	Endorus	Hebron	*Mentha piperita*	1,938
	Bálsamo branco	Catarinense	Alfazema, canela, cravo e associações	0,300
Antiulcerosos	Espinheira santa	Herbarium	*Maytenus ilicifolia*	0,336
	Kios	Hebron	*Schinus terebinthifolius*	0,259
Colerético – colagogos	Eparema	Nycomed	*Rheum palmatum, Rhamnus purshiana, Peumus boldus*	32,582
	Hepatilon	Kley Hertz	*Peumus boldus*	13,554
	Silimalon	Nikkho	*Silybum marianum*	12,150
	Legalon	Nycomed	*Silybum marianum*	8,704
	Elixir da Vida Olina	Wesp	*Gentiana lutea, Aloe ferox, Angelica archangelica* etc.	6,221
	Chopytol	Millet Roux	*Cynara scolymus*	5,076
	Colachofra	EMS	*Cynara scolymus* e associações	2,668
	Gotas Preciosas	Hertz	*Gentiana lutea, Rheum palmatum, Aloe ferox* e associações	1,722
	Camomila Rauliveira	Catarinense	*Anthemis nobilis, Gentiana lutea*	1,709
	Biohepaton	Pharmascience	*Rheum palmatum, Rhamnus purshiana, Peumus boldus*	0,723
	Boldine	Hebron	*Peumus boldus*	0,568
Laxantes	Tamarine	Farmasa	*Cassia angustifolia* e associações	31,634
	Naturetti	Sanofi Aventis	*Cassia angustifolia* e associações	22,151
	Plantaben	Nycomed	*Plantago ovata*	15,722
	Metamucil	Procter & Gamble	*Plantago ovata*	11,933

(continua)

Tabela 10.9. Faturamento dos principais produtos fitoterápicos do mercado brasileiro subdivididos por sistemas (US$ milhões – outubro de 2010 a outubro de 2011 – PMB, 2011)

Subclasse terapêutica	Produto	Empresa	Composição	Fat.
Laxantes (*continuação*)	Agiolax	Nycomed	*Plantago ovata, Cassia angustifolia*	3,290
	Senaretti	Luper	*Senna alexandrina*	2,338
	Tamaril	Marjan	*Cassia angustifolia* e associações	1,699
	Senan	Ativus	*Cassia senna*	1,248
Antidiarreicos, antiespasmódicos, anti-inflamatórios intestinais	Elixir Paregórico	Catarinense	*Papaver somniferum*	6,723
	Funchicórea	Melpoejo	*Cichorium intybus, Rheum palmatum, Foeniculum vulgare*	5,272
	Carvão vegetal	Herbarium	*Carbo activatus*	0,234
	Elixir Theogórico	Sobral	*Atropa belladona*	0,191
	Védica	Apsen	*Mentha piperita*	0,107
Tônicos digestivos	Água inglesa	Catarinense	*Cinchona calisaya, Erythraea centaurium, Jateorrhiza palmata* e associações	2,248
Sistema cardiovascular				
Terapêutica vascular cerebral e periférica	Tebonin	Nycomed	*Ginkgo biloba*	14,111
	Equitan	Eurofarma	*Ginkgo biloba*	9,444
	Binko	Sandoz	*Ginkgo biloba*	6,294
	Tanakan	Abbott	*Ginkgo biloba*	4,342
	Ginkgomed	Cimed	*Ginkgo biloba*	4,285
	Ginkan	Globo	*Ginkgo biloba*	2,116
	Ginkomenil	Pharmascience	*Ginkgo biloba*	1,393
	Dinaton	Aché	*Ginkgo biloba*	1,066
	Ginkgo biloba	Catarinense	*Ginkgo biloba*	0,757
	Ginkgotab	Luper	*Ginkgo biloba*	0,731
Antiemorroidários e antivaricosos tópicos e vasoprotetores	Vecasten	Marjan	*Melilotus officinalis*	13,252
	Hemovirtus	DM	*Hamamelis virginiana, Davilla rugosa, Atropa belladona*	5,021
	Erva de bicho composta Imescard	Osório de Moraes	*Polygonum hidropiper* e associações	3,370

(continua)

Mercado de Insumos Vegetais, Chás e Produtos Fitoterápicos no Brasil

Tabela 10.9. Faturamento dos principais produtos fitoterápicos do mercado brasileiro subdivididos por sistemas (US$ milhões – outubro de 2010 a outubro de 2011 – PMB, 2011)

Subclasse terapêutica	Produto	Empresa	Composição	Fat.
Antiemorroidários e antivaricosos tópicos e vasoprotetores (*continuação*)	Castanha-da-Índia	Belfar	*Aesculus hippocastanum*	0,770
	Castanha-da-Índia	Herbarium	*Aesculus hippocastanum*	0,744
	Varitrat	Pharmascience	*Aesculus hippocastanum*	0,610
	Varilise	Ativus	*Aesculus hippocastanum*	0,203
	Castanha-da-Índia	Multilab	*Aesculus hippocastanum*	0,173
	Hemofleb	UCI Farma	*Hamamelis virginiana, Davilla rugosa, Atropa belladona*	0,124
Preparados para regular o colesterol e triglicérides	Monaless	Marjan	*Oryza sativa* fermentado por *Monascus purpureus*	3,092
	Antistax	Boehringer	*Vitis vinifera*	2,253
	Radifree	Nikkho	*Vitis vinifera*	2,211
	Óleo de alho	Herbarium	*Allium sativum*	0,307
	Beringela	Herbarium	*Solanum melongena*	0,255
	Vittis	Herbarium	*Vitis vinifera*	0,213
	Lecitina de soja	Herbarium	*Glycine max*	0,206
	Lecitina de soja	Catarinense	*Glycine max*	0,128
	Óleo de alho	Bionatus	*Allium sativum*	0,064
	Óleo de alho	Catarinense	*Allium sativum*	0,059
	Lecitina de soja	Bionatus	*Glycine max*	0,032
	Vinera	Ativus	*Vitis vinifera*	0,041
Dermatológicos				
Shampoos anticaspa, antifúngicos e antipsoríase tópicos	Polytar	Stiefel	alcatrão de pinho, óleo de cade, alcatrão mineral	1,873
	Polytar proteínas	Stiefel	alcatrão de pinho, óleo de cade, alcatrão mineral	0,530
	Theratar	Theraskin	alcatrão de hulha	0,030

(*continua*)

Tabela 10.9. Faturamento dos principais produtos fitoterápicos do mercado brasileiro subdivididos por sistemas (US$ milhões – outubro de 2010 a outubro de 2011 – PMB, 2011)

Subclasse terapêutica	Produto	Empresa	Composição	Fat.
Emolientes e cicatrizantes	Dersani	Saniplan	Ácidos graxos cáprico, caprílico e outros	9,570
	Fitoscar	Apsen	*Stryphnodendron adstringens*	1,084
	Sanativo	Laperli	Angico, aroeira, camapu, mandacaru	0,551
	Óleo de rosa mosqueta	Herbarium	*Rosa aff. rubiginosa*	0,338
	Aloax	Ativus	*Aloe vera*	0,195
Produtos tópicos para infecções virais	Imuno Max	Herbarium	*Uncaria tomentosa*	0,182
Produtos tópicos hemostáticos	Maravilha Curativa do Dr. Humphreys	Pinus Farma	*Hamamelis virginiana*	0,303
Sistema geniturinário				
Fitormônios	Aplause	Marjan	*Cimicifuga racemosa*	6,000
	Buona	Eurofarma	*Glycine max*	5,372
	Soyfemme	Aché	*Glycine max*	5,122
	Soyfit	Janssen-Cilag	*Glycine max*	3,080
	Isoflavine	Herbarium	*Glycine max*	2,254
	Clifemin	Herbarium	*Cimicifuga racemosa*	1,657
	Hizofito	Hebron	*Glycine max*	1,183
	Tenag	Marjan	*Vitex agnus- castus*	1,074
	Mencirax	Ativus	*Cimicifuga racemosa*	0,687
	Menop	Ativus	*Glycine max*	0,484
Para sintomas da TPM	Gamaline V	Herbarium	Ácido gama-linolênico e outros	5,351
	Gamax	Hebron	Ácido gama-linolênico e outros	4,424
	Primoris	Herbarium	Ácido gama-linolênico e outros	0,562
	Óleo de prímula	Catarinense	*Ácido gama-linolênico e outros*	0,027

(continua)

Tabela 10.9. Faturamento dos principais produtos fitoterápicos do mercado brasileiro subdivididos por sistemas (US$ milhões – outubro de 2010 a outubro de 2011 – PMB, 2011)

Subclasse terapêutica	Produto	Empresa	Composição	Fat.
Cicatrizantes ginecológicos	Sanativo	Laperli	*Angico, aroeira, camapu, mandacaru*	0,551
	Vagitrene	Eurofama	*Triticum vulgare*	0,003
Produtos para hiperplasia prostática benigna	Prostat	Marjan	*Serenoa repens*	1,837
	Prosten Plus	Baldacci	*Pygeum africanum, Urtica dioica*	1,089
	Prosten	Baldacci	*Pygeum africanum*	0,835
	Prostatal	Herbarium	*Serenoa repens*	0,773
Produtos para disfunção erétil	Androsten	Herbarium	*Tribulus terrestris*	3,390
	Catuama	Catarinense	*Trichilia catigua, Paullinia cupana, Ptychopetalum olacoides, Zingiber officinale*	0,865
Outros produtos ginecológicos	Kronel	Hebron	*Schinus terebinthifolius*	7,837
	Regulador Xavier	Hepacholan	*Viburnum prunifolium, Gossypium herbaceum, Atropa beladona*	2,288
	Ginoflorax (produto biológico)	Hebron	*Saccharomyces cerevisae*	0,333
	Quebra-pedra composta	Cibecol	*Phyllantus niruri, Zanthoxylum rhoifolium, Baccharis genistelloides*	0,011
Sistema musculoesquelético				
Anti-inflamatórios, antirreumáticos e rubefascientes tópicos	Acheflan	Aché	*Cordia verbenaceae*	12,985
	Emplastro Sabiá	Johnson & Johnson	*Capsicum anuum*	1,469
	Arnica	Hertz	*Arnica montana*	1,254
	Arnica	Herbarium	*Arnica montana*	0,632
	Moment	Apsen	*Capsicum anuum*	0,214
	Arnica	Cimed	*Arnica montana*	0,128
	Arnica	Lifar	*Arnica montana*	0,076
Anti-inflamatórios orais	Arpadol	Apsen	*Harpagophytum procumbens*	7,548
	Piascledine	Solvay Farma	*Glicyne max, Persea gratissima*	7,030

(continua)

Tabela 10.9. Faturamento dos principais produtos fitoterápicos do mercado brasileiro subdivididos por sistemas (US$ milhões – outubro de 2010 a outubro de 2011 – PMB, 2011)

Subclasse terapêutica	Produto	Empresa	Composição	Fat.
Anti-inflamatórios orais (*continuação*)	Galenogal	Kley Hertz	*Salix alba*	1,163
	Garra do diabo	Herbarium	*Harpagophytum procumbens*	0,178
	Unha de gato	Herbarium	*Uncaria tomentosa*	0,101
	Reumasil	Bionatus	*Harpagophytum procumbens*	0,006
Sistema nervoso central				
Hipnóticos e sedativos	Maracugina composta	DM Ind. Farm.	*Passiflora alata, Erythrina mulungu, Crataegus oxyacantha*	17,854
	Pasalix	Marjan	*Passiflora incarnata, Crataegus oxyacantha, Salix alba*	14,447
	Passaneuro	Bunker	*Passiflora alata, Erythrina mulungu, Matricaria camomila* (comprimidos) ou *Melissa officinalis* (solução)	10,632
	Passiflorine	Millet Roux	*Passiflora incarnata, Crataegus oxyacantha, Salix alba*	9,430
	Calman	Ativus	*Passiflora incarnata, Crataegus oxyacantha, Salix alba*	8,765
	Valeriane	Nikkho	*Valeriana officinalis*	6,358
	Remilev	Aché	*Valeriana officinalis, Humulus lupulus*	5,209
	Ritmoneuran	Kley Hertz	*Passiflora alata, Erythrina mulungu, Leptolobium elegans, Adonis vernalis*	3,844
	Valerimed	Cimed	*Valeriana officinalis*	3,738
	Ansiopax	Aspen Pharma	*Piper methysticum*	2,958
	Serenus	Biolab Sanus	*Passiflora alata, Crataegus oxyacantha, Adonis vernalis*	2,717
	Maracujá Concentrix	Legrand	*Passiflora incarnata, Crataegus oxyacantha, Salix alba*	1,082
	Valerix	Ativus	*Valeriana officinalis*	0,489

(continua)

Tabela 10.9. Faturamento dos principais produtos fitoterápicos do mercado brasileiro subdivididos por sistemas (US$ milhões – outubro de 2010 a outubro de 2011 – PMB, 2011)

Subclasse terapêutica	Produto	Empresa	Composição	Fat.
Antidepressivos	Hipericin	Herbarium	*Hypericum perforatum*	0,991
	Iperisan	Marjan	*Hypericum perforatum*	0,885
	Removit	Aché	*Hypericum perforatum*	0,753
	Hiperico	Herbarium	*Hypericum perforatum*	0,048
	Hyperinat	Pharmascience	*Hypericum perforatum*	0,040
	Hiperativ	Bionatus	*Hypericum perforatum*	0,016
Tônicos gerais do sistema nervoso (antiestresse ou adaptógenos)	Fisioton	Aché	*Rhodiola rosea*	2,398
	Bioplus Ginseng	Kley Hertz	*Panax ginseng*	0,761
	Finest EG	Pharmascience	*Panax ginseng*	0,618
	Bioseng	Natulab	*Panax ginseng*	0,520
	Nerviton	Cangeri	*Passiflora alata, Ptychopetalum olacoides, Cola nitida, Paulinia cupana*	0,404
	Motivol	Medquímica	*Panax ginseng*	0,336
	Guaraná do Amazonas	Sanitas	*Paullinia cupana*	0,320
	HP	Catarinense	*Paullinia cupana, Ilex paraguariensis*	0,246
	Enerseng	Herbarium	*Panax ginseng*	0,142
	Ginsex	Delta	*Panax ginseng*	0,122
	Guaraná	Herbarium	*Paullinia cupana*	0,113
	Ginseng Brasileiro	Herbarium	*Pfaffia glomerata*	0,110
Sistema respiratório				
Broncodilatadores e expectorantes	Abrilar	Farmoquímica	*Hedera helix*	27,816
	Melagrião	Catarinense	*Nasturtium officinale* e associações	13,507
	Phitoss	Brasterápica	*Hedera helix*	5,120
	Melxi	Aspen Pharma	*Ananas comosus*	4,627
	Respiratus	Medley	*Hedera helix*	4,530
	Torante	Eurofarma	*Hedera helix*	3,818

(continua)

Tabela 10.9. Faturamento dos principais produtos fitoterápicos do mercado brasileiro subdivididos por sistemas (US$ milhões – outubro de 2010 a outubro de 2011 – PMB, 2011)

Subclasse terapêutica	Produto	Empresa	Composição	Fat.
Broncodilatadores e expectorantes (*continuação*)	Bromelin	Hebron	*Ananas comosus*	2,590
	Peitoral Martel	Kley Hertz	*Mikania glomerata*	1,952
	Fluijet	Aspen Pharma	*Hedera helix*	1,898
	Bromelin Própolis	Hebron	Própolis, *Malva sylvestris*	1,744
	Guaco	Herbarium	*Mikania glomerata*	1,660
	Arlivry	Natulab	*Hedera helix*	1,184
	Blumel Guaco	Luper	*Mikania glomerata*	0,932
	Romã	Makrofarma	*Punica granatum*	0,818
	Propovit Plus	Bionatus	Própolis, *Malva sylvestris, Nasturtium officinale*	0,352
Moduladores de infecções respiratórias	Kaloba	Nycomed	*Pelargonium sidoides*	10,833
	Unckam	Farmoquímica	*Pelargonium sidoides*	3,882
Antialérgicos	Antilerg	Aché	*Petasites hybridus*	0,509
Produtos para sinusite	Teratokhuma	Cibecol	*Luffa operculata, Glechon spathulata, Foeniculum vulgare*	0,117
Produtos de ações diversas				
Antienxaquecosos	Tenliv	Aspen Pharma	*Tanacetum parthenium*	0,320
Antiparasitários orais	Giamebil	Aspen Pharma	*Mentha crispa*	6,307
Preparado para prevenção de cataratas	Cinerária marítima	Simões	*Cineraria maritima*	0,084
Imunoestimulante	Enax	Marjan	*Echinacea purpurea*	1,145
	Imunoglucan (produto biológico)	Hebron	Beta-glucana de *Saccharomices cerevisae*	0,655

Além disso, alguns produtos que se destacam em suas classes podem ser citados, como o Eparema (R$ 32 milhões), o Tamarine (US$ 31 milhões), o Abrilar (US$ 28 milhões), a Maracugina Composta (US$ 18 milhões), Naturetti (US$ 15 milhões), o Tebonin (US 14 milhões), Plantabem (US$13,5 milhões), Pasalix (US$ 13 milhões), o Acheflan (US$ 13 milhões), o Vecasten (US$ 13 milhões), o Dersani (US$ 9 milhões), o Kronel (US$ 8 milhões), o Arpadol (US$ 7 milhões), o Elixir Paregórico Catarinense (US$ 7 milhões), dentre outros com semelhante desempenho.

A avaliação meticulosa dos dados de desempenho comercial possibilita, assim, o conhecimento do perfil geral do mercado fitoterápico nacional, suas tendências e oportunidades, orientando ações em vários segmentos profissionais.

De todo esse conjunto de produtos, é fácil notar que em sua ampla maioria são formulados com espécies exóticas e se baseiam em pesquisas internacionais, tendo em vista o volume substancial de investimento em pesquisas que sempre ocorreu com tais espécies.

No entanto, por força de inúmeras iniciativas e pressões, tal condição ainda é prevalente, contudo tem sofrido uma lenta mas consistente mudança, pois as instituições de pesquisa e empresas nacionais vêm investindo em produtos próprios, com espécies nativas, e os resultados sendo obtidos nos últimos anos, embora em ritmo inferior às necessidades e oportunidades.

Desse modo, a Tabela 10.10 destaca os fitoterápicos cuja concepção, pesquisa e desenvolvimento foram integralmente realizados no Brasil, seja em pesquisas diversas e não proprietárias que foram acumulando evidências suficientes para registro e comercialização, como ocorreu com a espinheira-santa e o guaco, bem como em casos de investimentos

Tabela 10.10. Produtos fitoterápicos brasileiros (US$ milhões – outubro 2010 a outubro 2011 – PMB, 2011)

Produto	Empresa	Composição	Fat.
Acheflan	Aché	*Cordia verbenaceae*	12,985
Blumel Guaco	Luper	*Mikania glomerata*	0,932
Catuama	Catarinense	*Trichilia catigua, Paullinia cupana, Ptychopetalum olacoides, Zingiber officinale*	0,865
Espinheira santa	Herbarium	*Maytenus ilicifolia*	0,336
Fitoscar	Apsen	*Stryphnodendron adstringens*	1,084
Giamebil	Aspen Pharma	*Mentha crispa*	6,307
Ginseng Brasileiro	Herbarium	*Pfaffia glomerata*	0,110
Guaco	Herbarium	*Mikania glomerata*	1,660
Guaraná	Herbarium	*Paullinia cupana*	0,113
Guaraná do Amazonas	Sanitas	*Paullinia cupana*	0,320
HP	Catarinense	*Paullinia cupana, Ilex paraguariensis*	0,246
Imuno Max	Herbarium	*Uncaria tomentosa*	0,182
Kios	Hebron	*Schinus terebinthifolius*	0,259
Kronel	Hebron	*Schinus terebinthifolius*	7,837
Peitoral Martel	Kley Hertz	*Mikania glomerata*	1,952
Propovit Plus	Bionatus	Própolis, *Malva sylvestris, Nasturtium officinale*	0,352

Fonte: Seleção não exaustiva de PMB, 2011.

exclusivos de uma empresa em particular com geração de patentes. De todo modo, o conhecimento desses casos é importante para valorizar o que já foi concretizado, estimulando, assim, a novas iniciativas nesse caminho.

CONCLUSÕES

O estudo de mercado na área de plantas medicinais, chás, derivados e fitoterápicos ainda é muito recente no Brasil, embora seja comum em outras regiões, como a Europa.[35] Os dados aqui apresentados podem contribuir com a avaliação específica de algum caso em particular bem como estimular que tais estudos sejam mais constantes e presentes nas pesquisas científicas da área de derivados de plantas.

Referências bibliográficas

1. Saklani A, Kutty SK. Plant-derived compounds in clinical trials. Drug Discovery Today 2008; 13(3/4):161-171.
2. Marques LC. Fitoterápicos: perspectivas de novos e antigos produtos. In: Haraguchi LMM e Carvalho OB. Plantas medicinais. São Paulo: Prefeitura Municipal/Secretaria do Verde e do Meio Ambiente, 2010.
3. Alves LF. Plantas medicinais e fitoquímica no Brasil: uma visão histórica. São Paulo: Pharmabooks 2010; p.9
4. Reis F. Mercado farmacêutico global avaliado em 631 mil milhões de euros. Obtido de http://pfarma.com.br/noticia-setor-farmaceutico/industria-farmaceutica/374-mercado-farmaceutico-goblal-ims.html em 20.04.2011.
5. Valor do mercado farmacêutico global deve crescer entre 5% e 7% em 2011. OJE, 08.10.2010. Obtido de http://www.oje.pt/notícias/negocios em 20.04.2011.
6. Total unaudited and audited global pharmaceutical market by region. IMS Health Market Prognosis, March 2011. Obtido de http://www.imshealth.com/deployedfiles/imshealth/Global/Content/StaticFile/Top_Line_Data/Total_Regional_Market_Size.pdf em 24.07.2011.
7. Sindusfarma. Gerência de Economia. Indicadores econômicos. Mercado farmacêutico Brasil (canal farmácia). Obtido de www.sindusfarma.com.br em 24.07.2011.
8. Adachii V. Aché fecha a compra da Biossintética. ePharma, 17.10.2005. Obtido de http://ias2.epharmatecnologia.com.br/sa/sec/newsdtl_dtl?p_informa=9015 Acesso em 07/06/2011.
9. Euromonitor International. Herbal/traditional products in Brazil. February 2011. Euromonitor International. Tea – Brazil. Online. disponível em http://www.euromonitor.com/tea-in-brazil/report Fev. 2010. Acesso em 02/06/2011.
10. Laboratório carioca FQM Farmoquímica compra Herbarium – 04.09.200. Obtido de http://oglobo.globo.com/economia/mat/2009/09/04/laboratorio-carioca-fqm-farmoquimica-compra-herbarium-767469325.asp Acesso em 07 de Agosto de 2011.
11. Valeant expande atuação no Brasil com aquisição dos laboratórios Delta e Bunker – 05.05.2010. Obtido de http://www.lvba.com.br/web/imprensa/?valeant_expande_atuacao_no_brasil_com_aquisicao_dos_laboratorios_delta_e_bunker Acesso em 07 de Agosto de 2011.
12. Takeda conclui a compra da Nycomed – 19.05.2011. Obtido de http://www.brasileconomico.com.br/noticias/takeda-conclui-a-compra-da-nycomed_101941.html Acesso em 07 de Agosto de 2011.
13. Robinson MM, Zhang X. The world medicines situation 2011: traditional medicines: global situation, issues and challenges. Geneva, 2011.
14. Jaenicke C. International herbal medicines market: trends and opportunities. In: VIII Fórum Internacional de Medicamentos Fitoterápicos. Anais. São Paulo: Sindusfarma, 2010.
15. Gruenwald J. The emerging role of herbal medicine in health care in Europe. Drug Information Journal 1998; 32:151-3.
16. Marques LC. O mercado de produtos fitoterápicos: cenário atual e tendências. Fármacos e Medicamentos 1999; 1(1):43-6.
17. Freitas A. Estrutura de mercado do segmento de fitoterápicos no contexto atual da indústria farmacêutica brasileira. Brasília: Ministério da Saúde/OPAS, 2007.
18. Carvalho ACB, Balbino EE, Maciel A, Perfeito JPS. Situação do registro de medicamentos fitoterápicos no Brasil. Rev Bras Farmacogn 2008; 8(2):314-9.
19. Doimo MAS, Miranda SHG. Projeto de iniciação científica: Uma aplicação da economia e gestão do agronegócio: estudo de mercado de plantas medicinais. Piracicaba: Universidade de São Paulo, Escola Superior de Agricultura Luiz de Queiroz – Departamento de Economia, Administração e Sociologia, 2008.

20. Scheffer MC, Corrêa Júnior C, Udry MC, Marques NE, Kornijezuk RMP. Boas práticas agrícolas de plantas medicinais, aromáticas e condimentares. Brasília: Ministério da Agricultura, Pecuária e Abastecimento, 2006.

21. Brasil. Agência Nacional de Vigilância Sanitária. Resolução RDC nº 10 de 09 de Março de 2010. Dispõe sobre a notificação de drogas vegetais junto à Agência Nacional de Vigilância Sanitária e dá outras providências. Diário Oficial da União, 10 de Março de 2010.

22. Brasil. Agência Nacional de Vigilância Sanitária. Resolução RDC nº 26 de 08 de Maio de 2014. Dispõe sobre o registro de medicamentos fitoterápicos e o registro e a notificação de produtos tradicionais fitoterápicos e dá outras providências. Diário Oficial da União, 13 de Maio de 2014.

23. Schulz V, Hansel R, Tyler VE. Fitoterapia racional: um guia de fitoterapia para as ciências da saúde. Brasil: Manole, 2002.

24. Brasil. Agência Nacional de Vigilância Sanitária. Resolução RDC nº 267 de 22 de Setembro de 2005. Aprova o regulamento técnico de espécies vegetais para o preparo de chás. Diário Oficial da União, 23 de Setembro de 2005.

25. Brasil. Agência Nacional de Vigilância Sanitária. Resolução RDC nº 219 de 22 de dezembro de 2006. Aprova a inclusão do uso das espécies vegetais e partes de espécies vegetais para o preparo de chás constante da Tabela 1 do Anexo desta Resolução em complementação as espécies aprovadas pela RDC nº 267 de 2005. Diário Oficial da União, 26 de Dezembro de 2006.

26. Wan XC, Li D, Zhang Z. Green tea and black tea: Manufacturing and consumption. In: Ho CT, Lin JK, Shahidi F. Tea and tea products: chemistry and health-promoting properties. New York: CRC Press, 2008.

27. Hicks, A. Current status and future development of global tea production and tea products. AU J.T. 2009; 12(4):251-64.

28. EHIA – European Herbal Infusions Association. Online. disponível em: http://www.ehia-online.org/marketdata.html Acesso em 02/06/2011.

29. Gupta S. Business case for tea. July 15, 2009. Obtido de www.teaconnexions.com Acesso em 15/07/2011.

30. França MSJ. Chá de todas as horas. Revista Superinteressante. 1990; 30(1):30-34.

31. Oliveira R. Paraná mantém liderança da produção de camomila. Disponível em: www.paranaonline.com/br/editora/economia/news/324611. Acesso em 14/06/2011

32. Baldo S/A Importação Exportação. A economia ervateira. Online. disponível em <http://www.baldo.com.br/br/economia.htm> Acesso em 02/06/2011.

33. Pesquisa Industrial Anual - IBGE 2008. Obtido de http://www.ibge.gov.br/home/presidencia/noticias/noticia_visualiza.php?id_noticia=1653&id_pagina=1 Acesso em 07 de Agosto de 2011.

34. Marques LC. Produção e comercialização de fitoterápicos no Paraná: uma abordagem de vigilância sanitária. Curitiba: Universidade Federal do Paraná. 1992. Dissertação de Mestrado em Botânica.

35. Commonwealth Secretariat. A guide to the European market for medicinal plants and extracts. London: Commonwealth Fund for Technical Co-operation, 2001.

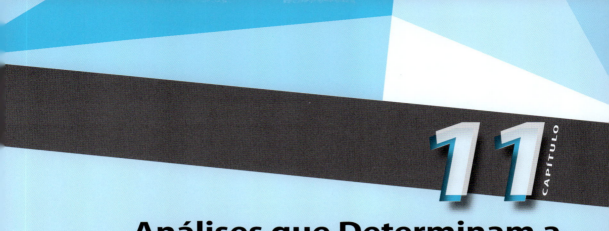

Análises que Determinam a Qualidade de Plantas Medicinais

João Paulo Barreto de Sousa
Jairo Kenupp Bastos

GENERALIDADES

Na atualidade, grande parte da população mundial vem experimentando transformações significativas no que diz respeito aos avanços científicos, econômicos e sociais. Dentre os seguimentos da ciência e tecnologia, a busca de novos princípios ativos para o desenvolvimento de medicamentos vem se destacando com o objetivo de atingir bons níveis de saúde na população. Nesse sentido, as plantas medicinais (PM) têm contribuído para o desenvolvimento de medicamentos fitoterápicos e alopáticos, visando prevenir e/ou tratar os males que afligem a saúde mundial. Os compostos ativos presentes nas matérias-primas vegetais vêm sendo isolados, purificados e identificados, dos quais alguns servem como protótipos para o desenvolvimento de novos fármacos, viabilizando, assim, a sua produção em escala industrial.[1] No desenvolvimento de fitoterápicos, utilizam-se extratos, óleos e/ou matérias-primas padronizadas proveniente das plantas, uma vez que em muitos casos a melhor atividade biológica dessas plantas envolve ação sinérgica ou aditiva de seus principais compostos ativos.[1] Esses dois fatores estão intimamente relacionados, com as propostas de análises que determinam a qualidade das plantas medicinais e respectivas matérias-primas, destacando-se os tópicos: caracterizações fitoquímicas, padronizações químicas de amostras e desenvolvimento de métodos analíticos completamente validados.

Considerando-se a relevância desses fatores iniciais, cabe ressaltar que cerca de 80% da população mundial confia nas plantas medicinais como primeiro cuidado à saúde.[2] Essa consolidação em consumir espécies vegetais também se deve ao interesse em definir a qualidade de seus produtos e derivados. Por exemplo, desde o século XIX, o pesquisador Dr. Albert B. Lyons já conseguia obter extratos vegetais por meio de métodos analiticamente precisos (Figura 11.1).[3] Portanto, conhecer as análises que determinam a qualidade das plantas medicinais

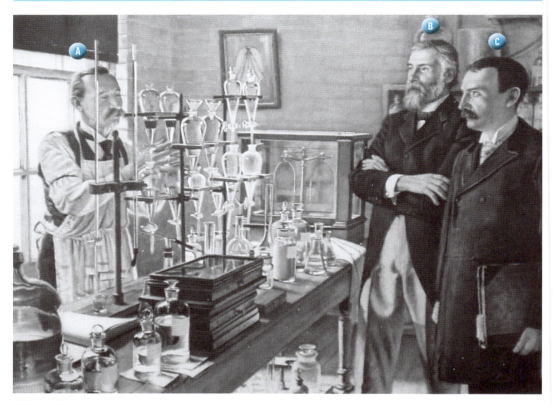

Figura 11.1. (A) Dr. Albert B. Lyons demonstrando métodos para obtenção de extratos vegetais. (B-C) Srs. Parke e Davis reconhecem a importância desses métodos e começam a divulgar a padronização de compostos ativos. Meados de 1883. (Fonte: Thom and Bender.[3])

torna-se fato de suma importância, já que essas análises permitem identificar e quantificar a maioria dos componentes presentes nessas espécies. Assim, decerto as plantas medicinais quimicamente caracterizadas e os seus derivados resultarão no desenvolvimento de novos produtos pelas indústrias química, farmacêutica e de cosméticos, bem como agroquímicos.

As plantas ou ervas medicinais, numa definição direta, são matérias-primas vegetais que contém substâncias que podem ser empregadas para fins terapêuticos. A Medicina Ayurvédica (May) na Índia e a Medicina Tradicional Chinesa (MTC) utilizam espécies medicinais como parte central em seus sistemas de medicinas preventivas.[4] Na Europa e nos países da América do Norte, o interesse da população por medicinas preventivas com uso de espécies medicinais é linearmente crescente, destacando-se, nesse seguimento, a movimentação de cerca de US$ 60 bilhões no mercado anual.[5] Estima-se que cerca de 20% do número total de espécies vegetais do planeta esteja localizada em território brasileiro.[6] Nesse contexto, o Brasil também vem demonstrando crescimento no que se refere ao uso de plantas medicinais, atingindo a movimentação de cerca de R$ 2 bilhões no período de 2003 a 2006.[7] Toda essa contextualização no que se refere ao consumo mundial dessas espécies, bem como a estimada biodiversidade brasileira, vem despertando maior atenção por parte do Governo Federal do Brasil. Por isso, com respeito às ações para melhorar a qualidade de vida da população, o Governo Federal do Brasil instituiu a Política Nacional de Plantas Medicinais e Fitoterápicos (PNPMF)[1] na qual, um dos objetivos refere-se à melhoria do acesso da população aos medicamentos, em especial àqueles derivados de plantas medicinais, ampliando as opções terapêuticas e qualificando a atenção à saúde dos usuários do Sistema Único de Saúde – SUS. Para tanto, foi elaborada a Relação Nacional de Plantas Medicinais de Interesse ao SUS, a RENISUS,[1] a qual descreve 71 espécies vegetais que apresentam elevado potencial para o uso *in natura,* na forma de preparações ou para o desenvolvimento de novos produtos que possam trazer benefícios à saúde humana.

Entretanto, mesmo diante de apoios governamentais, ainda há um caminho reverso no que diz respeito ao crescente uso de PM pelo público. Um ponto preocupante refere-se ao uso dessas espécies conhecendo-se apenas informações com relação às suas utilidades empíricas e/ou tradicionais, em vez de serem utilizadas informações científicas capazes de assegurarem os parâmetros da qualidade, segurança e eficácia. No Brasil, produtos derivados de espécies medicinais devem ser registrados assegurando-se tais parâmetros,[8] uma vez que os efeitos produzidos pelo uso desses produtos estão diretamente relacionados com seus constituintes químicos. Notavelmente é reconhecido que a composição química das espécies medicinais é bastante complexa, havendo a possibilidade de se detectarem mais de 100 constituintes de diferentes classes químicas ostentando diferentes propriedades físico-químicas em uma única espécie. Por isso, análises desses constituintes químicos são de suma importância para contribuir para a caracterização química geral da espécie, sugerir os principais compostos responsáveis pelo efeito terapêutico, bem como estabelecer, de modo racional e científico, métodos de controle de qualidade muito eficientes.

CARACTERIZAÇÃO QUÍMICA DE ESPÉCIES MEDICINAIS

Garantir a qualidade de plantas medicinais envolve várias etapas,[9] iniciando-se com a identificação correta da espécie, a utilização da melhor técnica de cultivo, a coleta ou colheita na época mais produtiva do princípio ativo de interesse, bem como a realização dos procedimentos de secagem, processamento e armazenamento adequados.[9] No entanto, a realização dessas etapas com resultados aceitáveis demanda o trabalho de agrônomos, químicos, farmacêuticos, biólogos e/ou botânicos. Os trabalhos podem ser iniciados com pequeno grupo da espécie medicinal nativa visando definir a autenticidade da espécie, o cultivo adequado, a melhor época de colheita, bem como aprimorar adequadamente os procedimentos restantes da linha de produção. Sem dúvida após a realização desse trabalho piloto, a proposição de cultivo em larga escala, bem como a obtenção de matéria-prima vegetal de alta qualidade, será o resultado alcançado. Nesse contexto, a caracterização química da planta medicinal de interesse torna-se necessária em praticamente todas as etapas e estudos que compõem essa cadeia produtiva.

No âmbito das caracterizações químicas envolvendo plantas medicinais, as análises organolépticas[10] determinam a cor, o aroma e a textura. As análises físico-químicas[10] referindo-se aos teores de cinzas, sólidos solúveis, ceras, flavonoides totais, fenóis totais, densidade e atividade antioxidante fornecem um perfil geral da qualidade da espécie em estudo. Por meio dessas análises, há a possibilidade de se detectar o crescimento de fungos, sugerir a presença de substâncias estranhas e se verificarem adulterações com relação à adição de materiais diferentes da matéria-prima em questão. Além disso, o porcentual relativo de duas classes importantes de metabólitos, os flavonoides e ácidos fenólicos, podem ser calculados. Essas análises estão bem descritas na literatura e podem aprovar ou reprovar um produto vegetal durante o procedimento de controle de qualidade.[10,11] Contudo, avançando especificamente na identificação de marcadores químicos e/ou compostos majoritários de derivados vegetais, os conhecimentos no que diz respeito à cromatografia, espectroscopia e espectrometria de massas são imprescindíveis para alcançar a excelência na qualidade das espécies vegetais. A cromatografia[12] refere-se às separações de componentes utilizando-se obrigatoriamente uma fase móvel, constituída, por exemplo, por solventes ou gases e uma fase estacionária constituída, por exemplo, por sílica-gel, polímeros ou filmes líquidos. A espectroscopia[13] é dada pela interação de energia com os compostos em estudo. Nesse caso, as radiações eletromagnéticas, por exemplo, raios X, luz ultravioleta, infravermelho e ondas de radiofrequência são os tipos de energias que auxiliam a identificação/elucidação estrutural de classes e substâncias químicas. Já a espectrometria de massas[14] refere-se ao uso de diferentes fontes de ionização e diferentes analisadores obtendo-se os perfis de fragmentações dos compostos em questão e suas respectivas fórmulas e pesos moleculares.

O termo marcador químico refere-se ao componente comum e detectável em todas as espécies vegetais de um mesmo gênero, independentemente de sua quantidade. Quanto ao termo composto majoritário, este é relativo ao componente que pode ser encontrado em elevadas concentrações em uma dada espécie, porém não é detectável em outras espécies, considerando o mesmo gênero.

Prosseguindo com a identificação de compostos de interesse, é possível sugerir o delineamento de caracterização química de espécies medicinais. Inicialmente, utilizando-se como exemplo o extrato vegetal seco, pode-se, por meio de cromatografia em camada delgada comparativa (CCDC),[12] avaliar a polaridade dos compostos usando-se diferentes proporções de solventes orgânicos como fase móvel, tendo como fase estacionária a sílica-gel. Dependendo do revelador utilizado, luz UV 254/366 nm ou reagentes universais, como o anisaldeído e a vanilina sulfúrica, ou, ainda, os reagentes específicos como Dragendorff para detectar alcaloides, pode-se determinar a presença de ligações duplas, grupos amínicos, hidroxílicos e/ou carbonílicos, bem como sugerir a classe química dos compostos analisados. Além disso, no caso de extratos pode-se confirmar a composição química predeterminada, possibilitando efetuar o estudo comparativo envolvendo alíquota do extrato e compostos autênticos determinando-se qualitativamente a presença dos principais componentes. Nesse exemplo de análise, a partir de extrato vegetal seco, a CCDC foi mencionada como primeira escolha de análise, pois é uma técnica de baixo custo, apresenta boa eficiência, é manipulável com facilidade e informações como grau de polaridade e classe de constituintes podem ser adquiridas em um período de cinco minutos. Logo após a obtenção dessas informações, tendo como objetivos o isolamento e a identificação dos compostos presentes no extrato vegetal, uma opção é o fracionamento dessa amostra por meio de cromatografias em colunas.[12] Em geral, as amostras resultantes do fracionamento são purificadas utilizando-se, por exemplo, novos fracionamentos por colunas cromatográficas abertas e cromatografia em camada delgada preparativa (CCDP)[12] e/ou cromatografia líquida de alta eficiência (CLAE) na escala semipreparativa, bem como precipitação seletiva ou recristalizações.[15]

Visando à determinação das estruturas químicas dos compostos purificados, iniciam-se as análises espectroscópicas envolvendo, por exemplo, a ressonância magnética nuclear (RMN) de ^{1}H e de ^{13}C.[16] As análises de espectrometria de massas (EM) dos compostos puros são vitais para a determinação do perfil de fragmentação e a obtenção das fórmulas moleculares.[14] Ao final de todo o processo de caracterização química, os nomes e as estruturas químicas dos principais compostos são determinados obtendo-se, portanto, extrato vegetal de espécie medicinal suficientemente caracterizado. A caracterização química de extratos vegetais das flores e frutos coletados da espécie medicinal *Copaifera langsdorffii* Desf.[17] é apresentada na Figura 11.2.

Considerando-se os óleos voláteis (Figura 11.2), a técnica de escolha para caracterização química destas amostras é a cromatografia de fase gasosa (CG) utilizando-se duas formas

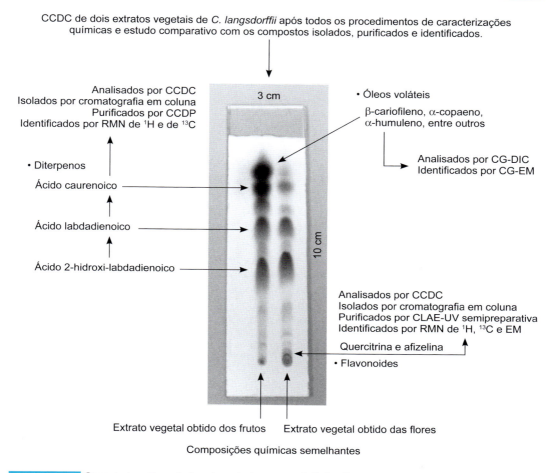

Figura 11.2. Caracterização química de extratos vegetais[17] das flores e frutos coletados da espécie medicinal *Copaifera langsdorffii* Desf. Fase móvel = hexano: acetato de etila, 85: 15%. Fase estacionária = sílica-gel. *Classes de metabólitos secundários.

de detecção principais: detectores de ionização de chama (CG-DIC) e de espectrometria de massas (CG/EM).[18] Nessa modalidade de cromatografia, a base para separação dos constituintes consiste em processo de partição dos compostos entre duas fases: uma fase líquida estacionária, às vezes denominada filme líquido, e uma fase gasosa móvel, também chamada de gás de arraste. Esse filme líquido recobre a parede interior de colunas cromatográficas capilares.[18] Essas colunas apresentam-se na forma de tubos bem finos resistentes e maleáveis. Por isso, são acomodadas em forma de espiral. Essas colunas são produzidas com sílica especial similar a uma espécie de vidro, resistem a altas temperaturas e seus diâmetros internos e comprimentos podem variar conforme as análises desejadas. Em geral, para análise de compostos voláteis, esses diâmetros oscilam entre 0,25 e 0,32 mm e o comprimento costuma ser estabelecido em 30 metros.

Quanto ao equipamento de cromatografia a gás, este pode ser dividido em cinco módulos: sistema de gases, injetor, forno, detector e *software*. O sistema de gases consiste no gás de arraste, de limpeza e ar comprimido, os quais também produzem a chama ($H_2 + O_2$), no caso da DIC. A coluna cromatográfica capilar é instalada dentro do forno, e uma de suas extremidades é ligada ao injetor e a outra é conectada ao detector. A amostra é aplicada no injetor aquecido e conduzida pelo gás de arraste através da coluna com gradiente de temperatura crescente, onde ocorre a separação dos compostos. Esses compostos separados chegam o detector também aquecido, os quais geram sinais com diferentes tempos de retenção. Esses sinais são interpretados por *software* específicos obtendo-se picos, formando-se assim um cromatograma. Assim, são obtidos os perfis cromatográficos, por exemplo, de compostos voláteis. Para a CG, as programações de temperaturas para injetor, forno e detector, bem como o funcionamento de cada um desses módulos, estão amplamente descritas na literatura.[18,19]

A CG/EM é utilizada especialmente para auxiliar na confirmação e/ou identificação dos compostos em análise. Essa técnica permite como a CG-DIC, a separação dos constituintes e ainda fornece um espectro de massas para cada pico. Por meio da análise desses espectros, sugere-se o peso molecular e a fragmentação dos compostos de interesse. Além disso, há a possibilidade de comparar os dados obtidos da espectrometria de massas em relação àqueles disponíveis nas bibliotecas eletrônicas de compostos, bem como àqueles citados na literatura.

Outro procedimento importante na identificação de voláteis refere-se à determinação dos índices de retenção (Kovatz).[18] Esses índices relacionam o tempo de retenção dos compostos em análise ao tempo de retenção de uma série homóloga de hidrocarbonetos. Tais índices permitem uma melhor avaliação dos dados obtidos, além de possibilitarem estudos comparativos entre diferentes laboratórios, com tabelas citadas na literatura[20] e com bibliotecas eletrônicas.

Exemplificando a caracterização química de voláteis, alíquotas destes compostos (Figura 11.2) foram submetidas às análises por CG-DIC e por CG/EM. Obtiveram-se, assim, os respectivos perfis cromatográficos, de fragmentações e pesos moleculares de cada constituinte. Logo em seguida, o perfil cromatográfico dos padrões de hidrocarbonetos foi obtido. Por conseguinte, obteve-se o perfil resultante da coinjeção, a qual se refere à análise da amostra com adição dos padrões de hidrocarbonetos, possibilitando o cálculo dos índices de retenção dos compostos de interesse.[21] Todos os resultados obtidos por essas análises, tais como tempos de retenção, índices de retenção, fragmentação e pesos moleculares, são submetidos ao estudo comparativo detalhado em relação àqueles disponíveis nas bibliotecas eletrônicas e referências bibliográficas.[20] No exemplo da *Copaifera langsdorffii* Desf. foram identificados oito constituintes voláteis. Esses dados foram obtidos por CG-DIC (Figura 11.3) e CG/EM considerando a mesma amostra e metodologia.[17]

Nas descrições anteriores, foram apresentadas diferentes técnicas analíticas que caracterizam espécies medicinais com extrema eficiência e são amplamente utilizadas pela comunidade científica mundial na área de produtos naturais. Prosseguindo na linha das caracterizações químicas, é importante destacar as técnicas mais sofisticadas, que também combinam separação e detecção, como a cromatografia líquida de alta eficiência acoplada à espectrometria de massas CLAE/EM^n ou à ressonância magnética nuclear CLAE/RMN.[22] Essas técnicas analíticas vêm sendo aprimoradas e a proposição de novos formatos para avaliações químicas ganham espaço na pesquisa com plantas medicinais. Por exemplo, a partir da espécie *Scutellaria bacalensis* Georgi foi possível identificar 32 flavonoides utilizando-se CLAE-UV/EM/EM.[23] Por meio dessa mesma técnica analítica, Huang e cols.[24] determinaram de modo qualitativo e quantitativo poliacetilenos presentes em diferentes espécies de *Bupleurum*. A cromatografia de contracorrente de alta velocidade (CCCAV) e a cromatografia líquida de ultraeficiência (CLUE) vem sendo utilizadas para o isolamento e separações de diferentes classes de compostos a partir de fontes naturais.[22,25] Antraquinonas presentes em diferentes

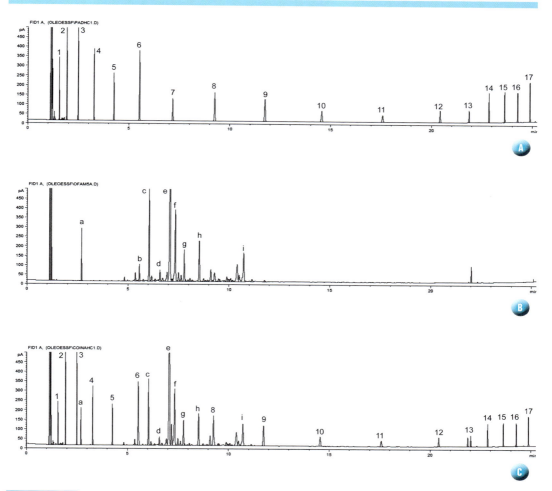

Figura 11.3. (A) Perfil cromatográfico dos padrões de hidrocarbonetos: a numeração de 1 a 17 representa os padrões de C_9 a C_{25}, respectivamente. (B) Perfil cromatográfico dos compostos voláteis presentes nos frutos e também nas folhas da *Copaifera langsdorffii* (Figura 11.2): a: tetrametilbenzeno (padrão interno); b: α-copaeno; c: β-cariofileno; d: α-humuleno; e: germacreno D; f: biciclogermacreno; g: δ-cadineno; h: germacreno B; i: α-cadinol. (C) Coinjeção, amostra com adição dos padrões de hidrocarbonetos. Os três perfis foram obtidos por CG-DIC. O termo padrão interno será explicado no próximo item. Condições descritas por Sousa.[17]

espécies da Medicina Tradicional Chinesa foram caracterizadas por CLAE combinada com detector de fluorescência.[26] A CLAE acoplada a diferentes detectores ligados em série, como ultravioleta (UV), espectrometria de massas (EM) e detector evaporativo com espalhamento de luz – ELSD (CLAE-UV-EM/ELSD) foi utilizada para quantificar de forma simultânea triterpenos, saponinas e flavonoides a partir de espécies vegetais popularmente consumidas na China.[27] Além disso, visando à obtenção de componentes purificados, a combinação CLAE-UV-EM/ELSD amplia muito a determinação do porcentual de pureza desses compostos isolados durante o processo fitoquímico. Análises altamente sensíveis, tendo como objetivo detectar hormônios vegetais, foram divulgadas na literatura utilizando-se a técnica de separação por eletroforese capilar (EC) com detecção por *electrospray* (ESI) e com analisador por tempo de voo – TOF (EC-*ESI-TOF*).[28] Compostos antioxidantes, como os taninos condensados, os quais são distribuídos em profusão no reino vegetal e estão presentes em vários alimentos essenciais à manutenção da saúde foram analisados pela técnica de ionização e dessorção a *laser* assistida por matrix (MALDI).[29] A separação e identificação de triterpenos, incluindo derivados da amirina, lupeol e ácido ursólico, foram propostas por cromatografia de camada delgada de alta eficiência (CCDAE).[30] Outras variações de CCD com o uso de camadas ultrafinas têm sido avaliadas na separação de metabólitos secundários vegetais.[31] Técnicas termoanalíticas e envolvendo emissões de energia, raios X e gama, determinaram a presença de elementos químicos, como K, Ca, Mn, Fe, Na, P e Al em espécies medicinais tradicionalmente utilizadas na Índia.[32,33]

Diante de todas essas discussões, percebe-se a magnitude do poder analítico disponibilizado para a avaliação básica de todos os compostos que compõem o metabolismo secundário vegetal. Destaca-se que o formato de caracterizar quimicamente as plantas medicinais pode variar dependendo da disponibilidade de tecnologias, do desenvolvimento de novas técnicas, bem como da visão do pesquisador em relação à matéria-prima a ser avaliada. Todavia, a partir do momento em que os objetivos são definidos no sentido de identificar, qualificar e quantificar amostras naturais, o uso de qualquer uma das técnicas mencionadas neste tópico por certo apresentará resultados adequados. Na Figura 11.4, estão resumidas as etapas analíticas, as quais podem garantir a qualidade de espécies medicinais.

I. Obtenção da matéria-prima vegetal	II. Controle de qualidade básico
Processamento Colheita Cultivo Autenticidade Coleta	Análises organolépticas: Cor, aroma, textura. Análises físico-químicas: Ceras, cinzas, flavonoides entre outras

Caracterização química de espécies medicinais

IV. Técnicas analíticas sofisticadas	III. Controle de qualidade avançado
CLAE-EM^n CLAE-RMN 1D e 2D CLAE-UV-EM/ELSD EC-EM/EM MALDI CCCAV-UV-EM CLUE-EM/EM CG × CG	CCDC Cromatografias em colunas CCDP CLAE-UV EC-UV CCCAV EM RMN ^{1}H; ^{13}C; DEPT 135° CG-DIC CG

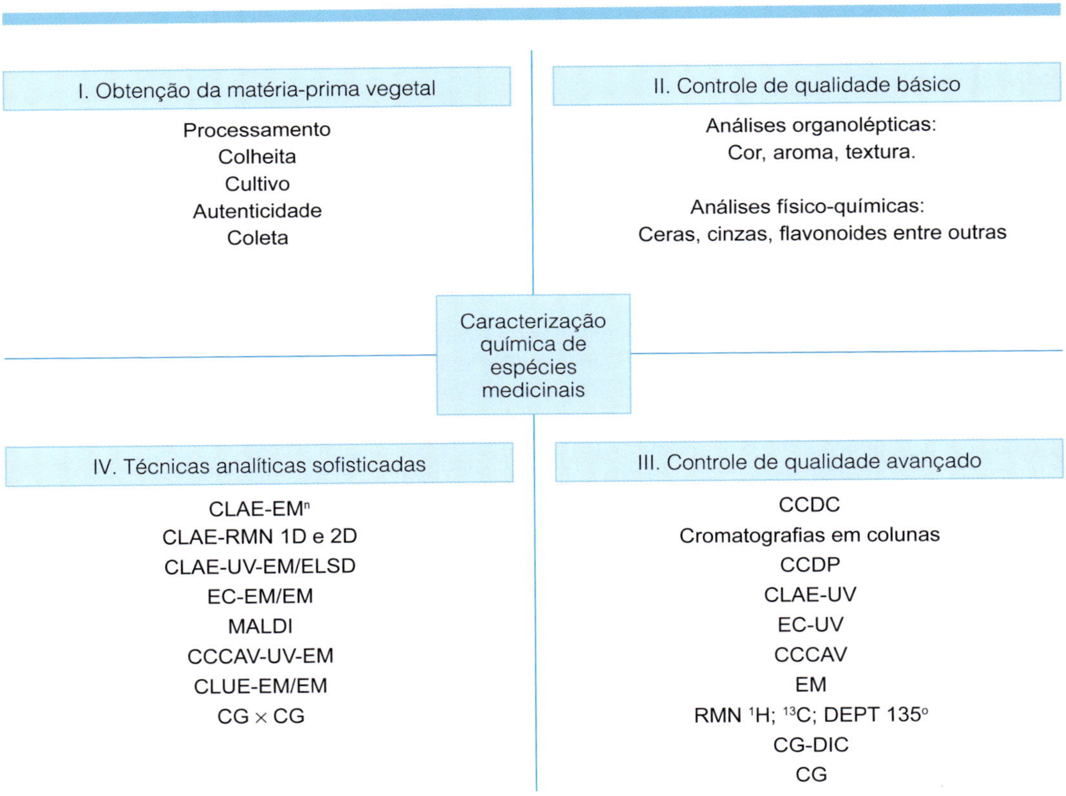

Figura 11.4. Etapas e análises que determinam a qualidade de plantas medicinais.

PLANTAS MEDICINAIS E A VALIDAÇÃO DE MÉTODO CROMATOGRÁFICO

A padronização é pré-requisito básico para garantir eficácia consistente das plantas medicinais. Assim, para desenvolver novos produtos a partir dessas plantas, a validação de método analítico cromatográfico é pré-requisito essencial. O termo padronização em uma frase direta significa estabelecer um padrão. Considerando espécies medicinais, padronização significa atingir o ajustamento, ou seja, propor o modelo perfeito na obtenção do derivado da matéria-prima vegetal definindo o conteúdo de um constituinte ou de um grupo de substâncias responsáveis pela atividade terapêutica. O termo validação, em seu sentido mais íntegro, significa ato ou efeito de validar, dar validade, tornar legítimo ou legal. Visa diminuir ou controlar os fatores que levam à imprecisão e inexatidão de um resultado obtido. Esse contexto de padronizar e validar métodos capazes de assegurarem a qualidade de espécies medicinais é importante para estudar a influência da sazonalidade, selecionar a melhor população para o cultivo, determinar a melhor época de colheita, desenvolver processos de extração e formulação, analisar todas as etapas do processo de produção e o produto final, bem como monitorar a qualidade desses produtos durante os ensaios pré-clínico e clínico.[34]

Conforme descrito no tópico anterior, espécies medicinais devem ser quimicamente caracterizadas. Durante esse estágio, faz-se necessário definirem-se técnicas e/ou procedimentos analíticos, os quais deverão ser implementados no sistema de controle de qualidade. Controlar a qualidade de um produto significa executar técnicas e procedimentos analíticos no mínimo diariamente. Por isso, o processo de validação é requerido para garantir a credibilidade dessas medições químicas e fornecer produtos com elevada aceitação comercial. Nesse contexto, as técnicas cromatográficas de alta resolução, com fase líquida ou gasosa, têm sido extensivamente utilizadas em química analítica por apresentarem vantagens como alta eficiência e rapidez.[35]

O processo de validação, o qual normalmente é requerido pelas agências nacionais e internacionais, é realizado pela avaliação do desempenho analítico, o qual pode ser determinado pelos seguintes parâmetros/figuras de méritos: seletividade, linearidade, limite operacional de detecção (LOD), limite operacional de quantificação (LOQ), precisão, exatidão e robustez.

Esses parâmetros de validação têm sido definidos por diferentes grupos de pesquisas,[36,37] comitês e/ou agências, como: ANVISA[38] (Agência Nacional de Vigilância Sanitária), INMETRO[39] (Instituto Nacional de Metrologia, Normalização e Qualidade Industrial), IUPAC[40] (International Union of Pure and Applied Chemistry), FDA[40] (Food and Drug Administration), ICH[41] (International Conference on Harmonization), ISO[40] (International Organization for Standardization) e AOAC[40] (Association of Official Analytical Chemistry). Dentro do âmbito geral de metrologia química, esssas agências e/ou comitês definem, praticamente, todos os critérios de validação. Por existirem diferentes pontos de vista, cada uma dessas agências descreve de uma maneira peculiar a aplicação de cada conceito e método experimental o que, às vezes, pode causar diferentes interpretações. Por isso, a proposição de um planejamento para a validação de método (PVM) (Figura 11.5) talvez seja uma alternativa para alcançar o sucesso no desenvolvimento e na validação de novos produtos.

Propondo-se um PVM (Figura 11.5), logo após definir a planta medicinal a ser estudada, sugere-se a elaboração de projeto descrevendo estratégias e objetivos realizando-se amplo levantamento bibliográfico. Após a concretização das ideias iniciais, a amostragem deverá ser o próximo passo. Nessa etapa, a espécie deverá ser coletada levando-se em conta todo o seu histórico, como família, gênero e espécie. Informações, como data de coleta, horário, mês e ano, bem como região, cidade, país e mapeamento geográfico (latitude, longitude, altitude), deverão ser rigorosamente anotadas. A confecção de exsicatas para determinação

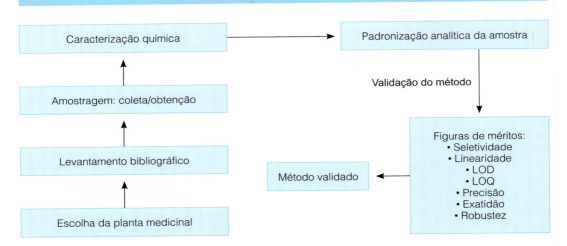

Figura 11.5. Planejamento sugerido para validação de método (PVM) a partir de planta medicinal.

da autenticidade da planta em estudo, considerando-se atuação de especialista da área, torna-se inerente durante o processo de coleta. A partir de amostras autênticas, coerentemente coletadas, a caracterização química, como descrita no tópico *Caracterização química de espécies medicinais,* deverá ser realizada. Durante essa fase, são definidas a obtenção de extratos vegetais e suas respectivas frações. Os marcadores químicos e compostos majoritários e minoritários deverão ser isolados e identificados.

Relacionando-se amostras vegetais, o termo padronização reflete, em geral, vincular o preparo analítico da amostra ao conjunto que envolve a validação cromatográfica. Isso significa estudar todas ou, pelo menos, a maioria das variáveis inclusas na padronização. Estudar todas essas variáveis significa definir as faixas dinâmicas de trabalhos aceitáveis, tanto durante o preparo da amostra quanto para todas as figuras de méritos. Na literatura, há diferentes técnicas divulgando o preparo analítico de amostras a partir de fontes vegetais.[11,21,22] Por exemplo, a técnica envolvendo a microextração por fase sólida (SPME) vem demonstrando ótimos resultados para extrair e, ao mesmo tempo, amostrar diferentes compostos, dependendo da composição química da fibra utilizada. A SPME refere-se ao uso de microsseringa contendo uma fibra em seu interior, a qual pode ser exposta à amostra para extrair e, logo em seguida, pode ser exposta dentro de um injetor, por exemplo, de um cromatógrafo de fase gasosa ou de fase líquida. Há no mercado fibras apresentando variadas composições químicas para adsorver diferentes compostos de forma específica, melhorando os níveis de detecção em escalas iguais ou menores que microgramas. Por exemplo, para trabalhar com voláteis e compostos de média polaridade a fibra com polidimetilsiloxano (PDMS) tem sido considerada uma boa alternativa. Por isso, SPME/PDMS vem ganhando espaço significativo nas padronizações analíticas. Além disso, o uso de amostragem analítica envolvendo o sistema *headspace,* bem como a utilização de lavadoras ultrassônicas e agitadores do tipo *shaker,* também poderá ser avaliado comparativamente. Isso pode ser feito no próprio desenvolvimento de amostragem analítica visando diferentes abordagens no que se refere a extrair, detectar e quantificar o maior número possível de compostos, o que efetivamente poderá contribuir para uma distinção fidedigna entre as diferentes partes de cada espécie vegetal.

No contexto de qualificar e quantificar o maior número possível de compostos, uma sugestão para um ponto de partida seria priorizar a detecção dos marcadores químicos de uma dada amostra durante os processos de padronização e de validação por cromatografia. Porém, quando não há informações suficientes com relação a esses marcadores, entende-se que a quantificação fidedigna dos compostos majoritários é uma das maneiras para a garantia da qualidade. Assim, admite-se previamente que os majoritários sejam os padrões cromatográficos a serem obtidos para os procedimentos de validação. O termo padrão cromatográfico, por vezes denominado padrão externo, pode ser definido como compostos majoritários e/ou marcadores químicos naturalmente presentes em uma dada amostra a ser analisada por cromatografia. Esses padrões devem apresentar elevado grau de pureza e serem capazes de garantir a autenticidade do produto em diferentes condições, respeitando o método cromatográfico validado. De modo geral, as principais formas de conseguir esses padrões são: adquirir comercialmente quando disponíveis no mercado; síntese química e/ou isolar e purificar. Importante ressaltar que, dependendo do processo de validação, são necessários, no mínimo, 50 mg de cada um desses padrões.

Outro termo de considerável importância diz respeito aos padrões de referência farmacopeicos (PRef).[11] Esses padrões são considerados produtos de uniformidade reconhecida, destinados ao uso em procedimentos nos quais uma ou mais de suas propriedades são comparadas com aquelas da substância em exame. As substâncias químicas de referência farmacopeica são estabelecidas e distribuídas por autoridades farmacopeicas. O grau de pureza, aspecto físico, autenticidade e características físico-químicas dessas substâncias são legitimados por certificado analítico. Por isso, quando esses PRef são utilizados como referência analítica, são aceitos sem necessitar de comparação com outras substâncias químicas.

Logo após a definição da padronização/preparo analítico da amostra, a escolha da melhor técnica de análise, bem como a obtenção dos padrões cromatográficos da espécie vegetal em estudo, inicia-se a validação do método cromatográfico propriamente dito pelo ajustamento do desempenho analítico de todos os parâmetros/figuras de méritos, a saber:

Seletividade/especificidade

A seletividade refere-se à capacidade de um método em distinguir, de modo inequívoco, os padrões cromatográficos de interesse na presença de outros componentes que podem interferir na sua determinação.[42] Com frequência, o mesmo significado colocado para seletividade tem sido atribuído ao termo especificidade. No entanto, um método que produz uma única resposta para uma única substância deve ser chamado de específico. O método que consegue produzir respostas a um grupo de compostos químicos, diferenciando-os entre si, deve ser denominado seletivo.[42] Na prática, métodos que respondem a apenas um padrão cromatográfico são escassos. Assim, o termo seletividade destaca-se como mais aceitável.

Em geral, a seletividade é determinada pelo estudo comparativo entre perfis cromatográficos de padrões autênticos em relação àqueles obtidos para a amostra em questão. A determinação da seletividade visa demonstrar que o pico detectado na amostra no tempo de retenção do padrão de interesse corresponde a apenas um componente e trata-se realmente do padrão cromatográfico de interesse. Na cromatografia de fase gasosa com detector de ionização de chama (CG-DIC) os tempos de retenção devem ser comparados, sendo necessário analisar as amostras e os padrões utilizando-se pelo menos duas colunas cromatográficas com fases estacionárias diferentes, como, por exemplo, uma fase de baixa polaridade e outra polar. Na CG acoplada à espectrometria de massas, além da comparação dos tempos de retenção e análises em colunas cromatográficas com diferentes fases estacionárias, deve-se realizar o estudo comparativo envolvendo os espectros de massas obtidos para os compostos da amostra em relação àqueles obtidos para os padrões. Esses espectros de massas também devem ser comparados com os disponíveis em bibliotecas eletrônicas, como, por exemplo, a Wiley.[20] Para a cromatografia líquida de alta eficiência com UV fixo, CLAE-UV, ou com arranjo de diodos, CLAE-UV-DAD, também são necessárias as comparações entre os tempos de retenção e análises em diferentes colunas cromatográficas. Além dessas avaliações, a fase móvel deve ser avaliada de duas formas: isocrática, em que a polaridade da fase móvel é estável, e gradiente, em que a polaridade da fase móvel é variável. Considerando UV-DAD, amostras e padrões devem ser analisados em pelo menos dois comprimentos de ondas (nm). Além disso, os espectros de UV dos picos da amostra devem ser comparados com aqueles obtidos para os respectivos padrões cromatográficos. Num exemplo (Figura 11.6) de seletividade utilizando-se CLAE-UV-DAD, é possível observar a presença de um componente denominado padrão interno.

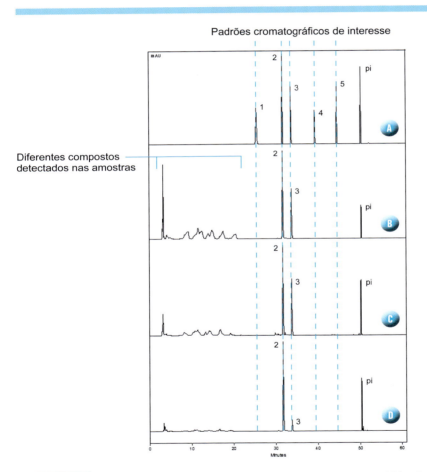

Figura 11.6. Avaliação da seletividade por CLAE-UV-DAD de extratos hidroalcoólicos das folhas da *Copaifera langsdorffii*. **(A)** Perfil cromatográfico de cinco flavonóis: 1: rutina; 2: quercitrina; 3: afizelina; 4: quercetina; 5: canferol; e pi = padrão interno: benzofenona. **(B)** Amostra coletada na FCFRP, Campus USP. **(C)** Amostra coletada na FCFRP, Campus USP. **(D)** Amostra coletada na região de Sorocaba, SP. Os cromatogramas foram obtidos em 257 nm. Estes também foram avaliados em 270 e 366 nm. As fases estacionárias reversas C_{18}, C_{18} monolítica, CN e CN_{12} foram avaliadas. Utilizando-se C_{18} monolítica, foram obtidos os perfis A-D. A melhor fase para obtenção desses cronogramas foi a mistura de água e acetonitrila sob gradiente linear.[17]

O uso de padronização interna é bastante importante na validação de método cromatográfico, pois qualquer influência, como as variações de temperatura e a qualidade dos solventes, reagentes e gases, bem como a utilização de colunas cromatográficas de diferentes fabricantes, pode promover alguma alteração na amostra, o que também pode ocorrer com o padrão interno. Assim, com o uso de padronização interna, é possível detectar eventuais erros ou anular algumas variações que possam ocorrer durante o uso rotineiro do método, o que contribuiu para qualidade do método a ser validado. O padrão interno é um componente que não faz parte da amostra. Esse padrão deve ser selecionado experimentalmente por meio da análise de substâncias com as seguintes características: estrutura química similar aos compostos em análise; solubilidade adequada no solvente extrator selecionado para método analítico de extração; apresentar tempo de retenção diferente dos compostos a serem quantificados; estar disponível no mercado com elevado grau de pureza e quando possível, apresentar baixo custo.

Finalizando o tópico *Seletividade*, destacam-se as seguintes informações: considerando plantas medicinais disponíveis comercialmente, ao longo das avaliações da seletividade devem ser analisadas amostras de diferentes fabricantes e, quando possível, avaliar diferentes lotes de fabricação. Quando se trata de espécies medicinais ainda não comercializadas, amostras coletadas em diferentes localidades e em épocas diferentes devem ser avaliadas. Por meio dessa prática, o pesquisador conseguirá melhores informações com relação aos componentes que poderão ser detectados na amostra, desenvolvendo, portanto, métodos mais versáteis.

Linearidade

Corresponde à capacidade de um método em fornecer resultados diretamente proporcionais à concentração do padrão cromatográfico na amostra, dentro de uma faixa linear dinâmica. Para tanto, curvas analíticas dos padrões de interesse, bem como do padrão interno, são elaboradas pela correlação da resposta, em geral área do pico, em função da concentração do padrão em estudo.[38,39] A teoria básica para elaboração de curvas analíticas, estudo de regressão linear pela equação de primeira ordem e o cálculo do coeficiente de correlação, *r*, estão adequadamente relatadas na literatura.[35] Importante ressaltar que a equação de primeira ordem é dada por

$$y = ax + b$$

em que

- *y*: corresponde à resposta medida (área do pico);
- *x*: concentração do padrão de interesse;
- *a*: corresponde ao coeficiente angular, dado pela inclinação da reta;
- *b*: corresponde ao coeficiente linear, dado pelo ponto de interseção da reta com o eixo das ordenadas.

A obtenção da faixa linear dinâmica pode ser descrita do seguinte modo:[43] inicialmente, a partir de diluições seriadas com alíquotas dos padrões em questão, são plotadas curvas analíticas obedecendo à relação área do pico *versus* concentração (Figura 11.7A). Nessas curvas, todos os pontos referentes às diferentes concentrações devem ser considerados, pois o objetivo é utilizá-los para verificar quais concentrações estarão dentro da faixa linear de trabalho. O cálculo da faixa linear, utilizando a curva analítica com todos os pontos, é dado pela elaboração de gráfico atendendo a relação: resposta relativa (área do pico dividida pela respectiva concentração) *versus* a escala logarítmica de cada concentração (Figura 11.7B). Por meio da análise desse gráfico, calcula-se a mediana entre os valores

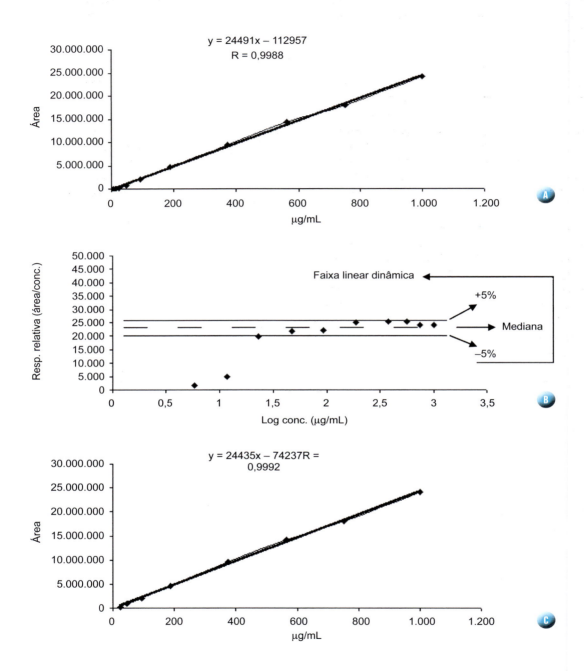

Figura 11.7. Linearidade ilustrativa realizada com o padrão cromatográfico quercitrina.[17] **(A)** Curva analítica plotada com todos os pontos. **(B)** Determinação da faixa linear dinâmica. **(C)** Curva analítica plotada com os pontos dentro da faixa linear dinâmica. Nota-se que o coeficiente de correlação r aumentou de 0,9988 para 0,9992, demonstrando a importância em atender a faixa de trabalho.

do eixo das ordenadas. A partir do valor da mediana considera-se o erro relativo de ± 5% determinando-se a faixa linear dinâmica. Depois de definida essa faixa, nova curva analítica deve ser plotada excluindo-se as concentrações que estão acima e abaixo do erro relativo de ± 5% (Figura 11.7C).

Destaca-se que as curvas analíticas devem ser elaboradas com no mínimo 6 pontos, levando-se em conta as concentrações seriadas de cada padrão. Essas concentrações devem ser selecionadas de modo a atender uma faixa desde 50% até 150% do valor que se espera encontrar na amostra em estudo. Em geral, o coeficiente de correlação, r deve ser superior a 0,99.[38,39]

- *Limite operacional de detecção (LOD):* Corresponde à menor quantidade da substância em análise que pode ser detectada, mas não necessariamente quantificada.
- *Limite operacional de quantificação (LOQ):* Representa a menor concentração do padrão de interesse que pode ser quantificada com precisão e exatidão.[36,37]

Dentre os procedimentos para a determinação de LOD e LOQ,[35,37] o método com base em parâmetros da curva analítica é o mais adequado por permitir a aplicação de análises estatísticas. Os parâmetros da curva analítica resultam na estimativa do tamanho da amostra que pode ser detectada e quantificada. Assim, LOD e LOQ podem ser determinados por procedimentos semelhantes ao processo de linearidade. Para isso, são elaboradas curvas analíticas com o componente de interesse na faixa de concentração próxima ao limite de detecção. Após a elaboração dessas curvas obtêm-se a regressão linear por mínimos quadrados, a qual é expressa pela equação de primeira ordem ($y = ax + b$). Em seguida, determina-se a estimativa do desvio-padrão do coeficiente linear e a média do coeficiente angular.[35] Logo depois, esses dados são aplicados às seguintes equações:

$$LOD = 3,3.(s/S)$$

e

$$LOQ = 10.(s/S)$$

obtendo-se os limites operacionais de detecção e quantificação, respectivamente. Nessas equações, s é a estimativa do desvio-padrão do coeficiente linear e S é a média do coeficiente angular. A equação para o cálculo da estimativa do desvio-padrão está apresentada a seguir:

Precisão

É habilidade do método em reproduzir resultados entre análises independentes de uma mesma amostra sob condições definidas.[38,39] A avaliação da precisão em validação de métodos pode ser dividida em três etapas:

Repetibilidade

Descreve o grau de concordância entre os resultados, considerando:
- O mesmo método;
- Para a mesma amostra;
- Utilizando-se o mesmo equipamento;
- Único analista;
- No mesmo laboratório;
- Repetições em curto espaço de tempo, por exemplo, num único dia.

Precisão intermediária

Refere-se ao grau de concordância entre os resultados, considerando:

- O mesmo método;
- Para a mesma amostra;
- Utilizando-se o mesmo equipamento;
- Pelo menos dois analistas;
- No mesmo laboratório;
- Repetições em espaço de tempo prolongado, por exemplo, por três a quatro dias consecutivos.

Reprodutibilidade

Demonstra o grau de concordância entre os resultados, considerando:

- O mesmo método;
- Para a mesma amostra;
- Utilizando-se diferentes equipamentos;
- Diferentes analistas;
- Diferentes laboratórios.

Em geral, essas três etapas para avaliação da precisão são determinadas pela análise de padrões cromatográficos, realizando-se, no mínimo, seis replicatas.

Sabe-se que a variabilidade química das plantas medicinais é enorme, já que as rotas biossintéticas responsáveis pela produção de metabólitos secundários no vegetal são sensíveis a diversos fatores, como variações climáticas, fatores ambientais e, especialmente, interação com insetos e predadores.[44] Por isso, levando-se em conta a validação de método cromatográfico a partir de plantas medicinais, a repetibilidade, a precisão intermediária e a reprodutibilidade também devem ser determinadas considerando-se a amostra do extrato vegetal, sugerindo-se a realização de pelo menos oito replicatas. Importante ressaltar que a etapa reprodutibilidade ainda não é obrigatória para publicação de artigos, bem como concessão de registro. Essa etapa deve ser realizada em casos em que a padronização dos procedimentos analíticos deva ser incluída em, por exemplo, compêndios e farmacopeias.[45]

O cálculo para a avaliação das etapas de precisão pode ser expresso em função do coeficiente de variação (CV%) seguindo a equação:

$$CV\ (\%) = (S/X).100$$

em que

S: é a estimativa do desvio padrão das respostas medidas;
X: é a média dessas respostas ($n \geq 6$).

Em geral, as repostas selecionadas para determinar a precisão de um método cromatográfico são: tempo de retenção; área do pico e concentração dos compostos em análise. Considerando as etapas repetibilidade, precisão intermediária e reprodutibilidade, valores de CV abaixo de 10% são aceitáveis. Todavia, dependendo da complexidade da amostra em estudo, esses valores podem atingir o máximo de 20%.[35] Destaca-se que S é dado por:

$$S = \sqrt{\frac{\Sigma(x_i - x)^2}{(n-1)}}$$

em que:

- x_i: valor individual de uma medição;
- x: média aritmética de um pequeno número de determinações;
- n: número de medições.

Recuperação – R(%)

Mede a eficiência do procedimento de extração de um método analítico.[46] Em outras palavras, a recuperação determina o quanto do padrão cromatográfico é possível de recuperar depois de efetuado, por exemplo, o método de extração. Para tanto, concentrações conhecidas (concentrações adicionadas – CA) do padrão de interesse são adicionadas em uma dada matriz, normalmente isenta do padrão em estudo. Procedem-se aos métodos de extração e análise. Em seguida, calculam-se as concentrações do padrão obtendo-se as concentrações determinadas (CD). O porcentual de recuperação é obtido aplicando-se CA e CD à equação:

$$R(\%) = (CD/CA) \times 100$$

Na Figura 11.8, é apresentado exemplo de estudo de recuperação envolvendo extração com auxílio de agitador mecânico (*shaker*) e análises por CLAE.[47] Seguindo-se os padrões

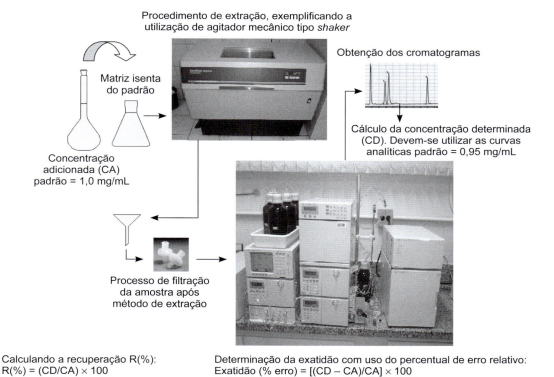

Calculando a recuperação R(%):
R(%) = (CD/CA) × 100
R(%) = (0,95/1,0) × 100
R(%) = 95%

Determinação da exatidão com uso do percentual de erro relativo:
Exatidão (% erro) = [(CD – CA)/CA] × 100
Exatidão (% erro) = [(0,95 – 1,0)/1,0] × 100
Exatidão (% erro) = –5%

Figura 11.8. Procedimento de recuperação e obtenção da exatidão, exemplificando a extração com agitador mecânico e análises por CLAE.[47]

nacionais[38,39] e internacionais[41] a recuperação deve ser avaliada em diferentes concentrações, já que esta pode apresentar valores bem variados considerando concentrações em níveis baixos. Em geral, os valores obtidos por meio da equação de recuperação são resultantes da média de pelo menos cinco experimentos realizados em três níveis de concentrações denominados de *baixa*, quando as concentrações do padrão estiverem próximas ao LOQ; *alta*, quando as concentrações do padrão forem ≥ a 10 × LOQ e *média*, quando os valores estiverem na fase intermediária a estes dois níveis.[38] A recuperação com percentuais variando entre 70 e 120% são aceitáveis na maioria dos procedimentos de validação.[41] A quantificação do padrão cromatográfico em análise pode ser realizada por meio das curvas analíticas obtidas no estudo de linearidade. Além disso, para minimizar eventuais erros, em geral nessa quantificação pode ser utilizada padronização interna.

Exatidão

A exatidão de um método representa a concordância entre o resultado de um determinado ensaio em relação ao valor de referência aceito como verdadeiro.[45] A exatidão pode ser determinada utilizando-se amostras certificadas cuja concentração do padrão de interesse esteja definida,[45] por meio de técnicas ortogonais realizando-se correlação das concentrações do padrão com o uso de duas técnicas analíticas[45] ou calculando-se o erro relativo dado por:

$$\text{exatidão (\% erro)} = [(CD - CA)/CA] \times 100$$

Considerando-se espécies medicinais, este último caso é bastante aceitável, já que por meio do estudo de recuperação é possível calcular o erro relativo entre os diferentes experimentos levando-se em conta as concentrações adicionadas (CA) e determinadas (CD). Na Figura 11.8, observa-se o exemplo para o cálculo deste erro relativo. Importante ressaltar que na resolução RE nº 866[38] o parâmetro exatidão também pode ser expresso pelo valor da recuperação do padrão em análise. Nesse caso, considerando-se o exemplo da Figura 11.8, o valor da exatidão do método seria de 95% com uma tendência de desvio negativo de 5%.

Robustez

Mede a habilidade de um método frente a pequenas variações.[48] Diz-se que um método é robusto quando ele não é afetado por pequenas modificações deliberadas em seus parâmetros.[35] Esses parâmetros podem ser definidos como variáveis presentes no método e que são suscetíveis a algum tipo de incerteza, por exemplo, quando o método é transferido para outro laboratório, executado por diferentes analistas ou utilizando-se equipamentos de diferentes fabricantes. Depois da escolha dos parâmetros, deve-se definir a faixa de variabilidade de cada um deles em relação ao método nominal. O termo nominal refere-se ao método na íntegra. A faixa de variabilidade pode ser definida experimentalmente, conhecendo-se a sensibilidade de cada um dos parâmetros relacionados ou levando-se em conta a literatura disponível.[49] Em geral, essa faixa pode oscilar de 5 até 20%, dependendo do parâmetro em questão. Na Tabela 11.1, são apresentados alguns desses parâmetros, levando-se em conta a preparação de amostras, a cromatografia líquida de alta eficiência e a cromatografia de fase gasosa.

O ideal é que pelo menos cinco parâmetros devem variar em um procedimento de robustez. Por isso, para avaliação simultânea de diferentes parâmetros, sugere-se a elaboração de um planejamento fatorial.[39,49] Nesse caso, os parâmetros determinados como relevantes e seguindo-se as suas respectivas faixas de variação são analisados por meio de um desenho experimental.[49] Os resultados dessas análises visam à descrição mais completa do efeito produzido para cada parâmetro durante a execução do método. Os efeitos que estiverem

Tabela 11.1. Técnicas e parâmetros que podem ser estudados na robustez de um método

Técnicas	Parâmetros
Preparo da amostra	Quantidade de amostra
	Tempo de extração
	Temperatura de extração
	Velocidade de agitação
	Tamanho da partícula
	Proporção do solvente extrator
CLAE	Vazão da fase móvel
	Porcentual da fase móvel inicial
	Porcentual da fase móvel intermediária
	Características da coluna cromatográfica
	pH da fase móvel
	Comprimento de ondas na detecção
	Volume injetado
CG	Temperatura do injetor
	Temperatura do detector
	Proporção do s*plit* (divisor de amostra)
	Características da coluna cromatográfica
	Vazão do gás de arraste
	Solubilidade da amostra (solventes)
	Temperatura inicial do forno
	Temperatura final do forno
	Vazão de gás N_2

dentro de limites aceitáveis devem ser incorporados ao procedimento analítico, o qual é, então, considerado robusto em relação ao parâmetro analisado.

O cálculo para obtenção desses efeitos e seus limites aceitáveis são diferenciados, já que os mesmos estão diretamente correlacionados com o número de parâmetros estudados, com o grau de variabilidade de cada um dos parâmetros e com o número de experimentos do planejamento fatorial escolhido. Contudo, efeitos convertidos em seus respectivos coeficientes de variação CV (%) são dados entre 10 e 20% a partir de amostras naturais.[34,35,49]

CONSIDERAÇÕES FINAIS

No que se refere à fitoquímica clássica, neste capítulo foram apresentados os significados de alguns termos científicos e diferentes técnicas analíticas que permitem qualificar diferentes classes de compostos pertencentes ao metabolismo secundário vegetal. Conforme as discussões apresentadas, observa-se que há diferentes técnicas disponíveis, distribuídas sobretudo nas áreas da cromatografia, espectroscopia e espectrometria de massas, as quais propiciam o isolamento, a purificação e a identificação, basicamente, de todos os compostos que compõem as espécies medicinais. Por isso, há a possibilidade de propor diferentes procedimentos de caracterização química para tais espécies. Diante dessas possibilidades de avaliações químicas, a escolha do melhor procedimento para alcançar o objetivo desejado deve ser feita levando-se em conta a constituição química da amostra em estudo, bem como a confiabilidade do resultado obtido. Esse parâmetro de confiabilidade está diretamente relacionado com as informações obtidas para cada componente identificado. Portanto, observando-se o bom padrão da qualidade, quanto maior o número de informações em relação ao componente de interesse, maior será a confiança no que diz respeito, por exemplo, a proposição de novas estruturas químicas, bem como as sugestões de métodos qualitativos e quantitativos, que sejam ferramentas úteis nas avaliações sazonais, nas atividades biológicas e no esclarecimento de rotas de síntese e/ou biossíntese.

No tópico *Plantas medicinais e a validação de método cromatográfico*, foram descritos conceitos de termos específicos inerentes aos procedimentos de validação. Os estudos de validação constituem uma exigência da Resolução Diretiva Colegiada,[50] nº 48, de 16 de março de 2004, da Agência Nacional de Vigilância Sanitária (ANVISA) que visa normatizar o registro de medicamentos fitoterápicos como parte essencial das Boas Práticas de Fabricação. Portanto, os principais parâmetros para a proposição de métodos validados, visando conferir a credibilidade aos dados gerados em um laboratório durante a realização de análises rotineiras foram descritos. Os procedimentos de validação são imprescindíveis para que o resultado obtido possa ter validade compatível com o esforço em obtê-lo. Decerto, novas propostas de métodos a serem validados por meio de diferentes técnicas analíticas poderão sofrer alguma variação, levando-se em conta todas as interpretações citadas neste tópico. Todavia, numa visão ampla, seguindo-se os exemplos descritos neste capítulo, qualquer derivado vegetal poderá ter seu controle de qualidade validado.

Referências bibliográficas

1. Zuanazzi JAS, Mayorga P. Fitoprodutos e desenvolvimento econômico. Química Nova 2010; 33:1421-8.
2. World Health Organization. Traditional and Alternative Medicine, Fact Sheet # 271, Geneva, 2002.
3. Thom R, Bender G. The History of Pharmacy in Pictures. Wisdom 1956; 1(8):16-28.
4. World Health Organization. Guidelines for Herbal Medicine. Bulletin WHO 2004; 82:236-8.
5. Zhou JL, Qi LW, Li P. Herbal medicine analysis by liquid chromatography/time-of-flight mass spectrometry. Journal of Chromatography A 2009; 1216:7582-94.
6. Calixto JB. Twenty-five years of research on medicinal plants in Latin America. Journal of Ethnopharmacology 2005; 100:131-5.
7. Freitas A. Estrutura de mercado do segmento de fitoterápicos no contexto atual da indústria farmacêutica brasileira. Ministério da Saúde, Brasília-DF, 2007.
8. Calixto JB. Efficacy, safety, quality control, marketing and regulatory guidelines for herbal medicines (phytotherapeutic agents). Brazilian Journal of Medicinal and Biology Research 2000; 33:179-89.
9. Gaedcke F, Steinhoff B, Blasius H. Herbal Medicine Products, 1 ed. Stuttgart: Medpharm 2003; 37-65.
10. Sousa JPB, Furtado NAJC, Jorge R, Soares AEE, Bastos JK. Perfis físico-químico e cromatográfico de amostras de própolis produzidas nas microrregiões de Franca (SP) e Passos (MG). Revista Brasileira de Farmacognosia 2007; 17:85-3.
11. Farmacopéia Brasileira. 5 ed. Volume 1, Brasília: ANVISA/FIOCUZ: 2010.
12. Collins CH, Braga GL, Bonato PS. Fundamentos de Cromatografia. 2 ed. Campinas: Unicamp 2006; 17-42.
13. Pavia DL, Lampman GM, Kriz GS, Vyvyan JR. Introduction to Spectroscopy. 4 ed. Belmont: Brooks/Cole 2009; 105-20.
14. Silverstein RM, Webster, FX, Kiemle DJ. Spectrometric Identification of Organic Compounds. 7 ed. New York: John Wiley and Sons 2005; 13-9.
15. Sousa JPB, Bueno PCP, Gregório LE et al. A reliable quantitative method for the analysis of phenolic compounds in Brazilian propolis by reverse phase high performance liquid chromatography. Journal of Separation Science 2007; 30:2656-65.
16. Ambrósio SR, Oki Y, Heleno VCG et al. Constituents of glandular trichomes of *Tithonia diversifolia*: Relationships to herbivory and antifeedant activity. Phytochemistry 2008; 69:2052-60.

17. Sousa JPB. *Copaifera langsdorffii*: estudo fitoquímico, validação de métodos cromatográficos e análise sazonal. Tese (Doutorado). Faculdade de Ciências Farmacêuticas de Ribeirão Preto – Universidade de São Paulo, Ribeirão Preto, 2011.

18. Lanças FM. Cromatografia em Fase Gasosa. 1 ed. São Carlos: Acta 1993; 80-5.

19. Sousa JPB, Jorge RF, Da Silva Filho AA et al. Seasonal variation of the (*E*)-nerolidol and other volatile compounds within ten different cultivated populations of *Baccharis dracunculifolia* D.C. (Asteraceae). Journal of Essential Oil Research 2009; 21:308-314.

20. Adams RP. Identification of Essential Oil Components by Gas Chromatography Quadupole Mass Spectroscopy. Ilions: Allures Publishing Corporation 2001; 451 p.

21. Clement RE. Gas chromatography: biochemical, biomedical and clinical applications. 1 ed. Nova York: John Wiley and Sons 1990; 110-16.

22. Marston A. Role of advances in chromatographic techniques in phytochemistry. Phytochemisty 2007; 68: 2785-97.

23. Liu G, Ma J, Chen Y et al. Investigation of flavonoid profile of *Scutellaria bacalensis* Georgi by high performance liquid chromatography with diode array detection and electrospray ion trap mass spectrometry. Journal of Chromatography 2009; 1216:4809-14.

24. Huang HQ, Su J, Zhang X, Shan L, Zhang WD. Qualitative and quantitative determination of polyacetylenes in different *Bupleurum* species by high performance liquid chromatography with diode array detector and mass spectrometry. Journal of Chromatography 2011; 1218:1131-8.

25. Liu R, Li A, Sun A, Cui J, Kong L. Preparative isolation and purification of three flavonoids from the Chinese medicinal plant *Epimedium koreamum* Nakai by high-speed counter-current chromatography. Journal of Chromatography 2005; 1064:53-7.

26. He D, Chen B, Tian Q, Yao S. Simultaneous determination of five anthraquinones in medicinal plants and pharmaceutical preparations by HPLC with fluorescence detection. Journal of Pharmaceutical and Biomedical Analysis 2009; 49:1123-7.

27. Guo S, Duan J, Tang Y et al. Simultaneous qualitative and quantitative analysis of triterpenic acids, saponins and flavonoids in the leaves of two *Ziziphus* species by HPLC-PDA-MS/ELSD. Journal of Pharmaceutical and Biomedical Analysis 2011; 56:264-70.

28. Chen ML, Huang YQ, Liu JQ et al. Highly sensitive profiling assay of acidic plant hormones using a novel mass probe by capillary electrophoresis-time of flight-mass spectrometry. Journal of Chromatography 2011; 879:938-44.

29. Monagas M, Quintanilla-López JE, Gómez-Cordovés C et al. MALDI-TOF MS analysis of plant proanthocyanidins. Journal of Pharmaceutical and Biomedical Analysis 2010; 51:358-72.

30. Martelanc M, Vovk I, Simonovska B. Separation and identification of some common isomeric plant triterpenoids by thin-layer chromatography and high-performance liquid chromatography. Journal of Chromatography 2009; 1216:6662-70.

31. Oko AJ, Jim SR, Taschuk MT, Brett MJ. Analyte migration in anisotropic nanostructured ultrathin-layer chromatography media. Journal of Chromatography 2011; 1218:2661-7.

32. Wesolowski M, Konieczynski P. Termoanalytical, chemical and principal component analysis of plant drugs. International Journal of Pharmaceutics 2003; 262:29-7.

33. Devi KN, Sarma HN. PIXE-PIGE analysis of some Indian medicinal plants. Nuclear Instruments and Methods in Physics Research 2010; 268:2144-7.

34. Sousa JPB, Brancalion APS, Souza AB et al. Validation of a gas chromatographic method to quantify sesquiterpenes in copaiba oils. Journal of Pharmaceutical and Biomedical Analysis 2011; 54:653-9.

35. Ribani M, Bottoli CBG, Collins CH et al. Validação em métodos cromatográficos e eletroforéticos. Química Nova 2004; 27:771-80.

36. Thompson M, Ellison SLR, Wood R. Harmonized guidelines for Single-Laboratory Validation of Methods of Analysis (IUPAC technical report). Pure and Applied Chemistry 2002; 74:835-55.

37. Ribani M, Collins CH, Bottoli CBG. Validation of chromatographic methods: Evaluation of detection and quantification limits in the determination of impurities in omeprazole. Journal of Chromatography 2007; 1156:201-5.

38. ANVISA – Agência Nacional de Vigilância Sanitária. Guia para validação de métodos analíticos e bioanalíticos. Resolução – RE nº 899, 29 de maio de 2003.

39. INMETRO – Instituto Nacional de Metrologia, Normalização e Qualidade Industrial. DOQ-CGCRE-008. Orientações sobre validação de métodos de ensaios químicos. Rio de Janeiro: INMETRO, 2003; 35 p.

40. Rozete E, Ceccato A, Hubert C et al. Analysis of recent pharmaceutical regulatory documents on analytical method validation. Journal of Chromatography 2007; 1158:111-25.

41. ICH – International Conference on Harmonization. Q2B, Validation of Analytical Procedures: methodology. Geneva: [s.n.], 1996. Disponível em: <http://www. pharmacontract.ch/support/pdf_support/Q2a.pdf>. Acesso em: fev. 2011.

42. Vessman J, Stefan RI, Staden JFV et al. Selectivity in Analytical Chemistry (IUPAC recommendation). Pure and Applied Chemistry 2001; 73:1381-86.

43. Augusto F, Valente ALP, Riedo CRF. Análise quantitativa por cromatografia. Disponível em: http://www. chemkeys.com. 2003; 10 p. Acesso em janeiro de 2011.

44. Sousa JPB, Leite MF, Jorge RF et al. Seasonality role on the phenolics from cultivated *Baccharis dracunculifolia*. Evidence Based Complementary Alternative Medicinal 2011; 1-8.

45. Lanças FM. Validação de Métodos Cromatográficos de Análises. 1 ed. São Carlos: RiMa 2004; 9-16.

46. Thompson M, Ellison SLR, Fajgelj A et al. Harmonized guidelines for the use of recovery information in analytical measurement. Pure and Applied Chemistry 1999; 71:337-48.

47. Sousa JPB, Da Silva Filho AA, Bueno PCP et al. A validated reverse-phase HPLC analytical method for the quantification of phenolic compounds in *Baccharis dracunculifolia*. Phytochemical Analysis 2009; 20:24-2.

48. Shabir, GA. Validation of high-performance liquid chromatography methods for pharmaceutical analysis. Journal of Chromatography 2003; 987:57-6.

49. Heyden VY, Nijhuis A, Smeyers-Verbeke J et al. Guidance for robustness/ruggedness test in method validation. Journal Pharmaceutical and Biomedical Analysis 2001; 24:723-53.

50. ANVISA – Agência Nacional de Vigilância Sanitária. Registro de Medicamentos Fitoterápicos. Resolução – RE nº 48, 16 de março de 2004.

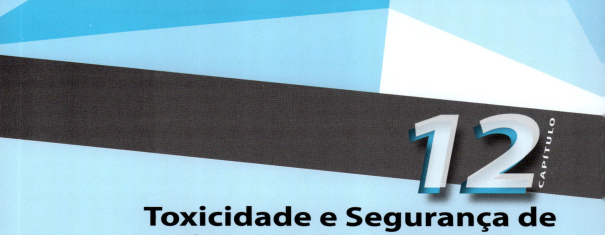

Toxicidade e Segurança de Fitoterápicos, Protetores Cutâneos e Cosméticos Naturais

Antonio José Lapa
Maria Teresa R. Lima-Landman
Mirian A. Hayashi
Mirtes Midori Tanae
Thereza Christina Monteiro de Lima
Caden Souccar

O uso de fitoterápicos na Medicina Tradicional tem uma longa história, com muitas versões e com entendimentos variados. Em época recente, sob a égide do Programa "Saúde para Todos no Ano 2000", cunhado na Conferência Internacional sobre "Cuidados Primários de Saúde", em Alma-Ata,[1] a OMS lançou o desafio estratégico de incentivar o uso das práticas tradicionais no atendimento primário à saúde de regiões carentes, então chamadas "economicamente subdesenvolvidas". De todas as práticas médicas tradicionais que mereceram o incentivo, o uso das plantas medicinais na manutenção da saúde foi a que mais se expandiu para além das fronteiras das (poucas) culturas regionais com Medicina Tradicional documentada. Em consequência, mesmo onde as plantas medicinais não faziam parte da cultura regional – países com formação social recente ou sem recursos naturais abundantes, ou, o mais das vezes, simplesmente por modismo globalizado – os fitoterápicos passaram a ser motivo de comércio intenso, com adesão terapêutica elevada, mas com pouco controle de qualidade. Internacionalmente, a oferta massiva de produtos naturais para a saúde – plantas medicinais, fitoterápicos, suplementos/aditivos alimentares, nutracêuticos, alimentos funcionais – deu suporte à *medicina complementar naturalista* (também chamada de medicina alternativa ou medicina não convencional), que não guarda, conceitualmente, as bases culturais da *medicina tradicional* e tampouco se enquadra nas práticas da *medicina convencional*.

O desafio e as medidas propostas para avaliar sob o ponto de vista científico os benefícios das práticas tradicionais em expansão, e os valores atribuídos aos fitoterápicos emergentes, foram documentados em várias publicações da OMS (*WHO Publications on Traditional Medicine*) de acesso fácil na Internet (http://www.who.int/en/), como:

- *Research guidelines for evaluating the safety and efficacy of herbal medicines and Guidelines for clinical research on acupuncture. WHO, 1993.*

- *General Guidelines for Methodologies on Research and Evaluation of Traditional Medicine.* WHO, 2000 WHO/EDM/TRM/2000.
- *WHO traditional medicine strategy.* WHO/EDM/TRM/2002.
- *National policy on traditional medicine and regulation of herbal medicines: Report of a WHO global survey.* WHO, 2005.
- *Traditional medicine. Fact sheet* nº 134, WHO, 2008.

Portanto, trazer à discussão o tema Segurança de Fitoterápicos nos dias atuais não é a mesma tarefa difícil de há 15 anos, quando se implantava no Brasil a Agência Nacional de Vigilância Sanitária (ANVISA) e a legislação que regulamenta o registro de fitoterápicos para o atendimento primário à saúde, em *http://portal.anvisa.gov.br/medicamentos/medicamentosfitoterapicos.*

Os fitoterápicos, assim como todos os medicamentos, devem oferecer garantia de qualidade, ter efeitos terapêuticos comprovados, composição padronizada e segurança de uso para a população. A eficácia e a segurança devem ser validadas por meio de levantamentos etnofarmacológicos, documentações técnico-científicas em bibliografia e/ou publicações indexadas e/ou estudos farmacológicos e toxicológicos pré-clínicos e clínicos.

O uso de cosméticos e protetores cutâneos contendo produtos naturais na sua formulação tem história semelhante à dos fitoterápicos. Óleos vegetais ou de origem animal, extratos e plantas utilizadas topicamente para proteger a pele, para tratar lesões parasitárias, agressões físicas ou inflamatórias, ou para realçar a aparência, acompanham o homem desde sempre. O estrato córneo da pele íntegra protege contra a ação deletéria da maioria dessas substâncias, mas a permeabilidade das mucosas, da pele lesada e da pele fina, ou intensamente glandular, é muito maior e é comum indivíduos sensíveis reagirem de modo desfavorável a esses xenobióticos, e em graus muito variados, mesmo se a capacidade erosiva do material for baixa. É preciso, portanto, controlar o contato e a distribuição das substâncias aplicadas topicamente: líquidos, pós, emplastros, "*patches*" e "bases" podem ser os carreadores das substâncias ativas. Se a utilização de carreadores previamente estudados e padronizados pode ser segura, o mesmo não se pode dizer dos xenobióticos incorporados a eles, prática comum com essências e derivados naturais exóticos que a moda da medicina alternativa introduziu também nos cosméticos.

Nesse particular, os protetores cutâneos contra o excesso de radiações solares, os antibióticos, os anti-inflamatórios, os antiparasitários, os ceratolíticos localizados, não são diferentes dos demais produtos de uso tópico e devem ser previamente avaliados como qualquer outro xenobiótico de uso medicinal. Os testes de eficácia e segurança indicados para esses produtos constam dos protocolos internacionais genéricos que normatizam estudos de xenobióticos de aplicação tópica.

Os cosméticos merecem considerações especiais. Embora um efeito farmacológico mensurável não seja esperado da aplicação cutânea, acidentalmente eles podem ser absorvidos em áreas de maior permeabilidade, podem lesar o estrato córneo se o pH se distanciar da neutralidade, ou podem desencadear reações inflamatórias e alérgicas em indivíduos sensíveis, comprometendo a saúde, o bem-estar e, às vezes, a aparência física. Por isso, não é real preconizar que os testes pré-clínicos de novos cosméticos são desnecessários. Entende-se como supérfluo o teste animal repetido das "bases" cosméticas convencionais, sobejamente conhecidas, e de insumos já testados, mas os testes de segurança *in vivo* de produtos novos agregados às "bases" devem anteceder o uso, potencialmente lesivo, de qualquer xenobiótico desconhecido. A discussão de serem, ou não, realizados os testes de segurança de cosméticos em animais pode ser acompanhada nas publicações da *European Cosmetics Association – COLIPA* (*http://www.colipa.eu/safety-a-science-colipa-the-european-cosmetic-cosmetics-association.html*).

Se há precauções quanto ao uso humano de novos xenobióticos quimicamente puros, mais ainda se espera das misturas mal definidas da maioria dos produtos fitoterápicos. De fato, o uso prolongado e a adesão aos remédios da medicina alternativa trouxeram até nossos dias a convicção popular que "o natural não faz mal". Por vezes, esse conceito é arraigado em comunidades que têm acesso ao produto, que manipulam seu preparo e sua utilização, e que encontram motivos (convicção, ou razões meramente econômicas) para autovalorizar seu conhecimento ancestral. A proteção desses valores culturais subjetivos de comunidades tradicionais foi oficializada em muitos países. No Brasil, a Medida Provisória (MP) nº 2.186-16, de 23 de agosto de 2001, normatizou e restringiu, durante 15 anos, o acesso à informação de uso tradicional e à biodiversidade. Não raramente, essa legislação contrapôs-se aos incentivos governamentais para a transformação dos recursos da biodiversidade em produtos benéficos para a saúde (Programa Nacional de Plantas Medicinais e Fitoterápicos, 2007). Essa contradição privou o Brasil de protótipos medicamentosos emergentes e produtos inovadores na área de fitoterápicos. De fato, nota-se que, apesar da rica biodiversidade brasileira, talvez a maior do continente, o país se ressente da falta de uma política de Estado prospectiva e forte, asseguradora da autonomia científica na área farmacêutica/medicamentosa e do desenvolvimento industrial.

Por todas essas razões, fitoterápicos inovadores derivados da biodiversidade brasileira são poucos!

Em novembro de 2015, entrou em vigor a Lei da Biodiversidade, Lei 13.123/2015, que revogou a Medida Provisória 2.186-16/2001 e estabeleceu novas regras para o acesso ao patrimônio genético, o acesso ao conhecimento tradicional associado e a repartição de benefícios. O processo de regulamentação da nova Lei está sendo conduzido pela Casa Civil da Presidência da República (*cgen@mma.gov.br*). Espera-se que a nova lei abra a caixa preta que empanou a pesquisa de novos produtos de uso humano por tantos anos, que corrija as distorções atuais e que restaure a liberdade da pesquisa com insumos da biodiversidade, que valorize o conceito de acerto/erro inerente à pesquisa inovadora e, consequentemente, a necessária reprodutibilidade experimental que estimule o intercâmbio e as associações científicas complementares.

O documento oficial que regulamenta o estudo toxicológico de fitoterápicos é o "Guia para a Condução de Estudos Não Clínicos de Segurança Necessários ao Desenvolvimento de Medicamentos – ANVISA-GESEF, 2010[2] (*www.anvisa.gov.br*) elaborado à semelhança de vários outros documentos internacionais genéricos. O Guia normatiza as práticas modernas para inserção de novos produtos no mercado farmacêutico, é atual e abrangente, mas alguns itens pouco claros devem ser comparados às publicações originais da OMS,[3] (*http// apps.who.int*) da EMEA[4] (*European Medicines Agency – www.ema.europa.eu*) e da OECD[5] (*Organization for Economic Co-operation and Development, www.oecdguidelines.nl*), do FDA[6] (*Food and Drug Administration – www.fda.gov*) e da ICH (*International Conference on Harmonisation of Technical Requirements for Registration of Pharmaceuticals for Human Use – www.ich.org*).

É consenso internacional que a simples identificação do material vegetal, o uso tradicional prolongado e as referências de uso popular são insuficientes para garantir a qualidade terapêutica de um fitoterápico. No entanto, por convicção ou por hábito cultural, muitos desses créditos são aceitos por naturalistas inconformados com o andar da lenta e dispendiosa carruagem científica. Nesse contexto cultural, o inegável poder dos costumes e a ação de placebos na remissão de sintomas psicossomáticos favorecem o uso de produtos não controlados. Nesse caso, plantas medicinais e fitoterápicos têm sido coadjuvantes importantes na terapêutica humana. Contudo, fora desse contexto social e uso, é sempre necessário que o fitoterápico/medicamento seja padronizado e que sua atividade benéfica seja demonstrada.

Em outras palavras, é preciso garantir a biodisponibilidade do produto ativo, comprovar a eficácia, o decurso do efeito e sua remissão. Além disso, no contexto terapêutico de uso complementar de produto natural, é essencial determinar o risco da associação eventual a outros medicamentos, sobretudo porque interações de xenobióticos são esperadas quando o metabolismo e a excreção ocorrerem por vias comuns.

Portanto, quando a intenção é utilizar o xenobiótico vegetal (fitoterápicos) na terapêutica, o produto deve ser considerado um medicamento igual aos produtos utilizados na medicina convencional. Suas propriedades devem ser demonstradas com técnicas atuais e analisadas com os critérios modernos de eficácia e segurança, como exigido para qualquer medicamento de outra origem. Isso feito, a utilização de fitoterápicos, substitutiva ou complementar, passa a ser estratégia do atendimento primário à saúde na adequação das condições locais à demanda motivada do paciente (adesão) pelo produto natural tecnicamente controlado.

O que fazer para garantir a eficácia e a segurança do produto natural?

Os estudos farmacodinâmicos e toxicológicos de medicamentos são diversificados em muitas áreas complexas e, por isso, exigem a participação de equipes multidisciplinares. Embora muitos tópicos sejam comuns à grade curricular dos cursos profissionais das Ciências da Saúde, a avaliação de medicamentos exige treinamento pós-graduado e participativo de biomédicos, biólogos, biologistas moleculares, bioquímicos, zootecnistas, químicos, farmacêuticos, farmacologistas e toxicologistas, em equipes de trabalho das quais médicos, veterinários e odontólogos são consultores essenciais em suas áreas de especialidade.

Os estudos farmacodinâmicos e toxicológicos são utilizados para determinar experimentalmente o índice terapêutico (IT). O IT é definido pela relação entre a dose máxima tolerada (DMT) ou maior dose que não produz efeito tóxico detectável (dose NOAEL), e a menor dose eficaz (dose LOEL) determinada em modelos animais. Essas doses limites definem a "janela terapêutica", enquanto o valor numérico da relação de doses (IT) indica o risco de toxicidade relativamente ao efeito desejado. A dose NOAEL, corrigida com a introdução de fatores de sensibilidade e segurança, permite também o cálculo da dose humana equivalente (DEH) a ser testada pela primeira vez no homem (Quadro 12.1).

A DEH requer a caracterização pré-clínica do mecanismo do efeito principal do novo xenobiótico, o conhecimento da relação dose-efeito e da proporcionalidade do efeito relativamente à dose, a identificação dos efeitos tóxicos nos órgãos de choque da espécie animal mais sensível, a comprovação do mecanismo dessa toxicidade e sua reversibilidade após a interrupção do tratamento. Com frequência, os testes de eficácia e segurança indicam também os parâmetros desvantajosos a serem monitorados durante o ensaio clínico.

As exigências técnicas desse estudo variam com a legislação e com o valor qualitativo das informações prévias do fitoterápico. Em muitos países, inclusive no Brasil (ANVISA, RDC 48 e RE88/2004), a comprovação do uso tradicional de plantas/fitoterápicos pode eliminar etapas longas e caras da avaliação pré-clínica.

QUADRO 12.1. *Farmacodinâmica e toxicologia*

Índice Terapêutico (IT) – Janela Terapêutica
RISCO/BENEFÍCIO ou EFEITOS ADVERSOS/BENEFÍCIOS
IT = Dose Tóxica (NOAEL)/Dose Terapêutica (LOEL)
(*No Observed Adverse Effect Level*)　　　(*Low Observed Effect Level*)
Cálculo da Dose Equivalente Humana (DEH)

Os estudos pré-clínicos farmacodinâmicos *in vivo* e *in vitro* e os protocolos toxicológicos padronizados são particularmente importantes quando o conhecimento tradicional do fitoterápico é pequeno. Contudo, na maioria das vezes, as indicações pré-clínicas são insuficientes para a translação direta à espécie humana (Quadro 12.2).

A literatura científica nesse campo é vasta, mas também dispersa e às vezes, enganosa. Na medicina popular, a não padronização de plantas e extratos, a imprecisão do diagnóstico clínico e o uso descontrolado do fitoterápico, dão peso baixo às informações existentes. A experiência acumulada de muitos anos alerta, no entanto, que uma informação muito reafirmada pode ter origem causal de valor inestimável na terapêutica.

Os estudos para avaliar a toxicidade potencial de um xenobiótico são divididos em etapas que avaliam os efeitos produzidos por uma dose única do composto, ou por múltiplas administrações durante tempos variáveis. Estudos complementares avaliam as alterações na reprodução, a possibilidade de induzir carcinogênese (às vezes indicada pela genotoxicidade), o risco de indução de dependência ao uso, e a tolerância produzida no local da aplicação. Cosméticos e protetores cutâneos são avaliados do mesmo modo, considerando-se a baixa biodisponibilidade da aplicação tópica e a possibilidade de absorção sistêmica acidental.

Nesses estudos de toxicidade pré-clínica, as variáveis são muitas e devem ser fixadas para cada teste. Por exemplo: a escolha dos animais, a idade, as doses, a via de administração, a forma de administração, a duração do estudo, a coleta dos sinais produzidos no animal e seu processamento matricial durante o tratamento ou, ao final do estudo, após a necropsia dos animais submetidos aos tratamentos. Discussão circunstanciada do desenho dos testes de toxicidade e da normatização das variáveis foi colocada recentemente em consulta pela OECD (*www.oecd.org/dataoecd/24/49/46766792.pdf*).

De modo resumido, o teste básico da toxicidade de um xenobiótico pode utilizar camundongos, ratos, cobaias, coelhos, porcos, cães e primatas não humanos. Preocupações éticas com o bem-estar animal devem orientar o planejamento experimental para que não haja uso

QUADRO 12.2. *Toxicologia pré-clínica (clássica)*

Toxicidade aguda – efeitos imediatos (0 a 14 dias)
- Dose única (total ou parcelada)
- DL_{50} para fins legais

Toxicidade a doses repetidas
- Subcrônica: 30 a 60 dias (NOAEL ou DMT)
- Crônica: 90 a 120 dias,

  2 a 3 espécies

  3 doses + controles

  Relação dose-efeito

  Vias de administração

Estudos complementares
- Fertilidade e capacidade reprodutiva
- Embriofetotoxicidade
- Genotoxicidade/mutagênese
- Carcinogênese
- Dependência

desnecessário, nem que os resultados sejam inconclusivos por restrições ao uso do número de animais necessário à análise experimental. O protocolo geral deve ser elaborado para quantificar os efeitos do fitoterápico em relação às quantidades administradas, considerando que a diferente sensibilidade das espécies pode ser compensada com o aumento da dose naquelas menos sensíveis. As reações inesperadas, em geral envolvendo reações imunológicas, não são relacionadas com a dose do produto e não são objetivos do protocolo básico de avaliação da toxicidade.

Os efeitos de pelo menos três doses, em aplicação única, ou após administrações repetidas, devem ser avaliados comparativamente a um grupo-controle (veículo). Nesses estudos, as doses de fitoterápicos costumam ser elevadas em relação às dos princípios quimicamente puros, mas é consenso que não precisam ser maiores que 1,0 g/kg. Em todos os animais tratados, devem ser investigadas alterações no trato gastrintestinal, em suas glândulas e órgãos acessórios, no sistema respiratório, nas gônadas e órgãos sexuais, nos rins, no sistema hematopoiético, incluindo gânglios linfáticos, no baço e na medula óssea, nas glândulas endócrinas, na pele, na mama e no olho. No sistema cardiovascular e no sistema nervoso central, as alterações funcionais são mais importantes e devem ser investigadas com metodologia apropriada durante o tratamento, ou em experiências suplementares.

Fitoterápicos planejados para ação sistêmica devem ser administrados apenas pela via oral, mas a aplicação tópica na pele e mucosas também é comum. Nos dois casos, a (bio)disponibilidade deve ser comprovada. Em geral, como o estudo farmacocinético da mistura de compostos que formam o fitoterápico é impraticável, a absorção oral deve ser comprovada e acompanhada pela cinética do efeito farmacodinâmico produzido. É discutível qual o melhor modo de administração oral para os testes de doses repetidas: se por sonda orogástrica, ou mistura do produto na água de bebida, ou na ração. Todos esses métodos têm vantagens e desvantagens: por exemplo, a gavagem administra a droga em *bolus* na luz gástrica e permite melhor controle da dose única, mas a técnica exige a contenção forçada e talvez o condicionamento prévio dos animais; o risco de aspiração do material aumenta nos ensaios com doses repetidas no longo prazo. Nesse caso, a mistura da droga na água, ou na ração ofertada diariamente, pode facilitar a administração uniforme ao longo do dia, mas não permite o controle da quantidade ingerida, sobretudo se a dispersão do material não for boa, ou se o sabor do alimento for prejudicado.

As etapas específicas do estudo toxicológico pré-clínico de fitoterápicos foram consideradas nas publicações da OMS, nos protocolos europeus da EMEA e da OECD, e nas normativas americanas do FDA já indicados. Todos incorporaram as recomendações das Conferências Internacionais de Harmonização (*www.ich.org*). No Brasil, a ANVISA teria incumbência semelhante às dessas agências, porém, como a experiência acumulada no desenvolvimento de medicamentos autóctones e na inovação de fitofármacos é comparativamente pequena, as recomendações para Condução de Estudos Não Clínicos de Segurança foram incluídas no "Guia" compilado pela ANVISA-GESEF (2010),[2] já citado.

O protocolo clássico dos ensaios pré-clínicos de segurança inclui Estudos de Doses Simples e de Doses Repetidas, Estudos da Toxicidade Reprodutiva, Estudos de Genotoxicidade, Estudos de Tolerância no local da aplicação e, para aqueles fármacos a serem utilizados por longo período, estudos para avaliar o Potencial de Carcinogenicidade. Outros estudos pré-clínicos avaliam a Segurança Farmacológica e, quando possível, parâmetros que garantam a biodisponibilidade, pois a farmacocinética de um fitoterápico com vários componentes químicos não é de execução fácil.

A literatura de potenciais fitoterápicos disponível é extensa, mas a maioria é descritiva, referências populares e históricas sem o rigor necessário a uma publicação científica. Se o objetivo é avaliar a atividade farmacológica/ toxicológica, mesmo a consulta às bases científicas de dados deve ser objetiva e crítica. Na maioria das vezes, a padronização do material utilizado não é considerada, a via de administração nem sempre leva em conta o grau de pureza e as propriedades químicas do material, e a biodisponibilidade muitas vezes não se reflete na proporcionalidade entre os efeitos obtidos e as doses administradas. A comparação de extratos de plantas de várias origens, extraídas com métodos diferentes, sem controle físico-químico e sem padronização das proporções relativas dos constituintes químicos, é o mais comum. Por vezes, ações obtidas por administração parenteral ou aplicação tópica, e atividades *in vitro,* são tomadas como indicação da eficácia, sem ponderar que fitoterápicos são ricos em açúcares, taninos, saponinas, terpenos, flavonoides e alcaloides, de biodisponibilidade oral variável, mas de elevada ação em membranas lipoproteicas não protegidas. Isto é, são potencialmente irritantes e algogênicas.

Portanto, fitoterápicos não padronizados não podem ser comparados quanto à eficácia. Do mesmo modo, estudos pré-clínicos com a finalidade de caracterizar os efeitos tóxicos de um produto a ser testado pela primeira vez na espécie humana só devem ser realizados com produtos padronizados e eficazes.

Os protocolos para o estudo da segurança de fitoterápicos foram idealizados para realização sob normas de Boas Práticas de Laboratório (BPL).[5] Historicamente, a Legislação Internacional para Registro de Novos Medicamentos acompanhou o conhecimento científico e foi adaptada aos acidentes de impacto social: a talidomida, na década de 1960, foi exemplar na reformulação do protocolo de toxicologia clássica; do mesmo modo, a toxicidade cardíaca observada com o anti-histamínico terfenadine e com o anti-inflamatório Cox 2 seletivo rofecoxibe, na década de 1990, foi um marco importante na introdução de alguns testes funcionais rigorosos de Segurança Farmacológica, que, até então, faziam parte da farmacodinâmica secundária. Os protocolos dos testes de segurança foram também influenciados por considerações éticas que deram base à Regra dos 3 Rs (sigla inglesa para *Refine, Reduce and Replace* discutida por Roberts e colaboradores (2002)[7] e avanços científicos qualitativos como a substituição da DL_{50} pela dose NOAEL no cálculo do índice terapêutico e da DEH. Mais recentemente, a harmonização proposta pela ICH modificou a duração, a sequência e a execução temporal dos testes pré-clínicos de toxicidade.

Os animais utilizados na experimentação farmacológica podem ser muitos e cada espécie tem a sua especificidade e indicação. Nos testes de toxicidade *in vivo*, ratos, camundongos e cães são os mais utilizados, ainda que porcos e primatas não humanos tenham alguma indicação. Olson e colaboradores[8] (2000), reunindo a experiência acumulada por 13 grandes laboratórios farmacêuticos e outras instituições científicas, demonstraram que a toxicidade humana observada durante a experimentação clínica concordava em 71% dos casos com a toxicidade detectada em roedores e cães Beagle; no entanto, nos testes utilizando apenas cães, a concordância baixou para 63% e quando apenas roedores foram considerados, a concordância foi de 41%. Portanto, o protocolo pré-clínico clássico parece ter boa translação para a espécie humana, e apenas erros sistemáticos não explicam o insucesso atual na aprovação de produtos levados aos ensaios clínicos. De fato, os produtos inovadores que atualmente conseguem aprovação nas Fases Clínicas I e II são apenas 20% do esperado.[9]

O Teste de Dose Única, ou agudo (24 horas) do protocolo clássico de toxicologia é realizado para determinar o limite superior das doses úteis, para identificar os sinais tóxicos e os órgãos alvos. A dose letal média (DL_{50}; dose letal para 50% dos animais), ou outra dose letal (DL_{10}, DL_{90}) são determinadas nessa etapa. Em vista do uso restrito que atualmente se faz dos parâmetros de letalidade, a definição da DL_{50} utilizando o método de aproximação das doses com poucos animais tem sido recomendada.

Os testes clássicos com Doses Repetidas receberam denominações diferentes conforme o tempo de tratamento: Subagudo (tempo menor que 10% da vida média dos animais) de 7 a 30 dias, às vezes utilizado para determinar as doses a serem utilizadas no Teste Subcrônico (> 10% da vida média) com duração variável (30 a 60 dias) de acordo com os organismos reguladores internacionais. Ao final do tratamento, esses testes devem permitir a determinação da dose NOAEL (maior dose administrada sem efeito tóxico detectável) a ser utilizada nos Testes Crônicos mais prolongados (de 90 a 180 dias), que devem apresentar letalidade menor que 10% à maior dose.

Ratos e cães são as duas espécies mais utilizadas. A preferência quanto à escolha da espécie não roedora varia; do mesmo modo que é discutido se o teste agudo realizado nas espécies de maior porte traz alguma informação adicional ao estudo da toxicidade. O estudo crônico é importante porque, apesar do menor número de animais, a facilidade de obtenção de amostras de sangue em cães permite acompanhar os efeitos do tratamento crônico com exames periódicos. As alterações precoces e as tardias podem ser relacionadas com as doses utilizando os animais como próprio controle. Ao final dos tratamentos, roedores e não roedores devem ser submetidos à eutanásia e necropsiados para detecção de lesões orgânicas indicadas, ou não, nos exames subsidiários. O exame histopatológico cuidadoso de todos os animais e grupos deve ser realizado, sobretudo se a biodisponiblidade não puder ser devidamente acompanhada, como é o caso de fitoterápicos.

Os investimentos elevados nesses estudos, o tempo necessário para completar o protocolo e a dificuldade de translação dos achados pré-clínicos para o homem, levou à ICH tripartite (EUA, EU e Japão) para revisão das exigências no registro de um novo medicamento. A harmonização modificou a duração dos testes e a sequência de realização foi otimizada para diminuir o tempo de estudos pré-clínicos sem comprometer a segurança da primeira vez no homem. Com isso, testes sem importância tóxica imediata para as Fases I e II humanas (carcinogenicidade, influências na reprodução) tiveram a realização postergada para o fim destas.[10] Com isso, a duração dos testes toxicológicos pré-clínicos com doses repetidas passou a ser relacionada com o tipo de ação farmacológica esperada e com a duração prevista das primeiras fases do ensaio clínico. A concordância internacional à duração dos testes recomendada pela harmonização não foi absoluta, mantendo-se a ressalva que a duração dos testes em roedores e não roedores deve ser pelo menos igual à duração prevista dos ensaios clínicos "até o limite definido em cada legislação".

No Brasil, ensaio clínico previsto para até duas semanas deve ser respaldado em testes crônicos de duas semanas nas duas espécies (rato e cão). Testes humanos de duas semanas a seis meses devem ser garantidos por ensaios pré-clínicos de mesma duração. Ensaios clínicos acima de seis meses devem ser acompanhados de testes crônicos de seis meses em ratos e de nove meses em cães.[2]

O uso de modelos animais com translação limitada à espécie humana tem sido responsabilizado pelo insucesso no desenvolvimento de novos medicamentos, mas não há consenso de qual espécie ou modelo seria mais representativo. É muito claro, porém, que as condições clássicas de manutenção de animais de laboratório devem ser otimizadas, mormente de roedores, que correspondem a 83% de todos os animais utilizados em pesquisa.[11] Para desenvolver estudos de toxicidade os centros brasileiros deverão atender a essas exigências. No Brasil, a responsabilidade da acreditação dos biotérios de criação e uso de animais para a experimentação biomédica é coordenada pelo Conselho Nacional de Controle de Experimentação Animal (CONCEA-MCT) criado por lei forte (lei Arouca, nº 11.794, 2008) especificamente para esse fim.

Fitoterápicos são usados por via oral, ou são aplicados na pele e em mucosas. Cosméticos e protetores cutâneos que utilizam produtos naturais na sua composição têm aplicação tópica primordial, mas eventualmente atingem áreas mucosas não protegidas. Portanto, esses produtos podem produzir irritação indesejada, ou, após aplicação repetida, alterar a permeabilidade cutânea e a vascularização no local da aplicação, modificando, para mais ou para menos, a ação esperada. Portanto, os testes pré-clínicos de irritação cutânea e mucosa, com ou sem sensibilização prévia, devem ser realizados para aferir a possibilidade de indução de hiper-reatividade, ou de tolerância local. Do mesmo modo, nos testes pré-clínicos, não é raro que o efeito diminua com a repetição, ou com o aumento da dose de fitoterápicos administrados pela via oral. Nesses casos, o tempo de esvaziamento gástrico deve ser avaliado e a possibilidade dos produtos ficarem retidos na luz intestinal deve ser estudada. Em vista da dificuldade em ser avaliada a farmacocinética de fitoterápicos, é preciso utilizar outros métodos para comprovar a biodisponibilidade durante o tratamento. A intensidade e o acompanhamento temporal dos efeitos sistêmicos são uma alternativa. No entanto, a biodisponibilidade oral do fitoterápico poderá ser aferida relativamente à dose administrada apenas depois de identificados os princípios ativos.

Os estudos denominados "Segurança Farmacológica" tem o objetivo de avaliar o potencial tóxico de uma substância em *funções fisiológicas* vitais, relativamente ao tempo e à intensidade de exposição à droga. Esses estudos devem ser realizados antes dos primeiros testes na espécie humana e também seriam necessários à segurança dos fitoterápicos sistêmicos.

Nas últimas décadas, 35 a 40% das causas de interrupção dos estudos clínicos e de retirada de medicamentos do mercado, foram relacionadas com alterações cardiovasculares, do SNC, do fígado e do sistema respiratório. Se as alterações hepáticas podem ser detectadas nos testes gerais de toxicidade, o mesmo não ocorre com as alterações funcionais em órgãos vitais. Na tentativa de detectar o aparecimento dessa toxicidade tardia, muitas vezes com desfecho letal, as ICH sugeriram nova etapa exploratória da toxicidade não humana com técnicas *in vivo* ou *in vitro* capazes de detectar alterações indicativas dos distúrbios funcionais e os mecanismos envolvidos.[12]

Apesar do esforço para evitar o uso de animais no estudo da toxicidade cutânea de dermocosméticos, os métodos *in vitro* não foram suficientemente validados para substituir os testes *in vivo*. Assim, os testes para detecção da toxicidade potencial de cosméticos naturais e protetores cutâneos não diferem da avaliação de risco da maioria dos produtos químicos: toxicidade oral aguda e subcrônica em roedores, teste de absorção cutânea, teste de irritação dérmica e mucosa, teste de sensibilização cutânea, teste da fototoxicidade por exposição à radiação UV. Quando a ingestão oral de um dermocosmético é esperada, ou quando a penetração cutânea é elevada, os testes complementares de teratogenicidade, toxicidade na reprodução, carcinogenicidade e genotoxicidade são indicados como para qualquer xenobiótico. Apenas a triagem da mutagenicidade é realizada em bactérias ou células de mamífero em cultura, a genotoxicidade pode ser avaliada tanto *in vivo* como *in vitro* e a irritação cutânea elevada produzida por alguns dermocosméticos avaliada em pele humana *in vitro*.[13]

TOXICIDADE NA REPRODUÇÃO

O perigo potencial de agentes químicos, entre eles incluídos novos medicamentos sintéticos ou fitoterápicos, na reprodução humana é difícil de ser estabelecido, sobretudo por causa da complexidade do processo reprodutor humano. É estimado que um em cada cinco casais é estéril, cerca de 1/3 dos fetos são abortados no início da gestação e 15% das gestações confirmadas não chegam a termo. Entre os fetos sobreviventes, no nascimento em torno de 3% apresentam defeitos, não só anatômicos, no desenvolvimento e, com o passar do tempo, o dobro desses defeitos tornam-se detectáveis. Com base nesses fatos, pode-se inferir que mesmo sob condições fisiológicas o sistema reprodutor apresenta falhas e que a associação de drogas a esse sistema pode interferir ainda mais nesse processo.

Há cerca de 50 anos, a constatação de que um fármaco, no caso a talidomida, mesmo quando usado em doses terapêuticas, causou um aumento do número de nascimentos de crianças com focomelia ou amelia, mudou a visão mundial sobre os testes de toxicidade pré-clínicos. Esse fato chamou a atenção para a necessidade da realização de testes toxicológicos visando especificamente ao estudo de substâncias com potencial terapêutico na reprodução. Assim, as agências internacionais responsáveis pela regulamentação de medicamentos passaram a preconizar a realização de testes toxicológicos pré-clínicos no sistema reprodutor, em animais.

Desde então, apesar dos protocolos originais terem sido relativamente mantidos, novas abordagens evoluíram a partir deles até a finalização do guia da Conferência Internacional de Harmonização[14] aceito internacionalmente como base nesse tipo de estudo. A OECD também propôs uma regulamentação na realização dos testes de toxicologia na reprodução através da edição dos testes 421[15] e 422,[16] reavaliados por Reuter[17] e colaboradores. A análise dessa regulamentação deixa clara a necessidade de flexibilização metodológica, propondo ser mais um guia, ou um ponto de origem do que um documento final imutável.

Recentemente, a revista *Birth Defects Research* (Part B) publicou uma série de revisões discutindo essa flexibilização com vistas à atualização dos protocolos de toxicidade na reprodução frente as novas metodologias.[18-22]

No caso dos fitoterápicos, a verificação dos possíveis efeitos tóxicos na reprodução de extratos vegetais que possam vir a ser utilizados como medicamentos faz parte do estudo de segurança farmacológica e toxicológica preconizado pelas Conferências Internacionais Tripartite para Homogeneização dos Requisitos para Avaliar Eficácia e Segurança de Medicamentos.[2,14] O estudo de toxicidade reprodutiva presente na regulamentação nacional[2] refere a regulamentação ICH S5(R2)[14] e como esta tem por objetivo a revelação de possíveis efeitos tóxicos de uma ou mais substâncias ativas na reprodução de mamíferos.

Para tanto, preconiza o estudo da toxicidade reprodutiva em três fases: 1. Fertilidade e desenvolvimento embrionário inicial; 2. Desenvolvimento pré e pós-natal, incluindo a função materna e 3. Desenvolvimento embrio-fetal.

Cada uma dessas fases apresenta particularidades que serão apresentadas e discutidas a seguir.

Fertilidade e desenvolvimento embrionário inicial

Nessa fase do estudo da toxicologia reprodutiva, são utilizados roedores, normalmente ratos machos e fêmeas, na proporção 1:1. A via de administração utilizada deve ser a mesma pretendida para o uso humano, e usualmente a substância teste é administrada oralmente uma vez ao dia. Contudo, a frequência de administração pode ser diminuída ou aumentada na dependência de características cinéticas da substância em estudo. O tempo de tratamento poderá ter como base os resultados obtidos no estudo de toxicidade repetida de um mês de duração, no mínimo. Se forem observados efeitos tóxicos na reprodução, deve-se realizar um tratamento pré-acasalamento (duas semanas nas fêmeas e quatro semanas nos machos) que será continuado durante toda a fase de tratamento nos machos e até a fase de implantação na fêmea.

O cálculo das doses administradas, ponto crítico no desenho dos estudos de toxicidade na reprodução, deve ser baseado em dados disponíveis de estudos farmacológicos, de toxicidade aguda e crônica e de toxicocinética. Após a determinação da dose mais alta por esses critérios, as demais doses de tratamento são escolhidas na sequência decrescente, sendo o intervalo entre doses dependentes da cinética e de fatores de toxicidade inerentes à droga em estudo.

O número de animais utilizados deve ser suficiente para garantir uma interpretação significativa.

O período de observação varia de acordo com o sexo dos animais, devendo todos ser de mesma idade, peso e número no início do estudo. Normalmente, animais jovens, adultos maduros, são utilizados na época do acasalamento com fêmeas virgens.

As fêmeas são observadas durante o período fértil, implantação e desenvolvimento dos estágios embrionários pré-implantação. A necropsia das fêmeas deve ser realizada entre os dias 13-15 da gestação para possibilitar a diferenciação entre locais de implante e de reabsorção fetal, quando a observação das fêmeas cessa no implante. No caso dos machos, a necropsia pode ser realizada a qualquer tempo após o acasalamento; entretanto, prefere-se realizar a eutanásia dos animais somente após a confirmação da prenhez.

No estudo de toxicidade na fertilidade e no desenvolvimento embrionário são avaliados a maturação dos gametas, o comportamento durante o acasalamento, a fertilidade, o estágio de pré-implante embrionário e o implante.

Durante o estudo, os animais são observados diariamente quanto a sinais clínicos e mortalidade, e submetidos à pesagem duas vezes na semana para acompanhamento do ganho ponderal. A ingestão de alimento sólido é determinada semanalmente.

A leitura do esfregaço vaginal diária é preconizada para determinar a duração do ciclo estral e, durante o acasalamento, para identificar o dia 0 da prenhez. A existência de alterações vaginais (manchas e secreções), além de outras observações perceptíveis e que possam ser de importância no estudo, deve ser observada.

No final do estudo, deve ser realizada a necropsia de todos os animais adultos com exame macroscópico dos órgãos, preservando os que apresentarem alterações macroscópicas para possível avaliação histológica. Um número correspondente de órgãos de animais-controle deve ser também preservado para possibilitar a comparação entre os grupos. Os órgãos sexuais (testículo e epidídimo, no macho, ovários e útero, nas fêmeas) de todos os animais devem ser preservados para eventuais exames histológicos e avaliação individualizada, se necessário. A contagem e a viabilidade dos espermatozoides presentes no epidídimo ou testículos devem ser efetuadas, bem como, nas fêmeas, os sítios de implante, de reabsorção e o número de corpos lúteos.

Com base nesses parâmetros, alguns índices, que podem refletir alterações na fertilidade e no desenvolvimento embrionário inicial, podem ser calculados:

- *Índice de fertilidade:* porcentagem do número de ratas prenhes do total de ratas acasaladas.
- *Índice de gestação:* porcentagem do número de nascimentos vivos do total de nascimentos.
- *Viabilidade:* porcentagem do número de filhotes vivos no quarto dia do total de nascimentos vivos.
- *Proporção de sexo:* porcentagem de cada sexo do total de nascimentos.

Desenvolvimento pré e pós-natal, incluindo a função materna

O objetivo dessa etapa do estudo de toxicologia reprodutiva é detectar possíveis efeitos adversos na fêmea prenhe ou lactante e no desenvolvimento do concepto após exposição das fêmeas à substância-teste da fase do implante até o desmame. Como os efeitos de drogas nessa fase da prenhez podem ter aparecimento tardio, os animais devem ser observados de maneira continuada até a maturação sexual dos filhotes.

Como na fase anterior, esse estudo é realizado preferencialmente em ratos segundo a regulamentação nacional.[2] Pelas normas do ICH S5-R2,[14] é indicada a utilização de duas espécies, sendo uma roedora, de preferência ratos, e uma de não roedores, em geral coelhos. Se só uma espécie é utilizada, deve ser apresentada justificativa para tanto. A via de administração é a pretendida para uso humano, o número de animais utilizados deve ser suficiente para garantir uma interpretação significativa e a seleção de doses obedece ao mesmo critério já apresentado.

Pelas características desse estudo, as fêmeas devem ser expostas à substância-teste desde o implante dos filhotes até o desmame da ninhada. A redução dos animais na ninhada é discutível e a justificativa para qualquer uma das escolhas deve ser apresentada pelo investigador.

Nesses estudos, os efeitos adversos a serem observados são: aumento da toxicidade relativa às fêmeas não prenhes, morte de embriões e fetos, alteração do crescimento e mudanças estruturais.

O período de observação das fêmeas tratadas compreende o tempo de gravidez e de lactação.

Segundo a regulamentação ICH S5(R2),[14] as fêmeas devem ser submetidas à eutanásia e à necropsia um dia antes do parto; os fetos devem ser examinados quanto a sua viabilidade e anomalias, e individualmente identificados para possibilitar a correlação entre os possíveis resultados positivos e os tratamentos aos quais foram submetidos.

Durante o período de prenhez, as ratas devem ser observadas diariamente quanto a sinais clínicos e mortalidade; a duração da prenhez; o peso deve ser aferido pelo menos duas vezes por semana à procura de mudanças no seu ganho ponderal; o consumo de ração deve ser acompanhado a cada semana e todas as observações que possam ter implicações tóxicas devem ser anotadas.

Ao final do estudo será realizada a necropsia de todos os animais adultos com exame macroscópico dos órgãos, preservando os que apresentarem alterações macroscópicas para possível avaliação histológica. Um número correspondente de órgãos de animais-controle deve ser também preservado para possibilitar a comparação entre os grupos. O número de corpos lúteos, fetos vivos e de locais de reabsorção deve ser contado. Os fetos devem ser individualmente pesados e as aberrações fetais, anotadas. Além desses parâmetros, é indicada uma avaliação macroscópica das placentas.

Na ausência de anormalidades no exame macroscópico externo e de órgãos internos dos fetos de animais tratados com a maior dose testada comparativamente ao grupo-controle, esses exames podem não ser necessários nos fetos de animais tratados com as menores doses. Contudo, é indicado o armazenamento dos fetos fixados para possíveis exames posteriores, levando-se em consideração a dificuldade de análise e comparação com resultados anteriores se a análise inicial foi feita a fresco.

Nessa fase que avalia o desenvolvimento pré e pós-natal e a função materna, o índice de lactação (porcentagem do número de filhotes vivos no 21° dia em relação ao número de sobreviventes no quarto dia) calculado e o desenho da curva de crescimento realizada a partir do acompanhamento do peso médio dos filhotes machos e fêmeas ao nascimento e no 4°, 7°, 14° e 21° dias de vida, facilitam a comparação e a interpretação dos resultados.

Para avaliação da competência reprodutiva dos filhotes gerados, um macho e uma fêmea devem ser selecionados de cada ninhada para acasalamento na idade adulta.

Desenvolvimento embriofetal

Nessa fase do estudo da toxicidade na reprodução, o objetivo é a detecção de possíveis efeitos adversos na fêmea prenhe e o desenvolvimento do embrião e do feto após a exposição da fêmea do implante até o fechamento do palato.

O estudo do desenvolvimento embriofetal requer no mínimo duas espécies: uma roedora e uma não roedora, em geral ratos e coelhos, sendo necessária uma justificativa para a utilização de uma única espécie. A via de administração deve ser a pretendida para uso humano. A seleção de doses e o número de animais necessário para a realização desse estudo obedecem aos mesmos critérios requeridos nas fases anteriores do estudo (idade, peso e paridade comparáveis). O período de tratamento vai desde o implante (5º ao 6º dia de prenhez, no rato) até o fechamento do palato (16-17º dias de prenhez, no rato).

Após o período de tratamento, as fêmeas são submetidas à eutanásia aproximadamente um dia antes do parto (20-21º dias de gestação). Todos os fetos devem ser examinados quanto a sua viabilidade e anormalidades presentes ao nascimento.

Sinais clínicos, mortalidade, acompanhamento do peso e do tamanho, o consumo de ração e qualquer observação que possa indicar toxicidade devem ser avaliados durante o estudo.

No final dessa fase do estudo, as fêmeas devem ser submetidas a avaliações anátomo e histopatológicas, contagem de corpo lúteo e número de sítios de implante e de reabsorções. A placenta também deve ser avaliada. Os fetos devem ser pesados, medidos e avaliados quanto a possíveis anomalias fetais, sendo preservados os órgãos nos quais alterações macroscópicas foram detectadas para possíveis exames histopatológicos. Para a validação de eventuais resultados anômalos, é necessária a preservação de órgãos do grupo controle para possibilitar a comparação entre os mesmos.

Segundo a ANVISA,[2] em alguns casos é aceitável a inclusão de homens e mulheres sem e com potencial de engravidar em fases da pesquisa clínica antes da conclusão dos estudos de toxicidade na reprodução. No caso dos homens, eles podem ser incluídos nas fases 1 e 2 da pesquisa clínica desde que tenha sido feita a avaliação dos órgãos reprodutores nos estudos de toxicidade de doses repetidas. O início da fase 3 de pesquisa clínica requer a conclusão prévia dos estudos de toxicidade em animais machos. No caso das mulheres, as que não apresentam potencial de engravidar (estéreis permanentes ou menopausadas há mais de um ano) podem ser incluídas em pesquisas clínicas sem estudo de toxicidade na reprodução desde que já tenham sido avaliados os órgãos sexuais no estudo de toxicidade a doses repetidas. A inclusão de mulheres com potencial para engravidar, utilizando métodos contraceptivos, deve ser posterior à avaliação das substâncias teste na fertilidade e no desenvolvimento embriofetal.

CITOTOXICIDADE E GENOTOXICIDADE

A importância dos ensaios *in vivo* para a análise da segurança farmacêutica é inegável. Entretanto, devemos considerar que, muitas vezes, as experiências *in vivo* dificilmente permitem esclarecer o mecanismo de ação do composto ou do extrato em teste. O teste em órgãos ou tecidos isolados, em células mantidas em cultivo, em cultura de micro-organismos ou vírus, em ensaios bioquímicos, ou em ensaios moleculares, comprovado frente a agonistas e antagonistas específicos, ou substâncias-controle bem conhecidas, permite a sugestão ou identificação do(s) mecanismo(s) de ação do composto estudado, possibilitando, assim, a previsão dos efeitos mais prováveis e dos potenciais efeitos adversos para o composto em estudo.

Ensaios *in vitro*

Conforme descrito na introdução do *Guia para a Condução de Estudos Não Clínicos de Segurança Necessários ao Desenvolvimento de Medicamentos*, da Agência Nacional de Vigilância[2] os protocolos apresentados nesse guia consistem numa orientação para a condução dos estudos não clínicos de segurança para o desenvolvimento de medicamentos, não sendo propriamente uma normativa a ser literalmente seguida. Tanto é que a comprovação da segurança do fármaco em questão por outros estudos científicos tecnicamente mais viáveis é passível de submissão para avaliação pela ANVISA, assim como também pela agencia americana FDA (*Food and Drug Administration*), que estimula fortemente o uso de técnicas e tecnologias mais modernas desde que devidamente fundamentadas e internacionalmente reconhecidas.[23,24] Lembrando, entretanto, que o desvio das orientações do guia deverá ser sempre justificado.[2]

O guia pretende ainda que os estudos não clínicos de segurança necessários ao desenvolvimento de novos medicamentos sejam realizados de modo harmonizado e cientificamente válido, de maneira a prover dados confiáveis para dar subsídios às futuras pesquisas clínicas e prever/prevenir, da melhor forma possível, a ocorrência de possíveis manifestações de toxicidade em humanos. Portanto, é justificável que os testes preconizados e sugeridos por esse guia sejam essencialmente realizados *in vivo*. Entretanto, a realização concomitante de alguns testes *in vitro* é sugerida nos estudos de genotoxicidade, testes relacionados com a corrosão da pele e estudos complementares para avaliar a toxicidade da droga no sistema cardíaco e gastrintestinal.[2]

Genotoxicidade

Os testes de genotoxicidade são testes realizados *in vitro* e *in vivo* visando avaliar a capacidade de um composto induzir, direta ou indiretamente, danos genéticos. Resultados positivos para esse teste, indicando que o composto é capaz de causar danos no DNA e à sua fixação, sugerem o potencial carcinogênico e/ou mutagênico do composto para os seres humanos, ou seja, podem induzir câncer e/ou defeitos hereditários.[2] Para os estudos de genotoxicidade, informações mais detalhadas das doses e linhagens de micro-organismos recomendados podem ser encontradas nos guias publicados pelo *International Conference on Harmonisation* (ICH). Os dois guias do ICH (S1A e S2B)[25,26] existentes para os testes de genotoxicidade se complementam um ao outro e, portanto, devem ser usados juntos como guia de orientação para os testes de fármacos com potencial de genotoxicidade.[25,26]

A relação entre a exposição a alguns compostos químicos específicos e a carcinogênese em humanos é reconhecida,[27-29] mas observações semelhantes para comprovar doenças hereditárias são bem mais difíceis de serem comprovadas. Por outro lado, como mutações em células germinativas são claramente associadas a doenças humanas, a suspeita de que um composto possa induzir efeitos hereditários é considerada tão grave quanto a suspeita de que o composto possa provocar câncer. Nesse caso, vale ressaltar a necessidade da realização do estudo desse composto também na reprodução.

Devemos considerar ainda que em alguns casos o uso de teste convencional *in vivo* não proporciona informações relevantes adicionais. Estão incluídos nesses casos, os compostos cujos estudos de toxicocinética e farmacocinética indicarem que esses compostos não podem ser absorvidos sistemicamente, e são, portanto, pouco disponíveis no tecido alvo nas condições usuais dos testes de genotoxicidade *in vivo*. Por exemplo, podemos citar os agentes de radioimagem (contrastes), antiácidos à base de alumínio, e alguns fármacos aplicados na derme. Nos casos em que mesmo com a modificação da via de administração não há uma exposição adequada do tecido-alvo ao composto, é recomendável que a avaliação seja realizada unicamente baseando-se nos testes *in vitro*.[30]

O teste de micronúcleo *in vitro* (MN*vit*) é um método que usa tipicamente células em cultura, tanto de roedores como de humanos. Ele possibilita avaliar o potencial de dano cromossomal *in vitro* por possibilitar a detecção tanto de 'aneugens' (substâncias que promovem aneuploidia) como de 'clastogens' (compostos que promovem a quebra do cromossomo), além de detectar os efeitos epigenéticos.[31,32] Além disso, o uso desse teste também permite determinar os mecanismos envolvidos no dano do DNA cromossomal e na formação dos micronúcleos, o que faz dele um potencial método preditivo de mutagênese e carcinogênese.[30] Esse mesmo teste pode ainda ser usado para testes *in vivo*, frequentemente empregando-se roedores, e sempre que os testes *in vitro* apresentarem resultados positivos. Entretanto, a tendência se observar resultados falso-negativos nos testes de micronúcleo *in vivo* (MN*viv*) tem sido discutida.[33,34]

Vale lembrar que os ensaios *in vitro* requerem um cuidado especial com relação a resultados falso-positivos determinados por artefatos técnicos simples como aqueles decorrentes de alterações do pH e/ou da osmolaridade do meio frente à adição do composto ou do extrato a ser analisado.[35,36]

Além disso, é importante lembrar que os testes *in vitro* costumam exigir o uso de fontes externas de ativação das vias metabólicas, a não ser que as células em cultivo utilizadas sejam metabolicamente competentes em relação às substancias testadas. Os sistemas de ativação metabólica exógena mais utilizados, em geral, correspondem à fração mitocondrial (S9), tratada com agentes indutores de enzima e preparada a partir do fígado de roedores, mas que com frequência não reproduzem de modo tão fiel as condições *in vivo*.[37,38]

Procuramos demonstrar que os testes *in vitro* preconizados pelas agencias reguladoras não são capazes de contemplar o estudo de todo e qualquer composto farmacêutico e/ou biotecnológico (biofármaco) atualmente desenvolvidos.[39-42] Além disso, o avanço no conhecimento dos mecanismos de ação e das vias envolvidas na carcinogênese também mostra a importância do contínuo aprimoramento e renovação dos métodos a serem empregados para estes testes.[28,43,44] Para superar essas limitações, alguns novos métodos têm sido propostos, como, por exemplo, o microRNA,[45] o uso de biomarcadores,[46-48] cultivo de células em 3-D,[49,50] células-tronco[51,52] e toxicogenômica,[53,54] e o último ainda tem a vantagem de também possibilitar visualizar ou sugerir os potenciais mecanismos de ação relacionados com o composto em questão. Revisões discutindo a validade dos testes atualmente empregados podem ser encontradas na literatura.[55-58]

Do mesmo modo que os testes *in vitro* são passíveis de 'falhas' que devem ser analisadas caso a caso, os ensaios *in vivo* também apresentam um ponto fraco, no que se refere à diferença de resposta observada para o homem e os animais modelos geralmente empregados.[59,60] Por isso, em caso de fármacos com novo mecanismo de ação, é recomendado que seja previamente avaliado se a espécie animal indicada para a realização dos estudos de segurança é considerada a mais apropriada para a extrapolação de dados para humanos. Mas, obviamente, toda e qualquer possibilidade que permita a diminuição do uso de animais ou que evite o seu uso desnecessário são sempre bem-vindas, se considerarmos os preceitos de bom uso dos animais de laboratório amplamente defendidos por regulamentações como a Lei Arouca, Decreto nº 6.899/09 (15/07/2009) e Lei nº 11.794 (08/10/2008) [www.mct.gov.br/index.php/content/view/308551.html], por organizações que tratam do bem-estar animal [http://www.cobea.org.br/ e http://www.iclas.org/], e que é também preconizado no guia S7A *Safety Pharmacology Studies for Human Pharmaceuticals*.[23,61]

Essa consciência pode ser percebida, por exemplo, nas recomendações das agências reguladoras que preconizam que os testes de produtos biotecnológicos altamente específicos para seu receptor-alvo, muitas vezes não necessitam de mais investigações, além da avaliação da segurança farmacológica como parte dos parâmetros de toxicologia e/ou estudos farmacodinâmicos, permitindo que estudos de segurança farmacológica possam ser reduzidos ou suprimidos para esses produtos. Entretanto, mantendo-se fiel ao seu principal objetivo que é garantir da melhor maneira possível a segurança dos voluntários e pacientes humanos aos eventuais efeitos tóxicos, sugerem ainda que uma avaliação mais extensa da segurança farmacológica deve ser considerada para os produtos biotecnológicos que representam uma nova classe terapêutica e/ou os produtos não receptor-específicos.[2]

Portanto, a realização de testes *in vitro*, que apresenta a vantagem de permitir o uso de células e também de proteínas-alvo humanas, pode ser de grande valia para o direcionamento e a racionalização dos testes *in vivo*, de modo a contemplar tanto o uso racional dos animais de experimentação, como a de prever/prevenir de maneira eficiente a manifestação de efeitos inesperados e indesejáveis nos seres humanos.

SEGURANÇA FARMACOLÓGICA

Sistema cardiovascular

A Farmacologia de Segurança (*Safety Pharmacology*), na prática, compreende os estudos realizados para investigar a existência de possíveis efeitos farmacológicos indesejáveis de uma droga, seja ela um novo medicamento de origem sintética ou um fitoterápico, em funções fisiológicas vitais, em relação ao seu nível de exposição.[2,61]

A origem da farmacologia de segurança baseou-se na observação que funções e estruturas de órgãos podem ser alvos de efeitos tóxicos quando humanos são expostos a novos agentes terapêuticos e, estes mesmos efeitos podem não ser rapidamente e/ou facilmente detectados pelos testes de avaliação toxicológica padrão.[62]

Antes de 1990, as regulamentações existentes eram limitadas, havendo apenas referências gerais a testes utilizados na avaliação da função de órgãos e sistemas frente a novas drogas.

A ocorrência de lesão orgânica grave ou de morte súbita de voluntários ou pacientes participantes de ensaios clínicos é rara, mas extremamente grave. Os sistemas mais afetados nessas situações emergenciais são o cardiovascular (hipotensão, hipertensão e arritmia), o respiratório (asma/broncoconstrição), o central (convulsões) e o renal (filtração glomerular).

Com o objetivo de minimizar esta possibilidade foi delineado um guia internacional[61] na tentativa de harmonizar as diferentes regulamentações governamentais. Esse documento descreve os objetivos e princípios da farmacologia de segurança, diferencia etapas de investigação (bateria básica inicial – *core battery*, de seguimento e estudos suplementares), estabelece o período para a realização desses testes em relação ao desenvolvimento do ensaio clínico e enfatiza, quando possível, o uso de normas GLP (*Good Laboratory Practice*). O documento elaborado pela Agência Nacional de Vigilância Sanitária (ANVISA) nesse tópico, como pode ser verificado já pela leitura de sua introdução, apresenta-se como "uma orientação para a condução de estudos não clínicos de segurança durante o desenvolvimento de medicamentos" e baseou-se em vários documentos elaborados por agências internacionais de vigilância sanitária de medicamentos, a americana (FDA),[6] a europeia (EMEA)[4] e a japonesa, e de instituições de interesse na área como a ICH,[63,64] OECD,[5] NCI[65] e a WHO,[3] que também lançaram documentos visando a uma maior harmonização entre as resoluções dos diferentes órgãos governamentais e das indústrias farmacêuticas, também foram fontes na elaboração desse guia nacional.

A segurança farmacológica apresenta como desafios científicos a necessidade de manter-se atualizada, adaptada, e incorporando novas tecnologias na avaliação de modelos não clínicos para identificar efeitos que possam vir a pôr em risco voluntários humanos e pacientes.

No estudo da segurança farmacológica de um novo fármaco, a avaliação de possíveis efeitos indesejáveis obedece à importância vital do sistema. Assim, a avaliação dos efeitos no sistema cardiovascular, respiratório e central é priorizada.

Dentre os efeitos indesejáveis e mais temidos na avaliação de uma nova substância-teste, pela possibilidade de ser fatal, está a taquicardia ventricular (*torsade de pointes*). Esse tipo de taquicardia tem incidência de 1 em 120.000 entre os indivíduos submetidos a teste de drogas com indicações não cardíacas. Assim, novos testes substitutivos não clínicos são de grande importância na identificação desses fármacos potencialmente capazes de induzir esse tipo de arritmia, antes da sua passagem para a fase clínica ou de sua liberação, impedindo uma posterior retirada do fármaco do mercado.[66-68]

Métodos de estudo para avaliação da segurança farmacológica cardiovascular

A ANVISA preconiza para a avaliação da segurança farmacológica cardiovascular a determinação e o acompanhamento de diversas funções cardiovasculares, a saber:

- Pressão sanguínea;
- Frequência cardíaca;
- Eletrocardiograma;
- Contração ventricular;
- Resistência vascular;
- Efeitos endógenos e/ou exógenos de substâncias na resposta cardíaca.

No caso da avaliação de anormalidades na repolarização e na condução cardíacas, testes *in vivo*, *in vitro* e/ou *ex vivo* são validados e, no caso de avaliação do prolongamento da repolarização ventricular, os ensaios I_{KR} *in vitro* e QT *in vivo* são indicados.

Os três primeiros itens dessa listagem (pressão arterial, frequência cardíaca e ECG) fazem parte da bateria básica do teste de segurança farmacológica cardiovascular.

Para esses testes, devem ser utilizados preferencialmente animais não anestesiados e com deambulação livre, em concordância, na medida do possível, com as normas vigentes de bem-estar animal. A via de administração preferencial deve ser a via preconizada para o uso humano ou, se outra via for escolhida por características físico-químicas da droga-teste, deve ser justificada. As características do tratamento (início, duração e reversibilidade) deverão ser baseadas na farmacocinética (ou toxicocinética) do fármaco na espécie em estudo.

Recentemente, técnicas de telemetria foram adicionadas às técnicas utilizadas nos testes de avaliação da segurança farmacológica cardiovascular, pois permitem o monitoramento de funções fisiológicas do animal na ausência de estresse.

Nessa bateria básica de avaliação da segurança farmacológica cardiovascular são utilizados roedores (ratos) e cães, tomando-se especial cuidado nas características de cada espécie, uma vez que o mecanismo iônico envolvido na fase de repolarização do potencial de ação cardíaco em ratos e camundongos adultos difere do presente em um grande número de espécies, entre eles o homem. Essa observação deve ser sempre mantida em mente, pois diferenças e similaridades entre respostas obtidas em animais de diferentes espécies e humanos são relatadas em diversos estudos. Normalmente, animais normais, sadios, jovens adultos e adultos são utilizados nos estudos não clínicos de segurança. O número de animais utilizados nesses estudos deve ser o menor número possível que permita a validação estatística dos resultados obtidos.

Nos estudos de cardiotoxicidade *in vivo* são utilizados preferencialmente cães Beagle (n = 8) divididos em dois grupos de acordo com o sexo, e em quatro grupos de acordo com a dose (três doses) mais um grupo-controle (veículo). Macacos também podem ser utilizados nesse estudo e, nesse caso, em número de dois: um macho e uma fêmea. A via de administração é a de uso humano da droga-teste e será administrada no primeiro dia do estudo.

Os parâmetros avaliados nesses testes de cardiotoxicidade em cães são: sinais clínicos, temperatura corporal, peso corporal e patologia clínica (bioquímica plasmática e exame hematológico). Para a avaliação hemodinâmica, os animais deverão ser monitorados por no mínimo 96 horas antes da administração única do tratamento até o oitavo dia do estudo, procedendo-se a avaliações individuais da pressão sanguínea e frequência cardíaca durante esse período. Na ocorrência eventual de morte de animal durante o estudo, este deve ser submetido a necropsia.

Os demais itens da listagem inicial (contração ventricular, resistência vascular e verificação dos efeitos endógenos e/ou exógenos de substâncias na resposta cardíaca) fazem parte dos estudos de seguimento, realizados com o intuito de aprofundar o entendimento e prover conhecimento adicional aos resultados obtidos com a bateria básica de testes de segurança farmacológica/cardiovascular.

Além dos testes *in vivo* de cardiotoxicidade, também são preconizados estudos eletrofisiológicos *in vitro* e *in vivo*.

As metodologias *in vitro* e *in vivo* são utilizadas para: 1. Caracterizar correntes iônicas em cardiomiócitos isolados de animais ou humanos, células cardíacas em cultura primária ou de linhagem, sistemas heterólogos de expressão para canais iônicos humanos clonados; 2. Avaliar parâmetros do potencial de ação cardíaco em preparações cardíacas isoladas ou em parâmetros eletrofisiológicos específicos indicativos da duração do potencial de ação em animais anestesiados; 3. Quantificar parâmetros do ECG em animais acordados ou anestesiados; 4. Estudar efeitos pró-arrítmicos em preparações isoladas de tecido cardíaco ou em animais.

Individualmente, as metodologias eletrofisiológicas *in vitro* exploram mecanismos celulares que podem não ser evidentes na análise de resultados obtidos *in vivo* mas, em contrapartida, têm sua interpretação dificultada quando o efeito observado é múltiplo. Apesar do prolongamento da repolarização ser decorrente de modulação em vários tipos de canais iônicos, a inibição de canais de potássio do tipo I_{Kr} é o mecanismo mais comum responsável pelo prolongamento do intervalo QT em humanos.

Nos estudos eletrofisiológicos *in vitro* podem ser utilizadas preparações unicelulares (cardiomiócitos isolados ou submetidos a expressão heteróloga) ou multicelulares (tecidos, músculos ou coração isolado). Essas preparações podem ser obtidas de diferentes espécies: coelho, cobaia, cão, suíno, e ocasionalmente humanos. Nesse tipo de estudo, o uso de roedores (rato e camundongo) é inadequado pela diferença existente entre essas espécies e o homem nas correntes iônicas envolvidas na repolarização das células cardíacas.

Nos estudos eletrofisiológicos *in vivo* são indicados para uso os mesmos animais utilizados nos estudos eletrofisiológicos *in vitro*, com a mesma contraindicação ao uso de roedores. Nesses estudos, é feita a análise do eletrocardiograma, com especial atenção para a avaliação do intervalo QT do eletrocardiograma (intervalo de tempo compreendido entre o início do complexo QRS e o final da onda T), pois reflete a duração da despolarização e da repolarização ventricular, que quando prolongada aumenta o risco de ocorrência de taquicardia ventricular, tipo *torsade de pointes*, por exemplo, condição que pode ser fatal, sobretudo quando associada a outros fatores de risco, como hipocalemia e bradicardia.

Os modelos *in vivo* que têm complementação molecular, bioquímica e fisiológica podem ser também informativos em relação a resposta humana à substância-teste. Estudos *in vivo* desenhados e conduzidos com cuidado permitem a avaliação das substâncias-teste e de seus metabólitos e podem permitir a estimativa de margens de segurança, além de dar informações nas propriedades de condução e influências extracardíacas (por exemplo, tônus autonômico). Os estudos dos parâmetros do potencial de ação cardíaco permitem a obtenção de informação da atividade integrada de diversos canais iônicos no coração.

Os protocolos preconizados e apresentados para o estudo da segurança cardiovascular de novas drogas sintéticas ou fitoterápicas estão longe de estar completos e estabelecidos. Com o avanço tecnológico, um grande número de novos métodos e protocolos é continuamente apresentado[69-73] visando aumentar não só a segurança no seu uso clínico, como também as chances de sucesso no lançamento de produtos inovadores no mercado farmacêutico.

Sistema nervoso central

O sistema nervoso central (SNC) é vital no suporte à vida e, por isso, junto ao sistema cardiovascular e o respiratório, é considerado essencial nos estudos de segurança farmacológica. Assim, como a avaliação da toxicidade e segurança de fitoterápicos, protetores cutâneos e cosméticos naturais não difere daquela dos fármacos em geral que segue as normas internacionais, os testes a serem usados nesses estudos são exatamente os mesmos.

A ANVISA preconiza para a avaliação da segurança farmacológica no SNC determinar diversas funções centrais, como: atividade motora, modificações comportamentais, coordenação, respostas reflexas sensoriomotoras e temperatura corporal. A escolha da espécie para a condução de estudos de segurança farmacológica do SNC deve ser justificada com base na suscetibilidade, sensibilidade, reprodutibilidade, disponibilidade de dados comparativos históricos, ou seja, de sua relevância para a obtenção de dados e a extrapolação das conclusões para seres humanos.

Assim, a avaliação da segurança farmacológica no SNC envolve o uso de métodos *in vivo* em animais intactos, conscientes e livres (dentro de condições controladas), pois o comportamento animal é a soma de uma interação complexa de muitos sistemas e mecanismos, muitos dos quais não completamente conhecidos ou entendidos. Isso faz com que seja necessário o estudo em animais conscientes, pois permite a perfeita integração dos inúmeros sistemas, expressa como comportamentos.

As baterias de estudo essenciais para avaliar a segurança de compostos no SNC podem ser conduzidas logo ao início do processo de desenvolvimento de fármacos, fitoterápicos, protetores cutâneos e cosméticos naturais. Esses estudos devem incluir a avaliação do comportamento geral, da atividade locomotora e da coordenação motora, mas podem também incluir estudos de sensibilidade dolorosa, limiar convulsivo e interação com hipno-sedativos, entre outros.

Em continuidade aos testes essenciais, alguns estudos que devem ser feitos antes da aprovação do produto incluem a avaliação de processos cognitivos, o registro do eletroencefalograma (EEG) e a verificação do potencial para desenvolver dependência/abuso da substância em estudo. Esses estudos complementares, ao contrário da avaliação essencial da segurança farmacológica, cujos estudos são conduzidos exclusivamente em roedores, sobretudo ratos e camundongos, podem ser conduzidos em espécies superiores na escala filogenética, particularmente os primatas.

Métodos de estudo para avaliação da segurança farmacológica central

Testes essenciais

Os estudos essenciais de segurança farmacológica do SNC estão de acordo com parâmetros internacionais propostos pelo ICH (*International Conference on Harmonisation of Technical*

QUADRO 12.3. *Segurança farmacológica*

Testes básicos
- Sistema cardiovascular
- Sistema respiratório
- Sistema nervoso central

Testes suplementares
- Sistema gastrintestinal
- Renal
- Genitourinário
- Mecanismo da ação tóxica (*in vitro*)
- OGM (organismos geneticamente modificados)

Requirements for Registration of Pharmaceuticals for Human Use – ICH S7A Section 2.7.1, Central Nervous System) e aceitos e preconizados pelo FDA (*Food and Drug Administration*, EUA) e pela OECD (*Organization for Economic Co-operation and Development*). De acordo com as recomendações do ICH S7A, o potencial neurotóxico de uma substância deve ser estudado em espécies animais, como ratos e camundongos, usando a bateria de testes essenciais do SNC. O principal objetivo da bateria de testes essenciais é identificar as propriedades farmacodinâmicas indesejáveis de uma dada substância que pode ser relevante para a segurança de uso em humanos.

Os testes incluem uma Bateria Observacional Funcional (FOB – *Functional Observational Battery*) ou teste de Irwin modificado, para detectar efeitos no comportamento em geral, além de testes que avaliam a coordenação motora, reflexos sensoriais e a atividade locomotora, em ratos e/ou camundongos (Quadro 12.3).

Bateria observacional funcional (FOB – *functional observational battery*)

O teste de Irwin modificado, ou FOB, é um procedimento sistemático e quantitativo usado para avaliar os efeitos de qualquer substância no comportamento e em funções fisiológicas. Ele consiste numa bateria de testes em que camundongos são avaliados tanto em suas caixas-moradia como quando manuseados, além de serem observados em um campo aberto ou placa perfurada (*hole-board*), tendo avaliado não só o seu comportamento, mas também as suas respostas sensoriais, musculares e fisiológicas.

São medidos os seguintes parâmetros, em camundongos:
- Função autonômica (lacrimação, salivação, diarreia, piloereção, frequência respiratória);
- Alerta (hipo ou hiper-reatividade, agressividade, vocalização);
- Atividade motora (catalepsia, hipo ou hiperatividade, estereotipia, convulsão);
- Coordenação motora/tônus (preensão, tremores);
- Temperatura retal.

Na prática, tem sido observada uma menor variabilidade para parâmetros fisiológicos (peso, temperatura corporal) e neuromusculares (força de preensão, relaxamento muscular), em comparação com os parâmetros decorrentes de avaliações subjetivas de reatividade.

A bateria de testes pode ser avaliada manualmente, o que pode levar a algum viés subjetivo, que é reduzido se o observador desconhece os tratamentos feitos. É possível usar um método automático com um sistema de gravação em vídeo (*video tracking*), o que evitaria o viés de observação e seria mais rápido e menos trabalhoso no sentido da coleta, mas não da análise dos dados que pode ser feita empregando-se diferentes *softwares*, como, por exemplo, o *AnyMaze*®.

Atividade locomotora

A atividade locomotora dos animais é sensível a inúmeras substâncias que atuam no SNC, tanto estimulantes quanto depressoras. Pode ser avaliada manualmente em um campo-aberto (*open-field*) ou uma placa-perfurada (*hole-board*), com ou sem um sistema de *video tracking*, ou numa caixa de movimentação espontânea automatizada (com células fotoelétricas). Os valores de locomoção podem ser expressos numericamente como espaços invadidos e também como distância percorrida ou tempo despendido na atividade total, na ambulação horizontal (*crossing*) e movimentação vertical (*rearing*), por exemplo. O uso de um sistema de *video tracking* permitiria ainda observar o padrão da atividade no aparelho, o que pode ser indicativo de ação em alguns sistemas específicos.

Coordenação motora (*rotarod*)

O teste da barra giratória (*rotarod*) permite uma estimativa da coordenação motora do animal (rato ou camundongo). Substâncias que alteram a coordenação motora levam a uma redução no tempo que os animais permanecem na barra. Pode-se usar um equipamento com incrementos automatizados para diferentes velocidades, com uma interface com um computador, permitindo o registro automático do tempo em que cada animal foi capaz de permanecer na barra giratória. O tempo de permanência na barra giratória é usado como um índice de neurotoxicidade, mas pode ser influenciado por uma atividade hipno-sedativa, hipotérmica, hipotensora, ou mesmo pela dor.

Testes complementares

A ANVISA preconiza testes complementares ou suplementares para a avaliação da segurança farmacológica no SNC os seguintes testes: avaliações de farmacologia comportamental, aprendizado e memória, estudos de *binding* para ligantes específicos, neuroquímica, exames visuais, auditivos e/ou eletrofisiológicos.

O principal objetivo dos testes suplementares é investigar o mecanismo básico dos efeitos farmacodinâmicos adversos observados. Em geral, esses estudos são conduzidos com base nas observações da bateria observacional funcional. Os estudos complementares incluem:

Avaliação da atividade pró-convulsivante

Podem ser usados dois testes para avaliar a provável atividade pró-convulsivante: o PTZ (pentilenotetrazol) e o ECM (eletrochoque máximo). O método mais eficiente é o do PTZ endovenoso, mas é possível usar a via subcutânea ou intraperitoneal. Deve-se ficar atento a vários fatores técnicos, biológicos e farmacológicos que afetam a reprodutibilidade e produzem resultados falso-positivos.

Eletroencefalograma (EEG)

O EEG pode ser usado para avaliar uma variedade de medidas eletroencefalográficas sensíveis a crises epilépticas, como atividades paroxísmicas e alterações relacionadas com o estado de excitação ou depressão do SNC, entre outros, em espécies animais que vão dos camundongos aos macacos. O EEG pode incluir o EEG quantificado (QEEG) e estudos do ciclo sono/vigília. O estudo do ciclo sono/vigília pode ser abordado de uma maneira mais simplificada pelo tempo de sono induzido por barbitúricos, em especial pelo hexobarbital que não passa pela metabolização hepática.

Avaliação da nocicepção

A nocicepção pode ser investigada usando-se a avaliação da analgesia pelos testes do 'tail-flick' (retirada da cauda), placa-quente e contorções induzidas por ácido acético. No teste da placa-quente (e do 'tail-flick'), o animal é colocado em uma placa metálica aquecida a 55°C (banho-maria ou com um feixe de luz incidindo na cauda com a mesma temperatura) e a latência para lamber a pata dianteira ou traseira, ou pular (latência para retirada da cauda), é registrada num período de até um minuto. No caso das contorções abdominais induzidas por ácido acético, o número de contorções é contado por 10 minutos após a injeção intraperitoneal do ácido. Outros testes de avaliação da nocicepção, como o teste da formalina, podem ser usados em substituição a esses testes.

Avaliação da memória

Os procedimentos para avaliar a função cognitiva podem incluir, em ordem de complexidade, a esquiva passiva, o labirinto aquático (ou de Morris), o labirinto radial e tarefas comportamentais operantes (alternância retardada, aquisição repetida). Todos esses testes exigem treino antes do teste de aprendizado e memória e a motivação parece essencial para esses processos. Assim, qualquer tarefa requer que o animal lembre quais braços já visitou ou que percurso é o mais rápido para alcançar uma plataforma, por exemplo. A memória de curto prazo (ou de trabalho), que ocorre num espaço de tempo curto após o treino, assim como a memória de longo prazo (ou de referência), que pode ser acessada após intervalos maiores de tempo entre o treino e o teste, pode ser testada.

Temperatura corporal

O registro da temperatura corporal (temperatura retal) pode ser feito junto com outras observações comportamentais, já que não é invasivo, embora seja um estudo independente. As mudanças na temperatura corporal após a administração de substâncias podem fornecer informações importantes, se analisadas apropriadamente junto a outros parâmetros.

Avaliação do potencial de dependência/abuso

Os procedimentos para avaliar o potencial de promover dependência/abuso de uma dada substância podem incluir a retirada abrupta após um tratamento repetido (dependência), e os testes de preferência de lugar, discriminação de substâncias e autoadministração (abuso).

Considerações finais

Fatores que devem ser levados em conta quando da avaliação da segurança farmacológica do SNC incluem: 1) a escolha das espécies e linhagens a serem usadas; 2) a via de administração na qual os efeitos serão estudados; 3) os controles adequados a cada teste, e, no caso do SNC, em especial; 4) o contexto experimental (ambiente, temperatura, alimentação, influência de ruídos e odores, experiência dos observadores, entre outros).

Além das investigações essenciais recomendadas pela maior parte das autoridades regulatórias internacionais (mudanças gerais no comportamento, coordenação e atividade motora, interação com hipnossedativos, potencial convulsivante), a necessidade de incluir ou não alguns estudos, tais como o EEG, além do potencial para abuso/dependência, e testes de predição de outros efeitos, como o potencial ansiolítico e amnésico, devem ser considerados na dependência da substância estudada, via de administração e tempo de uso.

Outro fator a ser considerado para efeitos de substâncias no SNC é a idade dos animais avaliados nos testes comportamentais, uma vez que as substâncias padrão de ação central promovem efeitos qualitativamente similares, mas quantitativamente diferentes em animais recém-nascidos, jovens e adultos.

Há ainda vários métodos para avaliação da bateria comportamental (FOB) e a escolha de um ou outro método pode levar a pequenas diferenças nos resultados obtidos. O mesmo é válido para os outros métodos de avaliação de atividades centrais (convulsivante, hipno-sedativa, amnésica etc.) escolhidos.

Várias tecnologias emergentes podem vir a ser aplicadas nessa avaliação, em adição ou reposição aos métodos toxicológicos em uso. Essas novas tecnologias incluem o uso de biomarcadores, células transfectadas e animais transgênicos, além das tecnologias "ômicas" (toxicogenômica, proteômica, e metabolômica). As tecnologias "ômicas" não estão suficientemente avançadas para substituir os testes em uso, embora tenham um papel precoce no processo de desenvolvimento de novas substâncias (fármacos e fitoterápicos, especialmente) e sejam úteis como técnicas complementares aos estudos-padrão.

Sistema gastrintestinal

Em geral, os medicamentos em desenvolvimento para o uso em humanos são projetados para serem administrados pela via oral, o que torna o sistema gastrintestinal (SGI) a porta de entrada para esses fármacos no organismo. Uma vez ingeridos, os fármacos devem ser absorvidos e distribuídos nos diferentes tecidos para atingir as estruturas-alvo e exercer suas ações farmacológicas. Essas etapas iniciais são essenciais para assegurar a eficácia dos medicamentos em estudo, mas ao mesmo tempo podem produzir efeitos gastrintestinais indesejáveis, passíveis de interferências na sua absorção sistêmica e no efeito terapêutico almejado. Por isso, vários estudos não clínicos de novos medicamentos incluem em sua bateria de estudos de SF uma avaliação dos efeitos no SGI.

Em pesquisa realizada pela Sociedade de Segurança Farmacológica (SSF), verificou-se que das 76 indústrias que adotam as normas do ICH para o desenvolvimento de novos medicamentos, 70% realizam estudos suplementares no SGI. Esses estudos são realizados, em parte, por equipes próprias (33%), por laboratórios especializados (*Contract Research Organizations* – CROs, 46%), ou por ambos (22%). Curiosamente, a porcentagem de estudos desenvolvida por essas indústrias no SGI é praticamente igual às realizadas para os sistemas nervoso central (33%), respiratório (29%) e renal (32%),[74] revelando a importância em se considerar os efeitos gastrintestinais indesejáveis nos estudos de SF de novos medicamentos.

De acordo com a regulamentação Brasileira[2] e as normas internacionais, [3,6,23,61] os principais estudos de SF conduzidos no SGI devem incluir testes de avaliação no esvaziamento gástrico, no trânsito intestinal, na secreção ácida e em possíveis lesões da mucosa gástrica.

Em geral, os estudos no e*svaziamento gástrico* (EG) são realizados em ratos, ou camundongos e consistem na medida do conteúdo gástrico remanescente após a administração oral de uma "refeição-teste" associada a um marcador (fenolftaleína). As leituras das absorbâncias do conteúdo gástrico após intervalos predeterminados permitem avaliar o EG. Considerando, porém, as diferenças inerentes às espécies em estudo, o sexo e a constituição das respectivas dietas, os resultados obtidos nesses estudos não são facilmente extrapoláveis para o homem. Uma padronização preliminar cuidadosa do teste pode ser útil para avaliar alguns aspectos comuns envolvidos na regulação da motilidade gastroduodenal[75]. Controles iniciais da consistência da "refeição-teste", do tempo de jejum adequado e do decurso do esvaziamento gástrico em machos e fêmeas são utilizados para a determinação do tempo necessário para obtenção de 50% de EG ($t_{1/2}$) para cada sexo. Determinações da relação dose-efeito no $t_{1/2}$ de cada composto em estudo, acompanhada por um controle positivo e pelo excipiente, se for o caso, contribuem para reduzir algumas variáveis nem sempre controláveis (condições ambientais, problemas de gavagem, estresse de manipulação, etc.).

Para complementar a avaliação na motilidade gastroduodenal, medidas do *trânsito intestinal* em ratos, ou em camundongos, podem ser feitas. O teste consiste na administração oral de uma suspensão de carvão ativado em ratos, ou camundongos antes do tratamento com o composto-teste. O trânsito intestinal é avaliado pela medida da distância percorrida pelo marcador após um intervalo predeterminado. Embora seja um teste de triagem simples, é passível de interferências do tempo de jejum preliminar dos animais (12 a 14 h). Intervalos menores de jejum são insuficientes para uma avaliação fidedigna dos efeitos no trânsito intestinal. Por outro lado, períodos muito extensos de jejum induzem ao estresse dos animais e consequentemente a alterações da motilidade intestinal, introduzindo variáveis adicionais no teste. Determinações da relação dose-efeito acompanhada por um grupo tratado com controle positivo apropriado aumentam a confiabilidade dos resultados.

Possíveis *lesões da mucosa gástrica* podem ser avaliadas mediante administração oral das substâncias-teste diretamente em ratos e camundongos, ou em modelos clássicos de úlceras agudas induzidas por etanol, estresse por imobilização a frio, ou após a administração de anti-inflamatórios não esteroidais (AINES), na espécie selecionada. O índice de lesão da mucosa gástrica (ILM) é determinado considerando alguns parâmetros macroscópicos da mucosa, como, cor, presença ou não de pregas, muco, edema, hemorragias e úlceras. A avaliação é complementada com análises microscópicas de cortes histológicos das mesmas estruturas.

Embora sejam amplamente utilizados, os mecanismos envolvidos nesses modelos não correspondem totalmente àqueles associados à ulcera péptica humana. O modelo de úlceras por etanol (80 a 100%), por exemplo, é de pouca utilidade nos estudos de SF devido à extensão e à gravidade das lesões da mucosa gástrica produzidas, impossibilitando a detecção de eventuais efeitos lesivos ou citoprotetores. Igualmente desnecessária é a associação de dois estímulos lesivos, como, por exemplo, etanol e HCl, que só contribui para exacerbar as lesões e dificultar a interpretação dos resultados. Os modelos de úlceras produzidas por estresse por imobilização a frio, ou nado forçado, e após administração de AINES simulam vários mecanismos celulares comuns aos das úlceras pépticas em humanos. O primeiro tem como característica a presença de lesões hemorrágicas agudas e superficiais da mucosa. O segundo é atribuído à redução da síntese de prostaglandinas por inibição das ciclo-oxigenases I e II (COX I, COX II), o que também é observado em pacientes em tratamento com AINES. Mesmo assim, alguns cuidados se fazem necessários para reduzir a grande variabilidade entre os resultados individuais, bastante comuns em estudos *in vivo*, e para reduzir o número de resultados falso-positivos ou falso-negativos. Uma das principais causas de dados conflitantes observada por nosso grupo é a influência sazonal nos resultados desses testes. Ratos e camundongos apresentam menor ILM em modelos agudos no inverno, exibindo menor sensibilidade aos efeitos de compostos de ação conhecida. Nessas ocasiões, a inclusão de controles apropriados no teste pode contribuir para evitar que eventuais lesões da mucosa gástrica sejam subestimadas.

Apesar dos modelos de lesão aguda envolverem mecanismos comuns aos da úlcera péptica humana, os modelos de úlcera crônica são os que mais se aproximam da patologia humana. Um dos modelos mais utilizados é o de úlceras induzidas por injeção de ácido acético na serosa do estômago de ratos, que reproduz muitos aspectos da patogenia e dos mecanismos de cicatrização observados na patologia humana.

As úlceras pépticas são causadas por um desequilíbrio entre os chamados fatores agressivos (HCl, AINES, etanol, estresse, *Helicobacter pylori*) e os protetores (muco, HCO_3^-, prostaglandinas, microcirculação da mucosa, NO). Como o ácido é o principal fator agressivo da mucosa gástrica, as úlceras gástricas são inicialmente relacionadas com o aumento da secreção ácida. O método mais utilizado para avaliar os efeitos de compostos na secreção ácida gástrica é o da ligadura pilórica (método de Shay). Consiste na medida dos parâmetros da secreção ácida (volume, pH e acidez total) no conteúdo gástrico coletado de ratos, ou camundongos submetidos à ligadura do piloro por quatro horas. As substâncias teste são administradas intraduodenalmente para excluir ações tópicas na mucosa gástrica. Relativamente simples, a técnica requer cuidados na amarra cirúrgica para evitar sangramentos no estômago que interferem na titulação do ácido. Pode fornecer indicações de efeitos na secreção ácida basal e na estimulada pelos secretagogos fisiológicos (histamina, acetilcolina, pentagastrina). O intervalo de quatro horas de ligadura é o mais utilizado, mas alguns compostos testados em nosso laboratório apresentaram efeitos máximos após duas ou três horas de ligadura, o que merece ser conferido em um ensaio preliminar.

Como já mencionado acima, a determinação de uma relação dose-efeito contemplando no mínimo três doses espaçadas em intervalos logarítmicos e posterior cálculo da DE_{50} (dose que produz 50% do efeito máximo) possibilita determinações da potência relativa dos compostos em teste e do controle positivo do teste. Além disso, os valores de DE_{50} determinados *in vivo* podem ser úteis na definição das concentrações para as análises *in vitro* dos mecanismos associados aos efeitos indesejáveis.

Considerando os múltiplos mecanismos envolvidos na regulação da motilidade gastroduodenal e na secreção gástrica, os estudos *in vivo* não permitem uma análise adequada dos mecanismos de ação envolvidos, necessitando para isso dos estudos *in vitro*, Ensaios *in vitro* utilizando preparações isoladas de musculatura lisa gastrintestinal e curvas concentração–efeito de agonistas na presença dos compostos em estudo complementam os testes *in vivo* relacionados com os efeitos no esvaziamento gástrico e no trânsito intestinal. Determinações dos parâmetros pD_2 e pA_2 dão indicações da influência desses compostos na afinidade dos agonistas e antagonistas conhecidos. Análises complementares de interação droga-receptor com radioligantes em preparações membranares de receptores específicos auxiliam a caracterização da afinidade desses receptores pelos agonistas e antagonistas estudados. Havendo indicações, os estudos *in vitro* permitem estender as análises aos mecanismos de sinalização envolvidos em preparações de células dissociadas ou culturas celulares.

Os mecanismos envolvidos nas lesões da mucosa gástrica podem por sua vez estar relacionadas com a secreção ácida ou não (mecanismos citoprotetores). Os mecanismos associados às ações na secreção ácida podem ser analisados em preparações de glândulas gástricas isoladas de coelho, ou de porco. Uma vez assegurada a viabilidade das glândulas após a digestão enzimática e as diferentes etapas de sua obtenção, essas preparações podem fornecer informações valiosas relacionadas com a via reguladora da secreção ácida (colinérgica ou histaminérgica) e respectivos mecanismos de sinalização intracelular. As análises podem ser completadas com determinações das ações dos compostos em estudo na atividade da H^+,K^+-ATPase isolada das glândulas gástricas das mesmas espécies.

Nos casos em que as úlceras gástricas não são relacionadas com alterações da secreção do ácido, determinações de fatores envolvidos na citoproteção da mucosa gástrica, como as prostaglandinas e prostaciclina (PGE_2 e PGI_2), NO, fatores de crescimento (EGF, TGF, VEGF, PDGF, bFGF) entre outros[76,77] podem contribuir para o esclarecimento dos mecanismos associados.

Além dos métodos discutidos para os estudos de SF no sistema gastrintestinal, técnicas adicionais propostas para avaliação de absorção, permeabilidade e transporte celular, endoscopias e outras técnicas de imagem foram apresentadas por outros autores.[78]

Referências bibliográficas

1. World Health Organization. "Report of the international Conference on Primary Health Care, Alma-Ata, USSR, 6-12 September 1978." WHO, Geneva, 1978.

2. ANVISA – Agência Nacional de Vigilância Sanitária, Guia para a condução de estudos não clínicos de segurança necessários ao desenvolvimento de medicamentos, Gerência de Avaliação de Segurança e Eficácia – GESEF. MS-Brasil, 01/03/2010. http://portal.anvisa.gov.br/wps/wcm/connect/

3. WHO – World Health Organization – Non Clinical Safety Testing – Geneva, 2004. http://apps.who.int/tdr/publications/training-guideline-publications/handbook-non-clinical-safety-testing/pdf/safety_handbook.pdf

4. European Medicines Agency – EMEA. Guideline on the non-clinical development of fixed combinations of medicinal products, 2008.

5. Organization for Economics Co-operation and Development – OECD. OECD Principles of Good Laboratory Practice – Paris, 1998.

6. Food and Drug Administration – FDA – Non-clinical safety evaluation of drug or biologic combinations – Maryland, 2006.

7. Roberts I, Kwan I, Evans P, Haig S. Does animal experimentation inform human healthcare? Observations from a systematic review of international animal experiments on fluid resuscitation. BMJ 2002; 324:474-76.

8. Olson H, Betton G, Robinson D, et al. Concordance of the toxicity of pharmaceuticals in humans and in animals. Regul Toxicol Pharmacol 2000; 32:56-67.

9. US Food and Drug Administration. 2004. Innovation or Stagnation: Challenge and Opportunity on the Critical Path to New Medical Products. http://www.fda.gov/oc/initiatives/criticalpath/whitepaper.html

10. ICH M3 (R1). 2000. Non-clinical safety studies for the conduct of human clinical trials and marketing authorization for pharmaceuticals. www.ich.org/LOB/media/MEDIA506.pdf.

11. Home Office. 2001. Research and testing using animals. https://www.gov.uk/guidance/research-and-testing-using-animals

12. Valentin JP, Hammond, T. Safety and secondary pharmacology: Successes, threats, challenges and opportunities. J Pharmacol Toxicol Methods 2008; 58:77-87.

13. Guidelines for the safety assessment of a cosmetic product. In: Macmillan R. The European Cosmetic, Toiletry and Perfumery Association, Colipa, Brussels, Belgium, 1997.

14. International Conference on Harmonization – ICH. Detection of toxicity to reproduction for medicinal products & toxicity to male fertility – ICH S5(R2). Geneva, 1993-2005.

15. Organization for Economics Co-operation and Development – OECD. OECD guidelines for testing of chemicals Nº 421: reproduction/developmental toxicity screening test. Paris, 1995.

16. Organization for Economics Co-operation and Development – OECD. OECD guidelines for testing of chemicals Nº 422: combined repeated dose toxicity study with the reproduction/developmental toxicity screening test. Paris, 1996.

17. Reuter U, Heinrich-Hirsch B, Hellwig J, Holzum B, Welsch F. Evaluation of OECD screening tests 421 (reproduction/developmental toxicity screening test) and 422 (combined repeated dose toxicity study with the reproduction/ developmental toxicity test). Regul Toxicol Pharmacol 2003; 38:17-26.

18. Bailey GP, Wise LD, Buschman J, Hurtt M, Fisher JE. Pre- and Postnatal developmental toxicity study design for pharmaceuticals. Birth Defects Research B Dev Reprod Toxicol 2009; 86:437-45.

19. Cappon GD, Bayley GP, Buschmann J et al. Juvenile animal toxicity study designs to support pediatric drug development. Birth Defects Research B Dev Reprod Toxicol 2009; 86:463-69.

20. Chellman GJ, Bussiere JL, Makori N et al. Developmental and reproductive toxicology studies in nonhuman primates. Birth Defects Research B Dev Reprod Toxicol 2009; 86:446-62.

21. Lerman SA, Hew KW, Stewart J et al. The nonclinical fertility study design for pharmaceuticals. Birth Defects Res B Dev Reprod Toxicol 2009; 86:429-36.

22. Wise LD, Buschmann J, Feuston MH et al. Embryo-fetal developmental toxicity study design for pharmaceuticals. Birth Defects Res B Dev Reprod Toxicol 2009; 86:418-28.

23. FDA (2009) S7A Safety Pharmacology Studies for Human Pharmaceuticals. Disponível:<http://www.fda.gov/downloads/RegulatoryInformation/Guidances/ucm129156.pdf.

24. FDA (2010) Attachment B: Clinical Safety Review of an NDA or BLA of the Good Review Practice: Clinical Review Template (MAPP 6010.3 Rev. 1). In: Manual of Policy and Procedures, Center for Drug Evaluation and Research. Disponível:<http://www.fda.gov/downloads/AboutFDA/CentersOffices/CDER/ManualofPoliciesProcedures/UCM236905.pdf

25. ICH - Guideline on the Need for Carcinogenicity Studies of Pharmaceuticals – S1A. International Conference on Harmonisation – ICH, Geneva, 1995. Disponível em: <http://www.ich.org/LOB/media/MEDIA489.pdf

26. ICH – Genotoxicity: A Standard Battery for Genotoxicity Testing of Pharmaceuticals – S2B, Geneva, 1997. Disponível em: <http://www.ich.org/LOB/media/MEDIA494.pdf

27. Wogan GN, Hecht SS, Felton JS, Conney AH, Loeb LA. Environmental and chemical carcinogenesis. Semin. Cancer Biol. 2004;14:473-86.

28. Högberg J, Silins I, Stenius U. Chemical induced alterations in p53 signaling. EXS 2009; 99:181-208.

29. Phillips DH, Arlt VM. Genotoxicity: damage to DNA and its consequences. EXS 2009; 99:87-110.

30. OECD, In Vitro Mammalian Cell Micronucleus Test. Test Guideline No. 487, OECD Guidelines for Testing of Chemicals, OECD, Paris, 2010. Disponível em: <www.oecd.org/env/testguidelines>.

31. ECVAM Scientific Advisory Committee (ESAC) on the scientific validity of the *in vitro* micronucleus test as an alternative to the in vitro chromosome aberration assay for genotoxicity testing. ESAC 25th meeting, 16-17 November, 2006, Disponível em: <http://ecvam.jrc.it/index.htm>

32. Kirsch-Volders M. 3D human skin models. Mutagenesis 26:177-184, 2011.

33. Fenech M. The advantages and disadvantages of cytokinesis-blood micronucleus method. Mutation Res 1997;392:11-8.

34. Benigni R, Bossa C, Worth A. Structural analysis and predictive value of the rodent in vivo micronucleus assay results. Mutagenesis 2010; 25:335-41.

35. Brusick D. Genotoxic effects in cultured mammalian cells produced by low pH treatment conditions and increased ion concentrations. Environ Mutagen 1986; 8:789-886.

36. Morita T, Nagaki T, Fukuda I, Okumura K. Clastogenicity of low pH to various cultured mammalian cells. Mutation Res 1992; 268:297-305.

37. Elliott BM, Combes RD, Elcombe CR et al. Alternatives to Aroclor 1254-induced S9 in in vitro genotoxicity assays. Mutagenesis 1992; 7:175-77.

38. Johnson TE, Umbenhauer DR, Galloway SM. Human liver S-9 metabolic activation: proficiency in cytogenetic assays and comparison with phenobarbital/beta-naphthoflavone or Aroclor 1254 induced rat S-9, Environ. Mol. Mutagen 1996; 28:51-9.

39. Schins RP, Knaapen AM. Genotoxicity of poorly soluble particles. Inhal Toxicol 2007; 19(Suppl 1):189-98.

40. Vega-Villa KR, Takemoto JK, Yáñez JA, Remsberg CM, Forrest ML, Davies NM. Clinical toxicities of nanocarrier systems. Adv Drug Deliv Rev 2008; 60:929-38.

41. Donaldson K, Poland CA, Schins RP. Possible genotoxic mechanisms of nanoparticles: criteria for improved test strategies. Nanotoxicology 2010; 4:414-20.

42. Warheit DB, Donner EM. Rationale of genotoxicity testing of nanomaterials: regulatory requirements and appropriateness of available OECD test guidelines. Nanotoxicology 2010; 4:409-13.

43. Hernández LG, van Steeg H, Luijten M, van Benthem J. Mechanisms of non-genotoxic carcinogens and importance of a weight of evidence approach. Mutat Res 2009; 682:94-109.

44. Fucic A, Gamulin M, Ferencic Z et al. Lung cancer and environmental chemical exposure: a review of our current state of knowledge with reference to the role of hormones and hormone receptors as an increased risk factor for developing lung cancer in man. Toxicol Pathol 2010; 38:849-55.

45. Chen T. The role of microRNA in chemical carcinogenesis. J Environ Sci Health C Environ Carcinog Ecotoxicol Rev 2010; 28:89-124.

46. Watson WP, Mutti A. Role of biomarkers in monitoring exposures to chemicals: present position, future prospects. Biomarkers 2004; 9:211-42.

47. Guillouzo A, Guguen-Guillouzo C. Evolving concepts in liver tissue modeling and implications for in vitro toxicology. Expert Opin Drug Metab Toxicol 2008; 4:1279-94.

48. Fox BC, Devonshire AS, Schutte ME et al. Validation of reference gene stability for APAP hepatotoxicity studies in different in vitro systems and identification of novel potential toxicity biomarkers. Toxicol in Vitro 2010; 24:1962-70.

49. Leite SB, Teixeira AP, Miranda JP et al. Merging bioreactor technology with 3D hepatocyte-fibroblast culturing approaches: Improved in vitro models for toxicological applications. Toxicol in Vitro 2011; 25:825-32.

50. Souza GR, Molina JR, Raphael RM et al. Three-dimensional tissue culture based on magnetic cell levitation. Nat Nanotechnol 2010; 5:291-96.

51. Cao T, Lu K, Fu X, Heng BC. Differentiated fibroblastic progenies of human embryonic stem cells for toxicology screening. Cloning Stem Cells 2008; 10:1-10.

52. Winkler J, Sotiriadou I, Chen S, Hescheler J, Sachinidis A. The potential of embryonic stem cells combined with -omics technologies as model systems for toxicology. Curr Med Chem 2009; 16:4814-27.

53. Ellinger-Ziegelbauer H, Aubrecht J, Kleinjans JC, Ahr HJ. Application of toxicogenomics to study mechanisms of genotoxicity and carcinogenicity. Toxicol Lett 2009; 186:36-44.
54. Waters MD, Jackson M, Lea I. Characterizing and predicting carcinogenicity and mode of action using conventional and toxicogenomics methods. Mutat Res 2010; 705:184-200.
55. Gibb S. Toxicity testing in the 21st century: a vision and a strategy. Reprod Toxicol 2008; 25:136-38.
56. Andersen ME, Krewski D. Toxicity testing in the 21st century: bringing the vision to life. Toxicol Sci 2009; 107:324-30.
57. Trosko JE, Upham BL. A paradigm shift is required for the risk assessment of potential human health after exposure to low level chemical exposures: a response to the toxicity testing in the 21st century report. Int J Toxicol 2010; 29:344-57.
58. Andersen ME, Al-Zoughool M, Croteau M, Westphal M, Krewski D. The future of toxicity testing. Toxicol Environ Health B Crit Rev 2010; 13:163-96.
59. Hogervorst JG, Baars BJ, Schouten LJ, Konings EJ, Goldbohm RA, van den Brandt PA. The carcinogenicity of dietary acrylamide intake: a comparative discussion of epidemiological and experimental animal research. Crit Rev Toxicol 2010; 40:485-512.
60. Billington R, Lewis RW, Mehta JM, Dewhurst I. The mouse carcinogenicity study is no longer a scientifically justifiable core data requirement for the safety assessment of pesticides. Crit Rev Toxicol 2010; 40:35-49.
61. International Conference of Harmonization – ICH. Safety Pharmacology studies for human pharmaceuticals – S7A. Geneva, 2000.
62. Bass A, Kinter L, Williams P. Origins, practices and future of safety pharmacology. J Pharmacol Toxicol Methods 2004; 49:145-51.
63. International Conference of Harmonization – ICH. Clinical evaluation of QT/QTc interval prolongation and proarrhythmic potential for non-antiarrhythmic drugs – E14. Geneva, 2005.
64. International Conference of Harmonization – ICH. The non-clinical evaluation of the potential for delayed ventricular repolarization (QT interval prolongation) by human pharmaceuticals – S7B. Geneva, 2005.
65. National Cancer Institute – NCI. Cardiotoxicity Study in Cynomolus Monkeys. Maryland: T&PB, DTP, DCTD NCI Pr-Clinical Toxicology Protocol Master, 1966a.
66. Haverkamp W, Breithart G, Camm AJ et al. The potential for QT prolongation and proarrhythmia by non-antiarrhythmic drugs: Clinical and regulatory implications. Cardiovascular Res 2000; 47:219-33.
67. Anderson ME, Al-Khatib SM, Roden DM, Califf RM. Cardiac repolarization: Current knowledge, critical gaps and new approaches to drug development and patient management. Americam Heart J 2002; 144:769-81.
68. Redfern WS, Carlsson L, Davis AS et al. Relationships between preclinical cardiac electrophysiology, clinical QT interval prolongation and torsade de pointes for a broad range of drugs: evidence for a provisional safety margin in drug development. Cardiovasc Res 2003; 58:32-45.
69. De Clerck F, Van de Water A, D'Aubioul J et al. In vivo measurement of QT prolongation, dispersion and arrhythmogenesis: application to the preclinical cardiovascular safety pharmacology of a new chemical entity. Fundam Clin Pharmacol 2002; 16:125-40.
70. Wakefield ID, Pollard C, Redfern WS, Hammond TG, Valentin, JP. The application of in vitro methods to safety pharmacology. Fundam Clin Pharmacol 2002; 16:209-18.
71. Hauser DS, Stade M, Schmidt A, Hanauer G. Cardiovascular parameters in anaesthetized guinea pigs: A safety pharmacology screening model. J Pharmacol Toxicol Methods 2005; 52:106-14.
72. Bass AS, Tamaselli G, Bullingham R, Kinter LB. Drugs effects on ventricular repolarization: A critical evaluation of the strengths and weaknesses of current methodologies and regulatory practices. J Pharmacol Toxicol Methods 2005; 52:12-21.
73. Valentin JP, Pollard C, Lainée P, Hammond T. Value of non-clinical repolarization assays in supporting the discovery and development of safer medicines. Br J Pharmacol 2010; 159:25-33.
74. Lindgren S, Bass AS, Briscoe R et al. Benchmarking safety pharmacology regulatory packages and best practice. J Pharmacol Toxicol Methods 2008; 58:99-109.
75. Ramkumar D, Schulze KS. Gastrodudenal motility. Curr Opin Gastroenterol 2003; 19:540-45.
76. Szabo S, Deng X, Khomenko T et al. New molecular mechanisms of duodenal ulceration. Ann NY Acad Sci 2007; 1113:238-55.
77. Ham M, Kaunitz JD. Gastroduodenal defense. Curr Opin Gastroenterol 2007; 23:607-16.
78. Harrison AP, Erlwanger KH, Elbrønd VS, Andersen NK, Unmack MA. Gastrointestinal tract models and techniques for use in safety pharmacology. J Pharmacol Toxicol Methods 2004; 49:187-99.

SEÇÃO 4

Principais Classes de Produtos Naturais de Interesse Farmacêutico

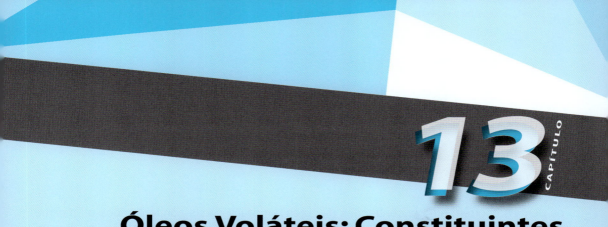

Óleos Voláteis: Constituintes Químicos e Atividades Biológicas

Nathalya Isabel de Melo
Antônio Eduardo Miller Crotti

INTRODUÇÃO

Os óleos essenciais (ou óleos voláteis) são misturas voláteis de substâncias lipofílicas, geralmente odoríferas, produzidas por plantas aromáticas como parte de seu metabolismo especial.* A volatilidade e o odor característicos desses óleos tornam possível que eles atuem como sinais de comunicação química com outras plantas, como meio de defesa contra animais, sobretudo insetos, como inibidores da germinação e do crescimento de outras plantas, como antimicrobianos em relação a alguns fungos e bactérias, e como atrativos de polinizadores. A produção desses óleos ocorre em estruturas de secreção especializadas, podendo permanecer armazenados em vários órgãos da planta, como folhas, flores, caules, raízes, rizomas, frutos e sementes.[1,2]

Além da volatilidade, os óleos essenciais também são caracterizados pela solubilidade limitada em água e pela solubilidade em éter (são, por isso, também chamados de "óleos etéreos"). São líquidos à temperatura ambiente, geralmente menos densos que a água e apresentam baixa estabilidade na presença de luz, calor, umidade e íons metálicos.[2] Devido à forte fragrância, os óleos essenciais são largamente utilizados na indústria como matérias-primas para a produção de cosméticos, aromatizantes de alimentos, bebidas e produtos de utilidade doméstica (p. ex., detergentes, sabões, repelentes de insetos e aromatizantes de ambientes).[3,4]

Quimicamente, a maioria dos óleos voláteis é constituída por terpenoides, sobretudo monoterpenos e sesquiterpenos, e por fenilpropanoides. Esses compostos apresentam-se em concentrações variáveis em cada óleo, sendo um deles normalmente o majoritário, enquanto

*Este termo, adotado pelo prof. Otto R. Gotlieb, é aqui utilizado como sinônimo de "metabolismo secundário".

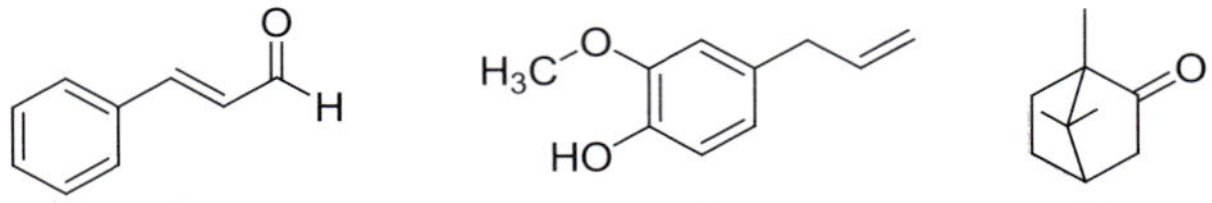

Figura 13.1. Estruturas químicas do cinamaldeído (1), eugenol (2) e cânfora (3).

os demais ocorrem em concentrações menores, em baixíssimas concentrações ou mesmo em níveis de traços. Vários fatores podem influenciar a composição química de um óleo volátil, como a diversidade genética da planta, o método de extração utilizado, o habitat e o horário de coleta, entre outros.[5] Embora todos os órgãos de uma planta possam acumular óleos essenciais, conforme mencionado anteriormente, sua composição química pode também variar de um órgão para o outro. Por exemplo, o óleo das cascas de canela (*Cinamomum zeylanicum*, Lauraceae) é rico em cinamaldeído (1), enquanto as folhas e raízes dessa planta são ricas em eugenol (2) e cânfora (3), respectivamente (Figura 13.1).[2,6]

Neste capítulo, são abordados os aspectos biossintéticos de monoterpenos, sequiterpenos e fenilpropanoides, principais metabólitos presentes em óleos voláteis. São também abordados os principais métodos de obtenção desses óleos e as técnicas analíticas mais utilizadas na identificação de seus constituintes químicos, bem como algumas de suas atividades biológicas.

BIOSSÍNTESE DE MONOTERPENOS, SESQUITERPENOS E FENILPROPANOIDES DE ÓLEOS VOLÁTEIS

Monoterpenos e sesquiterpenos são metabólitos especiais formados a partir de reações de condensação do tipo "cabeça-cauda" de uma unidade de difosfato de isopentenila (IPP) com uma ou duas unidades de difosfato de dimetilalila (DMAPP), apresentando, portanto, 10 e 15 átomos de carbonos em suas estruturas, respectivamente. As unidades de IPP e de DMAPP são formadas a partir do ácido mevalônico (MVA), conforme mostrado na Figura 13.2. Os fenilpropanoides, por sua vez, são biossintetizados a partir do ácido prefênico, que é formado a partir do ácido chiquímico[7] (Figura 13.3).

Monoterpenos

A condensação "cabeça-cauda" entre uma unidade de DMAPP e uma unidade de IPP é iniciada pela remoção de um hidrogênio alílico da molécula de IPP por um sítio básico de uma enzima, com formação de uma ligação dupla e subsequente ataque nucleofílico da nuvem de elétrons π (cabeça) ao carbono alílico ("cauda") de uma molécula de DMAPP. Esse ataque resulta na eliminação do grupo difosfato e na formação do difosfato de geranila (GPP), que é o precursor biossintético de todos os monoterpenos (Figura 13.4).[8]

Os monoterpenos apresentam estruturas químicas bastante diversificadas, que vão desde cadeias alifáticas de grande mobilidade conformacional, como as do geraniol (4), citronelol (5) e citronelal (6), que são os principais constituintes químicos do óleo de citronela (*Cymbopogon nardus*, Poaceae) (Figura 13.5) a compostos bicíclicos ponteados com estruturas muito rígidas, como as da cânfora (3), detectada no óleo essencial de *Cinnamomum camphora* (Lauraceae) (Figura 13.5).

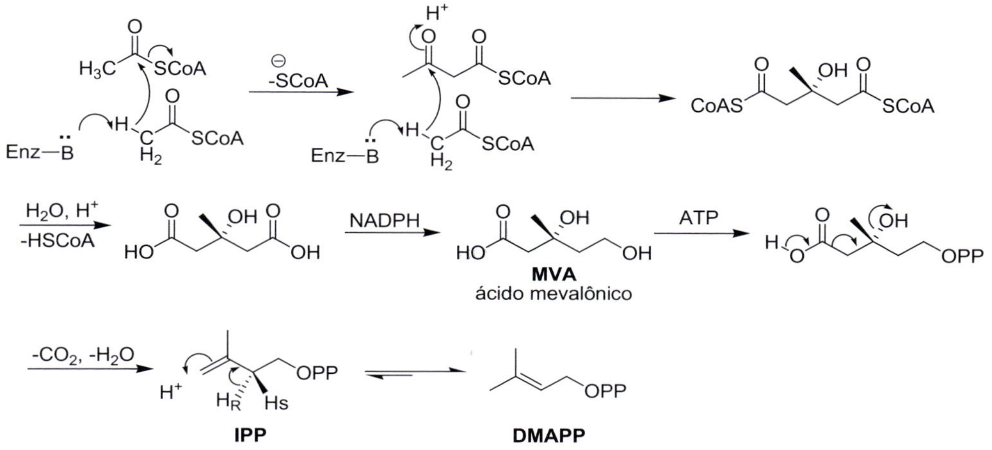

Figura 13.2. Biossíntese do dimetilalildifosfato (DMAPP) a partir do ácido mevalônico (MVA).[7]

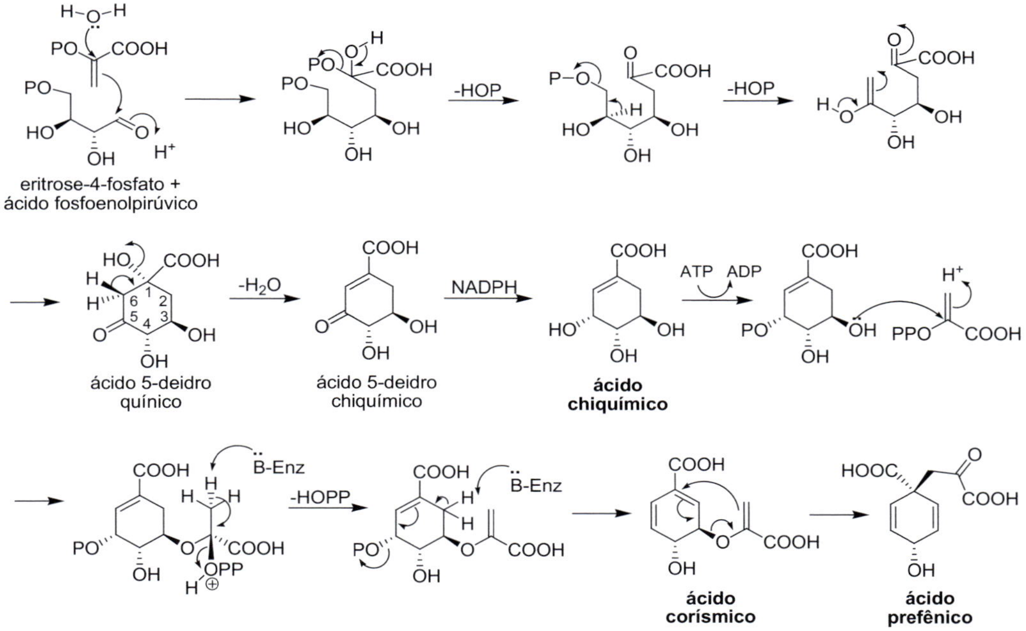

Figura 13.3. Biossíntese do ácido prefênico a partir do ácido chiquímico.[7]

A ligação dupla entre os carbonos 6 e 7 do GPP geralmente apresenta configuração *E*, porém pode ocorrer isomerização dessa ligação para formar o difosfato de linalila (LPP) ou o difosfato de nerila (NPP), conforme mostrado na Figura 13.6. Essa isomerização é iniciada pela eliminação do grupo difosfato segundo um mecanismo do tipo E1, com consequente formação de um carbocátion alílico. Na etapa seguinte, o grupo difosfato atua como nucleófilo

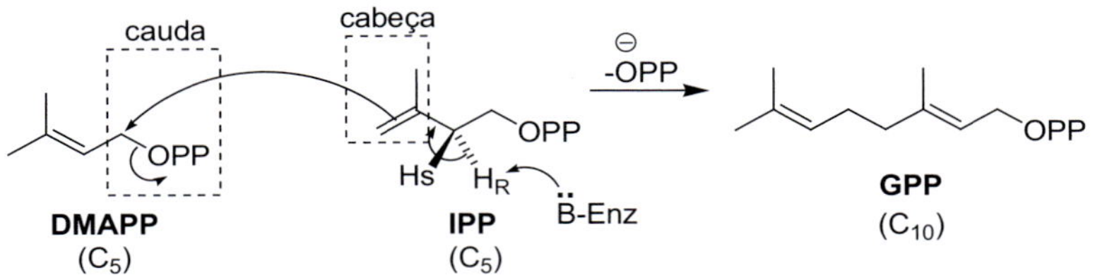

Figura 13.4. Formação do difosfato de geranila (GPP).[8]

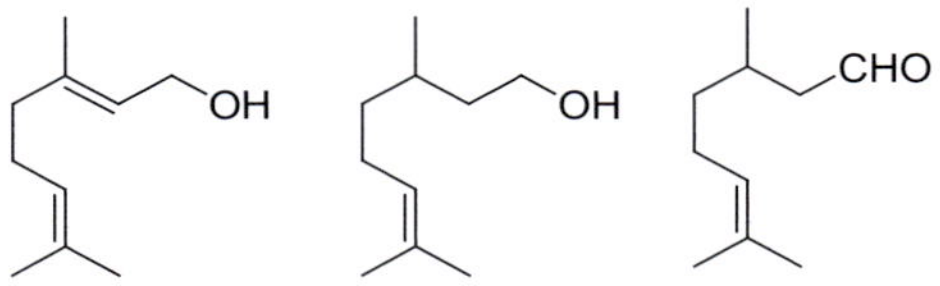

Figura 13.5. Estruturas químicas do geraniol (4), citronelol (5) e citronelal (6).

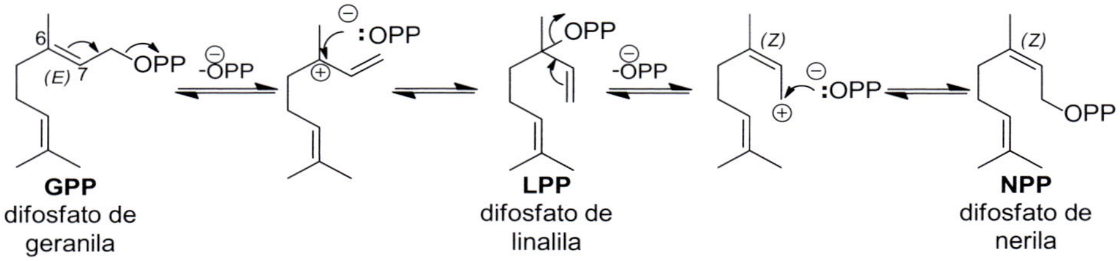

Figura 13.6. Formação do LPP e NPP a partir do GPP.[9]

e ataca o carbono catiônico, formando assim o LPP. A formação do NPP a partir do LPP ocorre por meio de um mecanismo semelhante.[9]

A formação do mirceno (7) a partir do NPP (Figura 13.7) envolve a eliminação do grupo difosfato, que é facilitada pela formação de um carbocátion terciário estabilizado por ressonância, com posterior desprotonação. (E)-β-ocimeno (8) e (Z)-β-ocimeno (9), que diferem entre si apenas na configuração da ligação dupla, são formados por desprotonação desse mesmo carbocátion; porém, no caso do (Z)-β-ocimeno (9), essa desprotonação é precedida pelo giro em torno da ligação σ entre C-5 e C-6 (Figura 13.8).

A biogênese de monoterpenos monocíclicos ocorre a partir do difosfato de nerila (NPP) e envolve o ataque nucleofílico da nuvem de elétrons π entre C-2 e C-3 ao carbono alílico eletrofílico C-8, com consequente eliminação do grupo difosfato e formação do cátion terpenila (Figura 13.9). Esse carbocátion pode ser desprotonado e originar o α-terpinoleno (10) e o limoneno (11) pelas rotas *a* e *b* ou rearranjar-se a outro carbocátion terciário por meio de uma migração 1,2 de hidreto. A desprotonação desse novo carbocátion pode dar origem ao

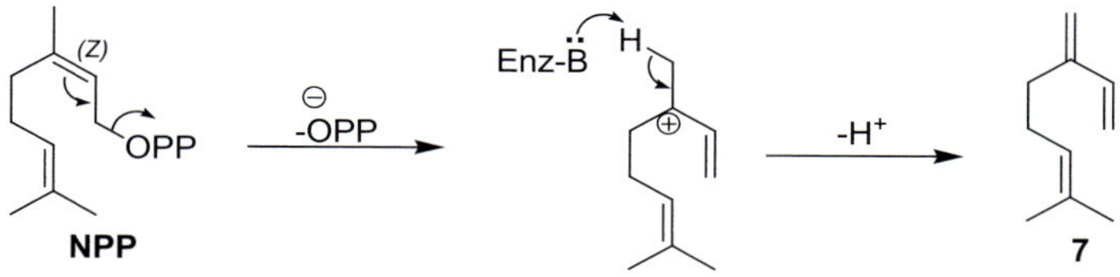

Óleos Voláteis: Constituintes Químicos e Atividades Biológicas **251**

Figura 13.7. Biogênese do mirceno (7) a partir do NPP.

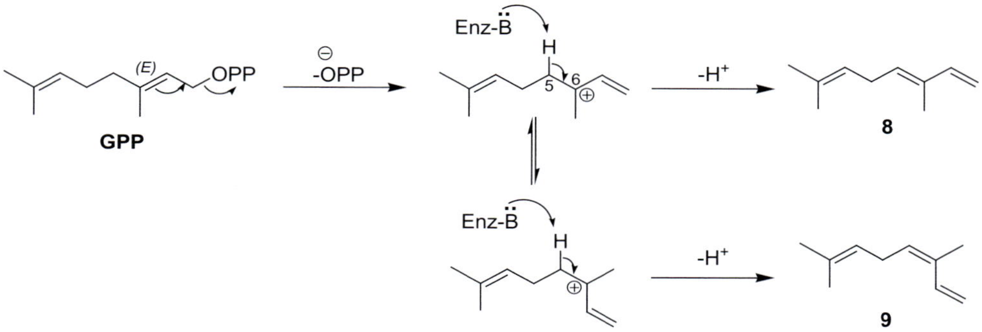

Figura 13.8. Biogênese do (E)-β-ocimeno (8) e (Z)-β-ocimeno (9) a partir do GPP.

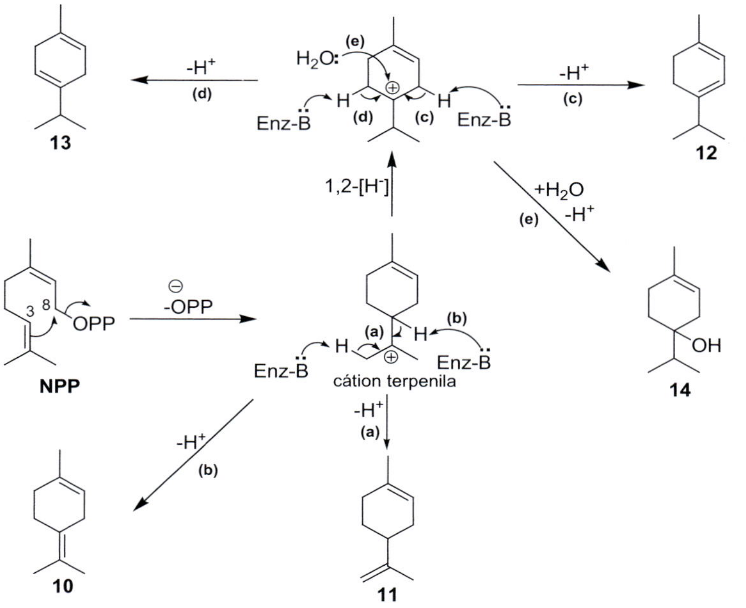

Figura 13.9. Biogênese do α-terpinoleno (10), limoneno (11), α-terpineno (12), γ-terpineno (13) e 4-terpineol (14) a partir do NPP.

α-terpineno (12) e ao γ-terpineno (13) pelas rotas *c* e *d*, respectivamente, enquanto a adição nucleofílica de uma molécula de água, seguida por desprotonação (rota *e*), pode levar à formação do 4-terpineol (14).

A formação dos monoterpenos bicíclicos α-pineno (15) e β-pineno (16) é iniciada pelo ataque nucleofílico da nuvem π entre C-6 e C-7 ao carbono catiônico C-2 do cátion mentila, resultando no cátion pinila, que apresenta uma ligação entre os carbonos C-2 e C-7. Os dois monoterpenos bicíclicos isoméricos mencionados podem ser formados por remoção do hidrogênio de diferentes carbonos α ao carbono catiônico do íon pinila, conforme representado na Figura 13.10. Uma migração 1,2 de hidreto leva à formação de um carbocátion mentila/terpenila isomérico, cujo carbono catiônico C-3 pode sofrer o ataque nucleofílico dos elétrons π da ligação entre C-6 e C-7 para formação de um anel de três membros e, após desprotonação, do α-tujeno (17). A biossíntese de alguns monoterpenos bicíclicos, como o canfeno (18), envolve um rearranjo de carbocátion conhecido como rearranjo de Wagner-Merwein. Esse rearranjo consiste na migração de uma ligação σ, que se dá via íon carbônio, conforme mostrado na Figura 13.10.[7,9]

Sesquiterpenos

A formação do difosfato de farnesila (FPP), que é o precursor biossintético dos sesquiterpenos, envolve uma condensação "cabeça-cauda" entre uma unidade de difosfato de geranila (GPP) e uma unidade de IPP segundo o mecanismo mostrado na Figura 13.11, que é similar ao representado na Figura 13.4.

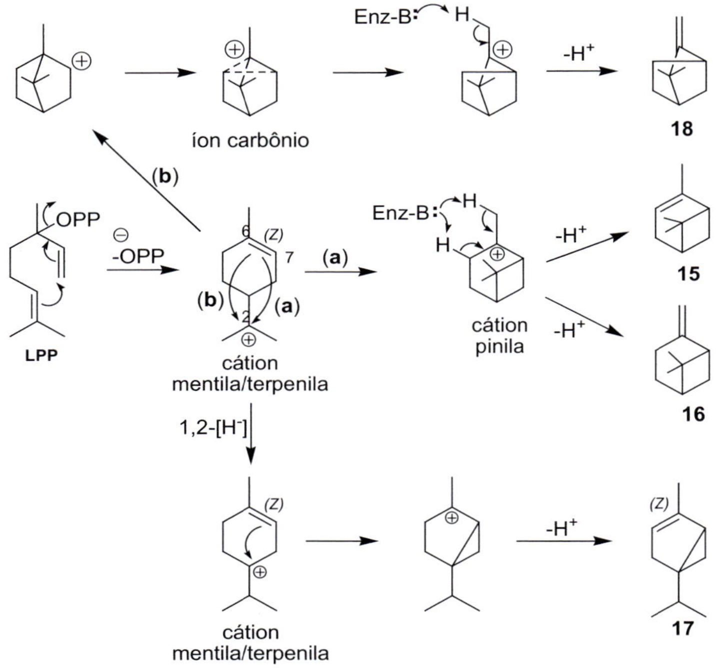

Figura 13.10. Biogênese do α-pineno (15), β-pineno (16), α-tujeno (17) e canfeno (18).

O difosfato de farnesila (FPP) pode isomerizar-se a outros precursores biossintéticos de sesquiterpenos, que diferem entre si na posição e na configuração da ligação dupla, através de um mecanismo similar ao da isomerização do GPP a LPP e NPP (Figura 13.12).

A formação do nerolidol (19) a partir do FPP envolve a eliminação do grupo difosfato e a formação de um carbocátion terciário estabilizado por ressonância, com posterior ataque nucleofílico de uma molécula de água, seguido por desprotonação (Figura 13.13). O ataque nucleofílico da nuvem π entre C-2 e C-3 ao carbono eletrofílico ligado ao grupo difosfato resulta na eliminação deste grupo e na consequente formação de um carbocátion terciário, que pode rearranjar-se por meio de uma migração 1,3 de hidreto para formar um carbocátion alílico. Este carbocátion pode originar o germacreno D (20) após desprotonação, ou o ere-mofileno (21) após uma sequência de reações que envolve: (1) desprotonação; (2) ciclização catalisada por ácido e consequente formação de um carbocátion terciário; (3) migração 1,2 de hidreto; (4) rearranjo do carbocátion terciário (migração de grupo metil); (5) desprotonação (Figura 13.13).[9]

A formação do (E)-cariofileno (22), óxido de cariofileno (23) e α-humuleno (24), mostrada na Figura 13.14, envolve a ciclização do difosfato de farnesila (FPP), iniciada pelo ataque da nuvem π entre C-2 e C-3 ao carbono eletrofílico C-12, com consequente expulsão do grupo difosfato. A desprotonação (rota a) resulta na formação do α-humuleno (24), enquanto outra ciclização (rota b) e posterior desprotonação leva à formação do (E)-cariofileno (22), cuja oxidação da ligação dupla produz o óxido de cariofileno (23).[9]

Fenilpropanoides

A maioria dos fenilpropanoides que constituem os óleos voláteis são biossintetizados a partir dos aminoácidos L-fenilalanina e L-tirosina. Esses aminoácidos são produzidos a partir do ácido prefênico e são os precursores dos ácidos cinâmico e p-cumárico, que, por sua vez,

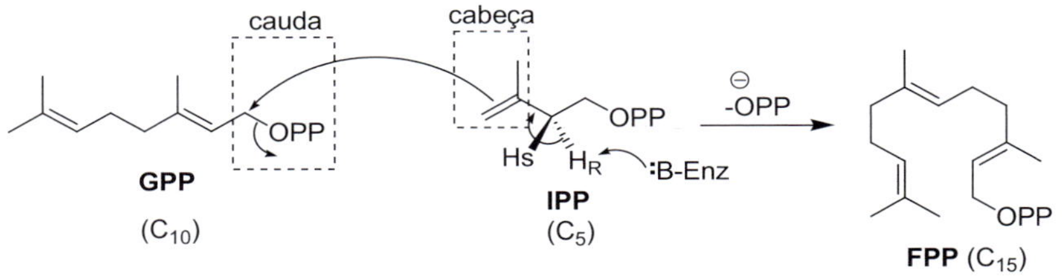

Figura 13.11. Formação do difosfato de farnesila (FPP).[9]

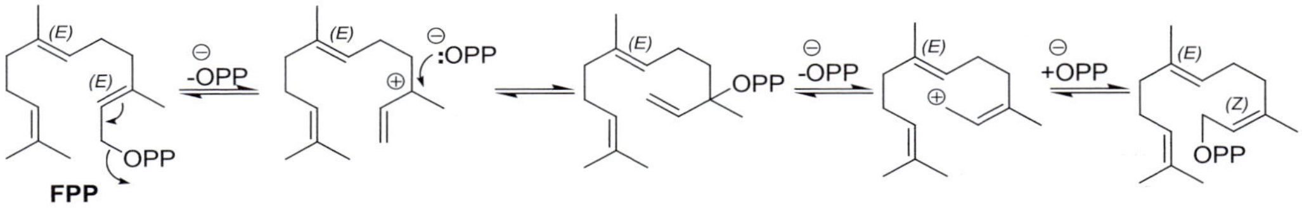

Figura 13.12. Formação de isômeros do difosfato de farnesila (FPP).

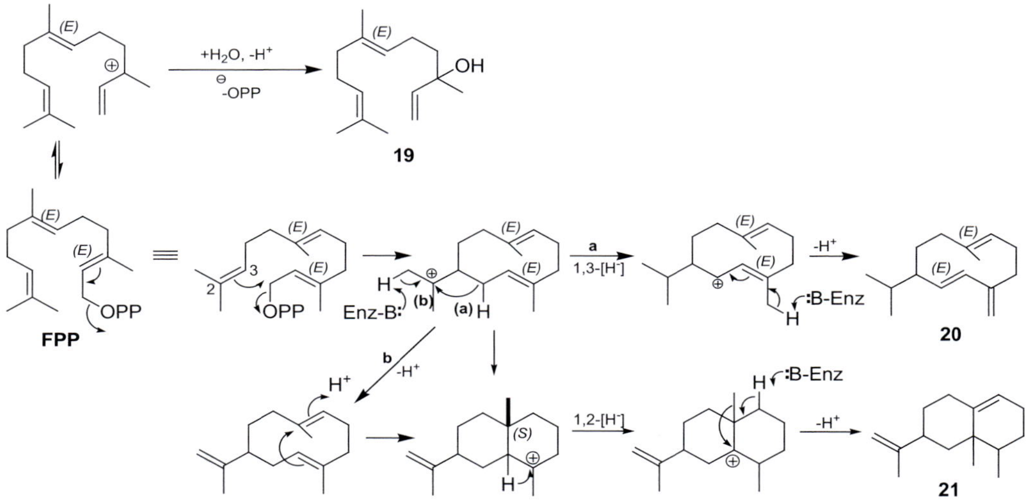

Figura 13.13. Biogênese do nerolidol (19), germacreno D (20) e eremofileno (21) a partir do FPP.

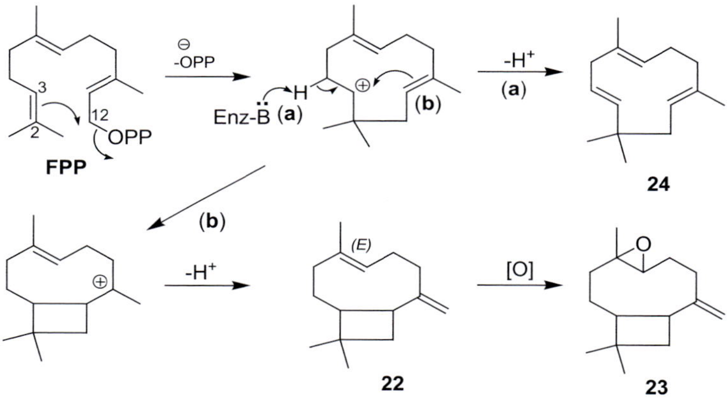

Figura 13.14. Biogênese do (E)-cariofileno (22), óxido de cariofileno (23) e α-humuleno (24) a partir do FPP.[9]

são resultantes de desaminações oxidativas promovidas pela enzima fenilalaninamonioliase (PAL) e tirosinamonioliase (TAL), conforme mostrado na Figura 13.15.[7]

A redução desses ácidos, promovida pelo NADPH, resulta na formação dos respectivos aldeídos ou álcoois. No entanto, a hidroxila destes últimos pode ser fosforilada e eliminada, formando um carbocátion estabilizado por ressonância (Figura 13.16). O ataque nucleofílico de um íon hidreto fornecido pelo NADPH a cada uma das formas de ressonância desse carbocátion origina os precursores dos propenilfenóis e alilfenóis mais comuns em óleos voláteis, como eugenol (2), anetol (25) e estragol (26). A formação do safrol (27), principal constituinte do óleo de sassafrás (*Sassafras* sp, Lauraceae), que é muito utilizado para a fixação de essências, envolve três etapas: 1) abstração de um íon hidreto do grupo metoxila (OCH_3),

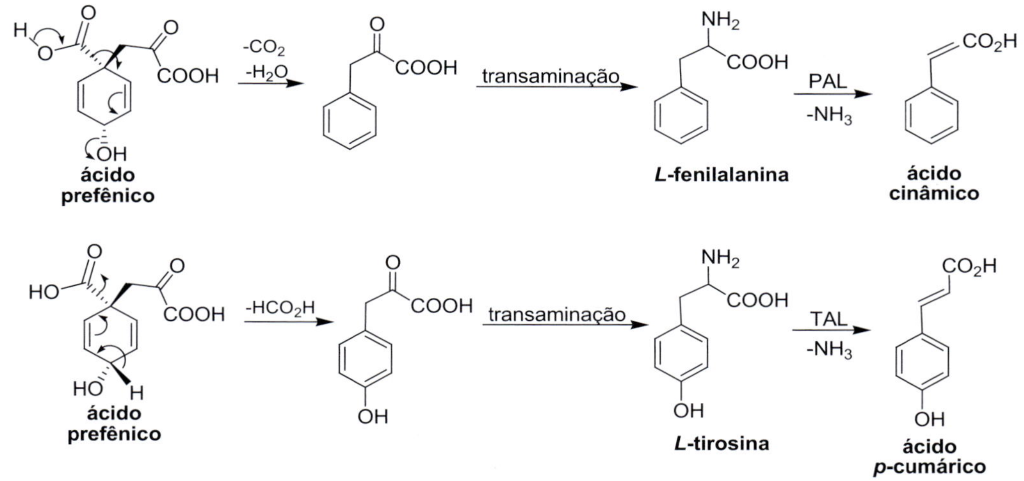

Figura 13.15. Formação dos ácidos cinâmico e p-cumárico a partir do ácido prefênico.[7]

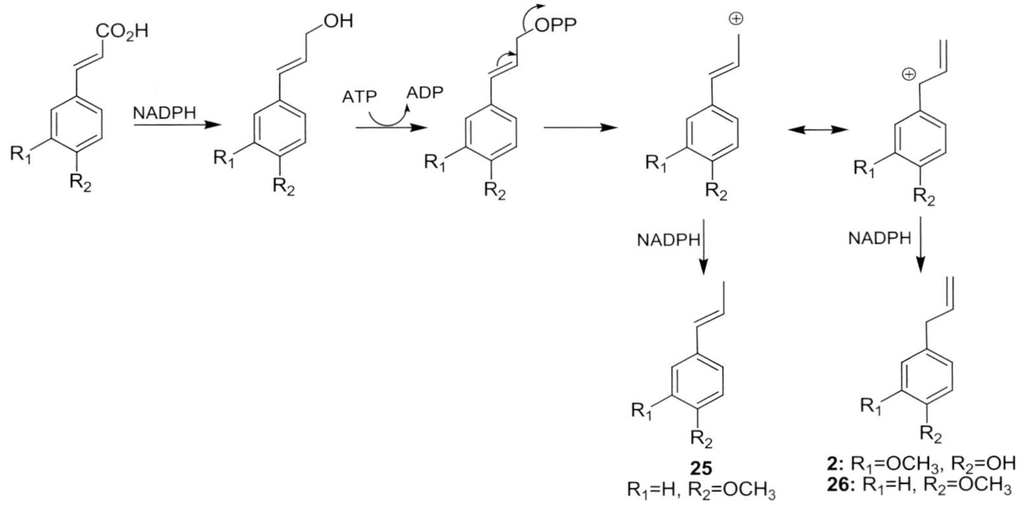

Figura 13.16. Biogênese do eugenol (2), anetol (25) e estragol (26).

com consequente formação de um carbocátion; 2) ataque nucleofílico do par de elétrons do oxigênio da hidroxila fenólica; 3) desprotonação (Figura 13.17).[9]

EXTRAÇÃO DE ÓLEOS VOLÁTEIS

Vários métodos podem ser utilizados para a extração de óleos voláteis. A escolha do método mais adequado deve ser feita levando-se em conta, entre outros fatores, a escala da extração a ser realizada e a parte da planta utilizada para a extração.

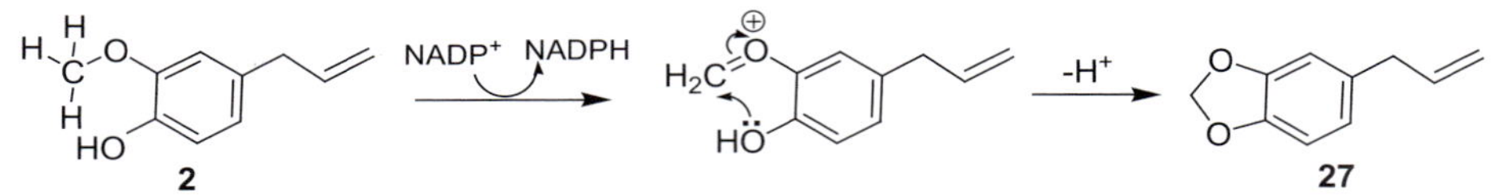

Figura 13.17. Biogênese do safrol (27).[7]

Extração de óleos voláteis em escala industrial

Os métodos de extração mais utilizados para a obtenção de óleos voláteis em escala industrial são a hidrodestilação, a destilação por arraste a vapor e a prensagem a frio. Na extração por hidrodestilação, o material vegetal picado é submerso em água e permanece em contato direto com o vapor de água, enquanto na destilação por arraste a vapor o vapor de água é produzido em um aquecedor separado do destilador e conduzido através de um tubo até o fundo do destilador, onde se encontra o material vegetal picado. A destilação por arraste a vapor também pode ser realizada em altas pressões, com a vantagem de possibilitar o uso de temperaturas mais elevadas e de reduzir o tempo de extração. Tanto na hidrodestilação como na destilação por arraste a vapor a mistura condensada de água+óleo volátil é coletada em um frasco de vidro (chamado de frasco de Florentina) ou em um recipiente de aço inoxidável, de onde o óleo volátil, imiscível com a água, pode ser facilmente retirado.[10]

A prensagem a frio (ou espressão) é o método mais utilizado para a extração dos óleos voláteis de frutas cítricas em escala industrial. Esse método consiste na prensagem mecânica das glândulas de óleo presentes no interior da casca de frutas cítricas até a liberação de seus conteúdos. No entanto, embora as misturas obtidas sejam consideradas "óleos voláteis", deve ser ressaltado que nem todas as substâncias extraídas por prensagem a frio são completamente voláteis, como, por exemplo, cumarinas e pigmentos.[2,10]

A extração com solventes orgânicos é muito utilizada para a obtenção de óleos voláteis de sementes, porém não é um método muito recomendado devido à possibilidade de se extrair outros constituintes químicos além dos óleos voláteis.[2,11] A extração por fluidos supercríticos (EFS) envolve o aquecimento de um fluido até o seu estado supercrítico, no qual ele apresenta capacidade de dissolução semelhante à de um líquido, porém com viscosidade semelhante à de um gás. Em função das temperaturas relativamente baixas em que a maioria dos solventes utilizados encontra-se em estado supercrítico, é possível utilizar essa técnica para a extração de compostos termossensíveis. O fluido mais comumente empregado em EFS é o dióxido de carbono (CO_2), que atinge seu estado supercrítico em temperaturas superiores a 31 °C e pode, assim, ser eliminado facilmente ao final da extração, retornando ao estado gasoso e garantindo uma prática limpa, segura, barata, atóxica e não poluente.[12] Na prática, a composição dos óleos voláteis obtidos por EFS pode ser diferente daquela de óleos obtidos por meio de outros métodos de extração, podendo-se maximizar as concentrações dos componentes majoritários e isolá-los a partir de técnicas de fracionamento. As desvantagens dessa técnica são o alto custo dos equipamentos, a periculosidade de se empregar altas pressões e a dificuldade de se extrair compostos muito polares sem a adição de um cossolvente adequado. No entanto, também nesse caso, os óleos voláteis obtidos por EFS não são considerados óleos essenciais verdadeiros.[10]

Extração de óleos voláteis em escala laboratorial

A extração de óleos voláteis em laboratórios é geralmente realizada em aparato de destilação circulatória, desenvolvido por Clevenger em 1928 e alterado ao longo dos anos.[10] Nesse aparato, o material vegetal a partir do qual se deseja extrair o óleo volátil é depositado em balão de fundo redondo contendo água destilada. Esse balão é acomodado em uma manta de aquecimento e acoplado a um condensador vertical e a um tubo graduado, que é utilizado para a determinação volumétrica do óleo. Após a condensação, a água é direcionada de volta para o balão graças a uma saída posicionada no topo do tubo graduado, assegurando, assim, uma destilação contínua.[10] O tempo de extração depende da quantidade de material vegetal utilizado, mas geralmente gira em torno de 3 a 4 h. O óleo volátil obtido por esse método pode ser facilmente separado da água abrindo-se a torneira do tubo graduado. Para eliminar eventuais traços de água remanescentes na amostra de óleo coletada, pode-se secar a amostra com sulfato de sódio anidro[2] ou resfriá-la até a solidificação da água.[13] Neste último caso, o óleo volátil pode ser facilmente separado do gelo por meio de uma seringa.

Técnicas de microamostragem

As técnicas de microamostragem possibilitam a análise de óleos voláteis em quantidades muito pequenas, seja pela pequena quantidade de material vegetal disponível, seja pelo baixo teor de óleo volátil da planta a ser analisada. As técnicas de microamostragem mais comuns são a microextração em fase sólida (SPME, do inglês *solid phase microextraction*), a extração por *headspace* (HS) e a microdestilação, sendo esta última uma modificação da hidrodestilação.

A técnica SPME é baseada na sorção das substâncias voláteis de uma amostra em uma fibra de sílica fundida revestida, que é adaptada a uma microsseringa para injeção direta no cromatógrafo gasoso. Depois de introduzir a fibra em um líquido ou gás, as substâncias a serem analisadas são enriquecidas conforme seus coeficientes de distribuição, sendo então desorvidas termicamente da fibra após a introdução no injetor aquecido do cromatógrafo gasoso. As fibras de SPME podem ser revestidas por um polímero líquido (p. ex., polidimetilsiloxano, PDMS) ou um revestimento misto de líquido e sólido (carboxen®/PDMS). A seletividade e a capacidade do revestimento da fibra podem ser ajustadas mudando-se o tipo ou a espessura do revestimento de acordo com as substâncias a serem analisadas.[10]

A técnica *headspace* (HS) possibilita extrair substâncias voláteis de um líquido ou de um sólido antes da análise por cromatografia gasosa, sendo preferencialmente utilizada quando a amostra não puder ser diretamente injetada no cromatógrafo gasoso.[10] As técnicas de *headspace* podem ser classificadas em estáticas ou dinâmicas, dependendo dos princípios de amostragem envolvidos. Em HS estática, a amostra sólida ou líquida é colocada em um frasco, que é fechado e aquecido a uma temperatura predeterminada. Após a amostra atingir o equilíbrio com seu vapor, uma alíquota da fase de vapor é retirada com o auxílio de uma seringa apropriada e analisada por cromatografia gasosa. A maior limitação da HS estática é a necessidade de uma etapa de concentração prévia da amostra com relação a componentes traços, o que pode ser feito através de *trapping* criogênico, de absorção líquida ou da adsorção em um sólido adequado (p. ex., por SPME). Na HS dinâmica, a sensibilidade é melhorada consideravelmente arrancando-se as substâncias voláteis do material a ser investigado com uma corrente de gás purificado ou gás inerte e capturando-se os compostos removidos. Esses compostos são coletados em um *trap*, no qual a amostra é concentrada para evitar a injeção de grandes volumes de amostra, que resultam em alargamento da banda, distorção do pico e resolução cromatográfica pobre. O uso dessa técnica na análise de compostos voláteis de material vegetal previamente moído requer alguns cuidados especiais, uma vez que a ruptura dos tecidos pode iniciar reações enzimáticas que podem levar à formação de artefatos voláteis.[10]

IDENTIFICAÇÃO DOS CONSTITUINTES QUÍMICOS DE ÓLEOS VOLÁTEIS

Várias técnicas podem ser utilizadas para a separação e identificação dos constituintes químicos de óleos essenciais, entre as quais podem ser citadas a cromatografia em camada delgada (CCD), a cromatografia líquida de alta eficiência (CLAE) e a cromatografia gasosa (CG). Embora a escolha do método a ser utilizado dependa, entre outros fatores, da complexidade e da quantidade de amostra do óleo volátil a ser analisado, o uso de CCD e de CLAE é geralmente limitado a óleos pouco complexos, em que um dos constituintes químicos aparece em concentração bem maior que os demais. A cromatografia gasosa é a técnica de separação mais utilizada para a análise de óleos voláteis. Nesse caso, o uso de colunas capilares de até 60 m de comprimento possibilita a análise de amostras bastante complexas. A CG é também a ferramenta analítica de escolha para a identificação dos constituintes químicos desses óleos, não sendo obrigatória a disponibilidade de padrões autênticos para tal propósito, ao contrário do que ocorre com CCD e CLAE. Essa identificação geralmente é feita com base nos índices de Kovats (IK) de cada constituinte, que são índices de retenção calculados a partir dos tempos de retenção de cada pico em relação aos tempos de retenção de uma série homóloga de hidrocarbonetos alifáticos, conforme a Equação 1, proposta por Dool e van der Dool e Kratz.[14]

$$IK = 100n + [100\, (t_x\text{-}t_n) / (t_{n+1}\text{-}t_n)] \qquad \text{(Equação 1)}$$

Na equação, n é o número de carbonos do primeiro hidrocarboneto da mistura de padrões cujo tempo de retenção t_n é imediatamente menor que o tempo de retenção t_x do constituinte do óleo volátil, e t_{n+1} é o tempo de retenção do primeiro hidrocarboneto da mistura de padrões cujo tempo de retenção é imediatamente maior. Os valores de IK obtidos podem ser comparados com os da literatura, desde que ambos tenham sido obtidos em colunas de polaridades semelhantes. Isto se deve ao fato de que os valores de IK de um composto obtidos em colunas de polaridades diferentes podem ser muito diferentes. Por exemplo, o valor de IK da cânfora (3) em coluna DB-5 (5% de fenilmetilpolisiloxano) é de 1.143,[15] enquanto este valor em uma coluna DB-WAX (polietilenoglicol) é de 1.498.[16] Por essa razão, é recomendável usar pelo menos duas colunas de polaridades diferentes para a identificação de uma substância baseada em seus valores de IK. Se em ambas as colunas os valores de IK de uma determinada substância do óleo volátil forem muito próximos aos do composto na literatura, então é provável que ambos sejam a mesma substância.

Além dos valores de IK, a análise de um óleo volátil por cromatografia gasosa acoplada à espectrometria de massas (CG-EM) fornece também os espectros de massas do composto referente a cada pico do cromatograma. A massa molecular e o padrão de fragmentação de cada composto podem ser comparados com os de bibliotecas espectrais, geralmente instaladas no computador do equipamento. A comparação é feita pelo próprio computador, que identifica as possíveis estruturas cujos espectros de massas são mais parecidos com os do composto em questão, fornecendo um índice de similaridade (IS). Em alguns casos, no entanto, nem mesmo com a combinação dos valores de IK e dos espectros de massas é possível realizar a identificação de alguns constituintes presentes em óleos voláteis.[2]

A normalização de áreas é a maneira mais simples e usual de se quantificar cada constituinte presente no óleo volátil. Nesse método, a área do pico selecionado é expressa em porcentagem em relação à soma das áreas de todos os picos do cromatograma, que é considerada 100%. Como esse método não é muito exato, outros métodos mais precisos, como o método do padrão interno ou método da adição, são utilizados quando uma maior precisão na quantificação de um ou mais constituintes do óleo é desejada.[2]

ATIVIDADES BIOLÓGICAS DE ÓLEOS VOLÁTEIS

Devido à importância ecológica dos óleos voláteis para as plantas que os produzem, há grande interesse por parte da comunidade científica em se investigar o potencial inseticida e antimicrobiano desses óleos e de seus constituintes químicos. Entretanto, várias outras atividades biológicas também são reportadas na literatura, tanto para óleos essenciais como para seus constituintes químicos. Nesta seção, algumas dessas atividades são abordadas e os dados de alguns estudos sobre a atividade em questão são discutidos. Na Figura 13.18, encontram-se as estruturas de algumas substâncias presentes nos óleos essenciais cujas atividades são discutidas a seguir.

Atividade inseticida

Os óleos voláteis têm não apenas a capacidade de repelir insetos, como também podem apresentar ação inseticida pelo contato direto ou pelas vias respiratórias. O emprego desses

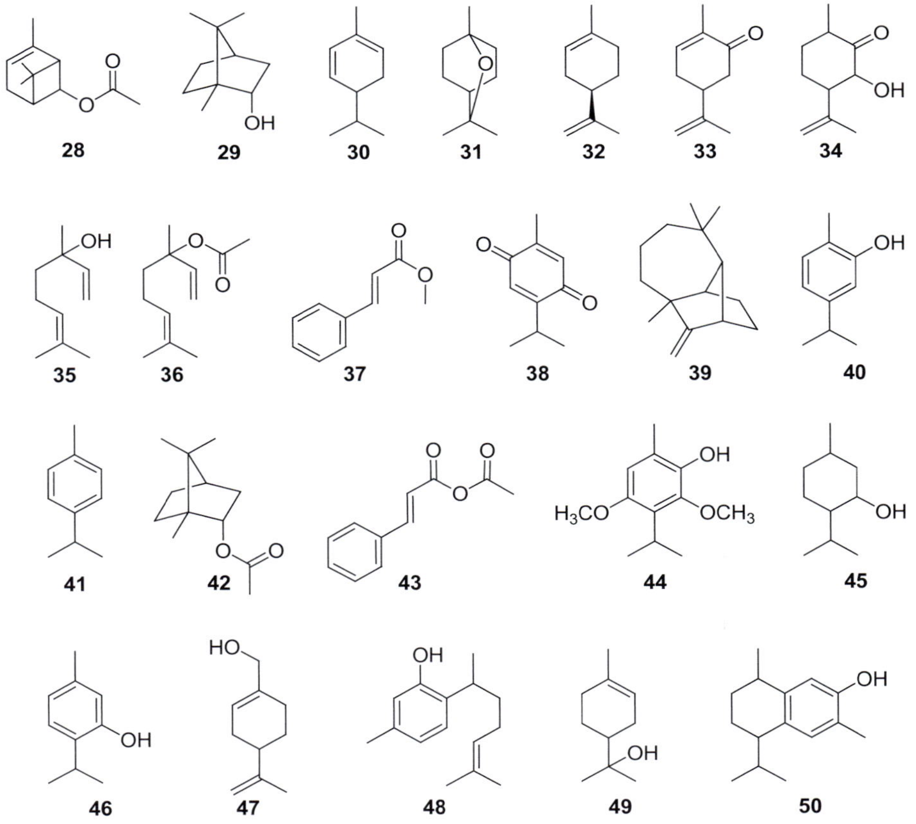

Figura 13.18. Estruturas químicas do acetato de crisantenila (28), borneol (29), α-felandreno (30), 1,8-cineol (31), R-(+)-limoneno (32), carvona (33), hidroxidiidrocarvona (34), linalool (35), acetato de linalila (36), cinamoato de metila (37), timoquinona (38), longifoleno (39), carvacrol (40), p-cimeno (41), acetato de bornila (42), acetato de cinamoila (43), espinanol (44), mentol (45), timol (46), álcool perilílico (47), curcufenol (48), α-terpineol (49), 7-hidroxicalameneno (50).

óleos no controle de insetos apresenta algumas vantagens em relação ao uso de inseticidas sintéticos, tais como ação e degradação mais rápidas, toxicidade baixa a moderada para mamíferos, maior seletividade e baixa fitotoxicidade.[17]

Um dos mecanismos pelos quais os óleos essenciais exibem efeitos inseticidas envolve a sua atividade sobre determinado órgão do inseto, dificultando o crescimento e o desenvolvimento de ovos, ninfas, larvas e pupas.[18] Autran e cols. reportaram a atividade inseticida do óleo essencial das folhas, caule e inflorescências de *Piper marginatum* (Piperaceae) contra larvas do mosquito *Aedes aegypti*.[19] Os valores de IC_{50} obtidos para esse óleo foram de 19,9 a 23,8 ppm, que o classificam como altamente ativo de acordo com os critérios estabelecidos por Cheng e cols.[20] A atividade larvicida do óleo essencial de *Tanacetum parthenium* (Asteraceae) contra larvas de mariposas de *Spodoptera littoralis* foi testada por Pavela e cols.[21] Os valores de LD_{50} e LD_{90} reportados pelos autores foram de 0,05 e 0,18 µL/g, respectivamente. Os monoterpenos cânfora (3) e acetato de crisantenila (28) foram considerados os responsáveis pela toxicidade aguda desse óleo sobre as larvas de *S. littoralis*. Para mais detalhes sobre a atividade inseticida de produtos naturais, ver Capítulo 26 (Seção 5) deste volume.

Alguns óleos voláteis apresentam ação fumigante, ou seja, são absorvidos pelas vias respiratórias, podendo ser utilizados para o controle de pragas que atacam alimentos em armazéns e silos.[18] Li e cols. avaliaram o potencial fumigante do óleo essencial das partes aéreas de *Murraya exotica* (Rutaceae) contra *Sitophilus zeamais* e *Tribolium castaneum* (pragas de grãos), sendo 8,29 e 6,84 mg/mL os respectivos valores de IC_{50} obtidos pelos autores. O brometo de metila (controle positivo), agente fumigante de grãos mais utilizado atualmente, apresentou valores de IC_{50} para *S. zeamais* e *T. castaneum* iguais a 0,67 e 1,75 mg/mL, respectivamente.[22]

Em testes de fumigação, o óleo essencial de *Pelargonium graveolens* (Geraniaceae), na concentração de 0,5 µL/L, causou mortalidade de 100% dos indivíduos adultos da mosca branca (*Bemisia tabaci* biótipo B), uma das principais pragas em lavouras de hortaliças. O óleo foi mais eficaz que o Imidacloprid, testado na mesma concentração. Geraniol (4) e citronelol (5), monoterpenos que foram identificados como majoritários no óleo essencial de *P. graveolens*, foram testados isoladamente e também apresentaram atividade significativa, com LD_{50} de 49,3 e 49,9 ppm, respectivamente.[23]

Park e cols. avaliaram o potencial inseticida do óleo essencial das folhas de *Chamaecyparis obtusa* (Cupressaceae), bem como de alguns de seus constituintes químicos, contra o caruncho do feijão azuki, *Callosobruchus chinensis*, sendo obtida a mortalidade de 97% dos insetos tratados com o óleo essencial na concentração de 0,26 mg/cm². Os monoterpenos acetato de bornila (29), α-terpinoleno (10) e α-felandreno (30) foram ativos na concentração de 0,1 mg/cm², promovendo a mortalidade de 97%, 87% e 97%, respectivamente.[24]

O potencial inseticida do 1,8-cineol (31) e do *R*-(+)-limoneno (32) foi avaliado contra *Rhyzopertha dominica* e *Tribolium castaneum*, que são pestes de grãos armazenados. Os valores de LC_{50} e LC_{99} obtidos para o 1,8-cineol (31) contra *R. dominica* foram 0,69 mg/g e 236 mg/g, respectivamente. Para *T. castaneum*, os valores foram 0,98 e 1,38 mg/g, respectivamente. O monoterpeno *R*-(+)-limoneno (32), por sua vez, apresentou os valores de LC_{50} e LC_{99} iguais a 1,78 e 1,47 mg/g contra *R. dominica* e 0,42 e 1,89 mg/g contra *T. castaneum*, respectivamente.[25]

Atividade antinociceptiva

O sistema antinociceptivo tem a função de impedir a transmissão de impulsos dolorosos, aliviando, assim, a sensação de dor. Para se testar essa capacidade de aliviar a dor, vários tipos de ensaios em animais são utilizados, diferindo-se entre si pela forma como a dor é produzida.[26]

No teste de contorção abdominal induzida por ácido acético, o ácido acético é administrado intraperitonealmente nos animais testados e o número de contorções é registrado. Nesse teste, os óleos essenciais de *Casearia sylvestris* (Flacourtiaceae), *Teucrium polium* (Labiatae) e *Ocimum gratissimum* (Labiatae), exibiram, nas concentrações de 125 mg/kg, 37,5 mg/mL e 300 mg/kg, resultados semelhantes ao controle positivo (indometacina, 5-10 mg/kg).[27-29] O óleo essencial de *Eugenia candolleana* DC. (Myrtaceae), na concentração de 50 mg/kg, apresentou resultados semelhantes ao do ácido acetilsalicílico (200 mg/kg), utilizado como controle positivo, sendo essa atividade mediada por mecanismos periféricos.[30]

A contorção abdominal em ratos foi também o parâmetro escolhido para avaliar o potencial antinociceptivo dos monoterpenos *R*-(+)-limoneno (32, 25 mg/kg) e (-)-carvona (33, 100 mg/kg), testados isoladamente. Ambos reduziram o número de contorções mais efetivamente que os controles positivos, indometacina (5 mg/kg) e morfina (6 mg/kg), respectivamente.[31,32] O monoterpeno hidroxidiidrocarvona (34, 200 mg/kg) apresentou atividade semelhante à da morfina (10 mg/kg) no teste de imersão da cauda (a cauda é irritada por um estímulo térmico e o seu movimento é então monitorado), sendo considerado pelos autores do referido estudo como um potente analgésico de ação central.[33]

Atividade anti-inflamatória

No ensaio de edema de pata induzido por carragenina em camundongos, os óleos essenciais de *Protium heptaphyllum* (Burseraceae) e de *Lippia gracilis* (Verbenaceae) causaram redução significativa do edema na concentração de 200 mg/kg, assim como os controles positivos (indometacina 10 mg/kg e ácido acetilsalicílico a 300 mg/kg, respectivamente).[34,35] Os monoterpenos linalool (35), tanto na forma dextrógira (50 mg/kg) como na forma racêmica (25 mg/kg), e acetato de linalila (36, 64 mg/kg) foram avaliados pelo mesmo teste, apresentando atividade anti-inflamatória semelhante à do ácido acetilsalicílico a 150 mg/kg.[36]

No ensaio de edema de orelha, o monoterpeno carvacrol (40), que é o principal constituinte do óleo essencial do orégano (*Origanum vulgare*, Lamiaceae), na concentração de 0,1 mg por orelha de camundongos, reduziu 33% do edema induzido por ácido araquidônico. No mesmo ensaio, a indometacina, na concentração de 2 mg por orelha, causou redução de 57% do edema.[37]

A atividade anti-inflamatória *in vitro* do óleo essencial de *Ocotea quixos* (Lamiaceae) e de seus constituintes químicos majoritários *trans*-cinamaldeído (1) e cinamoato de metila (37) foi avaliada por Ballabeni e cols. utilizando o teste de inibição da produção de óxido nítrico (NO) induzida por lipopolissacarídeos. Os autores observaram que o óleo essencial (10 μg/mL), o *trans*-cinamaldeído (1, 10 μg/mL) e o controle positivo (dexametasona 3,9 μg/mL) exibiram resultados semelhantes, enquanto o cinamoato de metila (37) não apresentou atividade nas concentrações testadas.[38] No caso do óleo essencial das sementes de *Nigella sativa* (Ranunculaceae), Bourgou e cols. reportaram inibição de 90% da produção de NO na concentração de 25 μg/mL. O IC_{50} calculado foi de 6,3 μg/mL, enquanto o controle positivo avaliado (*N*-nitro-L-arginina metil éster, a 250 μM) inibiu 45,7% da produção de NO, com IC_{50} de 67,4 μg/mL. Alguns componentes desse óleo essencial também foram testados, todos na concentração de 25,0 μM, e o mais efetivo foi a timoquinona (38), que provocou inibição de 95% na produção de óxido nítrico. A inibição de NO também foi observada para longifoleno (39, 40,0%), carvacrol (40, 35,1%), β-pineno (16, 33,8%), *p*-cimeno (41, 32,3%), γ-terpineno (13, 28,5%) e terpinen-4-ol (14, 20,8%).[39] O mesmo teste foi realizado para avaliar o potencial anti-inflamatório do óleo essencial de *Cinnamomum osmophloeum* (Lauraceae) e de alguns de seus constituintes isolados. Este óleo, na concentração de 25 μg/mL, provocou redução em 68,8% na produção de NO. Os demais compostos testados também apresentaram inibição significativa na concentração de 10 μg/mL: *trans*-cinamaldeído (1, 59,9%), óxido de cariofileno (23, 54,0%), L-borneol (29, 46,1%), acetato de L-bornila (42, 45,7%), eugenol (2, 46,2%), (*E*)-cariofileno (22, 50,9%), (*E*)-nerolidol (19, 40,7%) e acetato de cinamila (43, 48,1%).[40]

Atividade antiparasitária

Nos últimos anos, tem havido interesse crescente pela atividade antiparasitária de óleos essenciais, sobretudo devido ao fato de que vários fármacos atualmente utilizados no tratamento de várias parasitoses vêm se tornando menos efetivos graças ao desenvolvimento de resistência por parte dos parasitas.

A atividade leishmanicida dos óleos essenciais de *Chenopodium ambrosioides* (Chenopodiaceae) e de *Croton cajucara* (Euphorbiaceae) foi avaliada contra as formas promastigotas e amastigotas de *Leishmania amazonensis*.[41,42] Os resultados mostraram que a morte de 100% dos parasitas ocorreu em concentrações de 16-28 µg/mL e de 15 ng/mL, respectivamente. O monoterpeno linalool (35) também foi avaliado, apresentando IC_{50} de 4,3 ng/mL em relação às formas promastigotas, e 15,5 ng/mL em relação às amastigotas.[42] O sesquiterpeno nerolidol (19) foi testado por Arruda e cols. contra as formas promastigostas de espécies de *Leishmania*. Os valores de IC_{50} obtidos pelos autores foram de 85,22 µM, 74,15 µM e 75,10 µM em relação a *L. amazonensis*, *L. braziliensis* e *L. chagasi*, respectivamente.[43] O monoterpeno aromático espintanol (44) foi testado contra alguns protozoários dos gêneros *Leishmania* e *Trypanosoma*, e os respectivos valores de IC_{90} estão expressos na Tabela 13.1.[44]

Parreira e cols. investigaram a atividade esquistossomicida *in vitro* do óleo essencial das folhas de *Baccharis dracunculifolia* (Asteraceae) contra *Schistosoma mansoni*. Os autores verificaram que todos os vermes tratados com o óleo essencial na concentração de 10 µg/mL foram mortos.[45] Efeitos similares foram reportados para os óleos essenciais de *Plectranthus neochilus* (Lamiaceae),[46] *Ageratum conyzoides* (Asteraceae),[13] *Tagetes erecta* (Asteraceae)[47] e *Bidens sulphurea* (Asteraceae)[48] na concentração de 100 µg/mL, e para o óleo essencial de *Lavandula angustifolia* (Lamiaceae) na concentração de 200 µg/mL.[49]

Óleos essenciais de *Lavandula angustifolia* e *Lavandula intermedia* (Lamiaceae) foram também investigados quanto aos seus potenciais antiparasitários contra dois protozoários patógenos em humanos (*Giardia duodenalis* e *Trichomonas vaginalis*) e um patógeno em peixes (*Hexamita inflate*). A exposição de *G. duodenalis* a ambos os óleos a 0,5 e 1% resultaram em rápida morte de mais de 90% das células em 30 minutos. Na mesma concentração, os dois óleos eliminaram as células de *T. vaginalis* e de *H. inflate* em 20 e 30 minutos, respectivamente.[50]

A atividade carrapaticida *in vitro* do óleo essencial de *Origanum onites* (Lamiaceae) contra carrapatos da espécie *Rhipicephalus turanicus* foi avaliada por Coskun e cols. Na concentração de 25%, este óleo promoveu a morte de 100% dos carrapatos em 24 horas. O composto majoritário presente nesse óleo essencial, o carvacrol (40, 64,3%), foi também testado contra

Tabela 13.1. Atividade antiparasitária do espintanol

Cepa	IC_{90}
Leishmania (Viannia) braziliensis	10 µg
Leishmania donovani chagasi	10 µg
Leishmania mexicana amazonensis	25 µg
Trypanosoma cruzi (Tulahuen)	25 µg
Trypanosoma cruzi (C8 CL1)	25 µg
Trypanosoma cruzi (27 R 27 CL1)	25 µg

Óleos Voláteis: Constituintes Químicos e Atividades Biológicas

os carrapatos, promovendo 100% de morte após 6 horas de exposição, sendo, portanto, mais efetivo que o próprio óleo essencial.[51]

Atividade antimicrobiana

A maioria dos estudos sobre a atividade biológica de óleos essenciais é direcionada para a atividade antimicrobiana, sobretudo antibacteriana e antifúngica. Entre os grupos de micro--organismos mais investigados na literatura estão os patógenos da cavidade bucal, tanto os cariogênicos como os causadores de doenças periodontais.

Estudos realizados com o Listerine®, um dos enxaguatórios bucais mais conhecidos, demonstraram que sua eficácia deve-se à presença de 1,8-cineol (31, 0,092%), mentol (45, 0,042%), metilsalicilato (0,06%) e timol (46, 0,64%), e não ao álcool etílico (21 a 26%) de sua composição.[52] Maggi e cols. reportaram a atividade antimicrobiana do óleo essencial das partes vegetativas (folhas e caule) de *Achillea ligustica* (Asteraceae) contra patógenos bucais. Os autores verificaram que os valores da concentração inibitória mínima (CIM) e da concentração bactericida mínima (CBM) em relação ao *Bacillus subtilis* (ATCC 6633) e *Streptococcus mutans* (DSM 20523), que é o principal causador da cárie, foram semelhantes aos do cloranfenicol (controle positivo).[53] Mais recentemente, Aguiar e cols. reportaram a atividade do óleo essencial das folhas do picão (*Bidens sulphurea*, Asteraceae) contra *Streptococcus mutans* e *S. mitis*, dois dos principais causadores da cárie, nas concentrações de 250 µg/mL e 31,25 µg/mL, respectivamente.[54]

Uma amostra do óleo essencial de *Croton cajucara* (Euphorbiaceae) rica em 7-hidroxicalameneno (50, 32,9%) apresentou atividade antimicrobiana promissora contra uma série de micro-organismos. Esse óleo foi ativo contra a linhagem MRSA-BMB9393 de *Staphylococcus aureus* resistente à meticilina na concentração de 1,19 ng/mL, enquanto o controle positivo (ciprofloxacino) foi ativo apenas na concentração de 250 ng/mL. Alguns fungos também foram testados, como *Candida albicans* (ATCC 24433), *Mucor circinelloides* (LIKA0066) e *Rhizopus oryzae* (UCP1506). Os valores de CIM do óleo essencial em relação a esses micro-organismos foram de 0,038 µg/mL, $3,63 \times 10^{-8}$ µg/mL e 0,152 µg/mL, respectivamente. Anfotericina B, que foi utilizada como controle positivo nesses ensaios, apresentou valores de CIM iguais a 1,6 µg/mL, 0,25 µg/mL e 1 µg/mL, respectivamente.[55]

O potencial bacteriostático do óleo essencial de *Mentha piperita* (Lamiaceae) e seus constituintes majoritários foi avaliado contra a bactéria *Pseudomonas syringae* pv. tomato (TPPB 4212), causador da "pinta bacteriana" em tomateiro. A CIM para o óleo essencial e para o (−)-mentol foi de 70 µg/mL, enquanto a clorexidina (chlorhexidina) apresentou CIM de 31,25 µg/mL.[56] A atividade antibacteriana *in vitro* do óleo essencial das flores de *Cleistocalyx operculatus* (Myrtaceae) foi avaliada contra espécies do patógeno de plantas *Xanthomonas* spp. Os resultados de CIM e CBM mostraram que o óleo essencial de *Cleistocalyx operculatus* foi mais efetivo que o controle positivo (Ampicilina) contra os patógenos testados, exibindo efeito bactericida contra os patógenos de *X. campestris* e bactericida dose-dependente contra os patógenos das demais espécies.[57]

O potencial antimicrobiano do óleo essencial de *Perovskia abrotanoides* (Labiatae) e de seus constituintes majoritários, 1,8-cineol (31, 22%), α-pineno (15, 12%) e cânfora (3, 23%) foi avaliado por Mahboubi e cols.[58] Os melhores resultados foram obtidos para a cânfora, conforme mostrado na Tabela 13.2.

Nikolic e cols. testaram o potencial antibacteriano dos óleos essenciais de algumas espécies do gênero *Thymus* contra linhagens de *Streptococcus mutans* (IBR S001), *Streptococcus salivarius* (IBR S006), *Streptococcus sanguinis* (IBR S002), *Streptococcus pyogenes* (IBR S004), *Enterecoccus faecalis* (IBR E001), *Pseudomonas aeruginosa* (IBR P001), *Lactobacillus*

Tabela 13.2. Atividade antimicrobiana do óleo essencial e dos componentes majoritários (µL/mL)

	S. aureus		B. cereus		E. coli		P. aeruginosa		C. albicans		A. niger	
	CIM	CBM	CIM	CBM	CIM	CBM	CIM	CBM	CIM	CFM	CIM	CFM
1,8-cineol	>8	>8	>8	>8	>8	>8	>8	>8	>8	>8	>8	>8
α-pineno	4	4	4	8	>8	>8	>8	>8	8	8	4	4
Cânfora	1	1	1	1	2	4	2	4	2	2	2	2
Óleo essencial	8	8	2	2	>8	>8	>8	>8	8	8	8	>8

CIM: concentração inibitória mínima; CBM: concentração bactericida mínima; CFM: Concentração fungicida mínima.

acidophilus (IBR L001) e *Staphylococcus aureus* (ATCC 25923). Os autores reportaram que o óleo essencial de *Thymus serpyllum* foi o mais promissor, com valores de CIM avaliados em relação às bactérias variando de 2,5 a 5 µg/mL, enquanto os valores de CBM variaram entre 5 e 10 µg/mL. A ampicilina (controle positivo) apresentou valores de CIM entre 5 e 625 µg/mL, e de CBM entre 10 e 1.250 µg/mL. A atividade contra a levedura *Candida albicans* (ATCC 10231) também foi avaliada, com valores de CIM e CFM de 2 ± 0,06 µg/mL e de 4 ± 0,3 µg/mL, respectivamente. Os valores de CIM e de CFM para o fluconazol, que foi empregado como controle positivo nos ensaios, foram de 0,5 ± 0,01 µg/mL e 1 ± 0,03 µg/mL, respectivamente.[59]

Atividade antioxidante

Antioxidantes são substâncias que protegem os organismos vivos do estresse oxidativo promovido por radicais livres e espécies reativas de oxigênio formadas durante o metabolismo celular. Alguns óleos essenciais e certos metabólitos especiais, como a vitamina C (ácido ascórbico) e o β-caroteno, são classificados como antioxidantes não enzimáticos. Dentre os métodos mais utilizados para se avaliar a atividade antioxidante, os mais comuns são o método de sequestro de radicais livres DPPH, o método da co-oxidação do β-caroteno/ácido linoleico e o sequestro de radical peróxido – xantina oxidase.[60]

A atividade antioxidante *in vitro* do óleo essencial do orégano (*Origanum vulgare*, Lamiaceae) foi testada por Henn e cols. utilizando o sistema β-caroteno/ácido linoleico e o sistema de captura de radicais livres usando DPPH (2,2-difenil-1-picril-hidrazil). No primeiro sistema, o óleo inibiu em 98,88% a oxidação, enquanto a inibição promovida pelo hidroxibutiltolueno (BHT, controle positivo), foi de 88,65%. No segundo, o valor de IC_{50} obtido foi de 174,17 mg/mL para o óleo essencial e 80 mg/mL para o BHT. Esses resultados comprovaram que o óleo essencial do orégano tem potente atividade antioxidante, sobretudo para inibir a oxidação de ácidos graxos.[61]

A neutralização dos radicais de DPPH, de ânion superóxido (O_2^-) e de óxido nítrico (NO·) pelo óleo essencial de *Marrubium peregrinum* (Lamiaceae), coletado em três locais distintos, foi avaliada por Kaurinovic e cols. Os valores de IC_{50} expressos em µg/mL estão na Tabela 13.3. Os resultados obtidos demonstraram que o óleo essencial de *M. peregrinum* apresenta potente atividade de sequestrar radicais livres, o que foi comprovado por ensaios com três radicais distintos. A amostra de óleo que promoveu melhor efeito antioxidante foi a de número três, coletada em Senta, sendo esse efeito comparável ao do antioxidante sintético utilizado como controle positivo (BHT).[62]

Tabela 13.3. Atividade antioxidante do óleo essencial e do controle positivo (µL/mL)

Amostra	DPPH radical	O_2^{-} radical	NO^{-} radical
M. peregrinum (nº 1)	13,48	11,68	11,87
M. peregrinum (nº 2)	13,41	16,41	13,12
M. peregrinum (nº 3)	11,69	10,82	8,81
BHT (controle positivo)	14,31	10,46	8,63

Gürsoy e cols. também escolheram o método de captura de radicais livres DPPH para avaliar o potencial antioxidante do óleo essencial de *Salvia palaestina* (Lamiaceae). A inibição da oxidação promovida por esse óleo foi de 80,57% na concentração de 2,0 mg/mL, enquanto o controle positivo BHT inibiu em 41,53% na concentração de 0,2 mg/mL.[63]

A atividade antioxidante de cerca de 100 compostos puros de óleos essenciais, entre eles monoterpenos e sesquiterpenos oxigenados e não oxigenados, derivados do benzeno e compostos não isoprenoides, foram avaliados por Ruberto e Barata na concentração de 0,01 M utilizando o método de captura de radicais produzidos por ABAP [2,2'-azobis-(2-amidinopropano)]. Os compostos que apresentaram melhor atividade foram o eugenol (2), que preveniu a formação de produtos de oxidação em 93,6%, o timol (46) e o carvacrol (40), que reduziram a formação desses produtos em 91,7% e 89,9%, respectivamente. O controle positivo utilizado (α-tocoferol) reduziu a oxidação em 94,8%.[64]

Sacchetti e cols. avaliaram a atividade antioxidante de onze óleos essenciais empregando diferentes métodos. Os óleos mais promissores foram os extraídos das espécies *Cananga odorata* (Annonaceae), *Rosmarinus officinalis* (Lamiaceae) e *Curcuma longa* (Zingiberaceae). A atividade inibitória da peroxidação lipídica desses óleos no teste do β-caroteno foi de 75,5%, 81,1% e 72,4%, respectivamente. Os resultados foram comparáveis aos do controle positivo BHA (hidroxibutilanisol), que promoveu 86,74% de inibição da oxidação.[65]

Atividade citotóxica

Desde a década de 1990, o tratamento contra tumores tem se tornado um campo bastante promissor para óleos essenciais e seus constituintes químicos. O crescente número de estudos nessa área justifica-se pelo potencial de aceitação de uma terapia "natural" por pacientes em todo o mundo.[26] Merece ser destacada a importância do R-(+)-limoneno (32) e do álcool perilílico (47), sendo este último desenvolvido como um candidato clínico no *National Cancer Institute* por ser mais potente que o limoneno. Estudos apontam que o álcool perilílico pode ser um agente quimioterápico eficaz contra o câncer pancreático humano, sendo efetivo como um inibidor da enzima farnesil transferase. Portanto, uma dieta rica em frutas e vegetais ricos em monoterpenos, como o R-(+)-limoneno (32) e o álcool perilílico (47), pode reduzir o risco de se desenvolver câncer de mama, de colo, fígado, pâncreas e pulmões.[66]

A atividade citotóxica de óleos essenciais tem sido avaliada em várias linhagens de células humanas. O óleo essencial das frutas de duas espécies do gênero *Schinus* L. (Anacardiaceae) foi avaliado por Bendaoud e cols. quanto à sua atividade anticâncer em células humanas com tumor mamário (linhagem MCF-7). Os óleos de *Schinus terebinthifolius* e *Schinus molle* exibiram atividade citotóxica contra as células utilizadas, apresentando IC_{50} de 47 ± 9 mg/L e 54 ± 10 mg/L, respectivamente. O tamoxifeno, substância utilizada como controle positivo, apresentou IC_{50} de 0,47 ± 0,09 mg/L.[67] Rodrigo e cols. avaliaram a atividade antiproliferativa do curcufenol (48), um sesquiterpeno fenólico encontrado em algumas espécies de esponjas e de plantas, em células humanas com câncer de colo (Caco-2). Os autores reportaram que esse composto causou redução de 33% da proliferação celular na concentração de 58 µg/mL, e de 29% na concentração de 29 µg/mL. Além desse efeito, o curcufenol também promoveu apoptose dessas células de maneira dose-dependente.[68]

O óleo essencial de *Cymbopogon flexuosus* (Poaceae) foi testado por Sharma e cols. em algumas linhagens de células tumorais humanas *in vitro* e em tumores Ehrlich e Sarcoma-180, em ratos. Nos testes *in vitro*, o óleo apresentou efeito citotóxico contra células de tumores no colo (502713), fígado (Hep-g-2), cerviz (SiHa) e neuroblastoma (IMR-32), com valores de IC_{50} de 4,2; 4,7; 4,8 e 6,5 µg/mL, respectivamente. Nos testes *in vivo*, este óleo essencial apresentou atividade antitumoral considerável, com inibição de 57,83%, do crescimento de tumor de Ehrlich na concentração de 200 mg/mL, enquanto o controle positivo (5-fluorouracila, a 22 mg/mL) causou redução de 45,23%. Nos Sarcomas-180, a redução foi de 36,97% para o óleo essencial e de 46,90% para 5-fluorouracila.[69]

O potencial anticâncer do α-terpineol (49), um componente bioativo encontrado no óleo essencial de *Salvia libanotica* (Lamiaceae), foi avaliado por Hassan e cols. em diferentes linhagens de células tumorais. Os resultados revelaram uma atividade desse composto contra células com tumor colorretal das linhagens HCT-116 e HCT-8, pequenas células de carcinoma de pulmão (H69AR) e mielomas (RPMI 8226/S); contudo, a atividade mais promissora foi contra pequenas células de carcinoma de pulmão da linhagem NCI-H69, em que o IC_{50} foi de 0,26 mM.[70]

Lin e cols. avaliaram o efeito do óleo essencial das raízes de *Euphorbia macrorrhiza* (Euphorbiaceae) sobre a inibição do crescimento das células de carcinoma humano colorretal (células Caco-2). Na concentração de 250 µg/mL, o óleo essencial inibiu o crescimento das células em 96,32% e o IC_{50} calculado foi de 11,86 µg/mL. Os autores consideraram que esse óleo apresenta potente propriedade antitumoral.[71]

CONSIDERAÇÕES FINAIS

As técnicas de amostragem disponíveis hoje têm possibilitado a extração de óleos voláteis a partir de quantidades cada vez menores de material vegetal. Do mesmo modo, a caracterização química desses óleos voláteis é atualmente uma tarefa rotineira, independente de sua complexidade, em grande parte devido à acessibilidade cada vez maior à técnica CG-EM e à elaboração de bibliotecas espectrais cada vez mais completas. Por outro lado, apesar das várias atividades biológicas *in vitro* de óleos voláteis e de seus constituintes químicos, descritas na literatura, o número de estudos *in vivo*, sobretudo em humanos, ainda é muito pequeno. Nesse sentido, os esforços na pesquisa sobre óleos voláteis nas próximas décadas deverão ser direcionados para a realização de ensaios *in vivo* e para a obtenção de dados sobre suas citotoxicidades.

Referências bibliográficas

1. Bakkali F, Averbeck F, Averbeck D, Idaomar M. Biological effects of essential oils – A review. Food Chem Toxicol 2008; 46(2):446-75.
2. Simões CMO, Spitzer V. Óleos voláteis. In: Farmacognosia: da planta ao medicamento. 6 ed. Florianópolis/Porto Alegre 2007; 387-415.
3. Bizzo HR, Hovell AMC, Rezende CM. Óleos essenciais no Brasil: aspectos gerais, desenvolvimento e perspectivas. Quim Nova 2009; 32(3):588-94.
4. Woolf A. Essential oil poisoning. J Toxicol Clin Toxicol 1999; 37(6):721-7.

5. Franz C, Novak J. Sources of essential oils. In: Handbook of essential oils – science, technology, and applications, ed. Boca Raton: CRC-Taylor & Francis 2010; 39-82.

6. Leal TCAB, Freitas SP, Silva JF, Carvalho AJC. Avaliação do efeito da variação estacional e horário de colheita sobre o teor foliar de óleo essencial de capim-cidreira (*Cymbopogon citratus*) (DC.) Stapf. Rev Ceres 2001; 278(4):445-53.

7. Sell C. Chemistry of essential oils. In: Handbook of essential oils – science, technology, and applications, ed. Boca Raton: CRC-Taylor & Francis 2010; 121-50.

8. Torsell KBG. Natural Product Chemistry – a mechanistic, biosynthetic and ecological approach, Estocolmo, Swedish Pharmaceutical Press, 1997.

9. Dewick PM. Medicinal Natural Products: a biosynthetic approach, 2 ed. West Sussex: John Wiley & Sons, 2002.

10. Kubeczka KH. History and sources of essential oil research. In: Handbook of essential oils – science, technology and applications, ed. Boca Raton: CRC-Taylor & Francis 2010; 3-38.

11. Lima IL, Oliveira CLF. Aspectos gerais do uso de óleos essenciais de eucalipto. Rev Cient Eletron Eng Flor 2003; 1(1):1-4.

12. Pourmortazavi SM, Hajimirsadeghi SS. Supercritical fluid extraction in plant essential and volatile oil analysis. J Chromatogr A 2007; 1163(1-2):2-24.

13. Melo NI, Magalhães LG, Carvalho CE, Wakabayashi KAL, Aguiar GP, Ramos RC et al. Schistosomicidal activity of the essential oil of *Ageratum conyzoides* L. (Asteraceae) against adult *Schistosoma mansoni* worms. Molecules 2011; 16(1):762-73.

14. Van den Dool H, Kratz PD. A generalization of the retention index system including linear temperature programmed gas-liquid partition chromatography. J Chromatogr 1963; 11(8):463-71.

15. Adams RP. Identification of essential oil components by gas chromatography/mass spectrometry. Carol Stream: Allured Publishing Corporation, 1995.

16. Varming C, Petersen MA, Poll L. Comparison of isolation methods for the determination of important aroma compounds in blackcurrant (*Ribes nigrum* L.) juice, using nasal impact frequency profiling. J Agr Food Chem 2004; 52(6):1647-52.

17. Correa JCR, Salgado HRN. Atividade inseticida das plantas: uma revisão. Rev Bras Pl Med 2011; 13(4):500-6.

18. Costa ELN, Silva RFP, Fiuza LM. Efeitos, aplicações e limitações de extratos de plantas inseticidas. Acta Biol Leopold 2004; 26(2):173-85.

19. Autran ES, Neves IA, da Silva CSB, Santos GKN, da Câmara CAG, Navarro DMAF. Chemical composition, oviposition deterrent and larvicidal activities against *Aedes aegypti* of essential oils from *Piper marginatum* Jacq. (Piperaceae). Bioresour Technol 2009; 100(7):2284-8.

20. Cheng SS, Chang HT, Chang ST, Tsai KH, Chen WJ. Bioactivity of selected plant essential oils against the yellow fever mosquito *Aedes aegypti* larvae. Bioresour Technol 2003; 89(1):99-102.

21. Pavela R, Sajfrtova M, Sovova H, Barnet M, Karban J. The insecticidal activity of *Tanacetum parthenium* (L.) Schultz Bip. extracts obtained by supercritical fluid extraction and hydrodistillation. Ind Crop Prod 2010; 31(3):449-54.

22. Li WQ, Jiang CH, Chu SS, Zuo MX, Liu ZL. Chemical composition and toxicity against *Sitophilus zeamais* and *Tribolium castaneum* of the essential oil of *Murraya exotica* aerial parts. Molecules 2010; 15(8):5831-9.

23. Baldin ELL, Aguiar GP, Fanela TLM, Soares MCE, Groppo M, Crotti AEM. Bioactivity of *Pelargonium graveolens* essential oil and related monoterpenoids against sweet potato whitefly, *Bemisia tabaci* biotype B. J Pest Sci 2014; 87(1):1-9.

24. Park IK, Lee SG, Choi DH, Park JD, Ahn YJ. Insecticidal activities of constituents identified in the essential oil from leaves of *Chamaecyparis obtusa* against *Callosobruchus chinensis* (L.) and *Sitophilus oryzae* (L.). J Stored Prod Res 2003; 39(4):375-84.

25. Prates HT, Santos JP, Waquil JM, Fabris JD, Oliveira AB, Foster JE. Insecticidal activity of monoterpenes against *Rhyzopertha dominica* (F.) and *Tribolium castaneum* (Herbst). J Stored Prod Res 1998; 34(4):243-9.

26. Buchbauer G. Biological activities of essential oils. In: Handbook of essential oils – science, technology, and applications, ed. Boca Raton: CRC-Taylor & Francis 2010; 325-80.

27. Esteves I, Souza IR, Rodrigues M, Cardoso LGV, Santos LS, Sertie JAA et al. Gastric antiulcer and anti-inflammatory activities of the essential oil from *Casearia sylvestris* Sw. J Ethnopharmacol 2005; 101(1-3):191-6.

28. Abdollahi M, Karimpour H, Monsef-Esfehani HR. Antinociceptive effects of *Teucrium polium* L. total extract and essential oil in mouse writhing test. Pharmacol Res 2003; 48(1):31-5.

29. Rabelo M, Souza EP, Soares PMG, Miranda AV, Matos FJA, Criddle DN. Antinociceptive properties of the essential oil of *Ocimum gratissimum* L. (Labiatae) in mice. Braz J Med Biol Res 2003; 36(4):521-4.

30. Guimaraes AG, Melo MS, Bonfim RR, Passos LO, Machado SMF, Ribeiro AD et al. Antinociceptive and anti-inflammatory effects of the essential oil of *Eugenia candolleana* DC., Myrtaceae, on mice. Rev Bras Farmacogn 2009; 19(4):883-7.

31. Amaral JF, Silva MIG, Aquino Neto MR, Teixeira Neto PF, Moura BA, Melo CTVet al. Antinociceptive effect of the monoterpene R-(+)-limonene in mice. Biol Pharm Bull 2007; 30(7):1217-20.

32. Gonçalves JCR, Oliveira FS, Benedito RB, Sousa DP, Almeida RN, Araújo DAM. Antinociceptive activity of (-)-carvone: evidence of association with decreased peripheral nerve excitability. Biol Pharm Bull 2008; 31(5):1017-20.

33. Oliveira FS, Sousa DP, Almeida RN. Antinociceptive effect of hydroxydihydrocarvone. Biol Pharm Bull 2008; 31(4):588-91.

34. Amaral MPM, Braga FAV, Passos FFB, Almeida FRC, Oliveira RCM, Carvalho AA et al. Additional evidence for the anti-inflammatory properties of the essential oil of *Protium heptaphyllum* resin in mice and rats. Lat Am J Pharm 2009; 28(5):775-82.

35. Mendes SS, Bomfim RR, Jesus HCR, Alves PB, Blank AF, Estevam CS et al. Evaluation of the analgesic and anti-inflammatory effects of the essential oil of *Lippia gracilis* leaves. J Ethnopharmacol 2010; 129(3):391-7.

36. Peana AT, D'Aquila PS, Panin F, Serra G, Pippia P, Moretti MDL. Anti-inflammatory activity of linalool and linalyl acetate constituents of essential oils. Phytomedicine 2002; 9(8):7216.

37. Silva FV, Guimarães AG, Silva ERS, Sousa-Neto BP, Machado FDF, Quintans-Júnior LJ et al. Anti-Inflammatory and anti-ulcer activities of carvacrol, a monoterpene present in the essential oil of oregano. J Med Food 2012; 15(11):984-91.

38. Ballabeni V, Tognolini M, Giorgio C, Bertoni S, Bruni R, Barocelli E. *Ocotea quixos* Lam. essential oil: in vitro and in vivo investigation on its anti-inflammatory properties. Fitoterapia 2010; 81(4):289-95.

39. Bourgou S, Pichette A, Marzouk B, Legault J. Bioactivities of black cumin essential oil and its main terpenes from Tunisia. S Afr J Bot 2010; 76(2):210-6.

40. Tung YT, Chua MT, Wang SY, Chang ST. Anti-inflammation activities of essential oil and its constituents from indigenous cinnamon (*Cinnamomum osmophloeum*) twigs. Bioresour Technol 2008; 99(9):3908-13.

41. Monzote L, Montalvo AM, Almanonni S, Scull R, Miranda M, Abreu J. Activity of the essential oil from *Chenopodium ambrosioides* grown in Cuba against *Leishmania amazonensis*. Chemotherapy 2006; 52(3):130-6.

42. Rosa MDS, Mendonca RR, Bizzo HR, Rodrigues ID, Soares RMA, Souto-Padron Tet al. Antileishmanial activity of a linalool-rich essential oil from *Croton cajucara*. Antimicrob Agents Chemother 2003; 47(6):1895-901.

43. Arruda DC, D'Alexandri FL, Katzin AM, Uliana SRB. Antileishmanial activity of the terpene nerolidol. Antimicrob Agents Chemother 2005; 49(5):1679-87.

44. Hocquemiller R, Cortes D, Arango GJ, Myint SH, Cave A, Angelo A et al. Isolation and synthesis of espintanol, new antiparasitic monoterpene. J Nat Prod 1991; 54(2):445-52.

45. Parreira NA, Magalhães LG, Morais DR, Caixeta SC, de Sousa JPB, Bastos JK et al. Antiprotozoal, schistosomicidal, and antimicrobial activities of the essential oil from the leaves of *Baccharis dracunculifolia*. Chem Biodiv 2010; 7(4):993-1001.

46. Caixeta SC, Magalhães LG, Melo NIW, Aguiar GP, Aguiar DP, Mantovani ALL et al. Chemical composition and in vitro schistosomicidal activity of the essential oil of *Plectranthus neochilus* grown in Southeast Brazil. Chem Biodiv 2011; 8(11):2149-57.

47. Tonuci LRS, Melo NI, Dias HJ, Wakabayashi KAL, Aguiar GP, Aguiar DP et al. In vitro schistosomicidal activity of the essential oil of *Tagetes erecta*. Rev Bras Farmacogn 2012; 22(1):88-93.

48. Aguiar GP, Melo NI, Wakabayashi KAL, Lopes MHS, Mantovani ALL, Dias HJ et al. Chemical composition and in vitro schistosomicidal activity of the essential oil from the flowers of *Bidens sulphurea* (Asteraceae). Nat Prod Res 2013; 27(10):920-4.

49. Mantovani ALL, Vieira GPG, Cunha WR, Groppo M, Santos RA, Rodrigues V et al. Chemical composition, antischistosomal and cytotoxic effects of the essential oil of *Lavandula angustifolia* grown in Southeastern Brazil. Rev Bras Farmacogn 2013; 23(6):877-84.

50. Moon T, Wilkinson JM, Cavanagh HMA. Antiparasitic activity of two lavandula essential oils against *Giardia duodenalis*, *Trichomonas vaginalis* and *Hexamita inflata*. Parasitol Res 2006; 99(6):722-8.

51. Coskun S, Girisgin O, Kürkcüoglu M, Malyer H, Girisgin AO, Kırımer N et al. Acaricidal efficacy of *Origanum onites* L. essential oil against *Rhipicephalus turanicus* (Ixodidae). Parasitol Res 2008; 103(2):259-61.

52. Harris B. Phytotherapeutic uses of essential oils. In: Handbook of essential oils – science, technology, and applications, ed. Boca Raton: CRC-Taylor & Francis 2010; 315-51.

53. Maggi F, Bramucci M, Cecchini C, Coman MM, Cresci A, Cristalli G et al. Composition and biological activity of essential oil of *Achillea ligustica* All. (Asteraceae) naturalized in Central Italy: ideal candidate for anti-cariogenic formulations. Fitoterapia 2009; 80(6):313-9.

54. Aguiar GP, Carvalho CE, Dias HJ, Reis EB, Martins MHG, Wakabayashi KAL et al. Antimicrobial activity of selected essential oils against cariogenic bacteria. Nat Prod Res 2013; 27(18):1668-72.

55. Azevedo MMB, Chaves FCM, Almeida CA, Bizzo HR, Duarte RS, Campos-Takaki GM et al. Antioxidant and antimicrobial activities of 7-hydroxycalamenene-rich essential oils from *Croton cajucara* Benth. Molecules 2013; 18(1):1128-37.

56. Iscan G, Kirimer N, Kurkcuoglu M, Baser KHC, Demirci F. Antimicrobial screening of *Mentha piperita* essential oils. J Agr Food Chem 2002; 50(14):3943-6.

57. Bajpai VK, Dung NT, Suh HJ, Kang SC. Antibacterial activity of essential oil and extracts of *Cleistocalyx operculatus* buds against the bacteria of *Xanthomonas* spp. J Am Oil Chem Soc 2010; 87(11):1341-9.

58. Mahboubi M, Kazempour N. The antimicrobial activity of essential oil from *Perovskia abrotanoides* karel and its main components. Indian J Pharm Sci 2009; 71(3):343-7.

59. Nikolic M, Glamoclija J, Ferreira ICFR, Calhelha RC, Fernandes Â, Markovic T et al. Chemical composition, antimicrobial, antioxidant and antitumoractivity of *Thymus serpyllum* L., *Thymus algeriensis* Boiss. and Reut and *Thymus vulgaris* L. essential oils. Ind Crops Prod 2014; 52(1):183-90.

60. Alves CQ, M. DJ, David JP, Bahia MV, Aguiar RM. Métodos para determinação da atividade antioxidante in vitro em substratos orgânicos. Quim Nova 2010; 33(10):2202-10.

61. Henn JD, Bertol TM, de Moura NF, Coldebella A, de Brum PAR, Casagrande M. Oregano essential oil as food additive for piglets: antimicrobial and antioxidant potential. Rev Bras Zootec 2010; 39(8):1761-7.

62. Kaurinovic B, Vlaisavljevic S, Popovic M, Vastag D, Djurendic-Brenesel M. Antioxidant properties of *Marrubium peregrinum* L. (Lamiaceae) essential oil. Molecules 2010; 15(9):5943-55.

63. Gürsoy N, B.Tepe, Akpulat HA. Chemical composition and antioxidant activity of the essential oils of *Salvia palaestina* (Bentham) and *S. ceratophylla* (L.). Rec Nat Prod 2012; 6(3):278-87.

64. Ruberto G, Baratta MT. Antioxidant activity of selected essential oil components in two lipid model systems. Food Chem 2000; 69(2):167-74.

65. Sacchetti G, Maietti S, Muzzoli M, Scaglianti M, Manfredini S, Radice M et al. Comparative evaluation of 11 essential oils of different origin as functional antioxidants, antiradicals and antimicrobials in foods. Food Chem 2005; 91(4):621-32.

66. Crowell PL. Prevention and therapy of cancer by dietary monoterpenes. J Nutr 1999; 129(3):775S-778S.

67. Bendaoud H, Romdhane M, Souchard JP, Cazaux S, Bouajila J. Chemical composition and anticancer and antioxidant activities of *Schinus Molle* L. and *Schinus Terebinthifolius* raddi berries essential oils. J Food Sci 2010; 75(6):C466-C472.

68. Rodrigo G, Almanza GR, Cheng YJ, Peng JN, Hamann M, Duan RD et al. Antiproliferative effects of curcuphenol, a sesquiterpene phenol. Fitoterapia 2010; 81(7):762-6.

69. Sharma PR, Mondhe DM, Muthiah S, Pal HC, Shahi AK, Saxena AK et al. Anticancer activity of an essential oil from *Cymbopogon flexuosus*. Chem-Biol Interact 2009; 179(2-3):160-8.

70. Hassan SB, Gali-Muhtasib H, Goransson H, Larsson R. a-Terpineol: a potential anticancer agent which acts through suppressing NF-kappa B signalling. Anticancer Res 2010; 30(6):1911-9.

71. Lin J, Dou J, Xu J, Aisa HA. Chemical composition, antimicrobial and antitumor activities of the essential oils and crude extracts of *Euphorbia macrorrhiza*. Molecules 2012; 17(1):5030-9.

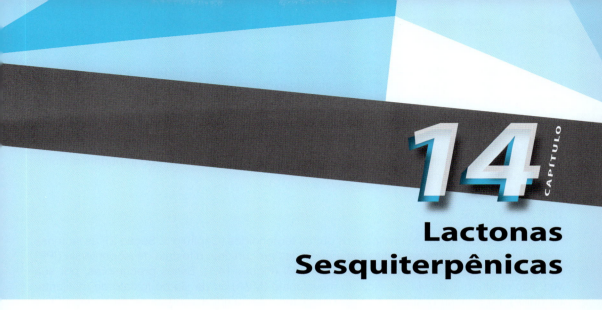

Lactonas Sesquiterpênicas

Daniela Aparecida Chagas-Paula
Fernando Batista da Costa

INTRODUÇÃO

As lactonas sesquiterpênicas são metabólitos secundários da classe dos terpenoides que possuem esqueleto carbocíclico com pelo menos 15 átomos de carbono e um anel lactônico. Elas têm sido muito estudadas nas quatro últimas décadas devido a sua importância farmacológica, toxicológica e ecológica.[34,53,69,74] Hoje são conhecidas aproximadamente mais de 5.000 diferentes lactonas sesquiterpênicas naturais com mais de 100 tipos de esqueletos carbocíclicos.[68,74] A grande maioria dessas substâncias ocorre em plantas da família Asteraceae, com exceção de algumas de suas tribos como, por exemplo, Calenduleae.[2,59,74] Entretanto, as lactonas sesquiterpênicas também são encontradas em outras angiospermas, como Acanthaceae, Amaranthaceae, Apiaceae, Aristolochiaceae, Bombacaceae, Burseraceae, Coriariaceae, Euphorbiaceae, Illiciaceae, Lamiaceae, Lauraceae, Magnoliaceae, Menispermaceae, Orchidaceae, Polygonaceae e Winteraceae. Ocorrem ainda em gimnospermas, briófitas e fungos. No entanto, somente a família Asteraceae é caracterizada pela elevada ocorrência e grande variedade estrutural de suas lactonas sesquiterpênicas.[59,69,74]

Em muitas espécies de Asteraceae, as lactonas sesquiterpênicas geralmente são armazenadas no interior de tricomas glandulares da superfície foliar e inflorescências. No entanto, também podem ocorrer em diferentes estruturas presentes em aquênios, plântulas, filárias, pólen, raízes, caules, rizóforos e cascas.[53,59,74,78,88] Essas substâncias ainda podem estar presentes em exsudados na superfície desses órgãos ou mesmo no látex dos caules de algumas espécies.[74] Embora o seu teor varie entre diferentes espécies, na família Asteraceae, em geral, as lactonas sesquiterpênicas podem corresponder a mais de 5% do peso seco da planta. Logo, há um grande investimento energético do vegetal para produção dessas substâncias.[59,68,69]

Lactonas Sesquiterpênicas

Tal investimento energético tem sido justificado, pelo menos em parte, pelo sucesso da família Asteraceae na evolução.[69,74] Essa atribuição origina-se devido às lactonas sesquiterpênicas serem amargas e geralmente tóxicas, o que contribui para redução da herbivoria, além das propriedades de repelência de insetos, alelopáticas, antimicrobianas, antiprotozoárias, anti-helmínticas e antivirais.[36,69,74] Asteraceae é uma das maiores e mais dispersas famílias pelo mundo, compreendendo de 25.000 a 30.000 espécies.[85] Dentre elas, várias são utilizadas como planta medicinal com base no conhecimento popular, além da importância como alimento ou plantas ornamentais.

BIOSSÍNTESE

Da mesma forma que ocorre com os outros terpenoides (Capítulo 3, Seção 2), as lactonas sesquiterpênicas são biossintetizadas a partir dos precursores difosfato de isopentenila (IPP) e seu isômero difosfato de dimetilalila (DMAPP) (Figura 14.1). Esses precursores, por sua vez, são originados da via clássica do mevalonato (MVA) ou da via do fosfato de metileritritol (MEP), ou mesmo mista.[1,20] Após a biossíntese das unidades de cinco carbonos (IPP e

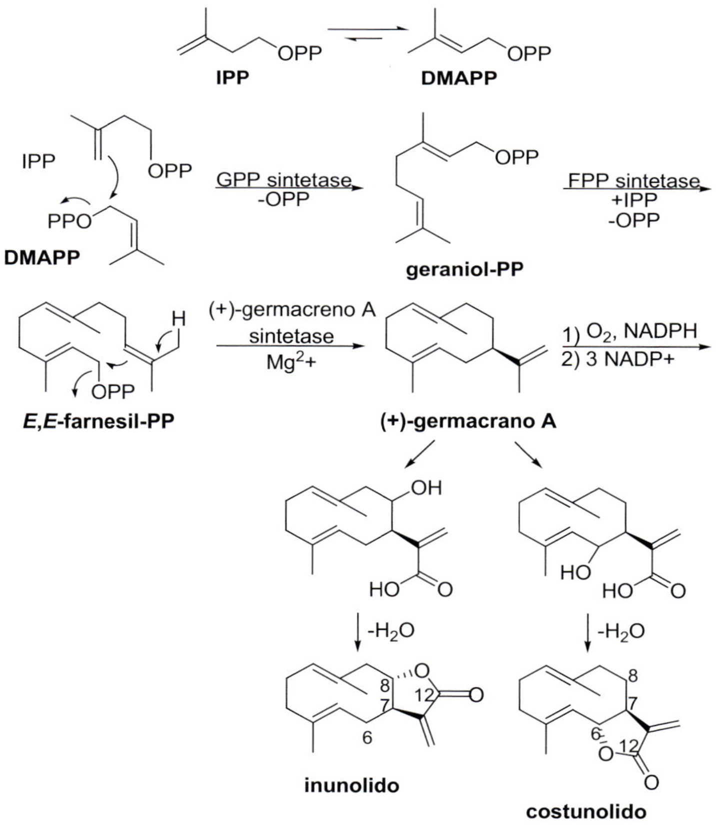

Figura 14.1. Biossíntese do (+)-germacrano A, o precursor da maioria das lactonas sesquiterpênicas, dando origem ao costunolido ou inunolido.

DMAPP) que formarão os blocos estruturais dos sesquiterpenos, ocorre a clássica condensação enzimática do tipo "cabeça-cauda" dessas unidades para originar o difosfato de geraniol (GPP) e subsequentemente o difosfato de *E-E*-farnesila (FPP) (Figura 14.1). Seguindo-se a biossíntese, a partir do FPP origina-se o (+)-germacrano A, que se acredita ser o precursor da maioria das lactonas sesquiterpênicas (Figura 14.1).

Entretanto, estudos sobre biossíntese de lactonas sesquiterpênicas basearam-se em apenas três espécies: *Matricaria recutita* L. (camomila), *Cichorium intybus* L. (chicória endívia) e *Artemisia annua* L. (artemísia ou "qinghao"), sendo algumas etapas reacionais propostas com base em mecanismos de reações químicas.[1,7,40,44] Recentemente, foi realizado um estudo sobre a biossíntese de lactonas sesquiterpênicas em culturas *in vitro* do yacón [*Smallanthus sonchifolius* (Poepp. & Endl.)] H. Robinson empregando-se precursores marcados com ^{13}C e imagem por MALDI (ionização e dessorção a *laser* assistida por matriz, do inglês *Matrix-Assisted Laser Desorption/Ionization*). Foi observado que a biossíntese do esqueleto sesquiterpênico ocorre nos plastídeos pela via do MEP e a do éster de cadeia lateral ocorre nas mitocôndrias e é derivada de aminoácidos (*L*-isoleucina).[89]

Na maioria das vezes, a γ-lactonização enzimática do (+)-germacrano A ocorre na posição 6α,12 e origina a lactona sesquiterpênica denominada costunolido (Figura 14.1). No entanto, a γ-lactonização ainda pode ser na posição 8α,12 originando o inunolido, bem como derivados lactonizados em 6β,12 ou 8β,12.[20,25,39,68] Nestes quatro exemplos de lactonização, os produtos formados têm um anel lactônico de cinco membros que contém uma ligação dupla conjugada à carbonila, podendo esta ser exo ou endocíclica (Figura 14.2). Entretanto, em algumas espécies vegetais também pode ocorrer a δ-lactonização, originando um anel de seis membros em vez de cinco, como no caso da artemisinina (Figura 14.3); porém esse tipo de lactonização é mais rara.[25] Logo, as lactonas sesquiterpênicas podem ser definidas como sesquiterpenoides contendo pelo menos 15 átomos de carbono e um anel lactônico. Devido à presença desse anel lactônico, o nome da maioria das lactonas sesquiterpênicas assim como a classificação dos seus tipos de esqueleto carbocíclicos levam o sufixo –olido, como, por exemplo, costunolido e heliangolido (Figuras 14.1 e 14.2).[25]

Embora a maioria das lactonas sesquiterpênicas isoladas de espécies da família Asteraceae derive do (+)-germacrano A, outros precursores também já foram relatados, como o cadinano, o isocedreno e o amorfo-4,11-dieno.[20,44,74] Vale ressaltar que a artemisinina (ou "qinghaosu", Figura 14.3), conhecida por sua propriedade antimalárica, dentre outras, é um derivado δ-lactônico do amorfo-4,11-dieno.[20,44]

Tanto antes como depois da lactonização do germacrano A pode ocorrer uma série de transformações, como hidroxilações, epoxidações, ciclizações, halogenações, glicosilações e esterificações, produzindo, assim, os diferentes tipos de esqueletos carbocíclicos e funcionalizações das lactonas sesquiterpênicas que, por sua vez, as classificam e acabam sendo úteis

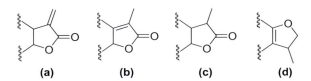

(a)   (b)   (c)   (d)

Figura 14.2. Exemplos de anéis γ-lactônicos: (a) e (b) são α,β-insaturados com ligações duplas exo- e endocíclicas conjugadas à carbonila, presentes na grande maioria das lactonas sesquiterpênicas; (c) e (d) são exemplos de anéis modificados e, portanto, de ocorrência menos frequente.

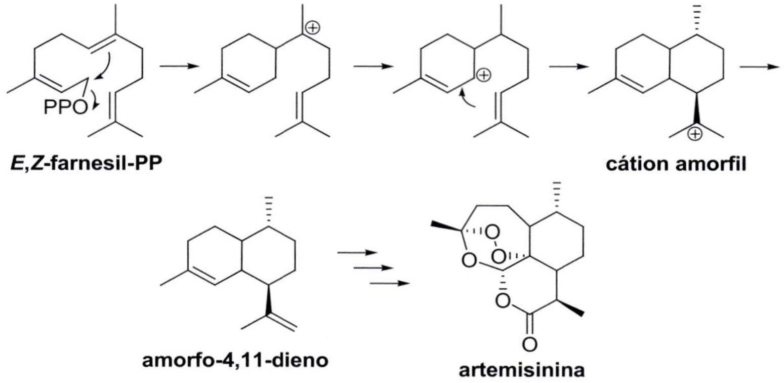

E,Z-farnesil-PP

cátion amorfil

amorfo-4,11-dieno

artemisinina

Figura 14.3. Biossíntese da artemisinina a partir do amorfo-4,11-dieno.

em estudos quimiotaxonômicos.[20,25,68,74] Os esqueletos carbocíclicos predominantes são os do tipo germacrolido (os quais ainda são subdivididos em outros quatro isômeros), eudesmanolido, guaianolido, helenanolido, eremofilanolido, xantanolido e psedoguaianolido (Figura 14.4).[68]

Dentre as transformações que ocorrem nas estruturas das lactonas sesquiterpênicas, as mais frequentes são as hidroxilações, epoxidações, ciclizações e esterificações – esta última normalmente ocorre com derivados dos aminoácidos *L*-isoleucina, *L*-valina e *L*-leucina (Figura 14.5), como os ácidos angélico/tíglico, isobutírico e isovalérico, respectivamente.[42,74] (Figura 14.5). Há uma gama enorme de derivados desses ácidos, geralmente contendo diferentes graus de oxidação nas duplas ligações, como epóxidos e álcoois.

QUIMIOTAXONOMIA E QUIMIOSSISTEMÁTICA

A ocorrência em espécies vegetais de vários tipos de esqueletos carbocíclicos de lactonas sesquiterpênicas com variados padrões de substituição são de grande importância para os estudos de quimiotaxonomia e quimiossistemática de Asteraceae.[18,24,35] Devido a essa característica peculiar, assim como a variação inter e intraespecífica da presença de determinados tipos de esqueletos e substituições das substâncias encontradas em populações de plantas, as lactonas sesquiterpênicas são consideradas bons marcadores taxonômicos da família Asteraceae.[18,35] Os esqueletos carbocíclicos derivados de um mesmo precursor hipotético, por um mesmo número de modificações, são arranjados em um mesmo nível de complexidade biogenética (I, II, III ou IV). Como os quatro níveis de complexidade biogenética foram estabelecidos artificialmente, e considerando-se os poucos estudos de biossíntese realizados, tais níveis devem ser interpretados com precaução.[74] O primeiro nível (I) compreende os germacradienolidos, também conhecidos como germacranolidos, além dos derivados diretos do cadinano, isocedreno e amorfo-4,11-dieno (Figura 14.4). Os respectivos derivados das substâncias do nível I estão distribuídos nos níveis subsequentes (II, III e IV) com complexidade crescente[74] (Figura 14.4).

Com base nessa hipótese biogenética, vários estudos sobre quimiotaxonomia e quimiossistemática foram realizados, em especial analisando a presença (ou ausência) dos diferentes esqueletos em diferentes grupos de vegetais de Asteraceae, em especial em níveis

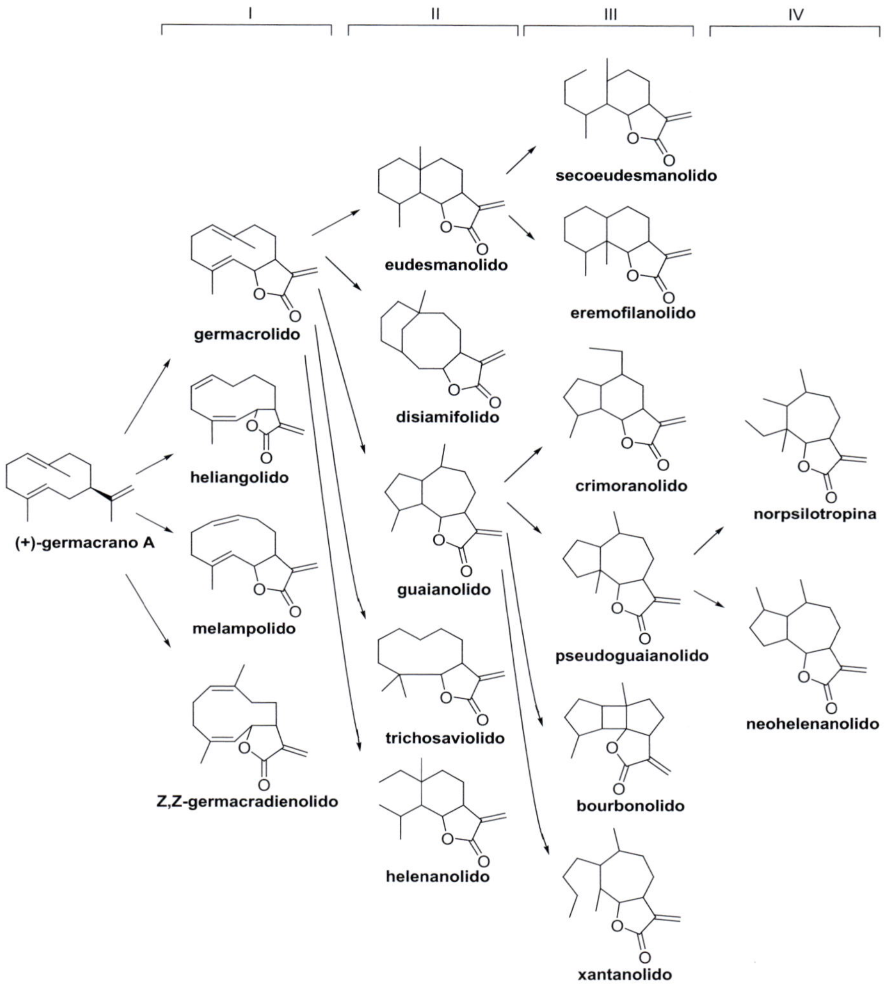

Lactonas Sesquiterpênicas

Figura 14.4. Hipótese da biogênese dos principais tipos de esqueletos carbocíclicos de lactonas sesquiterpênicas tendo como precursor comum o (+)-germacrano A. As estruturas representadas são 6,12-γ-lactonas, porém ainda podem ocorrer outros tipos de lactonização (Figura 14.2). No esquema não foi indicada lactonização α ou β. O nível biogenético I compreende os germacranolidos (ou germacranodienolidos) com seus quatro isômeros geométricos. Seus derivados pertencem aos subsequentes níveis com crescente complexidade. Os esqueletos mostrados nos níveis II, III e IV são apenas alguns daqueles derivados dos derivados do (+)-germacrano A, e dentre estes esqueletos representados estão os mais comuns.

hierárquicos superiores, como subfamílias e tribos.[18,34,73,74] Além disso, incluem nessa análise, em especial nas tribos, as análises da posição (6 ou 8) e da orientação da lactonização (α ou β) e dos ésteres de cadeia lateral (α ou β). Já as variações menores nos esqueletos, como, por exemplo, a funcionalização e ocorrência de diferentes tipos de ésteres de cadeia lateral, foram analisadas em níveis hierárquicos mais inferiores da família, como gêneros, espécies, seções e séries.[73,74]

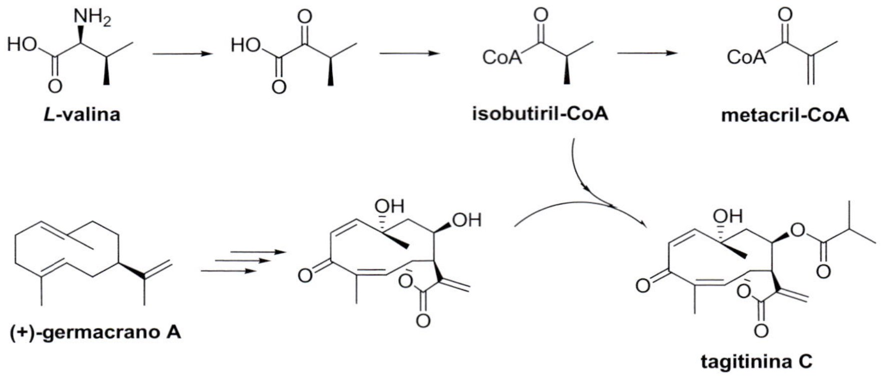

Figura 14.5. Biossíntese de alguns derivados do aminoácido *L*-valina que usualmente esterificam as lactonas sesquiterpênicas. A tagitinina C é um exemplo de lactona sesquiterpênica derivada do (+)-germacrano A, que, além das oxidações, sofreu uma esterificação com o ácido isobutírico. O esqueleto carboxílico da tagitinina C é um exemplo do tipo classificado como heliangolido.

ENGENHARIA METABÓLICA, SÍNTESE E SEMISSÍNTESE DE LACTONAS SESQUITERPÊNICAS

Diante da enorme importância das lactonas sesquiterpênicas como princípios ativos naturais, a síntese total e a semissíntese de algumas delas foram estudadas.[49,50,63,83] A manipulação genética de micro-organismos para produção de lactonas sesquiterpênicas de interesse farmacêutico também já foi explorada, demonstrando ser uma boa alternativa custo-efetiva em relação à extração de plantas e síntese, como no caso de precursores da artemisinina.[19,63] Além disso, estudos de biotransformação por micro-organismos, como fungos de solos, revelaram que substâncias inéditas bioativas podem ser produzidas.[90,91] Logo, a engenharia metabólica, juntamente com a otimização de técnicas de cultivo e de semissíntese, apresentam potencial para suprir o mercado com as lactonas sesquiterpênicas de interesse comercial.[19,63]

EXTRAÇÃO

A extração de lactonas sesquiterpênicas de plantas é realizada por métodos extrativos usuais, como, por exemplo, maceração, percolação e decocção. O solvente de escolha a ser utilizado no processo extrativo depende das propriedades físico-químicas das lactonas sesquiterpênicas que se deseja isolar, pois considerando as muitas modificações que o esqueleto carbocíclico delas pode ter, há substâncias com variados graus de polaridade. No entanto, a maioria das lactonas sesquiterpênicas apresenta um grau de polaridade intermediário quando comparadas aos heterosídeos de um lado e material graxo do outro. Logo, o acetato de etila e a acetona podem ser considerados bons solventes extratores quando não se conhece a polaridade das lactonas sesquiterpênicas presentes em determinada planta.

Como muitas das plantas que produzem lactonas sesquiterpênicas as armazenam em tricomas glandulares, pode ser obtido, como alternativa, um extrato rico nessas substâncias com a lavagem do material vegetal seco e íntegro com um solvente orgânico. Esse solvente orgânico deve, pois, ser capaz de romper os tricomas glandulares, como a acetona e solventes clorados, tendo como exemplo o diclorometano.[3,53,71] Entretanto, considerando-se a toxicidade e o dano ambiental causado pelos solventes clorados,[13,52] a lavagem com acetona ou mesmo etanol por apenas 20 segundos seria um método de escolha para obtenção de um extrato rico em lactonas sesquiterpênicas a partir de plantas que as armazenam em tricomas glandulares, como o yacón [*Smallanthus sonchifolius* (Poepp. & Endl.) H. Robinson], o margaridão (*Tithonia diversifolia* – Hemsl.– A. Gray) e o girassol (*Helianthus annuus* L.)[3,53,79,89] (Figuras 14.6 e 14.11).

A microamostragem de tricomas glandulares realizada pela coleta seguida de análise cromatográfica de cerca de 20 a 80 tricomas capitados é possível e muito útil para fins taxonômicos.[17,46,79,88] Os tricomas são observados em material vegetal seco com auxílio de uma lupa ou estereoscópio (Figuras 14.7 e 14.11) e coletados com auxílio de uma agulha de dissecação.

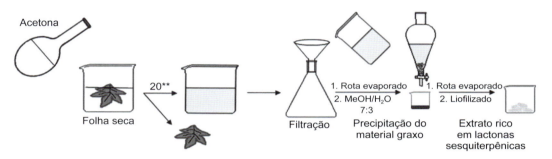

Figura 14.6. Esquema de extração seletiva de lactonas sesquiterpênicas pela lavagem do material vegetal seco e íntegro. Esse esquema é aplicável apenas para plantas com tricomas glandulares. Já para aquelas sem essa peculiaridade, devem ser utilizados os métodos extrativos convencionais.

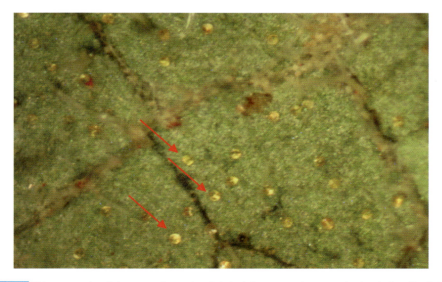

Figura 14.7. Tricomas glandulares na face abaxial da folha seca de uma planta da família Asteraceae (margaridão) observados em estereoscópio no aumento de 10×. (Foto de Daniela Aparecida Chagas de Paula.)

Estes, à medida que são coletados, podem ser dissolvidos em metanol ou acetonitrila. Após esse procedimento, a solução obtida deve ser submetida a um banho de ultrassom a fim de garantir que o material dos tricomas seja completamente extravasado para o solvente extrator. A solução final, depois de centrifugada ou filtrada, pode ser normalmente analisada por métodos analíticos usuais, como a cromatografia líquida de alta eficiência (CLAE) ou em camada delgada (CCD).[17,46,79]

SEPARAÇÃO CROMATOGRÁFICA, DETECÇÃO E IDENTIFICAÇÃO

A separação das lactonas sesquiterpênicas presentes em extratos pode ser realizada pelas mesmas técnicas cromatográficas utilizadas para outros produtos naturais, como a CLAE, cromatografia em fluido supercrítico (CFS), cromatografia *flash*, CCD, cromatografia micelar eletrocinética (CME – também conhecida como eletroforese capilar no modo micelar) e cromatografia gasosa (CG).[3,46] Mesmo com algumas limitações, a CLAE acoplada a detector de ultravioleta (UV) é, sem dúvida, a técnica mais utilizada, utilizando-se sobretudo colunas de fase reversa[46] (Figura 14.11).

Considerando que as lactonas sesquiterpênicas são substâncias de baixa volatilidade e geralmente termolábeis, em alguns casos a utilização da CG necessita de um passo adicional de derivatização,[46] embora mesmo sem esse procedimento algumas análises por esse método já tenham sido descritas na literatura.[41] Para uma análise rápida de extratos de plantas contendo lactonas sesquiterpênicas foi até sugerida a associação de análises por CG e por CLAE, e a resolução pode ser melhor em uma ou em outra, dependendo do extrato em questão.[46]

A CFS é realizada com o mesmo tipo de fase estacionária que a CLAE, porém as condições são mais consistentes em repetidas análises e requer menor tempo de análise.[46] A desvantagem dessa técnica é a retenção de substâncias polares quando se utiliza fase estacionária polar. A CME, por sua vez, é vantajosa pela rapidez e pelo baixo consumo de solvente, mas, por outro lado, é pouco reprodutível, sobretudo para os tempos de retenção maiores.[46]

Técnicas hifenadas, que são técnicas cromatográficas acopladas a detectores, como CG-EM (-espectrometria de massas), CLAE-UV (-detector de absorção no ultravioleta), CLAE-EM, CLAE-IV (-detector de absorção no infravermelho), CLAE-ELSD (-detector de espalhamento da luz) e CLAE-RMN (-ressonância magnética nuclear), são utilizadas para isolamento e/ou identificação de lactonas sesquiterpênicas, assim como a quantificação das mesmas, caracterização e desreplicação (identificação sem realizar isolamento) de extratos de plantas,[46] sendo este último mais eficaz quando associado a um banco de dados de substâncias de referências. A CLAE-RMN, apesar da menor sensibilidade, apresenta a vantagem de tornar possível a identificação das lactonas sesquiterpênicas presentes em extratos antes mesmo de isolá-las, independente de banco de dados.[46] A identificação dessas substâncias em extratos, antes de isolá-las, é possível também por desreplicação pelas diversas análises cromatográficas anteriormente citadas, porém recomenda-se sua associação a bancos de dados de substâncias de referência contendo informações como tempo de retenção e dados espectrais. Nesse caso, os extratos devem ser analisados sob as mesmas condições cromatográficas das substâncias de referência.

Na maioria das vezes, as lactonas sesquiterpênicas absorvem fracamente no UV e em baixo comprimento de onda (210-220 nm), com exceção daquelas que apresentam grupos cromóforos adicionais (Figura 14.8) ou não apresentam nenhum grupo cromóforo (Figura 14.2 C).[25,46]

Essa característica de baixa absorção no UV, comum à maioria das lactonas sesquiterpênicas, é um fator limitante para sua análise em CLAE-UV e CLAE-UV-DAD, sobretudo para

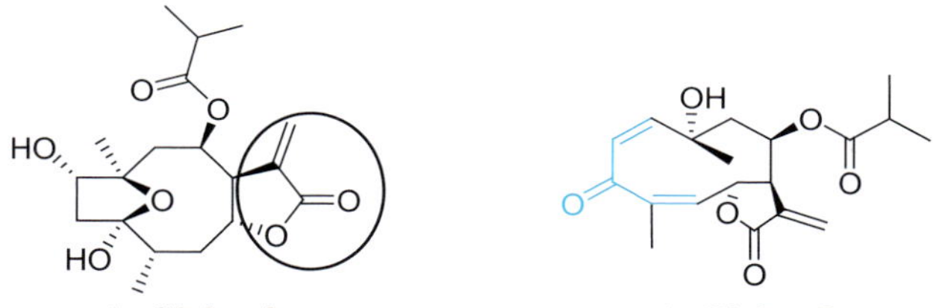

tagitinina A

tagitinina C

Figura 14.8. A tagitinina A, assim como grande parte das lactonas sesquiterpênicas, apresenta o grupo cromóforo que absorve no UV entre 210 e 220 nm (círculo). Já a tagitinina C apresenta um grupo cromóforo adicional (marcado de azul) e por isso absorve também em torno de 250 nm. O grupo cromóforo circulado é denominado α-metileno-γ-lactona. Os grupos cromóforos exemplificados são enonas (-C=C-C=O).

aquelas minoritárias nos extratos.[46] As lactonas contendo o grupo α-metileno-γ-lactona (Figura 14.8) podem ser derivatizadas com o 9-tiometilantraceno.[21] Portanto, elas passam a absorver intensamente em torno de 370 nm, o que aumenta bastante sua sensibilidade em análises por CLAE-UV. Desse modo, a CLAE-UV é capaz de detectar na faixa de nanogramas as mesmas substâncias dificilmente detectadas antes da derivatização. Entretanto, ainda assim não é possível detectar lactonas sesquiterpênicas que não podem ser derivatizadas, como, por exemplo, as que não têm o grupo α-metileno-γ-lactona. Porém, a utilização de cromatógrafos acoplados a detectores universais, como IV, ELSD e EM, supera tais limitações e detectam até mesmo aquelas substâncias que não absorvem no UV.[46]

Embora antiga, a CCD em escala analítica ainda é uma técnica cromatográfica muito útil para monitorar frações obtidas por técnicas cromatográficas desacopladas de detectores. No modo preparativo, também é utilizada para isolamento de lactonas sesquiterpênicas. A detecção das lactonas sesquiterpênicas separadas nas placas cromatográficas pode ser realizada sob luz UV associada à observação das placas após exposição a reagentes de visualização. Vários são os reagentes de visualização disponíveis para lactonas sesquiterpênicas, no entanto, nenhum deles é específico para elas. Dentre os reagentes, podem ser utilizados o vapor de iodo, que reage com as lactonas sesquiterpênicas que apresentam insaturações, e outros reagentes, como o ácido sulfúrico concentrado, valinilina sulfúrica, anisaldeído sulfúrico e resorcina sulfúrica – estes seguidos de aquecimento, os quais promovem reações complexas de oxidação com produção de cor.[22,46,57,84]

No âmbito da espectrometria de massas (EM), considerando-se a diversidade de esqueletos carbocíclicos das lactonas sesquiterpênicas, até o momento ainda não foi possível estabelecer padrões de fragmentação que caracterizem essas substâncias de maneira inequívoca. Alguns trabalhos sobre este assunto foram publicados para apenas alguns tipos de esqueletos específicos,[11,16,25,92] porém, ainda não há uma regra geral que englobe os padrões de fragmentação, ao menos dos esqueletos mais comuns (germacranolidos, eudesmanolidos e guaianolidos). As perdas mais observadas são de água, monóxido de carbono e/ou ésteres; logo, não são características apenas de lactonas sesquiterpênicas.

Com relação à espectroscopia de absorção no IV de lactonas sesquiterpênicas, observa-se no espectro dessas substâncias uma banda de forte absorção em torno de 1.750 cm^{-1}, a qual é característica do estiramento da carbonila de γ-lactona com insaturação conjugada à carbonila (Figura 14.2A-B).[3,55,77] Além disso, podem ocorrer, embora com menos frequência, substâncias contendo γ-lactonas sem dupla ligação conjugada à carbonila, ou aquelas com insaturação não conjugada ao átomo de oxigênio (Figura 14.2C-D), bem como δ-lactonas (Figura 14.3); mas nesses casos a banda de absorção é observada em comprimentos de onda um pouco diferentes. Em lactonas com insaturação conjugada ao carbono ligado ao oxigênio, tal banda ocorre em comprimento de onda maior do que daquelas de lactonas saturadas, que, por sua vez, é maior que daquelas de lactonas com insaturação conjugada à carbonila.[77,55] Além disso, quanto maior a tensão do anel, maior é o número de onda em que ocorre essa banda.[77,55] Logo, a banda de γ-lactonas ocorre em comprimento de onda maior que de δ-lactonas; por exemplo, em substâncias com anel lactônico sem conjugações, a banda ocorre em torno de 1.770 e 1.735 cm^{-1}, respectivamente para γ- e δ-lactonas.[77,55]

Dados de RMN, por sua vez, são os que possibilitam a elucidação estrutural dessas substâncias, na maioria das vezes de modo inequívoco, sendo o espectro de RMN-^{1}H um dos mais informativos dentre eles. Apenas com dados de espectros de RMN-^{1}H e de ^{13}C, em vários casos, é possível realizar a identificação de lactonas sesquiterpênicas comparando-os com dados da literatura. Entretanto, dependendo do grau de complexidade de uma dada estrutura, para a sua elucidação estrutural deve ser necessário obter espectros de RMN bidimensionais (^{1}H,^{1}H-COSY, HMQC, HMBC etc.), inclusive para determinação de sua estereoquímica, ou mesmo dados de NOE, NOESY, e até difração de raios-X. Em alguns casos, o emprego de técnicas computacionais, como modelagem molecular e predição de deslocamentos químicos, também auxilia na elucidação estrutural, atribuição de estereoquímica e interpretação de dados espectrais experimentais.[90]

Mais uma vez, considerando a diversidade estrutural das lactonas sesquiterpênicas, torna-se difícil definir sinais característicos de suas estruturas em espectros de RMN. Contudo, aquelas contendo o grupo α-metileno-γ-lactona apresentam dois sinais característicos para os dois H13 em espectros de RMN-^{1}H: um dubleto antes e outro após δ 6,0 (Figuras 14.9 e 14.11). Tal diferença de deslocamento químico se deve ao efeito anisotrópico sofrido pelo átomo de hidrogênio do grupo metileno localizado na posição 13a próximo à carbonila, pois este se localiza na região de desblindagem produzida por esse grupamento (Figura 14.10) e, portanto, apresenta seu sinal em campo mais baixo. Já o outro átomo H13b localiza-se

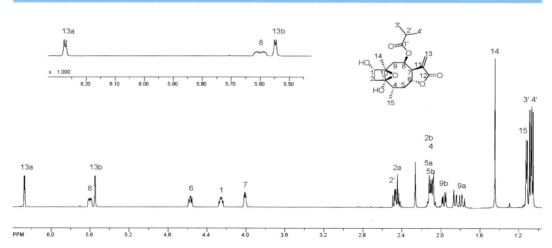

Figura 14.9. Espectro de RMN da tagitinina A (500 MHz, CDCl$_3$) com a atribuição de todos os sinais de hidrogênio. Destaque na ampliação dos dois sinais característicos dos átomos de hidrogênio na posição 13 de lactonas sesquiterpênicas contendo o grupo α-metileno-γ-lactona.

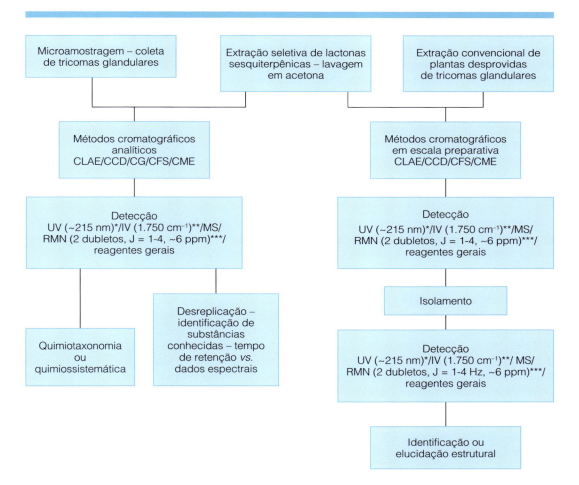

Figura 14.10. Efeito anisotrópico exercido pelo grupamento carbonila do anel lactônico sobre o átomo de hidrogênio na posição 13a de lactonas sesquiterpênicas contendo o grupo α-metileno-γ-lactona. Observar a indicação do acoplamento alílico dos H13 com o H7.

Figura 14.11. Esquema geral do processo de estudo fitoquímico de espécies vegetais contendo lactonas sesquiterpênicas: extração, separação cromatográfica, detecção e identificação. *Aplica-se às lactonas sesquiterpênicas contendo insaturação conjugada a carbonila; considerar que pode ocorrer absorção em outros comprimentos de onda caso existam grupos cromóforos adicionais. **Aplica-se às γ-lactonas com dupla ligação conjugada à carbonila, como as α-metileno-γ-lactonas, presentes na maioria das lactonas sesquiterpênicas. ***Aplica-se às α-metileno-γ-lactonas.

fora dessa região e seu sinal ocorre em campo mais alto. Pode ocorrer, ainda, acoplamento geminal entre os átomos de hidrogênio nas posições 13a e 13b ($J_{13a,13b}$ = 0,7-2,0 Hz) e/ou acoplamento alílico deles com o átomo de hidrogênio na posição 7 ($J_{13,7}$ = 1,0-4,0 Hz). Na maioria das vezes, o acoplamento geminal é imperceptível e, então, os sinais de H13a e H13b normalmente aparecem como dois dubletos, conforme já mencionado.[25]

A identificação estrutural de lactonas sesquiterpênicas é facilitada iniciando-se a atribuição dos sinais dos dois átomos de hidrogênio na posição 13, pelos seus deslocamentos químicos, constantes de acoplamento e integrais característicos (como descrito anteriormente, dois dubletos integrados para um hidrogênio cada, estando um antes e outro após δ 6,0). Em seguida, atribui-se da mesma forma os sinais dos demais átomos de hidrogênio, iniciando-se com H7 e depois partindo para H8 e H9 e/ou H5 e H6, seja pela comparação de suas constantes de acoplamento, seja com auxílio dos dados de mapa de contorno de ¹H,¹H-COSY. Mesclando a essas informações os dados de número e tipos de átomos de carbono (carbonílicos, oleofínicos, metílicos, metilênicos e metínicos) existentes na substância, bem como dados de EM, na maioria das vezes já é possível identificar a substância por comparação com dados da literatura, pelo menos para aquelas com esqueletos carbocíclicos mais simples ou padrões de substituição bem conhecidos. Já para o caso das substâncias com tipos de esqueletos mais complexos ou com esqueletos carbocíclicos inéditos, ou, ainda, com elevado grau de funcionalização, requer-se maior trabalho para sua identificação ou elucidação estrutural.

Ainda em relação à análise de espectros de RMN de lactonas sesquiterpênicas, vale ressaltar que em certos casos alguns átomos de hidrogênio vizinhos podem não acoplar entre si, dependendo da conformação delas. Isso ocorre quando o ângulo formado entre os orbitais de ligação hidrogênio-carbono e hidrogênio-carbono vizinho é próximo a 90°.[25,77]

ATIVIDADES BIOLÓGICAS

Como mencionado na introdução, as lactonas sesquiterpênicas, no propósito de defesa química das plantas, foram otimizadas tanto do ponto de vista farmacodinâmico como farmacocinético.[68] A maioria das lactonas sesquiterpênicas apresenta o grupo α-metileno-γ-lactona ou insaturação na posição α-carbonila (enona).[68] A tais grupos, alquilantes de resíduos terminais do aminoácido L-cisteína presente em macromoléculas, é atribuída a grande parte das diversas atividades biológicas exercidas pelas lactonas sesquiterpênicas, como anti-inflamatória, antiviral, antitumoral, antiúlcera, causadores de alergia de contato, alelopática, repelente de insetos, antifúngica, antibacteriana, antiprotozoária, cardiotônica e anti-helmíntica.[59,68,69] Essa reação de alquilação, pela adição do tipo Michael (Figura 14.12), ocorre com os mais diversos tipos de proteínas, inclusive enzimas essenciais ao catabolismo e metabolismo animal, como a glicogênio sintetase, desidrogenase de glicose-3-fosfato, DNA polimerase, glutationa resutase e enzimas envolvidas na inflamação. Além disso, a alquilação ocorre em fatores de síntese proteica (fator de iniciação elF3) e de transcrição nuclear, como, por exemplo, o NF-κB, regulador central da resposta imune e inflamatória.[72,75,69] Sendo assim, essa inespecificidade está intimamente associada aos efeitos biológicos e logicamente tóxicos das lactonas sesquiterpênicas.

No entanto, algumas lactonas sesquiterpênicas agem por mecanismos específicos que não os alquilantes de proteínas (ligações covalentes), ou mesmo sendo alquilantes apresentam certa seletividade e grande importância farmacológica.[68,69,76] Interessantes exemplos a serem abordados mais à frente são o partenolido, a artemisinina e a tapsigargina (Figura 14.13).[28,37,68] Deve ser lembrado que algumas lactonas sesquiterpênicas que não têm o grupo α-metileno-γ-lactônico também apresentam efeito farmacológico, como, por exemplo, a matricina presente na camomila (*Matricaria recutita* L.),[60] obviamente por outros mecanismos que não alquilação.

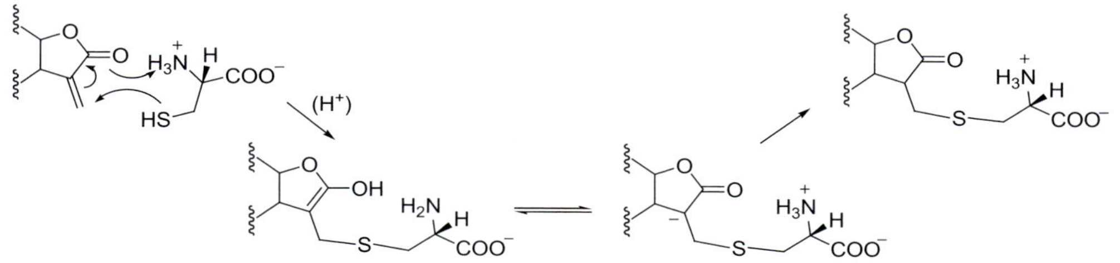

Figura 14.12. Reação de adição do tipo Michael do grupo α-metileno-γ-lactônico com resíduo de cisteína livre. Essa mesma reação ocorre com proteínas.

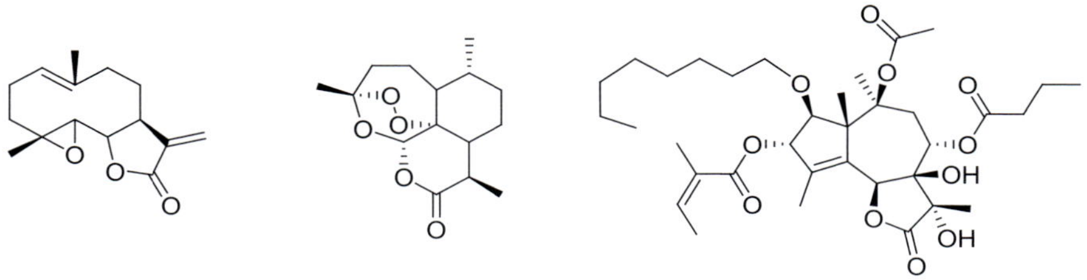

partenolido   artemisinina   tapsigargina

Figura 14.13. Lactonas sesquiterpênicas de grande importância farmacológica, cujos derivados estão em fase de estudos clínicos ou em uso clínico.

Vários foram os estudos sobre a relação entre estrutura química e atividade biológica, de modo geral chamados de SAR (*Structure-Activity Relationship*), envolvendo essa classe de substâncias.[75,93,94] Eles demonstraram que apenas o grupo α-metileno-γ-lactônico não é capaz, muitas vezes, de justificar uma dada atividade biológica (incluindo a toxicidade), e que a influência de outros substituintes, a lipofilicidade, um grupo enona adicional e o próprio tipo de anel sesquiterpênico também contribuem para aumentar as propriedades.[68,69,75] Outros estudos demonstraram que a atividade biológica pode ser completamente independente do grupo α-metileno-γ-lactônico.[68,69,76] Contudo, esses estudos sobre estrutura-atividade foram realizados para investigar apenas algumas das propriedades biológicas exercidas pelas lactonas sesquiterpênicas e, portanto, não são uma regra geral. Além disso, alguns deles são pouco abrangentes, incluindo poucas lactonas sesquiterpênicas diante do universo estrutural existente.

Vale à pena mencionar dois outros aspectos importantes sobre a atividade biológica envolvendo essas substâncias. Um deles é a interação de lactonas sesquiterpênicas contendo o grupo α-metileno-γ-lactônico com a proteína glutationa, porém, mesmo que tal fato ocorra, a resposta biológica permanece inalterada. Estudos com o aduto lactona sesquiterpênica-glutationa demonstraram uma mesma resposta biológica que aquela com a lactona sesquiterpênica livre. No entanto, o mesmo não acontece com cisteína livre em macromoléculas, a qual geralmente modula a atividade biológica das lactonas sesquiterpênicas.[68,69] O outro aspecto importante é que resultados de ensaios de citotoxicidade e toxicidade (modelos animais) são espécie-dependentes e, às vezes, não se reproduz os resultados de ensaios *in vitro* em ensaios *in vivo* e vice-versa. Por exemplo, plantas neurotóxicas para cavalos não o são para vacas e ovelhas e daí se torna difícil realizar a extrapolação de resultados de ensaios de toxicidade em animais para humanos. Além disso, substâncias citotóxicas a certos tipos de tumor *in vitro* não são citotóxicas *in vivo*. Um importante exemplo é a artemisinina, aparentemente segura para uso humano, porém neurotóxica em animais.[37,69]

LACTONAS SESQUITERPÊNICAS COM IMPORTÂNCIA FARMACOLÓGICA OU TOXICOLÓGICA

Como já mencionado, as lactonas sesquiterpênicas têm grande potencial farmacológico ou toxicológico, sendo muito importantes do ponto de vista farmacêutico. Portanto, nesta seção serão abordados alguns dos exemplos mais significativos.

ARTEMISININA E DERIVADOS

A artemisinina ("quinghauso") foi isolada da planta chinesa *Artemisia annua* L. (Asteraceae), chamada de "Quinghao", usada tradicionalmente como antitérmico. Essa lactona sesquiterpênica apresenta esqueleto carbocíclico não usual, contendo o anel 1,2,4-trioxano (Figura 14.3). O grupo endoperóxido presente na estrutura da substância demonstrou ser essencial para a atividade antimalárica. A artemisinina e seus derivados são altamente eficientes como agentes antimaláricos, sendo utilizados com sucesso para o tratamento de formas severas de infecção pelo parasito *Plasmodium falciparum*, inclusive para as infecções resistentes a outros tratamentos.[28,37,68]

O sequestro da artemisinina pelas hemácias infectadas é muito maior que em hemácias normais. O grupo endoperóxido reage com a hemina, produto da digestão de hemoglobina pelos parasitos, levando à formação de um radical reativo capaz de alquilar proteínas e radicais livres. Essa alquilação é seletiva para proteínas específicas do parasito e, além disso, esse protozoário é muito suscetível aos radicais livres.[28,68] Já que a artemisinina é aparentemente segura para uso humano,[37] ela ou seus derivados, cujas propriedades farmacocinéticas são melhores, são normalmente utilizados para o tratamento da malária em combinação com outros antimaláricos.[37] O artemeter é um dos derivados da artemisinina que está descrito na 5ª edição da Farmacopeia Brasileira.[12] A sua quantificação é realizada pela análise por CLAE-UV, conforme recomendado em sua monografia.

A artemisinina e seus derivados apresentam adicional potencial farmacológico, além do antimalárico. As células tumorais apresentam maiores níveis de ferro intracelular por superexpressarem receptores de transferrina na superfície celular. Da mesma maneira que mencionado anteriormente, a reação do grupo endoperóxido com o ferro leva à formação de radicais reativos e radicais livres citotóxicos para células tumorais. Além disso, a artemisinina inibe a angiogênese e o NF-κB de modo seletivo, sendo ele também superexpressado em células tumorais. Tais propriedades justificam os promissores resultados *in vitro*, *in vitro* e de triagens clínicas da artemisinina e seus derivados, como antitumorais.[28]

A desvantagem do uso da artemisinina e de seus derivados tem sido a dificuldade de suprir a demanda, devido à limitada fonte de material vegetal (ver o tópico *Engenharia metabólica, síntese e semissíntese de lactonas sesquiterpênicas*).

PARTENOLIDO E DERIVADOS

O partenolido (Figura 14.13), presente no *Tanacetum parthenium* L. (ver próximo tópico), apresenta uma série de propriedades farmacologicamente importantes. Dentre elas, as mais relevantes são a atividade antitumoral e anti-inflamatória. Considerando que o câncer está intimamente interligado à inflamação, o fato do partenolido ser ao mesmo tempo antitumoral e anti-inflamatório é muito interessante. As células cancerosas apresentam uma superexpressão de uma série de fatores pró-inflamatórios, como o NF-κB,[15,28,86] para favorecer sua proliferação.

O partenolido é capaz de inibir a angiogênese, o NF-κB, a histona desacetilase, a DNA metiltransferase, a 9-metaloprotease e é capaz ativar o p53 e a produção de radicais livres. Essas ações em conjunto tornam o partenolido a primeira substância seletivamente citotóxica para vários tipos de câncer, assim como células-tronco tumorais (uma das causas de resistência aos tratamentos tumorais).[28]

Os tratamentos comumente utilizados para tratar leucemias graves não são tão eficientes como o partenolido pelo fato de não serem seletivos e não atuarem em células-tronco tumorais.[28] O partenolido ainda diminui a incidência e severidade de enxaquecas, é capaz de inibir agregação plaquetária, produção de prostaglandinas e liberação de serotonina.[33] Como ainda não foram relatados efeitos colaterais graves, essa lactona sesquiterpênica apresenta grande potencial como protótipo. Seu derivado dimetil-amino-partenolido, que apresenta melhores propriedades farmacocinéticas, encontra-se em triagem clínica de fase I contra vários tipos de câncer.[28,31]

TAPSIGARGINA E DERIVADOS COMO PRÓ-FÁRMACOS

A tapsigargina (Figura 14.13) e análogos compõem um pequeno grupo de guaianolidos de *Thapsia* spp. (Apiaceae) conhecidos por inibir bombas intracelulares de cálcio com alta especificidade e afinidade (concentrações nanomolares). Causa irritação de pele, sendo utilizado pela medicina tradicional como um contrairritante para tratamento tópico de dores reumáticas.[68,69]

Como a tapsigargina é tóxica, a inibição do transporte de cálcio do citossol para o retículo endoplasmático resulta em elevados níveis de cálcio no citossol. Isso resulta na desgranulação de mastócitos, relacionada com a irritação tópica, e resulta também na indução de morte celular.[28,69]

Embora a citotoxicidade não seja seletiva para células tumorais, a tapsigargina como pró-fármaco é interessante para o tratamento de tumores de crescimento lento e metástases. A maioria dos quimioterápicos age em tumores de crescimento rápido inibindo, por exemplo, a mitose. Sendo assim, tumores de crescimento lento e metástases são resistentes ao tratamento. A tapsigargina conjugada com uma proteína, liberada apenas por uma enzima específica de próstata, foi eficiente para o tratamento de câncer de próstata. Portanto, esta e outros pró-fármacos derivados da tapsigargina estão em estudos clínicos de fase I para tratamento de tumores sólidos, como de próstata, mamas e rim.[28]

LACTONAS SESQUITERPÊNICAS COM IMPORTÂNCIA TOXICOLÓGICA

A helenalina (Figura 14.14) é um pseudoguaianolido (10-α-metil, helenanolido) que apresenta várias propriedades biológicas, como ação cardiovascular, tripanossomicida, inibidor do NF-κB e citotóxico para células tumorais. Essa substância está presente em várias plantas, dentre elas *Helenium microcephalum* DC. (erva com alta toxicidade para o gado) e *Arnica montana* L. (importante anti-inflamatório tópico na medicina tradicional), ambas da família Asteraceae.[8,33,43,59,64,66,67,69]

A partenina (Figura 14.14) é um pseudoguaianolido (10-β-metil, ambrosanolido) também de importância toxicológica, a qual apresenta diversas atividades biológicas, como antitumoral

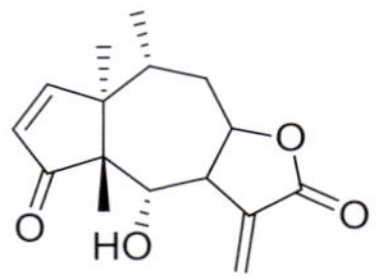

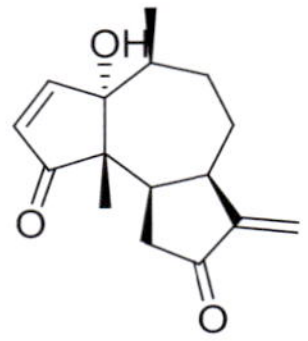

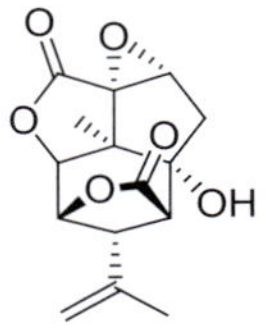

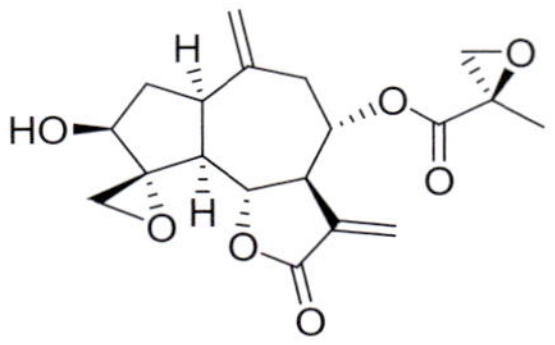

helenalina   **partenina**   **picrotoxina**   **repina**

Figura 14.14. Lactonas sesquiterpênicas tóxicas.

in vivo, tripanossomicida, leishmanicida e inseticida. No entanto, o mais proeminente é seu papel como um dos principais agentes causadores de alergia de contato e de alelopatia (inibição do crescimento de plantas) isolado de *Parthenium hysterophorus* L.[37,47,58]

A picrotoxina é um exemplo de lactona sesquiterpênica da classe das neurotoxinas. Elas agem como antagonista do GABA e desencadeiam convulsão epilética, seguida de morte por exaustão, asfixia ou parada respiratória. Essas neurotoxinas têm esqueletos carbocíclicos não usuais dentre as lactonas sesquiterpênicas e não apresentam o grupo α-metileno-γ-lactônico, sendo classificadas como picrotaxanos (picrotoxina, Figura 14.14) e seco-preezizanos (anisatina). As lactonas sesquiterpênicas neurotóxicas ocorrem em espécies da família Menispermaceae, Coriariaceae, Euphorbiaceae, Orchidaceae e Illiciaceae (única a apresentar espécies que contém seco-preezizanos).[69]

Por fim, vale a pena abordar a neurotoxina repina (Figura 14.14), presente em *Centaurea* spp. (Asteraceae), que em cavalos desencadeia uma síndrome parecida com a de Parkinson, mas que não ocorre com o gado. Tal neurotoxina serve como modelo de estudos sobre síndromes de Parkinson.[69]

PLANTAS ALIMENTÍCIAS, MEDICINAIS E ORNAMENTAIS

Na família Asteraceae, há uma série de plantas utilizadas na alimentação e que têm lactonas sesquiterpênicas: *Cichorium intybus* L. (chicória endívia),[26,62] *Cynara scolymus* L. (alcachofra),[26,51] *Eremanthus sphaerocephalus* (DC.) Baker (chapéu-de-couro),[10] *Helianthus annuus* L. (girassol),[26,30] *H. tuberosus* L. (girassol batateiro),[26,56,80] *Lactuca sativa* L. (alface),[26,48] *Smallanthus sonchifolius* (Poepp. & Endl.) H. Robinson (yacón),[26,53] *Sonchus oleraceus* L. (serrália)[23,65] e *Acmella oleracea* (L.) R. K. Jansen (jambu). Há ainda plantas alimentícias de outras famílias, como o *Laurus nobilis* L. (louro) da família Lauraceae.[6,32] No entanto, a parte do vegetal utilizada na alimentação de algumas dessas plantas nem sempre é a que contém as lactonas sesquiterpênicas, como no caso das folhas do alface, do yacón e do óleo de girassol. No alface, as lactonas sesquiterpênicas se concentram nas raízes e no látex do caule, partes não utilizadas na alimentação, e no yacón elas estão nas folhas e inflorescências, e o consumo é das raízes tuberosas, local onde elas não estão presentes.

O número de espécies vegetais contendo lactonas sesquiterpênicas e que são utilizadas na medicina tradicional no mundo todo também é grande, e apenas na família Asteraceae há vários exemplos, como *Achillea millefolium* Ledeb. (mil-folhas),[9,32,70*] *Arnica montana* L. (arnica),[43,32 38*] *Artemisia absinthium* L. (losna),[32] *A. vulgaris* (erva-de-são-joão),[27,32] *Calendula officinalis* L. (calêndula),[61*] *Cnicus benedictus* (cardo-santo),[32] *Lychnophora ericoides* Mart. (arnica-da-serra),[29] *Matricaria chamomilla* L. (camomila),[32,87*] *Tanacetum parthenium* L. (tanaceto),[32,70,81] *Taraxacum officinale* Weber ex FH Wigg. (dente-de-leão),[32,45]* *Tithonia diversifolia* (Hemsl.) A. Gray (margaridão)[54] e *Vernonia polyanthes* Less. (assa-peixe).[5]* Evidências científicas corroboram a utilização tradicional de muitas delas, mas aquelas marcadas com asterisco são plantas presentes no Anexo I da Resolução da Diretoria Colegiada – RDC 10 (9/3/2010) da Agência Nacional de Vigilância Sanitária (ANVISA). Neste anexo incluem a indicação, posologia, forma de preparo, efeitos adversos e contraindicações de muitas das drogas vegetais descritas anteriormente.

Várias são as plantas de uso ornamental que apresentam lactonas sesquiterpênicas, como as dálias (*Dahlia* spp*)*, os girassóis, as margaridas (*Bellis perennis* L) e os crisântemos (*Chrysanthemum* spp).[59,61]

Dentre todas essas plantas, sejam elas medicinais, alimentícias ou ornamentais, é importante considerar que algumas delas podem provocar alergia de contato, como o alface, chicória, dália, girassol e camomila.[59,61] Além disso, deve ser ressaltado que, apesar do enorme potencial das lactonas sesquiterpênicas como princípios ativos ou tóxicos, as plantas podem conter outras classes de metabólitos secundários responsáveis ou que também contribuem para atividade farmacológica ou toxicológica,[33] como no caso do exemplo do *Tanacetum parthenium*, o qual será discutido a seguir.

TANACETUM PARTHENIUM

Planta da família Asteraceae, conhecida como tanaceto ou *feverfew*, é utilizada pela medicina tradicional para tratamento de febre, artrite e enxaqueca, dentre outras enfermidades, sendo utilizada desde a Idade Média.[14] Estudos clínicos revelaram, de fato, menor incidência e severidade de enxaquecas após administração de preparados de tanaceto. No entanto, para o tratamento da artrite, ainda não há evidências clínicas que justifiquem o uso dessa planta.[4,33,82]

O princípio ativo contra enxaqueca presente nesta planta tem sido considerado o partenolido. Como discutido anteriormente (item anterior, Figura 14.3), dentre outras atividades, ele apresenta atividade anti-inflamatória. Portanto, é coerente atribuir a ele o efeito contra enxaqueca, porém a ação concomitante de outras substâncias, como os flavonoides, não deve ser excluída. Dentre as atividades anti-inflamatórias, a inibição da liberação de serotonina é a mais relevante, já que é um mecanismo comum às outras substâncias efetivas contra enxaqueca.[33,82]

Tem sido levantada recentemente a hipótese de que podem haver outros princípios ativos no tanaceto. De fato, essa hipótese deve ser considerada, já que não apenas o partenolido pode ser responsável pela atividade farmacológica mas também outros metabólitos secundários.[4,82] Fato análogo ocorre com a camomila e seus constituintes químicos, em que flavonoides e sesquiterpenos, e não apenas lactonas sesquiterpênicas, também estão envolvidos em seu efeito anti-inflamatório.

Referências bibliográficas

1. Adam KP, Zapp J. Biosynthesis of the isoprene units of chamomile sesquiterpenos. Phytochemistry 1998; 48:953-59.
2. Alvarenga SAV, Ferreira MJP, Emerenciano VP, Cabrol-Bass. Chemosystematic studies of natural compounds isolated from Asteraceae: characterization of tribes by principal component analysis. Chemometrics and Intelligent Laboratory Systems 2001; 56:27-37.
3. Ambrósio SR, Oki Y, Heleno VC, Chaves JS, Nascimento PG, Lichston JE et al. Glandular trichomes of *Tithonia diversifolia*: relationships to herbivory and antifeedant activity. Phytochemistry 2008; 69:2052-60.
4. Awang DVC. The quest for the anti-migraine principle(s) of feverfew, *Tanacetum parthenium* (L.) schultz bip. Journal of Herbs, Spices & Medicinal Plants 2009; 15:98-105.

5. Barbastefano V, Cola M, Luiz-Ferreira A, Farias-Silva E, Hiruma-Lima CA, Rinaldo D et al. *Vernonia polyanthes* as a new source of antiulcer drugs. Fitoterapia 2007; 78:545-51.

6. Barla A, Topçu G, Öksüz S, Tümen G, Kingston DGI. Identification of cytotoxic sesquiterpenes from *Laurus nobilis* L. Food Chemistry 2007; 104:1478-84.

7. Barquera-Lozada JE, Cuevas G. Biogenesis of sesquiterpene lactones pseudoguaianolides from germacranolides: theoretical study on the reaction mechanism of terminal biogenesis of 8-epiconfertin. Journal of Organic Chemistry 2008; 74:874-83.

8. Beekman AC, Woerdenbag HJ, Uden WV, Pras N, Konings AWT, Wikström HV et al. Structure-cytotoxicity relationships of some helenanolide-type sesquiterpene lactones. Journal of Natural Products 1997; 60:252-7.

9. Benedek B, Kopp B, Melzig MF. *Achillea millefolium* L. S.l. – Is the anti-inflammatory activity mediated by protease inhibition? Journal of Ethnopharmacology 2007; 113:312-7.

10. Bohlmann F, Singh P, Zdero C, Ruhe A, King RM, Robinson H. Naturally occurring terpene derivatives. Part 413. Furanoheliangolides from two *Eremanthus* species and from *Chresta sphaerocephala*. Phytochemistry 1982; 21:1669-73.

11. Boocock DGB, Waight ES. Fragmentation of some sesquiterpenoid lactones induced by electron impact. Chemical Communications 1966; 36:90-91.

12. Brasil. Farmacopeia Brasileira, 5ª ed., volume 2, Agência Nacional de Vigilância Sanitária. Brasília: 1-808, 2010.

13. Casarett LJ, Klaassen CD, Doull J. Toxicology: the basic science of poisons, 7ª ed. McGraw-Hill Professional, EUA: 1-1280, 2007.

14. Chaves JS, Da Costa FB. A proposal for the quality control of *Tanacetum parthenium* (feverfew) and its hydroalcoholic extract. Revista Brasileira de Farmacognosia 2008; 18:360-6.

15. Coussens LM, Werb Z. Inflammation and cancer. Nature 2002; 420:860-7.

16. Crotti AEM, Lopes JLC, Lopes N. Triple quadrupole tandem mass spectrometry of sesquiterpene lactones: a study of goyazensolide and its congeners. Journal of Mass Spectrometry 2005; 40:1030-4.

17. Da Costa FB, Schorr K, Arakawa NS, Schilling EE, Spring O. Infraspecific variation in the chemistry of glandular trichomes of two Brazilian *Viguiera* species (Heliantheae; Asteraceae). Journal of Brazilian Chemical Society 2001; 12:403-7.

18. Da Costa FB, Terfloth L, Gasteiger J. Sesquiterpene lactone-based classification of three Asteraceae tribes: a study based on self-organizing neural networks applied to chemosystematics. Phytochemistry 2005; 66:345-54.

19. Daviet L, Schalk M. Biotechnology in plant essential oil production: progress and perspective in metabolic engineering of the terpene pathway. Flavour and Fragance Journal 2010; 25:123-7.

20. Dewick PM. Medicinal natural products a biosynthetic approach, 3ª ed., Reino Unido: John Wiley & Sons Ltd, 2009; 1-539.

21. Dolman DM, Knight DW, Salan U, Toplis D. A quantitative method for the estimation of parthenolide and other sesquiterpene lactones containing α-methylenebutyrolactone functions present in feverfew, *Tanacetum parthenium*. Phytochemical Analysis 1992; 3:26-31.

22. Drozdz B, Bloszyk E. Selective detection of sesquiterpene lactones by TLC – sesquiterpene lactones of the Compositae. Planta Medica 1978; 33:379-84.

23. El-Seedi, Hesham R. Sesquiterpenes and triterpenes from *Sonchus oleraceus* (Asteraceae). Asian Coordinating Group for Chemistry Chemical Research Communications 2003; 16:14-8.

24. Emerenciano VP, Kaplan MAC, Gottlieb OR. Evolution of sesquiterpene lactones in Angiosperms. Biochemical Systematics and Ecology 1985; 13:145-66.

25. Fischer HD, Fischer NH, Franck RW, Olivier EJ. Progress in the chemistry of organic natural products. Viena: Springer 1979; 38:1-430.

26. Funk VA, Susanna A, Stuessy TF, Bayer RJ. Systematics, evolution, and biogeography of Compositae. Viena, Austria: Internacional Association for Plant Taxonomy 2009; 1-1000.

27. Geissman TA. Sesquiterpene lactones of *Artemisia verlotorum* and *A. Vulgaris*. Phytochemistry 1970; 9: 2377-81.

28. Ghantous A, Gali-Muhtasib H, Vuorela H, Saliba NA, Darwiche N. What made sesquiterpene lactones reach cancer clinical trials? Drug Discovery Today 2010; 15:668-78.

29. Gobbo-Neto L, Lopes NP. Online identification of chlorogenic acids, sesquiterpene lactones, and flavonoids in the Brazilian arnica *Lychnophora ericoides* mart. (Asteraceae) leaves by HPLC-DAD-MS and HPLC-DADMS/MS and a validated HPLC-DAD method for their simultaneous analysis. Journal of Agriculture and Food Chemistry 2008; 56:1193-204.

30. Göpfert JC, Heil N, Conrad J, Spring O. Cytological development and sesquiterpene lactone secretion in capitate glandular trichomes of sunflower. Plant Biology 2005; 7:148-55.

31. Guzman ML, Rossi RM, Neelakantan S, Li X, Corbett CA, Hassane DC et al. An orally bioavailable parthenolide analog selectively eradicates acute myelogenous leukemia stem and progenitor cells. Blood 2007; 110:4427-35.

32. Hänsel R, Sticher O, Steinegger E. Pharmakognosie-Phytopharmazie, 6ª ed. Berlin: Spring-Verlang 1999; 1-1403.

33. Heinrich M, Robles M, West JE, Montellano BRO, Rodriguez E. Ethnopharmacology of Mexican Asteraceae (Compositae). Annual Review of Pharmacology and Toxicology 1998; 38:539-65.

34. Hristozov D, Da Costa FB, Gasteiger J. Sesquiterpene lactones-based classification of the family Asteraceae using neural networks and k-nearest neighbors. Journal of Chemical Information and Modeling 2007; 47:9-19.

35. Hristozov D, Gasteiger J, Da Costa FB. Multilabeled classification approach to find a plant source for terpenoids. Journal of Chemical Information and Modeling 2008; 48:56-67.

36. Hwang DR, Wu YS, Chang CW, Lien TW, Chen WC, Tan UK et al. Synthesis and anti-viral activity of a series of sesquiterpene lactones and analogues in the subgenomic HCV replicon system. Bioorganic & Medicinal Chemistry 2006; 14:83-91.

37. Kayser O, Kinderlen AF, Croft SL. Natural products as potential antiparasitic drugs. Studies in Natural Products Chemistry 2002; 26:779-848.

38. Knuesel O, Weber M, Suter A. *Arnica montana* gel in osteoarthritis of the knee: an open, multicenter clinical trial. Advances in Therapy 2002; 19:209-18.

39. Kraker JW, Franssen MCR, Dalm MCF, Groot A, Bouwmeester HJ. Biosynthesis of germacrene a carboxylic acid in chicory roots. Demonstration of a cytochrome P450 (+)-germacrene a hydroxylase and NADP+-dependent sesquiterpenoid dehydrogenase(s) involved in sesquiterpene lactone biosynthesis. Plant Physiology 2001; 125:1930-40.

40. Kraker JW, Schurink M, Franssen MCR, König WA, Groot A, Bouwmeester HJ. Hydroxylation of sesquiterpenes by enzymes from chicory (*Cichorium intybus* L.) roots. Tetrahedron 2003; 59:409-18.

41. Leven W, Willuhn G. Sesquitepen lactones from *Arnica chamissonis* Less. VI Identification and quantitative determination by high-performace liquid and gas chromatography. Journal of Chromatography 1987; 410:329-42.

42. Luckner M. Secondary metabolism in microorganisms, plants, and animals, 3ª ed. Berlin: Sprinfer-Verlag 1990; 1-563.

43. Lyss G, Schimidt TJ, Merfort I, Pahl HL. Helenalin, an anti-inflammatory sesquiterpene lactone from *Arnica*, selectively inhibits transcription factor NF-κB. Biological Chemistry 1997; 378:951-61.

44. Maes L, Nieuwerburgh FCW, Zhang Y, Reed DW, Pollier J, Casteele SRFV et al. Dissection of the phytohormonal regulation of trichome formation and biosynthesis of the antimalarial compound artemisinin in *Artemisia annua* plants. New Phytologist 2011; 189:176-89.

45. Mahesh A, Jeyachandran R, Cindrella L, Thangadurai D, Veerapur VP, Rao DM. Hepatocurative potential of sesquiterpene lactones of *Taraxacum officinale* on carbon tetrachloride induced liver toxicity in mice. Acta Biologica Hungarica 2010; 61:175-90.

46. Merfort I. Review of the analytical techniques for sesquiterpenes and sesquiterpene lactones. Journal of Chromatography A 2002; 967:115-30.

47. Mew D, Balza F, Towers GHN, Levy JG. Anti-tumour effects of the sesquiterpene lactone parthenin. Planta Medica 1982; 45:23-7.

48. Michalska K, Stojakowska A, Malarz J, Dolezalova I, Lebeda A, Kisiel W. Systematic implications of sesquiterpene lactones in *Lactuca* species. Biochemical Systematics and Ecology 2009; 37:174-9.

49. Minnaard AJ, Wijnberg JBPA, Groot A. The synthesis of germacrane sesquiterpenes and related compounds. Tetrahedron 1999; 55:2115-46.

50. Nakamura T, Tsuboi K, Oshida M, Nomura T, Nakazak A, Kobayashi S. Total synthesis of (–)-diversifolin. Tetrahedron Letters 2009; 50:2835-9.

51. Noldin VF, Cechinel Filho V, Delle Monache F, Benassi JC, Christmann IL, Pedrosa RC et al. Chemical composition and biological activities of the leaves of *Cynara scolymus* L. (artichoke) cultivated in Brazil. Química Nova 2003; 26:331-4.

52. Oga S, Batistuzzo JAO, Camargo MMA. Fundamentos de toxicologia, 3ª ed. São Paulo: Atheneu 2008; 1-696.

53. Oliveira RB, Chagas-Paula DA, Rocha BA, Franco JJ, Gobbo-Neto L, Uyemura SA et al. Renal toxicity caused by oral use of medicinal plants: the yacon example. Journal of Ethnopharmacology 2011; 133:434-41.

54. Owoyele VB, Wuraola CO, Soladoye AO, Olaleye SB. Studies on the anti-inflammatory and analgesic properties of *Tithonia diversifolia* leaf extract. Journal of Ethnopharmacology 2004; 90:317-21.

55. Paiva DL, Lampman GM, Kris GS. Introduction to spectroscopy. A guide for students of organic chemistry 3ª ed. Brooks/Cole Thomson Learning, 2001; 1-579.

56. Pan L, Sinden MR, Kennedy AH, Chai H, Watson LE, Graham TL et al. Bioactive constituents of *Helianthus tuberosus* (Jerusalem artichoke). Phytochemistry Letters 2009; 2:15-18.

57. Picman AK, Ranieri RL, Towers GHN, Lam J. Visualization reagents for sesquiterpene lactones and polyacetylenes on thin-layer chromatograms. Journal of Chromatography A 1980; 189:187-98.

58. Picman AK, Rodriguez E, Towers GHN. Formation of adducts of parthenin and related sesquiterpene lactones with cysteine and glutathione. Chemico-Biological Interactions 1979; 28:83-9.

59. Picman AK. Biological activities of sesquiterpene lactones. Biochemical Systematics and Ecology 1986; 14:255-81.

60. Ramadan M, Goeters S, Watzer B, Krause E, Lohmann K, Bauer R et al. Chamazulene carboxylic acid and matricin: A natural profen and its natural prodrug, identified through similarity to synthetic drug substances. Journal of Natural Products 2006; 69:1041-5.

61. Reider N, Komericki P, Hausen BM, Fritsch P, Aberer W. The seamy side of natural medicines: contact sensitization to arnica (*Arnica montana* L.) and marigold (*Calendula officinalis* L.). Contact Dermatitis 2001; 45:269-72.

62. Ripoll C, Schmidt BM, Ilic N, Poulev A, Dey M, Kurmukov AG et al. Anti-inflammatory effects of a sesquiterpene lactone extract from chicory (*Cichorium intybus* L.) roots. Natural Product Communications 2007; 2:717-22.

63. Ro DK, Paradise EM, Ouellet M, Fisher KJ, Newman KL, Ndungu JM et al. Production of the antimalarial drug precursor artemisinic acid in engineered yeast. Nature 2006; 440:940-3.

64. Robles M, Aregullin M, West J, Rodriguez E. Recent studies on the zoopharmacology, pharmacology and neurotoxicology of sesquiterpen lactones. Planta Medica 1995; 61:199-203.

65. Schaffer S, Schmitt-Schillig S, Müller WE, Eckert GP. Antioxidant properties of mediterranean food plant extracts: geographical differences. Journal of Physiology and Pharmacology 2005; 56:115-24.

66. Schmidt TJ, Brun R, Willuhn G, Khalid AS. Anti-trypanosomal activity of helenalin and some structurally related sesquiterpene lactones. Planta Medica 2002; 68:750-1.

67. Schmidt TJ, Nour AMM, Khalid SA, Kaiser M, Brun R. Quantitative structure – antiprotozoal activity relationships of sesquiterpene lactones. Molecules 2009; 14:2062-76.

68. Schmidt TJ. Structure-activity relationships of sesquiterpene lactones. Studies in Natural Products Chemistry 2006; 33:309-92.

69. Schmidt TJ. Toxic activities of sesquiterpenes lactones: structural and biochemical aspects. Current Organic Chemistry 1999; 3:577-608.

70. Schneider I, Bucar F. Review article lipoxygenase inhibitors from natural plant sources. Part 1: medicinal plants with inhibitory activity on arachidonate 5-lipoxygenase and 5-lipoxygenase/cyclooxygenase. Phytotheraphy Research 2005; 19:81-102.

71. Schorr K, García-Piñeres AJ, Siedle B, Merfort I, Da Costa FB. Guaianolides from *Viguiera gardneri* inhibit the transcription factor NF-κB. Phytochemistry 2002; 60:733-40.

72. Schorr K, Merfort I, Da Costa FB. A novel dimeric melampolide and further terpenoids from *Smallanthus sonchifolius* (Asteraceae) and the inhibition of the transcription factor NF-κB. Natural Product Communications 2007; 2:367-74.

73. Seaman FC, Funk VA. Cladistic analysis of complex natural products: developing transformation series from sesquiterpene lactone data. Taxon 1983; 32:1-27.

74. Seaman FC. Sesquiterpene lactones as taxonomic characters in the Asteraceae. The Botanical Review 1982; 48:121-595.

75. Siedle B, García-Piñeres AJ, Murillo R, Schulte-Mönting J, Castro V, Rüngeler P et al. Quantitative structure-activity relationship of sesquiterpene lactones as inhibitors of the transcription factor NF-κB. Journal of Medicinal Chemistry 2004; 47:6042-54.

76. Siedle B, Gustavsson L, Johansson S, Murillo R, Castro V, Bohlin L et al. The effect of sesquiterpene lactones on the release of human neutrophil elastase. Biochemical Pharmacology 2003; 65:897-903.

77. Silverstein RM, Webster FX, Kiemle DJ. Spectrometric identification of organic compounds, 7ª ed. John Wiley & Sons 2005; 1-502.

78. Spring O, Rodon U, Macias FA. Sesquiterpenes from noncapitate glandular trichomes of *Helianthus annuus*. Phytochemistry 1992; 31:1541-4.

79. Spring O. Microsampling: an alternative approach using sesquiterpene lactones for systematics. Biochemical Systematics and Ecology 1989; 17:509-17.

80. Spring O. Sesquiterpene lactones from *Helianthus tuberosus*. Phytochemistry 1991; 30:519-22.

81. Summer H, Salan U, Kinight DW, Hoult JRS. Inhibition of 5-lipoxygenase and cyclo-oxygenase in leukocytes by feverfew involvement of sesquiterpene lactones and other components. Biochemical Phamacology 1992; 43:2313-20.

82. Sur R, Martin K, Liebel F, Lyte P, Shapiro S, Southall M. Anti-Inflammatory activity of parthenolide-depleted feverfew (*Tanacetum parthenium*). Inflammopharmacology 2009; 17:42-9.

83. Urabe D, Inoue M. Total syntheses of sesquiterpenes from *Illicium* species. Tetrahedron 2009; 65:6271-89.

84. Wagner H, Bladt S. Plant drug analysis. A thin layer chromatography atlas, 2ª ed. Berlin: Springer 2001; 1-384.

85. Wu QX, Shi YP, Jia ZJ. Eudesmane sesquiterpenoids from the Asteraceae family. Natural Product Reports 2006; 23:699-734.

86. Yamamoto Y, Gaynor RB. Therapeutic potential of inhibition of the NF-κB pathway in the treatment of inflammation and cancer. The Journal of Clinical Investigation 2001; 107:135-42.

87. Zaiter L, Bouheroum M, Benayache S, Benayache F, León F, Brouard I et al. Sesquiterpene lactones and other constituents from *Matricaria chamomilla* L. Biochemical Systematics and Ecology 2007; 35:533-8.

88. Appezzato-da-Glória B, Da Costa FB, Da Silva VC, Gobbo-Neto L, Rehder VLG, Hayashi AH. Glandular trichomes on aerial and underground organs in *Chrysolaena species* (Vernonieae Asteraceae): structure, ultrastructure and chemical composition. Flora 2012; 207:878-87.

89. Lopes AA, Pina ES, Silva DB, Pereira AMS, Da Silva MFGF, Da Costa FB et al. A biosynthetic pathway of sesquiterpene lactones in *Smallanthus sonchifolius* and their localization in leaf tissues by MALDI imaging. Chemical Communications 2013; 49:9989-91.

90. Arakawa NS, Gobbo-Neto L, Ambrosio SR, Antonucci GA, Sampaio SV, Pupo MT et al. Unusual biotransformation products of the sesquiterpene lactone budlein A by *Aspergillus* species. Phytochemistry 2013; 96:92-100.

91. Rocha BA, Pupo MT, Antonucci GA, Sampaio SV, Paiva RMA, Said S et al. Microbial transformation of the sesquiterpene lactone tagitinin C by the fungus *Aspergillus terreus*. Journal of Industrial Microbiology & Biotechnology 2012; 39:1719-24.

92. Sartori LR, Vessecchi R, Humpf H-U, Da Costa FB, Lopes NP. A systematic investigation of the fragmentation pattern of two furanoheliangolide C-8 stereoisomers using electrospray ionization mass spectrometry. Rapid Communications in Mass Spectrometry 2014; 28:723-30.

93. Schomburg C, Schuehly W, Da Costa FB, Klempnauer K-H, Schmidt TJ. Natural sesquiterpene lactones as inhibitors of Myb-dependent gene expression: structure-activity relationships. European Journal of Medicinal Chemistry 2013; 63:313-20.

94. Schmidt TJ, Da Costa FB, Lopes NP, Kaiser M, Brun R. *In silico* prediction and experimental evaluation of furanoheliangolide sesquiterpene lactones as potent agents against *Trypanosoma brucei rhodesiense*. Antimicrobial Agents and Chemotherapy 2013; 58:325-32.

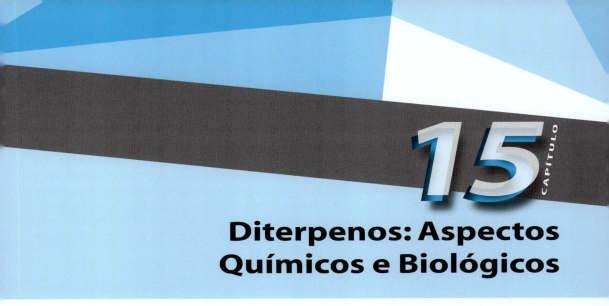

Diterpenos: Aspectos Químicos e Biológicos

Rodrigo Cassio Sola Veneziani
Sérgio Ricardo Ambrósio
Carlos Henrique Gomes Martins
Antônio Eduardo Miller Crotti
Carlos Renato Tirapelli

DEFINIÇÃO E ORIGEM BIOSSINTÉTICA

Os diterpenos são uma ampla e diversificada classe de produtos naturais originados a partir da condensação de quatro unidades de isopreno (C_5H_8).[1] Podem ser encontrados principalmente em plantas e fungos, embora sua ocorrência seja descrita também em organismos marinhos e insetos.[2]

Os diterpenos são biossintetizados a partir do ácido mevalônico, por meio do difosfato de 2E, 6E, 10E-geranilgeranila (GGPP). De acordo com o número de anéis e o padrão de ciclização de suas estruturas químicas, os diterpenos são divididos em acíclicos, bicíclicos, tricíclicos, tetracíclicos, macrocíclicos e mistos.[2,3] Em termos biossintéticos, a ciclização pode ocorrer por meio de dois processos de condensação distintos, que podem ser iniciados em partes diferentes da molécula de GGPP (cabeça ou cauda).

Na ciclização a partir da cauda, o grupo difosfato (–OPP) terminal atua como nucleófugo (grupo abandonador) segundo um mecanismo do tipo E1, gerando um carbocátion alílico, que pode sofrer o ataque nucleofílico da nuvem π de elétrons de outra unidade de GGPP. Como a molécula de GGPP apresenta três ligações duplas que podem realizar esse ataque, seis possíveis carbocátions intermediários podem ser formados a partir deste mecanismo. Apesar de todas essas possibilidades, nota-se que na natureza são os elétrons π da ligação dupla isopropilidênica da molécula que atacam preferencialmente o carbono catiônico. No caso de formação de ligação entre os carbonos C1 e C14, ocorre formação do carbocátion intermediário do tipo cembrano, que origina os diterpenos do tipo cembrano após estabilização por perda de um próton. Já a formação de ligação entre os carbonos C1 e C15 origina um carbocátion intermediário do tipo flexibilano, que pode ser estabilizado por adições nucleofílicas intramoleculares resultando em diterpenos policíclicos correlatos, como os taxanos, os tiglanos, os dafnanos e os ingenanos (Figura 15.1).[2,4]

O principal tipo de ciclização que ocorre em diterpenos é uma reação catalisada por ácidos, e envolve a adição eletrofílica de H+ à ligação entre C14 e C15 da molécula de GGPP, que desencadeia a formação de intermediários mono, bi e tricíclicos. Apesar dessas possibilidades, observa-se que é o intermediário do tipo labdano (bicíclico) quem desempenha papel central na biossíntese da maioria dos diterpenos bi, tri, tetra e pentacíclicos. Um aspecto a ser ressaltado nesse tipo de ciclização é que a protonação inicial que ocorre na porção isopropilidênica da cabeça da molécula de GGPP pode originar duas séries que se distinguem enantiomericamente uma da outra pela configuração dos carbonos C5, C9 e C10. Convencionalmente, a série de diterpenos cuja estereoquímica segue a dos esteroides é denominada série "normal", enquanto sua imagem especular é conhecida como série "enantiomérica" (indicada como "ent-"). É curioso notar que os diterpenos da série enantiomérica são muito mais comuns que os demais. A Figura 15.2 apresenta o mecanismo de formação do intermediário bicíclico do tipo labdano de ambas as séries.

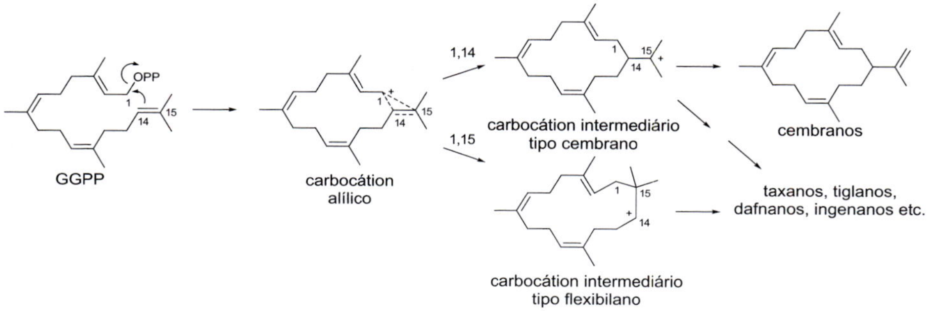

Figura 15.1. Formação dos esqueletos diterpenos por ciclização a partir da cauda da molécula de GGPP.

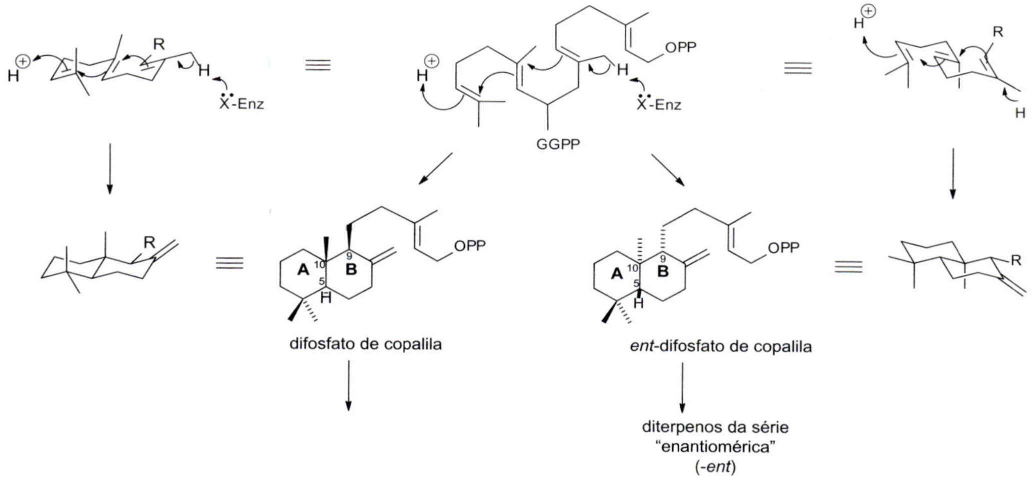

Figura 15.2. Formação do intermediário do tipo labdano bicíclico (difosfato de copalila) a partir da ciclização do difosfato de geranilgeranila (GGPP) catalisada por ácido, conforme descrito por Garcia e cols. (2007).[2]

Invariavelmente, um novo diterpeno pode ser nomeado com base em sua fonte biológica. Entretanto, é desejável que sejam utilizados, sempre que possível, nomes semissistemáticos com base em um número menor de estruturas aparentadas.[4] Usualmente, categorias mais gerais baseadas no número de anéis do esqueleto diterpênico são subdivididas em várias outras, de acordo com vários tipos de esqueletos.[3] A Figura 15.3 apresenta os principais tipos

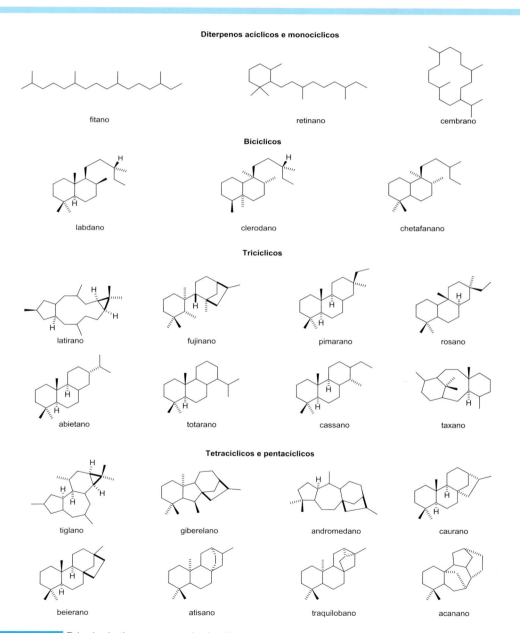

Figura 15.3. Principais tipos estruturais de diterpenos associados ao seu número de ciclos, conforme descrito por Dev e Misra (1985).[4]

de diterpenos da série "normal", associados ao seu número de ciclos. Vale lembrar que a partir dos diterpenos bicíclicos é necessário inverter a configuração dos carbonos C5, C9 e C10 para a obtenção dos diterpenos correspondentes da série "enantiomérica".

FONTES BOTÂNICAS DE DITERPENOS

No reino vegetal os diterpenos são encontrados predominantemente em plantas superiores. Os estudos relacionados com os chamados ácidos resínicos encontrados em exsudatos resinosos de árvores da família Pinaceae (Gimnosperma), realizados no início do século XIX, podem ser considerados as primeiras descrições de metabólitos dessa classe. Entretanto, as limitações impostas pelos processos de isolamento e identificação estrutural disponíveis à época somente permitiram que o ácido abiético (Figura 15.4), considerado o primeiro diterpeno a ser isolado, fosse descrito no início do século XX.[4]

Apesar de terem sido inicialmente encontrados em Gimnospermas, a grande variedade estrutural de esqueletos de diterpenos é mais evidente entre as famílias de Angiospermas. Desse modo, alguns gêneros como *Stevia*, *Croton* e *Salvia* são conhecidos tanto por seu conteúdo diterpênico quanto pelas atividades biológicas descritas na literatura científica.[5-7] No Brasil, entretanto, outros dois gêneros (*Mikania* e *Copaifera*) podem ser destacados por sua relevância etnofarmacológica e aplicações fitofarmarmacêuticas, merecendo serem descritos mais detalhadamente.

Gênero *Mikania*

Pertencente à família Asteraceae, *Mikania* é o maior gênero da tribo Eupatorieae, contendo cerca de 430 espécies. Morfologicamente, essas espécies costumam ser trepadeiras ou arbustos, entretanto algumas são ervas perenes.[8] De distribuição pantropical, estima-se que o gênero *Mikania* está representado no Brasil por cerca de 172 espécies, sendo que 143 destas são endêmicas[9] e estão concentradas em uma área compreendida pelos estados de Minas Gerais, São Paulo e Rio de Janeiro.[10] Os diterpenos do tipo *ent*-caurano estão entre os compostos mais comumente isolados de *Mikania*, fazendo esse gênero ser considerado uma fonte botânica para obtenção dessas substâncias. Algumas espécies podem produzir até 17 diterpenos do tipo caurano diferentes, como é o caso de *M. hirsutíssima*.[11-13] A Figura 15.5 a seguir apresenta alguns exemplos de diterpenos encontrados em espécies de *Mikania*.

No Brasil, *M. glomerata* e *M. laevigata* são talvez as espécies desse gênero que apresentam a mais ampla utilização na medicina popular e em fitoterapia. Denominadas "Guaco", essas espécies são utilizadas para tratamento de afecções do trato respiratório.[14-17] Para essa finalidade, os extratos de "Guaco" são comumente comercializados como xaropes ou associados ao mel de abelhas.

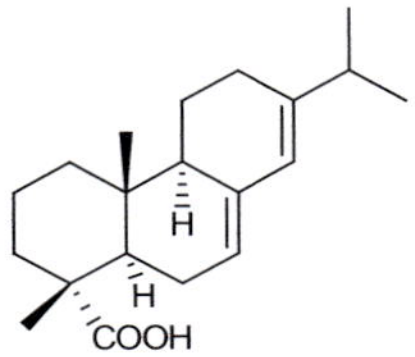

Figura 15.4. Ácido abiético.

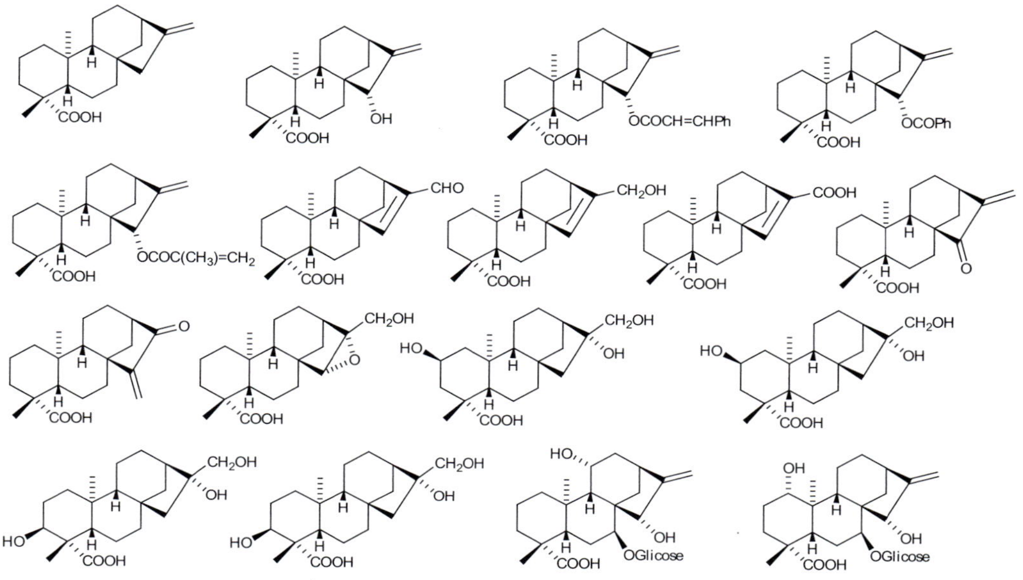

Figura 15.5. Exemplos de diterpenos do tipo ent-caurano que podem ser encontrados em espécies de *Mikania*.

De Moura e cols. (2002)[16] demonstraram um significativo efeito inibitório *in vitro* de extratos de folhas frescas de *M. glomerata* em brônquios humanos e anéis traqueais de cobaia, provavelmente associado ao bloqueio de canais de cálcio. Com relação à outra espécie de "Guaco" (*M. laevigata*), Graça e cols. (2007)[17] demonstraram que o extrato hidroalcoólico das folhas desse vegetal induz um relaxamento dose-dependente da musculatura lisa traqueal de ratos. Nesse mesmo trabalho foi descrita a realização de estudos toxicológicos mediante administrações oral e intraperitoneal em ratos, que revelaram ausência de toxicidade em doses agudas e subcrônicas desse extrato, pelo menos em relação aos principais parâmetros renais, hepáticos, pancreáticos, hematológicos e bioquímicos. Convém ressaltar que nesses trabalhos e, consequentemente, em ambas as espécies de "Guaco", os autores apontaram que os efeitos inibitórios observados não estão relacionados com a liberação de mediadores epiteliais. Além disso, os autores concluíram que os resultados obtidos nesses estudos fundamentam a indicação popular dessas espécies vegetais para o tratamento de doenças respiratórias relacionadas com constrição brônquica.

Gênero *Copaifera*

Dentre todas as plantas medicinais comumente utilizadas pela população brasileira, as árvores do gênero *Copaifera*, conhecidas popularmente como copaíbas, copaibeiras ou "pau d'óleo", podem ser destacadas em função de suas aplicações farmacológicas historicamente comprovadas pela medicina popular. Pertencente à família Leguminosae Juss., subfamília Caesalpinioideae Kunth, esse gênero possui 72 espécies, sendo que 20 delas são endêmicas do Brasil.[18-20] As propriedades biológicas relativas às copaibeiras estão, em sua grande maioria, associadas ao uso do material balsâmico que é obtido por extração do tronco de suas árvores.[21] Ess bálsamo, também conhecido como oleorresina, funciona como defesa contra

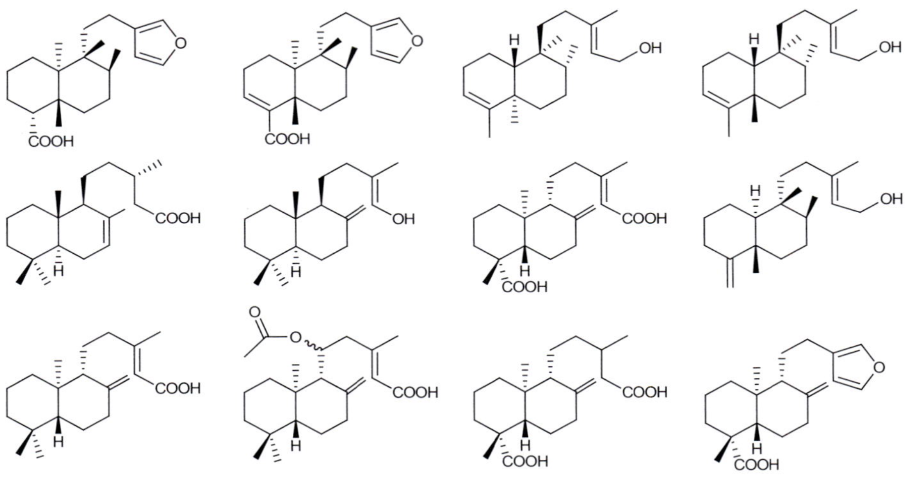

Figura 15.6. Exemplos de diterpenos encontrados em espécies de *Copaifera*.

animais, fungos e bactérias e é encontrado em canais secretores localizados em todas as partes da árvore, tendo no tronco o seu compartimento mais saliente.[18]

Uma revisão do metabolismo presente nas espécies desse gênero demonstra que os sesquiterpenos e os diterpenos da classe dos labdanos e clerodanos (série normal e série enantio) são os constituintes majoritários da oleorresina dessas árvores.[18,20-22] Até o momento já foram isoladas e caracterizadas dezenas de diferentes estruturas químicas de diterpenos, sendo que algumas delas podem ser encontradas na Figura 15.6.[18,22]

As utilizações do óleo de copaíba na medicina popular são muitas e indicam diversas propriedades farmacológicas.[20,23-27] De todas as indicações medicinais, suas propriedades anti-inflamatória, cicatrizante e antimicrobiana são as mais relatadas.[18,28] Na Tabela 15.1 estão apresentadas as principais indicações etnofarmacológicas dos óleos de copaíba encontradas na literatura.

Estudos científicos desenvolvidos por diversos grupos de pesquisa têm comprovado a eficácia farmacológica desses bálsamos, sendo que todos esses trabalhos enfatizam as espécies de *Copaifera* como promissoras para a descoberta e o desenvolvimento de novos fármacos anti-inflamatórios,[22,23,29,30] antitumorais,[31-33] bem como para o tratamento de importantes doenças infecciosas.[34-37] Outras atividades biológicas marcantes, como leishmanicida,[38] tripanocida,[39] inibidora de radicais livres,[40,41] analgésica,[29] cercaricida,[18] repelente de insetos,[18] cicatrizante[18,24] e gastroprotetora,[21] entre outras, foram também cientificamente certificadas, sustentando, assim, as principais utilizações populares do oleorresina das diferentes espécies de copaíba (Tabela 15.1). As aplicações farmacológicas para o tratamento de asma e bronquite ainda não foram devidamente comprovadas, porém a literatura científica destaca a capacidade relaxante da musculatura lisa e anti-inflamatória de diversas classes de diterpenos e sesquiterpenos,[18,42,43] evidenciando assim possíveis utilizações desses bálsamos no tratamento dessas patologias, tal como mencionado para os extratos de *Mikania* descritos anteriormente. Desse modo, diante das variadas aplicações terapêuticas atribuídas aos óleos de copaíba e da ampla distribuição dessas espécies vegetais por todo o território nacional, observa-se claramente a importância da investigação científica desses recursos naturais no sentido de descobrir e desenvolver novos fitomedicamentos.

Tabela 15.1. Principais indicações etnofarmacológicas dos oleorresinas descritas na literatura[18]

Gonorreia	Expectorante	Tétano
Anti-inflamatório	Inflamações de garganta	Reumatismo
Antisséptico	Hemoptise	Herpes
Cistite	Pneumonia	Antitumoral
Estimulante	Sinusite	Leishmaniose
Incontinência urinária	Dermatite	Leucorreia
Sífilis	Eczema	Paralisia
Asma	Psoríase	Cefaleia
Bronquite	Afrodisíaco	Picada de cobra

EXTRAÇÃO, ISOLAMENTO E ANÁLISE DE DITERPENOS

Os terpenoides de menor cadeia carbônica, como os monoterpenos e os sesquiterpenos, juntamente com os compostos fenólicos simples, correspondem aos principais constituintes de preparados vegetais de baixa polaridade como, por exemplo, os óleos essenciais.[44] Já os diterpenos têm sua polaridade mais diretamente determinada pelo grau e pelo tipo de funcionalização da molécula, o que influencia diretamente nos processos extrativos aplicáveis na obtenção desses compostos.

De maneira geral, os diterpenos podem ser extraídos de sua matriz vegetal utilizando-se técnicas extrativas convencionais, tais como a maceração e a percolação associadas a vários tipos de solvente. Desse modo, diterpenoides pouco funcionalizados ou ésteres de ácidos diterpênicos normalmente são extraídos utilizando-se solventes de baixa e média polaridades, como n-hexano, diclorometano e acetato de etila. Já diterpenos polihidroxilados ou heterosídicos são mais eficientemente extraídos com álcoois de baixo peso molecular (metanol, etanol e n-butanol) ou misturas hidroalcoólicas.[2,14,45,46] Técnicas extrativas modernas, como a extração por fluido supercrítico (EFSC) e a extração contracorrente, têm sido também empregadas para a obtenção de soluções extrativas a partir de matérias-primas vegetais de interesse farmacológico e/ou comercial.[47-49]

Muitos trabalhos publicados entre o fim da década de 1960 e início da de 1970 relatam a extração ácido-base como uma maneira mais seletiva para a obtenção de frações ricas em diterpenos ácidos. Nesses casos, o material vegetal é extraído primeiramente com uma solução aquosa alcalinizada, que então é neutralizada para, em seguida, ser novamente extraída com solvente orgânico.[50-52] É interessante notar que essa técnica é semelhante àquela empregada para a obtenção de alcaloides, exceto porque, graças à natureza alcalina dessa classe de produtos naturais nitrogenados, a extração inicial é realizada com água acidificada.[44]

Independentemente do processo inicial de extração, as etapas subsequentes que visam ao isolamento dos diterpenos envolvem comumente o uso de procedimentos cromatográficos diversos. Técnicas como a cromatografia líquida a vácuo (CLV) e a cromatografia em coluna clássica (CC), caracterizadas pela sua capacidade de fracionar maiores quantidades de extratos brutos, são as mais empregadas nos procedimentos iniciais de isolamento.[37,53] Técnicas que comportam menores quantidades de amostra, mas que têm maior poder de resolução, como a cromatografia em coluna *flash*, cromatografia em camada delgada preparativa (CCDP) e a cromatografia líquida de alta eficiência (CLAE) são as mais indicadas para as etapas finais de isolamento.[54] Muitas vezes o processo de isolamento cromatográfico de diterpenos não é realizado diretamente a partir do extrato bruto. Nesses casos, extrações do tipo líquido-líquido (partições) são efetuadas e originam frações menos complexas que o extrato bruto original, facilitando assim as etapas subseqüentes (processos de isolamento). Finalmente, deve-se mencionar que a cromatografia em camada delgada comparativa (CCDC) tem fundamental importância nesses processos de isolamento. Com o auxílio de padrões ou não, é por intermédio dela que é realizado o monitoramento da eficiência dos procedimentos extrativos e cromatográficos, bem como a escolha das frações mais promissoras a serem utilizadas em etapas posteriores do processo.

Diferentemente de outras classes de metabólitos secundários como, por exemplo, alcaloides e flavonoides, não existem reações químicas gerais para detectar a presença de diterpenos em extratos vegetais. Observa-se que, na literatura científica, os principais métodos de identificação destes compostos são as técnicas cromatográficas executadas com auxílio de padrões autênticos (CCDC, CLAE, CG) e os métodos físico-químicos de análise, tais como ponto de fusão e ebulição, espectrometria de infravermelho (IV), massas (EM) e de ressonância magnética nuclear (RMN).[55-57] Alguns esforços vêm sendo feitos para desenvolver e validar metodologias analíticas para matérias primas vegetais ricas em diterpenos e que possuem interesse comercial e/ou farmacológico. Bertolucci e cols. (2009)[58] e, mais recentemente, Moreira e cols. (2013)[59] propõem métodos analíticos validados e com base em CLAE para a determinação dos principais diterpenos presentes nas duas espécies de *Mikania* popularmente conhecidas como "Guaco" (*M. glomerata* e *M. laevigata*)[58] e também em extrato de *Salvia officinalis*.[59] Várias outras metodologias analíticas qualitativas e quantitativas, baseadas principalmente em CG, também foram desenvolvidas para análise de oleorresina de espécies de *Copaifera* com o intuito de evitar a falsificação e a adulteração dessa matéria-prima vegetal.[21,60-64]

ATIVIDADES BIOLÓGICAS DE DITERPENOS DESTACADAS NA LITERATURA

Aos diterpenos pode-se atribuir um grande número de atividades biológicas (Tabela 15.2), entretanto neste capítulo destacam-se as pronunciadas ações antimicrobiana e cardiovascular demonstradas por esses metabólitos.

A literatura científica vem demonstrando que muitas classes de diterpenos apresentam ação antimicrobiana significativa para bactérias, especialmente as Gram-positivas. Desse modo, os diterpenos vêm sendo considerados um dos grupos de produtos naturais com maior potencial antibacteriano frente a *Staphylococcus aureus*, um micro-organismo comensal frequentemente citado como a principal causa de infecções hospitalares.[98] A Figura 15.7 apresenta alguns exemplos de diterpenos de diferentes esqueletos que mostraram potencial antibacteriano *in vitro* para *S. aureus*.

Estudos têm demonstrado também o crescente interesse no potencial dos diterpenos frente a bactérias causadoras de cárie, uma das principais doenças bucais que afetam a humanidade.[37,99,100] Essa patologia é causada pela presença de biofilme na superfície do dente (placa bacteriana), que é formado principalmente por espécies de *Streptococcus* e *Lactobacillus*.[101] *Streptococcus mutans* é considerado o principal micro-organismo cariogênico, uma vez que ele é responsável pelo início do processo. Outras bactérias aeróbias, tais como *Enterococcus faecalis*, *Lactobacillus casei*, *Streptococcus mitis*, *S. sanguinis*, *S. sobrinus* e *S. salivarius* também são relevantes, uma vez que estão relacionadas com etapas posteriores da formação do biofilme.

Tabela 15.2. Atividades biológicas de diterpenos destacadas na literatura

Atividade	Referências
Antiparasitária	55, 65-68
Anti-inflamatória	69-78
Fitotóxica	79, 80
Anticancerígena	7, 81-84
Anticoagulante	85-87
Antifúngica	76, 88, 89
Antiviral	74, 90
Inseticida	89, 91, 92
Analgésica	71, 77, 78, 93
Antimutagênica	84, 94-96
Antioxidante	94, 97

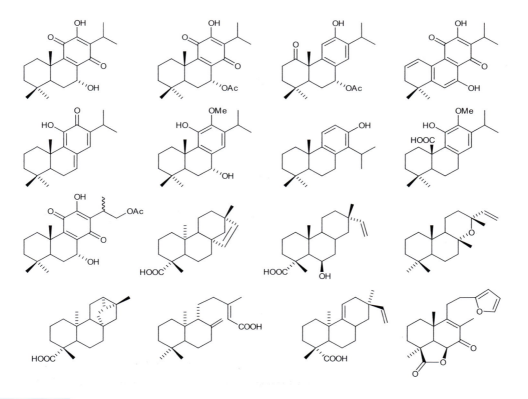

Figura 15.7. Estruturas de alguns diterpenos ativos para *S. aureus*.[98]

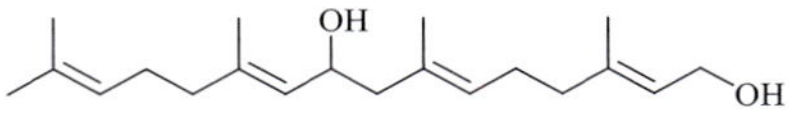

302 Diterpenos: Aspectos Químicos e Biológicos

1

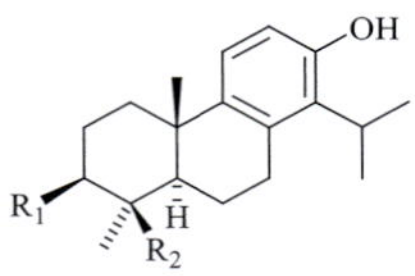

2 : $R_1 = H$; $R_2 = CH_3$
3 : $R_1 = OH$; $R_2 = CH_3$

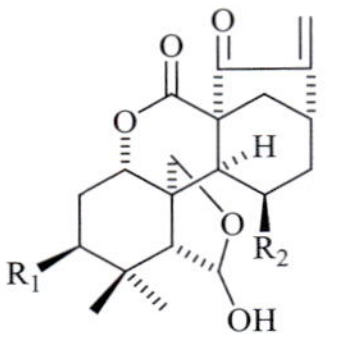

4 : $R_1 = OH$; $R_2 = H$
5 : $R_1 = H$; $R_2 = OH$

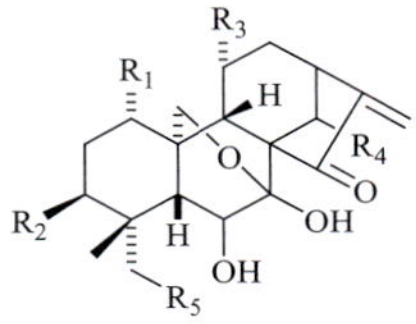

6 : $R_1 = R_4 = OH$; $R_2 = R_3 = R_5 = H$
7 : $R_1 = OH$; $R_2 = R_3 = R_4 = R_5 = H$
8 : $R_1 = R_2 = R_3 = H$; $R_4 = OH$; $R_5 = OCOCH_3$
9 : $R_1 = R_2 = R_4 = H$; $R_3 = OH$; $R_5 = OCOCH_3$
10 : $R_1 = OAc$; $R_2 = R_3 = R_5 = H$; $R_4 = OH$
11 : $R_1 = R_3 = R_4 = H$; $R_2 = OH$; $R_5 = OCOCH_3$

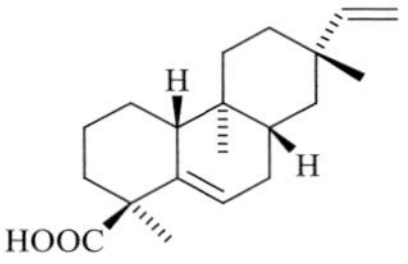

12

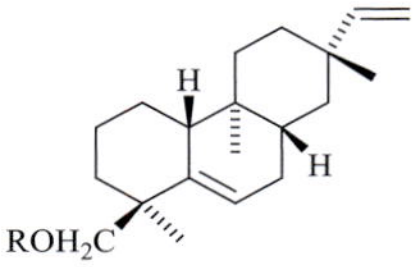

13 : R = arabinofuranosil
14 : R = 5'-acetóxi arabinofuranosil
15 : R = 2'-acetóxi arabinofuranosil
16 : R = 2',5'-diacetóxi arabinofuranosil

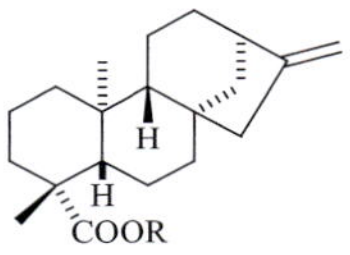

17 : R = 3',4'-diacetóxi xilopiranosil
18 : R = 3',5'-diacetóxi arabinofuranosil
19 : R = 3',6'-diacetóxi glicopiranosil

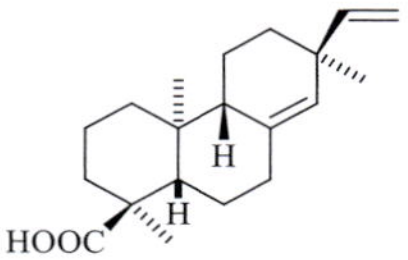

20

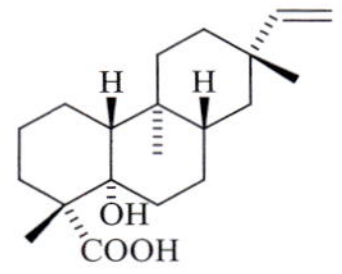

21

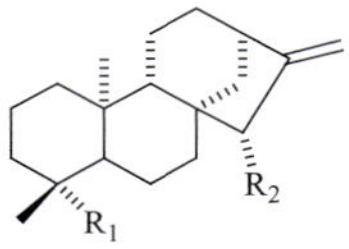

22 : $R_1 = COOH$; $R_2 = H$
23 : $R_1 = COOH$; $R_2 = OCO$-i-butil
24 : $R_1 = COOMe$; $R_2 = H$

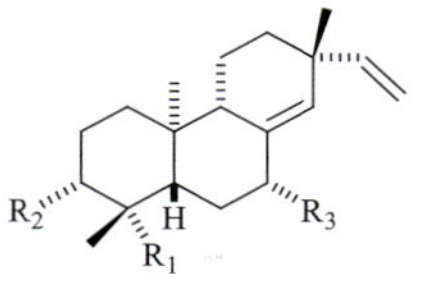

25 : $R_1 = CH_3$; $R_2 = H$; $R_3 = H$
26 : $R_1 = COOH$; $R_2 = H$; $R_3 = H$
28 : $R_1 = CH_3$; $R_2 = OH$; $R_3 = H$
29 : $R_1 = CH_2OH$; $R_2 = OH$; $R_3 = H$
31 : $R_1 = COOH$; $R_2 = H$; $R_3 = OH$
32 : $R_1 = CH_3$; $R_2 = OCOCH_3$; $R_3 = H$
33 : $R_1 = COONa$; $R_2 = H$; $R_3 = H$

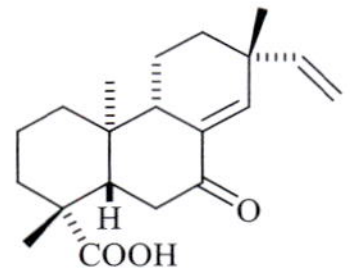

27

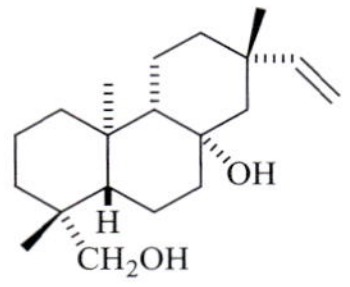

30

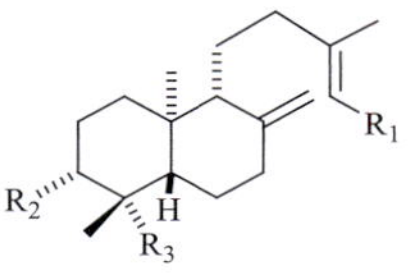

34 : $R_1 = COOH$; $R_2 = H$; $R_3 = CH_3$
35 : $R_1 = COOH$; $R_2 = OCOCH_3$; $R_3 = CH_3$
37 : $R_1 = COOH$; $R_2 = H$; $R_3 = COOH$
38 : $R_1 = COOH$; $R_2 = OH$; $R_3 = CH_3$
39 : $R_1 = COOCH_3$; $R_2 = H$; $R_3 = CH_3$
40 : $R_1 = COOCH_3$; $R_2 = OCOCH_3$; $R_3 = CH_3$
41 : $R_1 = COOCH_3$; $R_2 = H$; $R_3 = COOCH_3$
42 : $R_1 = COOCH_3$; $R_2 = OH$; $R_3 = CH_3$

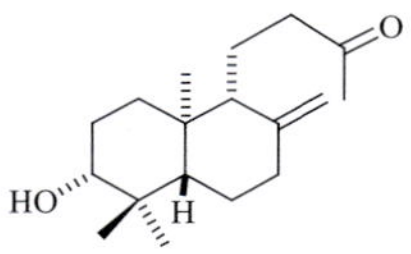

36

Figura 15.8. Estruturas de diterpenos avaliados frente ao principal micro-organismo cariogênico (*S. mutans*).

Na literatura científica, muitos estudos descrevem o efeito *in vitro* de diversos diterpenos (Figura 15.8) para *S. mutans*. Nesses trabalhos, esse efeito é expresso utilizando-se valores de concentração inibitória mínima (CIM).

De acordo com Gibbons (2008)[102] e Ríos e Récio (2005),[103] algumas considerações devem ser feitas quanto ao estudo de ensaios antimicrobianos de extratos vegetais, óleos essenciais e substâncias isoladas de fontes naturais. Esses autores enfatizaram que valores de CIM superiores a 1 mg.mL^{-1} para extratos ou 0,1 mg.mL^{-1} para substâncias puras são considerados pouco ativos. Extratos e metabólitos isolados ativos em concentrações inferiores a 100 e 10 µg.mL^{-1}, respectivamente, são considerados promissores na busca por novos agentes antimicrobianos. Considerando-se os diterpenos apresentados na Figura 15.8 e os respectivos valores de CIM (Tabela 15.3), pode-se observar que, segundo o critério proposto por esses autores, os metabólitos 2, 26, 28, 30, 32, 33 e 34 foram os que apresentaram melhor potencial anticariogênico, inclusive quando comparados com dados da literatura referentes a substâncias pertencentes a outras classes de metabólitos secundários, tais como triterpenos,[104] monoterpenos,[105] compostos fenólicos[106] e lignanas,[107] entre outras.

Além da determinação dos valores de CIM, outros aspectos da atividade anticariogênica, tais como determinação da concentração bactericida mínima (CBM), sinergismo e cinética de morte (*time-kill curve*), foram investigados para alguns diterpenos considerados promissores.[37,53,108] Tais estudos apontam que esses metabólitos e suas respectivas fontes botânicas podem vir a ser empregados no desenvolvimento de novos produtos de higiene bucal.[37,53,108]

Tabela 15.3. Valores de CIM (µg.mL^{-1}) de diterpenos descritos na literatura (Figura 15.8)

Diterpeno	CIM	Diterpeno	CIM	Diterpeno	CIM
1	50,0	15	125,0	29	*
2	0,78	16	*	30	6,0
3	200,0	17	*	31	20,0
4	200,0	18	15,6	32	6,0
5	100,0	19	*	33	2,5
6	100,0	20	125,0	34	3,0
7	100,0	21	125,0	35	40,0
8	50,0	22	10,0	36	60,0
9	*	23	*	37	*
10	100,0	24	*	38	*
11	200,0	25	*	39	100,0
12	62,5	26	4,5	40	150,0
13	62,5	27	*	41	100,0
14	62,5	28	2,5	42	120,0

*Valores de CIM > 200 µg.mL^{-1}

Vários diterpenos, principalmente das classes dos cauranos, dos labdanos e dos pimaranos, apresentam também significativa propriedade vasorrelaxante e hipotensora em modelos animais.[43] Os primeiros estudos demonstrando o potencial antiespasmódico desses diterpenos foram realizados por Lozoya e cols. (1983)[109] e Bejar e cols. (1984),[110] que avaliaram o efeito do ácido cauradienoico sobre a contração da musculatura uterina de ratas induzida por diversos agonistas contráteis, como acetilcolina, prostaglandina $F_{2\alpha}$ e ocitocina. Campos-Bedolla e cols. (1997)[111] demonstraram que, além do ácido cauradienoico, outros diterpenos da classe dos cauranos (ácido *ent*-caurenoico, ácido grandiflórico e o ácido-16α-hidroxi-*ent*-cauran-19-oico) também apresentam esse tipo de atividade.

Apesar de a atividade relaxante de diterpenos na musculatura uterina de ratas estar bem estabelecida na literatura, estudos observaram que o efeito antiespasmódico para esse tipo de diterpenoide não era seletivo para músculo uterino, evidenciando-se o efeito relaxante do ácido caurenoico (ácido *ent*-caur-16-en-19-oico) e derivados semissintéticos em artérias carótida e aorta de ratos.[112,113]

Além dos diterpenos do tipo caurano, outra classe de diterpenoides, os pimaranos, também apresentam efeito antiespasmódico. Ohashi e cols. (2000)[114] isolaram quatro isopimaranos das folhas de *Orthosiphon aristatus* que apresentaram inibição da contração induzida por KCl em aorta torácica de ratos. Ambrosio e cols. (2002)[115] evidenciaram que o ácido pimaradienoico (ácido *ent*-pimara-8(14)-dien-19-oico, Figura 15.9a) inibiu a contração de artéria carótida de rato induzida por fenilefrina e KCl, enquanto Tirapelli e cols. (2004)[116] demonstraram o efeito inibitório desse metabólito em aorta de rato. Recentemente, Hipólito e cols. (2009)[117] avaliaram o potencial antiespasmódico de diterpenos da classe dos pimaranos, demonstrando que o metabólito *ent*-8(14),15-pimaradien-3β-ol (Figura 15.9b) é capaz de inibir a contração induzida por fenilefrina e KCl e induzir o relaxamento em artéria aorta isolada de ratos.

Estudos utilizando preparações de artéria aorta isoladas demonstraram que o mecanismo inibitório de contração vascular promovido por diversos diterpenos deve-se ao efeito desses metabólitos em múltiplos sítios de ação, porém destaca-se na literatura a capacidade dessas substâncias em bloquear o influxo de Ca^{+2} extracelular.[43,118] Esse fato sugere que essa classe de produtos naturais possa ser estudada objetivando-se descobrir e desenvolver novas substâncias com propriedades anti-hipertensivas, uma vez que bloqueadores dos canais de Ca^{+2}, como, por exemplo, a nifedipina, são utilizados no tratamento clínico da hipertensão arterial.[119,120] Evidências dessas aplicações podem ainda ser verificadas pelos relatos da medicina tradicional da Indonésia, onde as folhas de *Orthosiphon aristatus* são utilizadas para o tratamento da hipertensão arterial. É importante destacar que as folhas desse vegetal contêm como metabólitos principais quatro diterpenos da classe dos pimaranos, que foram descritos como vasorrelaxantes.[114] Além desse exemplo, outras plantas utilizadas pela população para

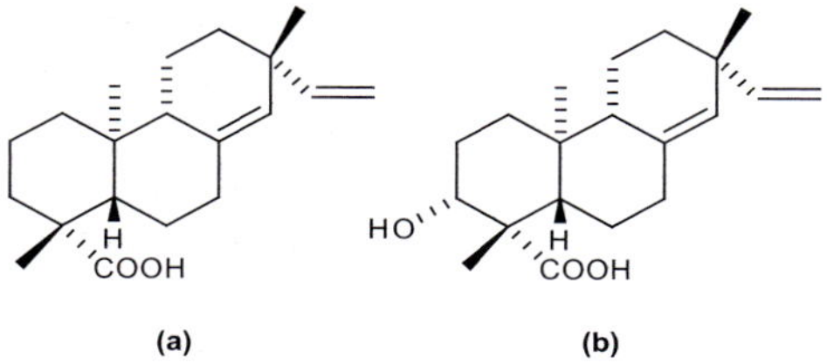

(a)   (b)

Figura 15.9. Estruturas químicas: (a) ácido *ent*-pimara-8(14)-dien-19-oico; (b) *ent*-8(14),15-pimaradien-3β-ol.

o tratamento de hipertensão arterial, como, por exemplo, *Marrubium vulgare* e *Croton zambesicus*, possuem também diterpenos como metabólitos principais, os quais demonstraram significativa capacidade de promover relaxamento vascular via bloqueio do influxo de Ca^{+2} extracelular.[43]

De todos os diterpenos encontrados na literatura com propriedade anti-hipertensiva *in vivo*, destaca-se o diterpenoide glicosilado popularmente conhecido como esteviosídeo (Figura 15.10), o qual é encontrado em grande concentração nas folhas de *Stevia rebaudiana* Bertoni.[121]

Os primeiros estudos sobre os efeitos cardiovasculares desse metabólito foram realizados em 1977.[122] Foi descrito na literatura científica que a infusão intravenosa dessa substância nas doses de 8 e 16 mg.kg^{-1} em ratos normotensos foi capaz de produzir um significativo efeito hipotensor dose-dependente.[123] Atualmente, o exato mecanismo de ação responsável pela ação anti-hipertensiva do esteviosídeo ainda não está completamente elucidado. Sabe-se que essa substância exerce seu efeito hipotensor afetando múltiplos sítios de ação[43] e que os mecanismos atualmente conhecidos para essa atividade estão relacionados com a diminuição da resistência vascular pela inibição do influxo de Ca^{+2} extracelular e com o aumento da liberação de uma prostaglandina vasodilatadora. Além disso, o esteviosídeo induz diurese, natriurese e reduz a reabsorção renal de Na^+, o que resulta na redução do volume do fluido extracelular e consequente diminuição da pressão arterial.

É importante observar que, por seu amplo uso como adoçante, as propriedades tóxicas do esteviosídeo foram extensivamente investigadas. O estudo de uma possível propriedade tóxica em roedores demonstrou que um grande consumo de esteviosídeo (valores superiores a 15 g.kg^{-1}) não promoveu toxicidade aguda,[124,125] o que corrobora com um potencial uso do esteviosídeo no tratamento de doenças hipertensivas.[43]

Pesquisas realizadas em diversas bases de dados científicas demonstraram que, além do esteviosídeo, outros diterpenos possuem ação hipotensora em ratos. Na Tabela 15.4 estão apresentados as estruturas químicas, as doses administradas, as referências bibliográficas pesquisadas e os possíveis mecanismos de ação para cada diterpeno estudado até o momento.

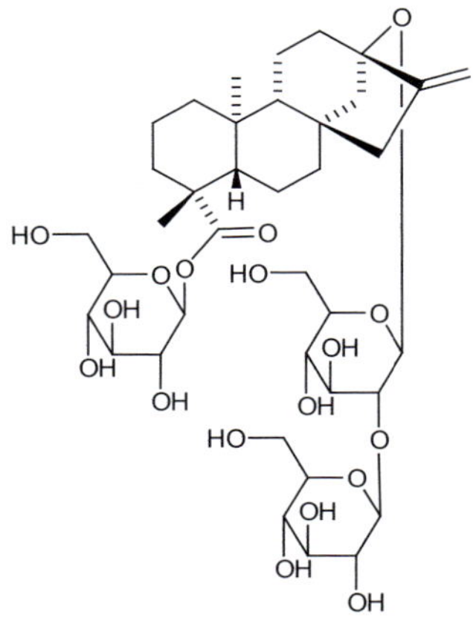

Figura 15.10. Estrutura química do diterpeno glicosilado esteviosídeo.

Tabela 15.4. Estruturas, dose/via de administração e propostas de mecanismos de ação dos diterpenos que apresentaram atividade hipotensora em ratos

Estrutura	Dose (via de administração)	Mecanismo de ação proposto	Referência
	8 e 16 mg.kg⁻¹ (infusão intravenosa) 25 mg.kg⁻¹ (intraperitoneal) 100 e 200 mg.kg⁻¹ (*bolus* intravenoso)	Reduz a resistência vascular mediante inibição do influxo de Ca^{+2} e liberação de prostaglandina. Induz diurese e natriurese, resultando em redução do volume de fluido extracelular	123, 126, 127
	1,7 a 6,7 mmol.kg⁻¹ (*bolus* intravenoso)	Ativação dos gânglios autônomos, do sistema renina-angiotensina e do β-adrenoreceptor. Reduz a resistência vascular mediante liberação de óxido nítrico (NO)	128
	10 e 15 mg.kg⁻¹ (*bolus* intravenoso)	Efeitos cronotrópicos e inotrópicos negativos diretos pelo mecanismo não adrenérgico e não colinérgico	129
	10 mg.kg⁻¹ (*bolus* intravenoso)	Reduz a resistência vascular através da inibição do influxo de Ca^{+2} extracelular. Induz diurese e natriurese, resultando na redução do volume de fluido extracelular	130
	10 mg.kg⁻¹ (*bolus* intravenoso)	Reduz a resistência vascular mediante inibição do influxo de Ca^{+2} extracelular. Induz diurese e natriurese, resultando na redução do volume de fluido extracelular	130

(Continua)

Tabela 15.4. Estruturas, dose/via de administração e propostas de mecanismos de ação dos diterpenos que apresentaram atividade hipotensora em ratos

Estrutura	Dose (via de administração)	Mecanismo de ação proposto	Referência
	30 mg.kg⁻¹ (*bolus* intravenoso)	Ativação de receptor muscarínico no vaso	131
	5 a 30 mg.kg⁻¹ (*bolus* intravenoso)	Reduz a resistência vascular mediante inibição do influxo de Ca^{+2} extracelular e liberação de NO e prostaglandina	132
	1 a 10 mg.kg⁻¹ (*bolus* intravenoso)	Reduz a resistência vascular possivelmente pela inibição do influxo de Ca^{+2} extracelular. Ativação de gânglios autônomos	133
	1 a 15 mg.kg⁻¹ (*bolus* intravenoso)	Reduz a resistência vascular mediante inibição do influxo de Ca^{+2} extracelular e liberação de NO e prostaglandina	134
	0,3 a 3 mg.kg⁻¹ (*bolus* intravenoso)	Vasodilatação periférica mediada em parte por NO	135

Como previamente descrito, os diterpenos podem ser considerados uma importante fonte de metabólitos secundários a serem investigados visando à descoberta de protótipos moleculares para o desenvolvimento de novos agentes terapêuticos para o tratamento de doenças cardiovasculares.[43,134] No entanto, é importante destacar que um número maior de estudos farmacológicos, toxicológicos, estudos de relação entre a estrutura química e a presente atividade biológica (relação estrutura/atividade [REA]) deve ser realizado.[43] Desse modo, uma estratégia multidisciplinar envolvendo o isolamento de diterpenos ainda não avaliados, associada à investigação de sua atividade *in vivo*[136] e do mecanismo de ação dos metabólitos mais ativos, certamente será uma importante solução para explorar o potencial anti-hipertensivo dessa ampla de classe de metabólitos secundários.

Referências bibliográficas

1. Dewick PM. Medicinal natural products: a biosynthetic approach. Chichester: Willey, 2002.
2. Garcia PA, Oliveira AB, Batista R. Occurrence, biological activities and synthesis of kaurane diterpenes and their glycosides. Molecules 2007; 12(3):455-83.
3. Hanson JR. Diterpenoids. Nat Prod Rep 2004; 21(6):785-93.
4. Dev S, Misra R. CRC Handbook of terpenoids, diterpenoids. Boca Raton: CRC Press, 1985.
5. Garcia D, Ramos AJ, Sanchis V, Marin S. Effect of *Equisetum arvense* and *Stevia rebaudiana* extracts on growth and mycotoxin production by *Aspergillus flavus* and *Fusarium verticillioides* in maize seeds as affected by water activity. Intern J Food Microbiol 2012; 153(1-2):21-7.
6. Thuong PT, Pham TH, Le TV, Dao TT, Dang TT, Nguyen QT et al. Symmetric dimers of *ent*-kaurane diterpenoids with cytotoxic activity from *Croton tonkinensis*. Bioorg & Med Chem Lett 2012; 22(2):1122-4.
7. Bonito MC, Cicala C, Marcotullio MC, Maione F, Mascolo N. Biological activity of bicyclic and tricyclic diterpenoids from *Salvia* species of immediate pharmacological and pharmaceutical interest. Nat Prod Communic 2011; 6(8):1205-15.
8. Bremer K. Asteraceae: cladistics and classification. Portland: Timber Press Inc., 1994.
9. King RM, Robinson H. The genera Eupatoriae (Asteraceae), Monographs in Sistematic Botany, The Missouri Botanical Garden. Lawrence: The Allen Press Inc., 1987.
10. De Oliveira F, Saito ML, Garcia LO. Morfologia externa das partes aéreas e anatomia das espécies brasileiras de *Mikania Willdenow* secção globosae Robinson – visão Farmacognóstica. Lecta-USF 1994; 12:23-65.
11. Ohkoshi E, Makino M, Fujimoto Y. A novel bisnorditerpenelactone from *Mikania hirsutissima*. Chem Pharmac Bull 2000; 48(11):1774-5.
12. Ohkoshi E, Makino M, Fujimoto Y. Studies on the constituents of *Mikania hirsutissima* (Compositae). Chem Pharmac Bull 1999; 47(10):1436-8.
13. Ohkoshi E, Satoshi K, Mitsuko M, Fujimoto Y. *ent*-Kaurenoic acids from *Mikania hirsutissima* (Compositae). Phytochemistry 2004; 65:885-90.
14. Veneziani RCS, De Oliveira DCR. Constituents of *Mikania glomerata* Sprengel. Biochem System Ecol 1999; 27:99-102.
15. Dos Santos TC, Tomassini TCB, Cabral LM. Preliminary studies of the chemical composition and antimicrobial activity of *Mikania glomerata* Sprengel. Rev Bras Farmacognosia 1998; 79:54-5.
16. Moura RS, Costa SS, Jansen JM, Silva CA, Lopes CS, Bernardo-Filho M et al. Brochodilator activity of *Mikania glomerata* Sprengel on human bronchi and guinea-pig trachea. J Pharm Pharmacol 2002; 54:249-56.
17. Graça C, Baggio CH, Freitas CS, Rattmann YD, de Souza LM, Cipriani TR et al. In vivo assessment of safety and mechanisms underlying in vitro relaxation induced by *Mikania laevigata* Schultz Bip. ex Baker in the rat trachea. J Ethnopharmacol 2007; 112:430-9.
18. Veiga VF, Pinto AC. The *Copaifera* L. genus. Química Nova 2002; 25(2):273-86.
19. Romero AL. Contribuição ao conhecimento químico do oleorresina de copaíba: configuração absoluta de diterpenos [Dissertação]. Campinas: Universidade de Campinas, 2007.
20. Neto JDL, Gramosa NV, Silveira ER. Chemical constituents of the fruits of *Copaifera langsdorffii* desf. Química Nova 2008; 31(5):1078-80.
21. Tappin MRR, Pereira JFG, Lima LA, Siani AC, Mazzei JL, Ramos MFS. Quantitative chemical analysis for the standardization of copaiba oil by high resolution gas chromatography. Química Nova 2004; 27(2):236-40.
22. Veiga VF, Rosas EC, Carvalho MV, Henriques MGMO, Pinto AC. Chemical composition and anti-inflammatory activity of copaiba oils from *Copaifera cearensis* Huber ex Ducke, *Copaifera reticulata* Ducke and *Copaifera multijuga* Hayne – A comparative study. J Ethnopharmacol 2007; 112(2):248-54.
23. Basile AC, Sertié JAA, Freitas PCD, Zanini AC. Anti-inflammatory activity of oleoresin from Brazilian *Copaifera*. J Ethnopharmacol 1988; 22(1):101-9.
24. Paiva LAF, Cunha KMD, Santos FA, Gramosa NV, Silveira ER, Rao VSN. Investigation on the wound healing activity of oleo-resin from *Copaifera langsdorffi* in rats. Phytother Res 2002; 16(8):737-9.
25. Paiva LAF, Gurgel LA, Campos AR, Silveira ER, Rao VSN. Attenuation of ischemia/reperfusion-induced intestinal injury by oleo-resin from *Copaifera langsdorffii* in rats. Life Sci 2004; 75(16):1979-87.
26. Paiva LAF, Gurgel LA, Silva RM, Tomé AR, Gramosa NV, Silveira ER et al. Anti-inflammatory effect of kaurenoic acid, a diterpene from *Copaifera langsdorfii* on acetic acid-induced colitis in rats. Vasc Pharmacol 2002; 39:303-7.
27. Paiva LAF, Rao VSN, Gramosa NV, Silveira ER. Gastroprotective effect of *Copaifera langsdorffii* oleo-resin on experimental ulcer models in rats. J Ethnopharmacol 1998; 62:73-8.

28. Gomes NM, Rezende CM, Fontes SP, Matheus ME, Fernandes PD. Antinociceptive activity of Amazonian copaiba oils. J Ethnopharmacol 2007; 109(3):486-92.

29. Carvalho JCT, Cascon V, Possebon LS, Morimoto MSS, Cardoso LGV, Kaplan MAC et al. Topical antiinflammatory and analgesic activities of *Copaifera duckei* Dwyer. Phytother Res 2005; 19(11):946-50.

30. Gomes NDM, Rezende CMD, Fontes SP, Matheus ME, Pinto ADC, Fernandes PD. Characterization of the antinociceptive and anti-inflammatory activities of fractions obtained from *Copaifera multijuga* Hayne. J Ethnopharmacol 2010;128(1):177-83.

31. Ohsaki A, Yan LT, Ito S, Edatsugi H, Iwata D, Komoda Y. The isolation and in-vivo potent antitumor-activity of clerodane diterpenoid from the oleoresin of the brazilian medicinal plant, *Copaifera langsdorfii* Desfon. Bioorg Med Chem Lett 1994; 4(24):2889-92.

32. Lima SRM, Veiga Jr. VF, Christo HB, Pinto AC, Fernandes PD. *In vivo* and in vitro studies on the anticancer activity of *Copaifera multijuga* Hayne and its fractions. Phytother Res 2003; 17:1048-53.

33. Gomes NDM, Rezende CDM, Fontes SP, Hovell AMC, Landgraf RG, Matheus ME et al. Antineoplasic activity of *Copaifera multijuga* oil and fractions against ascitic and solid Ehrlich tumor. J Ethnopharmacol 2008; 119(1):179-84.

34. Tincusi BM, Jimenez IA, Bazzocchi IL, Moujir LM, Mamani ZA, Barroso JP et al. Antimicrobial terpenoids from the oleoresin of the Peruvian medicinal plant *Copaifera paupera*. Planta Medica 2002; 68(9):808-12.

35. Santos AO, Ueda-Nakamura T, Dias BP, Veiga VF, Pinto AC, Nakamura CV. Antimicrobial activity of Brazilian copaiba oils obtained from different species of the *Copaifera* genus. Memórias do Instituto Oswaldo Cruz 2008; 103(3):277-81.

36. Souza AB, De Souza MGM, Moreira MA, Moreira MR, Furtado NAJC, Martins CHG et al. Antimicrobial evaluation of diterpenes from *Copaifera langsdorffii* oleoresin against periodontal anaerobic bacteria. Molecules 2011; 16(11):9611-9.

37. Souza AB, Martins CHG, Souza MGM, Furtado NAJC, Heleno VCG, Sousa JPB et al. Antimicrobial activity of terpenoids from *Copaifera langsdorffii* Desf. against cariogenic bacteria. Phytother Res 2011; 25(n/a):215-20.

38. Santos AO, Ueda-Nakamura T, Dias BP, Veiga VF, Pinto AC, Nakamura CV. Effect of Brazilian copaiba oils on *Leishmania amazonensis*. J Ethnopharmacol 2008; 120(2):204-8.

39. Maciel MAM, Pinto AC, Veiga Jr. VF, Grynberg NF, Echevarria A. Medicinal plants: The need for multidisciplinary scientific studies (plantas medicinais: a necessidade de estudos multidisciplinares). Química Nova 2002; 25(3):429-38.

40. Desmarchelier C, Coussio J, Ciccia G. Extracts of bolivian plants, *Copaifera reticulata* and *Heisteria pallida* inhibit in vitro free radical-mediated DNA damage. Phytother Res 1997; 11(6):460-2.

41. Desmarchelier C, Repetto M, Coussio J, Llesuy S, Ciccia G. Total reactive antioxidant potential (TRAP) and total antioxidant reactivity (TAR) of medicinal plants used in southwest Amazonia (Bolivia and Peru). Intern J Pharmacog 1997;35(4):288-96.

42. Tirapelli CR, Ambrosio SR, Costa FB, Oliveira AM. Diterpenes: a therapeutic promise for cardiovascular diseases. Rec Patents Cardiovasc Drug Discov 2008; 3(1):1-8.

43. Tirapelli CR, Ambrosio SR, De Oliveira AM, Tostes RC. Hypotensive action of naturally occurring diterpenes: a therapeutic promise for the treatment of hypertension. Fitoterapia 2010; 81:690-702.

44. Simões CMO, Schenkel GG, Mello LAM, Petrovick PR. Farmacognosia – da planta ao medicamento. Florianópolis: Universidade Federal de Santa Catarina, 2003.

45. Ambrosio SR, Schorr K, Da Costa FB. Terpenoids of *Viguiera arenaria* (Asteraceae). Biochem System Ecol 2004; 32(2):221-4.

46. Kim JH, Sung NY, Kwon SK, Jung PM, Choi JI, Yoon Y et al. Antioxidant activity of stevia leaf extracts prepared by various extraction methods. J Korean Soc Food Sci Nutrit 2010; 39(2):313-8.

47. Glisic S, Ivanovic J, Ristic M, Skala D. Extraction of sage (*Salvia officinalis* L.) by supercritical CO_2: Kinetic data, chemical composition and selectivity of diterpenes. J Supercrit Fluids 2010; 52(1):62-70.

48. Peng A, Li R, Hu J, Chen L, Zhao X, Luo H et al. Flow rate gradient high-speed counter-current chromatography separation of five diterpenoids from *Triperygium wilfordii* and scale-up. J Chromatogr A 2008; 1200(2):129-35.

49. Sun A, Zhang Y, Li A, Meng Z, Liu R. Extraction and preparative purification of tanshinones from *Salvia miltiorrhiza* Bunge by high-speed counter-current chromatography. J Chromatogr B 2011; 879(21):1899-904.

50. Carman RM. *Agathis microstachya* oleoresin. Austral J Chemistry 1964; 17:393-4.

51. Carman RM, Deeth HC. XXVI. A New diterpenoid acid from the oleoresin of *Callitris columellaris*. Austral J Chem 1971; 24:353-9.

52. Carman RM, Dennis N. The diterpene acids of *Agathis robusta* oleoresin. Austral J Chem 1964; 17:390-2.

53. De Andrade BB, Moreira MR, Ambrosio SR, Furtado NAJC, Cunha WR, Martins CHG et al. Evaluation of *ent*-kaurenoic acid derivatives for their anticariogenic activity. Nat Prod Communic 2011; 6(6):777-80.

54. Severiano ME, Simão MR, Porto TS, Martins CHG, Veneziani RCS, Furtado NAJC et al. Anticariogenic properties of *ent*-pimarane diterpenes obtained by microbial transformation. Molecules 2010; 15:8553-66.

55. Ambrosio SR, Arakawa NS, Esperandim VR, Albuquerque S, Da Costa FB. Trypanocidal activity of pimarane diterpenes from *Viguiera arenaria* (Asteraceae). Phytoter Res 2008; 22(10):1413-5.

56. Ambrosio SR, Furtado NAJC, De Oliveira DCR, Da Costa FB, Martins CHG, De Carvalho TC et al. Antimicrobial activity of kaurane diterpenes against oral pathogens. Zeitschrift Fur Naturforschung Section C-a. J Biosci 2008; 63c(5-6):326-30.

57. Marquina S, Parra JL, Gonzalez M, Zamilpa A, Escalante J, Trejo-Hernandez MR et al. Hydroxylation of the diterpenes ent-kaur-16-en-19-oic and ent-beyer-15-en-19-oic acids by the fungus *Aspergillus niger*. Phytochemistry 2009; 70(17-18):2017-22.

58. Bertolucci SKV, Pereira ABD, Pereira JE, Ribeiro JAD, Oliveira AB, Braga FC. Development and validation of an RP-HPLC method for quantification of cinnamic acid derivatives and kaurane-type diterpenes in *Mikania laevigata* and *Mikania glomerata*. Planta Medica 2009; 75(3):280-5.

59. Moreira MR, Souza AB, Moreira MA, Bianchi TC, Carneiro LJ, Estrela FT et al. RP-HPLC analysis of manool-rich *Salvia officinalis* extract and its antimicrobial activity against bacteria associated with dental caries. Rev Bras Farmacognosia 2013; 23:870-6.

60. Barbosa KS, Yoshida M, Scudeller VV. Detection of adulterated copaiba (*Copaifera multijuga* Hayne) oil-resins by refractive index and thin layer chromatography. Rev Bras Farmacognosia 2009; 19(1A):57-60.

61. Sant'Anna BMP, Fontes SP, Pinto AC, Rezende CM. Characterization of woody odorant contributors in copaiba oil (*Copaifera multijuga* Hayne). J Braz Chem Soc 2007; 18(5):984-9.

62. Sousa JPB, Brancalion APS, Souza AB, Turatti ICC, Ambrósio SR, Furtado NAJC et al. Validation of a gas chromatographic method to quantify sesquiterpenes in copaiba oils. J Pharmaceutic Biomed Analysis 2011; 54(4):653-9.

63. Veiga VF, Patitucci ML, Pinto AC. Authenticity control of commercial copaiba oils by high resolution gas chromatography. Química Nova 1997; 20(6):612-5.

64. Souza AB, Moreira MR, Borges CHG, Simão MR, Bastos JK, Sousa JPB, et al. Development and validation of a rapid RP-HPLC method for analysis of (−)-copalic acid in copaíba oleoresin. Biomed Chromatogr 2013; 27(3):280-3.

65. Sebisubi FM, Odyek O, Anokbonggo WW, Ogwal-Okeng J, Carcache-Blanco EJ, Ma C et al. Antimalarial activity of *Aspilia pruliseta*, a medicinal plant from Uganda. Planta Medica 2010; 76(16):1870-3.

66. Batista R, Humberto JL, Chiari E, Oliveira AB. Synthesis and trypanocidal activity of *ent*-kaurane glycosides. Bioorg Med Chem 2007; 15(1):381-91.

67. Da Costa FB, Albuquerque S, Vichnewski W. Diterpenes and synthetic derivatives from *Viguiera aspillioides* with trypanomicidal activity. Planta Medica 1996; 62(6):557-9.

68. Santos AO, Izumi E, Ueda-Nakamura T, Dias BP, da Veiga VF, Nakamura CV. Antileishmanial activity of diterpene acids in copaiba oil. Memórias do Instituto Oswaldo Cruz 2013; 108(1):59-64.

69. Khan AL, Hussain J, Hamayun M, Gilani SA, Ahmad S, Rehman G, et al. Secondary metabolites from *Inula britannica* L. and their biological activities. Molecules 2010; 15(3):1562-77.

70. Zheng CJ, Huang BK, Wang Y, Ye Q, Han T, Zhang QY, et al. Anti-inflammatory diterpenes from the seeds of *Vitex negundo*. Bioorg Med Chem 2010; 18(1):175-81.

71. Kim TD, Lee JY, Cho BJ, Park TW, Kim CJ. The Analgesic and anti-inflammatory effects of 7-oxosandaracopimaric acid isolated from the roots of *Aralia cordata*. Arch Pharmac Res 2010; 33(4):509-14.

72. Suh YG, Kim YH, Park MH, Choi YH, Lee HK, Moon JY et al. Pimarane cyclooxygenase 2 (COX-2) inhibitor and its structure-activity relationship. Bioorg Med Chem Lett 2001; 11(4):559-62.

73. Suh YG, Lee KO, Moon SH, Seo SY, Lee YS, Kim SH et al. Synthesis and anti-inflammatory effects of novel pimarane diterpenoid analogs. Bioorg Med Chem Lett 2004; 14(13):3487-90.

74. Cheng SY, Chuang CT, Wang SK, Wen ZH, Chiou SF, Hsu CH et al. Antiviral and anti-inflammatory diterpenoids from the soft coral *Sinularia gyrosa*. J Nat Prod 2010; 73(6):1184-7.

75. de las Heras B, Hortelano S. Molecular basis of the anti-inflammatory effects of terpenoids. Inflammation and Allergy – Drug Targets 2009; 8(1):28-39.

76. Singh M, Pal M, Sharma RP. Biological activity of the labdane diterpenes. Planta Medica 1999; 65(1):2-8.

77. Mizokami SS, Arakawa NS, Ambrosio SR, Zarpelon AC, Casagrande R, Cunha TM et al. Kaurenoic acid from *Sphagneticola trilobata* inhibits inflammatory pain: Effect on cytokine production and activation of the

NO-Cyclic GMP-Protein kinase G-ATP-Sensitive potassium channel signaling pathway. J Nat Prod 2012; 75(5):896-904.

78. Possebon MI, Mizokami SS, Carvalho TT, Zarpelon AC, Hohmann MSN, Staurengo-Ferrari L et al. Pimaradienoic acid inhibits inflammatory pain: inhibition of NF-kappa B activation and cytokine production and activation of the NO-cyclic GMP-Protein kinase G-ATP-sensitive potassium channel signaling pathway. J Nat Prod 2014; 77(11):2488-96.

79. Bisio A, Fraternale D, Damonte G, Millo E, Lanteri AP, Russo E et al. Phytotoxic activity of *Salvia jamensis*. Nat Prod Communic 2009; 4(12):1621-30.

80. Qin B, Perry LG, Broeckling CD, Du J, Stermitz FR, Paschke MW et al. Phytotoxic allelochemicals from roots and root exudates of leafy spurge (*Euphorbia esula* L.). Plant Sign Behav 2006; 1(6):323-7.

81. Pfisterer PH, Rollinger JM, Schyschka L, Rudy A, Vollmar AM, Stuppner H. Neoandrographolide from *Andrographis paniculata* as a potential natural chemosensitizer. Planta Medica 2010; 76(15):1698-700.

82. Theoduloz C, Rodriguez JA, Pertino M, Schmeda-Hirschmann G. Antiproliferative activity of the diterpenes jatrophone and jatropholone and their derivatives. Planta Medica 2009; 75(14):1520-2.

83. Devappa RK, Makkar HPS, Becker K. *Jatropha* diterpenes: a review. J Am Oil Chem Soc 2011; 88(3): 301-22.

84. Nicolella HD, de Oliveira PF, Munari CC, Costa GFD, Moreira MR, Veneziani RCS et al. Differential effect of manool – A diterpene from *Salvia officinalis,* on genotoxicity induced by methyl methanesulfonate in V79 and HepG2 cells. Food Chem Toxicol 2014; 72:8-12.

85. Wang JP, Xu HX, Wu YX, Ye YJ, Ruan JL, Xiong CM et al. Ent-16beta,17-dihydroxy-kauran-19-oic acid, a kaurane diterpene acid from *Siegesbeckia pubescens*, presents antiplatelet and antithrombotic effects in rats. Phytomedicine 2011; 18(10):873-8.

86. De Andrade Moura L, Bianco EM, Pereira RC, Teixeira VL, Fuly AL. Anticoagulation and antiplatelet effects of a dolastane diterpene isolated from the marine brown alga *Canistrocarpus cervicornis*. J Thromb Thrombol 2011; 31(2):235-40.

87. Ebel R. Terpenes from marine-derived *fungi. Marine* Drugs 2010; 8(8):2340-68.

88. Kusumoto N, Ashitani T, Murayama T, Ogiyama K, Takahashi K. Antifungal abietane-type diterpenes from the cones of *Taxodium distichum* Rich. J Chem Ecol 2010; 36(12):1381-6.

89. Kihampa C, Nkunya MHH, Joseph CC, Magesa SM, Hassanali A, Heydenreich M et al. Antimosquito and antimicrobial clerodanoids and a chlorobenzenoid from *Tessmannia species*. Nat Prod Communic 2010; 5(2):175-8.

90. Vallim MA, Barbosa JE, Cavalcanti DN, De Paula JC, Silva VAGG, Teixeira VL et al. In vitro antiviral activity of diterpenes isolated from the Brazilian brown alga *Canistrocarpus cervicornis*. J Med Plants Res 2010; 4(22):2379-82.

91. Valotto CFB, Silva HHG, Cavasin G, Geris R, Filho ER, Silva IG. Ultrastructural alterations in larvae of *Aedes aegypti* subject to labdane diterpene isolated from *Copaifera reticulata* (Leguminosae) and a fraction enriched with tannins of *Magonia pubescens* (Sapindaceae). Rev Soc Bras Med Trop 2011; 44(2):194-200.

92. Aguiar JCD, Santiago GMP, Lavor PL, Veras HNH, Ferreira YS, Lima MAA et al. Chemical constituents and larvicidal activity of *Hymenaea courbaril* fruit peel. Nat Prod Communic 2010; 5(12):1977-80.

93. Spindola HM, Servat L, Denny C, Rodrigues RAF, Eberlin MN, Cabral E et al. Antinociceptive effect of geranylgeraniol and 6-alpha,7-beta-dihydroxyvouacapan-17beta-oate methyl ester isolated from *Pterodon pubescens* Benth. BMC Pharmacol 2010; 10:1-10.

94. Aqil F, Zahin M, El Sayed KA, Ahmad I, Orabi KY, Arif JM. Antimicrobial, antioxidant, and antimutagenic activities of selected marine natural products and tobacco cembranoids. Drug Chem Toxicol 2011; 34(2):167-79.

95. Di Sotto A, Mastrangelo S, Romussi G, Bisio A, Mazzanti G. Antimutagenic activity of a secoisopimarane diterpenoid from *Salvia cinnabarina* M. Martens et Galeotti in the bacterial reverse mutation assay. Food Chem Toxicol 2009; 47(8):2092-6.

96. Agner AR, Maciel MAM, Pinto AC, Cólus IMS. Antigenotoxicity of trans-dehydrocrotonin, a clerodane diterpene from *Croton cajucara*. Planta Medica 2001; 67(9):815-9.

97. Ayinampudi SR, Domala R, Merugu R, Bathula S, Janaswamy MR. New icetexane diterpenes with intestinal alpha-glucosidase inhibitory and free-radical scavenging activity isolated from *Premna tomentosa* roots. Fitoterapia 2012; 83(1):88-92.

98. Gibbons S. Anti-staphylococcal plant natural products. Nat Prod Rep 2004; 21(2):263-77.

99. More G, Tshikalange TE, Lall N, Botha F, Meyer JJM. Antimicrobial activity of medicinal plants against oral microorganisms. J Ethnopharmacol 2008; 119(3):473-7.

100. Leandro LF, Cardoso MJ, Silva SD, Souza MG, Veneziani RC, Ambrosio SR et al. Antibacterial activity of *Pinus elliottii* and its major compound, dehydroabietic acid, against multidrug-resistant strains. J Med Microbiol 2014; 63(Pt 12):1649-53.

101. Chung JY, Choo JH, Lee MH, Hwang J. Anticariogenic activity of macelignan isolated from *Myristica fragrans* (nutmeg) against *Streptococcus mutans*. Phytomedicine 2006; 13(4):261-6.

102. Gibbons S. Phytochemicals for bacterial resistance – strengths, weaknesses and opportunities. Planta Medica 2008; 74(6):594-602.

103. Rios JL, Recio MC. Medicinal plants and antimicrobial activity. J Ethnopharmacol 2005; 100(1-2):80-4.

104. Rivero-Cruz JF, Zhu M, Kinghorn AD, Wu CD. Antimicrobial constituents of Thompson seedless raisins (*Vitis vinifera*) against selected oral pathogens. Phytochem Lett 2008; 1(3):151-4.

105. Botelho MA, Nogueira NAP, Bastos GM, Fonseca SGC, Lemos TLG, Matos FJA et al. Antimicrobial activity of the essential oil from *Lippia sidoides*, carvacrol and thymol against oral pathogens. Braz J Med Biol Res 2007; 40(3):349-56.

106. Greenberg M, Dodds M, Tian M. Naturally occurring phenolic antibacterial compounds show effectiveness against oral bacteria by a quantitative structure-activity relationship study. J Agric Food Chem 2008; 56(23):11151-6.

107. Silva ML, Coimbra HS, Pereira AC, Almeida VA, Lima TC, Costa ES et al. Evaluation of *Piper cubeba* extract, (-)-cubebin and its semi-synthetic derivatives against oral pathogens. Phytother Res 2007; 21(5):420-2.

108. Porto TS, Rangel R, Furtado N, De Carvalho TC, Martins CHG, Veneziani RCS et al. Pimarane-type diterpenes: antimicrobial activity against oral pathogens. Molecules 2009; 14(1):191-9.

109. Lozoya X, Enriquez RG, Bejar E. The zoapatle V – the effect of kauradienoic acid upon uterine contractility. Contraception 1983; 27(3):267-79.

110. Bejar E, Enriquez R, Lozoya X. The in vitro effect of grandiflorenic acid and zoapatle aqueous crude extract upon spontaneous contractility of the rat uterus during oestrus cycle. J Ethnopharmacol 1984; 11(1):87-97.

111. Campos-Bedolla P, Campos MG, Valencia-Sánchez A, Ponce-Monter H, Uribe C, Osuna L et al. Effect of kauranes from *Montanoa* spp. on rat uterus. Phytother Res 1997; 11(1):11-6.

112. Tirapelli CR, Ambrosio SR, Da Costa FB, De Oliveira AM. Inhibitory action of kaurenoic acid from *Viguiera robusta* (Asteraceae) on phenylephrine-induced rat carotid contraction. Fitoterapia 2002; 73(1):56-62.

113. Hipólito UV, Rocha JT, Palazzin NB, Rodrigues GJ, Crestani CC, Corrêa FM et al. The semi-synthetic kaurane ent-16alpha-methoxykauran-19-oic acid induces vascular relaxation and hypotension in rats. Europ J Pharmacol 2011;660(2-3):402-10.

114. Ohashi K, Bohgaki T, Matsubara T, Shibuya H. Indonesian medicinal plants. XXIII. Chemical structures of two new migrated pimarane-type diterpenes, neoorthosiphols A and B, and suppressive effects on rat thoracic aorta of chemical constituents isolated from the leaves of *Orthosiphon aristatus* (Lamiaceae). Chem Pharmac Bull 2000; 48(3):433-5.

115. Ambrosio SR, Tirapelli CR, Bonaventura D, De Oliveira AM, Da Costa FB. Pimarane diterpene from *Viguiera arenaria* (Asteraceae) inhibit rat carotid contraction. Fitoterapia 2002; 73(6):484-9.

116. Tirapelli CR, Ambrosio SR, Da Costa FB, De Oliveira AM. Evidence for the mechanisms underlying the effects of pimaradienoic acid isolated from the roots of *Viguiera arenaria* on rat aorta. Pharmacology 2004; 70(1):31-8.

117. Hipólito UV, Rodrigues GJ, Lunardi CN, Bonaventura D, Ambrosio SR, de Oliveira AM et al. Mechanisms underlying the vasorelaxant action of the pimarane ent-8(14),15-pimaradien-3Beta-ol in the isolated rat aorta. Europ J Pharmacol 2009; 616(1-3):183-91.

118. Ambrosio SR, Tirapelli CR, Da Costa FB, De Oliveira AM. Kaurane and pimarane-type diterpenes from the *Viguiera* species inhibit vascular smooth muscle contractility. Life Sci 2006; 79(10):925-33.

119. Sahney S. A review of calcium channel antagonists in the treatment of pediatric hypertension. Ped Drugs 2006; 8(6):357-73.

120. Triggle DJ. L-type calcium channels. Curr Pharmac Design 2006; 12(4):443-57.

121. Hanson JR, De Oliveira BH. Stevioside and related sweet diterpenoid glycosides. Nat Prod Rep 1993; 10(3):301-9.

122. Humboldt GS, Boeckh EMA. Efeito do edulcorante natural (steviosídeo) e sintético (sacarina) sobro o ritmo cardíaco em ratos. Arq Bras Cardiol 1977; 30:275-7.

123. Melis MS, Sainati AR. Effect of calcium and verapamil on renal function of rats during treatment with stevioside. J Ethnopharmacol 1991; 33(3):257-62.

124. Xili L, Chengjiany B, Eryi X, Reiming S, Yuengming W, Haodong S et al. Chronic oral toxicity and carcinogenicity study of stevioside in rats. Food Chem Toxicol 1992; 30(11):957-65.

125. Toskulkao C, Deechakawan W, Temcharoen P, Buddhasukh D, Glinsukon T. Nephrotoxic effects of stevioside and steviol in rat renal cortical slices. J Clin Biochem Nutr 1994; 16(2):123-31.

126. Lee CN, Wong KL, Liu JC, Chen YJ, Cheng JT, Chan P. Inhibitory effect of stevioside on calcium influx to produce antihypertension. Planta Medica 2001; 67(9):796-9.

127. Chan P, Xu DY, Liu JC, Chen YJ, Tomlinson B, Huang WP et al. The effect of stevioside on blood pressure and plasma catecholamines in spontaneously hypertensive rats. Life Sci 1998; 63(19):1679-84.

128. Zhang C, Kuroyangi M, Tan BKH. Cardiovascular activity of 14-deoxy-11,12-didehydroandrographolide in the anaesthetised rat and isolated right atria. Pharmacol Res 1998; 38(6):413-7.

129. Silva RM, Oliveira FA, Cunha KMA, Maia JL, Maciel MAM, Pinto AC et al. Cardiovascular effects of trans-dehydrocrotonin, a diterpene from *Croton cajucara* in rats. Vasc Pharmacol 2005; 43(1):11-8.

130. Somova LI, Shode FO, Moodley K, Govender Y. Cardiovascular and diuretic activity of kaurene derivatives of *Xylopia aethiopica* and *Alepidea amatymbica*. J Ethnopharmacol 2001; 77(2-3):165-74.

131. Saleem R, Ahmed M, Ahmed SI, Azeem M, Khan RA, Rasool N et al. Hypotensive activity and toxicology of constituents from root bark of *Polyalthia longifolia* var. pendula. Phytother Res 2005; 19(10):881-4.

132. De Oliveira AP, Furtado FF, Silva MS, Tavares JF, Mafra RA, Araújo DAM et al. Calcium channel blockade as a target for the cardiovascular effects induced by the 8 (17), 12E, 14-labdatrien-18-oic acid (labdane-302). Vasc Pharmacol 2006; 44(5):338-44.

133. Lahlou S, Correia Jr. CAdB, Santos MV, David JM, David JP, Duarte GP et al. Mechanisms underlying the cardiovascular effects of a labdenic diterpene isolated from *Moldenhawera nutans* in normotensive rats. Vasc Pharmacol 2007; 46(1):60-6.

134. Tirapelli CR, Anjos M, Bonaventura D, Melo MCC, Ambrosio SR, Oliveira AM et al. Pimaradienoic acid inhibits vascular contraction and induces hypotension in normotensive rats. J Pharm Pharmacol 2008; 60(4):453-9.

135. Simplicio JA, Pernomian L, Simao MR, Carnio EC, Batalhão ME, Ambrosio SR et al. Mechanisms underlying the vascular and hypotensive actions of the labdane ent-3-acetoxy-labda-8(17),13-dien-15-oic acid. Europ J Pharmacol 2014; 726:66-76.

136. Cowan MM. Plant products as antimicrobial agents. Clin Microbiol Rev 1999; 12(4):564-82.

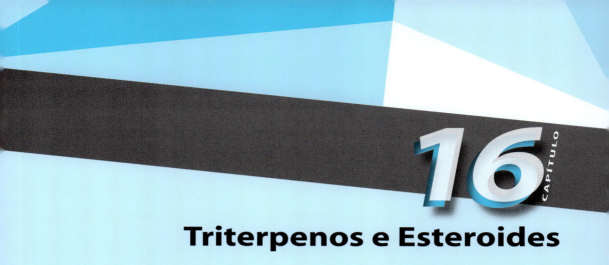

Triterpenos e Esteroides

Wilson Roberto Cunha
Ana Helena Januário
Patrícia Mendonça Pauletti

INTRODUÇÃO

Triterpenoides são metabólitos especiais não esteroides presentes nas floras terrestre e marinha e fauna, ocorrendo na forma livre, bem como na forma de glicosídeos: as chamadas saponinas,[1] as quais são responsáveis pela formação de espumas em certos extratos vegetais.

Estruturalmente, os triterpenoides são compostos isopentenoides de 30 átomos de carbono e podem possuir esqueletos acíclicos, mono, di, tri, tetra ou pentacíclicos, sendo que os pentacíclicos são os representantes mais comuns e mais amplamente investigados pela sua grande diversidade estrutural.[1] Mais de 4.000 triterpenoides naturais foram isolados e mais de 40 tipos de esqueletos já foram identificados.[2] Desde 1985 várias revisões periódicas sobre as principais fontes de triterpenos de origem vegetal, isolamento e identificação estrutural foram escritos por Connolly e Hill.[2-6] Sob o aspecto biológico, as classes de estruturas triterpênicas mais importantes são: oleananos, ursano, lupanos, damaranos e eufanos. Na Figura 16.1 estão ilustrados alguns tipos de esqueletos de triterpenos.

Os triterpenos apresentam diversas atividades biológicas tais como: bactericidas, fungicidas, antivirais, analgésicas, anticancerígenas.[2,7-10] Neste capítulo, o potencial terapêutico de três triperpenos pentacíclicos (ácido ursólico, ácido oleanólico e ácido betulínico) será discutido.

Outra classe de metabólitos especiais são os esteroides, que possuem um sistema tetracíclico, sendo os anéis A, B e C de seis membros e o anel D de cinco membros (Figura 16.2).

Os esteroides são importantes reguladores biológicos e podem provocar marcantes efeitos fisiológicos quando administrados nos seres vivos. Como exemplos, podem-se citar os

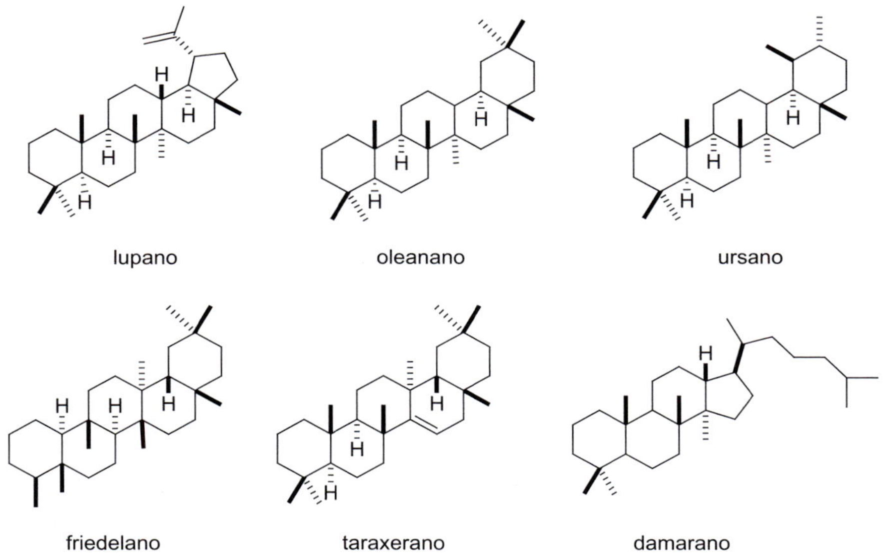

Figura 16.1. Alguns tipos de esqueletos de triterpenos.

hormônios sexuais e os adrenocorticoides. Entre os esteroides, o colesterol (Figura 16.2) tem especial destaque, uma vez que nos seres humanos seu acúmulo está intimamente relacionado com as doenças cardíacas.

Muitos esteroides de interesse comercial são sintetizados principalmente a partir de esteroides presentes em plantas.[11] Assim, espécies de plantas ricas em estruturas esteroides fornecem material de partida para a obtenção da progesterona (Figura 16.2), que atua como precursor biossintético do estradiol (Figura 16.2), o principal hormônio sexual feminino. O estradiol atua na regulação do ciclo menstrual e no processo reprodutivo.

A química dos hormônios sexuais teve um notável desenvolvimento a partir da comercialização do primeiro anticoncepcional oral feminino na década de 1960. A partir daí, muitos outros esteroides com atividade superior à da progesterona foram desenvolvidos pelas indústrias farmacêuticas e lançados no mercado.

Os esteroides androgênicos anabólicos, também conhecidos simplesmente como anabolizantes, são uma classe de esteroides que promovem o crescimento celular e a sua divisão, resultando no desenvolvimento de diversos tipos de tecidos, especialmente o muscular e o ósseo. São substâncias geralmente derivadas do hormônio sexual masculino, a testosterona (Figura 16.2), e podem ser administradas principalmente por via oral ou injetável. Além de serem usados em procedimentos médicos para estimular o crescimento ósseo e muscular, são também usados em condições crônicas debilitantes, como o câncer e a AIDS. Entretanto, em doses excessivas podem provocar diversos efeitos colaterais como elevação do colesterol e da pressão arterial, hepatotoxicidade e alterações na morfologia do ventrículo esquerdo do coração.

Nos últimos anos verificou-se o uso indiscriminado de esteroides anabólicos por pessoas praticantes de diferentes tipos de esportes para alcançar um melhor nível competitivo ou para ajudar na recuperação de lesões, entretanto o seu uso para se obter vantagens competitivas é proibido pelas leis dos corpos governamentais de vários esportes.

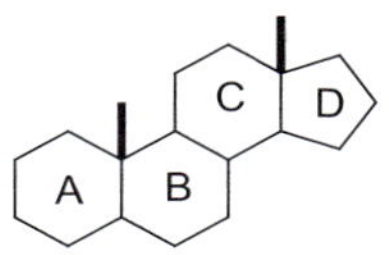

esqueleto básico dos esteroides 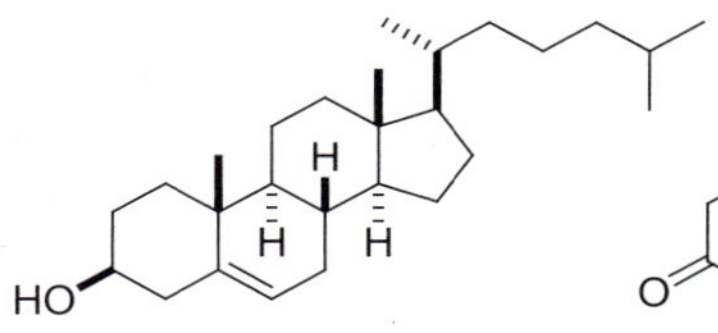   colesterol 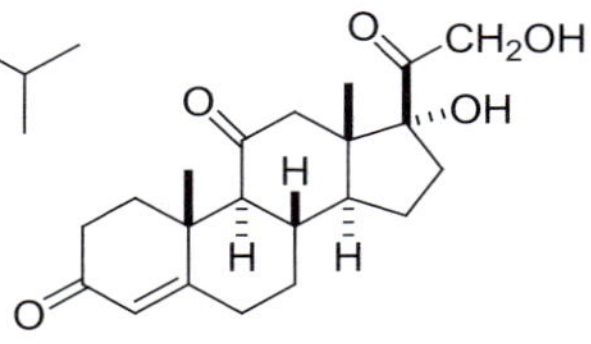   progesterona

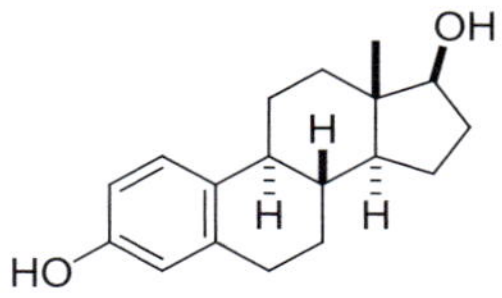

estradiol 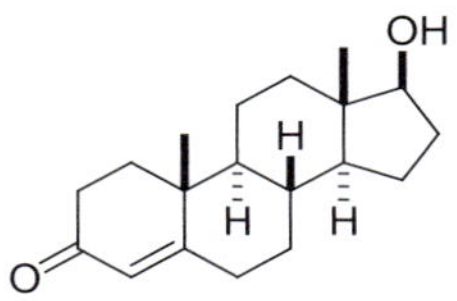   testosterona

Figura 16.2. Exemplos de esteroides.

BIOGÊNESE DE TRITERPENOS E ESTEROIDES

Quanto à biossíntese, os triterpenoides são formados a partir da condensação "cauda a cauda" de duas moléculas do difosfato de farnesila (FPP). O hidrocarboneto obtido, o esqualeno, é considerado precursor tanto de triterpenoides como de esteroides (Figura 16.3).

O esqualeno, sob ação de um complexo enzimático, é então seletivamente epoxidado para formar o monoepóxido-esqualeno. Na sequência, o ataque de uma das nuvens π ao carbono eletrofílico da posição 3 resulta na abertura do epóxido e na formação de uma série de carbocátions intermediários. As estruturas policíclicas resultantes do esqualeno podem assumir diferentes conformações, que influenciam diretamente na estereoquímica do produto final. Por exemplo, no caso dos triterpenos dos tipos ursano e oleanano, a conformação adquirida é a "cadeira-cadeira-cadeira-barco", formando-se um sistema tetracíclico que, por rearranjo, origina um sistema pentacíclico (Figura 16.4).

O mecanismo biossintético para a formação dos anéis D e E envolve uma série de rearranjos, com formação de uma estrutura intermediária (cabocátion) muito reativa,[12-14] que se rearranja em um esqueleto tipo oleanano, e este, por sua vez, rearranja-se no esqueleto tipo ursano (Figura 16.5).

Por outro lado, os esteroides são formados a partir do monoepóxido-esqualeno, que é produzido por oxidação seletiva da ligação dupla entre os carbonos 2 e 3 do esqualeno. Esse epóxido representa um centro eletrofílico para o ataque dos elétrons π das ligações duplas, o que desencadeia uma série de ciclizações sincronizadas, formando uma série de centros estereogênicos cuja estereoquímica pode ser determinada com base na conformação assumida pelo monoepóxido-esqualeno precursor. Ao contrário dos triterpenos, cuja conformação assumida pelo monoepóxido-esqualeno é do tipo "cadeira-cadeira-cadeira-barco", os esteroides são formados a partir de um confôrmero do tipo "cadeira-barco-cadeira-barco",[15] conforme mostrado na Figura 16.6.

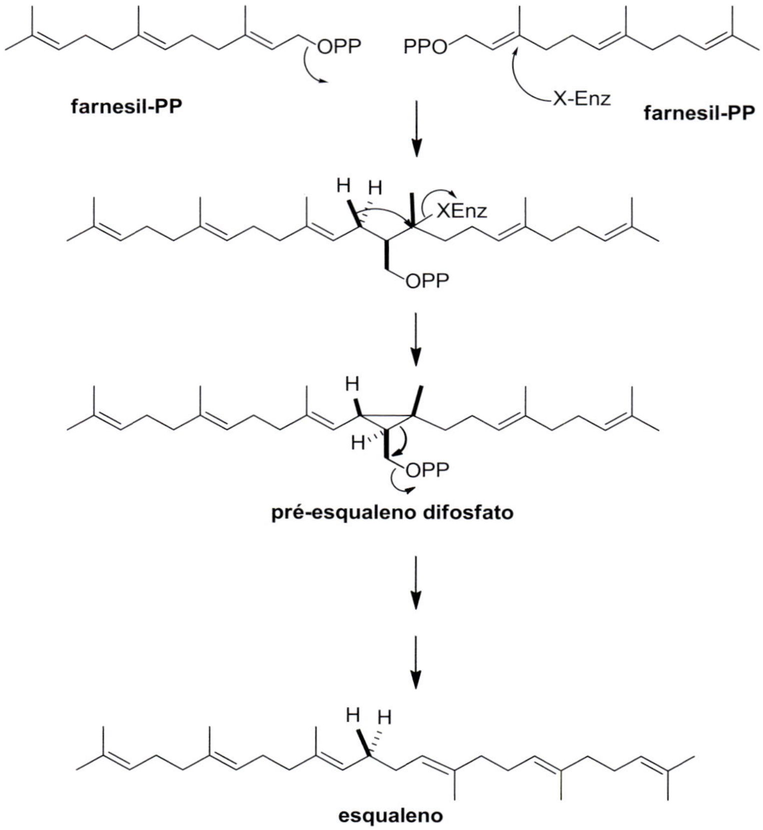

Figura 16.3. Biossíntese do esqualeno a partir do difosfato de farnesila.

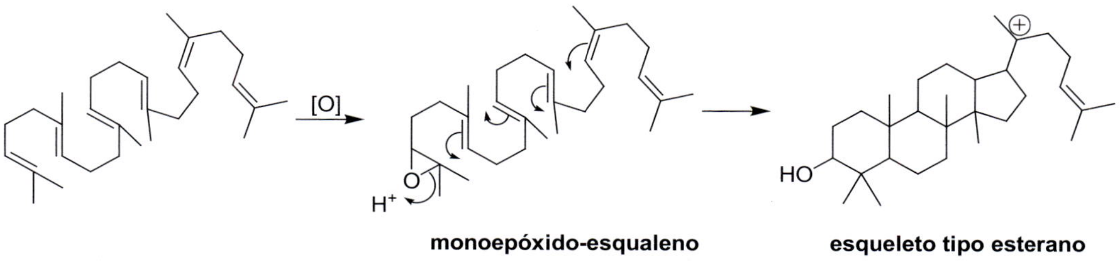

Figura 16.4. Mecanismo provável para a ciclização do monoepóxido-esqualeno.

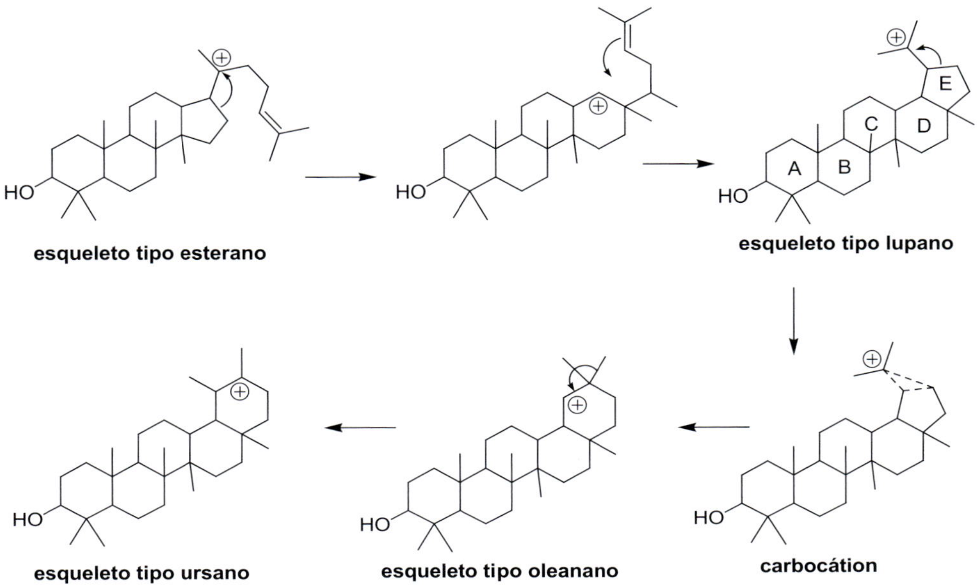

Figura 16.5. Proposta de mecanismo para a biossíntese dos esqueletos dos tipos oleanano e ursano.

A partir do carbocátion protoesterol intermediário, uma série de rearranjos envolvendo migrações sincronizadas de hidretos e de grupos alquila pode ocorrer. Essas migrações resultam na alteração da estereoquímica dos centros estereogênicos do esqueleto policíclico, conforme mostrado na Figura 16.7.

PRINCIPAIS ATIVIDADES FARMACOLÓGICAS E BIOLÓGICAS

Dentre as principais atividades biológicas dos triterpenos podem-se destacar as atividades anti-inflamatória, hepatoprotetora, analgésica, antimicrobiana, antimitótica, virostática, imunomoduladora e os efeitos tônicos. Os triterpenos podem ser utilizados na prevenção e tratamento da hepatite, infecções por parasitas e protozoários.[16-18].

De modo geral, os triterpenos mais estudados são os tetracíclicos, tais como cicloartanos, damaranos e eufanos, e os pentacíclicos, tais como ursanos, oleananos, lupanos, hopanos. No entanto, nas últimas décadas, os triterpenos pentacíclicos têm merecido destaque graças à sua ampla gama de atividades biológicas e à baixa toxicidade, e um intenso estudo farmacológico tem sido realizado com o objetivo de explorar o seu potencial terapêutico. As principais atividades biológicas relacionadas com os triterpenos pentacíclicos são: antitumoral, anti-inflamatória, antiviral, antimicrobiana, antiparasitária, cardioprotetora, hepatoprotetora, gastroprotetora, antidiabetes, analgésica, cicatrizante, entre outras.[17,19]

Entre os lupanos, a betulina (2) e o ácido betulínico (3) (Figura 16.8) são triterpenos pentacíclicos que podem ser encontrados na parte externa da casca de várias espécies de *Betula*.[20] Essas substâncias e mais especificamente a betulina têm ganhado destaque na pesquisa científica por ser abundante e apresentar importantes propriedades biológicas.[21] Graças à sua propriedade antimelanoma seletiva e a seu índice terapêutico favorável, o ácido betulínico está sendo submetido a ensaios clínicos no *National Cancer Institute* (NCI, EUA).[22]

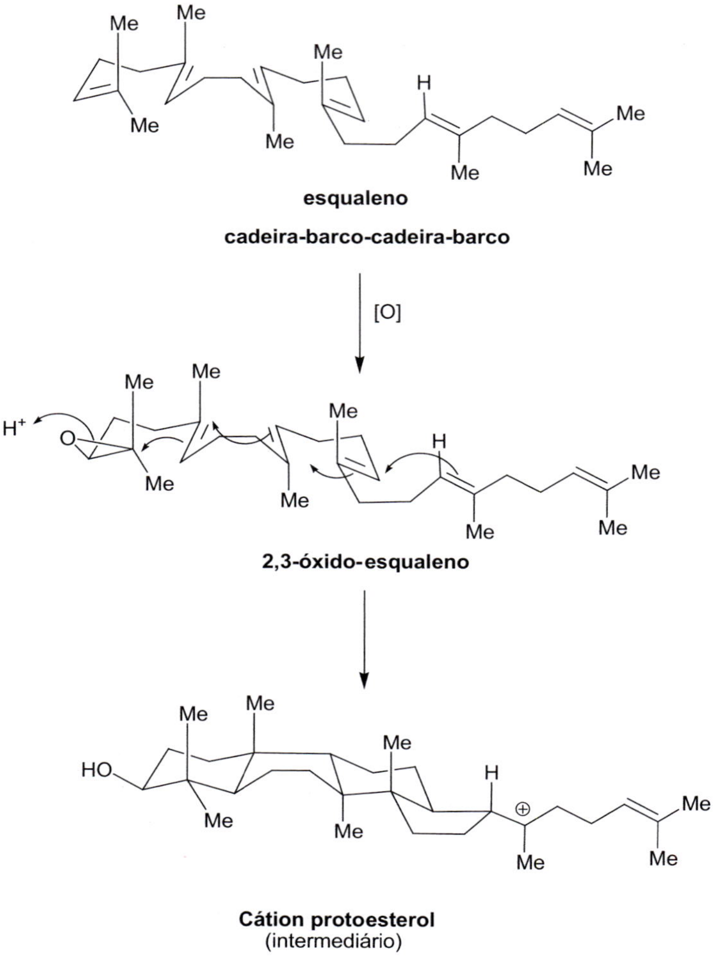

esqueleno

cadeira-barco-cadeira-barco

[O]

2,3-óxido-esqualeno

Cátion protoesterol
(intermediário)

Figura 16.6. Formação do esqueleto policíclico dos esteroides a partir do 2,3-óxido-esqualeno.

A toxicidade de alguns triterpenos associada às suas propriedades hemolítica e citostática tem sido uma desvantagem para o uso farmacêutico desses compostos, por essa razão análogos semissintéticos têm sido desenvolvidos visando a uma menor toxicidade e um potencial terapêutico maior.[16] Alguns exemplos de derivados sintéticos de triterpenos serão apresentados e discutidos no item Estudos de correlação estrutura-atividade.

Na Tabela 16.1 estão exemplificados alguns triterpenos abundantes encontrados na natureza e seus principais efeitos biológicos e farmacológicos.

Atividade antitumoral

Os produtos naturais são moléculas orgânicas produzidas por tecidos vivos de plantas superiores, organismos e micro-organismos terrestres e marinhos, que exibem uma vasta gama de diversificação estrutural e propriedades biológicas. Nas últimas décadas o interesse por produtos naturais e seus mecanismos de ação tem sido crescente, pois eles têm

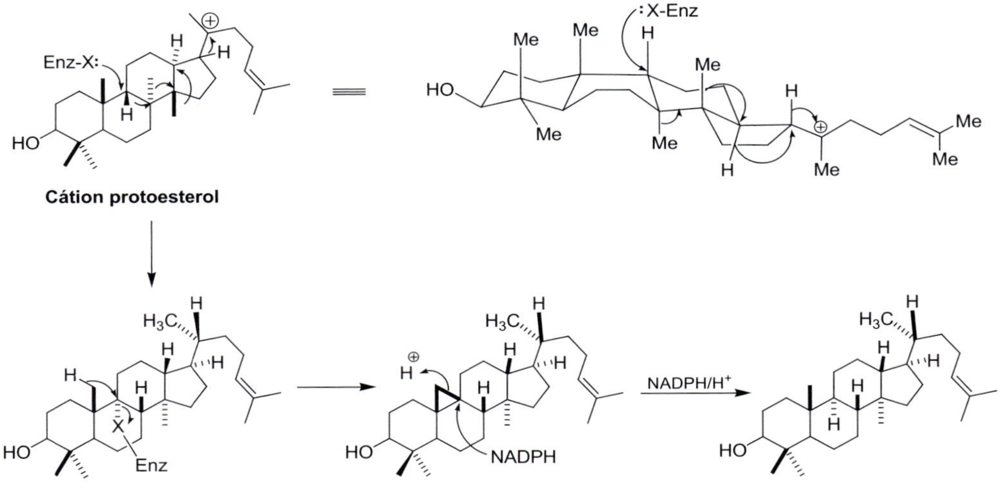

Figura 16.7. Migrações 1,2-diaxiais de hidretos e grupos alquila para a formação do esqueleto esteroide básico.

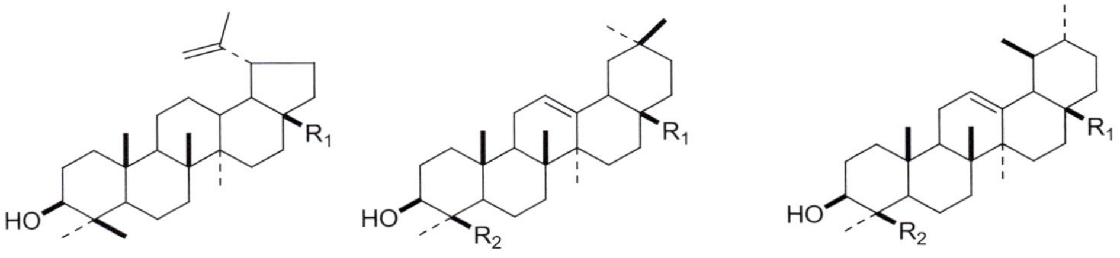

1 R_1 = CH_3
2 R_1 = CH_2OH
3 R_1 = COOH

4 R_1 = COOH, R_2 = CH_3
5 R_1 = CH_3, R_2 = COOH

6 R_1 = COOH, R_2 = CH_3
7 R_1 = CH_3, R_2 = COOH

Figura 16.8. Estruturas químicas dos triterpenos lupeol (1) e betulina (2). Ácido betulínico (3), ácido oleanólico (4), ácido β-boswélico (5), ácido ursólico (6) e ácido α-boswélico (7).

desempenhado um papel importante na descoberta e no desenvolvimento de novos fármacos. Esse fato é evidente no caso dos agentes antineoplásicos e anti-infecciosos, dos quais 60% e 75%, respectivamente, são de origem natural.[45] As novas estratégias terapêuticas para o tratamento do câncer vão além da eliminação das células cancerígenas, mas incluem também a segmentação do microambiente do tumor, evitando a angiogênese (um processo-chave para o crescimento das células cancerosas e sua propagação para outros tecidos), a modulação da resposta imune, ou a inflamação crônica, frequentemente associada a promoção e progressão do câncer, além da indução da rediferenciação das células tumorais não diferenciadas.[30]

Sabe-se que o consumo de frutas e vegetais está associado à baixa incidência de câncer e outras doenças. Triterpenos pentacíclicos dos esqueletos lupano, oleanano e ursano frequentemente estão presentes em frutas e vegetais, além das plantas medicinais, especialmente

Tabela 16.1. Alguns triterpenos importantes do reino vegetal e principais efeitos biológico-farmacológicos

Triterpeno ativo	Efeito biológico-farmacológico	Referência
Lupeol (1)	Antitumoral	23
	Antioxidante	24
	Antimutagênico	25
	Anti-inflamatório	26
	Hepatoprotetor	27
	Antiangiogênico	28
Ácido betulínico (3)	Antitumoral	29, 30
	Anti-HIV	31
	Antiplasmodial	32
Betulina (2)	Anti-inflamatório	33
	Antibacteriano	34
Ácido ursólico (6)	Antitumoral	35, 36
	Antimutagênico	37
	Analgésico e anti-inflamatório	38
	Antibacteriano	39
	Nematicida	40
	Hepatoprotetor	41
Ácido oleanólico (4)	Antitumoral Antimutagênico Analgésico e anti-inflamatório Antibacteriano	35-39
	Antimutagênico	37
	Analgésico e anti-inflamatório	38
	Antibacteriano	39
	Anti-inflamatório	42
Ácidos α, β-boswélicos (7 e 5)	Antitumoral	43, 44

em cascas, polpas e folhas, e têm sido isolados como princípios ativos, juntamente com outras substâncias, provenientes dessas fontes naturais. O efeito antitumoral das maçãs, que está entre as frutas mais consumidas do mundo, está correlacionado com a presença dos triterpenos ácidos oleanólico (4), ursólico (6) e maslínico (8) (Figura 16.9) na casca.[17] Esses triterpenos são considerados compostos importantes não apenas pelo seu potencial quimiopreventivo para evitar a promoção do câncer, mas também por causa da sua citotoxicidade contra várias linhagens de células cancerígenas, bem como pelos diversos potenciais farmacológicos desses compostos tais como antiangiogênico, anti-inflamatório, antioxidante e habilidade para aumentar a diferenciação celular. Por esses motivos, os triterpenos pentacíclicos são moléculas adequadas para as estratégias modernas de tratamento do câncer.[30]

Os ácidos ursólico e oleanólico têm demonstrado uma potente atividade contra linhagens de células de leucemia humana e do linfoma. O ácido ursólico foi efetivo contra células P3HR1 e células de leucemia mieloide crônica K562; já o ácido oleanólico inibiu o crescimento de células P3HR1. Os ácidos ursólico e oleanólico também mostraram atividade antiangiogênica, sendo o ácido ursólico mais efetivo que o ácido oleanólico.[35] Uma mistura dos triterpenos oleanólico e ursólico na proporção 65:35 exibiu inibição do crescimento de células tumorais HeLa *in vitro*.[36] Tanto o ácido ursólico como o oleanólico têm demonstrado potencial antimutagênico nos testes do micronúcleo em sangue periférico e osso da medula óssea de camundongos Balb/c.[37]

O ácido ursólico é uma molécula que tem apresentado efeito anticâncer específico tanto *in vitro* como *in vivo* capaz de inibir a proliferação de células cancerígenas do fígado e inibir a apoptose de diversos tipos de células tumorais. Estudos sobre o mecanismo de ação do ácido ursólico estão sendo desenvolvidos, constatando que esse triterpeno inibe o crescimento de linhagens de células SMMC-7721 do carcinoma hepatocelular humano e a indução da apoptose por um mecanismo de ativação da proteína p53. Um maior entendimento dos mecanismos de ação dos triterpenos é de extrema importância, pois permitirá aplicação clínica mais efetiva.[46]

Já o lupeol (1) tem apresentado capacidade para indução da diferenciação celular e inibir o crescimento de células do melanoma em camundongos e células da leucemia humana. Adicionalmente, o lupeol e a betulina são inibidores catalíticos seletivos da enzima topoisomerase II. As topoisomerases são enzimas que desempenham papel crucial em vários aspectos do metabolismo do DNA, tais como replicação, transcrição, recombinação e segregação cromossômica durante a mitose.[23]

O ácido betulínico (3), por sua vez, é fortemente seletivo contra células de melanoma humanas, não afetando as células normais. Esse fato faz do ácido betulínico uma substância única em comparação aos compostos que são atualmente usados na terapia do câncer, como taxol, camptotecina, etoposídeo, vincristina, vimblastina e outros, os quais são tóxicos e inibem a replicação tanto das células cancerígenas quanto das células normais.[33]

Paralelamente, saponinas triterpênicas estão sendo amplamente exploradas como agentes antitumorais. Alguns triterpenos pentacíclicos glicosilados contendo diversidade estrutural tanto na aglicona quanto no número de açúcares presentes na estrutura, têm sido reportados como substâncias ativas contra vários tipos de tumores.[47]

Os ácidos fomitélicos A (9) e B (10) (Figura 16.9) isolados do basidiomiceto *Fomitella fraxinea* são exemplos de triterpenos tetracíclicos que inibem as DNA polimerases α e β de mamíferos e as DNA topoisomerases I e II de humanos e tem apresentado efeito citotóxico em linhagens de células cancerígenas NUGC-3 e PC-12. De modo geral, a literatura destaca os triterpenos lupeol, betulina e ácidos betulínico, ursólico e oleanólico como agentes multialvo que se ajustam ao conceito da terapia moderna do câncer, a qual se caracteriza pelo tratamento do câncer por diferentes aspectos, incluindo o ambiente do tumor e o sistema imune.[16]

Atividade anti-inflamatória

Os triterpenos com esqueletos lupano, oleanano e ursano aplicados por vial oral ou tópica exibem significante atividade anti-inflamatória *in vivo*. Esse fato foi constatado empregando-se variados testes: 12-*O*-tetradecanoilforbol-13-acetato (TPA), carragenina, serotonina, teste de edema bem como os modelos de animais artríticos. Os efeitos anti-inflamatórios dos

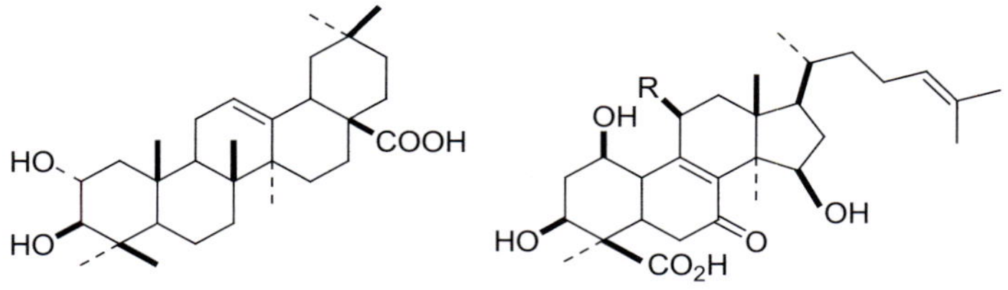

Figura 16.9. Estruturas químicas dos triterpenos ácido maslínico (8), ácido fomitélico A (9) e ácido fomitélico B (10).

triterpenos são em grande parte atribuídos à sua capacidade de inibir as enzimas araquido-nato 5-lipoxigenase (5-LO) e elastase leucócito humana (HLE), bem como seu potencial de modulação da resposta imune, afetando o complemento e a produção de anticorpos. O efeito inibitório do ácido oleanólico no complemento mediado pela resposta inflamatória está asso-ciado à sua habilidade de inibir a C3 convertase pela via clássica do sistema complemento, incluindo a inibição de componentes simples desse sistema. Os ácidos ursólico e oleanó-lico marcadamente inibem a inflamação induzida pela TPA e pelos testes da carragenina e edema de pata.[38] Uma influência direta na indução de COX-2 (ciclo-oxigenase-2), matriz metaloprotease 9 e ciclina D1 foi observada com os ácidos betulínico e ursólico. O ácido betulínico, a betulina, bem como outros triterpenos inibem a enzima fosfolipase A2, também envolvida na resposta inflamatória. A redução da produção da prostaglandina PGE_2 mediante inibição da atividade da enzima COX-2 é outra abordagem terapêutica para a supressão da resposta inflamatória; esse efeito é observado para triterpeno glicosilado platicodin D (11), ácido ursólico e ácido oleanólico. Os triterpenos lupeol, betulina, uvaol (12), α-amirina (13), ácido ursólico, ácido 19-α-hidroxiursólico (14) e ácido 19α, 24-diidroxiursólico (15) (Figura 16.10) demonstraram efeito supressivo na indução de ROS (espécies reativas de oxigênio) e sabe-se que a produção dessas espécies por neutrófilos está associada a várias condições

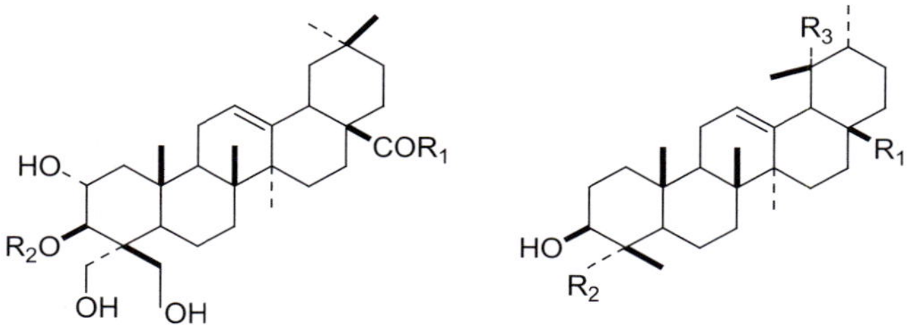

11 R_1 = Ara-Rha-Xyl-Api
R_2 =Gluc

12 R_1 = CH_2OH, R_2 = CH_3, R_3 = H
13 R_1 = CH_3, R_2 = CH_3, R_3 = H
14 R_1 = COOH, R_2 = CH_3, R_3 = OH
15 R_1 = COOH, R_2 = CH_2OH, R_3 = OH

Figura 16.10. Estruturas químicas dos triterpenos platicodin D (11), uvaol (12), α-amirina (13), ácido 19-α-hidroxiursólico (14) e ácido 19α, 24-diidroxiursólico (15).

inflamatórias, especialmente em dermatologia. Essa informação está em concordância com os efeitos anti-inflamatórios descritos na literatura para esses triterpenos.[16,30]

Atividade antiviral

O ácido betulínico tem ação inibitória contra a replicação do vírus HIV em linfócitos H9, assim como os triterpenos ácidos oleanólico e pomólico (16) (Figura 16.11). Alguns triterpenos, como, por exemplo, o ferulato de cicloartenol (17) e o ferulato de metilenocicloartenol (18) demonstraram efeito inibitório na transcriptase reversa HIV-1. Os ácidos ursólico, oleanólico e betulínico inibem a enzima protease HIV-1, que, por sua vez, inibe a maturação do HIV. No caso do ácido ursólico, além da atividade anti-HIV mencionada, efeitos antivirais contra HSV-1, ADV-8, CVB1 e EV71 também foram descritos.[16]

Da espécie *Arisma Orientalis* cultivada na China e no Japão foram isolados seis triterpenos de esqueletos protostano que exibiram atividade inibitória *in vitro* do vírus da hepatite B (HBV).[48]

Atividades antimicrobiana e antiparasitária

O ácido betulínico tem sido descrito como uma substância antiplasmódica contra o *Plasmodium falciparum in vitro*. Um mecanismo de ação provável é a modificação da membrana do eritrócito, pela incorporação de substâncias ativas na bicamada lipídica.[16]

Ferreira e cols. demonstraram que os triterpenos ácido ursólico e oleanólico foram ativos com IC_{50} de 17,1 e 12,8 µM, respectivamente, contra formas tripomastigostas de *Trypanosoma cruzi* em ensaios *in vitro*.[49]

Uma série de triterpenos dos tipos hopano, lupano, oleanano e ursano têm demonstrado efeitos antimicobacterianos.[16]

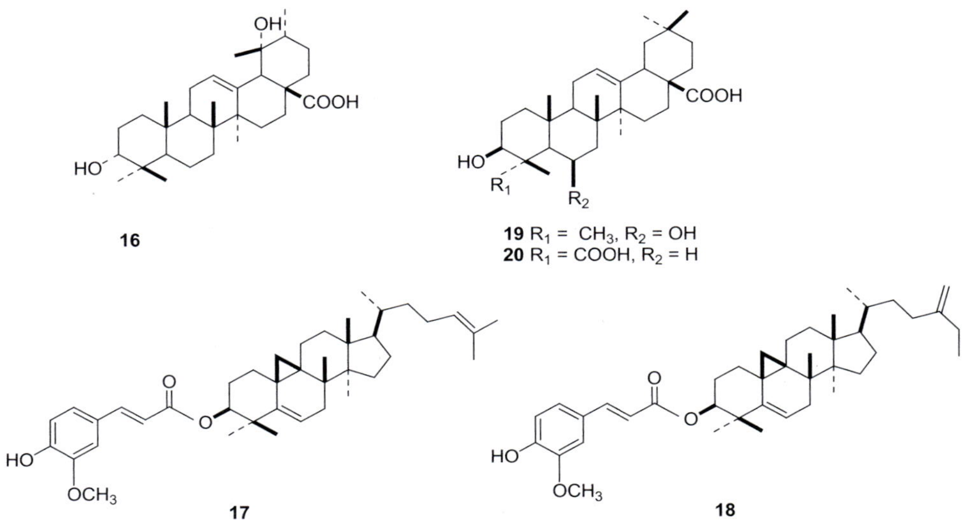

Figura 16.11. Estruturas químicas dos triterpenos ácido pomólico (16), ferulato de cicloartenol (17), ferulato de metilenocicloartenol (18), ácido sumaresinólico (19) e ácido gipsogênico (20).

Os triterpenos ácidos ursólico, oleanólico, sumaresinólico (19) e gipsogênico (20) demonstraram ação antibacteriana contra diversos patógenos orais.[39] Triterpenos com atividade antifúngica também têm sido descritos, incluindo o ácido betulínico.[50]

Atividades hepato e cardioprotetora

Os ácidos ursólico e oleanólico também têm sido investigados quanto ao seu efeito hepatoprotetor. A ação hepatoprotetora dos triterpenos ácido betulínico, betulina e ácido oleanólico contra a citotoxicidade induzida pelo etanol em células HepG2 tem sido comprovada. O potencial cardioprotetor de diversos triterpenos pentacíclicos foi avaliado, tendo sido constatado que o uvaol e o ácido máslínico têm apresentado ação cardioprotetora por vários mecanismos de ação relacionados com as atividades antioxidante e antitrombótica.[16,51]

ESTUDOS DE CORRELAÇÃO ESTRUTURA-ATIVIDADE

Estudos de correlação estrutura-atividade designam o ramo do conhecimento que lida com as relações entre estrutura química e atividade biológica/toxicológica de substâncias.[52] Assim, uma vez obtido um composto biologicamente ativo, pode-se lançar mão de estudos envolvendo modificação molecular para otimizar essa atividade ou para diminuir seus efeitos tóxicos. Várias alterações podem ser introduzidas em uma molécula, dependendo dos grupos reativos presentes. Inicialmente, realizam-se modificações procurando introduzir, por exemplo, grupos que confiram à substância em estudo maior ou menor hidrofobicidade ou grupos doadores e/ou aceptores de elétrons.[53]

Um exemplo prático, no caso dos triterpenos, é o do ácido betulínico, cujo uso medicinal na indústria farmacêutica está limitado por causa da baixa hidrossolubilidade e das propriedades farmacocinéticas (absorção, distribuição, metabolismo e eliminação).[54] Com o objetivo de melhorar essas propriedades, modificações químicas foram realizadas para a obtenção de derivados solúveis em água. Por exemplo, a introdução de grupos polares no C-3 e C-28 como aminoácidos e ftalatos aumentaram, em alguns casos, a hidrossolubilidade e a atividade anticancerígena da betulina e do ácido betulínico.[55,56]

Estudos de correlação estrutura-atividade mostraram que a adição de um açúcar na posição C-3 da betulina diminuiu significantemente a citotoxicidade em comparação com o ácido betulínico.[57] Entretanto, há exceções a essa tendência geral. No caso da 3β-O-α-D-manopiranosídeo betulina (21) que apresentou atividade citotóxica maior do que a do ácido betulínico (Figura 16.12) em linhagens celulares cancerígenas, a estereoquímica da D-manose parece ser a responsável pela melhora no efeito desse derivado.[58] Quanto ao ácido betulínico, a glicosilação na posição C-3 aumenta significativamente a atividade e a seletividade para as células cancerígenas no caso dos monossacarídeos D-glicose, L-raminose e D-arabinose nos derivados ácido 3β-O-β-D-glicopiranosídeo betulínico (22), ácido 3β-O-α-L-raminopiranosídeo betulínico (23) e ácido 3β-O-α-D-arabinopiranosídeo betulínico (24)[57]

O ácido 3β-O-α-D-manopiranosideo betulinico (25) e o ácido 3β-O-β-D-xilopiranosideo betulinico (26) apresentaram atividade moderada com perfis de citotoxicidade ligeiramente inferiores aos do ácido betulínico, enquanto o ácido 3β-O-β-D-galactopiranosideo betulínico (27) foi inativo. Além disso, não houve melhora na seletividade dessas saponinas. Esses dados indicam que a atividade anticancerígena e a seletividade diferenciada do ácido betulínico estão fortemente influenciadas pela natureza do carboidrato na posição C-3. Por outro lado, derivado acetilado em C-3 foi menos citotóxico contra células normais do que cancerígenas.[58]

A introdução de uma função cetona no C-3, ácido betulônico (28), resultou em valores similares de citotoxicidade, porém houve aumento significativo de sua atividade para duas

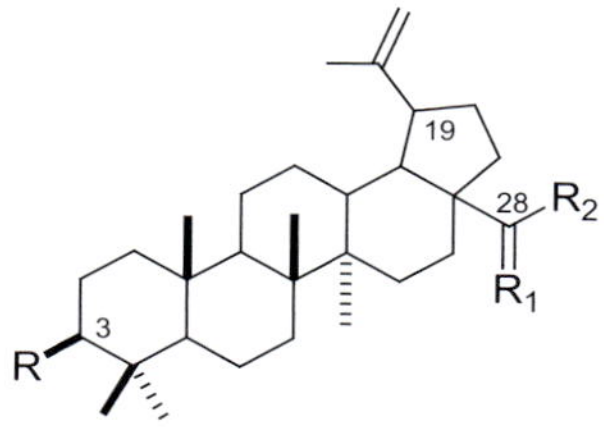

	R	R$_1$	R$_2$
(21)	D-Man	H$_2$	OH
(22)	D-Glc	O	OH
(23)	L-Rha	O	OH
(24)	D-Ara	O	OH
(25)	D-Man	O	OH
(26)	D-Xyl	O	OH
(27)	D-Gal	O	OH
(28)	=O	O	OH
(29)	CH$_3$COO	O	OH

	R	R$_1$	R$_2$
(30)	OH	O	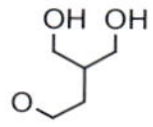
(31)	CH$_3$COO	O	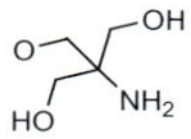
(32)	OH	O	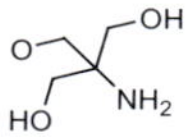
(33)	CH$_3$COO	O	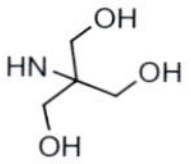
(34)	OH	O	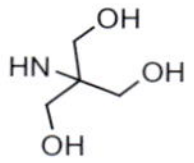
(35)	=O	O	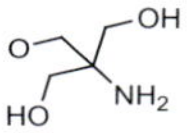

Figura 16.12. Triterpenos lupanos.

linhagens celulares. A acetilação no C-3, como no caso da substância 29 a atividade citotóxica foi mantida. Os derivados 30-35 foram preparados com o intuito de melhorar a solubilidade em água. A presença de um grupo acetil em C-3 com uma amina primária no C-28 (31) parece necessária para a obtenção de derivados altamente citotóxicos com amplo espectro de ação. Já o derivado 32, apenas com a amina primária, resultou em alta citotoxicidade e perda do amplo espectro de ação quando comparado com 31. A presença de um grupo amina livre parece ser crucial para a atividade, pois o derivado 30, que possui um grupo éster em C-28, resultou em perda da ação. Essa suposição foi confirmada por 33 em que há presença de um grupo amida em C-28 e uma diminuição na citotoxicidade foi observada. A conversão de 33 para 34 resultou em perda da citotoxicidade pela remoção do grupo acetil em C-3. Por outro lado, a presença de uma amina primária no C-28 do derivado 35 exibiu atividade similar à do ácido betulínico, porém perda de especificidade sobre algumas linhagens celulares cancerígenas.[59]

A modificação na estrutura do esqueleto lupano como a perda do grupo isopropileno no C-19 e a expansão do anel E para seis carbonos tem efeito deletério no perfil da citotoxicidade e origina os triterpenos germanicanos (Figura 16.13), como exemplo, alobetulina (36) e 28-oxoalobetulina (37). As saponinas germanicanas 3β-O-β-D-glicopiranosídeo (38) e 3β-O-β-D-galactopiranosídeo (39) da alobetulina exibiram atividade citotóxica moderada, contrariando os dados obtidos para o ácido betulínico, isto é, apresentaram aumento na atividade. Além disso, todos os 3β-O-açúcares da 28-oxoalobetulina foram inativos. Em termos de SAR, as saponinas do tipo lupano são geralmente agentes anticancerígenos mais potentes do que as saponinas germanicanas e particularmente aquelas com o ácido betulínico como aglicona.[58]

Os triterpenos tetracíclicos do tipo cicloartano (Figura 16.14) ácido isomangiferólico (40), ácido mangiferólico (41), ácido 3α,27-diidroxicicloart-24E-en-26-oico (42), ácido 3β,27-diidroxicicloart-24E-en-26-oico (43), ácido 3α,22-diidroxicicloart-24E-en-26-oico (44), ácido 3β,23-diidroxicicloart-24E-en-26-oico (45), 3β-hidroxicicloart-24E-en-26-al (46), ácido mangiferonico (47), ácido 27-hidroxilmangiferonico (48), ácido 3-oxo-23-hidroxicicloart-24E-en-26-oico (49),

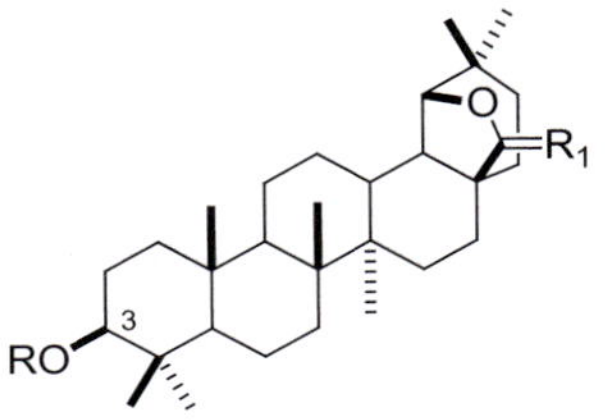

Triterpenos e Esteroides

	R	R₁
(36) Alobetulina	H	H₂
(37) 28-oxoalobetulina	H	O
(38) 3β–O–β–D-glicopiranosídeo alobetulina	D-Glc	H₂
(39) 3β–O–β–D-galactopiranosídeo alobetulina	D-Gal	H₂

Figura 16.13. Triterpenos germanicanos.

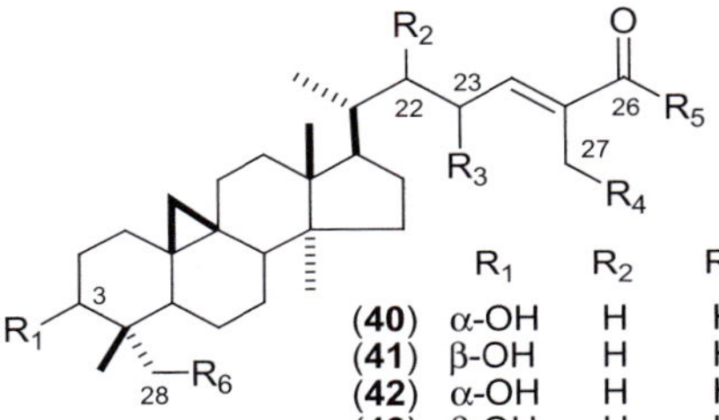

	R₁	R₂	R₃	R₄	R₅	R₆
(40)	α-OH	H	H	H	OH	H
(41)	β-OH	H	H	H	OH	H
(42)	α-OH	H	H	OH	OH	H
(43)	β-OH	H	H	OH	OH	H
(44)	α-OH	OH	H	H	OH	H
(45)	β-OH	H	OH	H	OH	H
(46)	β-OH	H	H	H	H	H
(47)	=O	H	H	H	OH	H
(48)	=O	H	H	OH	OH	H
(49)	=O	H	OH	H	OH	H
(50)	=O	H	H	H	OH	OH
(51)	=O	H	H	OH	OH	OH

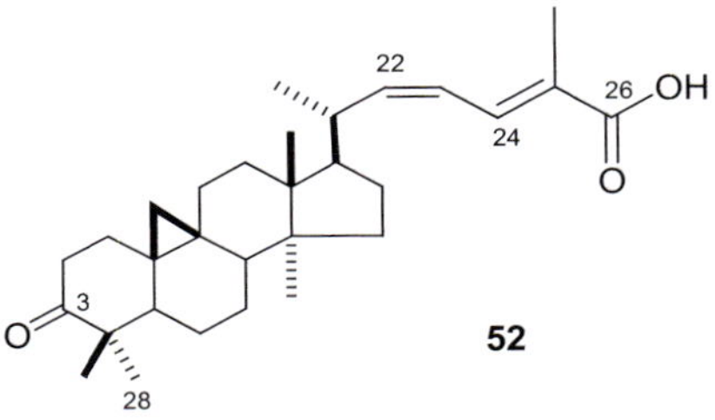

Figura 16.14. Triterpenos tetracíclicos do tipo cicloartano.

ácido 28-hidroximangiferonico (50), ácido 3-oxo-27,28-diidroxicicloart-24E-en-26-oico (51) e ácido 3-oxo-cicloart-22Z,24E-dien-26-oico (52) apresentaram atividade para linhagens de células cancerígenas. A substância 42 que possui uma hidroxila no C-3 com orientação α foi a mais ativa para as células cancerígenas testadas dos 13 derivados. Entretanto, 43, que possui uma hidroxila em β nesse mesmo carbono foi inativa. Fenômeno similar foi observado para as substâncias 40 e 41. Estas observações indicam que a posição α da hidroxila em C-3 é essencial para a citotoxicidade. A presença de um grupo cetona em C-3 diminui a atividade em comparação com os derivados 3α-OH, porém melhora quando comparada com os derivados 3β-OH. Outros pontos de hidroxilação dos cicloartanos, como, por exemplo, nos carbonos 23 e 27 aumentam a citotoxicidade, porém nas posições C-22 e C-28 reduziram a atividade. Adicionalmente, o aumento da conjugação entre C-22 e C-26 causou um aumento na atividade[60]

Seis triterpenos pentacíclicos, ácido ursólico, ácido euscafico (53), ácido 2α-hidroxiursólico (54), ácido oleanólico, ácido 3-O-cafeoil oleanólico (55) e ácido maslínico (Figura 16.15), foram

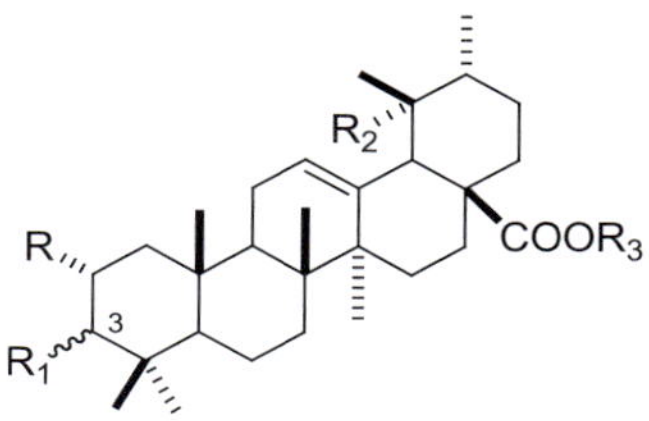

Figura 16.15. Triterpenos pentacíclicos dos tipos ursano e oleanano.

	R	R_1	R_2	R_3
(53)	OH	α-OH	OH	H
(54)	OH	β-OH	H	H
(56)	H	COCH$_3$	H	H
(57)	H	β-OH	H	CH$_3$
(62)	OH	β-OH	H	H
(64)	H	β-OH	H	K

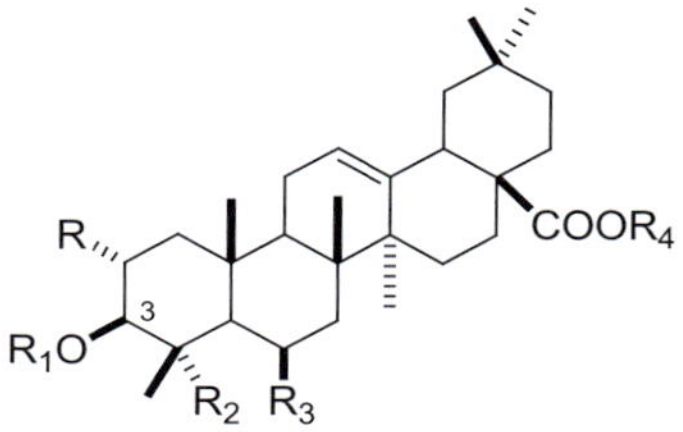

	R	R_1	R_2	R_3	R_4
(55)	H	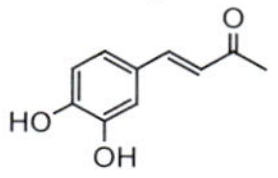 (cafeoil)	CH$_3$	H	H
(58)	H	=O	CH$_3$	H	H
(59)	H	COCH$_3$	CH$_3$	H	H
(60)	H	H	CH$_3$	H	CH$_3$
(61)	OH	H	CH$_2$OH	H	H
(63)	OH	H	CH$_3$	H	H

isolados de cascas dos caules de *Physocarpus intermedius*. Já a introdução de 2α-OH não apresentou influência na atividade antitumoral; 19α-OH na série ursano causou diminuição na atividade. A substituição da 3β-OH por uma unidade cafeoila aumentou a atividade antitumoral.[61] Entretanto, a presença das unidades fenilpropanoídicas (C_6C_3) nem sempre causa melhora na atividade.[62]

O fracionamento bioguiado dos extratos diclorometano de *Miconia fallax* DC. e *M. stenostachya* DC. possibilitou o isolamento dos ácidos ursólico, oleanólico, oleanônico (58), sumaresinólico e gipsogênico e na obtenção dos derivados acetato do ácido ursólico (56), éster metílico do ácido ursólico (57), acetato do ácido oleanólico (59) e éster metílico do ácido oleanólico (60). Os triterpenos ácidos ursólico, oleanólico e gipsogênico apresentaram atividade para as formas tripomastigotas do *Trypanosoma cruzi*, sendo que as melhores atividades foram observadas para as substâncias naturais que possuem grupos OH e COOH.[63]

Os triterpenos ácido ursólico, ácido urjinólico (61) e ácido oleanólico juntamente com a mistura do ácido 2α-hidroxiursólico (62) e ácido maslinico (63) foram isolados dos extratos diclorometano de *Miconia sellowiana* e *M. ligustroides*. O ensaio *in vitro* destes triterpenos e do derivado sal de potássio do ácido ursólico (64) para formas tripomastigotas do *T. cruzi* evidenciaram que as substâncias ácido ursólico, ácido oleanólico e o derivado sal de potássio do ácido ursólico foram as mais ativas. Já a mistura do ácido 2α-hidroxiursólico e ácido maslínico, que possuem uma hidroxila em C-2 e C-3, foi menos ativa que a mistura dos ácidos ursólico e oleanólico. Os resultados indicam que a hidroxila livre em C-3 e a polaridade do C-28 são importantes para a atividade tripanocida desses triterpenos.[64]

UTILIZAÇÃO INDUSTRIAL E EMPREGO FARMACÊUTICO

Os fitoesteroïdes são importantes em várias áreas, na indústria farmacêutica, na produção de esteroides empregados na terapêutica, na nutrição (aditivos anticolesterol e atividade anticancerígena em alimentos funcionais) e em cosméticos (cremes e batons).[65]

Na Tabela 16.2 estão listados vários esteroides e cardiotônicos cujas monografias encontram-se descritas na Farmacopeia Brasileira, dando um exemplo da importância dessas substâncias na medicina.[66-68]

Os esteroides adrenocorticoides são empregados no alívio da dor e no combate às inflamações na artrite reumatoide. Em razão de seus efeitos adversos (ulcerogênico, osteoporose, fraturas espontâneas, psicoses, catarata e hipertensão), são considerados fármacos de segunda escolha, devendo ser reservados a pacientes com artrite reumatoide moderada a grave que

Tabela 16.2. Emprego farmacêutico de alguns esteroides e glicosídeos cardiotônicos

Nome oficial	Categoria
Acetato de cortisona	Adrenocorticoide, anti-inflamatório
Acetato de hidrocortisona	Adrenocorticoide, anti-inflamatório tópico
Acetato de testosterona	Androgênio
Androsterona	Androgênio
Benzoato de estradiol	Estrogênio
Betametasona	Adrenocorticoide
Cipionato de estradiol	Estrogênio
Deslanosídeo	Cardiotônico
Digitoxina	Cardiotônico
Digoxina	Cardiotônico
Diacetato de etinodiol	Contraceptivo
Dipropionato de estradiol	Estrogênio
Enantato de testosterona	Androgênio
Estrona	Estrogênio
Etinilestradiol	Estrogênio (anticoncepcional)
Hidrocortisona	Adrenocorticoide, anti-inflamatório tópico
Lanatosídeo C	Cardiotônico
Levonorgestrel	Anticoncepcional
Medrisona	Adrenocorticoide, anti-inflamatório oftálmico
Metiltestosterona	Androgênio
Noretisterona	Progestagênico (anticoncepcional)
Prednisolona	Adrenocorticoide, anti-inflamatório
Progesterona	Progestagênico
Testosterona	Androgênio

Fonte: adaptada das referências 66-68.

não respondam a outros agentes anti-inflamatórios. Estes são empregados em muitas condições clínicas como: doenças do colágeno, estados alérgicos, lúpus eritematoso sistêmico, rinite, reações a medicamentos, soros e transfusões, dermatoses prurientes, pênfigo vulgar, doenças oculares, hipercalcemia, edema celebral, doenças neoplásicas e outros distúrbios.[69,70]

Os hormônios androgênicos são utilizados no desenvolvimento ou na manutenção de caracteres sexuais secundários e outras funções em pacientes do sexo masculino deficientes de androgênios. Não há fundamento experimental que demonstre que o emprego de esteroides anabólicos e androgênicos melhore o desempenho de atletas. De fato, o seu uso para esse fim pode causar graves efeito adversos, como diminuição significativa da produção de testosterona, hipertensão, edema, ginecomastia, conversão do diabetes latente para crônico, contração dos testículos, icterícia, infertilidade e diminuição da libido. Os esteroides anabólicos são usados como adjuvantes no tratamento de pacientes que sofrem de doenças debilitantes ou osteoporose senil, nos convalescentes de doenças graves, em cirurgia, queimaduras ou traumatismo, deficiência renal crônica ou oligúria aguda, hipercorticismo induzido pelo tratamento com adrenocorticoides. Em pediatria, são usados em casos de crescimento retardado, má nutrição e debilidade.[69,70]

Os usos clínicos dos estrogênios e progestagênicos naturais e sintéticos são no hipogonadismo e como terapia de reposição em mulheres na menopausa e pós-menopausa, no tratamento de certos carcinomas, de várias disfunções do sistema reprodutor feminino e como anticoncepcionais orais, no controle da fertilidade.[69,70]

Os cardiotônicos são fármacos que aumentam a força contrátil do coração e exercem ações importantes na excitabilidade, na automaticidade, na velocidade de condução e nos períodos refratários do coração. Estes são indicados principalmente em insuficiência cardíaca congestiva, *flutter* atrial e taquicardia atrial paroxística. O baixo índice terapêutico destes leva facilmente à intoxicação por digitálicos, causando arritmias que evoluem para bloqueio cardíaco completo, o que pode ser evitado com a interrupção do tratamento.[69,70]

Recentemente, o uso de fitoterápicos no tratamento de problemas de saúde tem aumentado consideravelmente, tanto na Europa quanto nos EUA, bem como no Brasil. A maioria da população acredita que o uso de plantas medicinais é mais seguro, porém muitas vezes os seus componentes não foram totalmente investigados. As espécies vegetais que podem ser destacadas como fitoterápicos comercializados e que acumulam saponinas triterpênicas são: ginseng, castanha-da-índia, alcaçuz e centela.

As raízes do ginseng (*Panax ginseng* C. A. Meyer) têm sido utilizadas na medicina tradicional oriental e apresentam uma vasta gama de efeitos farmacológicos, como, por exemplo, efeitos nos sistemas cardiovascular e nervoso central, efeitos antidiabéticos e atividades antitumoral e imunomodulatória. É geralmente aceito que as saponinas triterpênicas chamadas ginsenosídeos são os constituintes ativos majoritários do ginseng, por exemplo: ginsenosídeo Rb1 (65), ginsenosídeo Rg1 (66) e notoginsenosídeo R1 (67) (Figura 16.16).[71-73]

Historicamente, as sementes da castanha-da-índia (*Aesculus hippocastanus* L.) têm sido usadas nos tratamentos de doenças como reumatismo, problemas retais e na bexiga, distúrbios gastrintestinais, febre, hemorroidas, câimbras nas pernas. Atualmente, na Europa, é muito utilizada para insuficiência venosa crônica, hemorroidas, edema pós-operatório e topicamente na pele. Nos EUA, tem ganho reputação na terapia de doenças venosas e edema.[74,75] O constituinte químico ativo da castanha-da-índia é a aescina, uma mistura de saponinas triterpênicas presentes na formas α (68) e β (69) (Figura 16.16). Em 1960, Lorenz e Marek determinaram que as propriedade antiedematosa e vasoprotetora observadas após a administração de um extrato da castanha-da-índia deviam-se exclusivamente à aescina. Dos dois isômeros, a β-aescina (69) é o componente ativo na mistura e o majoritário.[76]

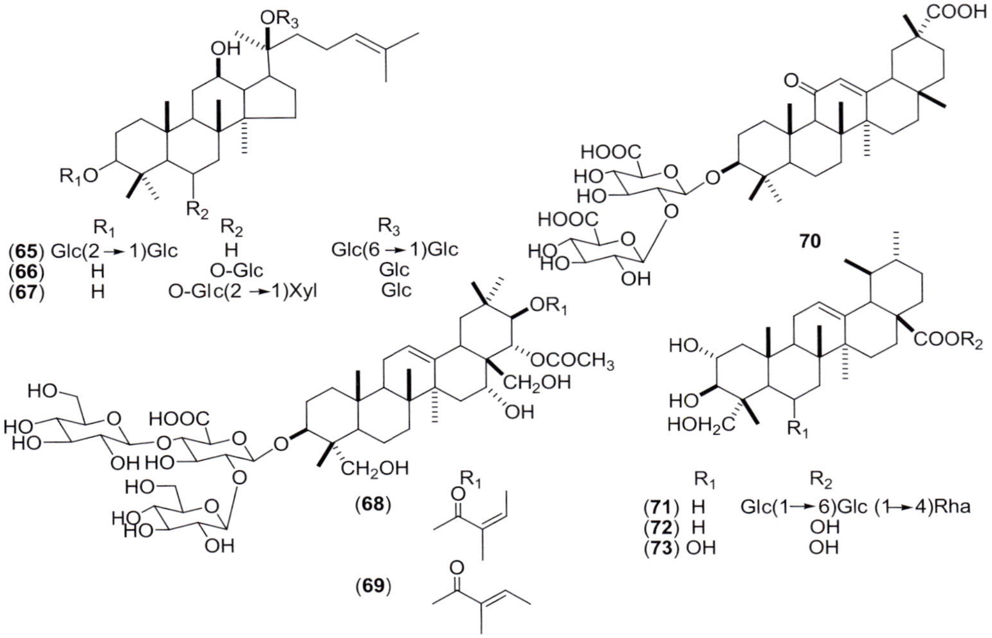

Figura 16.16. Estruturas químicas dos triterpenos: ginsenosídeo Rb1 (65), ginsenosídeo Rg1 (66), notoginsenosídeo R1 (67), α-aescina (68), β-aescina (69), glicirrizina (70), asiaticosídeo (71), ácido asiático (72) e ácido madecássico (73).

Raízes e rizomas do alcaçuz (*Glycyrrhiza glabra* L.) têm sido usados como expectorante, no tratamento de úlceras gástricas, na tosse e na bronquite.[77] As raízes e os extratos aquosos são usados como agentes aromatizante e adoçante em produtos alimentícios, pois contêm glucirrizina (70) (Figura 16.16), como componente majoritário, que é cerca de 100-200 vezes mais doce que o açúcar.[78,79]

A centella (*Centella asiatica* (L.) Urban) é utilizada na medicina popular no tratamento de várias doenças, como asma, hanseníase, úlcera, eczema e na cicatrização de feridas.[80] Atua no tratamento de insuficiência venosa dos membros inferiores. Melhora o tônus e a elasticidade da parede dos vasos sanguíneos, normalizando a circulação venosa.[75] Dentre os vários componentes ativos de centella, as saponinas são os mais importantes, como o asiaticosídeo (71) (Figura 16.16), que é o triterpeno glicosídeo mais abundante no extrato aquoso e é transformado *in vivo* em ácido asiático (72) por hidrólise. Essa substância apresentou citotoxicidade em células de fibroblastos e indução de apoptose em diferentes tipos de câncer. As preparações farmacêuticas são dosadas para triterpenos pentacíclicos derivados de asiaticosídeo (71), ácido asiático (72) e ácido madecássico (73).[81]

Referências bibliográficas

1. Mahato SB, Kundu AP. 13C NMR spectra of pentaciclic triterpenoids – a compilation and some salient features. Phytochemistry 1994; 37(6):1517-75.
2. Connolly JD, Hill RA. Triterpenoids. Nat Prod Rep 2005; 22(2):230-48.
3. Connolly JD, Hill RA. Triterpenoids. Nat Prod Rep 2005; 22(4):487-503.

4. Connolly JD, Hill RA. Triterpenoids. Nat Prod Rep 2007; 24(2):465-86.
5. Connolly JD, Hill RA. Triterpenoids. Nat Prod Rep 2008; 25(4):794-830.
6. Connolly JD, Hill RA. Triterpenoids. Nat Prod Rep 2010; 27(1):79-132.
7. Paduch R, Kandefer-Szerszen M. Antitumor and antiviral activity of pentacyclic triterpenes. Mini-rev Org Chem 2014; 11(3):262-8.
8. Bhatti HN, Khera RA. Biotranformations of diterpenoids and triterpenoids: a review. J Asian Natur Prod Res 2014; 16(1):70-104.
9. Poddolak I, Janeczkoz Z. Pharmacological activity of natural non-glycosylated triterpenes. Mini-Rev Org Chem 2014; 11(3):280-91.
10. Liu J. Oleanolic acid and ursolic acid: research perpectives. J Ethnopharmacol 2005; 100(1-2):92-4.
11. Hostettman K. Princípios ativos de plantas superiores. São Carlos: EduFScar, 2003.
12. Seo S, Tomita Y, Tori, K. Biosynthesis of ursene-type triterpenes from sodium [1,2-^{13}C] acetate in tissue cultures of *Isodon japonicus* Hara and reassignments of ^{13}C NMR signals in urs-12-enes. J Chem Soc Chem Commun 1975; 23:954-5.
13. Seo S, Uomori A, Yoshimura Y, Takeda K, Sakawa U, Ebizuka Y et al. Biosynthesis of triterpenes, ursolic acid and oleanolic acid, from [2-^{13}C, 2-^{1}H] acetate in tissue of *Rabdosia japonica* Hara. J Chem Soc Chem Commun 1986; 1141-2.
14. Mota CJA. Íons carbônio. Química Nova 2000; 23(3):338-45.
15. Mann J. Chemical aspects of biosynthesis. Oxford: Chemistry Primers 1994; 92.
16. Dzubak P, Hajduch M, Vydra D, Hustova A, Kvasnica M, Biedermann D et al. Pharmacological activities of natural triterpenoids and their therapeutic implications. Nat Prod Rep 2006; 23(3):394-411.
17. Sheng H, Sun H. Synthesis, biology and clinical significance of pentacyclic triterpenes: a multi-target approach to prevention and treatment of metabolic and vascular diseases. Nat Prod Rep 2011; 28(3):543-93.
18. Huang LR, Luo H, Yang XS, Chen L, Zhang JX, Wang DP et al. Enhancement of anti-bacterial and anti-tumor activities of pentacyclic triterpenes by introducing exocyclic alpha,beta-unsaturated ketone moiety in ring A. Med Chem Res 2014; 23(11):4631-41.
19. Jäger S, Trojan H, Kopp T, Laszczyk MN, Scheffler A. Pentacyclic triterpene distribution in various plants - rich sources for a new group of multi-potent plant extracts. Molecules 2009; 14(6):2016-31.
20. Weckesser S, Laszczyk MN, Müller ML, Schempp CM, Schumann H. Topical treatment of necrotising herpes zoster with betulin from birch bark. Forsch Komplementmed 2010; 17(5):271-3.
21. Krasutsky PA. Birch bark research and development. Nat Prod Rep 2006; 23(6):919-42.
22. Pisha E, Chai H, Lee IS, Chagwedera TE, Farnsworth NR, Cordell GA et al. Discovery of betulinic acid as a selective inhibitor of human melanoma that functions by induction of apoptosis. Nat Med 1995; 1(10): 1046-51.
23. Chaturvedi PK, Bhui K, Shukla Y. Lupeol: connotations for chemoprevention. Cancer Lett 2008; 263(1):1-13.
24. Nagaraj M, Sunitha S, Varalakshmi P. Effect of lupeol, a pentacyclic triterpene, on the lipid peroxidation and antioxidant status in rat kidney after chronic cadmium exposure. J Appl Toxicol 2000; 20(5):413-7.
25. Saleem M, Afaq F, Adhami VM, Mukhtar H. Lupeol modulates NF-kappaB and PI3K/Akt pathways and inhibits skin cancer in CD-1 mice. Oncogene 2004; 23(30):5203-14.
26. Nikiéma JB, Vanhaelen-Fastré R, Vanhaelen M, Fontaine J, De Graef C, Heenen M. Effects of antiinflammatory triterpenes isolated from Leptadenia hastata latex on keratinocyte proliferation. Phytother Res 2001; 15(2):131-4.
27. Sunitha S, Nagaraj M, Varalakshmi P. Hepatoprotective effect of lupeol and lupeol linoleate on tissue antioxidant defence system in cadmium-induced hepatotoxi city in rats. Fitoterapia 2001; 72(5):516-23
28. You YJ, Nam NH, Kim Y, Bae KH, Ahn BZ. Antiangiogenic activity of lupeol from *Bombax ceiba*. Phytother Res 2003; 17(4):341-4.
29. Fulda S. Betulinic acid: a natural product with anticancer activity. Mol Nutr Food Res 2009; 53(1):140-6.
30. Laszczyk MN. Pentacyclic triterpenes of the lupane, oleanane and ursane group as tools in cancer therapy. Planta Med 2009; 75(15):1549-60.
31. Reutrakul V, Anantachoke N, Pohmakotr M, Jaipetch T, Yoosook C, Kasisit J et al. Anti-HIV-1 and anti-inflammatory lupanes from the leaves, twigs, and resin of *Garcinia hanburyi*. Planta Med 2010; 76(4):368-71.
32. Duker-Eshun G, Jaroszewski JW, Asomaning WA, Oppong-Boachie F, Brogger Christensen S. Antiplasmodial constituents of *Cajanus cajan*. Phytother Res 2004; 18(2):128-30.
33. Patocka J. Biologically active pentacyclic triterpenes and their current medicine signification. J Appl Biomed 2003; 1(1):7-12.

34. Salin O, Alakurtti S, Pohjala L, Siiskonen A, Maass V, Maass M et al. Inhibitory effect of the natural product betulin and its derivatives against the intracellular bacterium *Chlamydia pneumoniae*. Biochem Pharmacol 2010; 80(8):1141-51.

35. Ovesná Z, Vachálková A, Horváthová K, Tóthová D. Pentacyclic triterpenoic acids: new chemoprotective compounds. Minireview. Neoplasma 2004; 51(5):327-33.

36. Cunha WR, Silva MLA, Santos FM, Montenegro IM, Oliveira ARA, Tavares HR et al. *In vitro* inhibition of tumor cell growth by *Miconia fallax*. Pharm Biol 2008; 46(4):292-4.

37. Resende FA, Barcala CAA, Faria MCS, Kato FH, Cunha WR, Tavares DC. Antimutagenicity of ursolic acid and oleanolic acid against doxorubicin-induced clastogenesis in Balb/c mice. Life Sci 2006; 79(13):1268-73.

38. Vasconcelos MA, Royo VA, Ferreira DS, Crotti AE, Andrade e Silva ML, Carvalho JC et al. In vivo analgesic and anti-inflammatory activities of ursolic acid and oleanoic acid from *Miconia albicans* (Melastomataceae). Z Naturforsch C 2006; 61(7-8):477-82.

39. Cunha LCS, Andrade e Silva ML, Furtado NAC, Vinhólis AH, Martins CHG, Silva Filho AA et al. Antibacterial activity of triterpene acids and semi-synthetic derivatives against oral pathogens. Z Naturforsch C 2007; 62(9-10):668-72.

40. Begum S, Zehra SQ, Siddiqui BS, Fayyaz S, Ramzan M. Pentacyclic triterpenoids from the aerial parts of *Lantana camara* and their nematicidal activity. Chem Biodivers 2008; 5(9):1856-66.

41. Vidya SM, Krishna V, Manjunatha BK, Mankani KL, Ahmed M, Singh SD. Evaluation of hepatoprotective activity of *Clerodendrum serratum* L. Indian J Exp Biol 2007; 45(6):538-42.

42. Dharmappa KK, Kumar RV, Nataraju A, Mohamed R, Shivaprasad HV, Vishwanath BS. Anti-inflammatory activity of oleanolic acid by inhibition of secretory phospholipase A2. Planta Med 2009; 75(3):211-5.

43. Sailer ER, Subramanian LR, Rall B, Hoernlein RF, Ammon HP, Safayhi H. Acetyl-11-keto-beta-boswellic acid (AKBA): structure requirements for binding and 5-lipoxygenase inhibitory activity. Br J Pharmacol 1996; 117(4):615-8.

44. Poeckel D, Werz O. Boswellic acids: biological actions and molecular targets. Curr Med Chem 2006; 13(28): 3359-69.

45. Newman DJ, Cragg GM, Snader KM. Natural products as sources of new drugs over the period 1981-2002. J Nat Prod 2003; 66(7):1022-37.

46. Yu YX, Gu ZL, Yin JL, Chou WH, Kwok CY, Qin ZH et al. Ursolic acid induces human hepatoma cell line SMMC-7721 apoptosis via p53-dependent pathway. Chin Med J 2010; 123(14):1915-23.

47. Sun H, Fang W-S, Wang W-Z, Hu C. Structure-activity relationships of oleanane- and ursane type triterpenoids. Bot Stud 2006; 47:339-68.

48. Jiang ZY, Zhang XM, Zhang FX, Liu N, Zhao F, Zhou J et al. A new triterpene and anti-hepatitis B virus active compounds from *Alisma orientalis*. Planta Med 2006; 72(10): 951-4.

49. Ferreira DS, Esperandim VR, Marçal MG, Neres NBR, Cunha NL, Silva MLA et al. Natural products and Chagas' disease: the action of triterpenes acids isolated from *Miconia* species. Univ Sci 2013; 18(3): 243-56.

50. Cantrell CL, Franzblau SG, Fischer NH. Antimycobacterial plant terpenoids. Planta Med 2001; 67(8):685-94.

51. Allouche Y, Beltrán G, Gaforio JJ, Uceda M, Mesa MD. Antioxidant and antiatherogenic activities of pentacyclic triterpenic diols and acids. Food Chem Toxicol 2010; 48(10):2885-90.

52. Gáudio AC. Modelos clássicos de estudo quantitativo das relações entre estruturaquímica e atividade biológica. Quím Nova 1996; 19(3):278-89.

53. Cechinel Filho V, Yunes RA. Estratégias para a obtenção de compostos farmacologicamente ativos a partir de plantas medicinais. Conceitos sobre modificação estrutural para otimização da atividade. Quím Nova 1998; 21(1):99-105.

54. Udeani GO, Zhao GM, Geun Shin Y, Cooke BP, Graham J, Beecher CW et al. Pharmacokinetics and tissue distribution of betulinic acid in CD-1 mice. Biopharm Drug Dispos 1999; 20(8):379-83.

55. Jeong HJ, Chai HB, Park SY, Kim DS. Preparation of amino acid conjugates of betulinic acid with activity against human melanoma. Bioorg Med Chem Lett 1999; 9(8):1201-4.

56. Kvasnica M, Sarek J, Klinotova E, Dzubak P, Hajduch M. Synthesis of phthalates of betulinic acid and betulin with cytotoxic activity. Bioorg Med Chem 2005; 13(10):3447-54.

57. Gauthier C, Legault J, Lebrun M, Dufour P, Pichette A. Glycosidation of lupane-type triterpenoids as potent *in vitro* cytotoxic agents. Bioorg Med Chem 2006; 14(19):6713-25.

58. Thibeault D, Gauthier C, Legault J, Bouchard J, Dufour P, Pichette A. Synthesis and structure-activity relationship study of cytotoxic germanicane- and lupane-type 3beta-*O*-monodesmosidic saponins starting from betulin. Bioorg Med Chem 2007; 15(18):614461-57.

59. Kommera H, Kaluderović GN, Kalbitz J, Dräger B, Paschke R. Small structural changes of pentacyclic lupane type triterpenoid derivatives lead to significant differences in their anticancer properties. Eur J Med Chem 2010; 45(8):3346-53.

60. Li F, Awale S, Tezuka Y, Kadota S. Cytotoxic constituents of propolis from Myanmar and their structure-activity relationship. Biol Pharm Bull 2009; 32(12):2075-78.

61. Kim YK, Yoon SK, Ryu SY. Cytotoxic triterpenes from stem bark of *Physocarpus intermedius*. Planta Med 2000; 66(5):485-6.

62. Taniguchi S, Imayoshi Y, Kobayashi E, Takamatsu Y, Ito H, Hatano T et al. Production of bioactive triterpenes by *Eriobotrya japonica* calli. Phytochemistry 2002; 59(3):315-23.

63. Cunha WR, Martins C, Ferreira DS, Crotti AE, Lopes NP, Albuquerque S. *In vitro* trypanocidal activity of triterpenes from *Miconia* species. Planta Med 2003; 69(5):470-2.

64. Cunha WR, Crevelin EJ, Arantes GM, Crotti AE, Andrade e Silva ML, Furtado NA et al. A study of the trypanocidal activity of triterpene acids isolated from *Miconia* species. Phytother Res 2006; 20(6):474-8.

65. Fernandes P, Cabral JM. Phytosterols: applications and recovery methods. Bioresour Technol 2007; 98(12): 233523-50.

66. Farmacopéia Brasileira. 3 ed. São Paulo: Organização Andrei Editora, 1977.

67. Farmacopéia Brasileira. 4 ed. São Paulo: Atheneu, 1988.

68. Farmacopéia Brasileira. 5 ed. Rio deJaneiro: Fiocruz Editora, 2010.

69. Harvey RA, Champe PC, Mycek MJ. Farmacologia ilustrada. 2 ed. Porto Alegre: Artmed, 2001.

70. Korolkovas A, Burckhalter JH. Química Farmacêutica. Rio de Janeiro: Guanabara Koogan, 1988.

71. Attele AS, Wu JA, Yuan CS. Ginseng pharmacology: multiple constituents and multiple actions. Biochem Pharmacol 1999; 58(11):1685-93.

72. Jia L, Zhao Y. Current evaluation of the millennium phytomedicine--ginseng (I): etymology, pharmacognosy, phytochemistry, market and regulations. Curr Med Chem 2009; 16(19):2475-84.

73. Yuan CS, Wang CZ, Wicks SM, Qi LW. Chemical and pharmacological studies of saponins with a focus on American ginseng. J Ginseng Res 2010; 34(3):60-167.

74. Sirtori CR. Aescin: pharmacology, pharmacokinetics and therapeutic profile. Pharmacol Res 2001; 44(3):183-219.

75. MacKay D. Hemorrhoids and varicose veins: a review of treatment options. Altern Med Rev 2001; 6(2):126-40.

76. Lorenz D, Marek ML. The active therapeutic principle of horse chestnut (*Aesculus hippocastanum*). Part 1. Classification of the active substance. Arzneimittelforschung 1960; 10:263-72.

77. Shibata S. A drug over the millennia: pharmacognosy, chemistry, and pharmacology of Licorice. Yakugaku Zasshi 2000; 120(10):849-62.

78. Haraguchi H, Yoshida N, Ishikawa H, Tamura Y, Mizutani K, Kinoshita T: Protection of mitochondrial functions against oxidative stresses by isoflavans from *Glycyrrhiza glabra*. J Pharm Pharmacol 2000; 52(2):219-23.

79. Aoki F, Nakagawa K, Kitano M, Ikematsu H, Nakamura K, Yokota S et al. Clinical safety of licorice flavonoid oil (LFO) and pharmacokinetics of glabridin in healthy humans. J Am Coll Nutr 2007; 26(3):209-18.

80. Handa SS, Deepak M, Mangal AK. *Centella asiatica*. In: Indian Herbal Pharmacopoeia, Indian Drug Manufacture 1988; Mumbai and Regional Res. Lab.: Jammu-Tawi, India, 47-55.

81. Pittella F, Dutra RC, Junior DD, Lopes MT, Barbosa NR. Antioxidant and cytotoxic activities of *Centella asiatica* (L) Urb. Int J Mol Sci 2009; 10(9):3713-21.

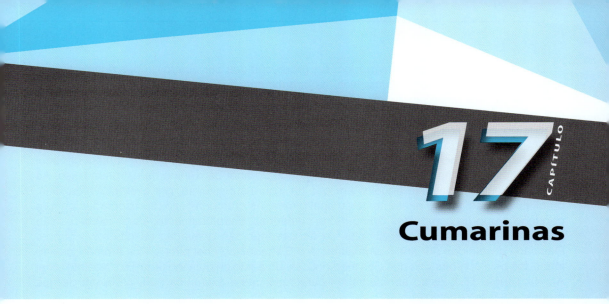

Cumarinas

João Paulo Barreto de Sousa
Márcio Adriano Andreo
João Luis Callegari Lopes

CONCEITOS E CARACTERÍSTICAS

A palavra cumaru, de origem caribenha, é o nome comum da espécie vegetal brasileira *Dipteryx odorata* (Aubl.) Willd, (Fabaceae).[1] Estudos fitoquímicos iniciados em 1820 a partir dos frutos do cumaru, também denominado fava-tonka, resultaram no isolamento de seus primeiros compostos aromáticos, originando-se, assim, a palavra cumarina.[2] As cumarinas consistem em uma ampla família de compostos orgânicos aromáticos, os quais são inerentes ao reino vegetal, sendo encontrados também em alguns fungos e bactérias. Estruturalmente, as cumarinas podem ser definidas como derivadas da benzo-α-pirona, que consiste de um grupo pirona ligado ao anel benzênico com o grupamento carbonila da pirona na posição 2.[2] A representação química dessa estrutura está demonstrada na Figura 17.1, a qual recebe o nome IUPAC[3]: 2*H*-1-benzopiran-2-ona, sendo também conhecida como 1-benzopiran-2-ona ou 1,2-benzopirona.

Figura 17.1. Estrutura química básica da cumarina (2*H*-1-benzopiran-2-ona).

De modo geral, as cumarinas podem ser representadas por quatro grupos principais:[4] as cumarinas simples, as furanocumarinas, as piranocumarinas e as cumarinas substituídas; e por duas classes análogas: as cromonas[5] e as xantonas.[6] As cumarinas simples referem-se aos derivados hidroxilados, prenilados, alquilados e glicosilados, com esses substituintes ligados ao anel benzênico da estrutura base da cumarina. As furanocumarinas consistem de um anel furano (5 constituintes) ligado de modo linear ou angular ao anel benzênico da cumarina. As piranocumarinas são semelhantes às furanocumarinas, porém contêm um anel pirano (6 constituintes), em lugar do furano, ligado ao anel benzênico da estrutura base. As cumarinas substituídas são aquelas em que há algum substituinte, por exemplo: hidroxilas, prenilas, alquilas, ligado diretamente ao anel pirona. As cromonas são representadas por um pequeno grupo de compostos isômeros de cumarinas. Estruturalmente, esses isômeros são derivados da 5H-1-benzopiran-5-onas. Já as xantonas são derivadas da dibenzo-γ-pirona. Elas são constituídas por anéis aromáticos A e B ligados ao anel pirona – os aromáticos são formados pela combinação das vias metabólicas: do ácido chiquímico (anel B) e acetato (anel A). Na Tabela 17.1, estão apresentadas características e exemplos para cada um desses grupos e classes análogas.

As cumarinas podem influenciar diretamente os aspectos bioquímicos e fisiológicos das plantas. Elas podem atuar como agentes antioxidantes, inibidores enzimáticos e precursoras de substâncias.[7] Assim, com exceção da estrutura base das cumarinas, uma grande partes de seus derivados são substituídos por uma hidroxila na posição 7. Por isso, a 7-hidroxicumarina, conhecida comercialmente como umbeliferona, é considerada a precursora das cumarinas 6,7-di-hidroxiladas e 6,7,8-tri-hidroxiladas. Esses grupos de hidroxilas favorecem o caráter ácido dessas substâncias facilitando a formação de compostos metilados e glicosilados. O processo de prenilação também é comum em diferentes posições do esqueleto cumarínico, destacando-se as prenilações nas posições C-6 e C-8 das quais se originam as pirano- ou furanocumarinas lineares ou angulares, respectivamente.[7,8] Todos esses compostos podem influenciar os hormônios reguladores e de crescimento vegetal melhorando o controle da respiração, o processo de fotossíntese bem como aumentando a defesa autoimune contra infecções. Além disso, essas características propiciam às cumarinas ampla diversidade de atividades biológicas, as quais serão apresentadas e discutidas mais adiante neste capítulo.

ROTA BIOSSINTÉTICA DE CUMARINAS

O metabolismo secundário vegetal pode ser descrito iniciando-se pelo metabolismo da glicose com a formação de dois intermediários fundamentais: o ácido chiquímico e o acetato.[9] Algumas cumarinas são derivadas dessa via mista, ou seja, ácido chiquímico e acetato atuando em conjunto na formação, por exemplo, das 4-fenilcumarinas.[10] Já as 4-n-propilcumarinas são derivadas totalmente da via do acetato.[10] A via do ácido chiquímico dá origem aos aminoácidos aromáticos, os quais são os precursores da maioria dos metabólitos secundários aromáticos. Por isso, a grande maioria das cumarinas são biossintetizadas via ácido chiquímico, sendo estas derivadas do metabolismo do aminoácido fenilalanina.[9,11]

A atuação enzimática da fenilalanina amonialiase (do inglês: PAL) é responsável por catalisar a desaminação da fenilalanina, produzindo, assim, o ácido cinâmico. Este ácido é p-hidroxilado pela ação enzimática da cinamato 4-hidroxilase (E1) resultando na formação do ácido p-cumárico. Por conseguinte, os ácidos cinâmico e p-cumárico são orto-hidroxilados em suas cadeias laterais, pela atuação das respectivas enzimas cinamato e cumarato 2-hidroxilases (E2), dando origem aos ácidos o-cumárico e 2,4-dihidroxicumárico, respectivamente. Os derivados o-cumárico e 2,4-dihidroxicumárico sofrem isomerização fotocatalisada da ligação dupla passando da forma trans (E) para cis (Z). Esses isômeros na forma (Z) lactonizam-se

Tabela 17.1. Classificação, características e exemplos estruturais representativos para os quatro principais grupos e duas classes análogas das cumarinas

Classificação	Características	Exemplos estruturais
Cumarinas simples	Hidroxila, metoxilas, O- e C-prenilas ligadas ao anel benzênico	7-hidroxicumarina (umbeliferona) Collinina (O-prenilada) Suberosina (C-prenilada)
Furanocumarinas	Anel furano ligado ao anel benzênico; linear ou angular	Psoraleno (linear) Angelicina (angular)
Piranocumarinas	Anel pirano ligado ao anel benzênico; linear ou angular	Xantiletina (linear) Seselina (angular)
Cumarinas substituídas	Substituintes ligados diretamente ao anel pirona	Warfarina
Cromonas (classe análoga)	Isômeros de cumarinas	Estrutura química base das cromonas
Xantonas (classe análoga)	Aromáticos A e B ligados diretamente ao anel pirona	Estrutura química base das xantonas

espontaneamente, produzindo a cumarina e a 7-hidroxicumarina. A partir da 7-hidroxicumarina, podem ocorrer, em sequência, hidroxilação, metilação e O-glicosilação formando-se as cumarinas simples como esculetina, escopoletina e escopolina, respectivamente.[12] Na Figura 17.2 é apresentada a origem biogenética dessas cumarinas.

A 7-hidroxicumarina também é a precursora na formação das furano- e piranocumarinas.[12] Inicialmente ocorre a prenilação do anel benzênico nas posições 6 e 8. Há a formação de epóxido devido à oxidação da ligação dupla do resíduo isopentenila. O processo de ciclização ocorre por ataque nucleofílico do grupo hidroxila em C-7 ao grupo epóxido. Nesse caso, por

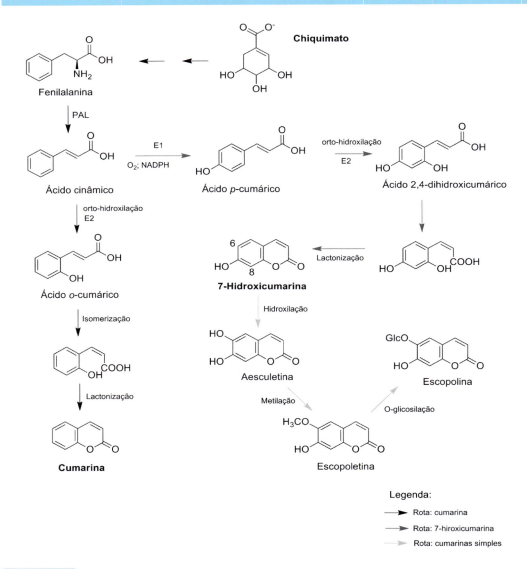

Figura 17.2. Origem biogenética das cumarinas (do inglês NADPH: coenzima = nicotinamida adenina dinucleótido fosfato-oxidase).

meio da ciclização do intermediário da 6-isoprenilcumarina, originam-se as furano- e pirano-cumarinas lineares. Já a ciclização dos derivados da 8-isoprenilcumarina resulta na formação das furano- e piranocumarinas angulares (Figura 17.3).

As cumarinas também podem ser biossintetizadas por micro-organismos como fungos e bactérias.[9] Por exemplo, o trevo-doce (*Melilotus alba*; Leguminosae/Fabaceae), quando submetido ao processo de fermentação, a estrutura base da cumarina é hidroxilada na posição 4

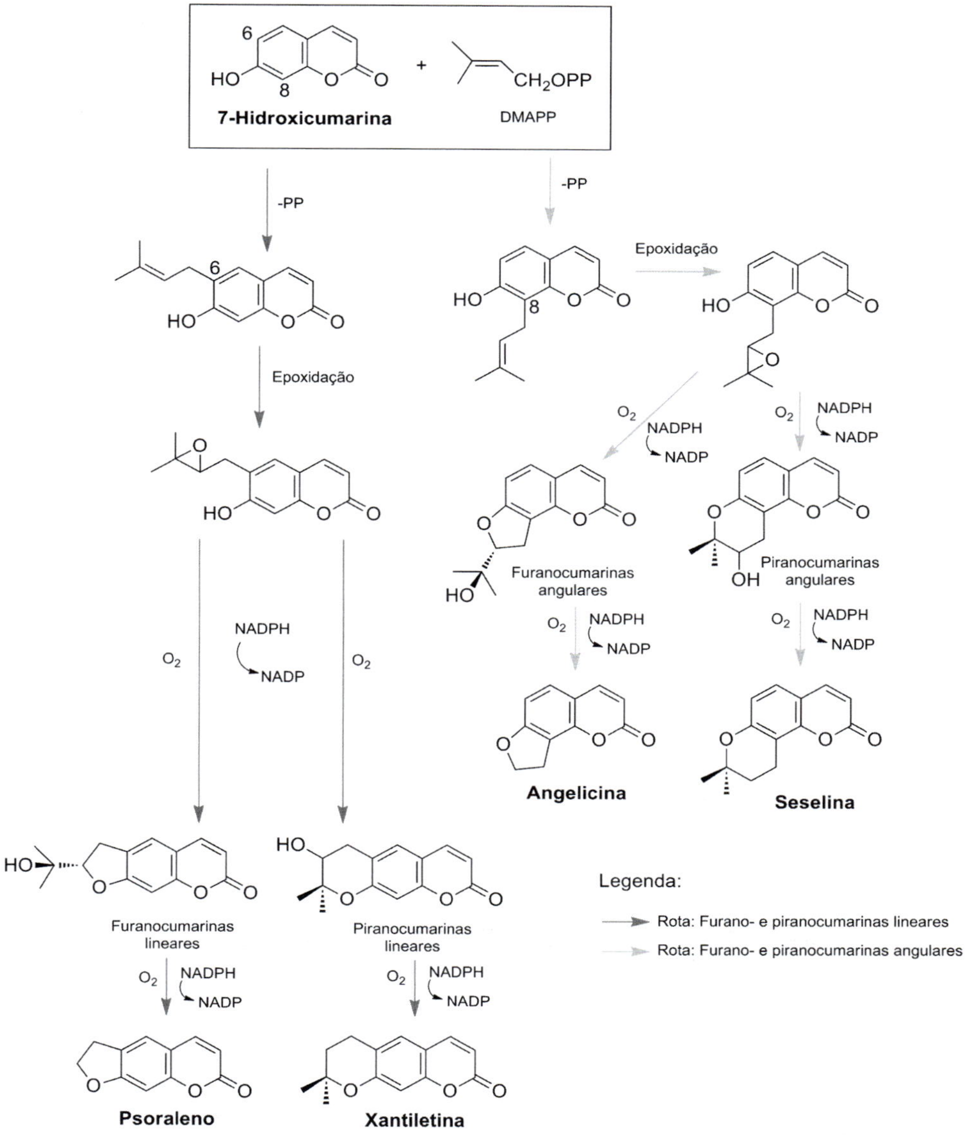

Figura 17.3. Biossíntese das furano e piranocumarinas.

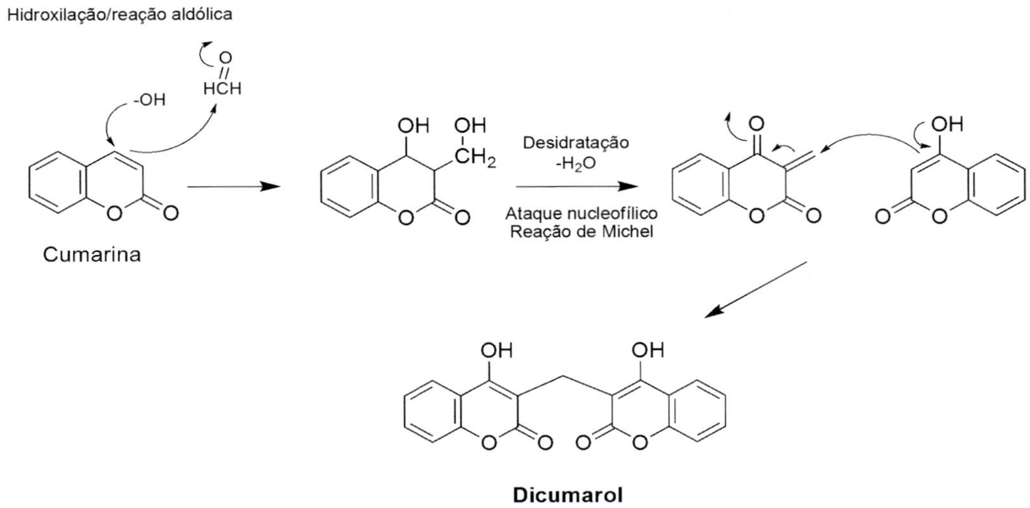

Hidroxilação/reação aldólica

Dicumarol

Figura 17.4. Biogênese descrevendo a origem do dicumarol.

e, logo em seguida, esta reage com uma molécula de formaldeído, a qual é normalmente liberada durante as reações degradativas microbianas. Na sequência, há desidratação e ataque nucleofílico ao grupo enona (Reação de Michel), originando-se o dicumarol (Figura 17.4). A literatura disponível descreve o dicumarol como sendo uma cumarina dimérica ou substituída.[9] Esta cumarina apresenta a propriedade de antagonizar com a protombina e outras proteínas do sangue atuando como um potente anticoagulante, podendo causar hemorragia interna e até a morte. Comercialmente, o dicumarol é utilizado como veneno. Análogos sintéticos ao dicumarol, como a warfarina[13] e o acenocumarol,[14] podem ser utilizados como medicamentos anticoagulantes para o tratamento da trombose.

O processo de biossíntese de cumarinas normalmente é liberado por meio de hidrólises enzimáticas e lactonização.[15,16] Este processo pode ser induzido em resposta a algum tipo de estresse, como colheita e processamento do material vegetal, herbivoria, deficiência nutricional, interações entre mensageiros químicos com hormônios e metabólitos externos, dentre outros fatores.[15,16] Por isso, esta classe de metabólitos secundários pode ser encontrada em diferentes partes das plantas.[17] Por exemplo, as folhas jovens, em ativo crescimento, do trevo-doce parece ser o principal local de biossíntese de cumarinas.[18] No girassol (*Helianthus annuus* L.), as cumarinas acumulam-se no tecido vegetal como um todo.[18] As furanocumarinas presentes na hortaliça cherovia (*Pastinaca sativa* L; Umbelliferae) são formadas e acumuladas em seus frutos e a cumarina simples ostenol é biossintetizada nas raízes de angélica (*Angelica archangelica;* Apiaceae).[18,19]

CUMARINAS: OCORRÊNCIA E DISTRIBUIÇÃO

As cumarinas são distribuídas de modo predominante em angiospermas e ocorrem naturalmente em alguns óleos essenciais, sobretudo aqueles obtidos das cascas de canela (*Cinnamomum zeylanicum*; Lauraceae) e das folhas de cássia (*Cassia angustifolia*; Fabaceae) e lavanda (*Lavandula angustifolia*; Lamiaceae).[20] As cumarinas também são encontradas em

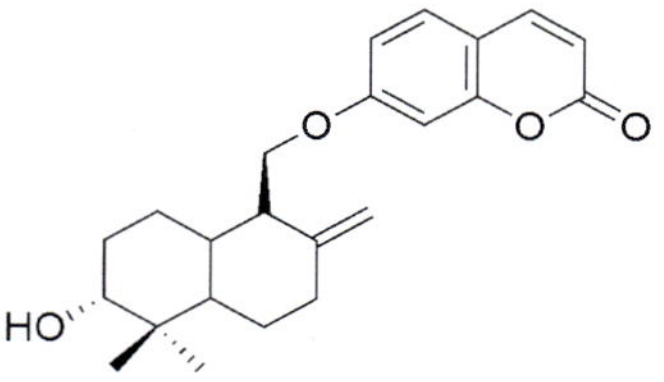

Farnesiferol A

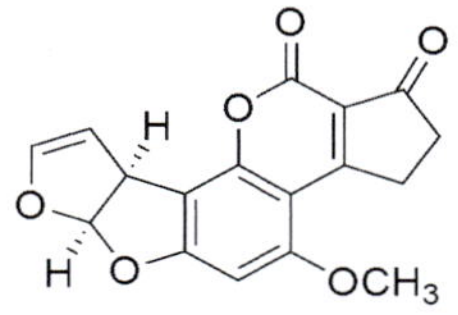

Aflatoxina B1

Figura 17.5. Representantes estruturais das cumarinas sesquiterpênicas e aflatoxinas.

frutas, como a amora e o mirtilo, no chá-verde e em alimentos, como a chicória.[20] Na maioria das vezes, a estrutura química base das cumarinas (Figura 17.1) pode apresentar substituintes em distintas posições (Tabela 17.1). Por isso, pelo menos 1.500 cumarinas já foram divulgadas a partir de mais de 800 fontes naturais.[21] Por exemplo, os derivados cumarínicos archangelicina, biakangelicina e chalepensina acumulam-se sobretudo nas raízes das espécies vegetais *Angelica archangelica* e *Ruta graveolens*.[22] A cumarina graveolona é encontrada nas partes aéreas de *Anethum graveolens*.[22] Estudos fitoquímicos a partir dos caules de *Petroselinum crispum* resultaram na obtenção do heraclenol.[22] Nas folhas e frutos da *Aegopodium podagraria* a agelicina, parece ser a cumarina majoritária e a herniarina (7-metoxicumarina) é a majoritária detectada na folhas e flores da camomila (*Matricaria chamomilla*; Asteraceae).[22,23] O grupo das cumarinas sesquiterpênicas[24] (Figura 17.5), incluindo os compostos farnesiferol de A-D, ocorrem naturalmente em algumas plantas dos gêneros *Ferula, Heptaptera, Heraclum, Peucedanum, Angelica, Artemisia* e *Haplophyllum*. Já as furanocumarinas lineares como o psoraleno, bergapteno, xantotoxol, xantotoxina e isopimpinelina são particularmente distribuídas em espécies pertencentes às famílias Umbeliferae (Apiaceae) e Rutaceae.[25] Estas furanocumarinas são altamente fluorescentes e bem utilizadas em tratamento fotoquimioterápico[26,27] para tratar a psoríase, o vitiligo e outras infecções da pele. Ainda no âmbito da ocorrência e distribuição das cumarinas, é importante mencionar o grupo das aflatoxinas.[28] As aflatoxinas (bis-furanocumarinas; Figura 17.5) são micotoxinas incolores, inodoras, solúveis em solventes orgânicos (metanol e etanol), resistentes ao calor, ao frio e à luz, não alteram o sabor dos alimentos e são degradadas somente pelo metabolismo hepático. Essas micotoxinas são produzidas naturalmente por fungos, sobretudo *Aspergillus flavus* e *Aspergillus parasiticus,* e podem ser encontradas no amendoim, castanhas, milho e farinhas.[28] Para mais detalhes sobre aflatoxinas, consultar o Capítulo 27 da Seção 5 deste livro, que apresenta uma visão geral dos principais tipos de micotoxinas. Diante disso, a magnitude e importância dos derivados cumarínicos podem ser notadamente observados. Portanto, objetivando-se apresentar uma visão geral da ocorrência e distribuição desses derivados, na Tabela 17.2 são listados exemplos naturais descrevendo as famílias com respectivas espécies e cumarinas representativas.

APLICAÇÕES E OBTENÇÃO SINTÉTICA DE CUMARINAS

Historicamente, a aplicabilidade das cumarinas foi realizada com amplo destaque a partir do uso da warfarina e seus derivados anticoagulantes no combate aos roedores. Por isso, essas cumarinas foram e ainda são consideradas potentes rodenticidas.[30] Essa eficácia como rodenticidas despertou a atenção dos pesquisadores em buscar novos conhecimentos dessas cumarinas em relação às suas metabolizações hepáticas.[31] Nesse período de estudos,

Tabela 17.2. Visão geral da ocorrência e distribuição de cumarinas

Nº	Exemplo: Famílias	Exemplo: Espécies	Exemplo: Cumarinas
01	Aralieaceae	*Eleutheroccocus senticosus*	Isofraxidina
02	Aspidistreae	*Rhodea japonica*	Escopoletina
03	Berberidaceae	*Berberis vulgare*	Esculetina
04	Campanulaceae (Lobeliaceae)	*Campanula alliariifolia*	Isofraxosideo
05	Caryophyllaceae	*Herniaria auxina*	Herniarina
06	Chenopodiaceae	*Salsola laricifolia*	Larisideo
07	Compositae (Asteraceae)	*Artemisia absinthium*	Esculina
08	Crassulaceae	*Sedum ewersii*	Esculetina
09	Dipsacaceae	*Scabiosa comosa*	Bergapteno
10	Ericaceae	*Ledum decumbens*	Escopoletina
11	Gentianaceae	*Gentiana barbara*	Esculetina
12	Hippocastanaceae	*Aesculus hippocastanum*	Esculina
13	Labiatae (Lamiaceae)	*Ajuga chia*	Esculetina
14	Leguminosae (Fabaceae)	*Coronilla balansae*	Psoraleno
15	Linaceae	*Linum usitatissimum*	Esculetina
16	Malvaceae	*Althaea armenica*	Herniarina
17	Moraceae	*Ficus carica*	Bergapteno
18	Oleaceae	*Fraxinus mandschurica*	Fraxinol
19	Passifloraceae	*Passiflora incarnata*	Escopoletina
20	Polygonaceae	*Polygonum divaricatum*	Herniarina
21	Ranunculaceae	*Adonis amurensis*	Escopoletina
22	Rosaceae	*Potentilla anserina*	Escopoletina
23	Rutaceae	*Citrus limon*	Imperatorina
24	Rubiaceae	*Hymenodictyon obovatum*	Escopolina
25	Scrophyllariaceae	*Verbascum thapsiforme*	Cumarina
26	Solanaceae	*Brunfelsia calycina*	Escopoletina
27	Theaceae	*Thea sinensis*	Skimmina
28	Thymelaceae	*Daphne albowiana*	Daphnetina
29	Valerianaceae	*Patrinia intermedia*	Interosideo B
30	Umbelliferae (Apiaceae)	*Anethum graveolens*	Umbelliferona

Descrições específicas para essas famílias, espécies e componentes estão disponíveis na literatura.[25,29]

a partir de 1950 foram determinados elevados efeitos hepatotóxicos desses derivados cumarínicos quando ratos e cães se alimentavam desses componentes, o que culminou, por consequência, com a proibição do uso destes compostos em alimentos nos Estados Unidos da América, em 1954, e posteriormente no Reino Unido, em 1965.[31,32] No entanto, com o avanço da ciência e tecnologia, bem como com a continuidade desses estudos, ocorreu ampla avaliação comparativa envolvendo o metabolismo dessas cumarinas entre espécies de roedores em relação ao metabolismo de seres humanos, comprovando que a metabolização hepática humana de produtos cumarínicos conduz predominantemente à via de hidroxilação na posição 7, não ocorrendo a formação de compostos altamente tóxicos (Figura 17.6). Por outro lado, em roedores, a principal via de metabolização desses derivados cumarínicos conduz à epoxidação entre as posições 3 e 4, formando produtos altamente tóxicos com elevados efeitos hemorrágicos[31] (Figura 17.6). Hoje, os órgãos governamentais *US – Food and Drug Adminstration* (FDA) e *European Regulation* (EC)[33] proíbem o uso de cumarinas com ressalvas, uma vez que a literatura vigente estabelece limites de consumo diários de derivados cumarínicos em alimentos ou limites de contatos em produtos de uso tópico, de 0,02 e 0,04 mg/kg/dia, respectivamente.[31]

Desse modo, garantidos os parâmetros de segurança, qualidade e eficácia, as cumarinas e seus derivados vêm se destacando como importantes substâncias ativas tanto no âmbito dos produtos naturais como durante a execução de procedimentos sintéticos. Por exemplo, as diferentes espécies pertencentes ao gênero *Cinnamomum* são reconhecidas pelos seus elevados teores de cumarinas.[34] Essas espécies são popularmente chamadas de "cássia" e são adicionadas em alimentos na forma de temperos ou como flavorizantes.[34,35] A especiaria tradicionalmente conhecida como "canela" (*C. zeylanicum*) é bastante utilizada na panificação, na indústria de alimentos e em bebidas matinais. Portanto, os derivados cumarínicos podem ser consumidos durante o café da manhã em cereais, pães, *cookies*, bem como estarem presentes em bebidas lácteas, licores e vinhos.[36] As características organolépticas (cor, sabor e odor) da grande maioria das cumarinas são bem atrativas para as indústrias de perfumes e de cosméticos.[37] As cumarinas sintéticas, como a 7-hidroxicumarina, a ostolecumarina, a dafinoretina a biacangelicina e seus semelhantes, vêm sendo inseridas como aditivos em detergentes e cremes dentais, bem como adicionadas como fragrâncias e/ou como agentes fixadores em produtos para o cuidado da pele, como cremes, sabonetes e loções.[37] As diferentes cumarinas, especialmente aquelas parecidas com o psoraleno (Tabela 17.1), também podem ser utilizadas como branqueadores ópticos e dispersões fluorescentes.[38] As cumarinas simples, como a escopoletina, esculetina e escopolina, podem ser inclusas em artigos de borracha e materiais plásticos, bem como podem ser incluídas em tintas e *sprays*, como aqueles que neutralizam odores desagradáveis.[35]

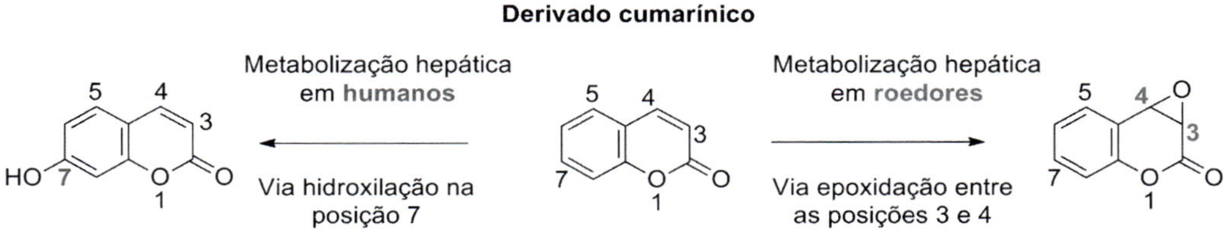

Derivado cumarínico

Figura 17.6. Produtos da metabolização de cumarinas.

Conforme mencionado no início deste tópico, a warfarina (Figura 17.7) é uma cumarina anticoagulante que foi amplamente utilizada no controle de roedores em ambientes rural e urbano. Devido ao aparecimento de roedores resistentes à warfarina, um novo grupo de raticidas anticoagulantes derivados dessa cumarina com ação mais potente e de longa duração foi sintetizado, destacando-se o brodifacoum e o difenacoum (Figura 17.7). Esses derivados 4-hidroxicumarínicos de segunda geração podem causar ação anticoagulante durante varias semanas ou até meses.[30]

O grande potencial e versatilidade de aplicações dos derivados cumarínicos fizeram com que os processos sintéticos se tornassem um alvo bastante atraente, visando à produção de novas substâncias contendo o núcleo básico das cumarinas.

Por isso, a síntese de cumarinas vem sendo divulgada desde os meados do século XIX como o primeiro procedimento sintético realizado em 1868 por W. H. Perkin, o qual é reconhecido mundialmente por Reação de Perkin.[39] Essa reação ocorre devido à condensação de o-hidroxibenzaldeído com anidrido acético, na presença de acetato de sódio, com a formação de cumarina (Figura 17.8).

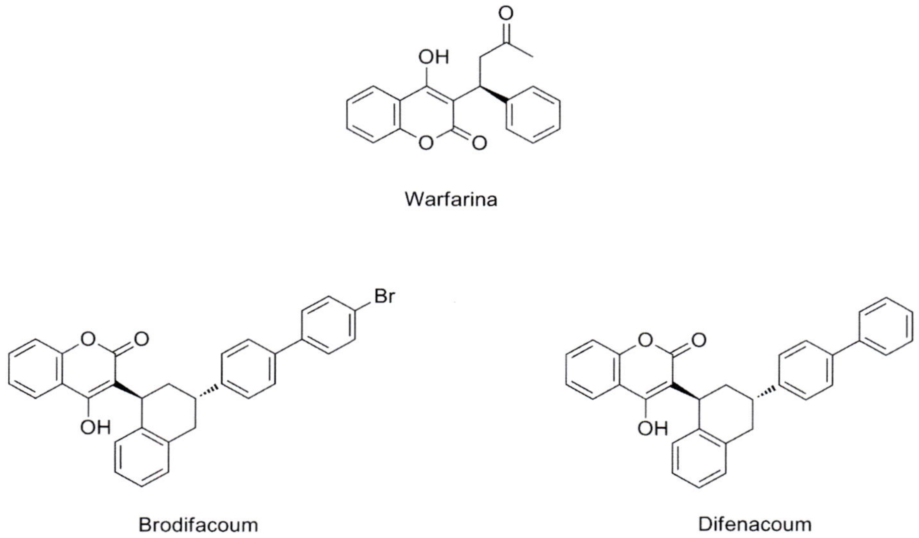

Warfarina

Brodifacoum

Difenacoum

Figura 17.7. Agentes anticoagulantes utilizados como praguicidas (rodenticidas).

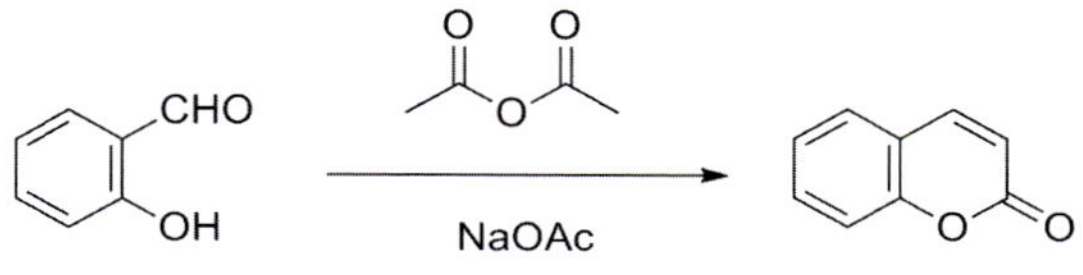

Figura 17.8. Obtenção de cumarina pela Reação de Perkin.[39]

A reação de condensação elaborada por H. V. Pechmann em 1884, também é um método amplamente aplicado para a obtenção de derivados cumarínicos.[40] Para tanto, há a condensação de fenóis com β-ceto ésteres, na presença de catalisadores ácidos (Figura 17.9). Dentre os catalisadores mais utilizados nessa reação, incluem o ácido sulfúrico, o pentóxido de fósforo e o ácido trifluoracético (TFA).

A reação de E. Knoevenagel divulgada em 1894 mostrou a condensação de malonato de dietila com formaldeído catalisada por dietilamina.[41,42] Na continuidade dessa pesquisa, Knoevenagel descreveu um produto aduto chamado *bis*-dicarboxilato, quando o formaldeído e seus semelhantes foram condensados com acetilacetona na presença de aminas. Em 1896, esse pesquisador propôs a reação envolvendo benzaldeído e acetoacetato de etila utilizando piperidina como catalisador, obtendo-se benzilideno acetoacetato de etila como produto único. Tal reação, utilizando metileno ativo na presença de uma base fraca, conduziu à síntese de componentes α,β-insaturados. Essa característica despertou a atenção de Knoevenagel e, então, ele realizou esse mesmo procedimento a partir de salicilaldeídos e compostos dicarboxílicos na presença de base resultando na formação de compostos carboxílicos α,β-insaturados (Figura 17.10) e, por conseguinte, por esterificação intramolecular, formaram-se estruturas de derivados cumarínicos.[41,42]

As cumarinas podem ser obtidas na presença de bicarbonato de sódio à temperatura ambiente. Um exemplo inclui a reação intramolecular de Wittig[43] formando o Sal de Wittig como elemento de transição a partir do formilfenil-2-bromoacetato na presença de solução aquosa saturada de bicarbonato de sódio (Figura 17.11). Essa reação apresenta vantagens, como bom rendimento global em curto espaço de tempo, podendo ser sintetizadas cumarinas com diferentes substituições.

Alguns derivados cumarínicos podem ser sintetizados por reações catalisadas por metais de transição. Para isso, pode ser utilizado o acoplamento catalisado por paládio de iodofenóis com alquinos internos e monóxido de carbono (Figura 17.12a)[44] ou por meio

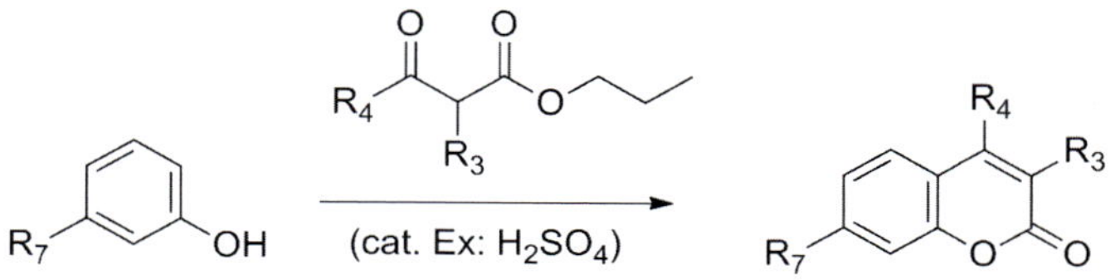

Figura 17.9. Obtenção de derivados cumarínicos pela Reação de Pechmann.[40] (cat. = catalisador; Ex: = exemplo).

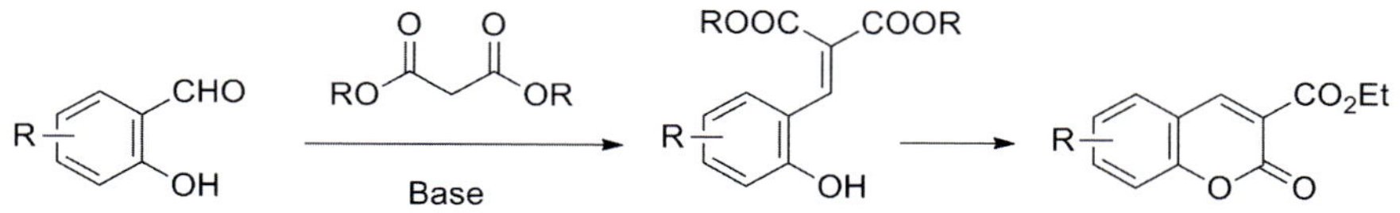

Figura 17.10. Resumo da obtenção de derivados cumarínicos pela Reação de Knoevenagel.[41,42]

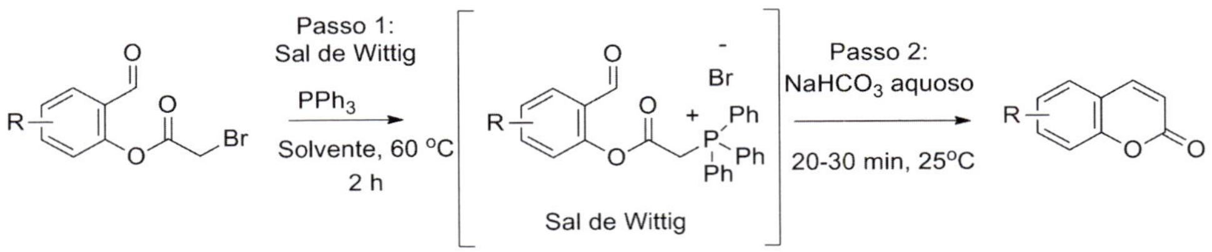

Figura 17.11. Cumarinas a partir da formação do Sal de Wittig.[43] (Do inglês: Ph = fenil).

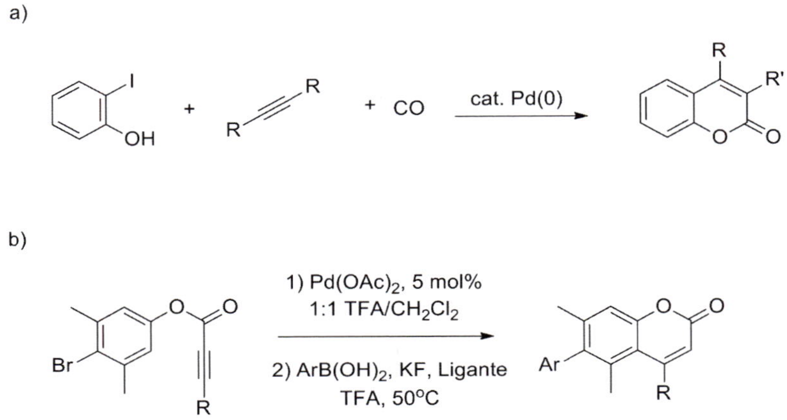

a)

b)

Figura 17.12. Reações catalisadas por metais de transição.[44,45]

da cicloisomerização eletrofílica de bromo arilpropiolatos, catalisada por paládio (Figura 17.12b).[45] Na Figura 17.12a, empregam-se condições reacionais brandas e podem ser utilizados variados grupos funcionais, tanto no alquino quanto no fenol. Na Figura 17.12b, as cumarinas resultantes podem ser diversificadas estruturalmente pela redução do catalisador Pd(II) para Pd(0), seguidas de acoplamentos, como descritos por Li e cols.[45]

Distintas coleções de cumarinas têm sido propostas na literatura.[46,47] Um exemplo em destaque são as reações capazes de produzirem derivados da 4-hidroxicumarina em fase sólida.[48] A reação primordial dessa metodologia refere-se à substituição intramolecular *ipso* visando à formação do anel lactônico da cumarina com simultânea clivagem do produto (Figura 17.13).

CARACTERIZAÇÃO QUÍMICA

As cumarinas com elevado grau de pureza apresentam-se com aspecto físico de cristais incolores ou pós levemente amarelados à temperatura de 25 ºC. Essas substâncias são solúveis em solventes orgânicos, como clorofórmio, éter dietílico, álcool etílico, bem como em misturas hidroalcoólicas, sendo levemente solúveis em água. Tipicamente, os derivados cumarínicos presentes em fungos ou em espécies vegetais são extraídos por métodos de

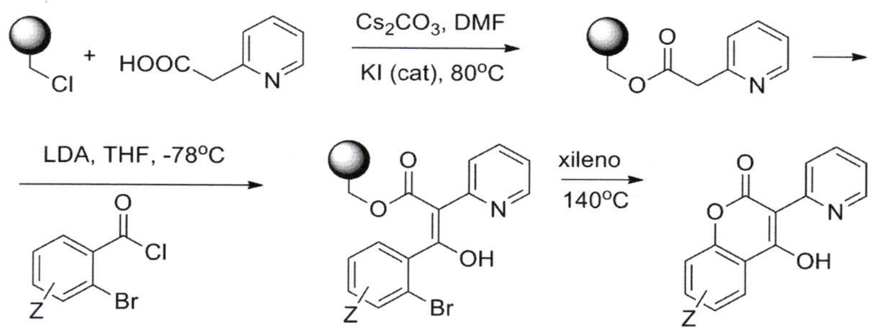

Figura 17.13. Reações em fase sólida.[48]

maceração ou percolação utilizando-se etanol ou misturas hidroalcoólicas.[49] A maioria das cumarinas parecidas com a umbeliferona (7-hidroxicumarina) pode exibir sublimação com aquecimento a 100 °C. Essa propriedade física pode ser utilizada para testes de caracterização química em que a substância na forma de pó pode ser aquecida em câmara de sublimação com auxílio de chapa de aquecimento, sendo o sublimado analisado e definido posteriormente.[50,51] Outra importante propriedade das cumarinas é a fluorescência que elas exibem quando expostas à radiação UV (365 nm), o que pode facilitar suas vizualizações quando elas são aplicadas em cromatografia em camada delgada comparativa (CCDC) ou quando elas são submetidas às purificações por cromatografia em camada delgada preparativa (CCDP). As análises por CCDC também auxiliam os procedimentos de separação de cumarínicos presentes em extratos brutos permitindo a análise de cada fração, as quais rotineiramente são coletadas por meio de diferentes colunas cromatográficas dos tipos *short*, *flash*, clássica ou sob pressão reduzida.[52,53]

No que se refere ao isolamento e purificação de cumarinas e seus semelhantes, nesses procedimentos podem ser utilizados alguns tipos de adsorventes/fases estacionárias, como sílicas de fases normal ou reversa, os géis derivados de dextranas, como, por exemplo, os distintos tipos de "*sephadex*" e os derivados de óxido de alumínio. O sistema de solventes a ser utilizado dependerá da fase estacionária, a qual preenche a coluna cromatográfica. Exemplificando, com o uso de fase normal para separações de cumarinas simples o sistema de solventes pode ser iniciado com baixa polaridade, (p. ex., hexano puro ou hexano/tolueno a diclorometano) passando-se por misturas de média polaridade, (p. ex., clorofórmio a acetato de etila) finalizando-se com misturas polares (p. ex., acetato de etila/metanol a metanol puro).[51] O sistema de solventes que se desenvolve por meio de uma fase estacionária reversa convencional (p. ex., C_{18}) visa especialmente obter separações refinadas, elevando-se o teor de pureza das cumarinas de interesse. Ele pode ser iniciado com H_2O/metanol ou H_2O/acetonitrila, ambos em proporções sugestivas de 9:1 v/v, com sistemas isocrático ou gradiente linear ou multilinear. Além disso, podem ser utilizados aditivos de reatividades/polaridades, como ácidos, bases ou soluções tampão de acordo com os níveis permitidos de pHs disponibilizados por cada fabricante de fases estacionárias reversas. As cumarinas O- ou C- glicosiladas bem como os cumarínicos altamente polares também podem ser separados ou por exclusão molecular, usando-se fases estacionárias poliméricas, ou por meio de fases estacionárias reversas com distintos ligantes, como as cadeias C_{18}-ciano e/ou C_{18} protegidas com grupos fenil ou cadeias bidentadas de segunda geração, as quais suportam amplas variações de pHs dependendo de suas composições estruturais. Amostras contendo cumarinas com acentuada diferença entre seus pesos moleculares podem alternativamente ser separadas fazendo-se o uso de polímeros, tal qual o *sephadex-LH20*. Nesse caso, há possibilidade de variações do tamanho da partícula, uma vez que esse hidroxipropil derivado de dextrana pode retrair ou expandir de acordo com o solvente a ser utilizado. Portanto, quando se utiliza solventes orgânicos (p. ex., tetraidrofurano, diclorometano, acetato de etila) como fase móvel para estabilizar o hidroxipropil, bem como separar as cumarinas em questão, ocorrerá o mecanismo de permeação em gel e, quando se utilizam solventes polares (p. ex., água, metanol) para o mesmo procedimento, ocorrerá a filtração em gel.[53] Particularmente, as cumarinas comuns substituídas na porção benzênica podem ser isoladas utilizando colunas cromatográficas clássicas preenchidas com sílica gel de fase normal e tamanho entre 0,063 e 0,200 mm, sendo cromatografadas com misturas de hexano-clorofórmio-metanol em ordem crescente de polaridade. As furano e pirano cumarinas podem ser purificadas em colunas cromatográficas, do tipo *short* ou clássica, preenchidas com alumina ou fase normal, sendo eluídas com misturas de éter de petróleo-clorofórmio-etanol, sob gradiente linear.[51]

Os métodos espectrofotométricos como ultravioleta (UV) e infravermelho (IV) são técnicas convencionais na avaliação de cumarinas.[54,55] Os espectros de absorção no UV podem ser utilizados para distinguir cumarinas de cromonas. As cromonas apresentam repetidas vezes forte banda de absorção em 240-250 nm, enquanto as cumarinas na maioria das vezes mostram absorção fraca nesse comprimento de onda. As cumarinas apresentam bandas de absorção em 274 e 311 nm, as quais podem ser atribuídas aos anéis benzênico e pirônico, respectivamente. As substituições nos átomos de carbono C-5, C-7 ou C-8 provocam deslocamento batocrômico do máximo de absorção em 274 nm, mas não modificam o máximo de absorção em 311 nm. Por outro lado, a introdução de um grupo hidroxílico no núcleo cumarínico provoca um deslocamento batocrômico das principais bandas de absorção em 274 e 311 nm. As 7-oxicumarinas apresentam bandas de absorção fortes em aproximadamente 217 nm e 315-330 nm, com bandas fracas ou com baixa resolução em 240-250 nm. As furanocumarinas lineares apresentam quatro regiões de absorção no UV: 205-225, 240-255, 260-270 e 298-316 nm, distinguindo-se das furanocumarinas angulares que não apresentam as absorções nas regiões de 240-255 e 260-270 nm.[50,51] A caracterização das cumarinas por IV possibilita avaliar especialmente a presença de grupos funcionais, considerando as distintas substituições do núcleo central, bem como pode definir a presença de lactona conjugada. As cromonas são isômeros das cumarinas, mas as duas classes diferem consideravelmente em seus espectros no IV. O estiramento da carbonila das cumarinas (α-pironas) é observado na região de 1.700-1.750 cm^{-1}, enquanto nas cromonas (γ-pironas) esta banda de absorção[50] encontra-se a 1.650 cm^{-1}.

A elucidação estrutural de compostos orgânicos normalmente deve ser realizada considerando-se um conjunto de técnicas, as quais incluem desde os dados convencionais como UV e IV até aqueles considerados mais sofisticados, como a espectrometria de massas (EM)[56] e a ressonância magnética nuclear[57] de ^1H e ^{13}C (RMN ^1H e ^{13}C), 1D e 2D. Assim, por meio da análise de um espectro de RMN de ^1H obtido a partir de cumarinas ou de algum de seus semelhantes, poderão ser elucidados/determinados sinais característicos de hidrogênios carbinólicos, verificada a presença de hidrogênios de metoxilas, identificadas as possíveis substituições aromáticas no que diz respeito às substituições *orto*, *meta* e *para*, bem como avaliada a presença de hidrogênios metílicos, metilênicos, dentre outros sinais, conforme a cumarina a ser proposta. Já a partir de um espectro de RMN de ^{13}C a cumarina em questão apresentará, pelo menos, os sinais da carbonila dos cabonos esterificados e metoxilados bem como os sinais dos carbonos insaturados, considerando que tal cumarina apresente-se com bons níveis pureza ($\geq$ 95%). Esses espectros de RMN de ^1H e ^{13}C são considerados unidimensionais – 1D. Porém, em muitos casos a proposta de cumarínicos com ampla certeza deverá incluir os espectros bidimensionais – 2D, como *HMQC, HMBC* e *COSY*. Toda a teoria dessas análises está disponível em livros didáticos envolvendo métodos espectroscópicos.[58] Em suma, esses espectros bidimensionais tornam possível correlacionar, por exemplo, as ligações H – C, H – C – C e H – H por meio da análise de mapas de contornos. Esse conjunto de dados contribuirá significativamente para os melhores acertos levando em conta as propostas estruturais de cumarinas. Contudo, mesmo diante de um bom suporte de dados envolvendo a análise estrutural de cumarínicos, a espectrometria de massas (EM) também preenche uma lacuna em destaque no que se refere às obtenções de pesos e fórmulas moleculares e perfis de fragmentação. Assim como para RMN, a teoria relativa à EM também está bem relatada em livros didáticos.[59] Em resumo, algumas cumarinas simples, como a escopoletina e similares, são termicamente estáveis e podem ser ionizadas no modo impacto por elétrons, a partir do qual haverá a obtenção de um espectro de massas constando normalmente o íon molecular, o pico base e o respectivo perfil de fragmentação. Por outro lado, diversas cumarinas também podem ser ionizadas brandamente utilizando-se, por exemplo, a fonte de ionização por *electrospray*, da qual se obtém íons de moléculas protonadas $[M+H]^+$, desprotonadas $[M-H]^-$ ou coordenadas especialmente com sódio $[M+Na]^+$ ou com potássio $[M+K]^+$. Todas essas técnicas em conjunto poderão fornecer um forte suporte de dados para uma proposta estrutural fidedigna da cumarina em estudo.

No âmbito de análises qualitativas e quantitativas, a grande maioria das cumarinas pode ser quantificada por espectrofotometria no UV-Vis.[60] Todavia, para a realização desse método será necessária a utilização de padrões de referências visando à elaboração de curvas de calibração, determinando-se o coeficiente específico de absorção. A cromatografia em fase gasosa (CG) pode ser utilizada para analisar qualitativa e quantitativamente algumas cumarinas.[61] Por outro lado, a cromatografia líquida de alta eficiência (CLAE) configura-se como a técnica mais empregada nas avaliações qualitativas e sobretudo quantitativas, envolvendo cumarinas, furanocumarinas e seus derivados.[62]

ATIVIDADES BIOLÓGICAS

Sabidamente, as plantas medicinais e seus derivados, como extratos, essências e resinas, vêm sendo consumidos pela população mundial em suas formas *in natura* ou sendo utilizados como aditivos em bebidas, na culinária, especialmente como temperos, bem como em produtos de beleza, como shampoos, cremes, sabonete, dentre outros. Todas essas aplicações envolvendo diferentes espécies medicinais estão intimamente relacionadas com o metabolismo secundário vegetal. Dentre as classes pertencentes a esse metabolismo, os flavonoides, os alcaloides, os terpenoides e as lignanas são ótimos exemplos no que se refere à diversidade de compostos com alguma atividade biológica promissora. A classe das cumarinas também pode ser incluída nesses ótimos exemplos, uma vez que nessa classe há pelo menos 10 mil constituintes com alguma atividade biológica de interesse descrita. Por isso, o objetivo deste tópico será apresentar uma visão geral no que diz respeito às cumarinas e suas diferentes subclasses, como agentes antimicrobianos, antifúngicos, anticâncer, anti-inflamatórios, antioxidantes, anticoagulantes, dentre outros.[63-65]

A grande maioria das cumarinas naturais pode ser obtida a partir do fracionamento e purificação de extratos vegetais. Por exemplo, a 5-metóxi-6,7-metilenodioxicumarina, a 7-(2',3'-epóxi-3'-metilbutilóxi)-6-metoxicumarina, a ayapina, a preniletina e a preniletina-metiléter (Figura 17.14) foram obtidas a partir das partes aéreas de três espécies pertencentes ao gênero *Pterocaulon*, que foram capazes de inibir o crescimento dos fungos *Cryptococcus neoformans, Microsporum gypseum, Trichophyton rubrum* e *Trichophyton mentagrophytes*.[66] As cumarinas selidinina, praeruptorina, visnadina e derivados foram isoladas pela primeira vez

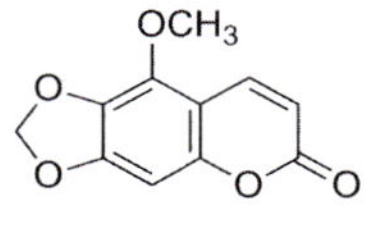

5-metóxi-6,7-metilenodióxicumarina

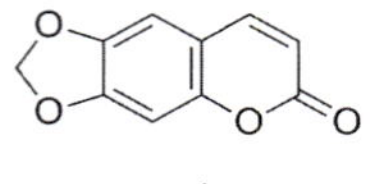

ayapina

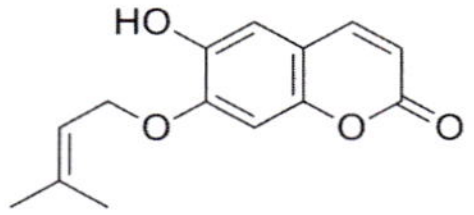

preniletina

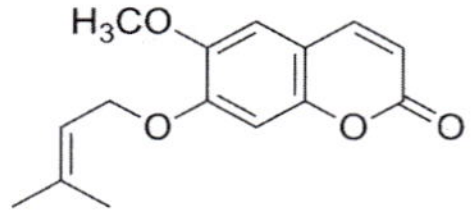

preniletina-metil-éter

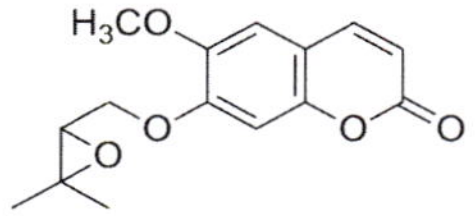

7-(2',3'-epóxi-3'-metilbutilóxi)-6-metóxicumarina

Figura 17.14. Cumarinas com atividade antifúngica.

a partir de plantas do gênero *Ligusticum* e apresentaram atividade anti-inflamatória tópica.[63] Na concentração de 0,3 µmol/cm^2, suas respostas na redução de edemas variaram entre 22 e 68%, sendo consideradas semelhantes ou melhores que o fármaco padrão no mercado,[63] a indometacina, que apresentou redução de edema de 58% na concentração de 0,3 µmol/cm^2.

A 7-geraniloxicumarina isolada da espécie *Esenbeckia febrífuga* mostrou grande efetividade contra a leishmaniose, com inibição significativa do crescimento do parasita tropical *Leishmania major* com DL$_{50}$ de 30 µM.[67] Estudo realizado com a umbeliprenina obtida da *Ferula szowitsiana* revelou potente atividade leishmanicida[68] contra *L. major,* com IC$_{50}$ de 5,1 µg/mL. A cumarina bergaptol[69] foi significativamente ativa contra *L. donovani* com IC$_{50}$ de 2,5 µg/mL, e a cumarina denominada (-)mammea A/BB, obtida a partir da espécie *Calophyllum brasiliense,* exibiu atividade contra *L. amazonensis* com IC$_{50}$ de 3,0 e 0,88 µg/mL nas formas promastigota e amastigota, respectivamente.[70] A (-)mammea A/BB também foi avaliada quanto ao seu efeito citotóxico e não apresentou toxicidade considerando estudo com macrófagos J774G8.[70] As cumarinas 3-(1'-dimetilalil)-decursinol e (-)-helietina[71] foram purificadas considerando estudos fitoquímicos com *Helietta apiculata*, sendo estas capazes de reduzir o crescimento parasitário em coelhos infectados com *L. amazonensis* em 95,6 e 98,6%, respectivamente.[71] Esse contexto indica que as cumarinas e seus derivados demonstram amplo potencial para o desenvolvimento de fármacos capazes de tratar doenças negligenciáveis, como a leishmaniose. A Figura 17.15 apresenta as estruturas químicas dessas cumarinas com atividade leishmanicida.

A paepalantina é uma isocumarina natural[72] que pode ser obtida da espécie nativa do Brasil *Paepalanthus bromelioides*. Essa isocumarina e seus derivados sintéticos foram avaliados por meio de ensaios biológicos em relação à *Salmonella typhimurium* e à cultura de células de ovário de hamsters, nos quais apresentaram atividades antioxidantes, antimicrobianas[72] bem como efeito citotóxico significativo, levando em conta a sua atividade mutagênica.[73] Ainda no âmbito das subclasses naturais, a furanocumarina, denominada psoraleno (Tabela 17.1), apresenta ampla diversidade de derivados com distintas substituições em seu núcleo central.[74] Ela se destaca, por exemplo, na terapia fotodinâmica, a qual descreve o uso de radiação em conjunto com um fotossensibilizador.[75] Esta terapia foi pioneiramente introduzida pelo pesquisador El Mofty, que em 1948 sugeriu uma técnica utilizando-se psoraleno + UVA (fotossensibilizador + radiação)[74] para o tratamento da doença de pele chamada vitiligo. Por conseguinte, outros derivados do psoraleno foram avaliados seguindo-se a

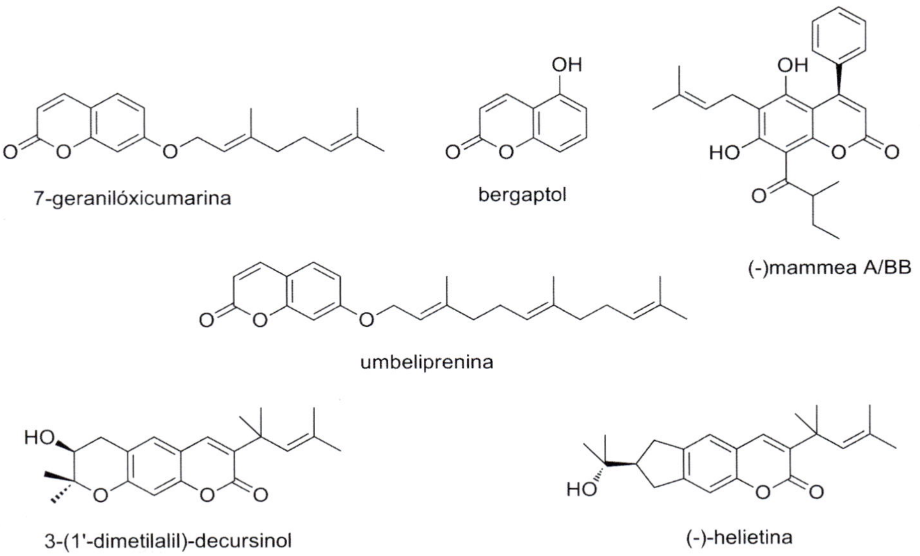

Figura 17.15. Cumarinas com atividade leishmanicida.

mesma metodologia visando ao tratamento não somente do vitiligo mas também de psoríase e dermatites.[76] Quanto às piranocumarinas, a xantiletina[77] (Tabela 17.1), isolada do extrato etéreo das cascas e caules da espécie *Zanthoxylum rhesta*, bem como a alloxantoxiletina e a xantoxiletina, ambas obtidas a partir de *Zanthoxylum americanum*[78], foram capazes de inibir a incorporação de timidina tritiada ([³H]-timidina) em células leucêmicas humanas (HL-60) com valores de IC_{50} de 1,31, 3,48 e 3,84 ppm para alloxantoxiletina, xantoxiletina e xantiletina, respectivamente.[79] A [³H]-timidina é incorporada ao DNA durante a divisão celular. Inibir essa incorporação em células leucêmicas significa, de certo modo, reduzir a propagação de tais células, corroborando, portanto, com as propriedades anticancerígenas dessas piranocumarinas.[79] Outra classe especial de cumarinas naturais inclui a classe das micotoxinas,[80] a qual pode ser representada pela ampla diversidade de aflatoxinas (Figura 17.5). Essas micotoxinas são produzidas sobretudo por fungos e apresentam potencial para o desenvolvimento de agroquímicos naturais.

Em tópicos anteriores apresentados neste capítulo, descrevemos que as cumarinas, como a warfarina e o dicumarol, podem ser produzidas naturalmente pelas rotas biossintéticas das plantas. Essas duas cumarinas e alguns de seus derivados também podem ser obtidos sinteticamente. A warfarina, o acenocumarol, o ciclocumarol e o dicumarol são considerados potentes agentes anticoagulantes.[81] Mundialmente, a warfarina vem sendo utilizada na forma oral em tratamentos clínicos como anticoagulante devido a sua rápida e completa absorção pelo trato gastrintestinal.[81] No entanto, a warfarina e seus semelhantes cumarínicos são limitados clinicamente devido à estreita relação existente entre o efeito terapêutico desejado e o efeito de risco, em alguns casos de modo letal, que podem ser causados em alguns pacientes. Essa estreita relação envolvendo esses efeitos não está direcionada somente ao componente químico mas, sim, a um conjunto de fatores que incluem a dosagem do medicamente, a idade, a dieta e o genótipo, levando em conta o polimorfismo de CYP2C9 e VKORC1 de cada paciente.[82] Essas especiais características aliadas ao potencial desses cumarínicos como ótimos anticoagulantes trazem inspirações aos diversos pesquisadores da área para o desenvolvimento de novos derivados da warfarina, visando especificamente manter o efeito terapêutico desejado e reduzir ou anular os ricos de letalidade.[83] Os cumarínicos acetamida-substituída, acetóxi-substituído, carboxietilcumarina, a hibridização da 4-hidroxicumarina com substituição pirazólica – H4-hp e as cumarinas iônicas substituídas com halogênios – Cih (Figura 17.16) são exemplos em estudos para o desenvolvimento de novos anticoagulantes derivados de cumarinas.[84]

Visto que distintas cumarinas naturais apresentam enorme potencial para servirem como modelo/protótipos no que se refere à proposição de metodologias sintéticas, na literatura atual há diferentes rotas propondo a elaboração de cumarinas sintéticas e uma diversidade de seus semelhantes, em especial considerando as escalas piloto e/ou industrial. Essa estratégia pode resultar na produção direta de fármacos e produtos farmacêuticos disponíveis aos consumidores e, por isso, tais compostos sintéticos também são avaliados quanto às possíveis atividades biológicas. Nesse contexto, procedimentos de síntese orgânica com o componente 4-[(5-mercapto-4-fenil-4H-1,2,4-triazolil-3)-metóxi]-2H-cromenona-2 resultaram na obtenção de dois derivados cumarínicos.[85] Essas duas cumarinas foram ativas contra os fungos *Aspergillus niger* e *Candida albicans*[85] quando comparados com o fármaco padrão, o fluconazol, em concentrações oscilando entre 10 e 100 µg/mL. Uma cumarina sintética resultante da 8-amino-4,7-dihidroxi-cromenona-2 apresentou atividade antibacteriana contra *Staphylococcus aureus*, *Bacillus subtilis* e *Escherichia coli*. Essa cumarina foi mais ativa que o padrão de cefalexina e menos ativa em relação ao padrão de estreptomicina.[86] A 8-etoxicumarina foi submetida a uma reação de derivatização e o produto resultante apresentou atividade antimicrobiana em relação a dois micro-organismos Gram-negativos, *Bordetella bronchiseptica* (ATCC 4617) e *Escherichia coli* (ATCC 14169), quatro Gram-positivos, *Bacillus pumilus* (ATCC 14884), *Bacillus subtilis* (ATCC 6633), *Staphylococcus aureus* (ATCC 29737) e *Staphylococcus epidermidis* (ATCC 12228), bem como contra dois fungos, *Candida albicans* (ATCC 10231) e *Saccharomyces cerevisiae* (ATCC 9080).[87] Uma série de semelhantes a partir da cumarina-3-carboxamida foi sintetizada e tais derivados apresentaram atividade antioxidante *in vitro* e atividade anti-inflamatória *in vivo*. As relações estrutura-atividade envolvendo

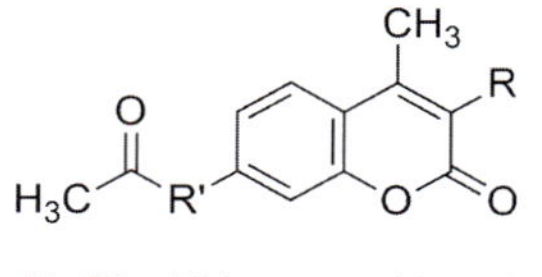

R = H; R' = NH: acetamida-substituída
R = *n*-C$_3$H$_7$; R' = O: acetóxi-substituído

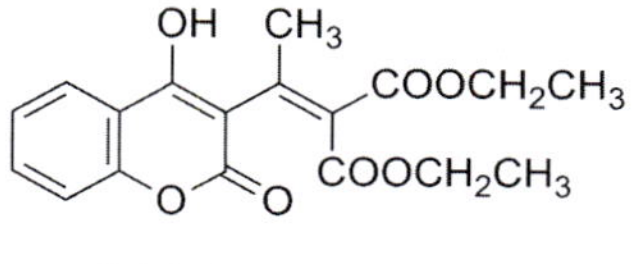

carbóxietilcumarina

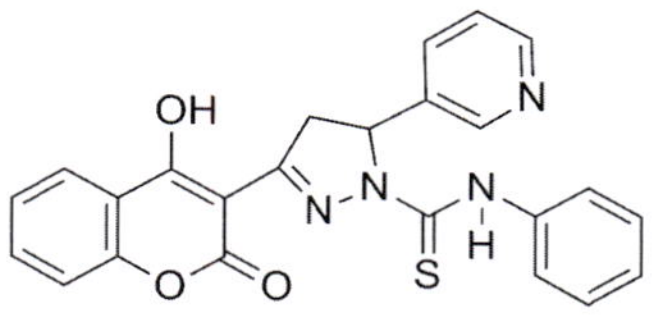

H4-hp

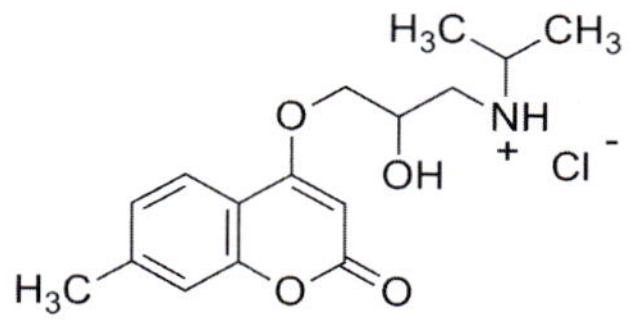

Cih

Figura 17.16. Anticoagulantes derivados de cumarinas e diferentes de warfarina e dicumarol.

essas cumarinas sintéticas também foram estudadas visando determinar as melhores características estruturais para as atividades requeridas.[88] Algumas cumarinas sintéticas foram obtidas a partir do componente 3-(2-amino-6-pirimidinil-4)-6-bromo-2H-cromenona-2. Elas apresentaram atividade analgésica *in vivo* e mostraram ser promissoras para o tratamento de úlceras.[89] A 3-(N-aril)-sulfonamidacumarina foi utilizada como material de partida para obtenção de seus derivados sintéticos que mostraram efeitos promissores para tratar células cancerígenas da próstata, do pulmão e de mama.[90] Essas cumarinas sintéticas também foram ativas contra células leucêmicas.[90]

Referências bibliográficas

1. Pinto AM, Morellato LPC, Barbosa, AP. Fenologia reprodutiva de *Dipteryx odorata* (Aubl.) Willd (Fabaceae) em duas áreas de floresta na Amazônia Central. Acta Amazonica 2008; 38:643-50.
2. Trenor SR, Shultz AR, Love BJ, Long TE. Coumarins in polymers: from light harvesting to photo-cross-linkable tissue scaffolds. Chemical Reviews 2004; 104:3059-77.
3. Wagner BD. The use of coumarins as environmentally-sensitive fluorescent probes of heterogeneous inclusion systems. Molecules 2009; 14:210-37.
4. Lacy A, O'Kennedy R. Studies on coumarins and coumarin-related compounds to determine their therapeutic role in the treatment of cancer. Current Pharmaceutical Design 2004; 10:3797-811.
5. Daniel M. Medicinal Plants: chemistry and properties. Enfield, New Hampshire: Edenbridge 2006; 149-156.
6. Khan MTH, Ather A. Advances in phytomedicine. Amsterdam: Elsevier Science 2006 ;2:273-297.
7. Kostova I. Synthetic and natural coumarins as cytotoxic agents. Current Medicinal Chemistry. Anti-Cancer Agents 2005; 5: 29-46.
8. Seigler DS. Plant secondary metabolism. 2 ed. Norwell, Massachusetts: Kluwer Academic Publishers 2002; 130-8.
9. Dewick PM. Medicinal natural products: a biosynthetic approach. 3 ed. West Sussex, UK: John Wiley and Sons 2009; 39-184.
10. Matern U, Lüer P, Kreusch D. Biosynthesis of coumarins. In: Meth-Cohn O, Barton SD, Nakanishi K. Comprehensive natural products chemistry. Sunderland, UK: Elsevier Science 1999; 1:623-37.
11. Samuelsson G, Bohlin L. Drugs of natural origin: a treatise of pharmacognosy. 6 ed. Stockholm, Sweden: Kristianstads B 2009; 228-30.
12. Bourgaud F, Hehn A, Larbat R, Doerper S, Gontier E, Kellner S et al. Biosynthesis of coumarins in plants: a major pathway still to be unravelled for cytochrome P450 enzymes. Phytochemical Reviews 2006; 5:293-308.
13. Jönsson AK, Spigset O, Jacobsson I, Hägg S. Cerebral haemorrhage induced by warfarin – the influence of drug – drug interactions. Pharmacoepidemiology and Drug Safety 2007; 16:309-15.
14. Gadisseur APA, Van der Meer FJM, Adriaansen HJ, Fihn SD, Rosendaal FR. Therapeutic quality control of oral anticoagulant therapy comparing the short-acting acenocoumarol and the long-acting phenprocoumon. British Journal of Haematology 2002; 117:940-6.
15. Harborne JB. Classes and functions of secondary products from plants. In: Walton NJ, Brown DE. Chemicals from plants. London: Imperial College Press 1999; 1-25.
16. Maggi F, Barboni L, Caprioli G, Papa F, Ricciutelli M, Sagratini G et al. HPLC quantification of coumarin in bastard balm (*Melittis melissophyllum* L., Lamiaceae). Fitoterapia 2011; 82:1215-21.
17. Sproll C, Ruge W, Andlauer C, Godelmann R, Lachenmeier DW. HPLC analysis and safety assessment of coumarins in foods. Food Chemistry 2008; 109:462-9.
18. Matern U. Medicinal Potential and Biosynthesis Plant Coumarin. In: Romero JT. Phytochemicals in Human Health Protection Nutrition and Plant Defense. New York: Kluwer Academic/Plenum Publishers 1999; 161-76.
19. Eeva M, Ojala T, Tammela P, Galambosi B, Vuorela H, Hiltunen R et al. Propagation of *Angelica archangelica* plants in an air-sparged bioreactor from a novel embryogenic cell line, and their production of coumarins. Biologia Plantarum 2003; 46:343-7.
20. Andrés-Lacueva C, Medina-Remon A, Llorach R, Urpi-Sarda M, Khan N, Chiva-Blanch G et al. Phenolic Compounds: Chemistry and Occurrence in Fruits and Vegetables. In: De la Rosa LA, Alvarez-Parrilha E, González-Aguilar GA. Fruit and Vegetable Phytochemicals Chemistry, Nutritional Value, and Stability. Ames, Iowa: John Wiley and Sons 2010; 53-88.
21. Vieira LCC. Síntese de uma coleção de cumarinas, possíveis inibidoras da enzima acetilcolinesterase. Dissertação (Mestrado). Centro de Ciências Exatas e de Tecnologia – Universidade Federal de São Carlos, São Carlos, 2010.

22. Ojala T. Biological Screening of Plant Coumarins. Dissertação (Mestrado) Division of Pharmacognosy, Faculty of Science-University of Helsinki, Helsinki, 2001.

23. Kovacik J, Rpecak M. Accumulation of coumarin-related compounds in leaves of *Matricaria chamomilla* related to sample processing. Food Chemistry 2008; 111:755-7.

24. Gliszezynska A, Brodelius PE. Sesquiterpene coumarins. Phytochemistry Reviews *in press* DOI 10.1007/s11101-011-9220-6.

25. Malikov VM, Saidkhodzhaev AI. Coumarins: plants, structure, properties. Chemistry of Natural Compounds 1998; 34:202-64.

26. Finn GJ, Greaven BS, Egan DA. A study of the role of cell cycle events mediating the action of coumarin derivatives in human malignant melanoma cells. Cancer Letters 2004; 14:43-54.

27. Cho YH, Kim JH, Park SM, Lee BC, Pyo HB, Park HD. New cosmetic agents for skin whitening from *Angelica dahurica*. Journal of Cosmetic Science 2006; 57:11-21.

28. Cervino C, Knopp D, Weller MG, Niessner R. Novel Aflatoxin Derivatives and Protein Conjugates. Molecules 2007; 12:641-53.

29. Su XH, Zhang ML, Li LG, Huo CH, Gu YC, Shi QW. Chemical constituents of the plants of the genus *Calophyllum* Chemistry and Biodiversity 2008; 5:2579-608.

30. Anderson IB. Warfarin and related rodenticides. In: Olson KR. Poisoning and Drug Overdose. 5 ed. Appleton and Lange 2007; 379-81.

31. Lake BG. Coumarin metabolism, toxicity and carcinogenicity: relevance for human risk assessment. Food and Chemical Toxicology 1999; 37:423-53.

32. Cohen AJ. Critical review of the toxicology of coumarin with special reference to interspecies differences in metabolism and hepatotoxic response and their significance to man. Food and Chemical Toxicology 1979; 17:277-89.

33. European Parliament and Council. Regulation (EC) no. 1334/2008 of the European Parliament and of the council of 16 December on flavourings and certain food ingredients with flavouring properties for use in and on foods and amending council regulation (EEC) no 1601/91, regulations (EC) no 2232/96 and (EC) no 110/2008 and directive 2000/13/EC. Official Journal of the European Communities 2008; 354:34-50.

34. Ballin NZ, Sørensen AT. Coumarin content in cinnamon containing food products on the Danish market. Food Control 2014; 38:198-203.

35. Scotter M, Rees G. Development of methods to quantitatively extract biologically active principles from complex foods, flavourings and herbs and spices, to allow their subsequent analysis (Rep. No. FD 10/01; FERA project No. R6NL).York YO41 1LZ(UK): DEFRA Food and Environment Research Agency, 2010.

36. Sproll C, Ruge W, Andlauer C, Godelmann R, Lachenmeier DW. HPLC analysis and safety assessment of coumarin in foods. Food Chemistry 2008; 109:462-69.

37. Pan TL, Wang PW, Aljuffali IA, Leu YL, Hung YY, Fang JY. Coumarin derivatives, but not coumarin itself, cause skin irritation via topical delivery. Toxicology Letters 2014; 226:173-81.

38. He H, Wang C, Wang T, Zhou N, Wen Z, Wang S et al. Synthesis, characterization and biological evaluation of fluorescent biphenyl – furocoumarin derivatives. Dyes and Pigments 2015; 113:174-80.

39. Perkin WH. On the hydride of aceto-salicyl. Journal of the Chemical Society 1868; 21:181-6.

40. Pechmann HV, Duisberg C. Neue bildungsweise der cumarine. Synthese des Daphnetins I. Chemische Berichte 1884; 17:929-79.

41. Tietze LF, Beifuss U. The Knoevenagel Reaction. Reference module in chemistry, molecular sciences and chemical engineering comprehensive organic synthesis 1991; 2:341-94.

42. Ebitani K. Other Condensation Reactions (Knoevenagel, Perkin, Darzens). Reference module in chemistry, molecular sciences and chemical engineering comprehensive organic synthesis II 2014; 2:571-605.

43. Belavagi NS, Deshapande N, Sunagar MG, Khazi IAM. A practical one-pot synthesis of coumarins in aqueous sodium bicarbonate via intramolecular Wittig reaction at room temperature. RSC Advances 2014; 4:39667-71.

44. Kadnikov DV, Larock RC. Synthesis of coumarins via Palladium-Catalyzed carbonylative annulation of internal alkynes by o-Iodophenols. Organic Letters 2000; 2:3643-6.

45. Li K, Zeng Y, Neuenswander B, Tunge JA. Sequential Pd(II)-Pd(0) catalysis for the rapid synthesis of coumarins. Journal of Organic Chemistry 2005; 70:6515-8.

46. Quezada E, Delogu G, Picciau C, Santana L, Podda G, Borges F et al. Synthesis and vasorelaxant and platelet antiaggregatory activities of a new series of 6-halo-3-phenylcoumarins. Molecules 2010; 15:270-9.

47. Aoki S, Chie A, Oyamada J, Kitamura T. A conveniente synthesis of dihydrocoumarins from phenol and cinnamic acid derivatives. Tetrahedron 2005; 61:9291-7.

48. Liu Y, Mills AD, Kurth MJ. Solid phase synthesis of 3-(5-arylpyridin-2-yl)-4-hydroxycoumarins. Tetrahedron Letters 2006; 47:1985-8.

49. Antonious MS, Sabry DY. Solvent polarity indicators: Extraction of some coumarin indicator dyes. Microchimica Acta 1995; 118:69-74.

50. Sardari S, Nishibe S, Daneshtalab U. Coumarins, the bioactive structures with anthifungal property. Studies in Natural Products Chemistry 2000; 23:335-93.

51. Lozhkin AV, Sakanyan EI. Natural Coumarins: Methods of Isolation and Analysis. Pharmaceutical Chemistry Journal 2006; 40:47-56.

52. Sousa JPB, Tomaz JC, Silva CCP, Ellena J, Lopes NP, Lopes JLC. Novel sesquiterpene lactones from *Eremanthus seidelii*. Tetrahedron Letters 2012; 53:6339-42.

53. Collins CH, Braga GL, Bonato PS. Fundamentos de cromatografia. Editora UNICAMP 2006; 67-273.

54. Rojas FS, Ojeda CB. Recent development in derivative ultraviolet/visible absorption spectrophotometry: 2004–2008: A review. Analytica Chimica Acta 2009; 635:22-44.

55. Vogel E, Gbureck A, Kiefer W. Vibrational spectroscopic studies on the dyes cresyl violet and coumarin 152. Journal of Molecular Structure 2000; 550:177-90.

56. Kouloura E, Danika E, Kim S, Hoerlé M, Cuendet M, Halabalaki M et al. Rapid identification of coumarins from *Micromelum falcatum* by UPLC-HRMS/MS and targeted isolation of three new derivatives. Molecules 2014; 19:15042-57.

57. Kupriyanova GS. NMR studies of the electronic structure of coumarins. Journal of Structural Chemistry 1997; 38:408-14.

58. Pavia DL, Lampman GM, Kriz GS, Vyvyan JR. Introdução à espectroscopia. Tradução da 4 edição norte-americana 2010; 563-623.

59. Gates PJ, Santos MD, Gobbo Neto L, Carollo CA, Crotti AEM, Vessecchi RL et al. Mass spectrometry ionisation techniques and applications for the analysis of organic compounds. In: CA Taft; CHTP Silva. (org.). Current methods in methods in molecular chemistry and biological. Kerala: Research Signpost 2007; 1:187-206.

60. Sproll C, Ruge W, Andlauer C, Godelmann R, Lachenmeier DW. HPLC analysis and safety assessment of coumarin in foods. Food Chemistry 2008; 109:462-9.

61. Zhao G, Peng C, Du W, Wang S. Pharmacokinetic study of eight coumarins of Radix Angelicae Dahuricae in rats by gas chromatography – mass spectrometry. Fitoterapia 2013; 89:250-6.

62. Thompson RD, Hoffman TJ. Determination of coumarin as an adulterant in vanilla flavoring products by high-performance liquid chromatography. Journal of Chromatography A 1988; 438:369-82.

63. Menghini L, Epifano F, Genovese S, Marcotullio MC, Sosa S, Tubaro A. Antiinflammatory Activity of Coumarins from *Ligusticum lucidum* Mill. subsp. *Cuneifolium* (Guss.) Tammaro (Apiaceae). Phytotherapy Research 2010; 24:1697-9.

64. Santos SC, Kruegeri CL, Steil AA, Kreugeri MR, Biavatti MW, Wisniewski Jr A. LC Characterisation of Guaco Medicinal Extracts, *Mikania laevigata* and *M. glomerata*, and their Effects on Allergic Pneumonitis. Planta Medica 2006; 72:196-202.

65. Chaves DSA, Costa SS, Almeida AP, Frattani F, Assafim M, Zingali RB. Metabólitos secundários de origem vegetal: uma fonte potencial de fármacos antitrombóticos. Química Nova 2010; 33:172-80.

66. Stein AC, Álvarez S, Avancini C, Zacchino S, Poser G. Antifungal activity of some coumarins obtained from species of *Pterocaulon* (Asteraceae). Journal Ethnopharmacology 2006; 107:95-8.

67. Hussain H, Al-Harrasi A, Al-Rawahi A, Green RI, Gibbons S. Fruitful Decade for Antileishmanial Compounds from 2002 to Late 2011. Chemical Reviews 2014; 114:10369-428.

68. Iranshahi M, Arfa P, Ramezani M, Jaafari MR, Sadeghian H, Bassarello C et al. Sesquiterpene coumarins from Ferula szowitsiana and in vitro antileishmanial activity of 7-prenyloxycoumarins against promastigotes. Phytochemistry 2007; 68:554-61.

69. Wasunna MK, Rashid JR, Mbui J, Kirigi G, Kinoti D, Lodenyo H et al. A phase II dose-increasing study of sitamaquine for the treatment of visceral leishmaniasis in Kenya. The America Journal of Tropical Medicine and Hygiene 2005; 73:871-6.

70. Brenzan MA, Nakamura CV, Dias-Filho BP, Ueda-Nakamura T, Young MCM, Cortez DAG. Antileishmanial activity of crude extract and coumarin from *Calophyllum brasiliense* leaves against *Leishmania amazonensis*. Parasitology Research 2007; 101:715-22.

71. Ferreira ME, Arias AR, Yaluff G, Bilbao NV, Nakayama H, Torres S et al. Antileishmanial activity of furoquinolines and coumarins from Helietta apiculata Phytomedicine 2010; 17:375-8.

72. Devienne KF, Calgaro-Helena AF, Dorta DJ, Prado IMR, Raddi MSG, Vilegas W et al. Antioxidant activity of isocoumarins isolated from *Paepalanthus bromelioides* on mitochondria. Phytochemistry 2007; 68:1075-80.

73. Devienne KF, Raddi MSG, Varanda EA, Vilegas W. *In vitro* cytotoxic of some natural and semi-synthetic isocoumarins from *Paepalanthus bromelioides*. Zeitschrift für Naturforschung 2002; 57:85-8.

74. Santana L, Uriarte E, Roleira F, Milhazes N, Borges F. Furocoumarins in medicinal chemistry. Synthesis, natural occurrence and biological activity. Current Medicinal Chemistry 2004; 11:3239-61.

75. Abel EA. Fototerapia in clínicas dermatológicas. Lebwohl M, Zanolli M. Ed. Interamericana, McGraw-Hill 1995; 4:919-29.

76. Dalla VL, Marciani MS. Photochemotherapy in the treatment of cancer. Current Medicinal Chemistry 2001; 8:1405-18.

77. Ahsan M, Zaman TA, Hasan CM, Ito C, Islam SK. Constituents and cytotoxicity of *Zanthoxylum rhesta* stem bark. Fitoterapia 2000; 71:697-700.

78. Ju Y, Still CC, Sacalis JN, Li J, Ho CT. Cytotoxic coumarins and lignans from extracts of the northern prickly ash (*Zanthoxylum americanum*). Phytotherapy Research 2001; 15:441-3.

79. Kostova I. Synthetic and natural coumarins as cytotoxic agents. Current Medicinal Chemistry – Anti-Cancer Agents 2005; 5:29-46.

80. Brase S, Encinas A, Keck J, Nising CF. Chemistry and biology of mycotoxins and related fungal metabolites. Chemical Reviews 2009; 109:3903-90.

81. Schalekamp T, De Boer A. Pharmacogenetics of oral anticoagulant therapy. Current Pharmaceutical Design 2010; 16:187-203.

82. Howard R, Leathart JBS, French DJ, Krishan E, Kohnke H, Wadelius M et al. Genotyping for CYP2C9 and VKORC1 alleles by a novel point of care assay with HyBeacon® probes. Clinica Chimica Acta 2011; 412:2063-9.

83. Correia-da-Silva M, Sousa E, Duarte B, Marques F, Cunha-Ribeiro LM, Pinto MMM. Dual anticoagulant/antiplatelet persulfated small molecules. European Journal of Medicinal Chemistry 2011; 46:2347-58.

84. Peng XM, Damus GLV, Zhou CH. Current developments of coumarin compounds in medicinal chemistry. Current Pharmaceutical Design 2013; 19:3884-930.

85. Al-Amiery AA, Kadhum AAH, Mohamad AB. Antifungal activities of new coumarins. Molecules 2012; 17:5713-23.

86. Behrami A, Krasniqi I. Antibacterial activity of coumarine derivatives synthesized from 8-amino-4,7-dihydroxy-chromen-2-one and comparison with standard drug. Journal of Chemical and Pharmceutical Research 2012; 4:2495-500.

87. Mohamed HM, El-Wahab AHFA, Ahmed KA, El-Agrody AM, Bedair AH, Eid FA et al. Synthesis, reactions and antimicrobial activities of 8-ethoxycoumarin derivatives. Molecules 2012; 17:971-88.

88. Melagraki G, Afantitis A, Markopoulou OI, Detsi A, Koufaki M, Kontogiorgis C. Synthesis and evaluation of the antioxidant and anti-inflammatory activity of novel coumarin-3-aminoamides and their alpha-lipoic acid adducts. European Journal of Medicinal Chemistry 2009; 44:3020-6.

89. Gupta JK, Sharma PK, Dudhe R, Chaudhary A, Verma PK. Synthesis, analgesic and ulcerogenic activity of novel pyrimidine derivative of coumarin moiety. Analele UniversităŃii din Bucuresti-Chimie (serie nouă) 2010; 19:9-21.

90. Reddy NS, Mallireddigari MR, Cosenza S, Gumireddy K, Bell SC, Reddy EP. Synthesis of new coumarin 3-(N-aryl)sulfonamides and their anticancer activity. Bioorganic and Medicinal Chemistry Letters 2004; 14:4093-7.

18 CAPÍTULO

Lignanas, Neolignanas e Análogos: Ocorrência, Aspectos Químicos, Biológicos e Nutricionais

João Paulo Barreto de Sousa
Jairo Kenupp Bastos

CARACTERÍSTICAS E NOMENCLATURA

Lignanas é uma classe de metabólitos secundários amplamente distribuída no reino vegetal, a qual é representada por uma enorme diversidade de estruturas químicas com importantes atividades biológicas.[1] Na maioria das vezes, tais componentes químicos são benéficos à saúde humana, podendo reduzir o desenvolvimento de células cancerígenas, doenças cardiovasculares, diabetes, além de se acumularem nas paredes celulares vegetais, no caso das ligninas, conferindo a elas extrema rigidez. Por isso, o desenvolvimento científico e tecnológico envolvendo esses compostos é bastante significativo na proposição de novos produtos. Esses componentes podem ser encontrados em diferentes partes das plantas, sendo obtidos a partir dos troncos, cascas, raízes, rizomas, caules, folhas e frutos, sobretudo das espécies arbóreas. Devido à ampla diversidade estrutural, tradicionalmente as lignanas são classificadas em dois tipos: lignanas e neolignanas. O termo lignana,[2] descrito pela primeira vez por Harworth em 1936, foi definido como sendo metabólitos formados a partir do acoplamento direto de, no mínimo, duas unidades C_6-C_3 as quais são ligadas pelos átomos de carbonos β,β' ou 8,8' e são derivadas do ácido cinâmico ou seus equivalentes biogenéticos. As lignanas[2] também foram descritas como dímeros de fenilpropanos ligados nas posições β,β' ou 8,8'. Já o termo neolignana,[2] descrito a princípio por Gottilieb em 1978, refere-se a dímeros de unidades C_6-C_3 com padrão de acoplamento diferente daquele β,β'. As neolignanas[2] também podem ser referidas como dímeros oxidativos de alilfenóis e de propenilfenóis. Exemplos de lignana e neolignana são apresentados destacando-se a presença e o acoplamento entre as unidades C_6-C_3 (Figura 18.1).

As lignanas são subdivididas em oito subgrupos/subclasses[3] levando-se em conta a oxigenação incorporada às suas estruturas químicas bem como seus distintos padrões de

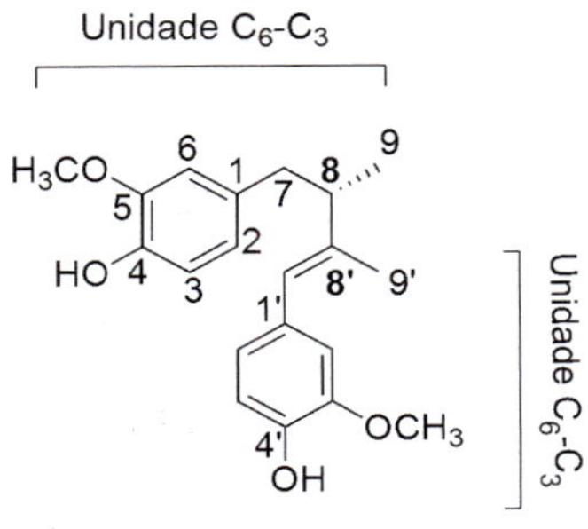

Figura 18.1.

Ácido guaiarético; Lignana

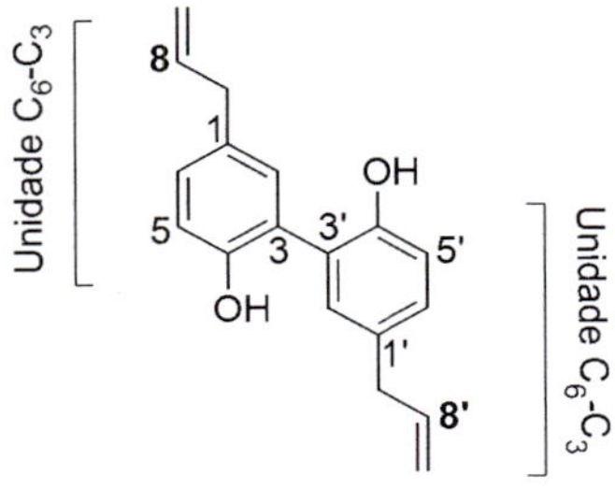

Magnolol; Neolignana

Figura 18.1. Exemplos de lignana e neolignana. O ácido guaiarético é formado por duas unidades C_6-C_3 ligadas pelo acoplamento 8,8', o qual também é denominado β,β'. Já para o magnolol, esse tipo de acoplamento é observado entre os carbonos 3,3'.

ciclização. Esses subgrupos são denominados lignanas furofurânicas, furânicas, dibenzilbutânicas, dibenzilbutirolactônicas, ariltetralínicas, arilnaftalênicas, dibenzociclooctadiênicas e dibenzilbutirolactólicas. As lignanas de cada um desses subgrupos variam substancialmente em relação aos seus níveis de oxidação, considerando a presença de oxigênio tanto nos anéis aromáticos como nas suas cadeias laterais propílicas. Em geral, esses níveis de oxidação são classificados em duas categorias,[3] dependendo do estado de oxidação nas posições C9 e C9'. Por isso, pode-se considerar lignanas com oxigenação 9,9' e lignanas sem oxigenação 9,9'. A maioria das lignanas apresenta oxigênio nas posições 9,9' com algumas exceções, considerando os derivados furânicos, dibenzilbutânicos e dibenzociclooctadiênicos, conforme exemplos de esqueletos químicos de cada um desses subgrupos e seus respectivos níveis de oxidação (Tabela 18.1).

As neolignanas, assim como as lignanas, também são representadas por um grande número de estruturas químicas e seus derivados. Essa magnitude estrutural pode ser avaliada considerando os quinze subtipos[4] de esqueletos químicos que podem resultar em diferentes neolignanas (Figura 18.2). Em geral, as neolignanas não apresentam oxidação nos carbonos nas posições C9 e C9'. A ausência desse oxigênio nessas posições poderia ser considerada uma forma de distinguir neolignanas em relação às lignanas, além de contribuir com as justificativas da sua ampla diversidade estrutural. Contudo, por um lado, podem existir neolignanas com apenas um dos carbonos na posição C9 oxigenado e, por outro lado, também podem ocorrer lignanas sem oxigenação nas posições 9,9'. Sendo assim, a IUPAC recomenda[2] que a definição e a distinção entre lignanas e neolignanas devam seguir o que foi descrito por Harworth e Gottilieb, respectivamente.

Destaca-se que além das lignanas e neolignanas há outras denominações análogas a estas para compostos que também ocorrem naturalmente no reino vegetal. Por exemplo, as ligninas, norlignanas, lignanas oligoméricas e lignanas híbridas[5,6] (Tabela 18.2). A palavra lignina[5] tem sua origem do latim *lignum*, a qual significa madeira. Os compostos caracterizados como ligninas são definidos como macromoléculas formadas pela polimerização de unidades básicas C_6-C_3 abrangendo um elevado número de unidades fenilpropânicas. As norlignanas[6] são diferenciadas pelas suas formações estruturais, nas quais ocorre o acoplamento de pelo menos uma unidade fenilpropânica C_6-C_3 com uma unidade feniletânica

Lignanas, Neolignanas e Análogos: Ocorrência, Aspectos Químicos, Biológicos e Nutricionais

Tabela 18.1. Níveis de oxigenação e esqueletos químicos considerando os oito subgrupos[3] das lignanas

Lignanas/subgrupos	Características	Exemplos de esqueletos
Furofurânicas	Oxigênios nas posições 9,9'	2,6-diarilfurofurânicas
Furânicas	Com e sem oxigênios nas posições 9,9'	2-aril-4-benziltetraidrofurânicas; 3,4-dibenziltetraidrofurânicas; 2,5-diariltetraidrofurânicas
Dibenzilbutânicas	Com e sem oxigênios nas posições 9,9'	
Dibenzilbutirolactólicas	Oxigênios nas posições 9,9'	
Dibenzilbutirolactônicas	Oxigênios nas posições 9,9'	

(Continua)

Tabela 18.1. Níveis de oxigenação e esqueletos químicos considerando os oito subgrupos[3] das lignanas

Lignanas/subgrupos	Características	Exemplos de esqueletos
Ariltetralínicas	Oxigênios nas posições 9,9'	
Arilnaftalênicas	Oxigênios nas posições 9,9'	
Dibenzociclo-octadiênicas	Com e sem oxigênios nas posições 9,9'	

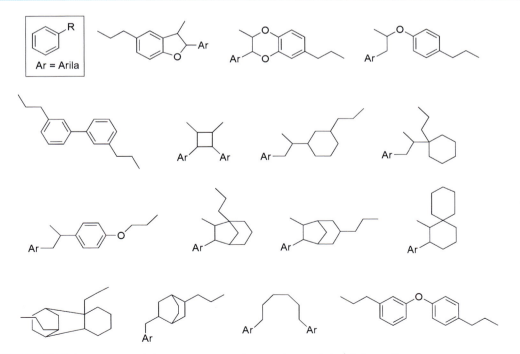

Figura 18.2. Esqueletos químicos representando os quinze subtipos[4] de neolignanas.

Tabela 18.2. Análogos às lignanas e respectivos exemplos

Análogos	Exemplos estruturais

Ligninas

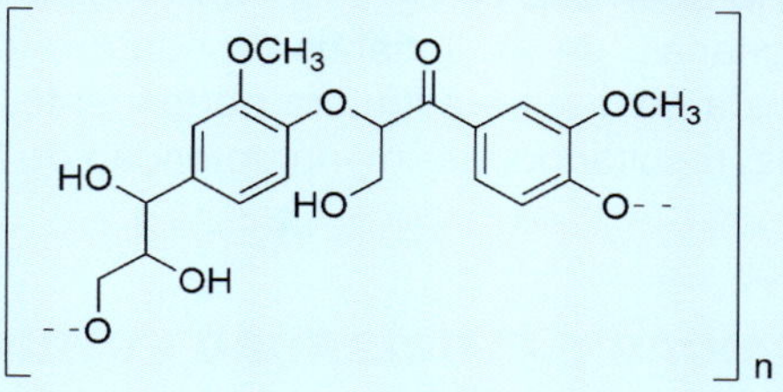

Lenhina

Norlignanas

Esqueletos químicos básicos

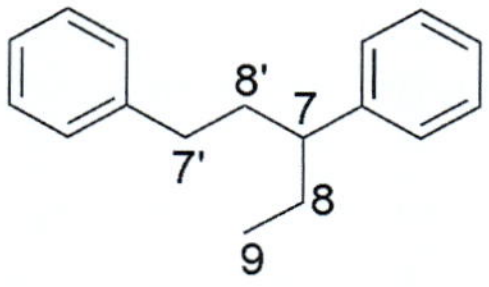

C7-C8'

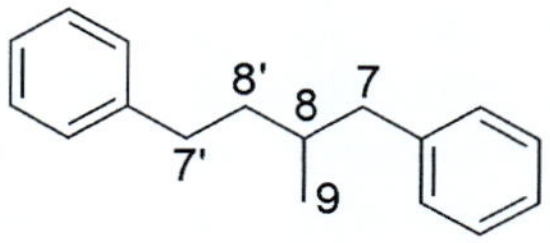

C8-C8'

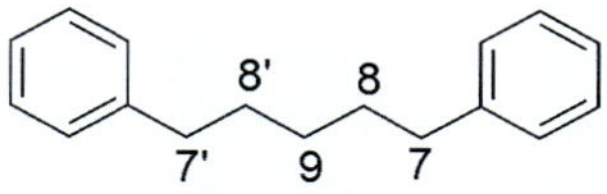

C9-C8'

Lignanas oligoméricas

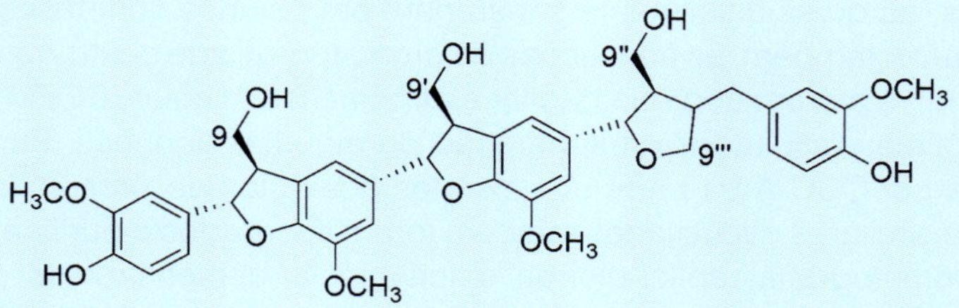

Herpetretol

Lignanas híbridas

Lignana + cumarina

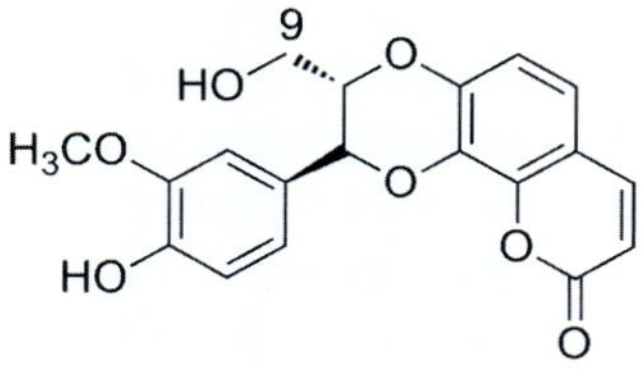

Propacina

Flavonoide + lignana

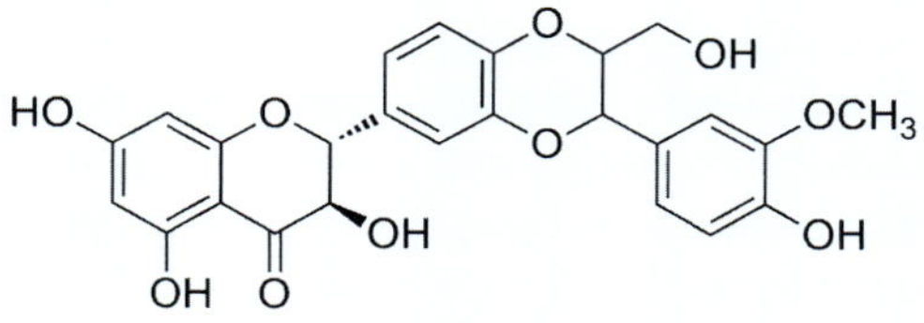

Silibina

C_6-C_2. Essas estruturas podem ser classificadas em três grupos, considerando: i) o acoplamento nas posições C7 e C8'; ii) acoplamento entre C8 e C8'; iii) acoplamento entre C9 e C8'. As lignanas oligoméricas[5] são aquelas constituídas pela condensação de três a cinco unidades fenilpropânicas C_6-C_3, podendo resultar na formação das sesquilignanas, trilignanas e tetralignanas. Já as lignanas híbridas[5] referem-se ao acoplamento de uma unidade fenilpropânica com outra estrutura pertencente, por exemplo, à classe dos flavonoides ou cumarinas, resultando, assim, na obtenção de flavolignanas e cumarinolignanas, respectivamente.

ANÁLISES QUÍMICAS E ELUCIDAÇÃO ESTRUTURAL

Na maioria das vezes, as lignanas são sólidos incolores, podem ser solubilizadas em solventes orgânicos de média polaridade como acetato de etila e acetona e apresentam ponto de fusão que pode variar entre 60 e 300 ºC. As lignanas glicosiladas e seus derivados são efetivamente extraídas com álcoois, como metanol, etanol e butanol. Já as neolignanas apresentam-se como óleos de alta viscosidade e podem ser obtidas utilizando-se solventes não polares, como éter de petróleo e seus análogos.[7] A cromatografia em coluna com sílica gel de fase normal é a técnica de primeira escolha para o fracionamento de extratos vegetais visando isolar e purificar neolignanas e lignanas não polares ou de média polaridade. A cromatografia em camada delgada também funciona com ótima eficiência na análise e purificação desses componentes naturais. Já as lignanas polares podem ser obtidas por cromatografia em coluna utilizando-se fases estacionárias reversas ou poliméricas.[7]

Atualmente, a cromatografia líquida de alta eficiência (CLAE) com detector UV e arranjo de diodos (*DAD*) acoplados à espectrometria de massas (EM^n) são consideradas técnicas de rotina no desenvolvimento de métodos analíticos para determinações qualitativas e quantitativas, levando-se em conta as lignanas e seus derivados.[8] Métodos cromatográficos,[8] utilizando-se colunas cromatográficas quirais, conseguem separar lignanas estereoisoméricas, as quais dificilmente separariam em colunas com fases estacionárias comuns. Destacam-se, também, as aplicações da cromatografia de contracorrente de alta velocidade (CCC-AV)[9,10] e a cromatografia capilar eletrocinética micelar (CCEM),[11,12] as quais têm apresentado ótimos resultados na separação de algumas lignanas. Por exemplo, a arctiina foi purificada por CCC-AV a partir dos extratos dos frutos de *Arctium lappa* L.[9] Recentemente, lignanas e similares glicosilados também foram separados e purificados com o uso da CCC-AV.[10] A cromatografia capilar eletrocinética micelar demonstrou ser uma potente ferramenta para a determinação de lignanas, como a eschizandrina, gomisina A, desoxieschizandrina, gomisina N e eschizandrina C presentes na espécie vegetal *Schisandra* chinensis (Turcz.) Baill.[11] Em outro trabalho científico,[12] a CCEM utilizando modificadores iônicos foi aplicada efetivamente na determinação de quatro lignanas a partir das sementes da *Schisandra chinensis* (Turcz) Baill.

A elucidação estrutural das lignanas[7] depende sobretudo da ressonância magnética nuclear (RMN 1D e 2D), juntamente com os dados de espectrometria de massas de alta resolução e dados dos espectros nas regiões do ultravioleta (UV) e do infravermelho (IV). Para as lignanas opticamente ativas, as quais apresentam mais de um centro quiral, a determinação da configuração absoluta é considerada confiável por meio das análises de dicroísmo circular (DC) e aquisição dos espectros de RMN 2D – *NOESY*. Adicionalmente, lignanas que se apresentarem no estado cristalino devem ser submetidas às análises por cristalografia de raios-X, na qual há a possibilidade de propor toda configuração absoluta com bastante confiança.[7,8]

BIOGÊNESE

Visando ao melhor entendimento do tema biogênese, os estudantes devem ter em mente uma boa revisão sobre as fases que incluem a fotossíntese. Essas fases estão amplamente descritas em livros didáticos na área de biologia vegetal e bioquímica.

Em resumo, como está ilustrado na Figura 18.3, dentre as fases da fotossíntese, duas etapas estão relacionadas com a produção de lignanas e neolignanas. A etapa fotoquímica ocorre nos cloroplastos com a absorção de energia luminosa pelos pigmentos/clorofila. A clorofila, ao absorver um fóton, passa de seu estado fundamental para o estado excitado, em que atua como um agente redutor, estabelecendo-se, portanto, um fluxo de elétrons. Ao ocorrer o fluxo de elétrons, há a formação de complexos com proteínas, os quais são denominados fotossistemas I e II. Ao fotossistema I ocorrem: absorção de fótons, emissão de elétrons, reduzindo $NADP^+$ em $NADPH^+ + H^+$ e fosforilando ADP em ATP. Ao fotossistema II ocorre o processo de fotólise da água produzindo H^+ e O_2. A etapa química é dependente de $NADPH^+$ e ATP, ambas formadas na etapa fotoquímica. Na etapa química, as reações ocorrem nos estromas dos cloroplastos, as quais são utilizadas na redução dos átomos de carbono do CO_2, incorporando-os em moléculas orgânicas. Nessa incorporação de átomos de carbono, o ATP fornece a energia, a $NADPH^+$ libera os hidrogênios e, a partir de CO_2, são liberados o carbono e oxigênio. Os átomos de carbono são incorporados em uma sequência cíclica de reações, denominada ciclo das pentoses ou ciclo de Calvin. Dentre as reações cíclicas, há os processos de carboxilação, redução e regeneração, formando-se os açúcares, como, por exemplo, a glicose. A partir da glicose, podem ser formadas a eritrose-4-fosfato e o fosfoenolpiruvato, os quais dão origem ao ácido chiquímico. A partir da via do ácido chiquímico pode ser formado, por exemplo, o aminoácido L-fenilalanina (Figura 18.3).

Na formação de lignanas e seus análogos, o ácido cinâmico e seus equivalentes biogenéticos são os precursores na formação de unidades fenilpropânicas C_6-C_3.[13] Na Figura 18.4, estão apresentadas as principais rotas biogenéticas dessas unidades fenilpropânicas, a partir da L-fenilalanina, via ácido chiquímico (Figura 18.3). Nota-se que a L-fenilalanina sofre desaminação pela influência enzimática da fenilalanina amônia liase (do inglês: PAL) dando origem ao ácido cinâmico, que é p-hidroxilado pela ação enzimática da cinamato 4-hidroxilase (E1), resultando na formação do ácido p-cumárico.[13,14] O ácido p-cumárico é hidroxilado pela ação da enzima cumarato 3-hidroxilase (E2) na posição C-3, dando origem ao ácido cafeico, que sofre metilação pela influência do cofator enzimático S-adenosilmetionina (SAM), formando, assim, os ácidos ferúlico e sinápico. Os aldeídos correspondentes a cada ácido são originados pela atuação enzimática da cinamoil-CoA:NADPH oxirredutase (CCR). Logo na sequência, esses aldeídos interagem enzimaticamente com a cinamil álcool desidrogenase (CAD), resultando em seus respectivos alcoóis.[14] Na natureza, esses derivados alcoóis apresentam-se em suas formas radicales (Figura 18.4), que podem apresentar diferentes estruturas canônicas de ressonância. Por isso, os acoplamentos desses radicais em diferentes posições dão origem às lignanas, neolignanas e ligninas.

Os alcoóis p-cumaroílico, coniferílico e sinapílico parecem ser os principais alcoóis na formação de lignanas e neolignanas.[15] As plantas gimnospermas dimerizam principalmente os radicais do álcool coniferílico. As plantas dicotiledôneas utilizam análogos aos alcoóis coniferílico e sinapílico. Já as plantas monocotiledôneas conseguem dimerizar radicais derivados desses três alcoóis.[15] Levando-se em conta, por exemplo, os radicais coniferílicos[16] (Figura 18.5), há, a princípio, o ataque nucleofílico das hidroxilas às ligações duplas das cadeias laterais. Logo em seguida, ocorre o acoplamento estereosseletivo com atuação da pinoresinol sintase (E1) e a captura de elétrons livres entre as posições 8,8', originando, assim, a lignana furofurânica denominada pinoresinol.[16]

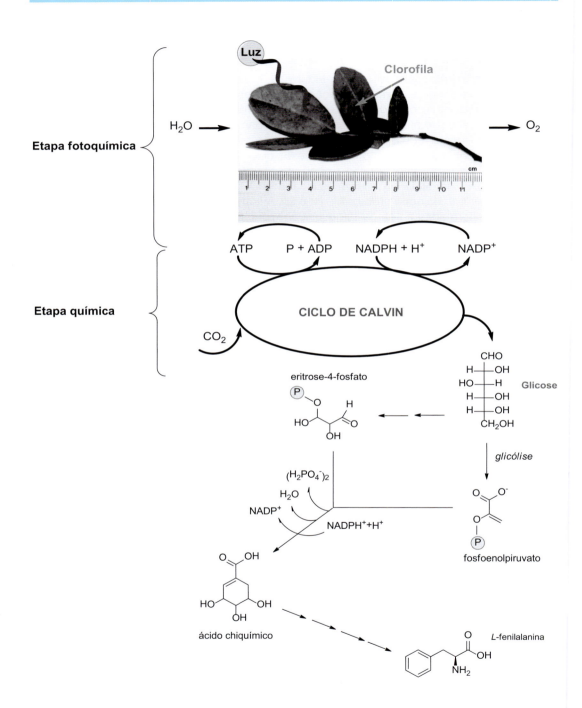

Figura 18.3. Exemplo representativo das etapas fotoquímica e química durante a formação da via do ácido chiquímico. NADPH: coenzima = nicotinamida adenina dinucletídeo fosfato reduzida; ADP = difosfato de adenosia; ATP = trifosfato de adenosina.

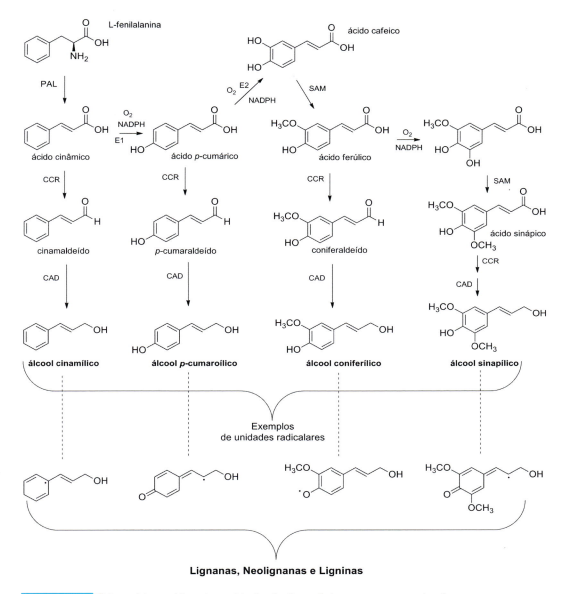

Figura 18.4. Origem biogenética das unidades fenilpropânicas precursoras das lignanas, neolignanas e ligninas.

A lignana pinoresinol é a precursora de outros subtipos de lignanas, como as furânicas, dibenzilbutânicas, dibenzilbutirolactólicas, dibenzilbutirolactônicas e ariltetralínicas (Figura 18.6).[14] Ao longo do processo de biogênese, a lignana furofurânica pinoresinol é reduzida pela ação da pinoresinol/lariciresinol redutase (E2), originando-se a lariciresinol e a secoisolariciresinol. Em seguida, a secoisolariciresinol, na presença da enzima secoisolariciresinol desidrogenase (E3), é oxidada formando o intermediário dibenzilbutirolactólico e a matairesinol,

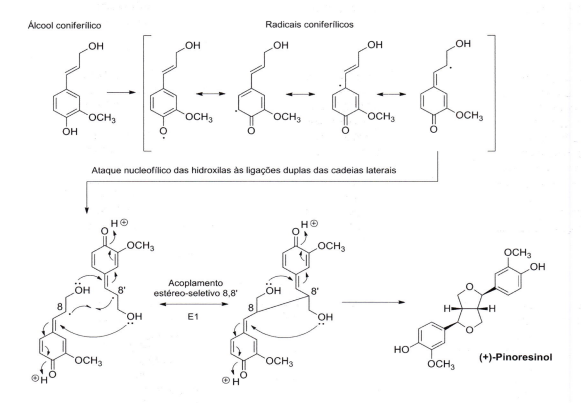

Figura 18.5. Acoplamento estereosseletivo entre dois radicais coniferílicos para a formação da pinoresinol.

uma lignana do subtipo dibenzilbutirolatônica. A partir da matairesinol, há formação do grupo metilenodioxílico pela ciclização entre os grupos metoxílico e hidroxílico bem como ocorre a modificação do padrão de substituição de seu anel aromático, passando de tri- para tetra-substituído, dando origem à yateína. O anel aromático da yateína sofre ataque nucleofílico do par de elétrons livres do anel metilenodioxílico, formando, assim, a lignana ariltetralínica desoxipodofilotoxina. Esta ariltetralina interage com as respectivas enzimas desoxipodofiloto-xina 7- e 6-hidroxilases, dando origem às lignanas ariltetralínicas podofilotoxina e peltatina, respectivamente.[14]

Na literatura, há proposições de biogênese distintas, levando-se em conta a formação de lignanas e neolignanas.[4,14,15,17] Ocorre a proposta de rota biogenética descrevendo, por exemplo, a formação da verrucosina e gomisina a partir do isoeugenol. Há descrição de lignanas dando origem às neolignanas e vice-versa. Além disso, ocorre a proposição de lignanas dicarboxílicas formadas diretamente a partir do ácido cafeico. Conforme descrito ao longo deste tópico, o ponto comum e fundamental na origem de todos os derivados de lignanas e neoglinanas é a formação de ácido cinâmico e seus derivados a partir da L-fenilalanina via ácido chiquímico. No resumo das diferentes propostas biogenéticas, destacam-se algumas variações na origem de lignanas e neolignanas (Figura 18.7).

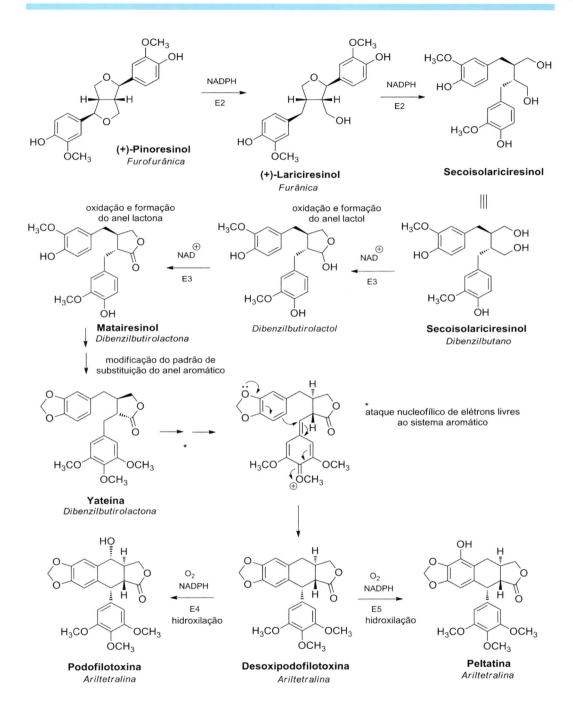

Figura 18.6. Rotas biogenéticas de alguns subtipos de lignanas.[14] Desoxipodofilotoxina 7-hidroxilases (E4) e desoxipodofilotoxina 6-hidroxilases (E5).

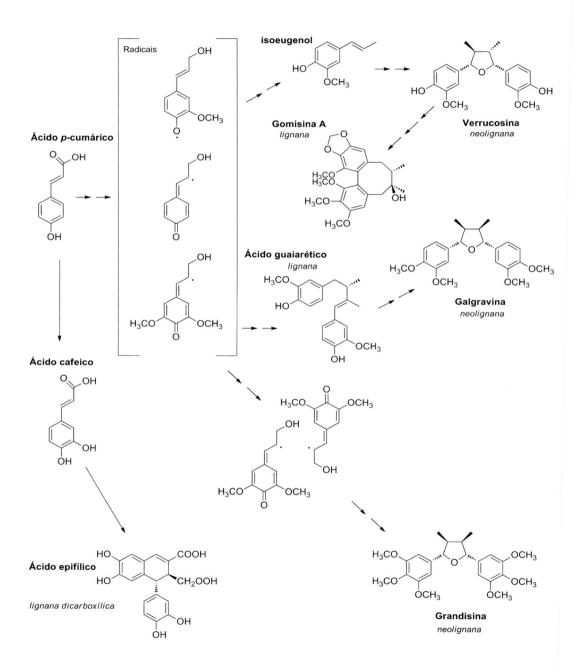

Figura 18.7. Resumo descrevendo algumas variações na origem biogenética de lignanas e neolignanas.

OCORRÊNCIA E DISTRIBUIÇÃO

As lignanas e neolignanas são bastante distribuídas na natureza, as quais ocorrem em diferentes espécies vegetais pertencentes a pelo menos 70 famílias.[18] As lignanas e neoliganas podem ser encontradas em briófitas, pteridófitas, gimnospermas e angiospermas.[19] Nas briófitas, algumas lignanas, sobretudo aquelas presentes no gênero *Anthoceros,* apresentam como diferencial a falta de *orto*-metilação do carbono C-3. Por outro lado, esse tipo de *o*-metilação é mais comum em lignanas obtidas das pteridófitas. Lignanas, neolignanas e norlignanas podem ser encontradas em gimnospermas, incluindo as famílias Coniferae, Cupressaceae, Pinaceae, Taxodiaceae, Taxaceae, Ephedraceae e Ginkgoaceae. Já considerando as angiospermas, estas se constituem como principal fonte de uma grande variedade de lignanas. A partir das dicotiledôneas, podem ser obtidas as lignanas dos subgrupos furânicos, furofurânicos, dibenzilbutânicas, dibenzilbutirolactólicas, dibenzilbutirolactônicas, ariltetralínicas, arilnaftalênicas e dibenzociclooctadiênicas[18,19] (Tabela 18.1). Já a variedade estrutural em relação às monocotiledôneas é muito restrita às neolignanas representadas essencialmente por dímeros de ciclobutanos com acoplamento entre os carbonos 5,5' e 3,3'. De um modo geral, as lignanas estão em maiores teores em plantas lenhosas, enquanto as neolignanas são frequentemente obtidas de arbustos. A enorme diversidade de estruturas químicas bem como a distribuição onipresente de lignanas e neolignanas no reino vegetal corroboram com a notável influência dessas classes de metabólitos no sistema evolutivo dos vegetais. Por isso, os compostos derivados dessas classes são considerados a primeira forma de defesa das plantas vasculares.[19,20]

As lignanas e seus análogos podem ocorrer em todas as partes das plantas, como o cerne, cascas, raízes, rizomas, caules, folhas, frutos, sementes, bem como em derivados oleosos e resinosos.[18] Elas podem ser encontradas em diferentes conteúdos, no estado livre, como as agliconas, ou combinadas, como os derivados glicosídicos.[20] Alguns compostos dessas classes também podem ser detectados em mamíferos.[21] Eles podem ser originados da dieta ou como produtos derivados do metabolismo da microbiota intestinal. As duas primeiras lignanas[18] identificadas a partir dessa via metabólica foram a enterolactona e a enterodiol, as quais são classificadas como derivadas da dibenzilbutirolactona e do dibenzilbutano, respectivamente. Adicionalmente, as lignanas matairesinol e secoisolariciresinol também são encontradas nos grãos, fibras, vegetais e frutas (Figura 18.8).[21]

Na literatura atual, há informações sobre a obtenção, identificação e/ou elucidação estrutural de pelo menos 400 lignanas e 300 neolignanas.[19,20] No Brasil, destaca-se o grupo de pesquisadores coordenados pelo Prof. Dr. Otto Richard Gottlieb, os quais registraram dados de suma importância para o conhecimento das neolignanas. Portanto, os gêneros *Nectandra, Ocotea, Licaria* e *Aniba,* pertencentes à família Lauraceae, foram amplamente estudados, obtendo-se, a partir destes, cerca de 200 substâncias, as quais, naquele período, foram consideradas inéditas.[22–25] O Prof. Gottlieb é considerado o descobridor da classe das neolignanas cujo nome foi criado por ele, a qual é reconhecida mundialmente como uma classe pertencente ao metabolismo secundário vegetal.

ASPECTOS ECOLÓGICOS

Os aspectos ecológicos gerais envolvendo as lignanas e neolignanas podem ser distribuídos em sete meios de interações principais, destacando-se: i) inibição do crescimento de larvas de insetos; ii) interferência no sistema de excreção dos insetos; iii) atuação na defesa contra a herbivoria; iv) interação com fungos; v) toxidade para alguns insetos; vi) interações com vetores de doenças, sobretudo nas interações de lignanas/neolignanas com *Trypanosoma cruzi*; e vii) efeitos alelopáticos.

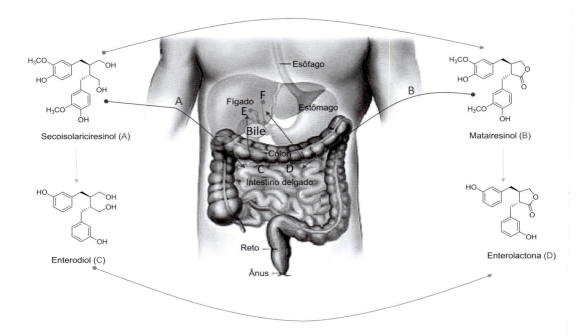

Figura 18.8. Metabolismo de lignanas em mamíferos. Sequência de eventos: 1) Absorção de A e B; durante a digestão bactérias intestinais convertem A e B em C e D, respectivamente; 2) Retorno de C e D ao fígado pela recirculação entero-hepática, em que C e D serão conjugados com ácido glicurônico, originando E e F, que são excretados na bile, desconjugados no intestino por enzimas bacterianas e reabsorvidos.

Rhodnius prolixus (Hemiptera) é um inseto popularmente conhecido como "barbeiro", o qual é um dos principais transmissores de Doença de Chagas no Brasil e em outros países da América Latina.[26] As lignanas e neolignanas, como a burchelina, podofilotoxina, pinoresinol, sesamina, licarina A e o ácido nordiidroguaiarético, foram investigadas em relação às larvas desse inseto, as quais se encontravam no quarto estágio de crescimento.[27] Nesses experimentos, foram avaliados os efeitos antialimentar (contra a herbivoria), na ecdise (troca de exoesqueleto) e diurese. Nas concentrações de 100 mg/mL, esses seis compostos não induziram efeitos antialimentares.[27] A pinoresinol e o ácido nordiidroguaiarético inibiram de modo significativo a ecdise dessas larvas.[27,28] Em experimentos *in vivo*, a burchelina e a podofilotoxina reduziram a produção de urina após a respectiva alimentação.[29] A neolignana burchelina, que vem se destacando por reduzir as excreções de urina a partir de larvas de insetos sugadores de sangue, é rapidamente degradada na hemolinfa do inseto, formando-se como subproduto tecidual um álcool derivado do piperonilo.[30] As neolignanas licarina A e a burchelina, isoladas e purificadas da flora brasileira, foram avaliadas quanto à atividade tóxica contra a forma epimastigota do parasita *Trypanosoma cruzi* com valores de IC_{50}/96h de 463 μM para licarina A e de 756 μM para a burchelina.[29,30] Adicionalmente, a espécie vegetal *Sesamum indicum*, o "gergelim", produz a lignana sesamina, a qual também inibiu a ecdise[27] de *Drosophila melanogaster*, cujo nome popular é "mosca-das-frutas" (Figura 18.9).

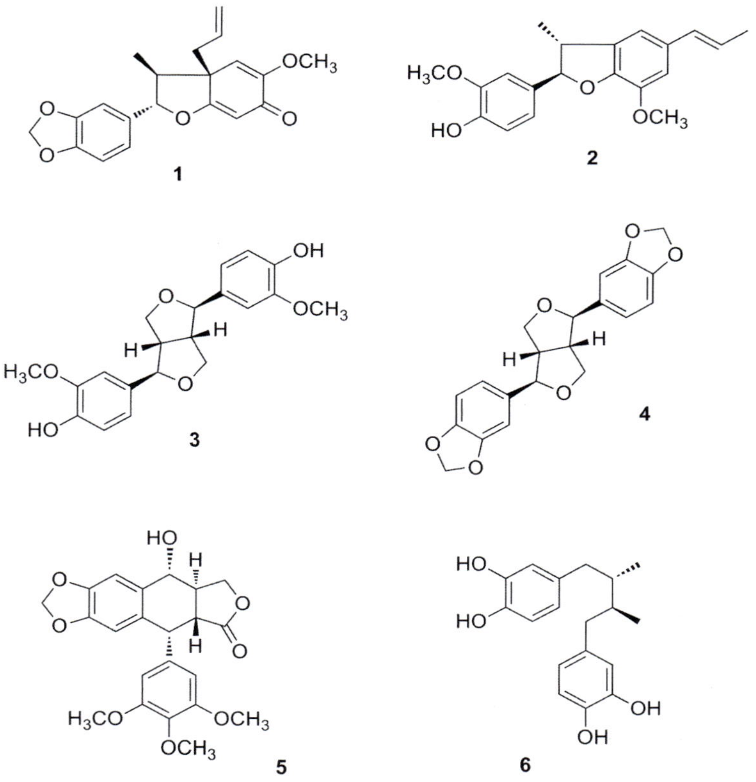

Figura 18.9. Estruturas químicas de lignanas e neolignanas relacionadas com os aspectos ecológicos. 1: burchelina; 2: licarina A; 3: pinoresinol; 4: sesamina; 5: podofilotoxina; e 6: ácido nordiidroguaiarético.

Nas interações com fungos há lignanas e seus análogos que podem inibir ou neutralizar o crescimento de fungos bem como fungos capazes de produzir lignanas e neolignanas com atividades biológicas promissoras, as quais podem proteger o meio de cultivo do próprio fungo, os vegetais e, portanto, os animais e os seres humanos. O fungo endofítico *Trametes hirsuta* produz lignanas do tipo ariltetralínica com propriedades antitumoral e de radioproteção.[31] A lignana 3,4'-dihidroxi-3',4-dimetoxi-6,7'-ciclolignana (Figura 18.10), obtida a partir da espécie vegetal *Larrea divaricata*, exibiu atividade antifúngica com concentração inibitória mínima em torno de 16 µg/mL.[32] Devido aos processos de infecções causados pelo fungo *Hemileia vastatrix*, popularmente conhecido como "ferrugem", pode ocorrer aumento dos teores das lignanas secoisolariciresinol e matairesinol (Figura 18.9) presentes nas folhas de *Coffea arabica* L., o "café".[33] Estas lignanas com teores elevados podem combater a ferrugem e, por isso, lignanas com esse tipo de característica podem atuar como fitoalexinas naturais, uma vez que elas são produzidas e/ou seus teores são aumentados em resposta a ferimentos mecânicos e interações com fungos.[33,34] Destaca-se que o fungo *Phanerochaete chrysosporium* é capaz de degradar ligninas, porém lignanas do tipo dibenzilbutânicas inibem as peroxidases desse tipo de fungo, impedindo o processo de degradação.[35]

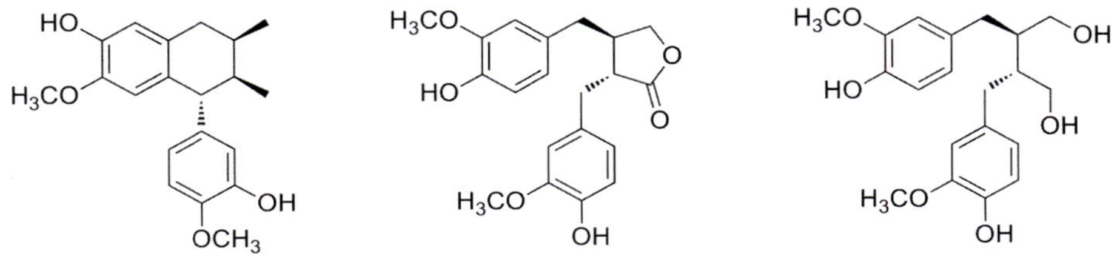

3,4'-diidroxi-3',4-dimetoxi-6,7'-ciclolignana　　　　**Matairesinol**　　　　**Secoisolariciresinol**

Figura 18.10. Exemplos de lignanas capazes de interagir com fungos.

A capacidade de as plantas interagirem com plantas vizinhas tem sido estudada desde nossos primórdios, em que Theophrastus (300 a. C.) sugeriu que uma espécie de leguminosa esgotava o solo.[36] Desde então, e por meio de estudos realizados por diferentes pesquisadores,[37] o termo alelopatia foi consolidado. A palavra alelopatia originou-se do vocabulário grego em que "allelon" significa mútuo e "pathos" refere-se a prejuízo. Todavia, interações alelopáticas não se referem somente aos efeitos negativos sobre outras plantas, mas a qualquer processo envolvendo substâncias produzidas por plantas, que, quando liberadas no meio ambiente, influenciam o desenvolvimento de plantas vizinhas de modo positivo ou negativo.[36] As substâncias com essas características podem ser chamadas de aleloquímicos.[37] Algumas lignanas e neolignanas podem ser consideradas aleloquímicos. Estudos fitoquímicos realizados a partir das folhas da espécie *Leucophyllum frutescens* (Berland.) I.M.Johnst (Scrophulariaceae) conduziram ao isolamento e purificação de seus constituintes, com destaque para as lignanas diaiangambina, epiiangambina, diasesartemina e a epiasantina.[38] As atividades fitotóxicas para essas quatro lignanas evidenciaram potenciais de inibição de germinação de sementes de *Agrostis stolonifera* L. (Poaceae), bem como o desenvolvimento de mudas da espécie *Lactua sativa* L, a "alface" (Asteraceae).[38] As ariltetralinas podofilotoxina, α-peltatina, β-peltatina, seus respectivos *O-β*-d-glicosídeos e o derivado semissintético etoposídeo apresentaram atividade fitotóxica.[39] Nesse estudo, as agliconas foram mais potentes que seus respectivos glicosídeos, sendo a podofilotoxina a lignana natural mais ativa. Essas lignanas foram ativas contra o "centeio" (*Lolium multiflorum* L.), a "cebola" (*Allium cepa* L.) e a "alface". O etoposídeo foi mais ativo em comparação a todos os seus análogos naturais, atuando também como agente fitotóxico para duas espécies de monocotiledôneas e dicotiledôneas.[39] Em geral, essas ariltetralinas e seus análogos naturais e semissintéticos causam a inibição do crescimento do sistema radicular, interferindo com o desenvolvimento das espécies vegetais em questão. Ao nível celular, a podofilotoxina e o etoposídeo causaram sintomas semelhantes, dividindo ativamente as células meristemáticas das pontas das raízes de cebolas.[39] A atividade alelopática de duas neolignanas (Figura 18.11), a virolina e a surinamensina, foi avaliada tendo como plantas receptoras as espécies daninhas: *Mimosa pudica* L., *Senna obtusifolia* (L.) H.S.Irwin & Barneby e *Senna occidentalis* (L.) Link.[40] A surinamensina foi mais ativa em comparação com a virolina na inibição da germinação e do desenvolvimento da radícula e do hipocótilo das três plantas receptoras em análise.[40] A relação estrutura-atividade das lignanas prinoresinol, lariciresinol, tanegool e o álcool coniferílico foi avaliada utilizando-se bioensaios envolvendo coleóptilos do trigo.[41] A lipofilicidade desses compostos influencia as interações alelopáticas: a presença de um anel tetraidrofurânico na estrutura química aumenta a bioatividade, enquanto a presença de um segundo anel tetraidrofurânico

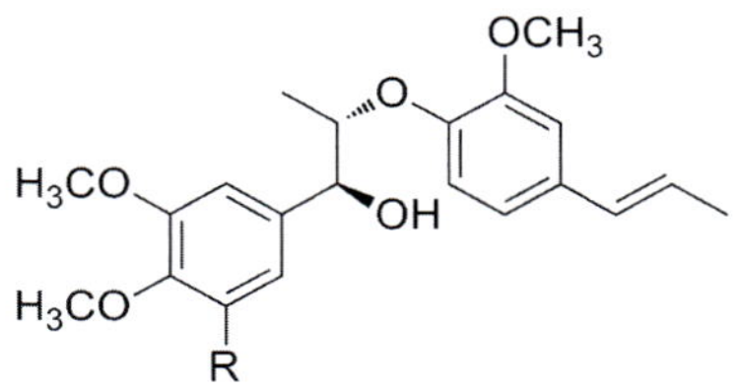

R = H: Virolina
R = OCH$_3$: Surinamensina

Figura 18.11. Exemplos de neolignanas que apresentam efeitos alelopáticos.

não modifica de modo significativo a atividade.[41,42] Essas lignanas (pinoresinol, lariciresinol, tanegool e o álcool coniferílico) desempenham papel significativo nas interações alelopáticas com girassol, bem como podem suprimir a germinação e/ou o crescimento de ervas daninhas na vizinhança.

ASPECTOS NUTRICIONAIS

Mundialmente, o uso de espécies vegetais na culinária vem sendo associado à redução de riscos para a saúde bem como à prevenção de doenças cardiovasculares e câncer, dentre outras. É notório que em todas as espécies vegetais podem ser encontrados os mais variados tipos de compostos, como os fenóis e os terpenos, dentre outras classes de metabólitos secundários, para os quais são atribuídas diferentes atividades biológicas. Considerando as lignanas, neolignanas e seus análogos, esse contexto não é diferente. As classes que incluem todos esses derivados de fenilpropanoides, os quais apresentam os mais variados acoplamentos oxidativos, estão presentes em frutas, sementes, grãos, óleos e outros alimentos rotineiramente consumidos pela população.

Os estudos realizados com os frutos da espécie *Euterpe oleracea* Mart. (Arecaceae), o "açaí", conduziram à obtenção de pelo menos 20 componentes, dentre os quais nove lignanas foram estruturalmente elucidadas (Figura 18.12).[43] Essas lignanas apresentaram atividade citoprotetora[43] diante das células cultivadas do tipo MCF-7, as quais foram submetidas ao estresse oxidativo com H$_2$O$_2$. Diante desse contexto, todos os produtos comerciais, como sucos, polpas, geleias, sorvetes e alguns cosméticos que apresentam em suas composições alíquotas de açaí podem apresentar lignanas. Portanto, esses produtos podem ser benéficos à saúde, uma vez que tais substâncias podem atuar na captura de radicais livres produzidos pelo corpo humano, funcionando como antioxidantes naturais.

O fruto conhecido popularmente como "romã" e as partes comestíveis e não comestíveis de sua espécie vegetal, a *Punica granatum* L., apresentam lignanas fitoestrogênicas, as quais podem funcionar como estrogênios naturais (Tabela 18.3),[44] interagindo, por exemplo, com os fluidos biológicos presentes no corpo humano.[45] As lignanas com essas características também são reconhecidas como fitoestrogênios ou lignanas não tóxicas, as quais estão presentes na nutrição humana por meio do consumo de derivados de oleaginosas, sementes de linhaça, trigo, aveia, alguns frutos vermelhos, como morangos, framboesas, amoras, goiabas, cerejas e em tomates, cebolas, brócolis, dentre outros.[46,47] O consumo diário de algum desses alimentos pode prevenir alguns tipos de câncer, doenças cardiovasculares, osteoporose e

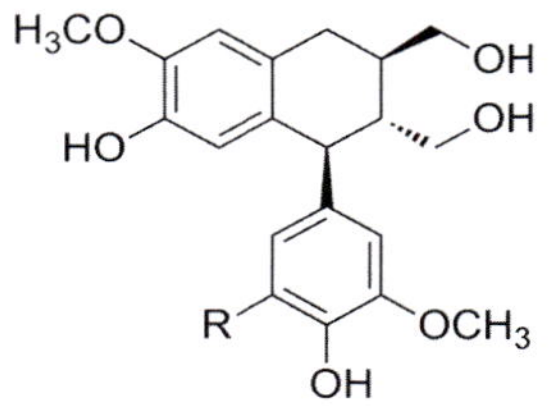

R = H: *(+)-(6R,7S,8S)-isolariciresinol*;
[α]$_D$ +34 (MeOH)

R = OCH₃: *(+)-(6R,7S,8S)-5-metoxiisolariciresinol*;
[α]$_D$ +43 (MeOH)

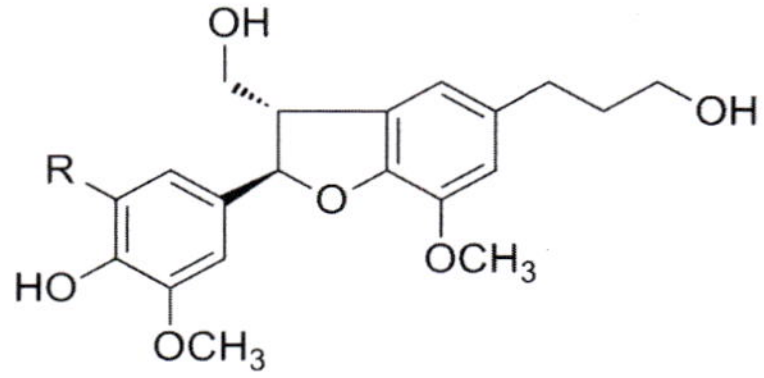

R = H: álcool *(-)-(7R,8S)- diidrodesidroconiferílico*
[α]$_D$ -22 (MeOH)

R = OCH₃: álcool *(+)-(7R,8S)-5-metoxi-diidrodesidroconiferílico*
[α]$_D$ +32 (MeOH)

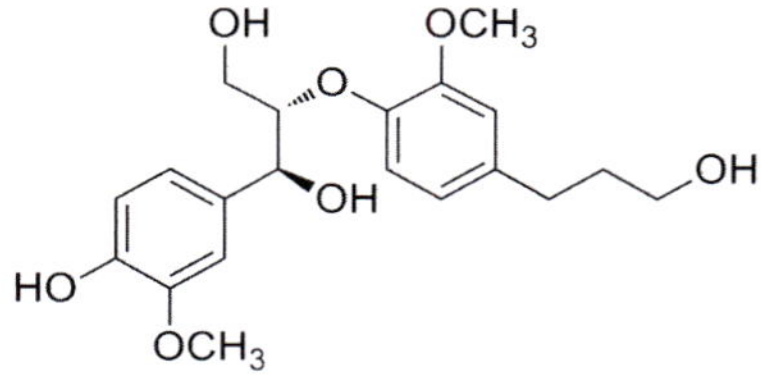

eritro-1-(4-hidroxi-3-metoxifenil)-2-[4-(3-hidroxipropil)-2-metoxi-fenoxi]-1,3-propanediol;
[α]$_D$ -24 (MeOH)

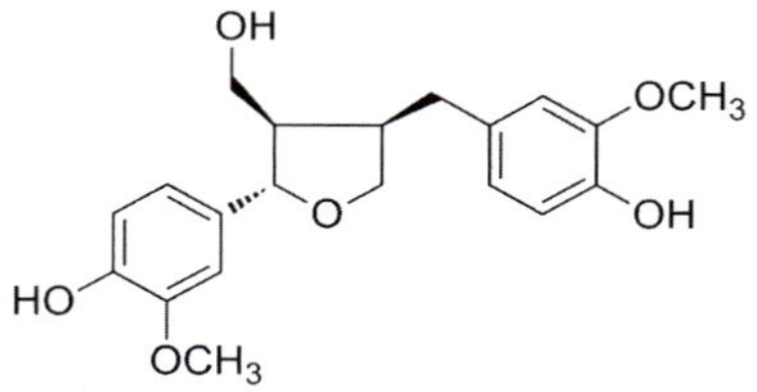

(+)-(7S,8R,8'R)-lariciresinol;
[α]$_D$ +30 (MeOH)

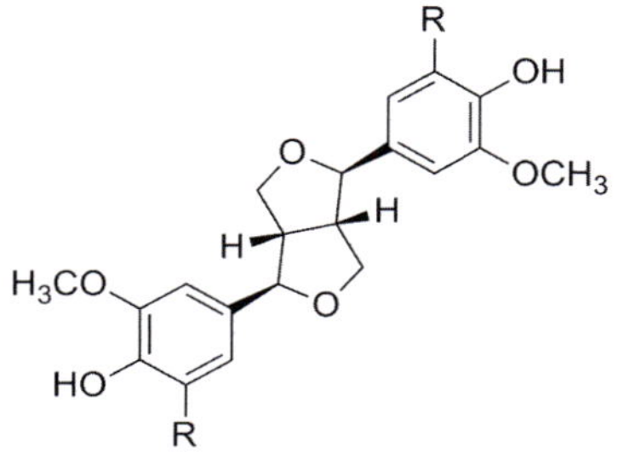

R = H: *(+)-pinoresinol*;
[α]$_D$ +10 (MeOH)

R = OCH₃: *(+)-siringaresinol*;
[α]$_D$ +10 (MeOH)

Figura 18.12. Lignanas obtidas do açaí.

Tabela 18.3. Lignanas obtidas do fruto de romã,[44] UV/Vis e relação *m/z*

Nomes	$\lambda_{máx.}$ [nm]	[M-H]⁻ *m/z*
Secoisolariciresinol anidro	287	343
Isolariciresinol (ciclolariciresinol)	284	359
Secoisolariciresinol	281	361
Filigenina	329 e 276	371
Hidroximatairesinol isômero	280 e 285	373
Conidendrina	–	355

sintomas da menopausa. Partes da planta *Punica granatum* L., bem como seus frutos, vêm sendo consumidas na forma de sucos comerciais e/ou na forma de cápsulas como aditivos em produtos dietéticos. O isolariciresinol, uma lignana dibenzilbutânica, foi considerada como majoritária em mesocarpos de romã e nas cascas e talos da respectiva espécie.[44,48]

As sementes e os óleos obtidos de espécies vegetais do gênero *Sesamum* (Pedaliaceae), o "gergelim", são amplamente utilizados na alimentação mundial. O gergelim é cultivado em larga escala, destacando-se como grandes produtores a China, a Índia e países que compõem a América Central.[49] Considerando o consumo das sementes de gergelim *per capita*, a população da Coreia do Sul ocupa o primeiro lugar, consumindo entre 6 e 7 g/dia, seguida dos habitantes do Japão, que consomem 3 g/dia. O Japão é o país que se destaca como um dos maiores importadores de sementes de gergelim, adquirindo cerca de 150 mil toneladas por ano.[49,50] A principal lignana encontrada nas sementes de gergelim é chamada de sesamina[51] (Figura 18.13). Ela apresenta características hidrofóbicas, podendo ser obtida por procedimentos de cristalização a partir das sementes ou do óleo de gergelim. A partir da sesamina, sob processos enzimáticos naturais são originados seus derivados, como sesamolina, sesaminol, episesamina, sesamolinol, diasesamina, sesangolina e o dímero sesamol. Esses derivados ainda podem ser no formato de mono-, di- ou tri-glicosídeos.[51,52]

O grupo dessas lignanas furofurânicas é bastante diversificado no que diz respeito às suas estruturas químicas. Na área das atividades biológicas, essas estruturas químicas são reconhecidas pela potente atividade antioxidante em comum.[53] A sesamina e o efeito sinérgico entre seus derivados vêm sendo estudados pelas suas ações anti-hipertensivas, hipoglicêmicas e para a

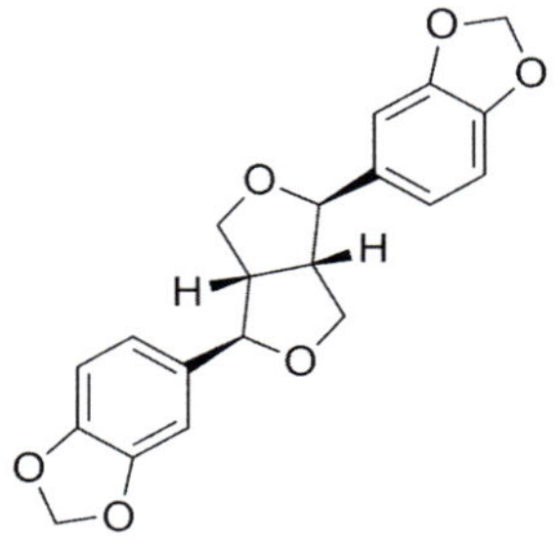

Figura 18.13. Sesamina, a principal lignana encontrada no gergelim.

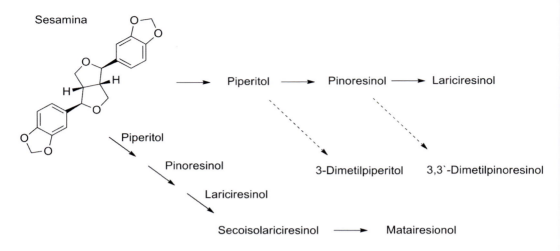

Figura 18.14. Produtos metabólicos de sesamina originados por reações enzimáticas no fígado e por micro-organismos.

prevenção do mal de Alzheimer.[54,55] A sesamina e seus análogos apresentam papel importante nas áreas funcionais e nutracêuticas.[55] Essas lignanas conseguem interagir com a vitamina E proporcionando um efeito antienvelhecimento, bem como reduzem a oxidação de ácidos graxos insaturados, os quais proporcionam benefícios à saúde durante o processo de metabolização de alimentos funcionais.[51,56] A sesamina apresenta, ainda, uma função de extrema relevância considerando o metabolismo em seres humanos e em micro-organismos.[53] Os principais produtos metabólicos de sesamina[51] (Figura 18.14), os quais são originados por reações enzimáticas no fígado e por biotransformação por micro-organismos, constituem, por exemplo, na formação de lignanas com características fitoestrogênicas, como secolariciresinol, pinoresinol, lariciresinol, matairesinol, dentre outras, as quais também favorecem a saúde humana.[51,53]

PROPRIEDADES BIOLÓGICAS

Conforme visto ao longo deste capítulo, todas as estruturas químicas que incluem as lignanas, neolignanas, norlignanas e seus derivados são suficientes para elaboração de um livro ou volume de livros. A recíproca é verdadeira em relação às propriedades biológicas desses metabólitos secundários. Por exemplo, por meio de uma rápida pesquisa em bibliotecas especializadas, como a *Wiley InterScience*, o *ScienceDirect* e a rede *Scifinder, CAS (Chemical Abstract Service)*, poderão ser encontrados pelo menos 10 mil trabalhos científicos descrevendo algum tipo de aplicação envolvendo lignanas e seus análogos. Por isso, é apresentado, a seguir, um resumo de propriedades biológicas envolvendo lignanas com suas principais fontes de origem. Esses resumos incluem as seguintes propriedades: anti-inflamatória, antitumoral, antimicrobiana, antiparasitária, antioxidante e imunossupressora.

Propriedades anti-inflamatórias[57-62]

As plaquetas, os leucócitos, os macrófagos e as células endoteliais podem liberar substâncias endógenas ou mediadores químicos, como as prostaglandinas, os tromboxanos e os leucotrienos, oriundos da cascata do ácido araquidônico, dentre outros mediadores, durante um processo inflamatório.[57] As prostaglandinas incluem uma família de mediadores/sinalizadores químicos, as quais são produzidas dentro das células por interações enzimáticas das ciclooxigenases 1 e 2, ou comumente conhecidas como COX-1 e COX-2.[58] As prostaglandinas apresentam importantes funções nos seres humanos, podendo ser utilizadas para tratar úlceras gástricas, amenizar os efeitos do glaucoma, induzir partos, bem como podem promover inflamações, dores e febres.[57] Por exemplo, a COX-2 é essencial para combater infecções reduzindo o risco de doenças em tecidos lesionados. Por outro lado, quando o corpo humano, por algum distúrbio, produz altos níveis de COX-2, os resultados são inflamações e dores crônicas. As inibições de COX-1 e COX-2 podem ajudar no tratamento das desordens inflamatórias.[57] A seguir, alguns exemplos de lignanas e seus derivados com propriedades anti-inflamatórias,[1,57-62] com as respectivas espécies vegetais de origem: arctigenina (*Bardanae fructus* Goboshi); savinina, helioxantina, taivanina C, calocedrina e *cis*-dibenzilbutirolactona (*Pterocarpus santalinus* Linn. f. (Rath handun))*;* sauchinona, saucerneol B, manassantina A, saucerneol D e (–)-saucerneol metil éter (*Saururus chinensis* (Lour.) Baill); lariciresinol, isolariciresinol, dimetilisolariciresinol e taxiresinol (*Taxus baccata* L.); (+)-diayangambina (*Piper fimbriulatum* C. D.C.); difilina acetilapiosideo (*Haplophyllum hispanicum* Spach)*;* magnolina e *epi*-Magnolina A (*Magnolia biondii* Pampanini); lirioresinol-B dimetil éter, magnona A e Magnona B (*Magnolia fargesii* Cheng); lariciresinol glicosídeo, pinoresinol e siringaresinol glicosídeo (*Coptis japonica* Salisb); filirina (*Phillyrea latifolia* (L.) P.Fourn.); cubebina (*Zanthoxylum naranjillo* Griseb.); metilcubebina (*Lychnophora ericoides*).

Propriedades antitumorais[63-69]

O câncer é uma doença mundial[66] e sua incidência pode estar relacionada com o aumento da expectativa de vida bem como a diferentes fatores, como biodisponibilidade genética, exposição à luz solar, sedentarismo, baixa qualidade na alimentação, consumo de derivados do tabaco, dentre outros.[68] A princípio, o tratamento do câncer é realizado por quimioterapia e/ou radioterapia, os quais causam efeitos colaterais indesejáveis, como, por exemplo, náusea, fraqueza, queda de cabelos, mucosite etc. Por isso, a busca por novos fármacos capazes de reduzirem ou substituírem esses tipos de tratamento, com redução dos efeitos indesejáveis, torna-se primordial na pesquisa científica. Nesse contexto, os produtos naturais se destacam, haja vista a gama de estruturas químicas que já foram ou poderão ser consideradas protótipos de novos fármacos para o tratamento de diferentes tumores. A seguir, alguns exemplos de lignanas e seus derivados com propriedades antitumorais, com as respectivas origens:[63-69] podofilotoxina, seus derivados etoposídeo e tenoposídeo (*Podophyllum peltatum* L.*, P. emodi* Wall. ex Royle*, P. hexandrum* Royle); desoxipodofilotoxina e *epi*-magnolina (*Hernandia nymphaeifolia* (Presl.) Kubitzki); 1,2,3,4-diidrodesoxipodofilotoxina e epiashantina (*Hernandia ovigera* L.) aviculina (*Mallotus furetianus* Müll. Arg.); elenosideo (*Justicia hyssopifolia* L,)*;* erlangerina A (*Commiphora erlangeriana* Sprague); tuberculatina (*Usticia procumbens* L.); agastinol (*Agastache rugosa* (Fisch & C. A. Mey) Kuntze); machilina A, (–)-sesamina, (+)-galbacina, macelignana, oleiferina, ácido *meso*-diiidroguaiarético, licarina A, nectandrina B e *eritro*-austrobailignana-6 (*Machilus thunbergii* Nees); arctiina (*Saussurea medusa* DC.); secoisolariciresinol diglicosídeo (*Linum usitatissimum* L.); secoisolariciresinol (*Sarcomelicope megistophylla* Hartley); enterodiol (encontrada em mamíferos); enterolactona (encontrada em mamíferos); taxiresinol e isotaxiresinol (*Taxus wallichiana* Zucc.); mataíresinol e 2-hidroxiarctigenina (*Carthamus tinctorius* Mohler, Roth, Schmidt & Boudreaux); arctigenina (*Saussurea medusa* Maxim); hidroximataíresinol (*Picea abies* Karst) e filigenol (*Lancea tibetica* Hook F. & Thomson).

Propriedades antimicrobianas[70-75] e antiparasitárias[76-80]

Constantemente, linhagens de micro-organismos se proliferam com maiores níveis de resistência aos antibióticos disponíveis no mercado, como a penicilina, a amoxicilina e seus análogos. Por isso, a busca para a descoberta de novos compostos com atividade antifúngica ou antibacteriana é mundialmente crescente. As plantas, os micro-organismos e alguns animais são capazes de produzir compostos antimicrobianos via metabolismo secundário. Nesse aspecto, várias lignanas e seus análogos apresentam atividade antimicrobiana.[72]

A doença de Chagas, a malária e a leishmaniose são exemplos de doenças causadas por protozoários, sendo doenças parasitárias de grande impacto em regiões tropicais.[76] Elas também são consideradas negligenciadas, uma vez que suas prevalências estão diretamente relacionadas com a falta de moradia adequada, a falta de saneamento básico, o não tratamento da água para o consumo e a precariedade nas assistências médica e hospitalar. Essas doenças raramente ocorrem em países desenvolvidos, o que reduz o interesse das grandes indústrias farmacêuticas no desenvolvimento de novos fármacos. A seguir, alguns exemplos de lignanas e seus derivados com propriedades antimicrobiana[70-75] e antiparasitária:[76-80] licarina A (*Machilus thunbergii* Sieb et Zucc); pinoresinol (*Coptis japonica* Salisb); magnolina (*Magnolia biondii* Pampanini); desoxipodofilotoxina (*Scutellaria baicalensis* Georg.); podofilotoxina (*Podophyllum peltatum* L., *P. emodi* Wall. ex Royle, *P. hexandrum* Royle); galgravina, nectandrina A e grandisina (*Nectandra megapotamica* (Spreng.) Mez); ditetraidroconidendrina (*Vitex rotundifolia* L.f.); justicidina B (*Phyllanthus piscatorum* Kunth); (–)-3-dimetilisolariciresinol e (–)-taxiresinol (*Taxus baccata* L.); (+)-1-hidroxi-2,6-bis-*epi*-pinoresinol (*Valeriana laxiflora* DC); (+)-7'-*O*-etillarboreal, (+)-paulownina e (+)-gmelinol e(+)-epieudesmina (*Gmelina arborea* Rosb.); sesamina (*Sesamum indicum* L); vitrofolal C e vitrofolal D (*Vitex rotundifolia* L.f.); cubebina (*Piper cubeba* L.); matairesinol (*Carthamus tinctorius*); iagambina (*Ocotea duckei* Vattimo); magnosalicina (*Aniba puchury-minor* Mart.) Mez.); machilusina (*Machilus japonica* Siebold & Zucc).

Propriedades antioxidantes[81-86]

A produção de radicais livres (espécies reativas de oxigênio) é importante para os seres humanos, uma vez que eles estão envolvidos na respiração celular na produção de energia e na defesa contra corpos estranhos, promovendo o *burst* oxidativo para combater, por exemplo, alguns tipos de bactérias e facilitando a fagocitose.[82] Há também algumas fontes exógenas que levam ao aumento da produção de radicais livres, como fumaça de cigarros, álcool, poluentes industriais e de veículos, luz ultravioleta, pesticidas e alguns solventes, dentre outros. O organismo humano tem mecanismos enzimáticos para neutralizar o excesso de radicais livres por meio das enzimas glutationa, catalase e superóxido dismutase, bem como pela utilização das vitaminas C e E. Dependendo do grau de estresse oxidativo do organismo, os mecanismos endógenos são insuficientes, podendo causar danos irreversíveis à membrana plasmática e às células, além de interferir no conteúdo celular, bem como oxidar ácidos graxos insaturados e depletar os níveis plasmáticos das vitaminas C e E. Portanto, a ingestão de compostos antioxidantes visa prevenir, controlar ou eliminar a oxidação excessiva, preservando as membranas celulares e o sistema autoimune.[82] O equilíbrio do sistema ajuda a prevenir doenças cardiovasculares, câncer e o mal de Alzheimer, dentre outras doenças. Várias lignanas presentes em vários alimentos apresentam propriedades antioxidantes,[81-86] a saber: sesamina (*Sesamum indicum* L.); ácido nordiidroguaiarético (*Larrea tridentata* (DC) Coville); nectandrina-B e *eritro*-austrobailignana-6 (*Myristica argentea* Warb); α-conidendrinaldeído, α-conidendrina, vitrofolal F, vitedoamina A, vitedoina e vitrofolal E (*Vitex negundo* L.); savinina (*Acanthopanax divaricatus* var. *albeofructus* ADA);

sauchinona (*Saururus chinensis* (Lour.) Baill); desoxipodofilotoxina (*Scutellaria baicalen* Sis); (–)-pinoresinol glicosídeo e stiraxlignolideo C (*Styrax japonica* L.); vanprukosideo (*Strychnos vanprukii* Craib.); justicidina B (*Justicia procumbens* L.).

Propriedades imunossupressoras[87-92]

A terapia imunossupressora é utilizada para prevenir a rejeição de órgãos transplantados e para o tratamento de doenças autoimunes, como a doença de Crohn.[87] A rejeição é a principal causa de morte em pacientes que passaram por algum tipo de transplante de órgãos. Nesses casos, o sucesso da farmacoterapia é altamente dependente de compostos capazes de interagir com o DNA visando suprir as respostas imunes de cada paciente em relação ao novo órgão transplantado. Obtendo-se êxito nessa farmacoterapia, prorroga-se a sobrevida dos pacientes nesse novo estado clínico,[87] bem como diminuem as crises da Doença de Crohn, melhorando a qualidade de vida dos pacientes. As cinco lignanas descritas a seguir são exemplos de compostos com propriedades imunossupressoras:[88-92] lirioresinol B (*Gnetum gnemon* L. e *Stellera chamaejasme* L.); eleuterosideo E1 (*Scorzonera hispanica* L.); (+)-pinoresinol (*Saussurea medusa* Maxim.); nemerosina (*Bupleurum scorzonerifolium* Willd) e sochaihulactona (*Bupleurum scorzonerifolium* Willd).

CONSIDERAÇÕES FINAIS

As lignanas, neolignanas e seus análogos são representados por meio de uma grande variedade de estruturas químicas, considerando-se as diferentes possibilidades de acoplamentos oxidativos entre as unidades fenilpropanoídicas C_6C_3. Em geral, as lignanas e neolignanas podem ser isoladas pela utilização de técnicas cromatográficas usuais e algumas podem ser purificadas por processos de cristalização. Esses compostos são analisados com relativa facilidade por cromatografia líquida de alta eficiência (CLAE), a qual pode estar acoplada com diferentes detectores, como UV/Vis, *UV/DAD, CAD, ELSD*. O equipamento de CLAE também pode estar conectado ao detector de espectrometria de massas (EM) com ionização por *eletrospray* e quadupolo convencional ou triplo quadupolo, o qual permite obter o perfil de fragmentação EM/EM dos íons $[M+H]^+$ ou $[M-H]^-$. A elucidação estrutural desses compostos é obtida sobretudo por ressonância magnética nuclear RMN 1D e 2D. Quando esses compostos apresentam características cristalinas, eles podem ser analisados por cristalografia de raios-X, visando à proposição das configurações relativas e absolutas. A pureza óptica deverá ser medida pela análise de $[\alpha]_D$. Para as lignanas e neolignanas resinosas, as análises *NOESY* e de dicroísmo circular contribuem para a proposição da estereoquímica dos carbonos quirais R/S.

A biogênese de lignanas e neolignanas é essencialmente preconizada pela via do ácido chiquímico com a formação de *L*-fenilalanina. A partir da desaminação enzimática desse aminoácido, forma-se o ácido cinâmico, que, por sua vez, dá origem ao um conjunto de derivados ácidos, que passam por uma sistemática de reações enzimáticas desenvolvendo suas respectivas formas radicalares. Entre esses radicais, há a formação de acoplamentos oxidativos, formando-se, assim, as lignanas e seus análogos.

As lignanas e seus análogos são de ampla ocorrência nos vegetais e podem apresentar interações ecológicas com insetos, plantas e animais, bem como com seres humanos, devido à presença de lignanas em vários alimentos. A existência de lignanas e neolignanas fitotóxicas é relevante, uma vez que tais substâncias podem prevenir ou evitar o crescimento de ervas daninhas, mantendo-se a cultura principal intacta. Há fungos capazes de produzir lignanas, os quais apresentam potencial de uso, pois o cultivo de fungos pode ser escalonado para a indústria, obtendo-se, assim, as lignanas de interesse em escalas piloto ou industrial.

As lignanas fitoestrogênicas, sobretudo aquelas presentes em alimentos consumidos rotineiramente, é um nicho, não somente no sentido de transferir o conhecimento visando o aumento da ingestão desses alimentos em benefício da saúde, mas também de definir a influência destes na área mercadológica. As lignanas podofilotoxina, grandisina, galgravina, cubebina podem atuar contra o vetor *T. cruzi*, causador da Doença de Chagas. Porém, inovar na área de formulações farmacêuticas é de suma importância para fazer com que essas lignanas passem pelo metabolismo humano, permaneçam no sangue e sejam assimiladas pelas células para eliminarem ativamente as formas circulantes e teciduais do *T. cruzi*.

Quanto às atividades biológicas descritas anteriormente, é importante ressaltar que elas foram realizadas com extratos brutos e frações obtidas das referidas fontes vegetais, bem como com lignanas e seus derivados com grau de pureza de pelo menos de 95%. Destaca-se que cada um desses componentes purificados e/ou sintetizados apresenta propriedades contra alvos específicos, considerando as atividades biológicas em questão. Portanto, há literatura disponível mostrando que esses análogos de lignanas podem atuar em receptores bem definidos promovendo, assim, a atividade biológica esperada. Além disso, há amplas discussões demonstrando com bastante clareza a estreita relação entre estrutura-atividade para a grande maioria dessas substâncias.

Portanto, apesar de haver cerca de 10 mil trabalhos publicados na literatura em relação às lignanas e neolignanas, ainda há muito a ser feito, não somente na descoberta de novos metabólitos, mas sobretudo na realização de novos ensaios biológicos com os compostos conhecidos, bem como na obtenção de novos derivados sintéticos.

Referências bibliográficas

1. Saleem M, Kim HJ, Ali MS, Lee SY. An update on bioactive plant lignans. Natural Product Reports 2005; 22:696-716.
2. Moss GP. Nomenclature of lignans and neolignans (IUPAC Recommendations 2000). Pure and Applied Chemistry 2000; 72:1493-523.
3. Umezawa T. Diversity in lignan biosynthesis. Phytochemistry Reviews 2003; 2:371-90.
4. Pan JY, Chen SL, Yang MH, Wu J, Sinkkonen J, Zou K. An update on lignans: natural products and synthesis. Natural Product Reports 2009; 26:1251-92.
5. Whiting DA. Lignans, neolignans and related compounds. Natural Product Reports 1990; 7:349-64.
6. Umezawa T. Biosynthesis of lignans, lignins and norlignans. Japan Society for Bioscience, Biochemistry, and Agrochemistry – Kagaku to Seibutsu 2005; 43:461-7.
7. Xu R, Ye Y, Zhao W. Introduction to natural products chemistry. 1 ed. Science Press – Beijing/Taylor and Francis Group – USA 2010; 226-38.
8. Willfor M, Smeds AI, Holmbom BR. Chromatographic analysis of lignans. Journal of Chromatography A 2006; 1112:64-77.
9. Wang X, Li FW, Sun QL, Yuan JP, Jiang T, Zheng CC. Application of preparative high-speed counter-current chromatography for separation and purification of arctiin from fructus artii. Journal of Chromatography A 2005; 1063:247-51.
10. Sutherland IA, Fisher D. Role of counter-current chromatography in the modernization of Chinese herbal medicines. Journal of Chromatography A 2009; 1216:740-53.
11. Sterbova H, Sevcikova P, Kvasnickova L, Glatz Z, Slanina J. Determination of lignans in *Schisandra chinensis* using micellar eletrokinetic capillary chromatography. Electrophoresis 2002; 23:253-8.
12. Tian K, Qi S, Cheng Y, Chen X, Hu Z. Separation and determination of lignans from seeds of Schisandra species by micellar elctrokinetic capillary chromatography using ionic liquid as modifier. Journal of Chromatography A 2005; 1078:181-7.
13. Petersen M, Hans J, Matern U. Biosynthesis of phenylpropanoids and related compounds. Annual Plant Reviews 2010; 40:182-257.
14. Dewick PM. Medicinal Natural Products: a biosynthetic approach. 3 ed. West Sussex, UK, John Wiley and Sons 2009; 137-50.
15. Suzuki S, Umezawa T. Biosynthesis of lignans and norlignans. Journal Wood Science 2007; 53:273-84.

16. Halls SC, Davin LB, Kramer DM, Lewis NG. Kinetic study of coniferyl alcohol radical binding to the (+)-pinoresinol forming dirigent protein. Biochemistry 2004; 43:2587-95.

17. Weng JK, Chapple C. The origin and evolution of lignin biosynthesis. New Phytologist 2010; 187:273-85.

18. Ríos JL, Giner RM, Prieto JM. New fidings on the bioactivity of lignans. Studies in Natural Products Chemistry 2002; 26:183-205.

19. Vassão DG, Kim KW, Davin LB, Lewis NG. Lignans (Neolignans) and allyl/propenyl phenols: biogenesis, structural biology and biological/human. Comprehensive Natural Products 2010; 1:815-928.

20. Umezawa T. Phylogenetic distribution of lignan producing plants. Wood Research 2003; 90:27-110.

21. Touré A, Xueming X. Flaxseed lignans: source, biosynthesis, metabolism, antioxidant activity, bio-active components and helth benefits. Comprehensive Reviews in Food Science and Food Safety 2010; 9:261-9.

22. Bastos JK, Nannayakkara DNP, McChesney JD. Quantitative determination of podophyllotoxin and related compounds in *Podophyllum* species by reverse phase high performance liquid chromatography. Phytochemical Analysis 1995; 6:101-5.

23. Bastos JK, Gottlieb OR, Sarti SJ, Santos-Filho D. Isolation of lignans and sesquiterpenoids from leaves of *Zanthoxylum naranjilo*. Natural Product Letters (Cessou em 2002. Continua ISSN 1478-6419 Natural Product Research) 1996; 9:65-70.

24. Bastos JK, Albuquerque S, Silva MLA. Evaluation of the trypanocidal activity of lignans isolated from the leaves of *Zanthoxylum naranjillo*. Planta Medica 1999; 65:541-4.

25. Da Silva-Filho AA, Albuquerque S, Silva MLA, Eberlin MN, Tomazela DM, Bastos JK. Tetrahydrofuran lignans from *Nectandra megapotamica* with trypanocidal activity. Journal of Natural Products 2004; 67:42-5.

26. Chagas C. Nova tripanosomiase humana. Memórias do Instituto Oswaldo Cruz 1909; 1:159-218.

27. Garcia ES, Azambuja P. Lignoids in insects: chemical probes for the study of ecdysis, excretion and Trypanosoma cruzi – triatomine interactions. Toxicon 2004; 44:431-40.

28. Cabral MMO, Azambuja P, Gottlieb OR, Garcia ES. Effects of some lignans and neolignans on the development and excretion of *Rhodnius prolixus*. Fitoterapia 2000; 71:1-9.

29. Cabral MMO, Kollien AH, Kleffman T, Azambuja P, Gottlieb OR, Garcia ES et al. *Rhodnius prolixus*: effects of the neolignan burchellin on in vivo and in vitro diuresis. Parasitology Research 2000; 86:710-6.

30. Cabral MMO, Azambuja P, Gottlieb OR, Kleffman AH, Garcia ES, Schaub GA. Burchellin: effects on *Triatoma infestans* and on *Trypanosoma cruzi* within this vector. Parasitology Research 2001; 87:730-5.

31. Prui SC, Nazir A, Chawla R, Arora R, Hasan SR, Amna T et al. The endophytic fungus *Trametes hirsuta* as a novel alternative source of podophyllotoxin and related aryl tetralin lignans. Journal of Biotechnology 2006; 122:494-510.

32. Vogt V, Cifuente D, Tonn C, Sabini L, Rosas S. Antifungal activity *in vitro* and *in vivo* of extracts and lignans isolated from Larrea divaricata Cav. against phytopathogenic fungus. Industrial Crops and Products 2013; 42:583-6.

33. Ganesh D, Petitot AS, Silva MC, Alary R, Leouls AC, Fernandez D. Monitoring of the early molecular resistance responses of coffee (*Coffea arabica* L.) to the rust fungus (*Hemileia vastatrix*) using real-time quantitative RT-PCR. Plant Science 2006; 170:1045-51.

34. Rodrigues CJJ, Medeiros EF, Lewis BG. Relationship between a phytoalexin-like response in coffee leaves (*Coffea arabica* L.) and compatibility with Hemileia vastatrix Berk. & Br. Physiological Plant Pathology 1975; 6:35-41.

35. Frías I, Trujillo JM, Romero J, Hernandez J, Pérez JA. Lignan models as inhibitors of *Phanerochaete chrysosporium* lignin peroxidase. Biochimie 1995; 77:707-12.

36. Dakshini I, Foy KMM. Principles and practices in plant ecology: Allelochemical interactions. Eds. CRS Press: Washington, DC 1999; 33:531-50.

37. Ward RS. Lignans, neolignans and related compounds. Natural Product Reports 1999; 16:75-96.

38. Rimando AM, Dayan FE, Mikell JR, Moraes RM. Phytotoxic lignans of *Leucophyllum frutescens*. Natural Toxins 1999; 7:39-43.

39. Oliva A, Moraes RM, Watson SB, Duke SO, Dayan FE. Aryltetralin lignans inhibit plant growth by affecting the formation of mitotic microtubular organizing centers. Pesticide Biochemistry Physiology 2002; 72:45-54.

40. Flamini G. Natural herbicides as a safer and more environmentally friendly approach to weed control: A Review of the Literature Since 2000. Studies in Natural Products Chemistry 2012; 38:353-96.

41. Macías FA, Lópes A, Varela RM, Torres A, Molinillo JMG. Bioactive Lignans from a Cultivar of *Helianthus annuus* Journal of agricultrual Food and Chemistry 2004; 52:6443-7.

42. Macías FA, Catellano D. Molinillo JMG. In the search for a standard bioassay for allelopathic studies of phytotoxicity. Selection of standard target species (STS). Journal of agricultrual Food and Chemistry 2000; 48:2512-21.

43. Chin YW, Chai HB, Keller WJ, Kinghorn AD. Lignans and other constituents of the fruits of *Euterpe oleracea* (Açaí) with antioxidant and cytoprotective activities. Journal of Agricultural Food and Chemistry 2008; 56:7759-64.

44. Fischer UA, Jaksch AV, Carle R, Kammerer DR. Determination of lignans in edible and nonedible parts of pomegranate (*Punica granatum* L.) and products derived therefrom, particularly focusing on the quantitation of isolariciresinol using HPLC-DAD-ESI/MS^n. Journal of Agricultural Food and Chemistry 2012; 60:283-92.

45. Liggins J, Grimwood R, Bingham S. Extraction and quantification of lignan phytoestrogens in food and human samples. Analytical Biochemistry 2000; 287:102-9.

46. Yang B, Linko AM, Adlercreutz H, Kallio Heikki. Secoisolariciresinol and matairesinol of sea buckthorn (*Hippophae rhamnoides* L.) berries of different subspecies and harvesting times. Journal of Agricultural Food and Chemistry 2006; 54:8065-70.

47. Peñalvo JL, Haajanen KM, Botting N, Aldercreutz H. Quantification of lignans in food using isotope dilution gas chromatography/mass spectrometry. Journal of Agricultural Food and Chemistry 2005; 53:9342-7.

48. Lansky E. *Punica granatum* (pomegranate) and its potential for prevention of inflammation and cancer. Journal of Ethnopharmacology 2007; 109:177-206.

49. Smith N. Production and utilization of sesame seeds in US. Sesame News Letter 2000; 14:14-5.

50. Oil World Annual 2002/ISTA. Mielke GmbH. Germany.

51. Namiki M. Nutraceutical Functions of Sesame: A Review. Critical Reviews in Food Science and Nutrition 2007; 47:651-73.

52. Osawa T, Nagata M, Namiki M, Fukuda Y. Sesamolinol, a novel antioxidant isolated from sesame seeds. Agricultural and Biological Chemistry 1985; 49:3351-2.

53. Nagendra PMN, Sanjay KR, Deepika SP, Neha V, Ruchika K, Nanjunda SS. A review on nutritional and nutraceutical properties of sesame. Journal of Nutrition Food Science 2012; 2:1-6.

54. Morris JB. Food, industrial, nutraceutical, and pharmaceutical uses of sesame genetic resources. Trends in new crops and new uses 2002; 1:153-6.

55. Ashakumary L, Rouyer I, Takahashi Y, Ide T, Fukuda N. Sesamin, a sesame lignan, is a potent inducer of hepatic fatty acid oxidation in the rat. Metabolism 1999; 48:1303-13.

56. Nakabayashi A, Kitagawa Y, Suwa Y, Akimoto K, Asami S. Alpha-tocopherol enhances the hypocholesterolemic action of sesamin in rats. International Journal of Vitamin and Nutrition Research 1995; 65:162-8.

57. Su BN, Jones WP, Cuendet M, Kardono LBS, Ismail R, Riswan S et al. Constituents of the stems of *Macrococculus pomiferus* and their inhibitory activities against cyclooxygenases-1 and -2. Phytochemistry 2004; 65:2861-6.

58. Ban HS, Lee S, Kim YP, Yamaki K, Shin KH, Ohuchi K. Inhibition of prostaglandin E(2) production by taiwanin C isolated from the root of *Acanthopanax chiisanensis* and the mechanism of action. Biochemical Pharmacology 2002; 64:1345-54.

59. Hwang BY, Lee JH, Nam JB, Hong YS, Lee JJ. Lignans from *Saururus chinensis* inhibiting the transcription factor NF-κb. Phytochemistry 2003; 64:765-71.

60. Kupeli E, Erdemoglu N, Yesilada E, Sener B. Anti-inflammatory and antinociceptive activity of taxoids and lignans from the heartwood of *Taxus baccata* L. Journal of Ethnopharmacology 2003; 89:265-70.

61. Cho JY, Kim AR, Park MH. Lignans from the rhizomes of *Coptis japonica* differentially act as anti-inflammatory principles. Planta Medica 2001; 67:312-6.

62. Ahn KS, Jung KY, Kim JH, Sei RO, Lee HK. Inhibitory activity of lignan components from the flower buds of *Magnoliae fargesii* on the expression of cell adhesion molecules. Biological and Pharmaceutical Bulletin 2001; 24:1085-7.

63. Habtemariam S. Cytotoxic and cytostatic activity of erlangerins from *Commiphora erlangeriana*. Toxicon 2003; 41:723-7.

64. Day SH, Lin YC, Tsai ML, Tsao LT, Ko HH, Chung MI et al. Potent cytotoxic lignans from *Justicia procumbens* and their effects on nitric oxide and tumor necrosis factor-alpha production in mouse macrophages. Journal of Natural Products 2002; 65:379-81.

65. Lee JS, Kim J, Yu Y, Kim YC. Inhibition of phospholipase C gamma1 and cancer cell proliferation by lignans and flavans from *Machilus thunbergii*. Achives of Pharmacal Research 2004; 27:1043-7.

66. Chattopadhyay S, Kumar TRS, Maulik PR, Srivastava S, Garg A, Sharon A et al. Absolute configuration and anticancer activity of taxiresinol and related lignans of *Taxus wallichiana*. Bioorganic and Medicinal Chemistry 2003; 17:4945-8.

67. Ito C, Itoigawa M, Ogata M, Mou XY, Tokuda H, Nishino H et al. Lignans as anti-tumor-promoter from the seeds of Hernandia ovigera. Planta Medica 2001; 67:166-8.

68. Kharwar RN, Mishra A, Gond SK, Stierle A, Stierle D. Anticancer compounds derived from fungal endophytes: their importance and future challenges. Natural Product Reports 2011; 28:1208-28.

69. Takasaki M, Konoshima T, Komatsu K, Tokuda H, Nishino H. Anti-tumor-promoting activity of lignans from the aerial part of *Saussurea medusa*. Cancer Letters 2000; 158:53-9.

70. Gu JQ, Wang Y, Franzblau SG, Montenegro G, Yang D, Timmermann BN. Antitubercular constituents of *Valeriana laxiflora*. Planta Medica 2004; 70:509-14.

71. Erdemoglu N, Sener B, Choudhary MI. Bioactivity of Lignans from *Taxus baccata*. Zeitschrift für Naturforschung C 2004; 59:494-8.

72. Yoder SC, Lancaster SM, Hullar MAJ, Lampe JW. Gut microbial metabolism of plant lignans: influence on human health. Diet-Microbe Interactions in the Gut 2015; 1:103-17.

73. Kawamura F, Ohara S, Nishi A. Antifungal activity of constituents from the heartwood of *Gmelina arborea*: Part 1. Sensitive antifungal assay against Basidiomycetes. Holzforschung 2004; 58:189-92.

74. Gertsch J, Tobler RT, Brun R, Sticher O, Heilmann J. Antifungal, antiprotozoal, cytotoxic and piscicidal properties of Justicidin B and a new arylnaphthalide lignan from *Phyllanthus piscatorum*. Planta Medica 2003; 69:420-4.

75. Kawzoe K, Yutani A, Tamemoto K, Yuasa S, Shibata H, Higuti T et al. Phenylnaphthalene compounds from the subterranean part of *Vitex rotundifolia* and their antibacterial activity against methicillin-resistant *Staphylococcus aureus*. Journal of Natural Products 2001; 64:588-91.

76. Izumi E, Ueda-Nakamura T, Filho BPD, Veiga-Junior VF, Nakamura CV. Natural products and Chagas' disease: a review of plant compounds studied for activity against *Trypanosoma cruzi*. Natural Product Reports 2011; 28:809-23.

77. Amoa OP, Ntie-Kang F, Lifongo LL, Ndom JC, Sippl W, Mbaze LM. The potential of anti-malarial compounds derived from African medicinal plants, part I: a pharmacological evaluation of alkaloids and terpenoids. Malaria Journal 2013; 12:449-501.

78. Hussain H, Al-Harrasi A, Al-Rawahi A, Green RI, Gibbons S. Fruitful decade for antileishmanial compounds from 2002 to late 2011. Chemical Reviews 2014; 114:10369-428.

79. Ogungbe IV, Erwin WR, Setzer WN. Antileishmanial phytochemical phenolics: molecular docking to potential protein targets. Journal of Molecular Graphics and Modelling 2014; 48:105-17.

80. Néris PL, Caldas JP, Rodrigues YK, Amorim FM, Leite JA, Rodrigues-Mascarenhas S et al. Neolignan Licarin A presents effect against *Leishmania* (Leishmania) major associated with immunomodulation in vitro. Experimental Parasitology 2013; 135:307-13.

81. Lee WS, Baek YI, Kim JR, Cho KH, Sok ED, Jeong TS. Antioxidant activities of a new lignan and a neolignan from *Saururus chinensis*. Bioorganic and Medicinal Chemistry Letters 2004; 14:5623-8.

82. Moritani T. The antioxidant and free radical scavenging effects of sesamin. In: Novel Compounds from Natural Products in the New Millennium. Tan BKH, Bay BH, Zhu YZ (ed.). World Scientific Publishing Co. Pte. Ltd., Singapore, 2004; 196-204.

83. Min BS, Na MK, Oh SR, Ahn KS, Jeong GS, Li G et al. New furofuran and butyrolactone lignans with antioxidant activity from the stem bark of *Styrax japonica*. Journal of Natural Products 2004; 67:1980-4.

84. Ono M, Nishida Y, Masuoka C, Li JC, Okawa M, Ikeda T et al. Lignan derivatives and a norditerpene from the seeds of *Vitex negundo*. Journal of Natural Products 2004; 67:2073-5.

85. Thongphasuk P, Suttisri R, Bavovada R, Verpoorte R. Antioxidant lignan glucosides from *Strychnos vanprukii*. Fitoterapia 2004; 75:623-8.

86. Willför SM, Ahotupa MO, Hemming JE, Reunanen MHT, Eklund PC, Sjöholm RE et al. Antioxidant activity of knotwood extractives and phenolic compounds of selected tree species. Journal of Agricultural Food and Chemistry 2003; 51:7600-6.

87. Hirano T. Cellular pharmacodynamics of immunosuppressive drugs for individualized medicine. International Immunopharmacology 2007; 7:3-22.

88. Khobrakova VB, Nikolaev SM, Tolstikhina VV, Semenov AA. Immunomodulating properties of lignan glucoside from cultivated cells of *Scorzonera hispanica*. Pharmaceutical Chemistry Journal 2003; 37:345-6.

89. Chang WL, Chiu LW, Lai JH, Lin HC. Immunosuppressive flavones and lignans from *Bupleurum scorzonerifolium*. Phytochemistry 2003; 64:1375-9.

90. Duan H, Takaishi Y, Momota H, Ohmoto Y, Ta T. Immunosuppressive constituents from *Saussurea medusa*. Phytochemistry 2002; 59:85-90.

91. Qin XL, Chen X, Zhong GP, Fran XM, Wang Y, Xue XP et al. Effect of Tacrolimus on the pharmacokinetics of bioactive lignans of Wuzhi tablet (*Schisandra sphenanthera* extract) and the potential roles of CYP3A and P-gp. Phytomedicine 2014; 21:766-772.

92. Ma J, Dey M, Yang H, Poulev A, Pouleva R, Dorn R et al. Anti-inflammatory and immunosuppressive compounds from *Tripterygium wilfordii*. Phytochemistry 2007; 68:1172-8.

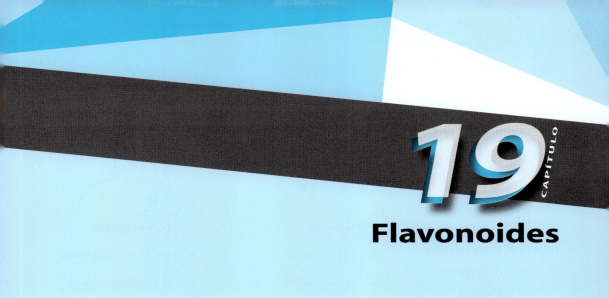

Flavonoides

Clélia Akiko Hiruma-Lima
Clenilson Martins Rodrigues
Lourdes Campaner dos Santos
Viviane Cândida da Silva
Wagner Vilegas

INTRODUÇÃO

Os flavonoides representam uma classe bastante diversa de metabólitos secundários polifenólicos que ocorrem em flores, frutos, tecidos verdes e raízes. Embora não sejam essenciais para o crescimento das plantas, esses polifenóis apresentam funções importantes para o seu desenvolvimento. Como exemplo, nas partes aéreas de plantas atuam como coadjuvantes em pigmentos que sinalizam interações entre plantas e insetos.[1] Em raízes, são fundamentais para as interações ambientais como a adaptação das plantas aos nichos ecológicos.[2]

Os flavonoides são moléculas geralmente tricíclicas com quinze átomos de carbono e dois anéis benzênicos (A e B), formando um sistema C_6-C_3-C_6. O esqueleto pode estar adornado com grupos hidroxila, metoxila, prenila e/ou glucosilações.[3] Diferenças no estado de oxidação e dos tipos de substituição permitem organizar os flavonoides em subgrupos: chalconas, flavanonas (di-hidroflavonas), di-hidroflavonóis, flavonas, flavonóis, flavan-3,4-dióis, flavan-3-óis (catequinas), antocianidinas, auronas e isoflavonoides (Figura 19.1).

Os flavonoides representam o terceiro maior grupo de produtos naturais (cerca de 10.000 substâncias), ao lado dos alcaloides (12.000) e dos terpenoides (30.000).[4] Acumulam-se, sobretudo, na forma de glucosídeos e se concentram nas células epidermais superiores de folhas e nas cascas das frutas.

Quantidades estimadas entre 50 e 800 mg de flavonoides são consumidas diariamente na dieta humana. Contudo, a absorção é baixa, a excreção é rápida[5] e podem sofrer transformações quando os alimentos são processados.[6] Em geral, seus efeitos são benéficos à saúde e eles são menos tóxicos do que outras classes de substâncias presentes em plantas, como os alcaloides.

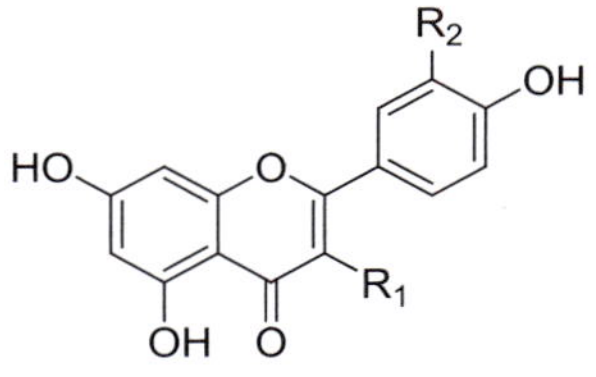

Flavona

R₁ = H, R₂ = OH, Luteolina

R₁ = R₂ = H, Apigenina

Flavonol

R₁ = R₂ = OH, Quercetina

R₁ = OH, R₂ = H, Kaempferol

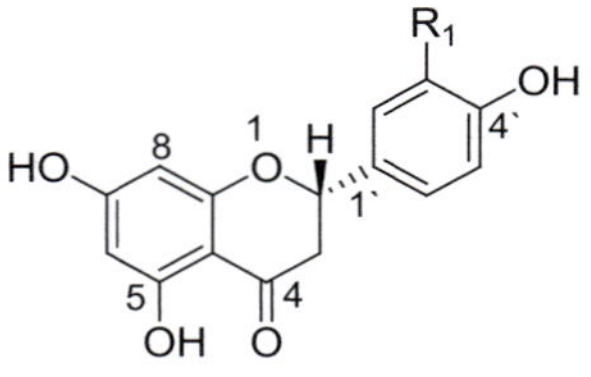

Flavanona

R₁ = OH, Eriodictiol

R₁ = H, Naringenina

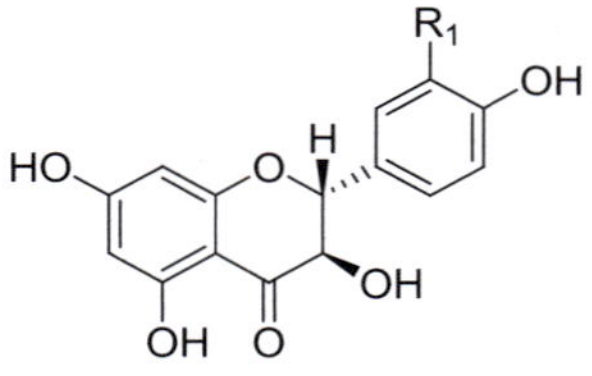

Di-hidroflavonol

R₁ = OH, Di-hidroquercetina

R₁ = H, Di-hidrokaempferol

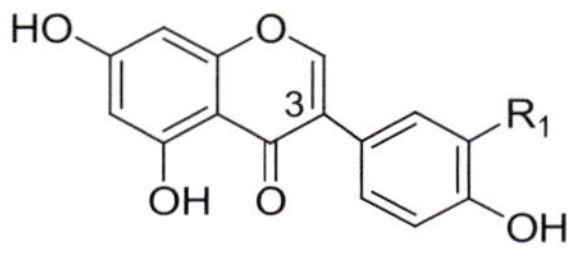

Isoflavona

R₁ = H, Daidzeina

R₁ = OH, Genisteina

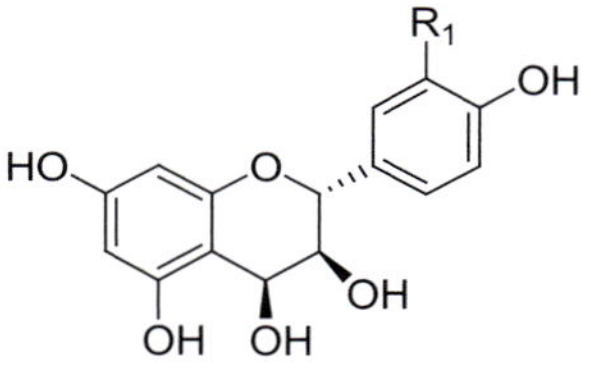

Flavan-3,4-diol

R₁ = H, Leucopelargodina

R₁ = OH, Leucocianidina

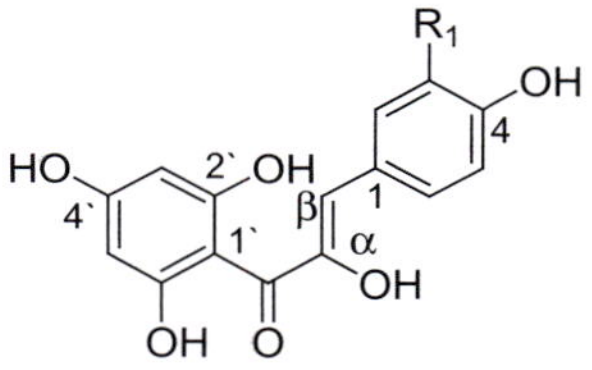

Chalcona

R₁ = OH, Penta-hidroxichalcona

R₁ = H, Tetra-hidroxichalcona

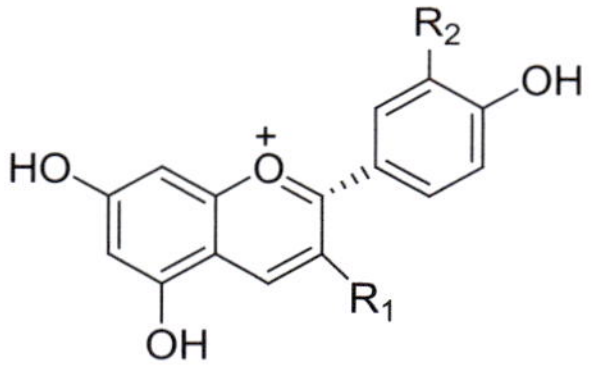

Antocianina

R₁ = R₂ = OH, Cianidina

R₁ = OH, R₂ = H, Pelargonidina

Antocianidina

R₁ = OGli, R₂ = OH, cianidina-3-O-glicopiranosídeo

R₁ = OGli, R₂ = H, Pelargonidina -3-O-glicopiranosídeo

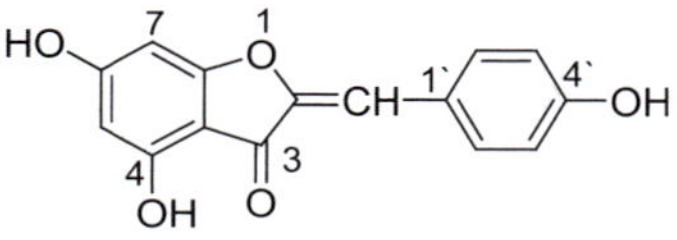

Aurona

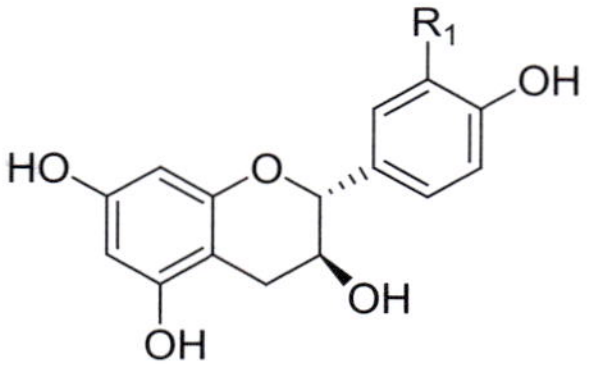

Flavan-3-ol

R1 = H, Afizelequina

R1 = OH, Catequina

Figura 19.1. Exemplos dos principais subgrupos de flavonoides.

A atividade antioxidante dos flavonoides é extensamente relatada na literatura e sua importância está em contribuir para proteger as células de danos provocados por radicais livres que podem levar a doenças graves, como câncer, mal de Alzheimer, doença de Parkinson e outras.[7] Está relacionada com algumas características estruturais, tais como posição das hidroxilas, presença ou ausência de ligações duplas e grau de glucosilação. Essa atividade pode ser entendida com bases químicas: a doação de um radical H· leva à formação de radicais extremamente estáveis graças à conjugação com o núcleo flavonoídico.[8]

O fato de a maioria dos flavonoides absorver luz UV entre 280 e 320 nm faz com que eles sejam importantes na proteção dos tecidos contra a radiação.[9] A luz do sol aumenta o acúmulo de flavonoides em uvas (*Vitis vinifera* L. – Vitaceae),[10] enquanto cultivares de soja (*Glycina max* L. – Fabaceae), que apresentam maiores teores de flavonóis, têm maior tolerância aos raios UVB. Essas constatações permitem induzir a biossíntese de flavonóis mediante a incidência de radiação UV.[11]

Os flavonoides podem atuar no crescimento das plantas, interferindo no transporte e no metabolismo das auxinas, no crescimento dos brotos e em suas ramificações, bem como na defesa das plantas contra micro-organismos.[9,12] Também podem atuar como pigmentos de flores, com funções atrativas e/ou de defesa contra insetos.[13] A intensidade e o tom da cor de muitos tecidos vegetais dependem dos padrões de hidroxilação e glucosilação de antocianinas.[14] Essas cores brilhantes estão diretamente envolvidas nas interações inseto-planta, como, por exemplo, na polinização, atraindo insetos.[13]

Os flavonóis possuem a posição C-3 do núcleo flavonoídico substituído por uma hidroxila e as flavonas não. Ambos têm alto valor para a quimiossistemática.[15] A quercetina, o kaempferol e a miricetina são os flavonóis mais amplamente distribuídos na natureza, e a apigenina e a luteolina são as flavonas mais comuns (Figura 19.1).[16]

As flavanonas (di-hidroflavonas, Figura 19.1) são intermediários biossintéticos da maioria das classes dos flavonoides. Apresentam um centro assimétrico: o anel C pode apresentar nas posições C-2 as configurações *S* ou *R*.[16] Flavanonas são comuns nos frutos de *Citrus*, como a hesperidina e a naringenina.

Os di-hidroxiflavonóis (3-hidroxiflavanonas) possuem dois centros de assimetria e, portanto, quatro estereoisômeros. Todas as quatro configurações foram encontradas em di-hidroflavonóis de ocorrência natural, sendo os de configuração 2*R*, 3*R* os mais comuns.[16]

Uma ou mais posições do núcleo flavonoídico podem ligar-se a açúcares, levando à formação de heterosídeos por meio de ligações C-O (*O*-glucosídeos) ou C-C (*C*-glucosídeos) (Figura 19.2). A glucosilação acontece para tornar o flavonoide menos reativo e mais solúvel em água, permitindo que sejam armazenados nos vacúolos das células. Nos *C*-glucosídeos, os açúcares estão normalmente ligados nas posições *C*-6 ou *C*-8, como, por exemplo, na orientina e na iso-orientina. As unidades sacarídicas mais comuns nos glucosídeos são as hexoses (glicose, galactose, alose), as pentoses (apiose, arabinose, rhamnose, xilose) e os ácidos glicurônico e galacturônico.

Os flavonoides podem também estar associados a unidades dissacarídicas, trissacarídicas ou polissacarídicas, como a rutina (quercetina que contém os açúcares rhamnose e glicose).

Os isoflavonoides são pouco distribuídos na natureza, presentes em plantas da família Fabaceae, sendo abundantes na soja (*Glycine max* Merr.) e em seus derivados.[17] As isoflavonas de maior ocorrência são a daidzeína e a genisteína. Essas substâncias têm efeito estrogênico por apresentarem semelhança estrutural com os hormônios estrogênicos (Figura 19.3).[18]

As catequinas (Figura 19.1) são muito importantes, pois ocorrem em vários alimentos consumidos diariamente e têm forte ação antioxidante.[7] Elas podem sofrer polimerização gerando

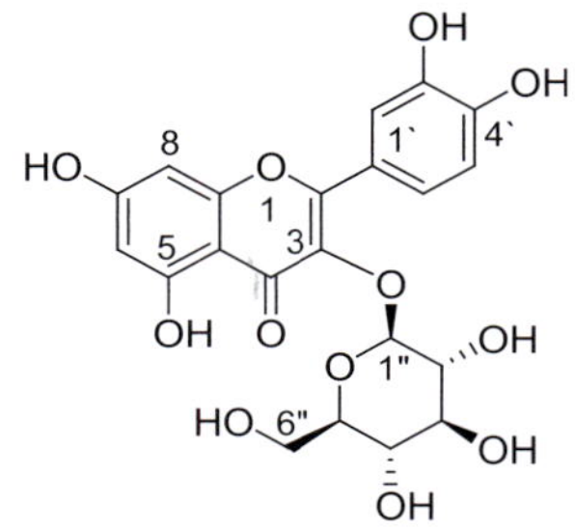

Figura 19.2. Exemplos de estruturas de flavonoides *O*-glucosilados e *C*-glucosilados.

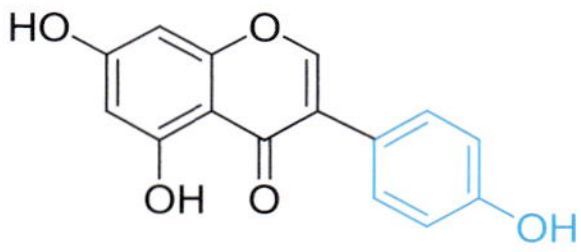

Quercetina-3-*O*-β-D-glicopiranosídeo

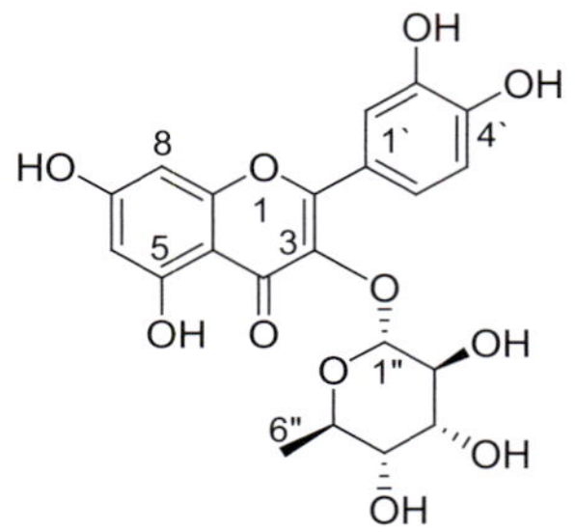

Quercetina-3-*O*-α-L-rhamnopiranosídeo

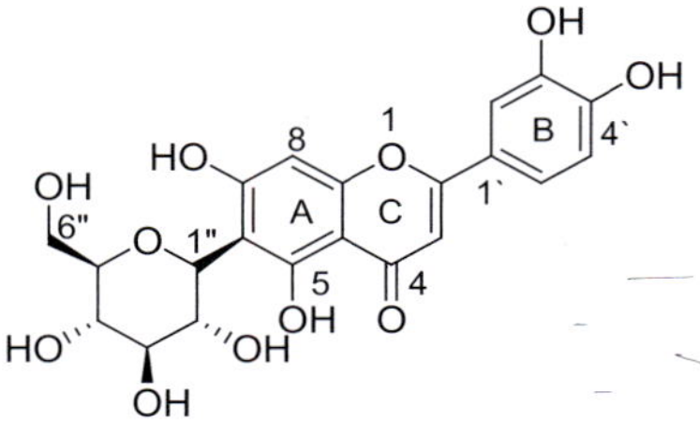

Luteolina-6-*C*-β-D-glicopiranosídeo
Isoorientina

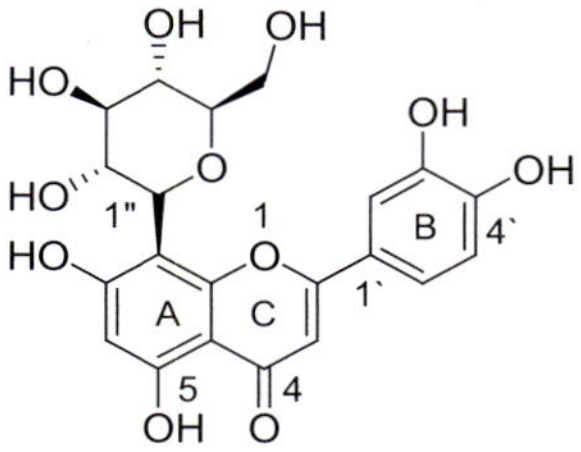

Luteolina-8-*C*-β-D-glicopiranosídeo
Orientina

Genisteína

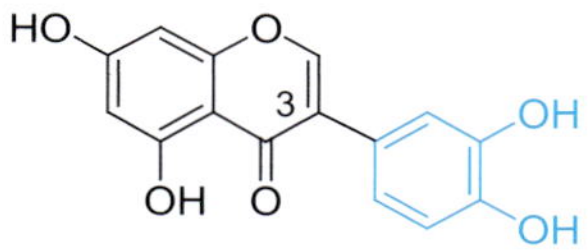

Daidzeína

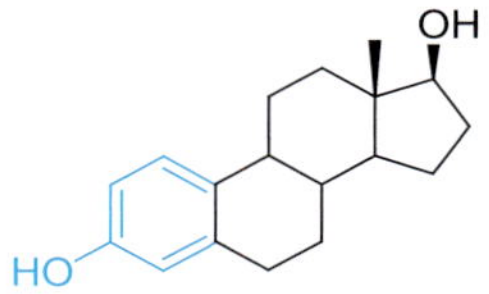

17-β-Estradiol

Figura 19.3. Principais isoflavonas da soja e estrutura do estradiol.

pro[anto]cianidinas (até quatro unidades monoméricas) ou taninos condensados (cinco ou mais unidades de catequinas). As interligações mais comuns entre os monômeros são nas posições (C-3/C-8) e (C-3/C-6) (Figura 19.4).[19] Os taninos condensados são moléculas grandes, fortemente polares e com alta capacidade antioxidante. Estão presentes no chá-preto, no vinho e em diversas plantas.

A função dos taninos condensados nas plantas ainda é controversa. Em alguns casos, eles estão relacionados com a defesa da planta contra o ataque de insetos e de micro-organismos.[20] Têm a propriedade de ligarem-se a proteínas, formando redes com o colágeno das células epiteliais. Essa ação torna a mucosa menos permeável e produz efeitos de adstringência, que protegem os tecidos contra o ataque de micro-organismos e substâncias tóxicas. Por isso, são bastante usados contra diarreia e distúrbios estomacais, como úlceras e gastrites.

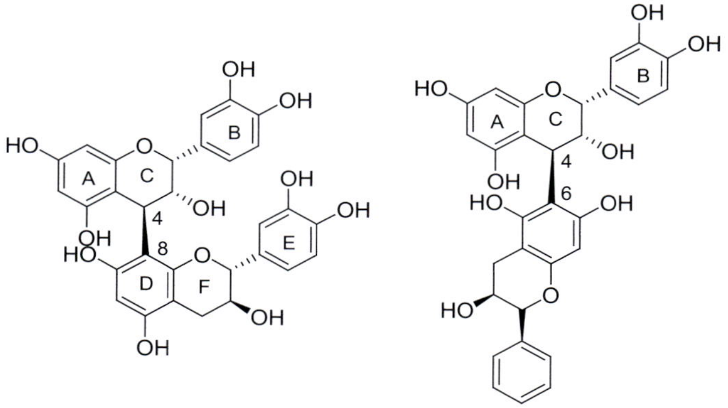

Figura 19.4. Estruturas de proantocianidinas.

As antocianidinas (*anthos* = flor + *kyanos* = azul) são moléculas solúveis em água, de colorações que vão do vermelho ao azul, de acordo com o pH. Quando glucosiladas (geralmente na posição 3), são denominadas antocianinas. Graças às cores brilhantes, atraem polinizadores que ajudam a dispersar as sementes das plantas. São capazes de absorver a luz ultravioleta visível, agindo como bloqueadoras e protetoras em situações de estresse luminoso. Estão presentes em muitas frutas (p. ex., açaí) e folhas coloridas, como nas plantas ornamentais. As antocianidinas mais comuns na natureza são a cianidina, a delfinidina, a maldidina, a pelargonidina e a peonidina (Tabela 19.1).

As chalconas são precursores de todos os flavonoides (Figura 19.5). Apresentam pigmentação amarela que passa para o vermelho em meio alcalino. São identificadas geralmente nas mesmas plantas e tem um importante papel em sistemas ecológicos em função das cores que produzem nos vegetais, auxiliando na polinização como atraentes de insetos e/ou pássaros.

Nas auronas (Figura 19.1) a presença de uma ligação dupla introduz a isomeria geométrica. A maior parte das auronas naturais se apresenta com a configuração Z-olefina.

Tabela 19.1. **Exemplos de antocianidinas**[16]

Antocianidina	Esqueleto básico	R_1	R_2	R_3	R_4	R_5	R_6	R_7
Aurantinidina	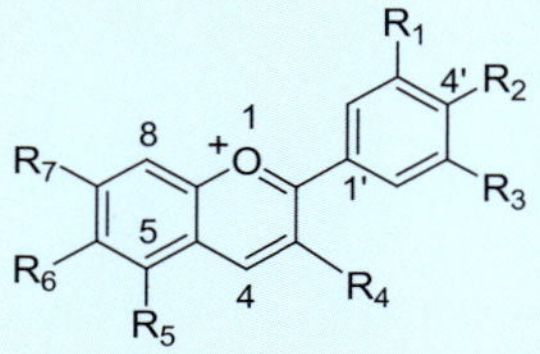	H	OH	H	OH	OH	OH	OH
Cianidina		OH	OH	H	OH	OH	H	OH
Delfinidina		OH	OH	OH	OH	OH	H	OH
Europidina		OCH_3	OH	OH	OH	OCH_3	H	OH
Luteolinidina		OH	OH	H	H	OH	H	OH
Malvina		H	OH	H	OH	OH	H	OH
Peonidina		OCH_3	OH	OCH_3	OH	OH	H	OH
Petunidina		OCH_3	OH	H	OH	OH	H	OH
Rosinidina		OH	OH	OCH_3	OH	OH	H	OH

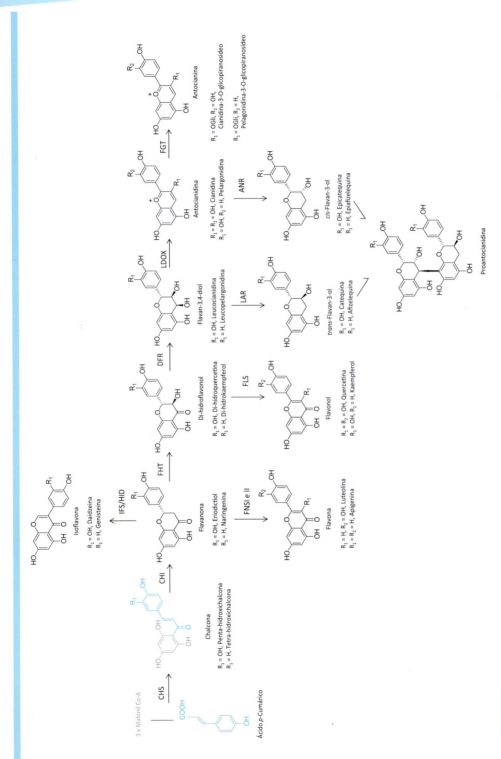

Figura 19.5. Esquema geral representativo da via biossintética dos flavonoides: chalcona sintase (CHS), chalcona isomerase (CHI), isoflavona sintase (IFS), flavona sintase (FNS), flavanona-3β-hidroxilase (FHT), flavonol sintase (FLS), di-hidroflavonol-4-redutase (DFR), leucoantocianidina dioxigenase (LDOX), leucoantocianidina redutase (LAR), antocianidina redutase (ANR), flavonoide glicosiltransferase (FGT) (Fonte: adaptada das referências 2 e 24).

BIOSSÍNTESE DOS FLAVONOIDES

Tecnologias avançadas possibilitaram a identificação não apenas das moléculas precursoras e seus produtos, mas também das enzimas que atuam nessas transformações.[21,22]

A estrutura basilar de uma flavanona (p. ex., naringenina, Figura 19.5) é proveniente da condensação entre a p-coumaroil-Coenzima A (que contribui com nove átomos de carbono formando os anéis B e C) com três moléculas de malonil-Coenzima A (que resultam nos seis carbonos do anel A), gerando uma chalcona. Essa reação é catalisada pela enzima chalcona sintase (CHS). Subsequentemente, ocorre uma ciclização intramolecular estereoespecífica (tipo adição de Michael) da chalcona para a (2S)-flavanona, catalisada pela enzima chalcona isomerase (CHI).[2]

A (2S)-flavanona é um precursor comum para vários tipos de flavonoides e pode sofrer três tipos de reações: migração do grupo aril, oxidação ou hidroxilação. A migração do grupo aril da posição 2 para a posição 3 e posterior hidroxilação da posição 2 leva às isoflavonas. Essa reação é catalisada pela isoflavona sintase (IFS).[21] A oxidação da (2S)-flavanona introduzindo uma ligação dupla entre as posições 2 e 3 gera as flavonas, reação catalisada pela enzima flavona sintase (FNS) (Figura 19.5).[23]

A hidroxilação da posição 3 da (2S)-flavanona gera os di-hidroflavonóis, e ocorre pela ação da enzima flavanona 3β-hidroxilase (FHT).[12] Estes, por sua vez, podem ser desidratados, produzindo os flavonóis pela ação da enzima flavonol sintase (FLS).[14] Os di-hidroflavonóis podem também sofrer a ação da enzima di-hidroflavonol-4-redutase (DFR), levando à formação das leucoantocianidinas. Estas podem gerar as antocianidinas (por meio da leucoantocianidina dioxigenase [LDOX]).[21] As catequinas podem ser formadas a partir das leucoantocianidinas (por meio da leucoantocianidina redutase [LAR]), ou a partir das antocianidinas (por meio da antocianidina redutase [ANR]). As antocianidinas podem sofrer glucosilação, gerando as antocianinas (pela ação da enzima flavonoide glucosiltransferase [FGT]), enquanto as catequinas podem polimerizar, formando as proantocianidinas.[14,21]

MÉTODOS DE SEPARAÇÃO, PURIFICAÇÃO E IDENTIFICAÇÃO

A importância biológica e farmacológica dos flavonoides vem delineando avanços em procedimentos, técnicas e instrumentação destinados a separação, purificação e determinação de suas estruturas.

Nos métodos de extração são utilizados solventes de diferentes polaridades. Extratos brutos são ressuspendidos em solução hidroalcoólica (metanol/água, 80:20, v/v) e em seguida particionados em hexano e, posteriormente, em acetato de etila. Na primeira extração são retirados pigmentos e graxas; na segunda, com acetato de etila, são recuperadas agliconas livres (isoflavonas, flavanonas, flavonóis) e flavonas metoxiladas, restando as agliconas poli-hidroxiladas e heterosídeos na fase hidroalcoólica.

Flavan-3-óis (catequinas, precursores de proantocianidinas) podem ser extraídos diretamente com água a partir do material vegetal seco. Entretanto, há relatos de que metanol é o melhor solvente para a extração de catequinas e acetona/água 70:30 (v/v) para as proantocianidinas.[26] Por sua vez, antocianinas são extraídas com metanol acidificado a frio (ácido acético a 7% ou ácido trifluoroacético a 3%).[16]

Embora métodos tradicionais voltados para investigação de flavonoides ainda estejam sendo efetivamente usados, novas tendências têm surgido e preconizam as seguintes características: (i) pequenos volumes ou ausência de solventes orgânicos; (ii) maior especificidade ou maior seletividade na extração; (iii) maior recuperação ou melhor reprodutibilidade; (iv) automação no processo de extração. Assim, métodos modernos têm sido extensivamente explorados: extração líquida pressurizada (ELP), extração assistida por micro-ondas (EAM), extração por fluido supercrítico (EFS), extração por fase sólida (EFS) e microextração por fase sólida (MEFS).[27,28]

As separações de flavonoides em escala preparativa são realizadas com as técnicas clássicas de cromatografia em coluna. Fases estacionárias como a resina Amberlite XAD–2[29] e do gel de Sephadex LH-20[30] são consideradas excelentes estratégias para se obterem frações ricas em flavonoides, sendo utilizadas nos passos iniciais de separação empregando colunas abertas e apresentando como vantagens a simplicidade e o baixo custo.

A resina Amberlite XAD-2 é constituída de poliestireno-divinilbenzeno, tem características hidrofóbicas e tem como princípio de separação a adsorção. Substâncias de baixa polaridade são retidas na superfície da resina, enquanto as polares permanecem na fase aquosa.

A resina Sephadex LH-20 é o suporte sólido mais amplamente utilizado na cromatografia de permeação em gel e possibilita a separação de todas as classes de substâncias naturais. Nos géis de Sephadex, o mecanismo de separação principal é a exclusão por tamanho. Contudo, e dependendo das características dos eluentes usados, mecanismos de adsorção e partição também podem ocorrer. Usando-se eluentes apropriados, é possível pré-concentrar determinadas classes de substâncias: eluição com o sistema metanol/água 80:20 (v/v) pré-concentra flavonoides e ácidos fenólicos, deixando retidos os taninos condensados, os quais podem ser posteriormente eluídos com acetona/água 50:50 (v/v).[31]

Para a separação de flavonoides polares, suportes cujo mecanismo de separação é a adsorção – como silica gel e poliamida – são evitados, pois pode ocorrer adsorção irreversível da amostra na fase estacionária. Para contornar esse problema, foram desenvolvidos métodos baseados em cromatografia de partição, como a cromatografia de contracorrente (CCC), baseada na partição entre dois líquidos imiscíveis. Não há adsorção da amostra e sua recuperação é total e o consumo de solventes é reduzido.[32]

Os flavonóis miricetina-3-*O*-rhamnopiranosídeo e quercetina-3-*O*-rhamnopiranosídeo foram separados de uma alíquota de extrato *n*-butanólico de *Davilla elliptica*,[33] utilizando cromatografia de contracorrente de alta velocidade (HSCCC), com o sistema eluente acetato de etila/*n*-propanol/água 140:8:80 (v/v/v) e em fluxo de 1,0 mL/min.

A separação de flavonoides também é realizada com técnicas de melhor resolução cromatográfica, como a cromatografia líquida de média pressão (CLMP) e de alta pressão (CLAE). Essas técnicas envolvem colunas preenchidas com adsorventes baseados em fase reversa (C18), em 95% dos casos.

Isoflavonoides prenilados (vogelina A, vogelina B, vogelina C e isowighteona – Figura 19.6) foram isolados de *Erytrhina vogelii* (Fabaceae)[34] como resultado de combinação entre as técnicas de permeação em gel (Sephadex LH-20) e de CLMP, utilizando-se coluna de fase reversa C18, sistema isocrático metanol/água 58:42 (v/v) e detecção no ultravioleta a 210 nm.

A CLAE é empregada para a purificação das substâncias previamente isoladas, por apresentar melhores resultados. Uma condição analítica otimizada possibilitou a separação de derivados de quercetina-*O*-glicopiranosídeo, diferenciados apenas pela localização do açúcar na aglicona (quercetina-3-*O*-glicopiranosídeo e quercetina-7-*O*-glicopiranosídeo) em couve (*Brassica oleraceae* – Brassicaceae),[35] além de outros 71 flavonoides glicosilados. A identificação desses flavonoides foi realizada por CLAE acoplada a detector do tipo DAD (detector de arranjos de diodos), além de acoplamento com a espectrometria de massas.

A aplicação da CLAE em escala analítica exige etapas de otimização da fase estacionária, do solvente e do gradiente de eluição.[36] Nas análises que empregam fase C18, os flavonoides glucosilados são eluídos antes das agliconas. Flavonas *C*-glucosiladas geralmente eluem

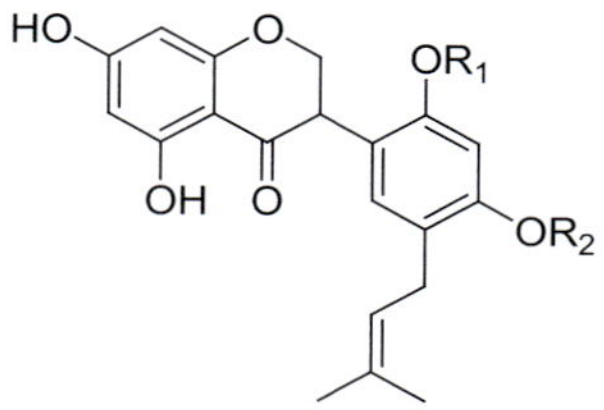

R₁ = CH₃, R₂ = H, Vogelina A
R₁ = H, R₂ = CH₃, Vogelina B

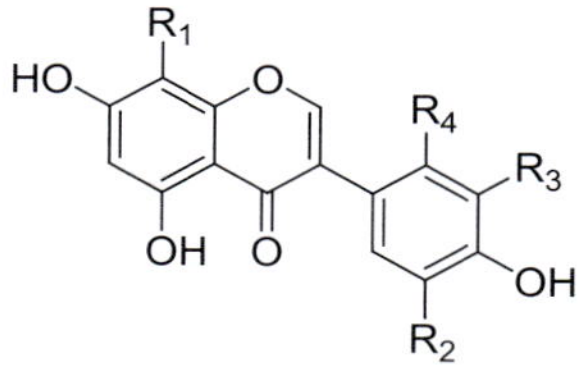

R₁ = R₂ = (prenyl group), R₃ = H, R₄ = OH, Vogelina C

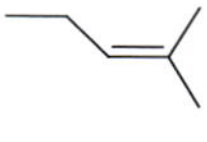

R₁ = R₂ = R₄ = H, R₃ = (prenyl group)
Isowighteona

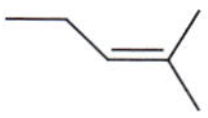

Figura 19.6. Flavonoides isolados de *Erytrhina vogelii*.[34]

com menor tempo de retenção do que as correspondentes *O*-glucosiladas. Flavanonas são eluídas antes que suas correspondentes flavonas graças à insaturação entre os carbonos das posições 2 e 3. Para análise de antocianinas é necessário o controle da temperatura e do pH da fase móvel, que deve ser mantido ácido (pH 1,0 a 4,0) para evitar que as substâncias se convertam à forma chalcona.[37] Rotineiramente, são empregadas misturas de acetonitrila/água, metanol/água ou ainda metanol-acetonitrila-água como fase móvel, acidificada ou não, por essas misturas serem compatíveis com o detector de ultravioleta.[38]

Os equipamentos de CLAE que possuem detectores do tipo DAD são os mais versáteis e úteis, pois, ao realizarem a varredura em uma ampla faixa de comprimentos de onda (ultravioleta-visível) simultaneamente, permitem associar diretamente o espectro no ultravioleta ao pico cromatográfico,[28] possibilitando que em uma corrida cromatográfica os espectros no ultravioleta possam ser extraídos e, ao mesmo tempo, seja identificada a subclasse do flavonoide. Assim, as diferenças estruturais entre as substâncias respondem pelos diferentes perfis espectrais discutidas ao longo do capítulo.

No caso de flavonoides e proantocianidinas com centros estereogênicos, uma das técnicas que pode ser utilizada para esse tipo de análise é a CLAE acoplada com o detector de dicroísmo circular (DC).

A possibilidade de ocorrência dos quatros tipos de estereoisômeros da estrutura mais simples da catequina [(+) catequina, (–) catequina, (–) epicatequina e (+) epicatequina – Figura 19.7] foi investigada em extratos e infusos de espécies do gênero *Byrsonima* (Malpighiaceae).[39] No trabalho, os autores descrevem o desenvolvimento de metodologia analítica usada na separação direta das quatro catequinas quirais de ocorrência natural, seguida da determinação da configuração absoluta por CLAE-DAD-DC. Foi usada coluna preenchida com fase estacionária quiral à base de polissacarídeo celulose (Chiralcel OD-H) e fase móvel *n*-hexano/etanol 75:25 (v/v) (modo isocrático), fluxo de 0,5 mL/min e monitoramento a 220 nm no detector DAD e 280 nm no detector DC. A importância da técnica está na possibilidade de se determinarem os enantiômeros da catequina e da epicatequina, pois estes apresentam atividades farmacológicas com significativas diferenças.[40] Além disso, a CLAE-DAD-DC possibilita determinar, em uma mesma corrida cromatográfica, a configuração absoluta de substâncias quirais em

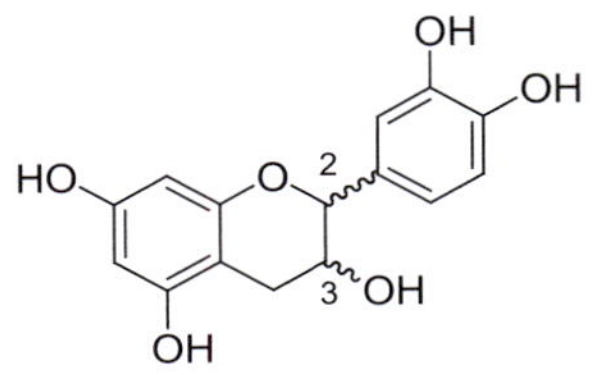

(+) Catequina   2R,3S
(−) Catequina   2S,3R
(−) Epicatequina 2R,3R
(+) Epicatequina 2S,3S

Figura 19.7. Catequina e seus estereoisômeros.

mistura, o que não pode ser feito pelo acoplamento com a ressonância magnética nuclear (RMN) ou com a espectrometria de massas.

A separação de taninos condensados por CLAE é mais complexa do que a separação de flavonoides. O perfil cromatográfico obtido para o infuso de *Hancornia speciosa* (Apocynaceae)[41] mostra que os metabólitos não são separados, mesmo com o uso de um sistema de gradiente de eluição acidificado: os picos apresentam encaudamento, ocorre ausência de linha de base e de picos sem resolução ao final do cromatograma. A análise dos espectros no ultravioleta revela bandas de absorção entre 205 e 215 e 270 e 285 nm característicos de oligômeros e polímeros de proantocianidinas ou taninos condensados.

Métodos de identificação

Uma etapa bastante simples e que pode fornecer informações relevantes são ensaios baseados em cromatografia em camada delgada analítica. Eles podem ser realizados com o extrato bruto ou com frações. Após revelação com reagentes específicos (p. ex, NP-PEG), é possível detectar a presença ou não de flavonoides e até mesmo o grau de glucosilação deles quando comparados com padrões. Em geral, são realizados utilizando-se silica gel como adsorvente e sistemas eluentes contendo ácidos, água, metanol e solventes menos polares, em diferentes proporções, de acordo com a polaridade da amostra.

Após evaporação do eluente, as placas cromatográficas são reveladas com reagentes específicos e analisadas de acordo com a coloração desenvolvida. Uma relação extensa de vários eluentes e reveladores pode ser encontrados nas obras de Wagner, Bladt & Zgainski[42] e Andersen & Markham.[16] Os reveladores mais utilizados e que indicam algumas diferenças estruturais são:

- Anisaldeído-ácido sulfúrico a 5%: manchas amarelas e laranjas são observadas para os flavonoides em geral, na região do visível; manchas marrons indicam taninos condensados e catequinas.
- NP-PEG (2-aminoetil-difenilborato–polietilenoglicol) a 1% em metanol: flavonas e flavonóis 3'-hidroxilados revelam manchas amarelo-esverdeadas, enquanto os 3',4'-dihidroxilados revelam manchas alaranjadas.

Reveladores menos específicos também são utilizados, como exposição a vapores de iodo e observação sob a luz ultravioleta em 254 nm (em que os flavonoides são vistos como manchas escuras sob um fundo verde fluorescente) e em 366 nm (com coloração de amarelo-escuro, verde ou azul fluorescente).

Os espectros no ultravioleta dos flavonoides são reconhecidos por apresentarem, em geral, duas bandas de absorção referentes aos dois sistemas aromáticos encontrados nas agliconas; a banda II, com máximos entre 240 e 290 nm (anel A, absorção do sistema benzoil,

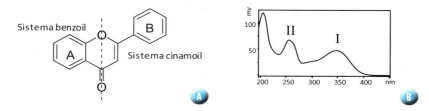

Figura 19.8. **(A)** Estrutura geral de um flavonoide (anéis A e B em destaque). **(B)** Espectro no ultravioleta característico de flavonoides.

Figura 19.8), e a banda I, com máximos entre 300 e 390 nm (anel B, associada ao sistema cinamoil, com maior extensão da conjugação eletrônica).[43]

A posição e as intensidades relativas dos máximos de absorção fornecem informações a respeito da natureza do flavonoide (subclasse) e do grau de oxigenação. Análises do espectro revelam intensidades relativas mais baixas na banda I em di-hidroflavonas, di-hidroflavonóis e isoflavonas, e a banda I em comprimentos de onda maiores nos espectros de chalconas, auronas e antocianinas. As isoflavonas (que possuem o anel B ligado à posição 3) absorvem em comprimentos de onda menores graças à menor conjugação do anel B com o restante da molécula. Esse fato também resulta na menor intensidade da banda I.

Muito antes do desenvolvimento das técnicas modernas de espectroscopia, as estruturas dos flavonoides podiam ser determinadas por meio de ensaios químicos baseados em espectroscopia no ultravioleta.[43] Sabe-se que variações nas faixas de absorção dependem do número de hidroxilas e do grau de substituição destas. Em flavonas e flavonóis, os grupos 3',4'-dióis são evidenciados pela presença de um segundo pico (ombro) na banda II, como pode ser observado no espectro no ultravioleta da luteolina (Figura 19.9).

Metilações ou adição de unidades de açúcares deslocam o máximo de absorção da banda II para comprimentos de ondas menores (deslocamento hipsocrômico); já a presença de ácidos fenólicos na estrutura pode ser detectada pela presença de banda adicional em 300 a 320 nm (Figura 19.10).

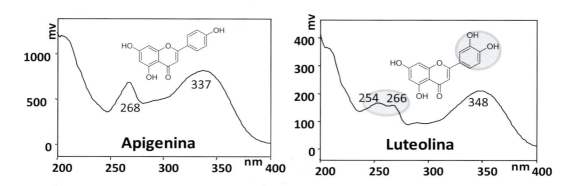

Figura 19.9. Espectros no ultravioleta de flavonóis e flavonas.[44]

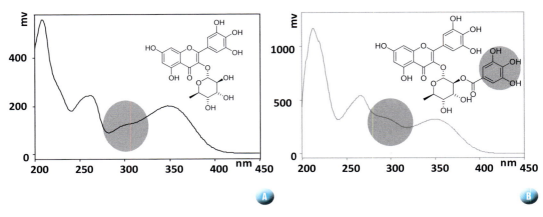

Figura 19.10. Espectros no ultravioleta: **(A)** miricetina-3-O-rhamnopiranosídeo; **(B)** miricetina-3-O-(2"-O-galoil)-rhamnopiranosídeo.[44]

O acoplamento da cromatografia líquida (CL) com detector de arranjo de diodos (DAD) e o espectrômetro de massas (EM) possibilita análises de rotina de flavonoides de modo mais sensível, preciso e específico. A CL-EM combina a capacidade de separação eficiente da cromatografia líquida com o poder de caracterização estrutural e a alta sensibilidade da espectrometria de massas. Quando comparada com o acoplamento cromatografia gasosa-espectrometria de massas, a CL-EM apresenta como principal vantagem o fato de ser capaz de determinar analitos polares sem a necessidade de derivatizações.

Além do acoplamento com CLAE, as análises por EM também podem ser realizadas usando-se o modo de inserção direta com a realização de múltiplas etapas de fragmentação. Nessas, a amostra é injetada diretamente na fonte de ionização por meio de uma seringa. O espectro gerado representa o íon precursor de cada substância da amostra, que pode ser posteriormente refragmentado (MS^n), fornecendo informações mais precisas sobre a estrutura do flavonoide.

Análises por inserção direta permitem obter informações relevantes, tais como: (i) estrutura da aglicona; (ii) tipo do açúcar (p. ex., hexose, pentose, deoxi-hexose) e presença de outros substituintes (p. ex., derivados de ácidos cinâmicos, de ácido gálico); (iii) a sequência e o tipo de conexões dos açúcares da parte glicosídica, incluindo a diferenciação entre C e O-glucosídeos; (iv) localização dos substituintes na aglicona.[26,45]

Um exemplo da aplicação da técnica é a análise da quercetina-3-O-rhamnopiranosídeo, de massa molecular 448. Quando analisado no modo negativo, esse flavonoide gera o íon de m/z 447 ([M – H]$^-$). Fragmentação de segunda ordem do íon precursor m/z 447 leva à formação do íon produto de m/z 301, referente à perda de uma hexose (447 – 301 = 162 Da, Figura 19.11). Isso permite postular a presença de uma aglicona (p. ex., quercetina) e seu substituinte (p. ex., glicose).

Estudo mais aprofundado sobre as formas de fragmentação, obtidas pela técnica MS/MS, pode auxiliar na determinação da natureza e da posição da ligação de açúcares em O e C-glucosídeos, evidenciada pelas características da clivagem da unidade glicosídica. Em flavonoides C-glucosilados, o açúcar está diretamente ligado ao núcleo do flavonoide por uma ligação C-C, dificilmente clivada. Em flavonoides O-glucosilados, a ligação O-C é mais suscetível à clivagem. Por isso, nos espectros de primeira ordem de flavonoides O-glucosilados,

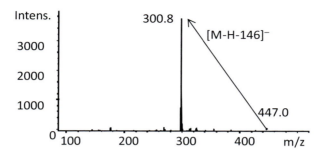

Figura 19.11. Fragmentação de segunda ordem representativa: quercetina-3-*O*-rhamnopiranosídeo, [M–H]⁻ de m/z 447.

o pico base geralmente é o da aglicona, ao passo que nos de *C*-glucosídeos o pico base geralmente corresponde ao íon precursor do heterosídeo.

Outras informações importantes podem ser obtidas usando-se a técnica MS/MS, como a distribuição dos substituintes entre os anéis A, B e C. Como exemplo, em catequinas metoxiladas, os íons produtos resultantes da fragmentação do tipo Retro Diels-Alder (RDA)[45] possibilitam a localização da metoxila. A clivagem RDA promove o rompimento do anel C, fragmentando a estrutura em duas partes, que contêm os anéis A e B intactos, com seus respectivos substituintes. No exemplo da Figura 19.12, quando a metoxila está no anel A (exemplo a), é observado o íon produto de *m/z* 151 e, quando a metoxila está no anel B (exemplo b), é detectado o íon produto de *m/z* 137.

A literatura apresenta vários estudos sobre a fragmentação e identificação por espectrometria de massas de flavonoides[45] e taninos condensados (proantocianidinas).[46] Comparações de perfil de fragmentação com substâncias análogas são relatados na literatura[47] ou em bancos de dados públicos *on-line*, como: PubChem <http://pubchem.ncbi.nlm.nih.gov/>, Kegg Ligand Database <http://www.genome.jp/kegg/ligand.html>, Metlin <http://metlin.scripps.edu/>, MassBank <http://www. massbank.jp/>.[48]

Mais recentemente, a técnica de ionização/dessorção de matriz assistida por *laser* acoplado ao detector por tempo-de-voo (MALDI-TOF-MS) tem sido empregada para caracterizar a massa molecular de taninos condensados[49] e de flavonoides.[50] MALDI é uma técnica de ionização branda em que há transferência de energia do *laser* para a matriz, que por sua vez a transfere para os analitos. Assim, ocorre a produção do íon precursor, normalmente por protonação ou com a formação de adutos de sódio e/ou potássio, não acontecendo fragmentação da molécula, e torna-se possível a caracterização de polímeros.[49]

A RMN é uma técnica extremamente útil para a determinação mais precisa da estrutura de flavonoides. Os avanços instrumentais permitem atribuir todos os sinais dos hidrogênios (¹H) e carbonos (¹³C) para a maioria dos flavonoides, mesmo isolados em poucos miligramas. As atribuições são fundamentadas no deslocamento químico (δ) e nas constantes de acoplamento (*J*) observadas nos espectros unidimensionais para ¹H e ¹³C, combinados com as correlações observadas nos experimentos bidimensionais homo e heteronuclear.

A informação obtida em um experimento-padrão de RMN de ¹H auxilia na identificação da aglicona, no tipo de substituintes, no número de unidades de açúcares e na configuração anomérica do açúcar.

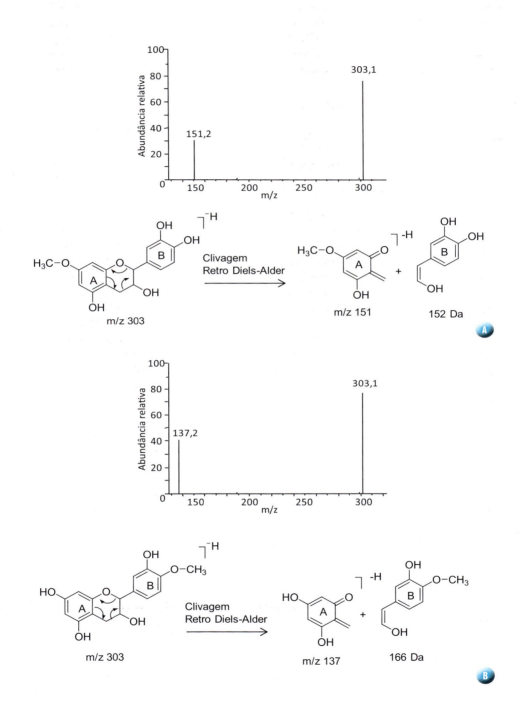

Figura 19.12. (A-B) Espectro de massas de segunda ordem para o íon de m/z 303, destacando a fragmentação Retro Diels-Alder (modo negativo).[45]

A importância da RMN para a determinação estrutural de flavonoides é histórica. Diversas obras apresentam discussões detalhadas sobre a caracterização espectral de flavonoides por RMN.[16,42,51] Os deslocamentos químicos de hidrogênios (a) e carbonos (b) característicos para as classes de flavonoides estão resumidos na Figura 19.13.

Recentemente, a detecção eletroquímica de compostos fenólicos com base em suas propriedades redox tem sido amplamente difundida. Uma vez que os flavonoides são eletroativos (graças à presença dos grupos fenólicos), a detecção eletroquímica com arranjo de multieletrodos está se tornando uma ferramenta poderosa, compatível com eluição gradiente, para a detecção de flavonoides antioxidantes em uma ampla variedade de amostras.[27]

Nos últimos anos, a eletroforese capilar (EC) também tem ganhado espaço, solidez e aperfeiçoamento como uma ferramenta. Comparativamente aos métodos cromatográficos convencionais, a eletroforese capilar apresenta inúmeras vantagens, dentre as quais excelente eficiência de separação, alta resolução, tempos de análises curtos, facilmente automatizada, com baixo consumo de solvente e de amostras,[27] além da possibilidade de acoplamento com vários detectores, como espectrômetro de massas[52] e detector eletroquímico.[53]

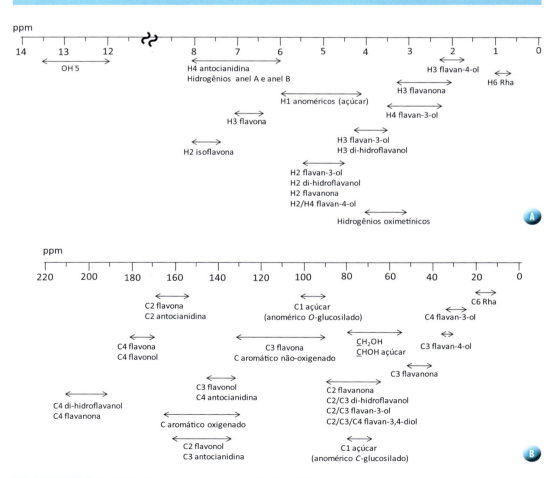

Figura 19.13. (A-B) Deslocamentos químicos de ^{1}H e ^{13}C característicos para flavonoides.

A miniaturização tem sido uma tendência dominante, com o acoplamento de técnicas de micro e/ou nano-CL e EC aos instrumentos de MS/MS e RMN para a análise de flavonoides.

ATIVIDADE BIOLÓGICA

Os flavonoides são amplamente estudados por suas propriedades terapêuticas, e dentre elas destacam-se: anti-hipertensiva (resveratrol, genisteína, quercetina), antiosteoporótica (ipriflavona), protetor da integridade vascular (rutina, resveratrol, hespiridina), hepatoprotetora (silimarina, taxifolina, quercetina), antiulcerogênica (flavanona, flavona, quercetina, rutina), antiespasmódica (quercetina, kaempferol, apigenina), antidiarreica (miricetina, kaempferol), antialérgica (crisina, catequina, teaflavina, hesperidina), sedativa (quercitrina, hesperdidina, baicaleína, isoquercetrina), antiviral (epigalocatequina galato, silimarina), anti-inflamatória (apigenina, quercetrina, quercetina, luteolina) e anticarcinogênica (tangretina, baicaleína, nomilina, quercetina).[54-56] As propriedades terapêuticas dos flavonoides, entretanto, estão diretamente relacionados com a quantidade consumida diariamente na dieta, bem como com absorção, excreção e biotransformação desses compostos no organismo.[54,55] Estudos em animais descrevem a reduzida absorção de alguns flavonoides em decorrência de sua ligação aos açúcares e, consequentemente, à melhor absorção das agliconas no trato digestório;[54] alguns estudos demonstraram também melhora considerável na capacidade absortiva de flavonol pelo intestino delgado, apenas após sua hidrólise.[56] A metabolização dos flavonoides no organismo ocorre, predominantemente, no fígado; a circulação êntero-hepática favorece o aumento da biodisponibilidade dos seus metabólitos e a excreção dos flavonoides é predominantemente renal.[57] Verifica-se, no entanto, que poucos estudos clínicos foram realizados em humanos (clínico). Contudo, evidências pré-clínicas têm demonstrado os inegáveis benefícios dos flavonoides para a terapêutica de diversas doenças que afligem o homem.

Ações sobre o sistema cardiovascular

Extensivos estudos foram realizados com os flavonóis, flavanonas, flavononas, flavan-3--óis, antocianinas e isoflavonas e seus benefícios sobre o sistema cardiovascular. Os efeitos desses polifenóis incluem: ativação na formação de óxido nítrico (NO) e fator hiperpolarizante derivado do endotélio (EDHF),[58] como fatores preventivos das disfunções endoteliais[59] e também na redução do estresse oxidativo associado à hipertensão.[59] Estudos em animais também descrevem os benefícios da rutina, presente na maçã, no chá e na cebola, em atenuar os sintomas da síndrome metabólica (obesidade, diabetes e hipertensão).[60] As propriedades preventivas dos flavonoides sobre o infarto do miocárdio também foram extensivamente avaliadas e suas ações multifatoriais como antioxidantes, bloqueadores das reações oxidativas, fortalecedores da capacidade antioxidante celular, anti-inflamatórios, antiplaquetários e vasodilatadores foram essenciais para a prevenção e a reversão dos efeitos deletérios tanto do processo isquêmico quanto da reperfusão do miocárdio.[61]

Ações sobre o sistema nervoso central (SNC)

Diversos estudos têm demonstrado, em animais, as ações dos flavonoides sobre o sistema nervoso central. Em geral, os flavonoides atuam como sedativos,[62] ansiolíticos,[62] melhoram a *performance* cognitiva,[63] combatem as neurotoxinas[64] e apresentam ações mutifatoriais preventivas e curativas na demência e nas doenças de Alzheimer[65] e Parkinson.[63] Várias derivados de flavonas são descritos como sendo ligantes de receptor $GABA_A$ no SNC os quais podem gerar uma resposta ansiolítica.[65] No entanto, estudos com flavonoides glicosilados e agliconas demonstram a importância do açúcar para sua ação.[66] Os glicosídeos mais ativos possuem ligações 1→6 entre rhamnose e glucose, enquanto ligações entre 1→2, como a 2S-*neo*-hesperidina, apresentam redução da ação sedativa. A posição dos açúcares também é relevante para o flavonoide e se considera que a posição 7 seja a mais efetiva para a ação sobre o SNC.[66]

Ações anti-inflamatórias

Ação de flavonoides no combate e/ou na prevenção das inflamações é amplamente descrita na literatura. A presença de inúmeros grupamentos hidroxila em flavonoides propicia o acoplamento de flavonoides a superfície de diversas enzimas como a tirosina quinase, lipo-oxigenase e ciclo-oxigenase, dentre outras.[57] A baicaleína exerce inibição de metabólitos pró-inflamatórios como as prostaglandinas e leucotrienos, enquanto uma mistura dos flavonoides baicalina e catequina (flavocoxide) possui ação tanto inibitória sobre a ciclo-oxigenase-2 quanto pela lipo-oxigenase-5 em casos de pancreatite aguda em ratos. As polimetoxiflavonas (sinensetina, nobiletina, tangeretina, tetra, hexa e heptametoxiflavonas) de espécies de *Citrus* promoveram diversas ações terapêuticas por atuarem em vários alvos no combate a inflamação como: a inibição de fosfolipase A2, ciclo-oxigenase-2, óxido nítrico-sintase induzível, fator de necrose tumoral-α lipo-oxigenase-5, interleucina 1-β, interleucina-6 e NADPH-oxidase.[68] Apesar de bem caracterizado que a inflamação é causada pela ativação de uma cascata de mediadores pró-inflamatórios e que os flavonoides dificilmente são caracterizados por uma única ação biológica, o grande desafio nessa área é caracterizar as ações farmacológicas sinérgicas e/ou antagônicas que esses compostos polifenólicos apresentam nas diferentes redes de mediadores-chave do processo inflamatório.

Referências bibliográficas

1. Ververidis F, Trantas E, Douglas C, Vollmer G, Kretzschmar G, Panopoulos N. Biotechnology of flavonoids and other phenylpropanoid-derived natural products. Part I: chemical diversity, impacts on plant biology and human health. Biotechnol J 2007; 2:1214-34.
2. Martens S, Preub A, Matern U. Multifunctional flavonoid dioxygenases: flavonol and anthocyanin biosynthesis in *Arabidopsis thaliana* L. Phytochemistry 2010; 71:1040-9.
3. Turnbull JJ, Nakajima JI, Welford RWD, Yamazaki M, Saito K, Schofield CJ. Mechanistic studies on three 2-oxoglutarate-dependent oxygenases of flavonoid biosynthesis. J Biologic Chem 2004; 279:1206-16.
4. Degenhardt J, Koellner TG, Gershenzon J. Monoterpene and sesquiterpene synthases and the origin of terpene skeletal diversity in plants. Phytochemistry 2009; 70:1621-37.
5. Okamoto T. Safety of quercetin for clinical application. Intern J Mol Med 2005; 16:275-8.
6. Iacobuccl GA, SWeeny JG. The chemistry of anthocyanins, anthocyanidins and related flavylium salts. Tetrahedron 1983; 39:3005-38.
7. Havsteen BH. The biochemistry and medical significance of the flavonoids. Pharmacol Ther 2002; 6:67-202.
8. Halliwell B, Murcia MA, Chirico S, Aruoma OI. Free radicals and antioxidants in food and in vivo: what they do and how they work. Crit Rev Food Sci Nutr 1995; 35:7-20.
9. Stracke R, Ishihara H, Huep G, Barsch GHA, Mehrtens F, Niehaus K et al. Differential regulation of closely related R2R3-MYB transcription factors controls flavonol accumulation in different parts of the *Arabidopsis thaliana* seedlings. Plant J 2007; 50:660-7.
10. Fujita A, Goto-Yamamoto N, Aramaki I, Hashizume K. Organ-specific transcription of putative flavonol synthase genes of grapevine and effects of plant hormones and shading on flavonol biosynthesis in grape berry skins. Biosci Biotechnol Biochem 2006; 70:632-8.
11. Kim BG, Kim JH, Kim J, Lee C, Ahn JH. Accumulation of flavonols in response to ultraviolet-B irradiation in soybean is related to induction of flavanone 3β-hydroxylase and flavonol synthase. Mol Cell 2008; 25:247-52.
12. Owens DK, Crosby KC, Runac J, Howard BA, Winkel BSJ. Biochemical and genetic characterisation of *Arabidopsis flavanone* 3β-hydroxylase. Plant Physiol Biochem 2008; 46:833-43.
13. Cronquist M, Bezzerides A, Attygalle A, Meinwald J, Eisner M, Eisner T. Attractive and defensive functions of the ultraviolet pigments of a flower (*Hypericum calycinum*). Proc Nat Acad Sci USA 2001; 98:13745-50.

14. Davies KM, Schwinn KE, Deroles SC, Manson DG, Lewis DH, Bloor SJ et al. Enhancing anthocyanin production by altering competition for substrate between flavonol synthase and dihydroflavonol 4-reductase. Euphytica 2003; 131:259-68.

15. Harborne JB, Williams CA. Advances in flavonoid research since 1992. Phytochemistry 2000; 55:481-504.

16. Andersen OM, Markham KR. Flavonoids: chemistry, biochemistry and applications. CRC Press, 2006.

17. Coward L, Barnes NC, Stechell KDR, Barnes S. Genistein, daidzein, and their β-glycoside conjugates: antitumor isoflavones in soybean foods from American and Asian diets. J Agric Food Chem 1993; 41:1961-7.

18. Setchell KD, Brown NM, Desai P, Zimmer-Nechemias L, Wolf BE, Brashear WT et al. Bioavailability of pure isoflavones in healthy humans and analysis of commercial soy isoflavone supplements. J Nutr 2001; 131:1362S-75S.

19. Santos-Buelga C, Scalbert A. Proanthocyanidins and tannin-like compounds – nature, occurrence, dietary intake and effects on nutrition and health. J Sci Food Agric 2000; 80:1094-117.

20. Larskins N, Winn S. Pharmacognosy: phytomedicines and their mechanisms. Vet Clin N Am Small An Pract 2004; 34:291-327.

21. Davies KM, Schwinn KE. Molecular biology and biotechnology of flavonoid biosynthesis. In: Andersen OM, Markham KR (eds.). Flavonoids – chemistry, biochemistry and applications. Boca Raton: Taylor and Francis Group 2007; 143-218.

22. Ververidis F, Trantas E, Douglas C, Vollmer G, Kretzschmar G, Panopoulos N. Biotechnology of flavonoids and other phenylpropanoid-derived natural products. Part II: reconstruction of multienzyme pathways in plants and microbes. Biotechnol J 2007; 2:1235-49.

23. Martens S, Forkmann G, Matern U, Lukacin R. Cloning of parsley flavones synthase I. Phytochemistry 2001; 58:43-6.

24. Almeida JRM, D'Amico E, Preuss A, Carbone F, Ric de Vos CH, Deiml B et al. Characterization of major enzymes and genes involved in flavonoid and proanthocyanidin biosynthesis during fruit development in strawberry (*Fragaria ananassa*). Arch Biochem Biophys 2007; 465:61-71.

25. Rodrigues CM, Rinaldo D, Sannomiya M, Santos L, Montoro P, Piacente S et al. High-performance liquid chromatographic separation and identification of polyphenolic compounds from the infusion of *Davilla elliptica* St. Hill. Phytochem Anal 2008; 19:17-24.

26. Hussein L, Fattah YMA, Salem E. Characterization of pure proanthocyanidins isolated from the hulls of faba beans. J Agric Food Chem 1990; 38:95-8.

27. Liu E-H, Qi L-W, Cao J, Li P, Li C-Y, Peng Y-B. Advances of modern chromatographic and electrophoretic methods in separation and analysis of flavonoids. Molecules 2008; 13:2521-44.

28. Rijke E, Out P, Niessen WMA, Ariese F, Gooijer C, Brinkman UAT. Analytical separation and detection methods for flavonoids. J Chromatogr A 2006; 1112:31-63.

29. Rosler K-H, Goodwin R. A general use of amberlite XAD-2 resin for the purification of flavonoids from aqueous fractions. J Nat Prod 1984; 47(1):188.

30. Bandyukova VA, Zemtsova GN. Use of sephadex in the analysis of some flavonoids. Chem Nat Comp 1970; 6(4):423-4.

31. Beninger CW, Hosfield GL. Antioxidant activity of extracts, condensed tannin fractions, and pure flavonoids from *Phaseolus vulgaris* L. seed coat color genotypes. J Agric Food Chem 2003; 51:7879-83.

32. Costa FN, Leitão GG. Strategies of solvent system selection for the isolation of flavonoids by countercurrent chromatography. J Separ Sci 2010; 33:336-47.

33. Rinaldo D, Silva MA, Rodrigues CM, Sannomiya M, Santos LC, Hiruma-Lima CA et al. Preparative separation of flavonoids from the medicinal plant *Davilla elliptica* St. Hill. by high speed counter current chromatography. Química Nova 2006; 29:947-9.

34. Atindehou KK, Queiroz EF, Terreaux C, Traore D, Hostettmann K. Three new prenylated flavonoids from the root bark from *Erythrina vogelii*. Planta Med 2002; 68:181-2.

35. Schmidt S, Zietz M, Schreiner M, Rohn S, Kroh LW, Krumbein A. Identification of complex, naturally occurring flavonoid glycosides in kale (*Brassica oleracea* var. sabellica) by high-performance liquid chromatography diode-array detection/electrospray ionization multi-stage mass spectrometry. Rapid Communic Mass Spectr 2010; 24:2009-22.

36. Kalili KM, Villiers A. Recent developments in the HPLC separation of phenolic compounds. J Separ Sci 2011; 34:1-23.

37. Lopes TJ, Xavier MF, Quadri MGN, Quadri MB. Antocianinas: uma breve revisão das características estruturais e da estabilidade. Rev Bras Agrociênc 2007; 13(3):2917.

38. Qiao X, Ye M, Liang Y-H, Yang W-Z, Guo D-A. Retention behaviors of natural products in reversed-phase liquid chromatography using mobile phase comprising methanol, acetonitrile and water. J Separ Sci 2011; 34:169-75.

39. Rinaldo D, Batista Jr. JM, Rodrigues J, Benfatti AC, Rodrigues CM, Santos LC et al. Determination of catechin diastereomers from the leaves of *Byrsonima* species using chiral HPLC-PAD-CD. Chirality 2010; 22:726-33.

40. Tsuchiya H. Stereospecificity in membrane effects of catechins. Chemico-Bioll Interact 2001; 134:41-54.

41. Rodrigues CM, Rinaldo D, Dos Santos LC, Montoro P, Piacente S, Pizza C et al. Metabolic fingerprinting using direct flow injection electrospray ionization tandem mass spectrometry for the characterization of proanthocyanidins from the barks of *Hancornia speciosa*. Rapid Communic Mass Spectr 2007; 21:1907-14.

42. Wagner H, Bladt S, Zgainski EM. Plant drug analysis: a thin layer chromatography atlas. Berlin: Springer, 2003.

43. Markham KR. Techniques of flavonoid identification. Academic Press, 1982.

44. Silva ACZ, Rodrigues CM, Vilegas W. Predição estrutural de flavonoides baseada em dados de HPLC-PDA. Trabalho apresentado no 17º Encontro Regional da SBQ Regional IPWS, 2009.

45. Vukics V, Guttman A. Structural characterization of flavonoid glycosides by multi-stage mass spectrometry. Mass Spectr Rev 2010; 29:1-16.

46. Gu L, Kelm MA, Hammerstone JF, Zhang Z, Beecher G, Holden J et al. Liquid chromatographic/electrospray ionization mass spectrometric studies of proanthocyanidins in foods. J Mass Spectr 2003; 38(12):1272-80.

47. Tsimogiannis D, Samiotaki M, Panayotou G, Oreopoulou V. Characterization of Flavonoid Subgroups and Hydroxy Substitution by HPLC-MS/MS. Molecules 2007; 12:593-606.

48. Romero MG, Carretero AS, Gutiérrez AF. Metabolite profiling and quantification of phenolic compounds in methanol extracts of tomato fruit. Phytochemistry 2010; 71:1848-64.

49. Monagas M, Quintanilla-López JE, Gómez-Cordovés C, Bartolomé B, Lebrón-Aguilar R. MALDI-TOF MS analysis of plant proanthocyanidins. J Pharmac Biomed Anal 2010; 51:358-72.

50. Madeira PJA, Florêncio MH. Flavonoid-matrix cluster ions in MALDI mass spectrometry. J Mass Spectr 2009; 44:1105-13.

51. Harborne JB. The flavonoids: advances in research since 1986. London: Chapman & Hall, 1993.

52. Segura-Carretero A, Puertas-Mejía MA, Cortacero-Ramírez S, Beltrán R, Alonso-Villaverde C, Joven J et al. Selective extraction, separation, and identification of anthocyanins from *Hibiscus sabdariffa* L. using solid phase extraction-capillary electrophoresis-mass spectrometry (time-of-flight/ion trap). Electrophoresis 2008; 29:2852-61.

53. Wu T, Guan Y, Ye J. Determination of flavonoids and ascorbic acid in grapefruit peel and juice by capillary electrophoresis with electrochemical detection. Food Chem 2007; 100:1573-9.

54. Carlo G, Macolo, N, Izzo A, Capasso F. Flavonoids: old and new aspects of a class of natural therapeutic drugs (minireview). Life Sci 1999; 65:337-53.

55. Brandi ML. Flavonoids: biochemical effects and therapeutic applications. Bone Min 1992; 19:S3-S14.

56. Havsteen BH. The biochemistry and medical significance of the flavonoids. Pharmacol Ther 2002; 96:67-202.

57. Pengelly A. The constituents of medicinal plants. United Kingdom: CABI Publishing, 2004.

58. Schini-Kerth VB, Auger C, Kim J, Étienne-Selloum N, Chataigneau T. Nutritional improvement of the endothelial control of vascular tone by polyphenols: role of NO and EDHF. Europ J Physiol 2010; 459:853-62.

59. Schini-Kerth VB, Étienne-Selloum N, Chataigneau T, Auger C. Vascular protection by natural product-derived polyphenols: in vitro and in vivo evidence (mini-reviews). Planta Med 2011; 77:1161-7.

60. Panchal SK, Poudyal H, Arumugam TV, Brown L. Rutin attenuates metabolic changes, nonalcoholic steatohepatitis, and cardiovascular remodeling in high-carbohydrate, high-fat diet-fed rats. J Nutr 2011; 141:1062-9.

61. Akhaghi M, Bandy B. Mechanisms of flavonoid protection against myocardial ischemia-reperfusion injury. J Mol Cell Cardiol 2009; 46:309-17.

62. Carvalho RS, Duarte FS, Lima TCM. Involvement of GABAergic non-benzodiazepine sites in the anxiolytic-like and sedative effects of the flavonoid baicalein in mice. Behav Brain Res 2011; 221:75-82.

63. Williams RJ, Spencer JPE. Flavonoids, cognition, and dementia: actions, mechanisms, and potential therapeutic utility for Alzheimer disease (review article). Free Rad Biol Med 2012; 52(1):35-45.

64. Ginsburg I, Rosenstein-Tsalkovich L, Koren E, Rosenmann H. The herbal preparation Padma® 28 protects against neurotoxicity in PC12 cells. Phytother Res 2011; 25:740-3.

65. Raeswari A, Sabesan M. Inhibition of monoamine oxidase-B by the polyphenolic compound, curcumin and its metabolite tetrahydrocurcumin, in a model of Parkinson's disease induced by MPTP neurodegeneration in mice. Inflammopharmacology 2008; 16:96-9.

66. Fernández SP, Wasowski C, Loscalzo LM, Granger RE, Johnston GAR, Paladini AC et al. Central nervous system depressant action of flavonoid glycosides. Europ J Pharmacol 2006; 539:168-76.

67. Polito F, Bitto A., Irrera N, Squadrito F, Fazzari C, Minutoli L et al. Flavocoxid, a dual inhibitor of cyclooxigenase-2 and 5-lipoxygenase, reduces pancreatic damage in an experimental model of acute pancreatitis. Brit J Pharmacol 2010; 161:1002-11.

68. Gosslau A, Li S, Ho C, Chen KY, Rawson NE. The importance of natural product characterization in studies of their anti-inflammatory activity (review). Mol Nutr Food Res 2011; 55:74-82.

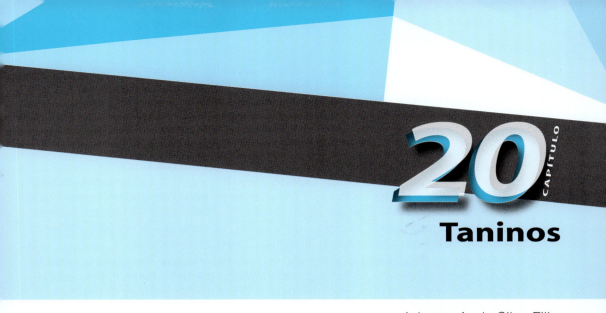

Taninos

Ademar A. da Silva Filho
Fabíola Dutra Rocha

INTRODUÇÃO, DEFINIÇÃO E GENERALIDADES

O termo "tanino" foi empregado primeiramente para denominar substâncias de origem vegetal utilizadas para o curtimento da pele animal, transformando-a em material imputrescível e pouco permeável, o couro.[1] Taninos são metabólitos vegetais polifenólicos, oligoméricos e poliméricos, de massa molecular relativamente alta, variando entre 500 e 3.000 daltons, geralmente solúveis em água, que se caracterizam por formar complexos insolúveis com proteínas, alcaloides e alguns metais.[2] No entanto, alguns taninos não são solúveis em água, outros podem ter massa molecular entre 3.000 e 30.000 daltons e, ainda, podem ser encontrados em associação com polissacarídeos da parede celular.[3] Assim, os taninos podem ser definidos como um grupo quimicamente heterogêneo de metabólitos polifenólicos de massa molecular alta, amplamente distribuídos no reino vegetal, que têm em comum a propriedade de se ligarem fortemente a proteínas e, em menor extensão, a carboidratos, a aminoácidos e a íons metálicos em solução.[4]

Na medicina, o interesse primário pelos taninos esteve relacionado com sua propriedade de adstringência, resultante das interações dos taninos com algumas macromoléculas. Entretanto, nos últimos anos, esses metabólitos têm despertado muita atenção graças às suas propriedades multifuncionais benéficas à saúde humana, como antioxidante, cicatrizante, antisséptica, antimicrobiana, antifúngica, antiúlcera, antidiarreica e hemostática.[5]

CLASSIFICAÇÃO E BIOGÊNESE

De maneira geral, os taninos podem ser distinguidos em dois grandes grupos: taninos condensados ou não hidrolisáveis (proantocianidinas condensadas) e taninos hidrolisáveis (galotaninos e elagitaninos). Nos últimos anos, com aprimoramento das técnicas analíticas e de elucidação estrutural, evidenciou-se a existência de elagitaninos modificados por flavanóis, os quais passaram a fazer parte do grupo dos taninos complexos.[1,6]

Assim, baseando-se nas características químico-estruturais, é possível classificar os taninos em quatro grupos (Figura 20.1):[7]

- *Galotaninos ou taninos gálicos (1):* são taninos hidrolisáveis formados por um poliol alifático central (normalmente a *D*-glicose), esterificado por unidades de ácidos fenólicos (galoíla, digaloíla ou *meta*-digaloíla). O ácido gálico (Figura 20.2) é a unidade estrutural fundamental nesta classe de taninos. Algumas raras exceções podem ocorrer, nas quais outro poliol que não a glicose aparece como unidade central. As unidades galoíla podem estar ligadas umas às outras, ou a outros resíduos, por intermédio dos seus átomos de carbono aromáticos e/ou de átomos de oxigênio fenólicos.[8,9]

- *Elagitaninos ou taninos elágicos (2):* são taninos hidrolisáveis nos quais a unidade estrutural fundamental é o ácido hexa-hidroxidifênico (HHDF) – formado pelo acoplamento oxidativo C-C de duas unidades galoíla. O produto de hidrólise desses taninos é o ácido elágico (Figura 20.2) e/ou derivados resultantes da oxidação do HHDF. O poliol central normalmente é a *D*-glicose. A unidade hexa-hidroxidifenoíla (Figura 20.2) representa o elemento estrutural característico dessa classe de taninos.[8,9]

- *Taninos complexos (3):* são taninos em que as unidades flavan-3-ol (catequinas) estão ligadas a unidades de galotaninos ou elagitaninos (Figura 20.1). São apenas parcialmente hidrolisáveis por causa do acoplamento C-C da unidade flavan-3-ol com a parte glicosídica.[7,9]

- *Taninos condensados ou proantociadinas condensadas (4):* são metabólitos vegetais polifenólicos que não são prontamente hidrolisados a moléculas mais simples, na presença de ácidos minerais e enzimas. Ao contrário, nessas condições os taninos condensados tendem a se polimerizar, resultando em produtos insolúveis de cor vermelha (conhecidos como flobafenos). Os taninos condensados são chamados de proantocianidinas pelo fato de produzirem pigmentos antocianidínicos após quebra oxidativa (e não hidrólise) em meio alcoólico ácido a quente.

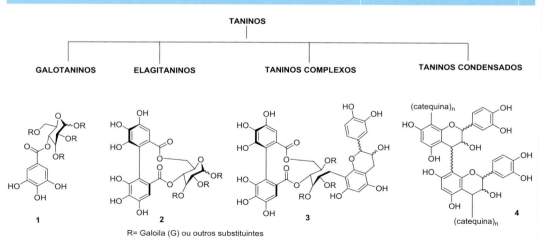

Figura 20.1. Classificação dos taninos conforme características químicas e estruturais (Fonte: adaptada da referência 7).

Estruturalmente, caracterizam-se como derivados oligoméricos (solúveis) ou poliméricos (insolúveis), constituídos por unidades de flavan-3-ol (catequinas) unidas por ligações carbono-carbono. As unidades monoméricas diferem no seu padrão de hidroxilação no anel A e B e na estereoquímica do átomo de carbono C-3 (Figura 20.3). As ligações entre os monômeros (Figura 20.3) normalmente ocorrem entre os átomos de carbono C-4 de uma unidade monomérica com o C-8 ($C_4 \rightarrow C_8$) ou C-6 ($C_4 \rightarrow C_6$) de outra unidade (proantocianidinas do tipo B). Em alguns casos, podem ocorrer ligações éteres adicionais entre C-2 de uma unidade monomérica e o oxigênio do grupo hidroxila em C-7 de outra unidade (proantocianidinas do tipo A). A unidade estrutural fundamental é o núcleo fenólico flavan-3-ol.[10]

Quanto à biogênese, os taninos hidrolisáveis (Figura 20.4a) são biossintetizados a partir do ácido gálico, o qual é oriundo do ácido 3-desidrochiquímico pela via do chiquimato. Após formado, o ácido gálico é esterificado com a glicose por meio da ação da enzima uridina difosfoglicose (UDP-glicose), formando o primeiro intermediário na biossíntese dos taninos, o 1-O-galoil-β-D-glicose (Figura 20.4b). As funções hidroxila do poliol central são esterificadas sequencialmente com unidades galoíla e envolvem a participação de enzimas galoiltransferases específicas para substratos e produtos (Figura 20.4c).[11,12] Os grupos hidroxila do poliol central podem ser parcial ou completamente esterificados por unidades galoíla. Nesse último caso, forma-se o 1,2,3,4,6-penta-O-galoil-β-D-glicopiranose (Figura 20.4d), o qual é precursor imediato tanto de galotaninos como de elagitaninos.[12]

Na estrutura dos taninos hidrolisáveis ainda pode ocorrer reação de acoplamento oxidativo C-O-C intermolecular, entre unidades galoíla esterificadas com o poliol central, em posição meta relativa aos seus grupos carboxila, resultando nos derivados *meta*-digaloíla, como na estrutura do ácido tânico (Figura 20.4).[1,13]

A biogênese dos elagitaninos envolve acoplamento oxidativo de unidades fenólicas (resíduos galoíla) que resultam em ligações C-C entre grupos galoíla adjacentes de uma pentagaloilglicose (Figura 20.4), formando produtos diméricos, como a telimagrandina II (Figura 20.4) e oligoméricos.[14]

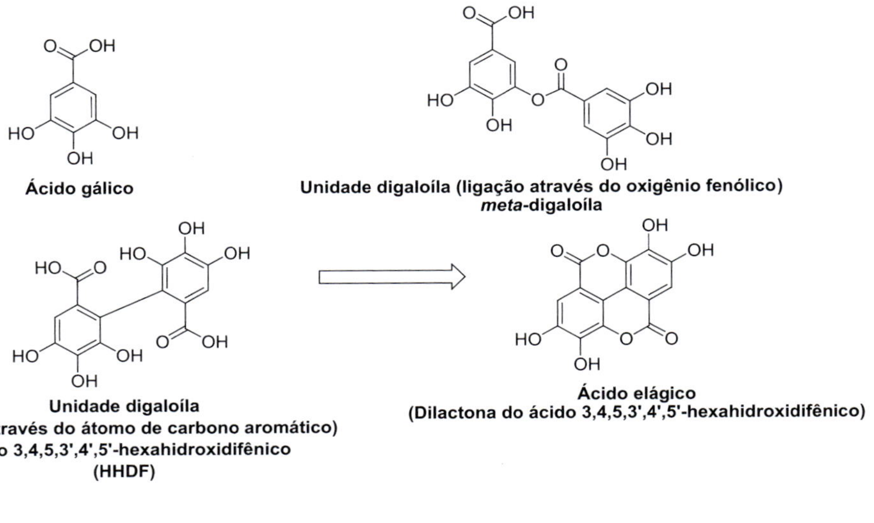

Ácido gálico

Unidade digaloíla (ligação através do oxigênio fenólico)
meta-digaloíla

Unidade digaloíla
(ligação através do átomo de carbono aromático)
Ácido 3,4,5,3',4',5'-hexahidroxidifênico
(HHDF)

Ácido elágico
(Dilactona do ácido 3,4,5,3',4',5'-hexahidroxidifênico)

Figura 20.2. Unidades fenólicas encontradas nos taninos hidrolisáveis.

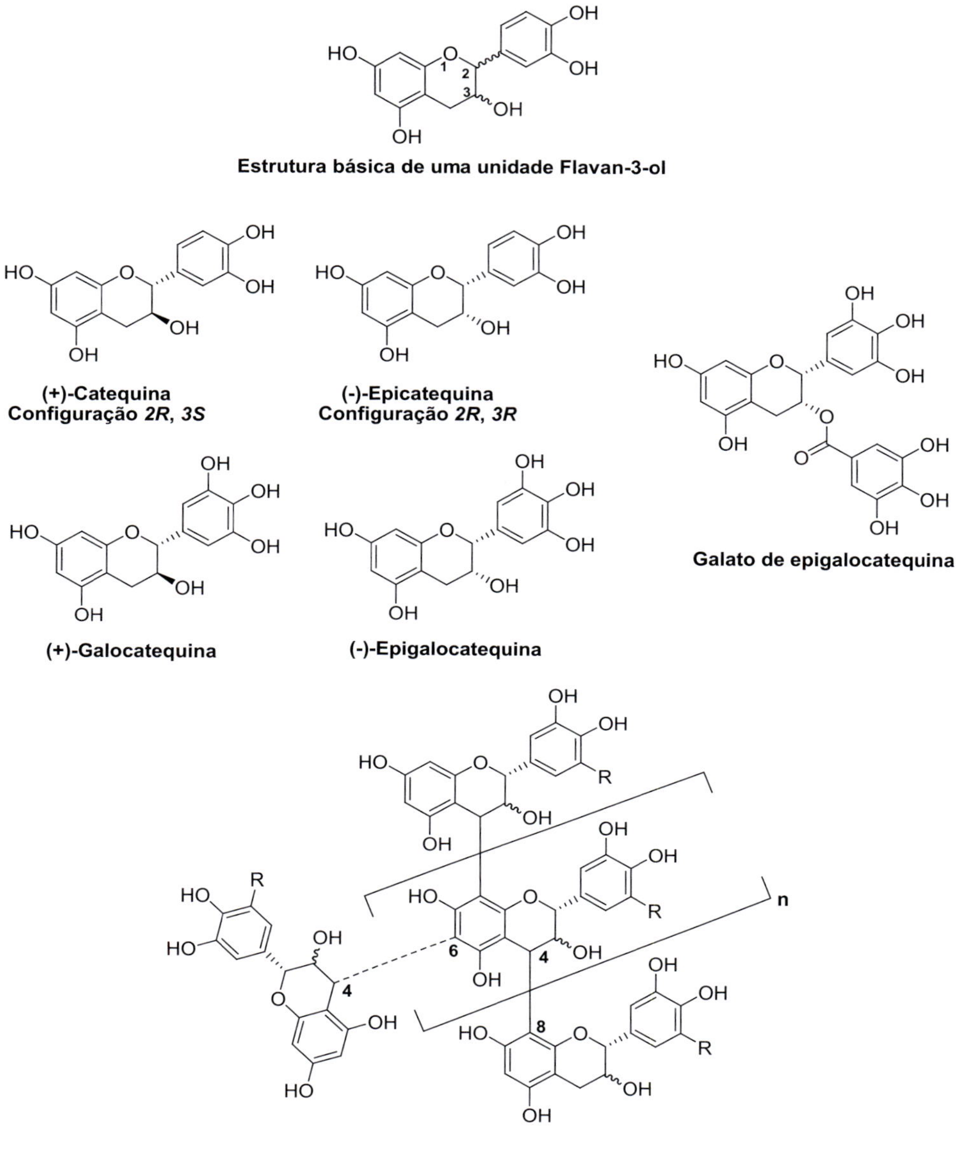

Estrutura básica de uma unidade Flavan-3-ol

(+)-Catequina
Configuração *2R, 3S*

(-)-Epicatequina
Configuração *2R, 3R*

Galato de epigalocatequina

(+)-Galocatequina

(-)-Epigalocatequina

Figura 20.3. Unidades fenólicas em taninos condensados e ligações entre elas. R=H ou R=OH.

Já os taninos condensados são formados pela condensação sucessiva de blocos de construção (em geral, unidades flavan-3-ol), sendo as unidades estruturais monoméricas mais comuns a (+)-catequina e a (−)-epicatequina (Figura 20.5).[10] A biossíntese dos monômeros flavan-3-ol ocorre em via mista (Figura 20.5a), envolvendo um intermediário formado na via do chiquimato (*p*-cumaroil-S-Coenzima A), que reage com três moléculas de malonil-S-Coenzima A (biossintetizado na via do acetato/malonato), formando a chalcona 4,2',4',6'-tetraidroxichalcona, sob catálise da enzima chalconasintase (CHS).

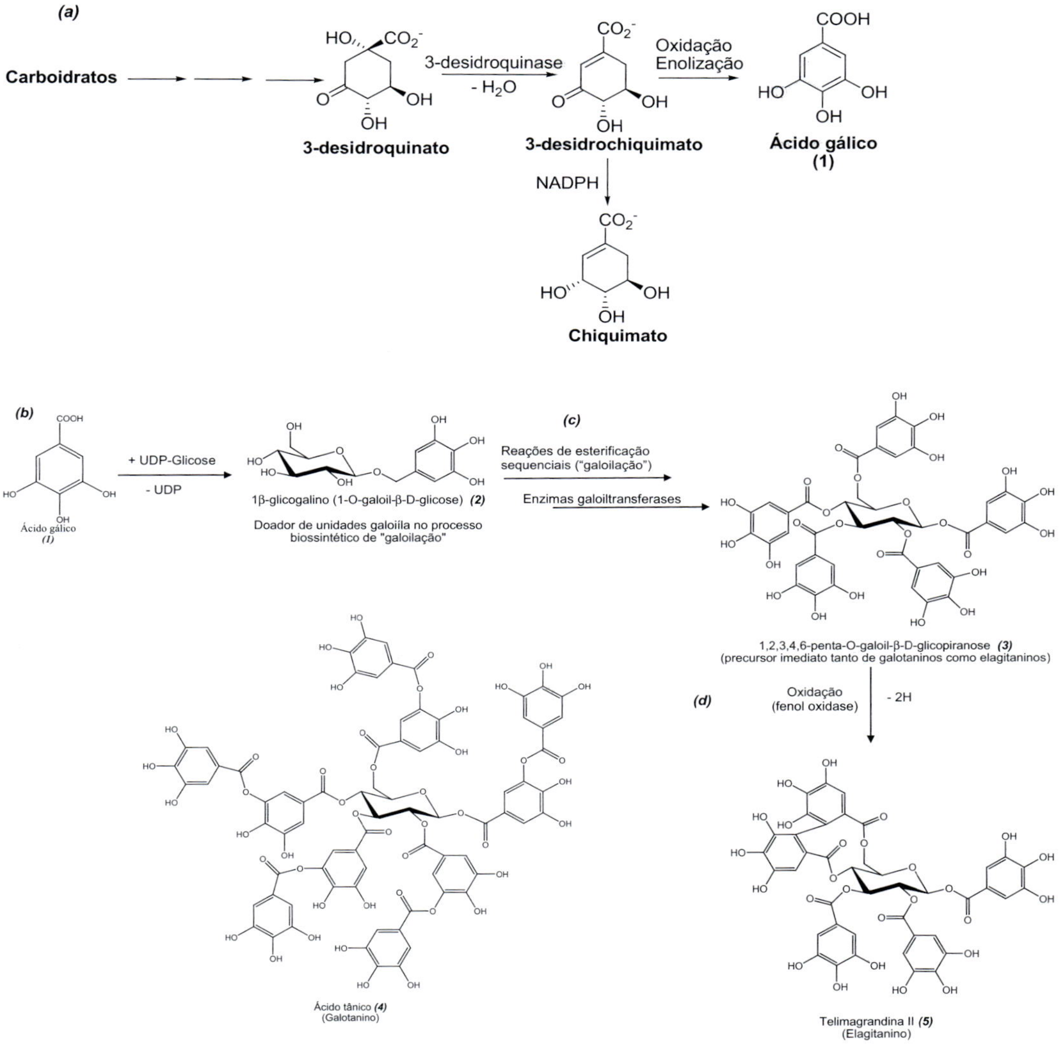

Figura 20.4. Unidades estruturais e esquema simplificado da biogênese dos taninos hidrolisáveis.

Como resultado de reações de fechamento de anel (ciclização) e enolização da chalcona, origina-se a flavanona naringenina. Reações de hidroxilação da naringenina conduzem a formação de di-hidroflavonóis. A redução dos di-hidroflavonóis na posição C-4, catalisada por uma redutase (di-hidroflavonol-4-redutase ou DFR) e NADPH, produz os derivados flavan-3,4-diol (as leucoantocianidinas). Esses últimos dão origem aos derivados flavan-3-ol ao sofrerem redução do seu grupo hidroxila em C-4, reação catalisada pela enzima flavan-3,4-*cis*-diol redutase ou leucoantocianidina redutase (LCR) (Figura 20.5a).[15,16]

A estrutura final dos taninos condensados dependerá da natureza (estereoquímica e padrão de hidroxilação) das unidades flavan-3-ol (iniciadora e extensora), de posição e

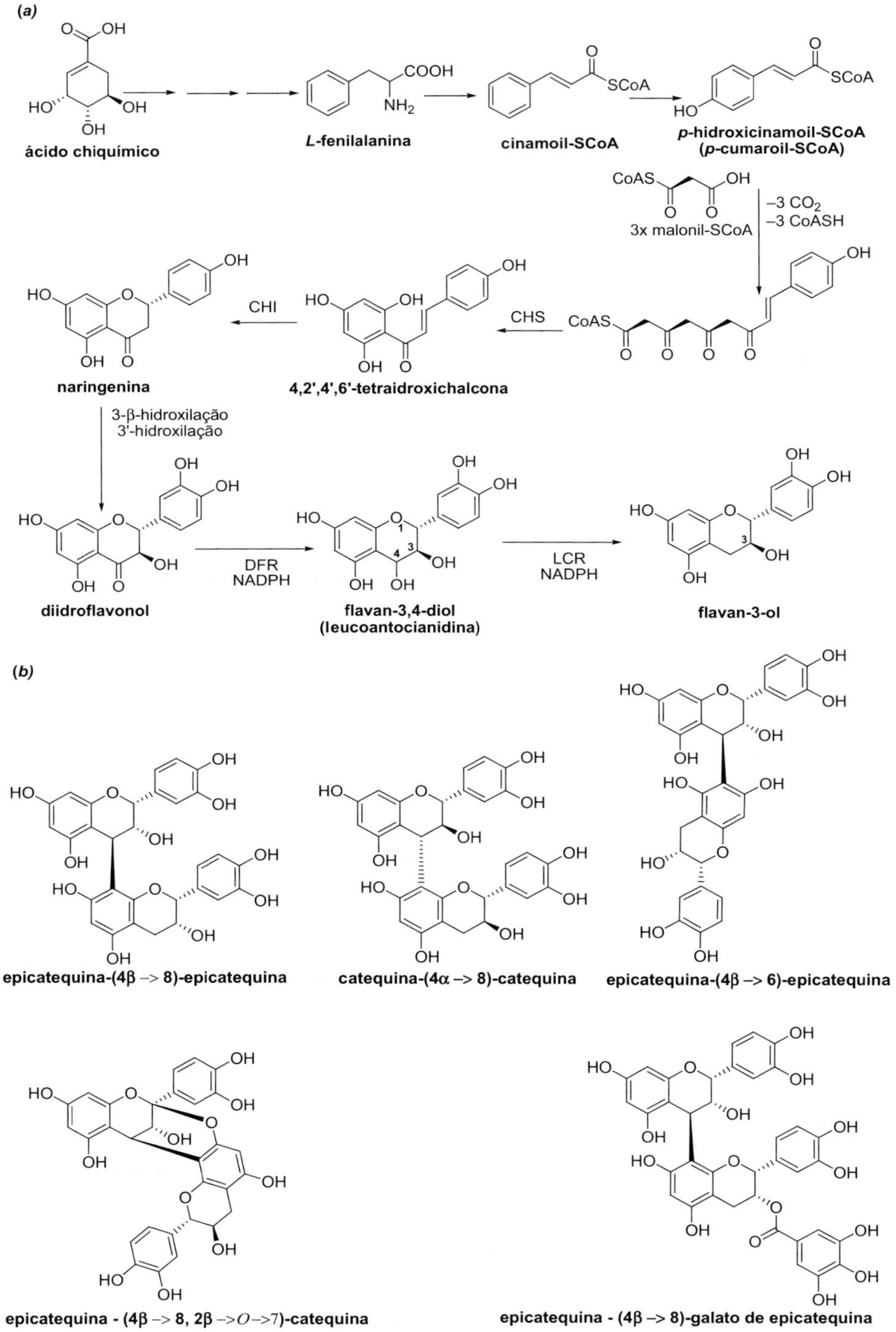

(a)

ácido chiquímico → *L*-fenilalanina → cinamoil-SCoA → *p*-hidroxicinamoil-SCoA (*p*-cumaroil-SCoA)

3x malonil-SCoA −3 CO₂ −3 CoASH

naringenina ← CHI ← 4,2',4',6'-tetraidroxichalcona ← CHS ← CoAS

3-β-hidroxilação
3'-hidroxilação

diidroflavonol → DFR NADPH → flavan-3,4-diol (leucoantocianidina) → LCR NADPH → flavan-3-ol

(b)

epicatequina-(4β → 8)-epicatequina   catequina-(4α → 8)-catequina   epicatequina-(4β → 6)-epicatequina

epicatequina - (4β → 8, 2β → *O* → 7)-catequina   epicatequina - (4β → 8)-galato de epicatequina

Figura 20.5. Unidades estruturais e esquema simplificado de biogênese de taninos condensados.

estereoquímica (α ou β) das ligações, do grau de polimerização e da presença ou ausência de modificações. As reações de condensação entre as sucessivas unidades monoméricas ocorrem normalmente entre átomos de carbono C-4 de uma unidade com o C-8 ou C-6 (menos comum) de outra unidade flavanol (Figura 20.5b). No entanto, ligações adicionais podem ocorrer entre o átomo de carbono C-2 de uma unidade e o oxigênio do grupo hidroxila em C-7 de outro monômero. As ligações interflavânicas podem ter estereoquímica α ou β (Figura 20.5b).[1]

LOCALIZAÇÃO, DISTRIBUIÇÃO E FONTES BOTÂNICAS PRINCIPAIS

Em geral, os taninos podem ser acumulados em praticamente qualquer parte da planta, como sementes, frutos, folhas, madeiras, cascas e raízes.[1,17] Normalmente, os taninos são armazenados em vacúolos, frequentemente combinados sob a forma de complexos solúveis. Em alguns casos podem ser encontrados também em cloroplastos, amiloplastos, parede celular e em espaços intercelulares.[18]

Apesar de uma distribuição praticamente generalizada no reino vegetal, os taninos apresentam-se em concentrações muito variáveis, as quais podem sofrer influências das condições climáticas, de fatores geográficos e ambientais, do estágio de desenvolvimento da planta (p. ex., frutos verdes têm maior concentração de taninos), entre outros.[17] Esses metabólitos fazem parte do sistema de defesa natural dos vegetais contra agressões ambientais. Desse modo, como os taninos estão muito relacionados com defesa química das plantas, um aumento na produção desses metabólitos, muitas vezes, está associado a condições patológicas particulares, como, por exemplo, produção de taninos em galhas formadas por insetos galhadores.[19]

Na mesma planta podem ocorrer, simultaneamente, taninos hidrolisáveis e condensados, com predominância de um dos tipos. Em geral, as plantas juvenis e órgãos jovens contêm quantidades mais elevadas dos taninos hidrolisáveis solúveis, enquanto os taninos condensados predominam nos estágios mais avançados de crescimento e em fases ontogênicas finais.[20] Entre as espécies vegetais que se destacam por produzir taninos estão o barbatimão, a hamamélis, a espinheira-santa e a pitanga.

O barbatimão (*Stryphnodendron adstringens*, Mart. Coville), árvore da família Fabaceae, também conhecida como casca-da-virgindade, é uma espécie endêmica do cerrado brasileiro, sendo suas cascas tradicionalmente utilizadas como cicatrizante e para cura de feridas. A Farmacopeia Brasileira, 5ª edição, relata como droga vegetal as cascas caulinares secas desta espécie. O barbatimão é rico em taninos condensados, especialmente em epigalocatequinas, como a epigalocatequina-3-O-(3,5-dimetil)-galato (Figura 20.6).[21-23] Estudos realizados evidenciaram que as cascas dessa espécie apresentam atividades anti-inflamatória, cicatrizante, antiulcerogênica, antibacteriana, antifúngica e antiviral, entre outras.[21-24]

Já a hamamélis (*Hamamelis virginiana* L.) é um arbusto pertencente à família Hamamelidaceae e originário da América do Norte, sendo suas folhas e cascas tradicionalmente utilizadas para tratamento de inflamações, hemorroidas e feridas da pele. Suas cascas são ricas em taninos hidrolisáveis, principalmente hamamelitanino (Figura 20.7), e as folhas possuem principalmente taninos condensados. Entre as várias atividades relatadas na literatura para taninos dessa espécie vegetal, estão as atividades anti-inflamatória, antioxidante e antimicrobiana.[25,26]

Maytenus ilicifolia Mart. Ex Reissek é uma árvore de pequeno porte ou arbusto nativo do Brasil, pertencente à família Celastraceae, popularmente conhecida como espinheira-santa e cancerosa, dentre outros nomes.[27,28] *M. ilicifolia* é usada na medicina tradicional brasileira principalmente para combater gastrite e dispepsia, utilizando-se as folhas no preparo de chás e extratos. Pesquisas têm comprovado algumas atividades farmacológicas da espinheira-santa, tais como antioxidante, antineoplásica, antimicrobiana e antiprotozoária, mas em especial sua ação

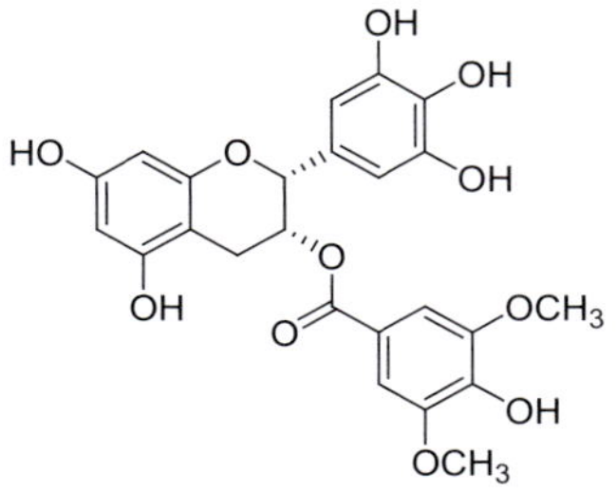

Figura 20.6. Epigalocatequina-3-O-(3,5-dimetil)-galato.

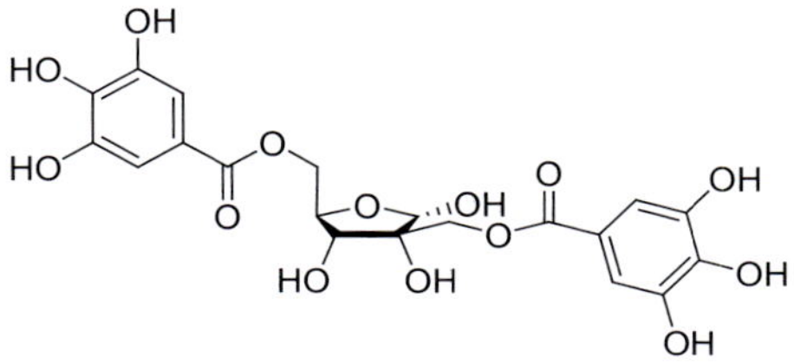

Figura 20.7. Hamamelitanino.

na úlcera e na gastrite.[27,28] Vários grupos de metabólitos já foram descritos em *M. ilicifolia*, dentre eles os taninos condensados, como a epicatequina-(4β→8)-epicatequina (Figura 20.8), além de terpenos e flavonoides, os quais potencializam a atividade antiulcerogênica dos taninos.[27-29]

A espécie *Eugenia uniflora* L. (Myrtaceae), conhecida como pitanga ou pitangueira, é uma planta arbustiva que ocorre em todo o Brasil e na América Latina, desde o México até a Argentina. Tradicionalmente, essa espécie é utilizada como anti-hipertensiva, adstringente, antipirética e para o tratamento de diabetes. Entre as substâncias presentes nesse vegetal estão os taninos hidrolisáveis, como a camptotina A (Figura 20.9).[30,31]

EXTRAÇÃO, CARACTERIZAÇÃO, ISOLAMENTO E QUANTIFICAÇÃO

Algumas características importantes que devem ser consideradas no processo de extração, caracterização e análise de plantas contendo taninos são: os taninos são substâncias não cristalizáveis, amorfas, geralmente solúveis em água, álcoois, acetato de etila, acetona, glicerol e soluções alcalinas diluídas. A solução aquosa de taninos tem reação ácida e forte adstringência. Além disso, a maioria dos taninos causa precipitação de solução de sais de alcaloides, de gelatina, de glicosídeos, de pó de pele, de caseína e de metais pesados como cobre, chumbo e estanho. Adicionalmente, os taninos produzem cor vermelha intensa com ferricianeto de potássio e amônia.[32] Nenhum procedimento garante a extração eficaz e exaustiva dos taninos totais, visto que alguns deles formam ligações irreversíveis com outras substâncias existentes nos tecidos vegetais. Desse modo, não é possível recomendar um único procedimento-padrão para todas as amostras ou tipos de taninos.[33]

Os taninos total ou parcialmente hidrolisáveis (galotaninos, elagitaninos e taninos complexos) são passíveis de hidrólise durante o processo de extração, podendo ocorrer também a

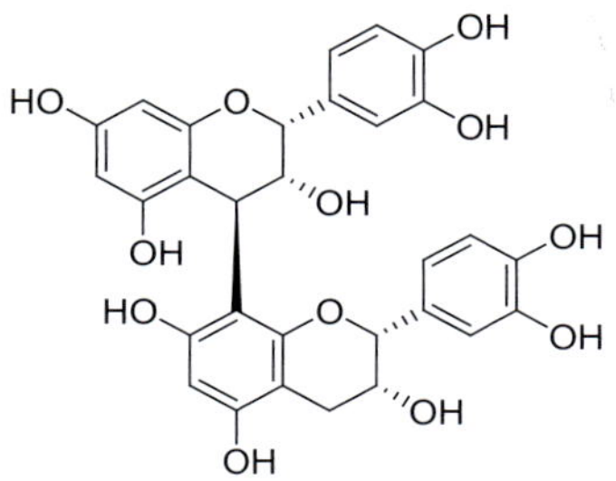

Figura 20.8. Epicatequina-(4β→ 8)-epicatequina.

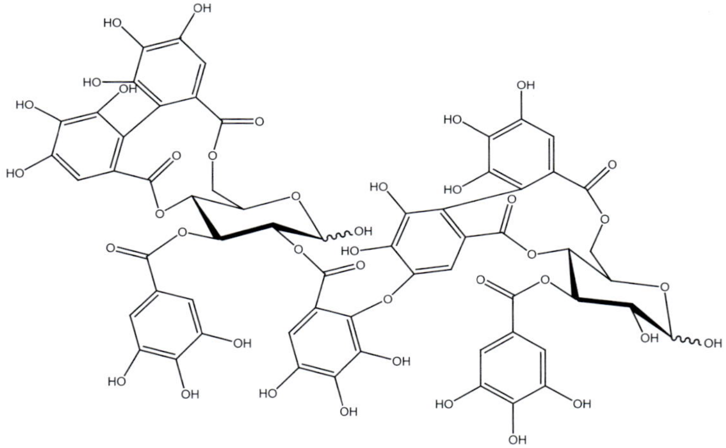

Figura 20.9. Camptotina A.

formação de artefatos, como, por exemplo, a formação de ésteres metílicos durante a extração com metanol. Os taninos hidrolisáveis são mais suscetíveis às reações com o solvente de extração que os taninos condensados. Os taninos complexos de alta massa molecular são facilmente degradados a taninos menores quando em água ou ácidos diluídos, especialmente em temperaturas elevadas.[33] Tanto os taninos condensados quanto os hidrolisáveis são altamente solúveis em água e em álcool, mas insolúveis em solventes orgânicos tais como éter, clorofórmio, hexano e benzeno. Assim, os taninos podem ser facilmente extraídos a partir da droga vegetal com água, álcoois (etanol e metanol), acetona ou misturas hidroalcoólicas ou hidroacetônicas.[32] O uso de soluções aquosas de acetona (como acetona: H_2O 7:3 v/v) evita a hidrólise de ligações ésteres presentes nos taninos, além de propiciar maior rendimento extrativo em relação às misturas hidroalcoólicas, já que a acetona bloqueia a ligação dos taninos a proteínas. No entanto, a estabilidade dos extratos hidroacetônicos é menor que a dos extratos hidroalcoólicos.[3]

Normalmente, utilizam-se os métodos convencionais no processo de extração (maceração, com ou sem aquecimento, estática ou dinâmica; percolação; Soxhlet, entre outros). No entanto, outros métodos têm sido utilizados, como a extração assistida por micro-ondas ou por ondas ultrassônicas.[16]

Após o processo de extração e concentração, os extratos produzidos podem ser submetidos a técnicas cromatográficas variadas para a purificação e a separação dos constituintes. De modo geral, os suportes para cromatografia em coluna mais utilizados são: Sephadex LH-20, Toyopearl HW-40, Diaion HP-20 e sílica de fase reversa (C_8 e C_{18}).[33] Outros adsorventes também podem ser usados, como a celulose e a poliamida. As cromatogafias em fase líquida de média e alta eficiência (CLME e CLAE), especialmente em escala semipreparativa, também podem ser usadas para auxiliar no isolamento dos metabólitos polifenólicos, assim como a cromatografia em contracorrente.[3,33]

Por outro lado, a caracterização dos componentes tânicos em extratos vegetais é um processo complexo pela coexistência de grande número de moléculas isoméricas e substâncias de elevado peso molecular. As moléculas de taninos são muitas vezes instáveis ao calor e em meios ácidos ou básicos, além de facilmente oxidadas. Ainda não existe um método adequado de análise para todos os taninos contidos em plantas, especialmente aqueles altamente polimerizados.

No entanto, alguns testes rápidos para detecção de taninos vegetais podem ser utilizados:

- *Teste com cloreto férrico (FeCl$_3$):* ao extrato aquoso diluído da droga vegetal contendo tanino, adiciona-se solução de cloreto férrico recém preparada. Os taninos hidrolisáveis produzem precipitado azul a preto, enquanto os taninos condensados mostram precipitado verde-acastanhado.[32]

- *Teste da fenazona:* a uma solução aquosa da droga vegetal contendo tanino, adiciona-se fosfato ácido de sódio. Essa solução é levada a aquecimento brando, filtrada e, então, acrescenta-se ao filtrado uma solução de fenazona a 2%. Todos os taninos precipitam, formando precipitado volumoso e colorido.[32]

- *Teste com gelatina:* adicionam-se gotas de uma solução de gelatina a 2% a uma solução aquosa da droga vegetal contendo tanino. Ocorrem turvação e precipitação.[32]

- *Ensaio para catequina:* palitos de madeira (como os de fósforo), os quais possuem lignina, são mergulhados no extrato diluído da droga vegetal, deixando-os secar. Em seguida, os palitos são umedecidos com ácido clorídrico concentrado e aquecidos perto de uma chama. A catequina, na presença de ácido, produz floroglucinol, que mancha de rosa ou vermelho a madeira lignificada.[32]

Considerando-se as estruturas químicas dos taninos a serem elucidadas, bem como alguns métodos de identificação e quantificação para estes compostos, algumas técnicas podem ser utilizadas. Assim, técnicas de caracterização, tais como FTIR (espectroscopia no infravermelho com transformada de Fourier), RMN (ressonância magnética nuclear de [1]H e ^{13}C, uni e bidimensionais), MALDI-TOF (espectrometria de massas assistida por laser com dessorção/ionização), juntamente com técnicas cromatográficas (hifenadas ou não), como a CLAE (especialmente a CLAE-DAD) e a cromatografia de exclusão por tamanho, são ferramentas úteis para se estudar, identificar e determinar a pureza e a composição de taninos em extratos vegetais.[3,16,34]

Por outro lado, vários outros métodos têm sido utilizados para quantificar os taninos, especialmente os métodos gravimétricos de precipitação com metais ou proteínas e os métodos colorimétricos.[33]

Os métodos colorimétricos, em geral, são baseados na reação das hidroxilas fenólicas com um reagente específico, com consequente mudança de cor, a qual é monitorada e analisada em comprimento de onda específico, mediante espectroscopia de ultravioleta visível. Entre esses métodos, Folin-Denis e Folin-Ciocalteu são amplamente empregados para a determinação do teor total de substâncias polifenólicas, não fazendo, no entanto, distinção com outros metabólitos fenólicos.[32,33] O fundamento do método é a redução do reagente pelas hidroxilas fenólicas, resultando na formação de um complexo de coloração azul, cuja intensidade está correlacionada com a presença de substâncias redutoras.[32,33]

Da mesma maneira, o método de azul da prússia se baseia na redução do reagente (no caso o Fe^{3+}) pelas hidroxilas fenólicas, com formação do complexo $[Fe(III)Fe(II)(CN)_6]$ de cor azul intensa.[32-34] Esses métodos, porém, não são específicos para taninos, uma vez que a reação de oxirredução depende da estrutura fenólica das substâncias.[32,33,35]

Existem alguns métodos mais específicos para determinados tipos de taninos, como galotaninos, elagitaninos e proantocianidinas. Os galotaninos podem ser quantificados diretamente, ou após hidrólise ácida, por meio da reação com iodato de potássio (KIO_3), bem como por meio do ensaio com solução metanólica de rodanina. Já o ensaio com nitrito de sódio ($NaNO_2$) é seletivo para ácido elágico. Assim, o teor de elagitaninos é determinado após hidrólise dos taninos, seguida pela reação com $NaNO_2$, em atmosfera isenta de oxigênio. Quanto aos taninos condensados, os métodos tradicionais de quantificação mais utilizados são butanol/HCl e vanilina.[32,33,35]

USOS E PROPRIEDADES QUÍMICAS

As propriedades dos taninos são derivadas da sua natureza polifenólica, a qual origina suas características essenciais: formação de complexos com proteínas e polissacarídeos, formação de quelatos com íons metálicos e capacidade antioxidante e redutora de radicais livres. Essas propriedades formam as bases para o uso farmacêutico, farmacológico e tecnológico de taninos. A presença e a intensidade dessas atividades são determinadas pela classe e pela estrutura de cada molécula de tanino.[1,36,37]

As interações proteína-taninos têm sido extensivamente estudadas por vários pesquisadores.[1,4,6,36] Essas interações são geralmente reversíveis e basicamente envolvem a formação de pontes de hidrogênio estabelecidas entre grupos fenólicos de taninos (doadores de hidrogênio) e grupos carbonílicos das ligações peptídicas de aminoácidos (aceptores de hidrogênio), principalmente a prolina.[38,39] A força das interações vai depender tanto da natureza da proteína quanto da natureza das moléculas dos taninos (como sua estrutura química, seu peso molecular e grau e modelo de hidroxilação). Estudos comprovam que proteínas ricas em prolina, como colágeno, gelatina e proteínas salivares, possuem as mais elevadas afinidades pelos taninos.[38,39] A capacidade de precipitação de proteínas dos taninos está relacionada com as principais atividades farmacológicas das plantas medicinais ricas em tais compostos, além de contribuir para o sabor de alimentos e bebidas.[1,4,6,8]

Entre as principais aplicações relacionadas com essa propriedade está a utilização de taninos no curtimento e manufatura do couro, a partir da pele de animais, a qual remonta às civilizações antigas, como a babilônica e a egípcia, sendo ainda utilizados para esse propósito pela indústria. A utilização de taninos no curtimento do couro se baseia na afinidade dos taninos pelo colágeno, o qual é rico nos aminoácidos prolina e hidroxiprolina.[1,4,6,8,38,39]

Os taninos são compostos de reconhecida função de proteção e defesa das plantas, especialmente contra herbívoros.[40] Essa proteção está relacionada com a capacidade dos taninos de interagirem com proteínas e de formarem, em alguns insetos herbívoros, espécies reativas de oxigênio. Essas mesmas interações com proteínas, como as da saliva ou das mucosas, estão envolvidas na percepção da adstringência pelos mamíferos e contribuem para desencorajar a alimentação de plantas ricas em taninos pelos herbívoros.[40,41] Os taninos não possuem efeitos somente sobre a digestão de proteínas em insetos herbívoros. Nestes, os taninos são também propensos a se oxidarem e formarem quinonas e outras espécies reativas de oxigênio, as quais são as principais causas de toxicidade para esses insetos.

A combinação do aumento do processo oxidativo e da diminuição da qualidade nutricional do vegetal poderia aumentar a resistência das plantas à herbivoria.[40,41]

Os taninos condensados também apresentam importante papel ambiental na agropecuária, já que em ruminantes essas substâncias podem contribuir para a redução da produção de metano entérico por diminuir a taxa de fermentação, especialmente em bovinos.[20,42]

Além de proteínas, os taninos também podem ser capazes de se ligarem a alcaloides, sendo considerados antídoto na intoxicação por essas substâncias.[1,4,6,8]

Com relação à complexação com íons metálicos,[43] a maior parte dos taninos possui grupos catecois (o-diidroxibenzeno) e pirogalois (1,2,3-benzenotriol), os quais são grupos reconhecidamente quelantes de vários íons metálicos, especialmente de ferro (Fe^{3+}). Dependendo de sua estrutura química, ainda podem formar complexos com alumínio (Al^{3+}) e cobre (Cu^{2+}). Por muitos anos, o complexo tanato de ferro (azul escuro) foi a principal fonte para a produção de tintas para escrita,[43] ainda sendo atualmente utilizado na composição de corantes.[1,4,6,8,20]

Outros usos dos taninos incluem a utilização como anticorrosivos para aço e metais não ferrosos, como modificadores de propriedades reológicas de minerais e argilas, como agentes fixadores de micronutrientes metálicos, como auxiliares no tratamento de águas residuais e como agentes de fixação de cobre na preservação de madeiras.[1,20]

ATIVIDADES BIOLÓGICAS, FARMACOCINÉTICA E TOXICOLOGIA

As atividades biológicas de taninos têm sido muito estudadas usando vários modelos *in vitro* e *in vivo*. Entretanto, ensaios clínicos em humanos são escassos e limitados. Considerando-se suas atividades, sugere-se que os taninos desempenhem suas atividades biológicas de duas maneiras distintas: formando um complexo, não absorvível, principalmente com macromoléculas, exercendo efeitos locais (como na pele e no trato gastrintestinal); ou como compostos absorvíveis (taninos de baixo peso molecular ou metabólitos formados após metabolização bacteriana), exercendo ação sistêmica.[3,20] Essas ações estão diretamente relacionadas com as propriedades químicas anteriormente descritas para essas substâncias.[1,20,37]

Quanto às suas atividades tópicas, há de se considerar que os taninos são inibidores enzimáticos inespecíficos, e uma vez em contato com as enzimas é capaz de se ligar, principalmente, a resíduos de prolina e hidroxiprolina. Essa ligação inespecífica dos taninos sobre enzimas e proteínas pode resultar em efeitos farmacológicos sobre pele, vasos, mucosas e trato gastrintestinal. Assim, esses metabólitos são utilizados como antissépticos locais e anti-inflamatórios em preparações para hemorroidas, feridas e diarreias.[1,36,37]

A utilização tópica de taninos, como cicatrizante e anti-inflamatório em feridas e superfícies sangrentas, resulta em efeito hemostático e de redução da permeabilidade vascular em função da vasoconstrição local e consequente formação de coágulo artificial. Esse efeito é resultante da reação tanino-proteínas e tende a reduzir o sangramento de pequenos vasos sanguíneos e a formar um revestimento protetor para a pele lesionada. A aplicação tópica de taninos pode também exercer efeitos cicatrizantes locais favoráveis em queimaduras, eczemas e infecções virais. No entanto, dados clínicos mostram que a utilização inadequada de alguns tipos de taninos, especialmente de taninos hidrolisáveis, como o ácido tânico, pode provocar a formação excessiva de cicatrizes. Já os taninos condensados promovem uma regeneração epitelial mais suave.[20,37,44]

Da mesma maneira, quando taninos entram em contato com as mucosas, estes reagem com proteínas presentes no muco e em células epiteliais, tornando a mucosa mais resistente e menos permeável. Esse processo, conhecido como adstringência, pode ocorrer em várias mucosas, como na boca, quando, por exemplo, ingere-se um produto rico em tanino, causando essa sensação de "enrugamento e secagem". Essa adstringência pode resultar em efeito antissecretor e proporcionar proteção para as camadas subjacentes, razão pela qual vários produtos tópicos, contendo taninos, são utilizados como adstringentes e antisseborreicos.[20,37,44]

Com relação aos seus efeitos antidiarreicos no trato gastrintestinal, os taninos podem produzir um camada protetora, temporária, de proteínas coaguladas (complexo tanino-proteína) sobre a mucosa ao longo da parede intestinal, paralisando as terminações nervosas sensoriais e reduzindo o estímulo indutor da atividade peristáltica. Além disso, os taninos também podem exercer efeito antimicrobiano local, inibindo a viabilidade de micro-organismos presentes, podendo também controlar a hipersecreção de fluidos e neutralizar as proteínas inflamatórias presentes.[20,37,44]

Graças à sua afinidade por proteínas livres, a ação dos taninos tende a se concentrar em áreas danificadas, nas quais há grande quantidade de proteínas livres. Assim, os taninos também podem exercer efeitos benéficos em úlcera péptica leve, uma vez que podem ligar-se a proteínas livres e expostas na base da úlcera, criando uma barreira que protege a ferida (úlcera) do conteúdo gástrico. A atividade antiúlcera de taninos tem sido demonstrada para vários extratos vegetais contendo estes compostos.[5,44,45]

No entanto, altas concentrações de taninos podem ocasionar excessiva adstringência sobre as membranas mucosas, resultando em um efeito irritante, sendo recomendadas cautela e precaução na utilização de drogas vegetais contendo taninos em condições inflamatórias intensas do trato gastrintestinal. Assim como também, a ingestão crônica de taninos pode levar à constipação intestinal e à inibição de algumas enzimas digestivas, especialmente do intestino delgado. Do mesmo modo, alguns metais podem ter sua absorção afetada, como é o caso do ferro, pela formação do complexo tanino-metal, o qual não é absorvido. O mesmo pode acontecer com alguns aminoácidos, como a prolina e vitaminas, como a tiamina (B_1).[20,37,44]

Uma das propriedades mais notáveis dos taninos é a capacidade antioxidante, devido principalmente à sua natureza polifenólica[46]. Entre os mecanismos relacionados com a ação antioxidante, estão a eliminação direta de radicais livres, a capacidade de quelar metais e a inibição da peroxidação lipídica e de enzimas pró-oxidantes. Inúmeros trabalhos demonstram a capacidade antioxidante *in vitro* dos taninos.[20,37,44,46] A atividade antioxidante *in vivo* também pode ser verificada por meio da ação dos produtos de decomposição dos taninos (especialmente oligômeros de catequinas e epicatequinas, conhecidas como oligoprocianidinas, oriundas do metabolismo de taninos condensados). Atualmente, tem sido dada grande importância farmacológica a essas oligoprocianidinas, especialmente nos benefícios destas em doenças cardiovasculares, diabete tipo 2, asma, osteoartrite, glaucoma e outras.[20,37,44,46]

Além da capacidade antioxidante, a atividade anti-inflamatória também é característica dos taninos, os quais podem, dependendo de suas estruturas, atuar em vários alvos biológicos do processo inflamatório, como na inibição de enzimas (p. ex., COX-2), fatores de transcrição (NF-κB) e outros.[20,37,44,46]

As propriedades antimicrobianas *in vitro* de taninos têm sido extensivamente relatadas na literatura para várias linhagens de micro-organismos. Em termos gerais, os taninos afetam o crescimento bacteriano por vários mecanismos, como inibição de enzimas microbianas extracelulares, privação de substratos ou metais importantes para o crescimento ou, ainda, por uma ação direta sobre o metabolismo microbiano através da inibição da fosforilação oxidativa.[3,47]

Da mesma maneira, a atividade antiviral *in vitro* tem sido observada para vários extratos vegetais e taninos isolados. Assim, por exemplo, foi observado que a atividade anti-herpes, para o vírus *Herpes simplex* (HSV), de taninos hidrolisáveis é dependente do número de grupos galoíla ou hexahidroxidifenoíla, enquanto para os taninos condensados a atividade depende do grau de condensação dos compostos. Estudos realizados com alguns taninos

Tabela 20.1. Atividades biológicas relatadas para taninos e destacadas na literatura

Atividades biológicas	Referências principais
Anti-inflamatória	48
Hipocolesterolêmica	46, 48
Anticancerígena	37,48, 49
Antifúngica	47
Antiviral	47
Antiúlcera	5
Antimutagênica	3,49
Antioxidante	46,49
Defesa contra herbivoria	40,50
Antibacteriana	47,51

hidrolisáveis sugerem que alguns desses compostos são capazes de inibir a ligação do vírus HSV às células, impedindo a entrada de DNA viral.[3,47] A atividade sobre o vírus HIV e sobre a enzima transcriptase reversa também é relatada para elagitaninos e taninos condensados.[3,44,47]

Outras atividades biológicas relatadas para taninos podem ser observadas na Tabela 20.1.

Considerando-se seu alto peso molecular, sua elevada afinidade a proteínas e enzimas e sua alta hidrofilicidade, de modo geral, os taninos possuem baixa biodisponibilidade e são pobremente absorvidos através da pele ou do trato gastrintestinal. Portanto, os efeitos farmacológicos dos taninos (e das drogas vegetais que os contém) podem ser explicados em termos de efeitos locais sobre determinados órgãos, como a pele e o trato gastrintestinal. Entretanto, alguns produtos de decomposição dos taninos (como oligômeros e monômeros de taninos condensados) podem ser absorvidos e, portanto, podem exercer efeitos sistêmicos. No entanto, efeitos adstringentes sistêmicos, algumas vezes atribuídos à administração oral de substâncias contendo taninos, devem ser analisadas com rigor, tendo em vista que estas propriedades estão relacionadas diretamente com a estrutura intacta dos taninos.[3,20,37,44]

Referências bibliográficas

1. Haslam E. Vegetable tannins – lessons of a phytochemical lifetime. Phytochemistry 2007; 68:2713-21.
2. Morales R, Ungerfeld EM. Use of tannins to improve fatty acids profile of meat and milk quality in ruminants: A review. Chilean J Agric Res 2015; 75 (2):239-48.
3. Serrano J, Puupponen-Pimiä R, Dauer A, Aura AM, Calixto FS. Tannins – current knowledge of food sources, intake, bioavailability and biological effects. Mol Nutr Food Res 2009; 53:S310-S329.
4. Haslam E. Plant Polyphenols – vegetable tannins revisited – chemistry and pharmacology of natural products. Cambridge: Cambridge University Press, 1989.
5. Jesus NZT, Falcão HS, Gomes IF, Leite TJA, Lima GRM, Barbosa-Filho JM et al. Tannins, peptic ulcers and related mechanisms. Int J Mol Sci 2012; 13(3):3203-28.
6. Haslam E. Plant polyphenols (syn. vegetable tannins) and chemical defense – a reappraisal. J Chem Ecol 1988; 14(10):1789-805.
7. Khanbabaee K, van Ree T. Tannins: classification and definition. Nat Prod Rep 2001; 18:641-9.
8. Haslam E, Cai Y. Plant polyphenols (vegetable tannins*): gallic acid metabolism. Nat Prod Rep 1994; 11:41-66.

9. Okuda T, Ito H. Tannins of constant structure in medicinal and food plants – hydrolyzable tannins and polyphenols related to tannins. Molecules 2011; 16:2191-217.

10. Ferreira D, Slade D. Oligomeric proanthocyanidins: naturally occurring O-heterocycles. Nat Prod Rep 2002; 19:517-41.

11. Davin LB, Lewis NG. Dirigent phenoxy radical coupling: advances and challenges. Curr Opin Biotech 2005; 16:398-406.

12. Gross GG. From lignins to tannins: forty years of enzyme studies on the biosynthesis of phenolic compounds. Phytochemistry 2007; 68:2713-21.

13. Okuda T, Yoshida T, Hatano T. Classification of oligomeric hydrolysable tannins and specificity of their occurrence in plants. Phytochemistry 1993; 32(3):507-21.

14. Landete JM. Ellagitannins, ellagic acid and their derived metabolites: a review about source, metabolism, functions and health. Food Res Int 2011; 44:1150-60.

15. Xie DY, Dixon RA. Proanthocyanidin biosynthesis – still more questions than answers? Phytochemistry 2005; 66:2127-44.

16. Lochab B, Shukla S, Varma IK. Naturally occurring phenolic sources: monomers and polymers. RSC Adv 2014; 4:21712-52.

17. Okuda T. Systematics and health effects of chemically distincttannins in medicinal plants. Phytochemistry 2005; 66:2012-31.

18. Monteiro JM, Albuquerque UP, Araújo EL, Amorim ELC. Taninos: uma abordagem da química à ecologia. Quim Nova 2005; 28 (5):892-6.

19. Mole S. The systematic distribution of tannins in the leaves of angiosperms: a tool for ecological studies. Biochem Syst Ecol 1993; 21(8):833-46.

20. Tiitto RJ, Häggman H. Tannins and tannin agents. In: Bechtold T, Mussak R (eds.). Handbook of natural colorants. Chichester, UK: John Wiley & Sons 2009; 201-219.

21. Mello JCP, Petereit F, Nahrstedt A. Flava-3-ols and prodelphinidins from *Stryphnodendron adstringens*. Phytochemistry 1996; 41:807-13.

22. Mello JCP, Petereit F, Nahrstedt A. Prorobinetinidins from *Stryphnodendron adstringens*. Phytochemistry 1996; 42:857-62.

23. Mello JCP, Petereit F, Nahrstedt A. A dimeric proanthocyanidin from *Stryphnodendron adstringens*. Phytochemistry 1999; 5:1105-7.

24. Ishida K, Mello JCP, Cortez DA, Filho BP, Ueda-Nakamura T, Nakamura CV. Influence of tannins from *Stryphnodendron adstringens* on growth and virulence factors of *Candida albicans*. J Antimicrob Chemother 2006; 58(5):942-9.

25. Wang H, Provan GJ, Helliwell K. Determination of hamamelitannin, catechins and gallic acid in witch hazel bark, twig and leaf by HPLC. J Pharm Biomed Anal 2003; 33(4):539-44.

26. Dauer A, Rimpler H, Hensel A. Polymeric proanthocyanidins from the bark of *Hamamelis virginiana*. Planta Med 2003; 69(1):89-91.

27. Leite JPV, Rastrelli L, Romussi G, Oliveira AB, Vilegas JHY, Vilegas W et al. Isolation and quantitative analysis of flavonoid glycosides from brazilian beverages (*Maytenus ilicifolia* and *M. aquifolium*). J Agric Food Chem 2001; 49(8):3796-801.

28. Silva LM, Boeing T, Somensi LB, Cury BJ, Steimbach VMB, Silveria ACO et al. Evidence of gastric ulcer healing activity of *Maytenus robusta* Reissek: *in vitro* and *in vivo* studies. J Ethnopharmacol 2015; 175:75-85.

29. Mossi AJ, Cansian RL, Carvalho AZ, Dariva C, Oliveira JV, Mazutti M et al. Extraction and characterization of volatile compounds in *Maytenus ilicifolia* using high-pressure CO_2. Fitoterapia 2004; 75:168-78.

30. Oliveira AL, Destandau E, Fougère L, Lafosse M. Isolation by pressurised fluid extraction (PFE) and identification using CPC and HPLC/ESI/MS of phenolic compounds from Brazilian cherry seeds (*Eugenia uniflora* L.). Food Chem 2014; 145:522-9.

31. Celli GB, Pereira-Netto AB, Beta T. Comparative analysis of total phenolic content, antioxidant activity, and flavonoids profile of fruits from two varieties of Brazilian cherry (*Eugenia uniflora* L.) throughout the fruit developmental stages. Food Res Int 2011; 44:2442-51.

32. Rangari VD. Pharmacognosy: tannin containing drugs. J.L. Chaturvedi College of Pharmacy, New Nandanvan: Nagpur, 2007.

33. Harvey IM. Analysis of hydrolysable tannins. Anim Feed Sci Tech 2001; 9:3-20.

34. Olivas-Aguirre FJ, Medrano AW, González-Aguilar GA, López-Díaz JA, Álvarez-Parrilla E, Rosa LA et al. Taninos hidrolizables; bioquímica, aspectos nutricionales y analíticos y efectos en la salud. Nutr Hosp 2015; 31(1):55-66.

35. Arapitsas P. Hydrolyzable tannin analysis in food. Food Chem 2012; 135:1708-17.

36. Santos-Buelga C, Scalbert A. Proanthocyanidins and tannin-like compounds – nature, occurrence, dietary intake and effects on nutrition and health. J Sci Food Agric 2000; 80:1094-117.

37. Bruyne T, Pieters L, Deelstra H, Vlietinck A. Condensed vegetable tannins: biodiversity in structure and biological activities. Biochem Syst Ecol 1999; 27:445-59.

38. Hagerman AE. Tannin-protein interactions. In: Ho CT, Lee CY, Huang MT (eds.). Phenolic compounds in food and their effects on health. I. Analysis, occurrence and chemistry. Washington DC: American Chemical Society 1992; 236-247.

39. Hagerman AE. Fifty years of polyphenol-protein complexes. In: Cheynier V, Sami-Machado P, Quideau S (eds.). Recent advances in polyphenol research. Vol. 3. Wiley-Blackwell 2012; 71-98.

40. Barbehenn RV. Tannins in plant-herbivore interactions. Phytochemistry 2011; 72:1551-65.

41. Clausen TP, Reichardt PB, Bryant JP, Provenza F. Condensed tannins in plant defense: a perspective on classical theories. In: Hemingway RW, Laks PE (eds). Plant polyphenols. New York: Plenum Press 1992; 639-651.

42. Goel G, Makkar HP. Methane mitigation from ruminants using tannins and saponins. Trop Anim Health Prod 2012; 44(4):729-39.

43. Slabbert N. Complexation of condensed tannins with metal ions. In: Hemingway RW, Laks PE (eds). Plant polyphenols. New York: Plenum Press 1992; 421-436.

44. Bone K. Principles of herbal pharmacology. In: Bone K, Mills S. (eds). Principles and practice of phytotherapy. 2 ed. Modern Herbal Medicine. Churchill Livingstone, 2013.

45. Murakami S, Isobe Y, Kijima H, Nagai H, Muramatu M, Otomo S. Inhibition of gastric H^+, ATPase and acid secretion by ellagic acid. Planta Med 1991; 57(4):305-8.

46. Koleckar V, Kubikova K, Rehakova Z, Kuca K, Jun D, Jahodar L et al. Condensed and hydrolysable tannins as antioxidants influencing the health. Mini-Rev Med Chem 2008; 8(5):436-47.

47. Buzzini P, Arapitsas P, Goretti M, Branda E, Turchetti B, Pinelli P et al. Antimicrobial and antiviral activity of hydrolysable tannins. Mini-Rev Med Chem 2008; 8(12):1179-87.

48. Larrosa M, Garcia-Conesa MT, Espín JC, Tomás-Barberán FA. Ellagitannins, ellagic acid and vascular health. Mol Aspects Med 2010; 31(6):513-39.

49. Macáková K, Koleckár V, Cahliková L, Chlebek J, Hostalkova A, Jun D et al Tannins and their influence on health. Rec Adv Med Chem 2014; 1:159-208.

50. Barbehenn RV, Poopat U, Spencer B. Semiquinone and ascorbyl radicals in the gut of caterpillars measured with EPR spectrometry. Insect Biochem Mol Biol 2003; 33:125-30.

51. Scalbert A. Antimicrobial properties of tannins. Phytochemistry 1991; 30:3875-83.

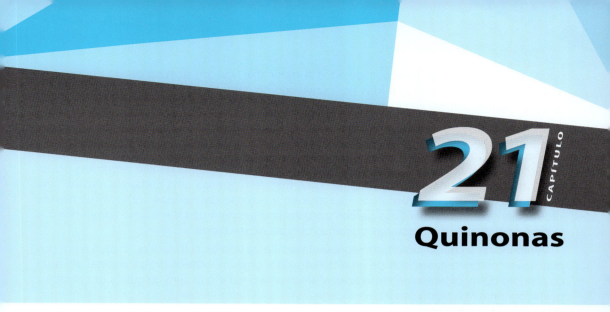

Quinonas

Sérgio Ricardo Ambrósio
Rodrigo Cassio Sola Veneziani
Luiza Junqueira Carneiro
Danieli Cristina Lemes
Marcela Etchebehere Severiano
Niege Araçari Jacometti Cardoso Furtado

DEFINIÇÕES, ASPECTOS GERAIS E BIOSSÍNTESE

O termo "quinonas" refere-se a uma classe de substâncias orgânicas, caracterizada pela presença de um par de grupos carbonílicos, adjacentes ou separados por um grupo vinileno (-CH=CH-), localizados em um anel de seis membros insaturado. Levando em conta apenas o esqueleto carbônico a partir do qual são derivadas, grande parte das quinonas pode ser classificada em três categorias: benzoquinonas, naftoquinonas e antraquinonas (Figura 21.1).[1,2]

Conforme pode-se deduzir pela Figura 21.1, a nomenclatura das quinonas é definida a partir do nome dos respectivos esqueletos dos anéis aromáticos antecedido pelas posições das carbonilas (1,2- ou o-; 1,4 ou p-) e sucedido pelo sufixo quinona. Deve-se mencionar ainda que é bastante razoável considerar as quinonas de origem natural como produtos de

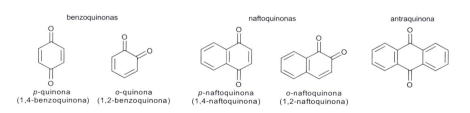

Figura 21.1. Esqueletos básicos principais das quinonas.

oxidação de compostos fenólicos gerados a partir das vias do acetato ou do chiquimato. Assim, muitas quinonas são obtidas por conversão de catecóis (1,2-diidroxibenzenos) e quinóis (1,4-diidroxibenzenos) em suas respectivas formas oxidadas: *orto* e *para* benzoquinonas (Figura 21.2).[1,3]

Existem substâncias que também são consideradas quinônicas nas quais os grupos carbonílicos não compartilham o mesmo anel. Isso ocorre quando há acoplamentos oxidativos fenólicos entre intermediários, conhecidos como antronas. As antronas são estruturas análogas à antraquinona, diferindo apenas pelo fato de terem apenas uma carbonila. Assim, uma vez que os acoplamentos oxidativos não alteram a posição dos grupos carbonílicos nesses intermediários, seus respectivos grupos carbonílicos também não têm como compartilhar o mesmo anel de seis membros nas quinonas obtidas desse modo.[3]

A hipericina é um exemplo bem representativo deste tipo de estrutura química e é um dos principais componentes ativos da erva-de-são-joão, uma importante droga vegetal utilizada no preparo de medicamentos fitoterápicos antidepressivos e que será discutida em detalhes posteriormente.[3,4] A hipericina é classificada como uma naftodiantrona, cujo principal intermediário biossintético é uma antrona denominada "emodina antrona". De início, uma oxidação de um elétron leva ao acoplamento oxidativo entre duas moléculas de "emodina antrona", originando a emodina diantrona. Em seguida, passos oxidativos posteriores levam a outros acoplamentos dos anéis aromáticos, de modo a formar a hipericina (Figura 21.3).

As chamadas quinonas terpênicas são obtidas a partir da C-alquilação de derivados fenílicos da via do chiquimato com um fragmento terpênico (grupo PP poli-isoprenilo). Constituem uma classe de moléculas com potencial redox de grande importância bioquímica e atuam no transporte de elétrons em processos vitais, como a respiração e a fotossíntese. Pertencentes a essa categoria, as ubiquinonas (Coenzima Q), que participam da cadeia de transporte de elétrons nas mitocôndrias, são derivados do ácido 4-hidroxibenzóico cuja cadeia terpênica varia entre 1 e 12 átomos de carbono. Já as plastoquinonas exercem papel semelhante no processo fotossintético. São estruturalmente similares às ubiquinonas, mas derivam do ácido homogentísico e sua cadeia terpênica varia entre 3 e 10 átomos de carbono (Figura 21.4).[3,5]

A vitamina K_1 (filoquinona) e K_2 (menaquinona-n) são naftoquinonas terpênicas derivadas da via do chiquimato, envolvidas no processo de coagulação sanguínea, e cuja deficiência pode provocar hemorragias espontâneas. Enquanto a vitamina K_1 é de origem vegetal e,

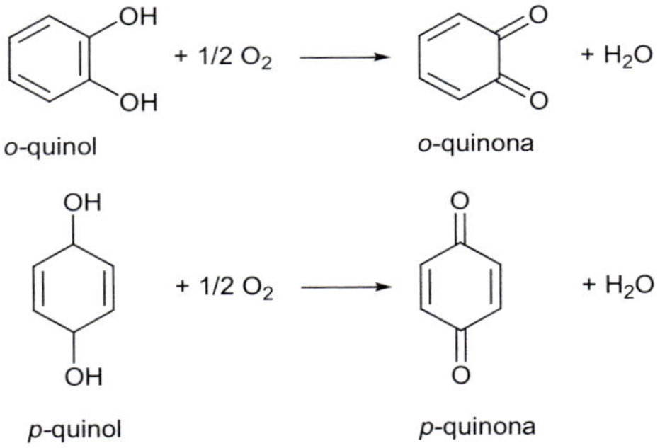

Figura 21.2. Conversão de catecóis (1,2-diidroxibenzenos) e quinóis (1,4-diidroxibenzenos) em *orto* e *para* benzoquinonas.

portanto, pode ser obtida na dieta pela ingestão de quase todos os vegetais verdes, a vitamina K_2 engloba uma série de substâncias de origem microbiana que se diferenciam pelo número de carbonos em sua cadeia terpênica de maneira análoga ao que ocorre com as ubiquinonas e plastoquinonas.

O termo vitamina E compreende um grupo de oito substâncias lipossolúveis: os α-, β-, γ- e δ-tocoferóis e os α-, β-, γ-, e δ-tocotrienóis. Apesar de não serem consideradas propriamente quinonas, uma vez que apresentam anéis cromano-hidroxilados (Figura 21.5) em vez dos esqueletos quinônicos básicos, essas substâncias estão biossinteticamente relacionadas com as quinonas terpênicas. Assim como as vitaminas K, são componentes essenciais da dieta, têm valiosas propriedades antioxidantes e podem ser obtidas sobretudo pela ingestão de óleos vegetais (soja, milho, girassol, entre outros).[3,6] Na Figura 21.5 estão apresentadas as estruturas das vitaminas dos grupos K e E.

Hoje, as antraquinonas são uma importante classe de quinonas de interesse farmacológico e farmacognóstico, uma vez que fazem parte da composição de drogas vegetais clássicas, como o sene (*Senna alexandrina*) e a cáscara-sagrada (*Rhamnus purshiana*). Em termos biossintéticos, pode-se afirmar que essas substâncias são derivados do acetato ou ainda do ácido 1,4-diidronaftoico. Como exemplo de antraquinona pode-se mencionar a emodina, um

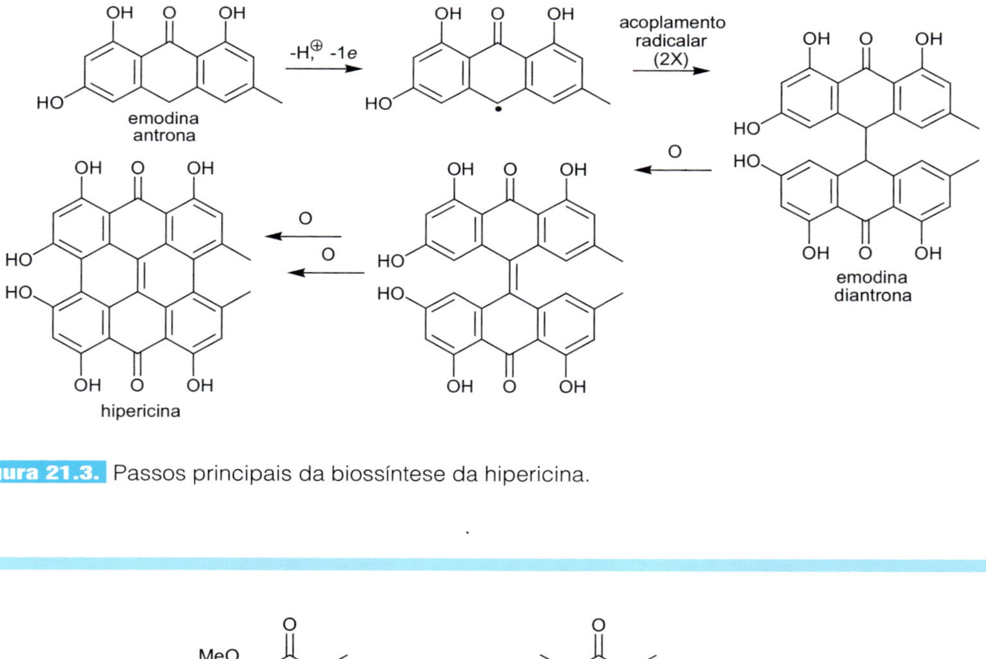

Figura 21.3. Passos principais da biossíntese da hipericina.

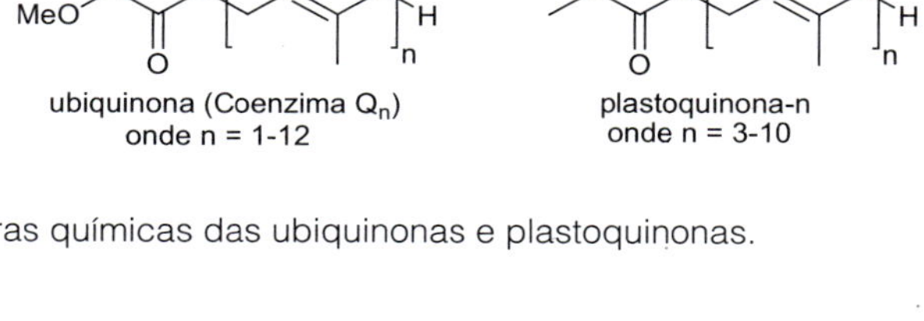

Figura 21.4. Estruturas químicas das ubiquinonas e plastoquinonas.

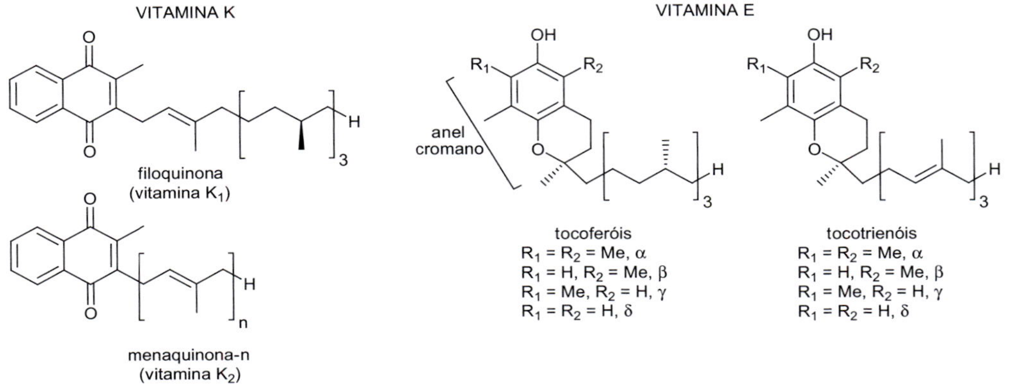

VITAMINA K

filoquinona
(vitamina K$_1$)

menaquinona-n
(vitamina K$_2$)

VITAMINA E

anel cromano

tocoferóis
R$_1$ = R$_2$ = Me, α
R$_1$ = H, R$_2$ = Me, β
R$_1$ = Me, R$_2$ = H, γ
R$_1$ = R$_2$ = H, δ

tocotrienóis
R$_1$ = R$_2$ = Me, α
R$_1$ = H, R$_2$ = Me, β
R$_1$ = Me, R$_2$ = H, γ
R$_1$ = R$_2$ = H, δ

Figura 21.5. Vitaminas dos grupos K e E.

metabólito encontrado em espécies de plantas superiores do gênero *Rhamnus,* cuja biossíntese é bastante representativa de antraquinonas derivadas do acetato. Acredita-se que essa substância seja originada a partir de uma unidade policetídica contendo oito unidades C$_2$ submetida a uma série de etapas reacionais, tais como: condensações do tipo aldólica, uma oxidação no anel central, enolizações e uma descarboxilação (Figura 21.6).[1,3]

O ácido 1,4-diidronaftoico também é considerado o ponto de partida para diversas rotas biossintéticas que originam antraquinonas, bem como muitas das naftoquinonas em plantas superiores. Algumas dessas rotas estão exemplificadas de modo esquemático na Figura 21.7 e partem do próprio ácido 1,4-diidronaftoico ou de seu tautômero dicetídico. Assim, a substituição do grupo carboxílico por um grupo isoprenílico, pode levar à formação de uma naftoquinona prenilada como o desoxilapachol, substância alergênica presente em espécies arbóreas dos gêneros *Tectona* e *Tabebuia,* sendo esse último reclassificado como *Handroanthus.*[3,7,8] De modo alternativo, a síntese de uma antraquinona, como o corante alizarina (presente nas raízes de *Rubia tinctorum*), pode advir após a ciclização de um sistema

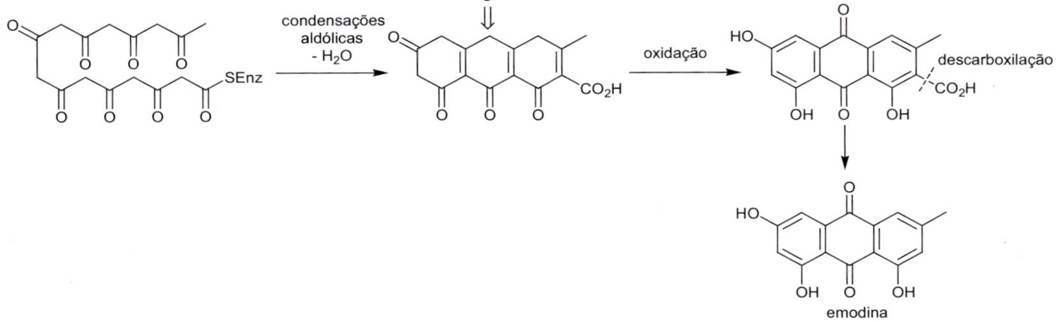

condensações aldólicas - H$_2$O

oxidação

descarboxilação

emodina

Figura 21.6. Biossíntese da emodina.

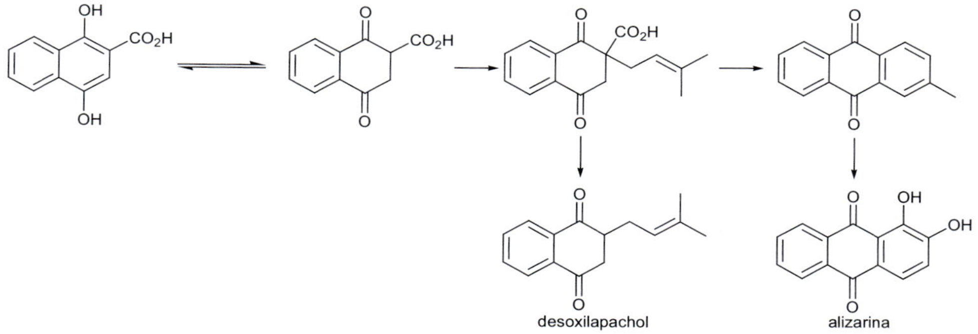

Figura 21.7. Biossíntese do desoxilapachol e da alizarina.

naftoquinônico contendo um substituinte dimetilalílico que, nesse caso, pode ser o mesmo precursor do desoxilapachol (Figura 21.7).

Hidroxilações nos carbonos C1, C6 e C8 são características em antraquinonas. A presença de grupos metílicos, metoxílicos e carboxílicos é comum no C3. No vegetal fresco, sem processamento, essas substâncias, em sua maioria, apresentam-se como O-glicosídeos justamente nas posições onde as hidroxilações são comuns. C-glicosídeos apresentam-se como derivados de antronas, já que nesses metabólitos a ligação se dá na posição C10, em substituição à carbonila. Glicose, ramnose e apiose são os açúcares encontrados nas formas heterosídicas de antraquinonas.[9]

PROPRIEDADES BIOLÓGICAS

Reações do tipo redox são a base do metabolismo bioenergético das células vivas[10] e, nesse contexto, as quinonas desempenham papéis-chave, uma vez que estão diretamente envolvidas nas cadeias transportadoras de elétrons em todos os seres vivos. Nos vegetais, por exemplo, a plastoquinona está diretamente envolvida com as reações da fase clara da fotossíntese, enquanto as ubiquinonas (Coenzima Q; Figura 21.4), encontradas nas células de todos os organismos aeróbicos, são fundamentais para a produção de energia durante o metabolismo oxidativo.[2,11]

Além de sua relação com o metabolismo bioenergético, as quinonas também estão associadas a uma ampla gama de aplicações clínicas e industriais. A doxorrubicina (Figura 21.8), por exemplo, é uma antraquinona utilizada no tratamento clínico de vários tumores malignos.[11] Ainda, as vitaminas K (Figura 21.4), cujas estruturas estão relacionadas com o grupo 2-metil-1,4-naftoquinona, são substâncias utilizadas em diversas patologias, incluindo a osteoporose.[11] Várias quinonas que apresentam grupos carbonílicos ligados a um sistema aromático conseguem absorver energia no espectro do visível, o que lhes conferem várias possibilidades de aplicações industriais como corantes naturais. Além disso, esse tipo de quinonas também é responsável pela pigmentação de vários organismos, como plantas, fungos e cogumelos.[12]

Apesar de as quinonas proporcionarem diversos efeitos benéficos ao organismo humano, alguns representantes dessa classe têm características tóxicas. Essas substâncias podem produzir diversos danos celulares oxidativos, como, por exemplo, a peroxidação de lipídeos

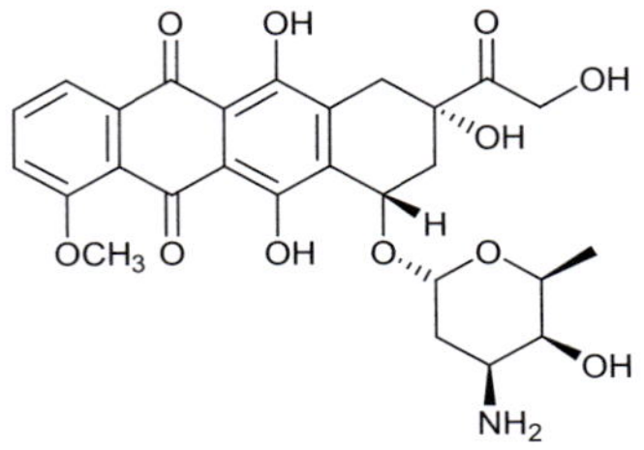

Figura 21.8. Estrutura química da doxorrubicina.

de membrana.[11] Algumas 9,10-fenantrenoquinonas podem ainda inibir enzimas, como a óxido nítrico sintase e a gliceraldeído-3-fosfato-desidrogenase, que estão associadas a processos fisiológicos humanos importantes.[11]

De modo geral, a literatura científica atribui um grande número de atividades biológicas às quinonas (Tabela 21.1). Entretanto, neste capítulo, serão reportadas as mais relevantes no âmbito da farmacognosia: antitumoral, laxativa e antidepressiva. Serão reportadas também as fontes botânicas, cujos princípios ativos estão relacionados com a presença dessa classe de metabólitos especiais.

Atividade antitumoral

Nos últimos 60 anos, a quimioterapia tem sido considerada uma das principais estratégias para tratamento da maioria dos tumores.[23,24] Nesse contexto, a multirresistência das células tumorais frente aos atuais fármacos é destacada, em função de ser um dos fatores preponderantes pelo não sucesso de grande parte desse tipo de terapia.[25] Por causa da grande relevância do fato, diversos grupos de pesquisa têm concentrado seus esforços em descobrir novas entidades químicas com potencial citotóxico e mecanismos de ação distintos

Tabela 21.1. Atividades biológicas de quinonas destacadas na literatura

Atividade	Referências
Antiparasitária	1, 13
Tratamento de doenças neurológicas	2
Arterosclerose	2
Antitumoral	2, 14, 15
Doenças renais	2
Antioxidante	16
Tratamento da amiloidose	17
Laxativa	18, 19
Antimicrobiana	20
Antidepressiva	21, 22

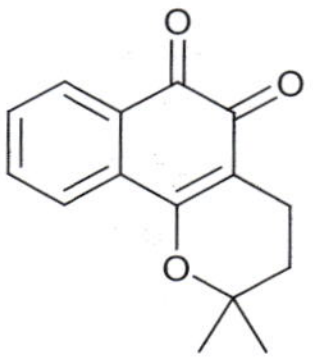

Figura 21.9. Estrutura química da β-lapachona (LPC).

dos fármacos consagrados no mercado, objetivando, assim, desenvolver novos agentes antitumorais capazes de suprir a necessidade atual da terapêutica aplicada ao tratamento de neoplasias.[23-25] Nesse contexto, deve-se destacar a importância dos produtos naturais, uma vez que cerca de 50% de todos os fármacos utilizados na quimioterapia do câncer são derivados de recursos da natureza.[26]

Diversas classes de metabólitos secundários apresentam atividade citotóxica frente a linhagens de células tumorais, mas na literatura científica destacam-se as substâncias quinônicas por apresentarem elevada atividade *in vitro* (Tabela 21.2), por fazerem parte da quimioterapia do câncer (doxorrubicina – Figura 21.8; Adribalstina®), e por demonstrarem elevado potencial para futuras aplicações clínicas,[15,27,28] como, por exemplo, a β-lapachona (Figura 21.9).

Tabela 21.2. Exemplos de derivados quinônicos com elevada atividade antitumoral *in vitro*[1]

Estrutura química	Concentração citotóxica 50% (CC$_{50}$; µM)	
	HCT-116	HL-60
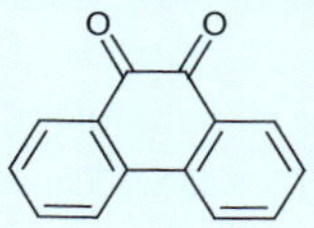	1,43 ± 0,10	3,38 ± 0,06
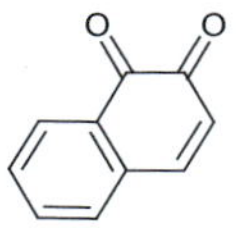	9,20 ± 0,18	7,14 ± 0,16
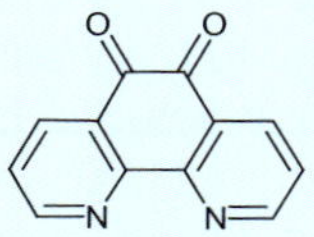	0,73 ± 0,04	1,57 ± 0,04
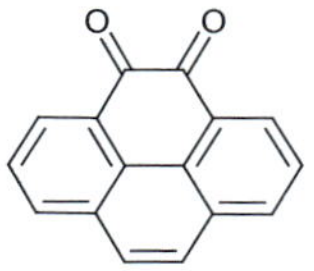	0,86 ± 0,06	3,41 ± 0,11

Como pode ser observado na Figura 21.9, a β-lapachona é uma *orto*-naftoquinona natural, isolada inicialmente do tronco de árvores do gênero *Tabebuia*, o qual foi reclassificado como *Handroanthus* (família Bignoniaceae). No Brasil, são popularmente conhecidas como ipê.[14,29] Apesar desta quinona ter sido isolada pela primeira vez em 1882, sua estrutura química foi só foi elucidada em 1896.[27] A atividade citotóxica promovida pela β-lapachona frente a diversas linhagens de células tumorais ocorre devido à sua capacidade de ativar a enzima NAD(P)H quinona oxirredutase 1, de modo a produzir um aumento significativo nas espécies reativas de oxigênio (EROs) intracelular, promovendo um processo de morte celular por apoptose, necrose ou autofagia.[27,29,30]

Esse mecanismo de ação é único e específico, e difere-se por completo dos apresentados pela maioria dos fármacos disponíveis no mercado, o que torna a β-lapachona muito interessante do ponto de vista farmacêutico, já que é efetiva frente a diversas linhagens tumorais multirresistentes. Estudos utilizando modelos *in vivo* demonstraram também que a β-lapachona, quando administrada por via intraperitonial ou oral, na dose de 100 mg.kg^{-1}, foi capaz de retardar o crescimento de tumor de próstata induzido em ratos, sem apresentar efeitos tóxicos significativos.[27] Administrada na dose de 50 mg.kg^{-1} (via oral), apresentou efeito antitumoral *in vivo* semelhante ao controle positivo do experimento (taxol) frente a diversas linhagens tumorais humanas, como as de próstata, ovário e mama.[27]

Além dos efeitos antitumorais *in vivo* relatados para a β-lapachona, diversos estudos apontam resultados altamente promissores quando esse metabólito secundário é empregado em associação a fármacos antineoplásicos utilizados na terapêutica atual.[27,29] Nesse sentido, foi relatado o potente efeito sinérgico *in vivo* resultante da associação da β-lapachona e do taxol frente a células tumorais de ovário implantadas em ratos, diminuindo a concentração tóxica do taxol em cerca de dez vezes.[27] Nesse estudo, foi observado ainda o desaparecimento completo dos nódulos tumorais, que não reapareceram após o final do tratamento, sem apresentar efeitos adversos consideráveis. Apesar do efeito sinérgico apresentado com o taxol, a β-lapachona não demonstrou o mesmo efeito quando combinada com a camptotecina e somente um efeito aditivo foi verificado na associação dessa quinona à cisplatina.

Recentemente, formulações micelares de ácido poli (D,L lático) e polietilenoglicol (PEG-PLA) contendo misturas de β-lapachona e taxol nas proporções de 3:1, 2:1 e 1:1 foram avaliadas *in vitro* frente a duas linhagens de células tumorais, sendo uma de pulmão e outra de pâncreas.[29] Nesse trabalho, os autores demonstraram o elevado efeito sinérgico resultante da mistura do taxol e da β-lapachona carregados nesse nanomaterial de liberação controlada, abrindo, assim, novas perspectivas para o tratamento de tumores nos quais a enzima NAD(P)H quinona oxirredutase 1 apresenta-se muito ativa, como no caso dos tumores de pulmão e pâncreas.

Apesar de inúmeros artigos científicos demonstrarem o potencial antitumoral *in vitro* e *in vivo* da β-lapachona e de caracterizá-la como um protótipo natural para o tratamento de alguns tipos de câncer,[14,30] problemas relacionados com a sua baixa solubilidade no sistema aquoso (0,038 mg.mL^{-1}), curto tempo de meia-vida (24 minutos) e uma janela terapêutica reduzida, são também relatados.[29] Nesse sentido, diversos grupos de pesquisa têm concentrado seus esforços para obter análogos estruturais mais promissores e realizar estudos de relação entre a estrutura química e sua respectiva atividade antitumoral. Na Figura 21.10, são apresentados alguns exemplos de derivados da β-lapachona que apresentaram atividade citotóxica promissora frente a diversas linhagens tumorais.

Atividade laxativa

Drogas vegetais clássicas com aplicações farmacêuticas, como o sene (*Senna alexandrina*), a cáscara-sagrada (*Rhamnus purshiana*), o ruibarbo (*Rheum palmatum*, *Rheum officinale* e

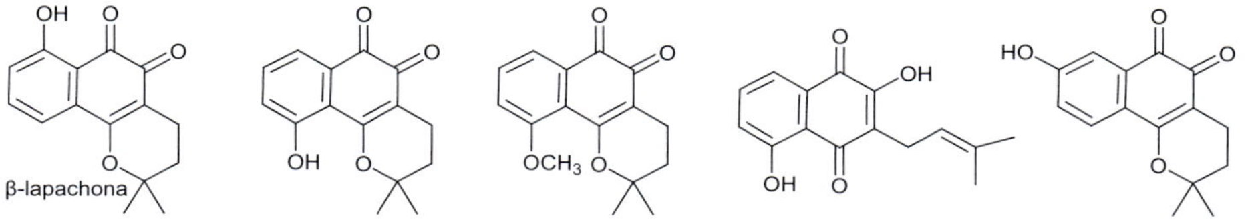

Figura 21.10. Estruturas químicas da β-lapachona e derivados com atividade citotóxica promissora frente a diversas linhagens tumorais.

espécies híbridas) e a babosa (*Aloe ferox*, *Aloe vera*, *Aloe* africana) apresentam efeitos laxantes pronunciados e são utilizadas desde a Antiguidade para o tratamento de constipação intestinal e fazem parte de inúmeras farmacopeias, incluindo a Farmacopeia Brasileira.[18,19] O efeito laxante dessas drogas vegetais está associado à presença de antraquinonas, sobretudo na sua forma glicosídica (heterosídeos antraquinônicos), as quais são metabolizadas pela flora bacteriana intestinal (ação de glicosidases), liberando suas respectivas porções agliconas, responsáveis pela atividade laxativa.[18]

As antraquinonas livres produzidas pela ação das glicosidases bacterianas são muito pouco absorvidas e interagem diretamente com a musculatura lisa intestinal, promovendo a liberação de prostaglandinas e outros autacoides, responsáveis, pelo menos em parte, pelo aumento da motilidade intestinal.[18] O mecanismo de ação dessa classe de produtos naturais inclui também a diminuição da reabsorção de água pela inativação da bomba Na^+/K^+-ATPase.[18,19]

O efeito laxativo de drogas vegetais contendo antraquinonas ocorre entre 6 e 12 horas após administração via oral. Assim, estas drogas são recomendadas para o tratamento de constipação atônica e, em alguns casos, de constipação aguda e antes de exames de colonoscopia, porém são contraindicadas em caso de constipação espástica.[18] A combinação dessas drogas vegetais com alimentos contendo alto teor de fibras é também efetiva para o tratamento de constipação crônica de pacientes idosos.[31]

Os efeitos colaterais relacionados com a utilização regular de antraquinonas incluem descoloração da urina, escurecimento reversível da mucosa do reto e do cólon, e alterações morfológicas do reto e cólon, como, por exemplo, prolapsos hemorroidários.[32] Ao contrário da crença inicial, a utilização dessas drogas vegetais para o tratamento de constipação de mães que estão em fase de amamentação não promove efeitos laxativos no bebê. Além disso, a utilização de sene, a droga vegetal mais empregada pela população para tal finalidade, não induz qualquer aumento de risco durante a gravidez, sendo também seguro para o feto.[18]

SENE

Dentre as drogas vegetais clássicas que têm propriedades laxativas, o sene (*Senna alexandrina*, sinonímia: *Cassia acutifolia* e *Cassia senna*) é certamente a mais empregada, sendo utilizada para tal finalidade suas folhas e frutos secos. Espécies de *Cassia* são nativas do Egito e da Índia, e sua propriedade laxativa é mais pronunciada nas folhas. Os constituintes ativos principais do sene são as diantronas-8-8'-diglicosídeos,[18] conhecidas como senosídeos A e B (1,5-3% nas folhas e 2,5-5% nos frutos) e dois outros derivados antraquinônicos (aloe-emodina-antrona e reína-antrona), cujas estruturas químicas estão apresentadas na Figura 21.11.

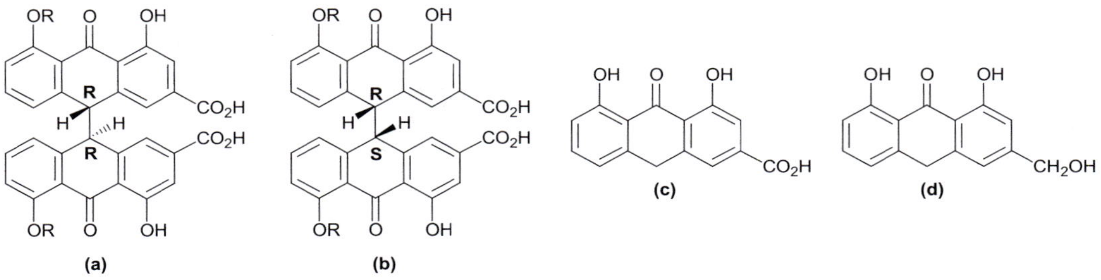

Figura 21.11. Estruturas químicas do senosídeo A (a), senosídeo B (b), reína-antrona (c) e aloe-emodina-antrona (d). R = Glc.[3]

Os senosídeos A e B são considerados pró-fármacos, chegando ao intestino grosso sem nenhuma modificação, onde reações de hidrólise promovida pela flora bacteriana originam os metabólitos ativos.[18] Essa droga vegetal é empregada na sua forma de pó seco (folhas e frutos), na forma de chá (preparado a partir de 0,5 a 2,0 gramas de folhas ou frutos) e extratos, que em alguns casos são padronizados em termos de teor de senosídeos.[3,18] Algumas dessas preparações são elaboradas deixando a droga vegetal imersa em água gelada por um período de 10 a 12 horas, uma vez que estas apresentam maior potencial laxativo que o chá, já que contêm maior concentração de senosídeos e menor quantidade de materiais resinosos.[18] Além da utilização do sene, senosídeos A e B purificados podem ser encontrados no comércio, sendo empregados na dose de 12 a 36 mg. De modo geral, a utilização desses senosídeos na forma purificada é mais segura e confiável que as preparações produzidas com as folhas e os frutos do sene.[18]

CÁSCARA

Do mesmo modo que o sene, a cáscara-sagrada (*Rhamnus purshiana*) contém alto teor de glicosídeos antraquinônicos mistos do tipo 8-O-,10-C-diglicosídeos, conhecidos como cascarosídeos (A, B, C e D), além de outras antraquinonas presentes em menor quantidade.[3,18] Os constituintes majoritários são os cascarosídeos A e B, que contêm ligações glicosídicas do tipo O e C, e diferem-se entre si apenas pela estereoquímica da ligação C-glicosídica.[3] Na Figura 21.12, estão apresentadas as estruturas químicas dos cascarosídeos A-D.

A droga vegetal é obtida a partir do processo de secagem de cascas do tronco ou dos ramos de *Rhamnus purshiana* (família Rhamnaceae), popularmente conhecida no Brasil como cáscara-sagrada, um arbusto originário das florestas nativas da costa do Oceano Pacífico da América do Norte.[18] Antes de sua utilização, essa droga vegetal necessita ser estocada por no mínimo um ano, uma vez que as cascas recém-coletadas são impróprias para o uso, pois provocam fortes náuseas e vômitos aos usuários.[18] Durante o período de estocagem, hidrólises enzimáticas e reações de oxidação modificam os seus constituintes antraquinônicos, diminuindo também sua propriedade laxativa.[3] A cáscara-sagrada deve conter derivados hidroxiantracênicos com teor superior a 7%, dos quais 80 a 90% destes devem corresponder aos cascarosídeos.[3,18] A cáscara-sagrada é utilizada na forma de extrato, extrato fluido e cápsula (pó seco). A utilização dessa planta medicinal na forma de chá não tem muita aceitação, pois o seu gosto é extremamente amargo.

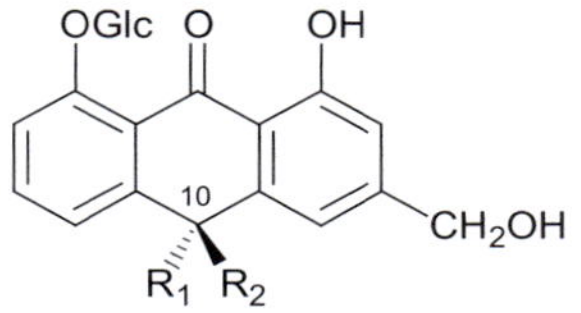

R₁ = H, R₂ = Glc, cascarosídeo A (10S)
R₁ = Glc, R₂ = H, cascarosídeo B (10R)

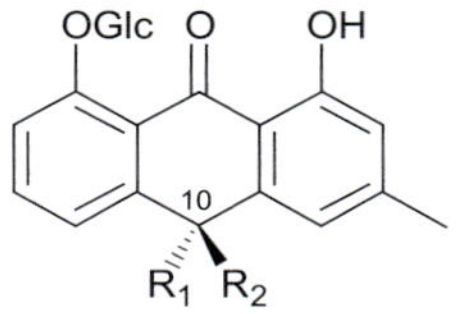

R₁ = H, R₂ = Glc, cascarosídeo C (10S)
R₁ = Glc, R₂ = H, cascarosídeo D (10R)

Figura 21.12. Estruturas químicas dos cascarosídeos A-D.[3]

BABOSA

Essa droga vegetal é constituída por um resíduo sólido e escuro, obtido de um látex extraído por meio de cortes transversais das folhas de diversas espécies de *Aloe* (família Asphodelaceae – *Aloe ferox*, *Aloe vera*, *Aloe* africana), o qual é concentrado até a sua secura.[33] Os principais componentes ativos, responsáveis pela propriedade laxativa dessa droga vegetal, são os glicosídeos, conhecidos como aloína A e B, cujas estruturas químicas estão apresentadas na Figura 21.13.

Além das aloínas (10 a 30%), essa preparação vegetal contém também óleos voláteis e uma grande quantidade de material resinoso (16-63%). Porém, esta não pode ser confundida com o gel de *Aloe*, caracterizado pela presença de uma mucilagem constituída sobretudo por carboidratos e que não contém os derivados antraquinônicos, o qual é obtido principalmente das folhas da espécie *Aloe vera*, sendo extremamente utilizado em preparações cosméticas, devido às suas propriedades emoliente, antibacteriana, anti-inflamatória e hidratante.[3,18]

RUIBARBO

A droga vegetal, popularmente conhecida como ruibarbo (família Polygonaceae), é originária da China e do Tibete e é constituída pelas raízes e rizomas secos de *Rheum palmatum*, *Rheum officinale* e outras espécies de *Rheum*.[18] Os ruibarbos contêm entre 3 e 7,5% de derivados antracênicos, principalmente na forma de mono e di-O-glicosídeos de reína, fisciona e crisofanol (Figura 21.14).[3] Agliconas, sobretudo a reína, estão também presentes no ruibarbo,

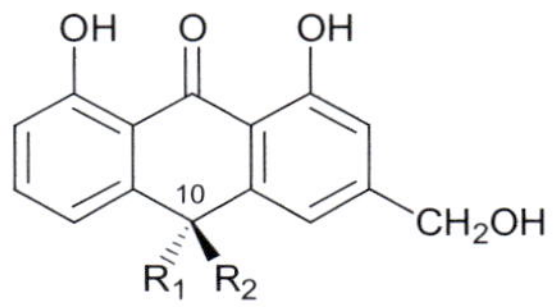

R₁ = H, R₂ = Glc, aloína A (10S)
R₁ = Glc, R₂ = H, aloína B (10R)

Figura 21.13. Estruturas químicas das aloínas A e B.[3]

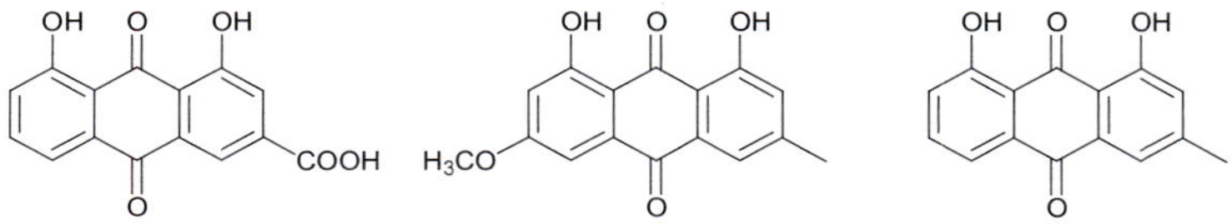

Figura 21.14. Estruturas químicas da reína (a), fisciona (b) e crisofanol (c).[3]

além de vários derivados de diantronas (senosídeos A-F) e uma quantidade considerável de taninos que também foram caracterizados,[3,18] explicando, assim, suas propriedades adstringente e purgativa.

O potencial laxativo do ruibarbo é muito maior quando comparado com os observados para a cáscara e o sene. Seu uso causa cólicas intestinais em doses acima de 2,0 gramas. As principais formas de utilização são tinturas, infusões e extratos fluidos.[18]

Propriedade antidepressiva

Hypericum (família Hypericaceae) é um gênero de plantas constituído por cerca de 450 espécies, e algumas delas têm sido utilizadas na medicina popular em várias partes do mundo.[34] Partes aéreas de *Hypericum perforatum*, popularmente conhecida como erva-de-são-joão (ESJ), são empregadas como matéria-prima para o desenvolvimento de fitomedicamentos que são utilizados no tratamento de quadros depressivos leves ou moderados.[3,22] É uma planta difundida por toda a Europa, onde é considerada uma erva daninha, além de ter sido naturalizada na América do Norte.[3]

Estudos fitoquímicos realizados com essa espécie vegetal permitiram o isolamento e a identificação de diversos flavonoides, que apresentam atividades antiviral e anti-inflamatória, cientificamente comprovadas, como campferol, luteolina, miricetina, quercetina, além de flavonoides glicosilados, como quercitrina, isoquercitrina, rutina e hiperina.[35] Além dos flavonoides, outros metabólitos, como hipericina, pseudo-hipericina, proto-hipericina, protopseudo-hipericina e hiperforina (Figura 21.15), são constituintes de *H. perforatum*. De acordo com a literatura, essas substâncias têm uma profunda relação com o efeito antidepressivo, clinicamente comprovado, dessa planta medicinal.[3,34,35]

De início, o efeito antidepressivo demonstrado pela ESJ foi atribuído sobretudo aos metabólitos hipericina (A) e pseudo-hipericina (B), por vários mecanismos de ação, tais como a inibição da monoamina oxidase (MAO) e da catecol-O-metil transferase, supressão de citocinas, principalmente a interleucina-6 (IL-6), modulação de receptores de serotonina, ação sobre os receptores do ácido aminobutírico (GABA), entre outros.[34,35] No entanto, diversos estudos demonstram que o floroglucinol, derivado da hiperforina (E), e flavonoides, como a rutina, participam também da eficácia antidepressiva da ESJ. Por sua vez, a hiperforina (E) não é apenas o metabólito mais lipofílico de *H. perforatum*, mas também um potente inibidor da recaptação de serotonina (5-HT), dopamina, noradrenalina, GABA e *L*-glutamato, com valores de IC_{50} variando entre 0,05 e 0,10 mg.mL^{-1}, auxiliando também o efeito antidepressivo demonstrado pela ESJ.[34]

O papel dos flavonoides glicosilados presentes nos extratos da ESJ ainda está em discussão, porém diversos estudos demonstram que extratos de *H. perforatum* que não apresentam rutina em sua constituição química são menos eficientes. Assim, sugere-se que os flavonoides

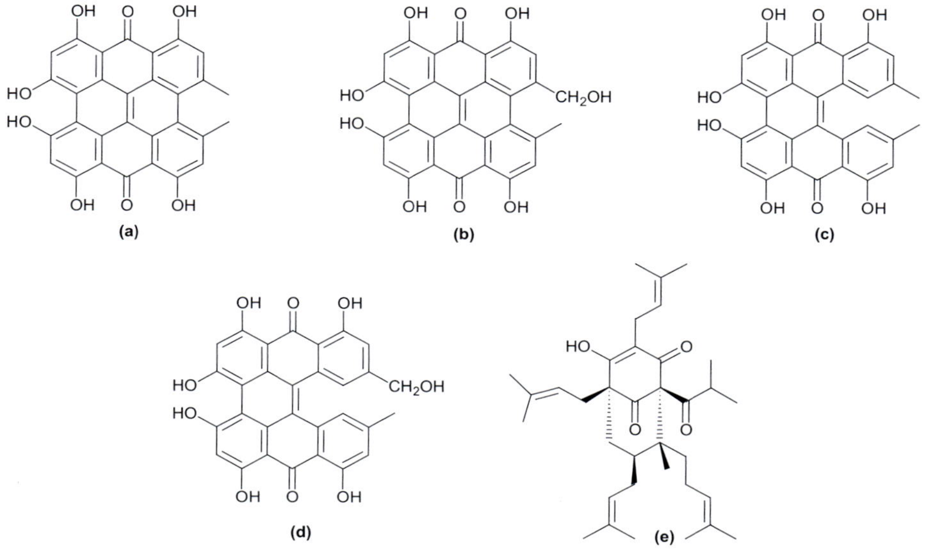

Figura 21.15. Estruturas químicas da hipericina (a), pseudo-hipericina (b), proto-hipericina (c), protopseudo-hipericina (d) e hiperforina (e).[3]

podem ser responsáveis pelo efeito inibitório da MAO.[34] Além disso, a presença de flavonoides nos extratos de *H. perforatum*, sobretudo a procianidina B_2, um dímero da epicatequina, aumenta muito a solubilidade da hipericina e pseudo-hipericina em extratos aquosos.[3]

Diversos estudos demonstram o efeito clínico da ESJ, sendo esta planta medicinal largamente comercializada como medicamento fitoterápico em diversos países, incluindo países da Europa e os EUA.[35] Em geral, extratos hidroalcoólicos contendo teores de 0,15% de hipericina e 5% de hiperforina são empregados para tal finalidade.[3]

ANÁLISE DE QUINONAS

Investigação farmacognóstica clássica de antraquinonas

Conforme mencionado anteriormente, glicosídeos antraquinônicos são os principais metabólitos farmacologicamente ativos presentes em drogas vegetais laxativas e purgativas, conhecidas há muito tempo. Assim, uma marcha de reações farmacognósticas clássicas é descrita na literatura[36] visando à identificação geral das diversas formas de antraquinonas (livres, *O*-heterosídicas e/ou *C*-heterosídicas) a partir de drogas vegetais. Essa marcha tem como reação principal a chamada reação de Bornträger.

A reação de Bornträger tem como fundamento o fato de que as antraquinonas livres são solúveis em solventes orgânicos e que os respectivos fenolatos formados em meio alcalino não só são solúveis em água, como também conferem coloração rosa ou vermelha a essa solução. Essa mudança de coloração do meio se deve à diferença entre os $\lambda_{máx}$ das formas antraquinônicas ($\lambda_{máx}$ = 430 nm) e dos fenolatos ($\lambda_{máx}$ = 520 nm; Figura 21.16).[36]

A reação de Bornträger pode ser realizada diretamente em tubo de ensaio, adicionando-se a solução alcalina na droga vegetal e observando-se a formação (ou não) da coloração

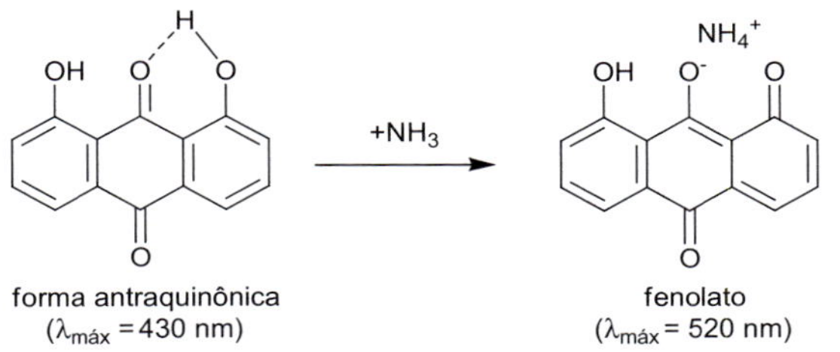

Figura 21.16. Reação de Bornträger: formação de fenolatos hidrossolúveis em meio alcalino a partir de antraquinonas.

avermelhada. Essa opção não é muito utilizada, uma vez que apenas permite identificar a presença do núcleo antraquinônico sem, no entanto, informar tratar-se de antraquinonas livres, *O*-heterosídicas ou *C*-heterosídicas. Portanto, a marcha farmacognóstica clássica para investigação de antraquinonas em drogas vegetais consiste na combinação entre extrações, partições e reações de oxidação com a reação de Bornträger.

As formas heterosídicas das antraquinonas são mais hidrossolúveis que as formas livres. Assim, ao obter-se um extrato orgânico (utilizando éter etílico ou diclorometano, por exemplo) a partir da droga a ser analisada e então realizar a reação de Bornträger diretamente nesse extrato, pode-se afirmar que a formação da coloração rosa/vermelha se deve à presença de antraquinonas livres. O resíduo da droga, isento de antraquinonas livres, é utilizado então na pesquisa de antraquinonas *O*- e *C*-heterosídicas.

Para determinar a presença de antraquinonas *O*-heterosídicas, o resíduo da droga é então submetido à extração e hidrólise em meio ácido a quente, seguida de partição com solvente orgânico. Aplica-se, então, de novo a reação de Bornträger. Para investigação de *C*-antraquinonas, adiciona-se solução de $FeCl_3$ à solução ácida obtida anteriormente, extrai-se com solvente orgânico e aplica-se mais uma vez a reação de Bornträger.[36]

Modernas técnicas de análise de quinonas

Atualmente, pode-se afirmar que o desenvolvimento de modernas técnicas de análise de quinonas tem sido estimulado não somente devido ao papel no metabolismo energético ou importância metabólica e biomédica dessas substâncias, mas também por causa do seu potencial toxicológico. Nesse sentido, muitas quinonas têm sido apontadas como causadoras de efeitos deletérios em células vivas, uma vez que atuam como geradoras de espécies reativas de oxigênio. Outras, como a 9,10-fenantrenoquinona, inibem enzimas, como a gliceraldeído-3-fosfato-desidrogenase, responsável por importantes efeitos fisiológicos. As quinonas policíclicas aromáticas (QPAs), formadas a partir da foto-oxidação dos hidrocarbonetos aromáticos policíclicos e lançadas na atmosfera pelos veículos automotores, estão relacionadas com a patogenesia de doenças respiratórias.[11]

A cromatografia líquida de alta eficiência (CLAE) é uma das principais técnicas utilizadas para análise de substâncias em matrizes complexas, sendo muito aplicada para análise de quinonas em amostras biológicas e ambientais. A CLAE combinada com detecção em ultravioleta (CLAE-UV) é a mais comumente utilizada, uma vez que esse sistema de detecção é de fácil manipulação e que quinonas absorvem luz ultravioleta. No entanto, várias outras substâncias que podem coexistir na amostra também absorvem luz UV na faixa de absorção das

Tabela 21.3. Métodos analíticos baseados em CLAE e diferentes sistemas de detecção

Sistema de detecção	Amostra	Analito(s)	Referências
Ultravioleta	Fluidos biológicos	Vitaminas K e A; ubiquinona; α-tocoferol; doxorrubicina; 5-fluorouracil	37-39
Fluorescência	Fluidos biológicos; ar	Doxorrubicina; vitamina K; reína; QPAs	38, 40, 41
Quimioluminescência	Plasma sanguíneo	Ubiquinona; vitamina K	42-44
Eletroquímico	Fluidos biológicos	Ubiquinona; tocoferilquinona	45
Espectrometria de massas	Plasma sanguíneo; fluidos biológicos; ar	Vitamina K; doxorrubicina; QPAs	46, 47

quinonas, o que pode tornar o método analítico pouco seletivo. Além do mais, a sensibilidade da detecção de quinonas em UV é baixa, o que não permite a detecção de traços dessas substâncias em amostras ambientais, por exemplo.[11]

Assim, muitos métodos analíticos baseados em CLAE para amostras contendo quinonas têm sido desenvolvidos, nos quais são utilizados outros sistemas de detecção visando superar as limitações de seletividade e sensibilidade da detecção UV. Detectores por foto ou quimioluminescência, eletroquímicos ou espectrômetros de massas estão entre os mais utilizados para esse fim. Na Tabela 21.3 estão apresentados uma série de exemplos desses métodos, incluindo-se alguns usando UV.

Métodos analíticos baseados em cromatografia gasosa acoplada à espectrometria de massas (CG-EM) também vêm sendo utilizados para análise de quinonas. Entretanto, a baixa pressão de vapor e dificuldade de ionização impedem a análise direta desses metabólitos por esse sistema, sendo necessária a realização de reações de derivatização previamente à análise. Apesar disso, métodos por CG-EM visando à análise de QPAs e filoquinona, tanto em fluidos biológicos quanto em amostras ambientais têm sido descritos.[48,49] Técnicas menos difundidas, como eletroforese capilar, voltametria e uso de imunossensores, também são descritas.[50-52]

Referências bibliográficas

1. Lopez J, de la Cruz F, Alcaraz Y, Delgado F, Vazquez MA. Quinoid systems in chemistry and pharmacology. Medicinal Chemistry Research 2015; 24:3599-620.
2. Madeo J, Zubair A, Marianne F. A review on the role of quinones in renal disorders. Springerplus 2013; 2(1):139.
3. Dewick PM. Medicinal Natural Products: a biosynthetic approach. Chichester: Willey, 2002.
4. Huang L-F, Wand Z-H, Chen S-L. Hypericin: chemical synthesis and biosynthesis. Chinese Journal of Natural Medicines 2014; 12:81-8.
5. Ma W, Long Y-T. Quinone/hydroquinone-functionalized biointerfaces for biological applications from the macro- to nano-scale. Chemical Society Reviews 2014; 43:30-41.
6. Abdala-Valencia H, Berdnikovs S, Cook-Mills JM. Vitamin E isoforms as modulators of lung inflammation nutrientes 2013; 5:4347-63.
7. Grose SO, Olmstead RG. Taxonomic revisions in the polyphyletic genus *Tabebuia s. l.* (Bignoniaceae). Systematic Botany 2007; 32:660-70.
8. Thompson RH. Naturally Occurring Quinones. 2 ed. London: Academic Press, 1971.
9. Wagner H. Pharmazeutische Biologie 2: Drogen und ihre Inhaltsstoffe. 4 ed. Stuttgart: Gustav Fischer, 1988.

10. Schoepp-Cothenet B, van Lis R, Atteia A et al. On the universal core of bioenergetics. Biochimica et Biophysica Acta-Bioenergetics 2013; 1827:79-93.

11. Kishikawa N, Kuroda N. Analytical techniques for the determination of biologically active quinones in biological and environmental samples. Journal of Pharmaceutical and Biomedical Analysis 2014; 87:261-70.

12. Newsome AG, Culver CA, van Breemen RB. Nature's palette: the search for natural blue colorants. Journal of Agricultural and Food Chemistry 2014; 62:6498-511.

13. Kayser O, Kiderlen AF, Croft SL. Natural products as antiparasitic drugs. Parasitology Research 2003; 90:S55-S62.

14. de Castro SL, Emery FS, da Silva Junior EN. Synthesis of quinoidal molecules: Strategies towards bioactive compounds with an emphasis on lapachones. European Journal of Medicinal Chemistry 2013; 69:678-700.

15. Harlev E, Nevo E, Lansky EP, Ofir R, Bishayee A. Anticancer potential of aloes: antioxidant, antiproliferative, and immunostimulatory attributes. Planta Medica 2012; 78:843-52.

16. Dandawate PR, Vyas AC, Padhye SB, Singh MW, Baruah JB. Perspectives on medicinal properties of benzoquinone compounds. Mini-Reviews in Medicinal Chemistry 2010; 10:436-54.

17. Gong H, He Z, Peng A et al. Effects of several quinones on insulin aggregation. Scientific Reports 2014; 4:5648.

18. Cirillo C, Capasso R. Constipation and botanical medicines: an overview. Phytotherapy Research 2015; 29:1488-93.

19. Srinivas G, Babykutty S, Satbiadevan PP, Srinivas P. Molecular mechanism of emodin action: transition from laxative ingredient to an antitumor agent. Medicinal Research Reviews 2007; 27:591-608.

20. Xu K, Wang P, Wang L et al. Quinone derivatives from the genus *Rubia* and their bioactivities. Chemistry & Biodiversity 2014; 11:341-63.

21. Farahani MS, Bahramsoltani R, Farzaei MH, Abdollahi M, Rahimi R. Plant-derived natural medicines for the management of depression: an overview of mechanisms of action. Reviews in the Neurosciences 2015; 26:305-21.

22. Schmidt M, Butterweck V. The mechanisms of action of St. John's wort: an update. Wiener Medizinische Wochenschrift 2015; 165:229-35.

23. Hung H-Y, Ohkoshi E, Goto M et al. Antitumor agents. 293. Nontoxic dimethyl-4,4'-dimethoxy-5,6,5',6'-dimethylenedioxybiphenyl-2,2'-dicarboxylate (DDB) analogues chennosensitlize multidrug-resistant cancer cells to clinical anticancer drugs. Journal of Medicinal Chemistry 2012; 55:5413-24.

24. Marchini S, D'Incalci M, Broggini M. New molecules and strategies in the field of anticancer agents. Curr Med Chem – Anti-Cancer Agents 2004; 4:247-62.

25. Abraham I, El Sayed K, Chen Z-S, Guo H. Current status on marine products with reversal effect on cancer multidrug resistance. Marine Drugs 2012; 10:2312-21.

26. Newman DJ, Cragg GM. Natural products as sources of new drugs over the 30 years from 1981 to 2010. J Nat Prod 2012; 75:311-35.

27. Pardee AB, Li YZ, Li CJ. Cancer therapy with beta-lapachone. Current Cancer Drug Targets 2002; 2:227-42.

28. Wei W-T, Lin S-Z, Liu D-L, Wang Z-H. The distinct mechanisms of the antitumor activity of emodin in different types of cancer. Oncology Reports 2013; 30:2555-62.

29. Zhang L, Chen Z, Yang K et al. Beta-lapachone and paclitaxel combination micelles with improved drug encapsulation and therapeutic synergy as novel nanotherapeutics for NQ01-targeted cancer therapy. Molecular Pharmaceutics 2015; 12:3999-4010.

30. Rios-Luci C, Bonifazi EL, Leon LG, Montero JC, Burton G, Pandiella A et al. Beta-lapachone analogs with enhanced antiproliferative activity. European Journal of Medicinal Chemistry 2012; 53:264-274.

31. Ewe K, Ueberschaer B, Press AG. Influence of senna, fiber, and fiber plus senna on colonic transit in loperamide-induced constipation. Pharmacology 1993; 47:242-48.

32. Wang X, Yin J. Complementary and alternative therapies for chronic constipation. Evidence-Based Complementary and Alternative Medicine 2015; 2015:396396.

33. Capasso F, Borrelli F, Capasso R et al. Aloe and its therapeutic use. Phytotherapy Research 1998; 12:S124-7.

34. Zhao J, Liu W, Wang J-C. Recent advances regarding constituents and bioactivities of plants from the genus *Hypericum*. Chemistry & Biodiversity 2015; 12:309-49.

35. Yunes RA, Pedrosa RC, Cechinel V. Pharmaceutics and phytotherapics: The need for development of the industry of phytopharmaceutics and phytotherapics in Brazil. Química Nova 2001; 24:147-52.

36. Sousa OV, Oliveira MS, Cunha RO, Costa BLS, Zancanella CF, Leite MN. Avaliação da qualidade de matérias-primas de ruibarbo utilizadas em formulações farmacêuticas. Rev Bras Farmacogn 2003; 13:34-6.

37. Chatzimichalakis PF, Samanidou VF, Papadoyannis IN. Development of a validated liquid chromatography method for the simultaneous determination of eight fat-soluble vitamins in biological fluids after solid-phase

extraction. Journal of Chromatography B-Analytical Technologies in the Biomedical and Life Sciences 2004; 805:289-96.

38. Fahmy OT, Korany MA, Maher HM. High performance liquid chromatographic determination of some co-administered anticancer drugs in pharmaceutical preparations and in spiked human plasma. Journal of Pharmaceutical and Biomedical Analysis 2004; 34:1099-107.

39. Karpinska J, Mikoluc B, Motkowski R, Piotrowska-Jastrzebska J. HPLC method for simultaneous determination of retinol, alpha-tocopherol and coenzyme Q(10) in human plasma. Journal of Pharmaceutical and Biomedical Analysis 2006; 42:232-6.

40. de Bruijn P, Verweij J, Loos WJ, Kolker HJ, Planting AST, Nooter K et al. Determination of doxorubicin and doxorubicinol in plasma of cancer patients by high-performance liquid chromatography. Analytical Biochemistry 1999; 266:216-21.

41. Yan D, Ma Y. Simultaneous quantification of five anthraquinones in rat plasma by high-performance liquid chromatography with fluorescence detection. Biomedical Chromatography 2007; 21:502-7.

42. Ahmed S, Kishikawa N, Nakashima K, Kuroda N. Determination of vitamin K homologues by high-performance liquid chromatography with on-line photoreactor and peroxyoxalate chemiluminescence detection. Analytica Chimica Acta 2007; 591:148-54.

43. Kishikawa N, Ohkubo N, Ohyama K, Nakashima K, Kuroda N. Chemiluminescence assay for quinones based on generation of reactive oxygen species through the redox cycle of quinone. Analytical and Bioanalytical Chemistry 2009; 393:1337-43.

44. Kishikawa N, Ohkubo N, Ohyama K, Nakashima K, Kuroda N. Selective determination of ubiquinone in human plasma by HPLC with chemiluminescence reaction based on the redox cycle of quinone. Analytical and Bioanalytical Chemistry 2011; 400:381-5.

45. Leray C, Andriamampandry MD, Freund M, Gachet C, Cazenave JP. Simultaneous determination of homologues of vitamin E and coenzyme Q and products of alpha-tocopherol oxidation. Journal of Lipid Research 1998; 39: 2099-105.

46. Arnold RD, Slack JE, Straubinger RM. Quantification of doxorubicin and metabolites in rat plasma and small volume tissue samples by liquid chromatography/electrospray tandem mass spectroscopy. Journal of Chromatography B-Analytical Technologies in the Biomedical and Life Sciences 2004; 808:141-52.

47. Teshima K, Kondo T. Analytical method for ubiquinone-9 and ubiquinone-10 in rat tissues by liquid chromatography/turbo ion spray tandem mass spectrometry with 1-alkylamine as an additive to the mobile phase. Analytical Biochemistry 2005; 338:12-9.

48. Fauler G, Leis HJ, Schalamon J, Muntean W, Gleispach H. Method for the determination of vitamin K-1(20) in human plasma by stable isotope dilution gas chromatography mass spectrometry. Journal of Mass Spectrometry 1996; 31:655-60.

49. Jones KS, Bluck LJC, Coward WA. Analysis of isotope ratios in vitamin K-1 (phylloquinone) from human plasma by gas chromatography/mass spectrometry. Rapid Communications in Mass Spectrometry 2006; 20:1894-8.

50. Fei J, Wen X, Zhang Y, Yi L, Chen X, Cao H. Voltammetric determination of trace doxorubicin at a nano-titania/nafion composite film modified electrode in the presence of cetyltrimethylammonium bromide. Microchimica Acta 2009; 164:85-91.

51. Lucangioli S, Sabrina F, Mario C, Valeria T. A capillary electrophoretic system based on a novel microemulsion for the analysis of coenzyme Q10 in human plasma by electrokinetic chromatography. Electrophoresis 2009; 30:1899-905.

52. Rezaei B, Saghebdoust M, Sorkhe AM, Majidi N. Generation of a doxorubicin immunosensor based on a specific monoclonal antibody-nanogold-modified electrode. Electrochimica Acta 2011; 56:5702-6.

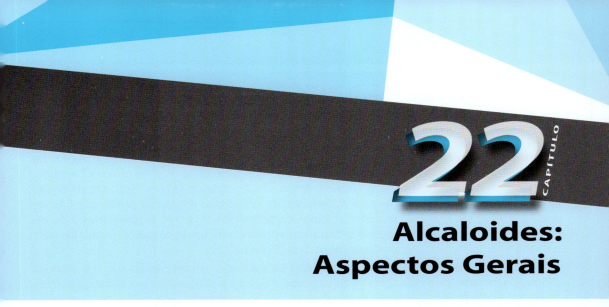

Alcaloides: Aspectos Gerais

João Batista Fernandes
Maria Fátima das Graças Fernandes da Silva
Moacir Rossi Forim
Paulo Cezar Vieira

ALCALOIDES

Os alcaloides são um grupo de substâncias extremamente variado, tanto taxonômica quanto quimicamente, e foram a princípio isolados de plantas, porém podem estar presentes também em micro-organismos, organismos marinhos e animais, assim como em culturas de células oriundas destes. São substâncias contendo pelo menos um nitrogênio, em geral na forma básica e localizado em um ciclo na estrutura. Alcaloides são importantes por apresentarem significativas atividades biológicas, tanto na medicina quanto na agricultura. A obtenção de alcaloides puros de várias fontes permite que eles sejam utilizados em diversas terapias em substituição aos extratos brutos.

DEFINIÇÃO

A definição de Pelletier[1] para alcaloides: alcaloide é uma substância orgânica cíclica contendo um nitrogênio em um estado de oxidação negativo e cuja distribuição é limitada aos organismos vivos"pode ser considerada satisfatória para esta classe de substâncias, já que engloba todos os seres vivos e não apenas as plantas de onde foi isolada a maioria deles e que deu origem à primeira definição realizada por Meissner em 1819.[2] A definição de Pelletier não contempla numerosas substâncias biologicamente ativas contendo nitrogênio, tais como aminas, aminoácidos, peptídeos, proteínas, ácidos nucleicos, nucleotídeos, porfirinas, vitaminas, substâncias nitro e nitroso e substâncias cíclicas halogenadas, estas últimas presentes em organismos e algas marinhas. As substâncias contendo nitrogênio não pertencentes a um sistema heterocíclico são chamadas de protoalcaloides e aquelas com e sem anéis heterocíclicos que não são derivadas de aminoácidos são denominadas pseudoalcaloides.

HISTÓRICO

Alcaloides podem ser considerados tão velhos quanto a civilização, pois essa classe de substâncias teve seu uso como drogas em poções, na medicina, chás, cataplasmas e venenos por mais de 4.000 anos. Nos primórdios da civilização, flechas venenosas contendo alcaloides eram utilizadas para a caça e proteção contra inimigo. Esses venenos deram origem ao seu provável uso como medicinais e proveram o homem com diversos alcaloides usados na medicina tais como ajmalina (1) utilizado para tratamento de distúrbios de arritmia cardíaca, reserpina (2) um anti-hipertensivo e psicotrópico, d-tubocurarina (3) um relaxante muscular em anestesias, fisostigmina (4) para tratamento de glaucoma, miastenia grave, inibição de acetilcolinesterase e uso em mal de Alzheimer, camptotecina (5) como antiproliferativa de vários tumores malignos (pulmão, colo e mama) e papaverina (6) um espamolítico, vasodilatador e usado no tratamento de impotência masculina (Figura 22.1).

O isolamento dos alcaloides foi conseguido apenas no início do século XIX, e a primeira droga investigada foi o ópio, obtido da papoula, *Papaver somniferum*, que possui atividade analgésica e narcótica. Derosne em 1803[3] isolou o ópio semipuro e, em 1805, Sertüner[4] isolou esse princípio ativo, cuja caracterização como a morfina (7) foi realizada por Robinson e Gulland, em 1923.[5] Diversos alcaloides utilizados até hoje foram obtidos na Faculdade de Farmácia em Paris entre 1817 e 1820 por Pelletier e Caventou,[6] dentre eles estricnina (8), emetina (9), brucina (10), piperina (11), cafeína (12), quinina (13), coniina (14) e colchicina (15) e seus estudos constituem base para isolamento e caracterização de alcaloides.[7] Até 1939 foram isolados e caracterizados por volta de 200 alcaloides,[8] até 1989 esse número

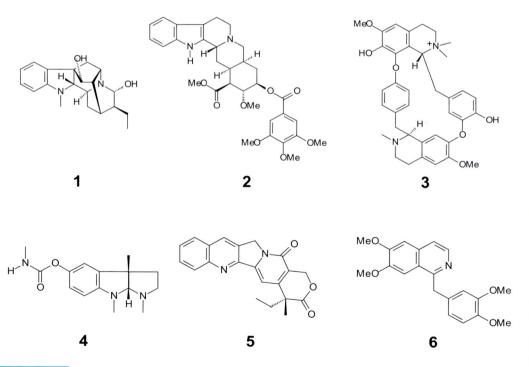

Figura 22.1. Alcaloides usados na medicina (1-6).

cresceu para em torno de 10.000^9 e em 2010 era em torno de 20.000,[10] número que deve continuar crescendo. Portanto, a busca de novos medicamentos a partir dos alcaloides é altamente recomendada. As descobertas mais recentes de substâncias com atividade anti-câncer aumentou o interesse nessa classe de substâncias, vincristina (16) e vimblastina (17) de *Catharanthus roseus,* que apresentam atividade contra leucemia e, por último, paclitaxel (taxol, 18) de *Taxus brevifolium* contra diversos tipos de câncer (pulmão, ovário, mama, sarcoma de Kaposi, garganta) (Figura 22.2).

Essa classe de substâncias também é utilizada na agricultura como inseticida e os principais alcaloides com essa atividade são nicotina (19), nornicotina (20), anabasina (21), estemofolina (22), metilcaconitina (23), rianodina (24), veratridina (25) e cevadina (26) (Figura 22.3).[11]

Com a evolução dos métodos de isolamento e identificação de substâncias orgânicas surgiram novos estudos envolvendo micro-organismos (bactérias, fungos, dentre outros), vírus e organismos marinhos (esponjas, mariscos, algas, acídias, etc.) de onde isolaram muitos alcaloides, como exemplos putrescina (27), hipoxantina (28) γ-butirobetaina (29), β-feniletilamina (30), triptamina (31) e ácido fusárico (32) de micro-organismos[12] e de organismos marinhos,

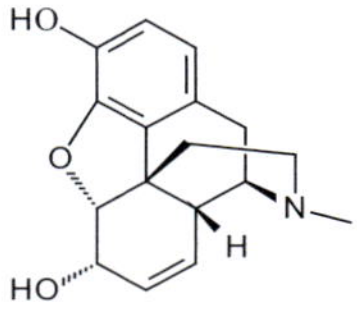

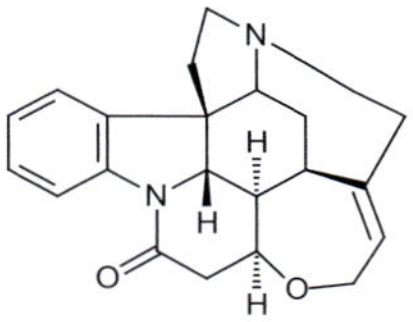

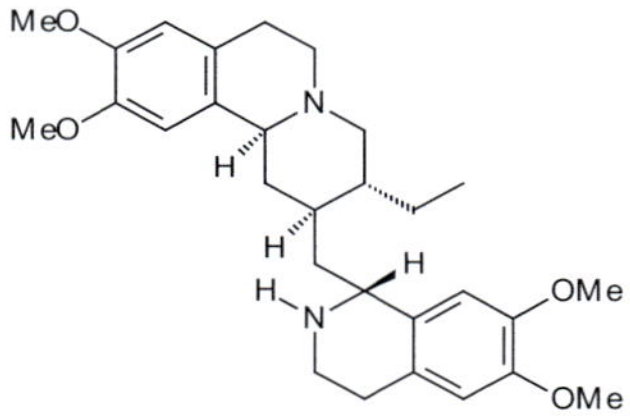

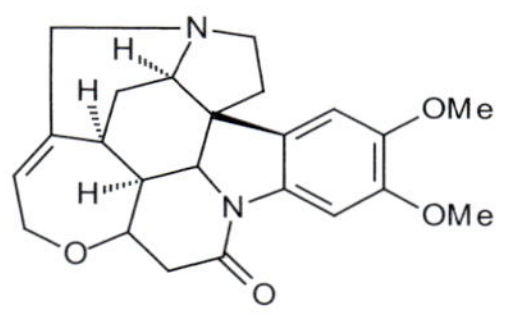

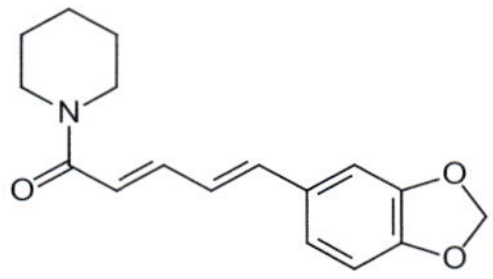

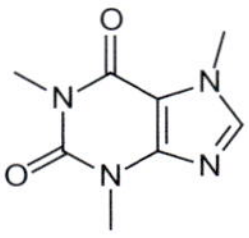

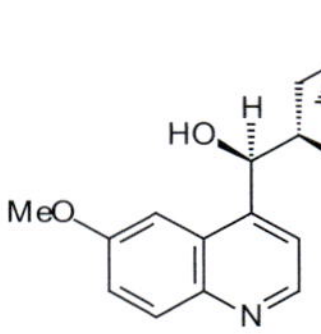

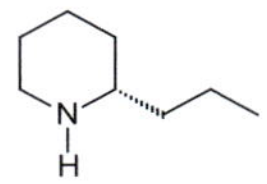

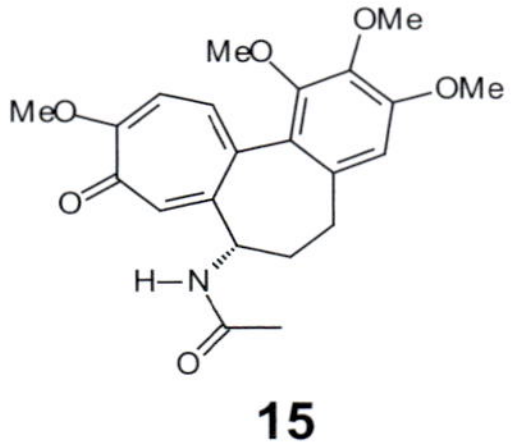

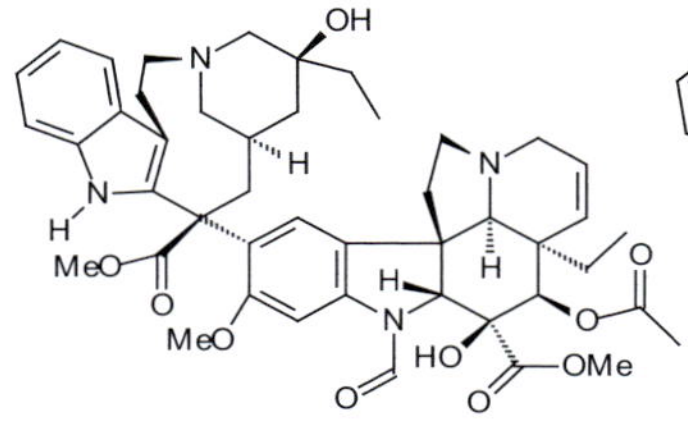

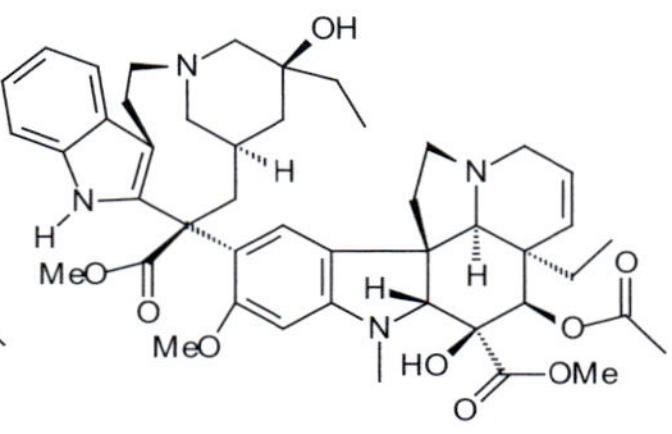

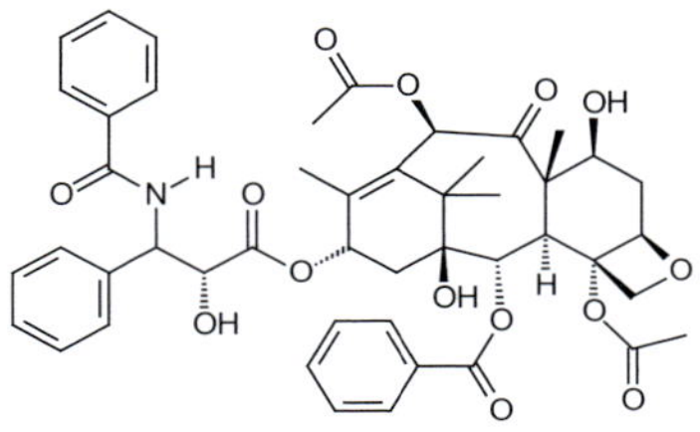

Figura 22.2. Morfina (7), alcaloides isolados por Pelletier e Caventou (8-15), alcaloides de *C. roseus* (16 e 17) e de *T. brevifolium* (18).

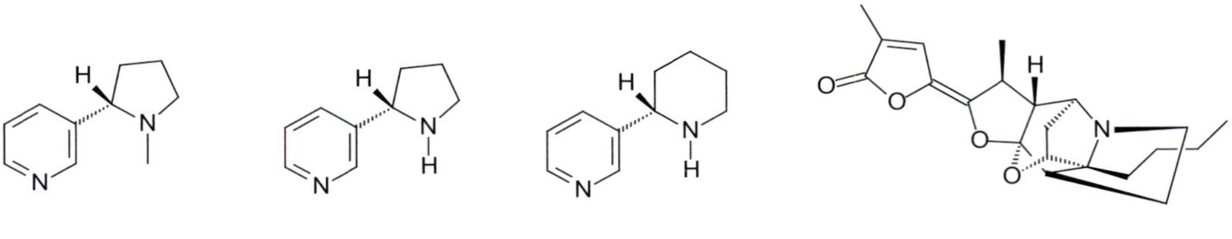

19 20 21 22

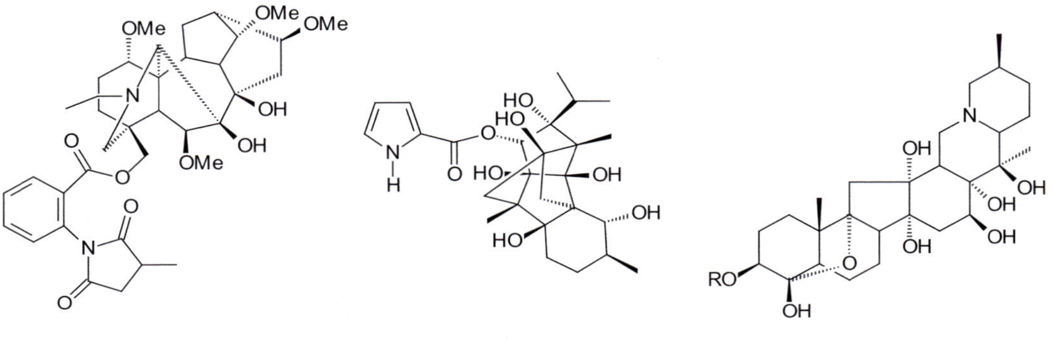

23 24 **25** R = 3,4-$(MeO)_2PhCO$

26 R = $CH_3CH{=}C(CH_3)CO$

Figura 22.3. Alcaloides utilizados na agricultura (19-26).

que incluem alcaloides contendo ou não halogênios e enxofre, 5'-bromo-4-metoxi-2,2'-bipirrol-5-carboxaldeído (33), haliclorina (34), ircinamina (35), 2,3,5,6-tetrabromo-1-metilindol (36) (Figura 22.4).[13-15]

PRINCIPAIS TIPOS ESTRUTURAIS, PRECURSORES BIOGENÉTICOS E FAMÍLIAS DE OCORRÊNCIA

As Tabelas 22.1 e 22.2 apresentam os principais tipos estruturais dos alcaloides, exemplos de suas ocorrências e de seus precursores biogenéticos, e as famílias de plantas das quais eles são obtidos. Em outros capítulos, serão apresentadas as suas biossínteses.

PROPRIEDADES QUÍMICAS E FARMACOLÓGICAS

Os alcaloides, em sua grande maioria, apresentam a característica de serem básicos, o que permite a utilização dessa propriedade no procedimento clássico para suas extrações. Quase todos os alcaloides são cristalinos e incolores, mas também ocorrem como óleo e podem apresentar cores.

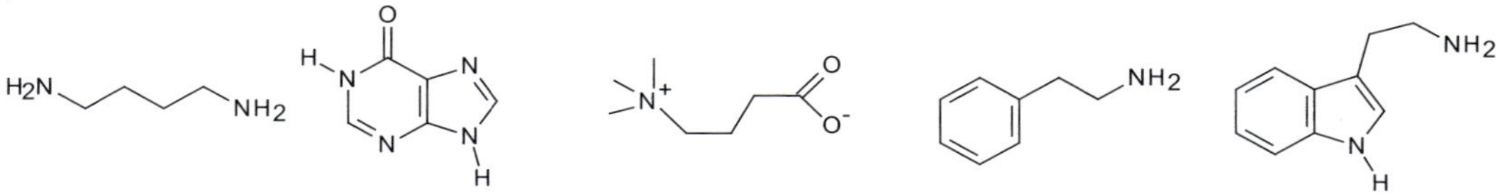

Figura 22.4. Alcaloides de micro-organismos, vírus e organismos marinhos (27-36).

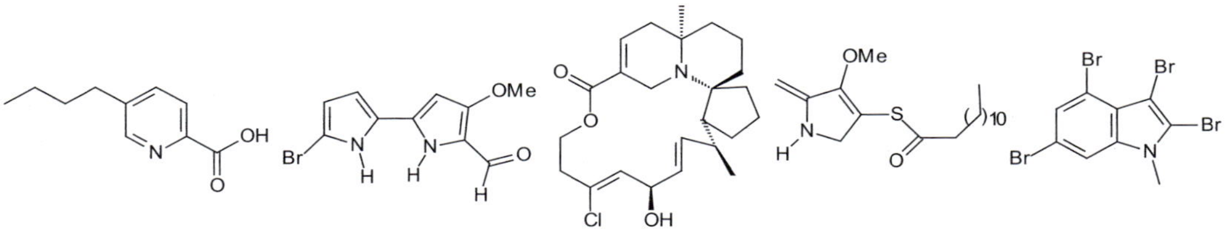

A característica de ser uma base não é obrigatória para que uma substância seja considerada alcaloide e podem-se considerar quatro grupos de substâncias contendo nitrogênio.[16]

1. Aquelas que contêm a função amina secundária ou terciária protonadas apresentam pH inferior a 7,0 em solução aquosa e são consideradas hidrofílicas, e as não protonadas que têm pH superior a 8,0 são consideradas lipofílicas e constituem a grande maioria dos alcaloides.

2. Aquelas que contêm a função amino quaternário, que são muito polares (hidrofílicas) e mantém a carga em todos os valores pH. Estas devem ser isoladas como sais, como, por exemplo, a berberina (37).

3. Substâncias nitrogenadas neutras, dentre elas tendo amidas ou lactamas [colchicina (15), capsaicina (38)] e ciano [ricinina (39)].

4. Substâncias apresentando N-oxidos que são hidrofílicas e são frequentes entre os alcaloides pirrolizidínicos [N-oxido de lasiocarpina (40)] (Figura 22.5).

Dentre a grande variedade de atividades farmacológicas dos alcaloides, estão: o efeito no sistema nervoso, principalmente em transmissores químicos, como, por exemplo, acetilcolina (41), epinefrina (42), norepinefrina (43), ácido gama-aminobutírico (GABA, 44), dopamina (45) e serotonina (46); antibiótica e antimicrobiana [berberina (37) em oftamologia]; anti-hipertensivo (alcaloides indólicos); antiarrítmicos [ajmalina (1) quinidina (47); antimalárica [quinina (13)]; anticâncer [vincrastina (16), vimblastina (17)]; agente parassimpático [escopolamina (48)]; agente parassimpatomimético [fisostigmina (4)]; relaxante muscular esquelético [tubocurarina (3)]; anestésico local [cocaína (49)]; analgésico [morfina (7)]; antitússico [codeína (50)]. Muitos desses alcaloides foram sintetizados ou serviram de modelos para a síntese de derivados mais potentes indicando a sua importância econômica.[7] Recentemente, Severino e colaboradores[17] determinaram a atividade de alcaloides do tipo acridônico sobre catepsinas, consideradas potentes marcadores de diagnóstico de tumores no cólon e estão também diretamente associadas ao processo de desenvolvimento da aterosclerose (Figura 22.6).

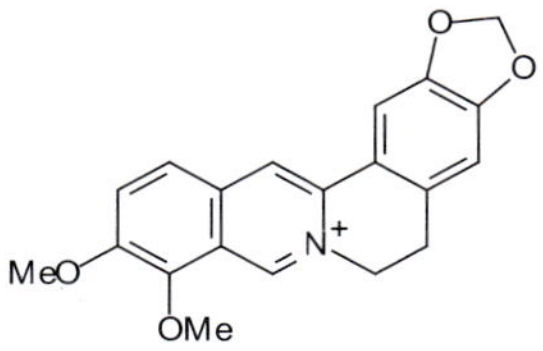
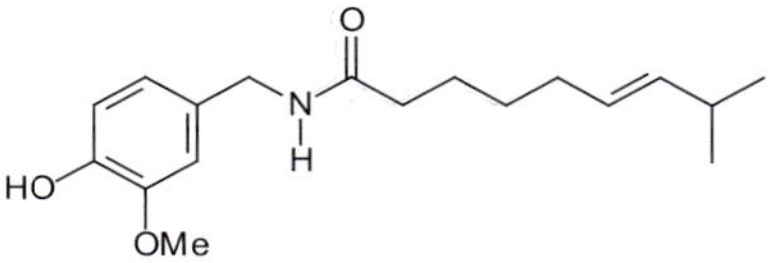
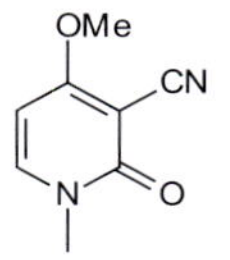
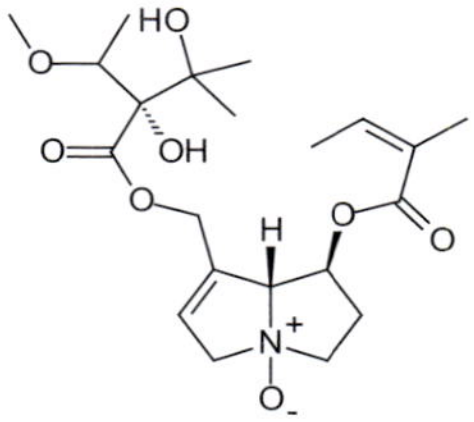

37 **38** **39** **40**

Figura 22.5. Berberina (37), capsaicina (38), ricinina (39) e lasiocarpina (40).

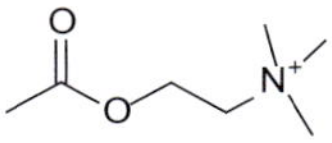
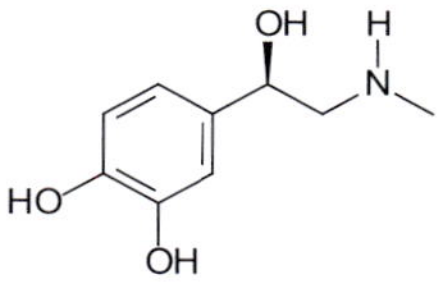
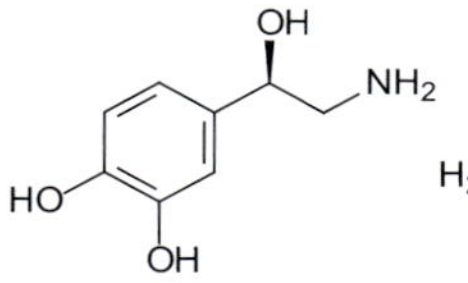
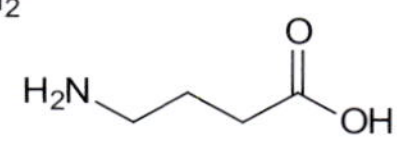
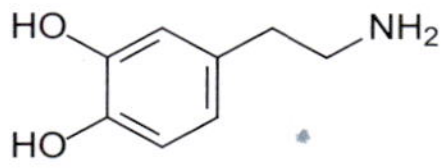

41 **42** **43** **44** **45**

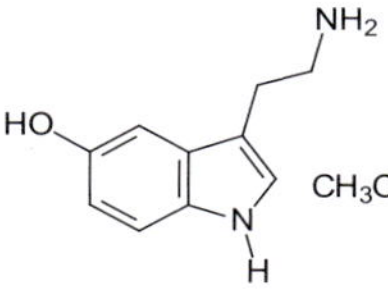
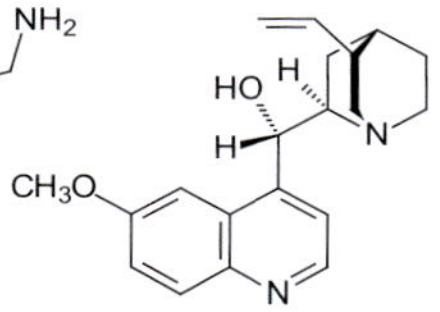
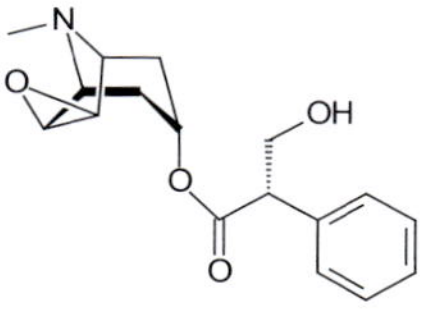
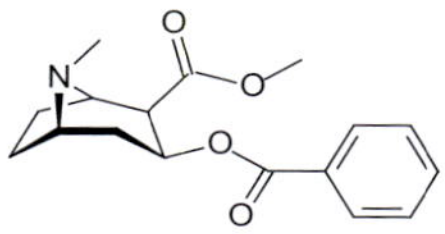
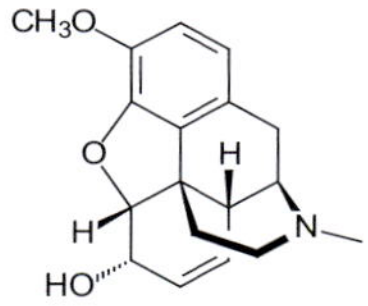

46 **47** **48** **49** **50**

Figura 22.6. Transmissores químicos (41-46), quinidina (47), escopolamina (48), cocaína (49) e codeína (50).

IMPORTÂNCIA ECOLÓGICA DE ALGUNS TIPOS DE ALCALOIDES

O papel de produtos naturais secundários nas interações insetos-planta e planta-planta nem sempre é bem conhecido e constitui um campo com grande potencial de novas pesquisas. Esse papel é de grande importância e podem estar relacionados com os mecanismos de defesas de plantas, de vertebrados e invertebrados, com polinizações de plantas (interação inseto-planta), atração e repulsão tanto interespecífica quanto intraespecífica (planta-inseto, inseto-inseto), transmissão de doenças envolvendo plantas-insetos, insetos-insetos e insetos-animais e com alelopatias (interações planta-planta). Diversos estudos relacionados com essas interações envolvendo os alcaloides presentes em plantas, vertebrados, invertebrados e micro-organismos já foram publicados.

Em estudos tritróficos de interação inseto-planta-inseto, pode-se citar o trabalho de Arab e colaboradores,[18] que demonstrou o papel do alcaloide escopolamina (47), que é transferido de plantas de *Solanaceae* para a borboleta *Placidina euryanassa* (um inseto especialista), durante a alimentação e, possivelmente, durante a polinização. A borboleta o usa para proteção contra outros insetos e, é provável, vertebrados. Enquanto larvas de *Spodoptera frugiperda* (um inseto generalista) não se desenvolvem quando alimentadas com dietas contendo escopolamina.

Em estudos alelopáticos, Alves e colaboradores[19] mostraram elevada atividade de mistura de alcaloides esteroidais glicosilados isolados de *Solanum crinitum* sobre o desenvolvimento de alface (*Lactuca sativa*) e solasonina foi o mais ativo.

A ocorrência dos alcaloides tem predominado em partes específicas da planta onde há a necessidade de proteção contra ataque ou para polinização e a concentração desses alcaloides varia em relação à pressão do ambiente. Há uma hipótese que os alcaloides dentro da célula se localizam frequentemente no vacúolo e que existe um mecanismo complexo para a sua produção e posterior sequestro e esse mecanismo contribui para o potencial nível tóxico e seu estoque fora do citoplasma.

DETECÇÃO, EXTRAÇÃO, ISOLAMENTO, IDENTIFICAÇÃO OU DETERMINAÇÃO ESTRUTURAL

A presença de alcaloides em extratos de plantas pode ser detectada através de cromatografia em camada delgada analítica, tendo como suporte cromatográfico gel de sílica ou óxido de alumínio e revelada com reagentes próprios para esta classe de compostos, sendo esse o método mais simples de detecção. Os reagentes de Dragendorff (solução de iodeto de potássio e subnitrato de bismuto), Wagner ou Bouchardat (solução de iodo e iodeto de potássio) são utilizados para alcaloides em geral e o sulfato cérico amoniacal é específico para alcaloides indólicos. O uso de sais duplos de metais formando precipitados com alcaloides pode ser também utilizado para identificação de suas presenças, extração e quantificação. Os reagentes mais utilizados são reagente de Mayer (solução de iodeto de potássio e cloreto de mercúrio), de Dragendorff, de Wagner ou Bouchardt, de Bertrand (solução de ácido sílico--túngstico), de Hager (solução saturada de ácido pícrico) e solução de ácido tânico, sendo que os meios aos quais eles são adicionados devem ser neutros ou levemente ácidos.

A extração dos alcaloides pode ser realizada de diversas maneiras, como, por exemplo, extração do material seco e pulverizado com etanol, que é considerado uma extração da química verde e posterior partição líquido-líquido do extrato obtido com solvente apolar, tal como hexano, para retirada de substâncias apolares (graxas). Esse processo é seguido pela aplicação do procedimento de extração de alcaloides descrito adiante ou por realização do isolamento dos mesmos sem uso de meio ácido, que pode levar a transformações químicas dos constituintes.

A marcha de extração de alcaloides pode ser aplicada diretamente ao material seco e pulverizado ou no extrato que tenham sido eliminadas as graxas. Nela, se utiliza a característica básica dessa classe de substâncias, que ao ser tratado com ácido (frequentemente HCl) leva a formação de um sal, sendo estes últimos solúveis em água. Após, a solução aquosa pode ser tratada com base (frequentemente NH_4OH) e extraída com solvente orgânico imiscível à água (quase sempre acetato de etila). O solvente deverá ser evaporado e o material fracionado por diversas técnicas cromatográficas para o isolamento de seus constituintes. Alguns alcaloides estão presentes na natureza, como o sal quaternário de amina, e não são afetados por essa metodologia. É possível que eles sejam extraídos com etanol, mas se o material que se está estudando tiver indicação da presença desses alcaloides é conveniente fazer o extrato do material seco e também triturado com água. Para aumentar o rendimento em alcaloides, a marcha dos alcaloides pode ser precedida com o tratamento do material desengordurado com hidróxido de amônio para que os sais de alcaloides presentes na planta sejam liberados e os ácidos orgânicos, taninos e outros compostos indesejáveis não sejam extraídos.

Uma aplicação mais recente é a extração com fluído supercrítico, e a sua utilização tem aumentado muito por ser considerado um método verde. Os alcaloides voláteis, tais como nicotina (19) e coniina (14), podem ser obtidos por arraste a vapor.

O isolamento dos alcaloides pode ser realizado por diversas formas de cromatografia. O uso de colunas cromatográficas tendo como adsorvente sílica gel e alumina é muito frequente. Utilização de sephadex LH-20 como suporte cromatográfico tem levado a bons resultados de separação de alcaloides. A técnica de cromatografia líquida de alta eficiência, tendo como suportes cromatográficos sílica, fase reversa de C-18 e fenil, é também muito utilizada nas formas analítica, semianalítica e preparativa. A cromatografia em contracorrente de giro rápido é uma técnica recente, que usa como fases fixa e móvel solventes imiscíveis entre si, aproveitando a partição dos alcaloides entre as duas fases, com o uso de pouco solvente e a recuperação de toda a amostra injetada. Ela deve ser cada vez mais usada no isolamento de alcaloides. Nela, não costuma haver adsorvente que retenha os alcaloides e pode provocar reações químicas dos alcaloides em sua superfície.

A identificação das estruturas dos alcaloides já relatados na literatura tem tido grandes avanços, permitindo a identificação e quantificação por meio de técnicas hifenadas, sobretudo cromatografia líquida de alta eficiência (HPLC) com ultravioleta (UV-DAD) e espectrometria de massas (MS) e HPLC-UV-RMN. A técnica de cromatografia eletroforética capilar em suas diversas modalidades tem tido grande desenvolvimento na identificação e quantificação de alcaloides com utilização de padrões[20] e mais recentemente com a hifenização da mesma com espectrometria de massas.

Na determinação de novas estruturas de alcaloides é importante saber qual a planta que ele teve origem e quais tipos estruturais estão presentes na família daquela planta (Tabelas 22.1 e 22.2), o que facilitará essa tarefa. É importante também ter conhecimento sobre biossíntese do alcaloide característico e esse tópico é abordado em outros capítulos deste livro.

A determinação estrutural de um novo alcaloide sofreu grandes avanços nas últimas décadas com o surgimento das técnicas de ressonância magnética nuclear em uma dimensão de hidrogênio, carbono-13 e nitrogênio-15, e duas dimensões que correlacionam os mesmos elementos informando sobre vizinhança, estereoquímica, e correlacionado elementos diferentes, H-C, H-N e C-N, que permitem firmar a conexão entre os átomos, estabelecendo o esqueleto e vizinhanças. No entanto, a associação de RMN a outras técnicas espectroscópicas, ultravioleta (informa sobre grupos funcionais conjugados), infravermelho (informa sobre grupo funcional), de dicroísmo circular ou dispersão ótica rotatória (informam sobre configuração absoluta) e espectrometria de massas de baixa e alta resolução (informam sobre massa molecular, fórmula molecular) levam a determinação estrutural de um alcaloide novo com mais facilidade e segurança. Quando o alcaloide forma um monocristal, a técnica de difração de raios X poderá ser utilizada sem o auxílio das demais.

Tabela 22.1. Precursores biogenéticos, esqueletos básicos, tipos e exemplos de alcaloides

Precursor biogenético	Esqueleto básico	Tipos e exemplos
Alcaloides heterocíclicos (alcaloides verdadeiros e pseudoalcaloides)		

L-ornitina

Pirrolizidina

Pirrolizidínico

Senecionina

Tropano

Tropânico

Hiosciamina

Fenantroindolizidina

Fenantroindolizidínico

Tiloforina

Pirrolidina

Pirrolidínico

Estaquidrina

(Continua)

Tabela 22.1. Precursores biogenéticos, esqueletos básicos, tipos e exemplos de alcaloides

Precursor biogenético	Esqueleto básico	Tipos e exemplos
L-lisina	Piperidina	Piperidínico Ricinina
	Quinolizidina	Quinolizidínico Lupinina
	Indolizidina	Indolizidínico Castanospemina
L-histidina	Imidazol	Imidazólico Pilocarpina
Ácido antranílico ou	Quinolina	Quinolínico Cusparina

(Continua)

Alcaloides: Aspectos Gerais

Tabela 22.1. Precursores biogenéticos, esqueletos básicos, tipos e exemplos de alcaloides

Precursor biogenético	Esqueleto básico	Tipos e exemplos
L-triptofano	**Indol**	**Indólico**
ou		yohimbina
L-tirosina		
L-tirosina	**Isoquinolina**	**Isoquinolínico**
		Coclaurina
Gliceradeido 3-fosfato	**Piridina**	**Piridínico**
e		Trigonelina
Ácido L-aspártico		

(Continua)

Tabela 22.1. Precursores biogenéticos, esqueletos básicos, tipos e exemplos de alcaloides

Precursor biogenético	Esqueleto básico	Tipos e exemplos
Ácido antranílico	**Quinazolina**	**Quinazolínico**
		Vasinina
	Quinazolona	**Quinazolônicos**
		Arborina
	Acridona	**Acridônico**
		1,3,5-tri-hidroxi-4-metoxi-10-metil-2,8-*bis* (3-metilbut-2-enil)acridin-9(10*H*)-ona
L-tirosina	**Aporfina**	**Aporfínico**
		Boldina

(Continua)

Alcaloides: Aspectos Gerais   453

Tabela 22.1. Precursores biogenéticos, esqueletos básicos, tipos e exemplos de alcaloides

Precursor biogenético	Esqueleto básico	Tipos e exemplos
Glicina/	**Bases purínicas** **Purina**	**Purínico ou xantínico** Teobromina
Ácido *L*-aspártico/	**Guanina**	
***L*-glutamina**	**Xantina**	
Policetídeos		Coniina
Ácido mevalônico		**Terpênicos** **Monoterpênicos** Actinidina **Sesquiterpênicos** Dendrobrina

(Continua)

Tabela 22.1. Precursores biogenéticos, esqueletos básicos, tipos e exemplos de alcaloides

Precursor biogenético	Esqueleto básico	Tipos e exemplos
Ácido mevalônico		**Diterpênicos**
		Kobusina
		Triterpênicos
		Silvaglenamina
		Esteroidais
		Solanidina
L-tirosina	**Betalaína**	**Betalaínicos**
		Isobetanina

(Continua)

Alcaloides: Aspectos Gerais **455**

Tabela 22.1. Precursores biogenéticos, esqueletos básicos, tipos e exemplos de alcaloides

Precursor biogenético	Esqueleto básico	Tipos e exemplos
Alcaloides não heterocíclicos (protoalcaloides)		

L-fenilalanina

ou

L-tirosina

Policetídeo

Ácido mevalônico

Feniletilamina

Mescalínico

Hordenina

Colchicina

Eritromicina

Esteroidal

Jurubudina

(Continua)

Tabela 22.1. Precursores biogenéticos, esqueletos básicos, tipos e exemplos de alcaloides

Precursor biogenético	Esqueleto básico	Tipos e exemplos
	Mistos	
	Piridina/pirrolidina	Nicotina

*Gimnospermas; **Monocotiledôneas; sem asterisco: Dicotiledôneas

Tabela 22.2. Alcaloides heterocíclicos (alcaloides verdadeiros e pseudoalcaloides, tipo I), alcaloides não heterocíclicos (protoalcaloides, tipo II), mistos (tipo III) e famílias de plantas nas quais são característicos

Tipo I	Característicos das famílias de plantas
Pirrolizidínico	Araceae**, Asparagaceae**, Gramineae** (Poaceae), Liliaceae**/Amaryllidaceae**, Orchidaceae**, Stemonaceae**, Zosteraceae**, Acanthaceae, Apocynaceae, Asclepiadaceae, Asteraceae, Bombacaceae, Boraginaceae, Cactaceae, Campanulaceae, Caricaceae, Casuarinaceae, Compositeae, Convolvulaceae, Crassulaceae, Cruciferaceae (Brassicaceae), Elaocapaceae, Erythroxylaceae, Euphorbiaceae, Flacortiaceae, Labiateae (Lamiaceae), Leguminosae, Malpighiaceae, Paeoniaceae, Piperaceae, Proteaceae, Rhizophoraceae, Sapotaceae, Scrophulariaceae, Solanaceae, Theaceae, Umbeliferae (Apiaceae), Urticaceae, Valerianaceae, Vochysiaceae
Tropânico	Compositae (Asteraceae), Convolvulaceae, Cruciferae, Erythroxylaceae, Euphorbiaceae, Proteaceae, Solanaceae
Pirrolidínico	Capparidaceae, Convolvulaceae, Himantandraceae, Lamiaceae, Liliaceae, Moraceae, Nitrariaceae, Piperaceae Vochysiaceae
Piperidínico	Pinaceae*, Davaliaceae*, Araceae**, Dioscoreaceae**, Orchidaceae**, Liliaceae**/Amaryllidaceae**, Apocynaceae, Berberidaceae, Bignoniaceae, Cactaceae, Campanulaceae, Caricaceae, Chenopodiaceae, Combretaceae, Euphorbiaceae, Fagaceae, Himantandraceae, Lauraceae, Leguminosae, Loganiaceae, Lythraceae, Meliaceae, Nymphaeaceae, Phyllanthaceae, Piperaceae, Plumbaginaceae, Polygonaceae, Punicaceae, Rhamnaceae, Rubiaceae, Salvadoraceae, Solanaceae, Umbeliferaceae (Apiceae), Valerianaceae, Zygophyllaceae
Quinolizidínico	Orchidaceae**, Asclepiadaceae, Berberidaceae, Chenopodiacae, Euphorbiaceae, Lauraceae, Leguminosae, Lythraceae, Nymphaeaceae, Solanaceae, Urticaceae, Vitaceae

(Continua)

Tabela 22.2. Alcaloides heterocíclicos (alcaloides verdadeiros e pseudoalcaloides, tipo I), alcaloides não heterocíclicos (protoalcaloides, tipo II), mistos (tipo III) e famílias de plantas nas quais são característicos

Tipo I	Característicos das famílias de plantas
Imidazólico	Fabaceae, Rutaceae
Quinolínico/ quinolinônicos	Ephedraceae*, Araceae**, Gramineae** (Poaceae), Acanthaceae, Aizoaceae, Annonaceae, Apocynaceae, Calycanthaceae, Campanulaceae, Caryophylaceae, Compositae (Asteraceae), Eupomatiaceae, Icacinaceae, Oleaceae, Rubiaceae, Rutaceae, Simaroubaceae, Solanaceae, Sterculiaceae
Indólico	Cyperaceae**, Gramineae** (Poaceae), Liliaceae**/ Amaryllidaceae**, Acanthaceae, Aizoaceae, Alangiaceae, Amaranthaceae, Anacardiaceae, Annonaceae, Araliaceae, Calycanthaceae, Caryophyllaceae, Convolvulaceae, Cruciferae (Brassicaceae), Elaeagnaceae, Elaeocarpaceae, Euphorbiaceae, Icacinaceae, Lecythidaceae, Lauraceae, Leguminosae, Malpighiaceae, Myristicaceae, Nyssaceae, Ochnaceae, Oleaceae, Papaveraceae, Passifloraceae, Polygonaceae, Ranunculaceae, Rutaceae, Salvadoraceae, Sapotaceae, Simaroubaceae, Solanaceae, Sterculiaceae, Tiliaceae, Verbenaceae, Zygophyllaceae
Isoquinolínico/ di-hidroindólico	Araceae**, Liliaceae**/Amaryllidaceae, Musaceae**, Orchidaceae**, Alangiaceae, Ancistrocladaceae, Annonaceae, Apocynaceae, Aquifoliaceae, Aristolochiaceae, Asclepiadaceae, Atherospermataceae, Berberidaceae, Cactaceae, Capparidaceae, Caprifoliacae, Celastraceae, Chenopodiaceae, Dioncophyllaceae, Euphorbiaceae, Eupomatiaceae, Hernandiaceae, Icacenaceae, Lauraceae, Leguminosae, Lythraceae, Magnoliaceae, Meliaceae, Menispermaceae, Nelumbonaceae, Papaveraceae (sub família Fumariaceae), Piperaceae, Ranunculaceae, Rhamnaceae, Rubiaceae, Rutaceae, Sapindaceae, Solanaceae, Sterculiacae, Umbeliferae (Apiaceae), Urticaceae, Verbenaceae
Piridínico	Araceae**, Dioscoreaceae**, Gramineae** (Poaceae), Liliaceae**/ Amaryllidaceae**, Palmae**, Aizoaceae, Annonaceae, Apocynaceae, Asclepiadaceae, Berberidaceae, Cactaceae, Cannabinaceae, Celatraceae; Chenopodiaceae, Compositae (Asteraceae), Crassulaceae, Dipsacaceae, Euphorbiaceae, Goodeniaceae, Icacinaceae, Labiatae (Lamiaceae), Lauraceae, Leguminosae, Loganiaceae, Menyanthaceae, Oleaceae, Orobanchaceae, Piperaceae, Plantaginaceae, Portulacaceae, Punicaceae, Rubiaceae, Rutaceae, Scrophylariaceae, Solanaceae, Ulmaceae, Umbeliferae (Apiaceae), Valarianaceae
Quinazolínico	Acanthaceae, Annonaceae, Araliaceae, Geraniaceae, Hydrangeaceae, Lecythidaceae, Rutaceae, Zygophyllaceae
Quinazolônicos	Cruciferae (Brassicaceae), Malvaceae, Rutaceae
Acridônicos	Rutaceae
Aporfínico	Aristolochiaceae, Annonaceae, Hernandiaceae, Menispermaceae, Papaveraceae, Ranunculaceae

(Continua)

Tabela 22.2. Alcaloides heterocíclicos (alcaloides verdadeiros e pseudoalcaloides, tipo I), alcaloides não heterocíclicos (protoalcaloides, tipo II), mistos (tipo III) e famílias de plantas nas quais são característicos

Tipo I	Característicos das famílias de plantas
Indolizidínico/ fenantroindolizidínico	Araceae**, Liliaceae**/Amaryllidaceae** Orchidaceae**, Asclepiadaceae, Convolvulaceae, Elaeocarpaceae, Fabaceae, Icacinaceae, Leguminosae, Meliaceae
Betalaínicos	Achatocarpaceae, Aizoaceae, Amaranthaceae, Basellaceae, Caryophyllaceae, Chenopodiaceae, Didiereaceae, Lamiaceae Molluginaceae, Nyctaginaceae, Phytolaccaceae, Portulacaceae
Purínico/xantínico	Aquifoliaceae, Rubiaceae, Sapindaceae, Sterculiaceae, Theaceae
Terpênicos (monoterpênicos/ sesquiterpênicos/ diterpênicos/triterpênicos/ esteroidais)	Taxaceae*, Orchidaceae**, Acanthaceae, Apocynaceae, Buxaceae, Didymelaceae, Icacinaceae, Garryaceae, Gentianaceae, Loganiaceae, Malvaceae, Ranunculaceae, Rubiaceae, Solanaceae, Valerianaceae

Tipo II	Característicos das famílias de plantas
Terpênicos/ mescalínicos/ policetídeos	Apiaceae, Actinidiaceae, Cactaceae, Daphniphyllaceae, Nymphaeaceae, Ranunculaceae

Tipo III	Característicos das famílias de plantas
	Cephalotaceae*, Cycadaceae*, Ephedraceae*, Huperziaceae*, Lycopodiaceae*, Tacaceae*, Taxodiaceae*, Zamiaceae*, Araceae**, Arecaceae**, Bromeliaceae**, Colchicaceae**, Dioscoreaceae**, Gramineae** (Poaceae), Liliaceae**/ Amarylladaceae**, Melanthiaceae**, Musaceae**, Orchidaceae**, Stemonaceae**, Amaranthaceae, Annonaceae, Aquifoliaceae, Aristolochiaceae, Berberidaceae, Betulaceae, Buxaceae, Capparaceae, Caryophyllaceae, Celastraceae, Chenopodiaceae, Compositae (Asteraceae), Cruciferae (Brassicaceae), Curcubitaceae, Daphniphyllaceae, Didymelaceae, Euphorbiaceae, Flacourtiaceae, Garryaceae, Gelsemiaceae, Gentianaceae, Hernandiaceae, Himantandraceae, Hippocastanaceae, Icacinaceae, Labiateae (Lamiaceae), Lauraceae, Leguminosae, Magnoliaceae, Malpighiaceae, Malvaceae, Meliaceae, Menispermaceae, Moringaceae, Orobanchaceae, Papaveraceae, Pedaliaceae, Phyllanthaceae, Piperaceae, Plantaginaceae, Portulacaceae, Punicaceae, Ranunculaceae, Resedaceae, Rhizophoraceae, Rosaceae, Salicaceae, Scrophulariaceae, Solanaceae, Sterculiaceae, Ulmaceae, Violaceae, Viscaceae

*Gimnospermas. **Monocotiledôneas. Sem asterisco: Dicotiledôneas.

Referências bibliográficas

1. Pelletier SW. The nature and definition of an alkaloid. In: Alkaloids: Chemical and Biological Perspectives. Pelletier SW (ed.). Vol. 1 New York: Wiley, 1983.
2. Meissner W. Ueber ein neues Pflanzenalkali (Alkaloid). Schweiger: J Chem Phys 1819; 25:379. Biographical information about German pharmacist Carl Friedrich Wilhelm Meisner (1792-1853) is available in the German Wikipedia: http:// de. wikipedia. org/ wiki/ Carl_Friedrich_Wilhelm_Mei%C3%9Fner (in German).
3. Derosne CL. Mémoire sur l'opium. Ann Chem 1803; 45:257-85.

4. Benyhe S. Morphine: new aspects in the study of an ancient compound. Life Sci 1994; 55:969-79.
5. Gulland JM, Robinson R. The morphine group. Part I. A discussion of the constitutional problem. J Chem Soc Trans 1923; 123:980-98.
6. Ravina H. The evolution of drug discovery: from traditional medicines to modern drugs. In: Ravina H, Kubinyi H. The Evolution of Drug Discovery. Weinheim: Wiley-VCH Verlag GmbH & Co. KGaA, 2011.
7. Cordell GA. Introduction to Alkaloids: A Biogenic Approach. New York: Wiley, 1983.
8. Manske RHF. The Alkaloids. Vols. 1-5. San Diego: Academic Press, 1950.
9. Southon IW, Buckingham J (eds.). Dictionary of Alkaloids. London: Chapman & Hall, 1989.
10. Buckingham J, Baggaley KH, Roberts AD, Szabó LF. Dictionary of Alkaloids. 2 ed. London: CRC Press, 2010.
11. Vieira PC, Fernandes JB, Andrei CC. Plantas inseticidas. In: Simões CMO et al. (eds.). Farmacognosia, da Planta ao Medicamento. 5 ed. Florianópolis: Editora da UFSC, 2003.
12. Mahmood ZA, Ahmed SW, Azhar I, Sualeh M, Baig MT, Zoha SMS. Bioactive alkaloids produced by fungi I. Updates on alkaloids from the species of the genera *Boletus, Fusarium* and *Psilocybe*. Pak J Pharm Sci 2010; 23:349-57.
13. Pereira FR, Berlinck RGS, Rodrigues Filho E, Veloso K, Ferreira AG, Padula V. Metabólitos secundários dos nudibrânquios *Tambja stegosauriformis, Hypselodoris lajensis* e *Okenia zoobotryon* e dos briozoários *Zoobotryon verticillatum* e *Bugula dentata* da costa do Brasil. Quim Nova 2012; 35:2194-201.
14. Kuramoto M, Arimoto H, Uemura D. Bioactive alkaloids from the sea: A review. Mar Drugs 2004; 2:39-54.
15. Güven KC, Percot A, Sesik E. Alkaloids in marine algae. Mar Drugs 2010; 8: 269-84.
16. Roberts MF & Wink M. Introduction. In: Akaloids: biochemistry, ecology and medicinal applications. Roberts MF, Wink M (eds.) New York: Plenum Press, 1998.
17. Severino RP, Guido RVC, Marques EF et al. Acridone alkaloids as potent inhibitors of cathepsin V. Bioorg Med Chem 2011; 19:1477-81.
18. Arab A, Alves MN, Sartoratto A, Ogasawara DC, Trigo JR. Methyl jasmonate increases the tropane alkaloid scopolamine and reduces natural herbivory in *Brugmansia suaveolens*: is scopolamine responsible for plant resistance? Neotr Entom 2012; 41:2-8.
19. Alves CCF, Alves JM, Silva TMS, Carvalho MG, Neto J. Atividade alelopática de alcaloides glicosilados de *Solanum crinitum* Lam. Floresta e Ambiente 2003; 10:93-7.
20. Fernandes JB, Fernandes FAN. Cromatografia capilar eletroforética de zona e eletrocinética micelar aplicadas a produtos naturais. In: Produtos Naturais no Controle de Insetos. Ferreira JTB et al. (eds.) São Carlos: Editora da Universidade Federal de São Carlos, 2001.

Leituras sugeridas

Braga PAC, dos Santos DAP, da Silva MFGF, Vieira PC, Fernandes JB, Houghton PJ, Fang R. In vitro cytotoxicity activity on several cancer cell lines of acridone alkaloids and N-phenylethyl-benzamide derivatives from *Swinglea glutinosa* (Bl.) Merr Nat Prod Res 2007; 21:47-55.

dos Santos DAP, Vieira PC, da Silva MFGF, Fernandes JB, Rattray L, Croft SL. Antiparasitic activities of acridone alkaloids from *Swinglea glutinosa* (Bl.) Merr J Braz Chem Soc 2009; 20:644-51.

da Silva MFGF, Soares MS, Fernandes JB, Vieira PC. Alkyl, aryl, alkylarylquinoline and related alkaloids. The Alkaloids 2007; 64:139-214.

da Silva MFGF, Fernandes JB, Forim MR, Vieira PC, Sa ICG. Alkaloids derived from anthranilic acid: quinoline, acridone and quinazoline. In: Ramawat KG, Merillon J-M (ed.). Natural Products. Berlin Heidelberg: Springer-Verlag; 2013; 715-859.

Manske RHF, Holmes HL. The Alkaloids. Chemistry and Pharmacology. Vols. 1-22. San Diego, Academic Press, 1950-1982. Série continuada por Brossi A, Manske RHF (ed.). The Alkaloids. Chemistry and Pharmacology. Vols. 23-39. San Diego, Academic, 1983-1991; por Brossi A, Cordell GA (ed.) The alkaloids. Chemistry and biology. Vol. 40. San Diego: Academic, 1992 e por Cordell GA (ed.) The Alkaloids. Chemistry and Biology. Vols. 41-63 San Diego: Academic; 1993-2006.

Verpoorte R, Baerheim Svendsen A. Chromatography of alkloids, part B: Gas-liquid Chromatography and High-performance Liquid Chromatography. Amsterdam: Elsevier; J. Chromatography Library 1984; 23B.

Verpoorte R, Schripsema J. Isolation, identification and structure elucidation of alkaloids. In: Linskens HF, Jackson JF. Modern Methods of Plant Analysis, Alkloids. Heidelberg: Springer, 1994.

23 CAPÍTULO

Alcaloides Derivados dos Aminoácidos Alifáticos Ornitina e Lisina

Jackson Roberto Guedes da Silva Almeida

INTRODUÇÃO

O nome alcaloide deriva da palavra árabe *al-quali*, ou seja, um composto de caráter básico que contém pelo menos um átomo de nitrogênio na sua estrutura. No entanto, o grau de basicidade varia muito, dependendo da estrutura da molécula do alcaloide e da presença e localização de outros grupos funcionais. Muitos alcaloides inicialmente isolados de plantas apresentavam essas três características: ter nitrogênio, basicidade e origem vegetal. A partir de vários estudos, a origem biogenética dos alcaloides tornou-se mais clara, e o conceito de ser um composto derivado de um aminoácido foi adicionado juntamente com a ideia de que o átomo de nitrogênio deve estar em um anel heterocíclico. Na sua grande maioria, os alcaloides têm caráter alcalino, mas alguns alcaloides apresentavam caráter neutro (colchicina) ou acídico (alcaloides quaternários). Outros alcaloides tinham nitrogênio como parte de uma cadeia (poliaminas), alguns eram derivados de um núcleo de purina (cafeína) ou de um precursor acetato ou terpenoide com a inserção do nitrogênio (coniina e solanidina, respectivamente). Definições ou classificações para os alcaloides ainda não estão bem estabelecidas na literatura.[1]

No início do século XIX, Friedrich Sertürner isolou o que nós conhecemos hoje como morfina. Isso levou a uma cascata de sucessivos isolamentos de compostos por vários cientistas europeus, como o isolamento da xantina (1817), estricnina (1818), atropina (1819), quinina (1820) e cafeína (1820).[2] A primeira estrutura de um alcaloide, a coniina, foi elucidada em 1970, e este alcaloide de estrutura simples foi também o primeiro a ser sintetizado. O número de alcaloides derivados de plantas tem aumentado gradativamente ao longo dos anos, sendo de cerca de 1.000 em 1.950, e, em 1973, 3.300 estruturas haviam sido elucidadas. Com o avanço das técnicas espectroscópicas nos últimos 30 anos, uma análise no banco de dados NAPRALERT (NAtural PRoducts ALERT) indicou 26.900 estruturas de alcaloides conhecidos obtidos a partir de uma variedade de fontes (plantas, fungos, organismos marinhos, animais etc.) de um total de cerca de 150.000 produtos naturais caracterizados. Nas plantas, os alcaloides são encontrados predominantemente nas angiospermas.[3] Hoje, mais de 27.000 diferentes estruturas de alcaloides foram caracterizadas, com cerca de 21.000 obtidos a partir de plantas.[4]

Muitos autores têm proposto diferentes sistemas de classificação para os alcaloides. O sistema mais popular divide essa classe de compostos em três categorias: a) alcaloides verdadeiros (compostos que derivam de um aminoácido e têm um anel heterocíclico com nitrogênio); b) protoalcaloides (compostos no qual o átomo de nitrogênio derivado de um aminoácido não faz parte do heterociclo); e c) pseudoalcaloides (compostos nitrogenados cujo esqueleto básico de carbonos não é derivado de um aminoácido)[5] (Figura 23.1).

Os alcaloides são muitas vezes classificados de acordo com a natureza da estrutura contendo o nitrogênio (p. ex., pirrolidina, piperidina, quinolina, isoquinolina, indol, dentre outros), embora a complexidade estrutural de alguns exemplos expanda rapidamente o número de subdivisões. Os átomos de nitrogênio nos alcaloides originam-se de um aminoácido, e, em geral, o esqueleto de carbono do aminoácido precursor é também, em grande parte, mantido intacto na estrutura do alcaloide, embora o carbono do grupo ácido carboxílico seja muitas vezes perdido pela descarboxilação. Por conseguinte, a subdivisão dos alcaloides em grupos com base nos aminoácidos precursores forma uma racional abordagem de classificação. Relativamente

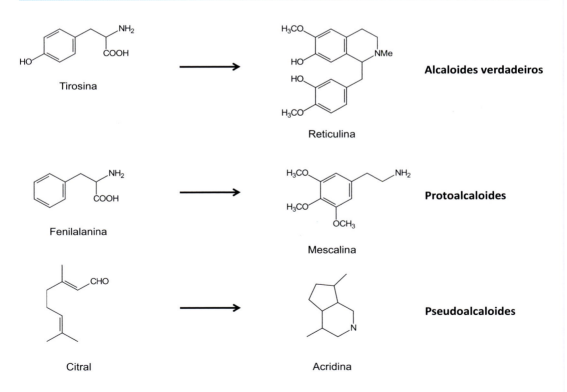

Figura 23.1. Classificação dos alcaloides de acordo com a origem biogenética.

poucos aminoácidos precursores estão envolvidos na biossíntese de alcaloides, os principais são ornitina, lisina, ácido nicotínico, tirosina, triptofano, ácido antranílico e histidina.[4]

A proposta deste capítulo é descrever os principais aspectos químicos e biológicos de alcaloides derivados dos aminoácidos ornitina e lisina. Não temos a pretensão de fazer uma revisão abrangente da literatura, mas, sim, apresentar informações introdutórias sobre o assunto.

ALCALOIDES DERIVADOS DA ORNITINA

Os precursores dos alcaloides verdadeiros e dos protoalcaloides são aminoácidos; esses alcaloides são sintetizados sobretudo a partir dos aminoácidos aromáticos fenilalanina, tirosina (alcaloides isoquinolínicos) e triptofano (alcaloides indólicos). A lisina é o precursor dos alcaloides piperidínicos, quinolizidínicos e indolizidínicos, e a ornitina é a precursora dos alcaloides pirrolidínicos, pirrolizidínicos e tropânicos (Tabela 23.1).

A ornitina é um aminoácido não proteico, ou seja, não é encontrado em proteínas, mas pode estar presente em alguns peptídeos, e é um importante intermediário na biossíntese da arginina e no ciclo da ureia em animais.[6] Nas plantas, a ornitina é formada a partir do *L*-glutamato (Figura 23.2).[4]

A ornitina tem na sua estrutura grupos δ e α-amino, e o nitrogênio é incorporado na estrutura do alcaloide ao longo do esqueleto de carbono, exceto para o grupo carboxila. Esse aminoácido produz os núcleos pirrolidínicos (esqueleto C_4N) e tropânicos (esqueleto C_4N^+)[7] (Figura 23.3).

Tabela 23.1. Aminoácidos e sua participação na biossíntese de alcaloides

Aminoácidos	Tipo de alcaloide	Participação na síntese de alcaloides
Aminoácidos proteicos		
Arginina	Derivados da arginina	Alcaloides marinhos
Histidina	Derivados da histidina	Alcaloides imidazólicos
Lisina	Derivados da lisina	Alcaloides piperidínicos, quinolizidínicos e indolizidínicos
Fenilalanina	Derivados da fenilalanina	Alcaloides feniletilamínicos e fenilisoquinolínicos
Triptofano	Derivados do triptofano	Alcaloides indólicos, quinolínicos, β-carbolinas, pirrolindólicos, alcaloides do Ergot
Tirosina	Derivados da tirosina	Alcaloides feniletilamínicos e tetra-hidroisoquinolínicos simples
Aminoácidos não proteicos		
Ornitina	Derivados da ornitina	Alcaloides pirrolidínicos, tropânicos e pirrolizidínicos
Ácido antranílico	Derivados do ácido antranílico	Alcaloides quinazolínicos, quinolínicos e acridínicos
Ácido nicotínico	Derivados do ácido nicotínico	Alcaloides piridínicos

Adaptado da referência 7.

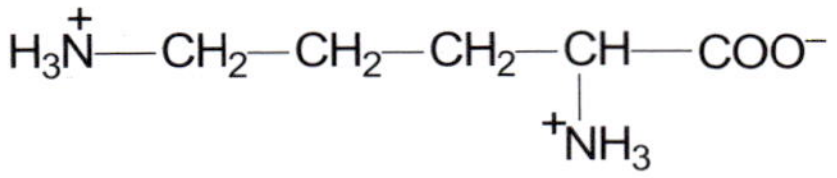

$$H_3\overset{+}{N}\!-\!CH_2\!-\!CH_2\!-\!CH_2\!-\!CH\!-\!COO^-$$
$$\underset{\overset{|}{{}^+NH_3}}{}$$

Ornitina

Figura 23.2. Estrutura química do aminoácido ornitina, precursor dos alcaloides com núcleos pirrolidínicos e tropânicos.

Esqueleto C_4N

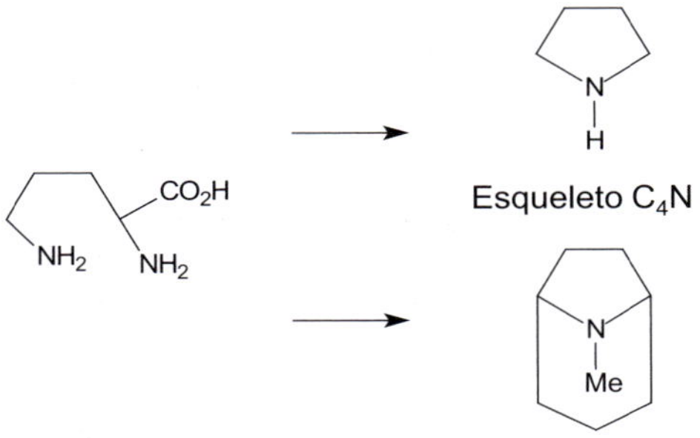

Esqueleto C_4N+

Figura 23.3. Alcaloides pirrolidínicos e tropânicos. (Adaptado da referência 7.)

ALCALOIDES PIRROLIDÍNICOS E TROPÂNICOS

As estruturas dos alcaloides pirrolidínicos podem ser exemplificadas pela higrina e cuscohigrina, encontradas em plantas da família Solanaceae, e pela estaquidrina, que pode ser encontrada em plantas da família Asteraceae. O anel pirrolidínico é formado inicialmente como um cátion Δ^1-pirrolíneo. A descarboxilação da ornitina dependente de piridoxal fosfato (PLP) dá origem à putrescina, que é, então, metilada via S-adenosilmetionina (SAM) a N-metilputrescina. A desaminação oxidativa da N-metilputrescina pela ação da enzima diamina oxidase dá origem a um aldeído, e a formação da base de Schiff (imina) produz o cátion N-metil-Δ^1-pirrolíneo[4] (Figura 23.4).

O alcaloide higrina [(R)-1-(1-metil-2-pirrolidinil)-2-propanona, fórmula molecular $C_8H_{15}NO$] pode ser encontrado nas folhas de *Erythroxylon coca* Lam. (Erythroxylaceae) (Coca); e nas raízes de *Withania somniferum* (L.) Dunal. (Solanaceae). Esse alcaloide é solúvel em ácidos minerais diluídos, clorofórmio e etanol, e ligeiramente solúvel em água. É um fármaco amplamente utilizado como sedativo, hipnótico, laxante e diurético.[8]

Para a síntese desse alcaloide, os átomos extras de carbono são derivados do acetato, via acetil-CoA, e a sequência de reações parece envolver a adição de duas unidades de acetil-CoA (Figura 23.5).

A cuscuhigrina [1, 3-bis (1-metil-2-pirrolidinil)-2-propanona, fórmula molecular $C_{13}H_{24}N_2O$] é obtida das raízes de *Atropa belladona* L. (Solanaceae); raízes de *Datura innoxia* Mill. (Solanaceae); sementes de *Datura metel* L. (Solanaceae); folhas de *Hyocyamus niger* L. (Solanaceae) e das raízes de *Withania somniferum* (L.) Dunal (Solanaceae). É uma substância

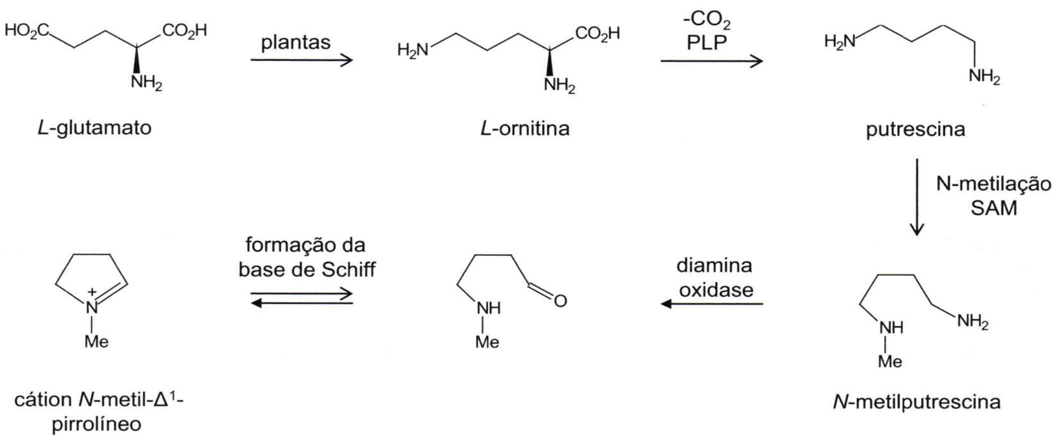

Alcaloides Derivados dos Aminoácidos Alifáticos Ornitina e Lisina   465

Figura 23.4. Formação do núcleo básico dos alcaloides pirrolidínicos. (Adaptado da referência 4.)

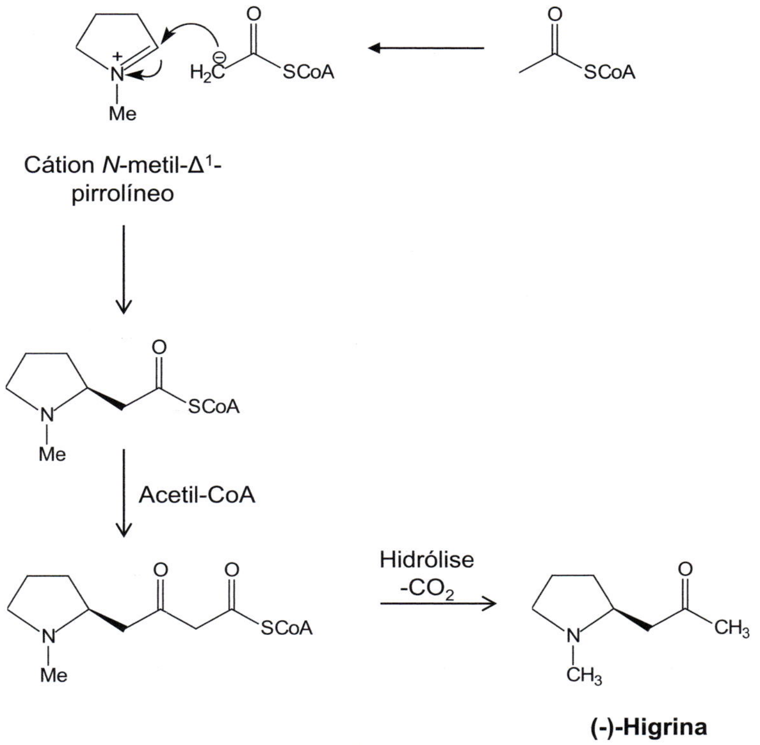

Figura 23.5. Biossíntese do alcaloide higrina. (Adaptado da referência 4.)

miscível com a água e bastante solúvel em etanol, éter e benzeno.[8] A estrutura da cuscohigrina origina-se de uma reação de Mannich intermolecular envolvendo um segundo cátion N-metil-Δ^1-pirrolíneo (Figura 23.6).

A estaquidrina [(S)-2-carboxi-1,1-dimetilpirrolidíneo, fórmula molecular $C_7H_{13}NO_2$] é obtida das folhas de *Achillea millefolium* L. (Asteraceae) e das flores de *Chrysanthemum cinerarifolium* (Trevir.) Vis. (Asteraceae); é uma substância solúvel em água e etanol (Figura 23.7).[8]

Os alcaloides tropânicos apresentam em comum uma estrutura bicíclica, denominada tropano 8-metil-8-azabiciclo[3,2,1]octano. O anel tropano é formalmente constituído pelos anéis pirrolidina e piperidina (Figura 23.2), que consiste de um anel bicíclico de sete carbonos com

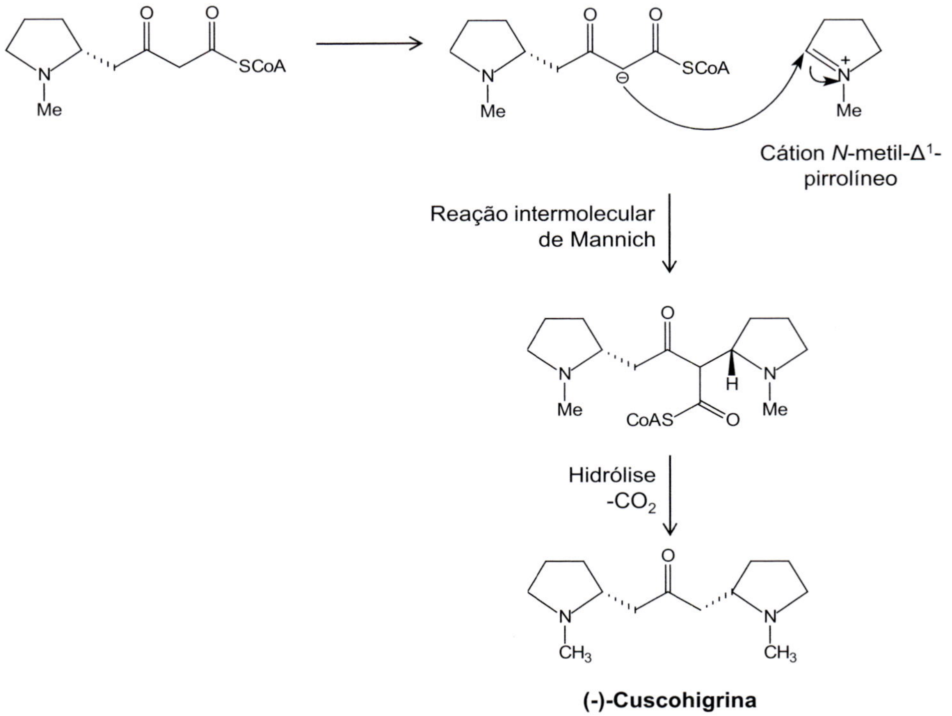

Figura 23.6. Biossíntese do alcaloide cuscohigrina. (Adaptado da referência 4.)

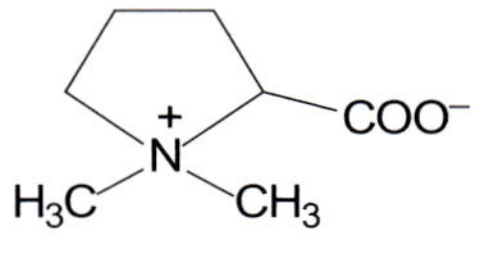

Figura 23.7. Estrutura da estaquidrina.

um átomo de *N* ligado entre C-1 e C-5, formando uma unidade C_7N. Dependendo da orientação α ou β de um grupamento hidroxila na posição C-3, ele fornece dois isômeros geométricos: tropanol (tropina) e pseudotropanol (pseudotropina). A esterificação do grupo hidroxila com ácidos aromáticos origina os alcaloides de maior importância farmacêutica e podem ser encontrados nas famílias Solanaceae (tipo atropina) e Erythroxylaceae (tipo cocaína).[9,10] Esses alcaloides têm sido isolados também de plantas das famílias Convolvulaceae, Proteaceae, Rhizophoraceae, Brassicaceae e Euphorbiaceae. Muitos alcaloides tropânicos apresentam vários nomes comuns, como, por exemplo, hioscina (escopolamina) ou 6β-hidroxihiosciamina (anisodamina). A mistura racêmica da (*R,S*)-hiosciamina têm o nome comum de atropina. Para a identificação de sinônimos, o Chemical Abstracts pode ser consultado.[11]

A atropina [1αH, 5αH-tropan-3α-ol (±)-tropato éster, fórmula molecular $C_{17}H_{23}NO_3$] pode ser obtida das raízes e folhas de *Atropa belladona* Linn. (Solanaceae) e das sementes e folhas de *Datura stramonium* Linn. (Solanaceae), além de outras espécies do gênero *Datura*. É solúvel em água, etanol, éter, clorofórmio e benzeno. Seus principais usos são como medicação pré-anestésica, agente anticolinérgico, midriático, como antídoto no envenenamento por ópio e hidrato de cloral, agente espasmolítico em casos de contrações intestinais provocadas pelo uso de purgantes, e também pode ser utilizada para reduzir a produção de secreções (como saliva e suco gástrico).[8]

A formação da hiosciamina, atropina, escopolamina e cocaína tem a mesma origem biogenética. A estrutura bicíclica do esqueleto tropano desses alcaloides é formada por uma reação do tipo Mannich. Isso requer uma oxidação para originar um novo cátion Δ^1-pirrolíneo e a remoção de um próton do carbono α-carbonila. A reação intramolecular de Mannich no enantiômero *R* é acompanhada por uma descarboxilação e produz tropinona. A redução estereoespecífica da carbonila produz a tropina com um grupo hidroxila na posição 3α. A hiosciamina é o éster da tropina com o ácido trópico (ácido α-fenil-β-hidroxi-propiônico), o qual é derivado da fenilalanina mediante desaminação oxidativa e deslocamento 2,3 do grupo carboxílico. Um novo rearranjo ocorre na transformação da fenilalanina em ácido trópico no qual o grupo carboxila aparentemente migra para o carbono adjacente. Os ácidos fenilpirúvico e fenil-láctico também participam desse processo, e a tropina torna-se esterificada com o ácido fenil-láctico (como um éster da Coenzima A) para formar a litorina, antes que o rearranjo ocorra para formar a (−)-hiosciamina (Figura 23.8).[4,10]

ALCALOIDES PIRROLIZIDÍNICOS

O núcleo bicíclico dos alcaloides pirrolizidínicos (APs) é formado pela utilização de duas moléculas de ornitina, e esta rota acontece via intermediário putrescina. Os APs são ésteres de amino álcoois com um núcleo pirrolizidínico (necina) e ácidos alifáticos (ácidos nécicos), que podem ocorrer na forma de mono, di e diésteres cíclicos. As necinas caracterizam-se por apresentar um sistema bicíclico com um nitrogênio terciário como "cabeça de ponte", um grupamento hidroximetila em C1 e uma hidroxila em C7 (Figura 23.9). Os APs podem apresentar a necina insaturada entre os carbonos C1 e C2, sendo esta característica um pré-requisito para a sua toxicidade aguda e crônica. Os APs que apresentam a necina saturada não são tóxicos aos mamíferos.[12] A necina pode ser esterificada com uma cadeia de ácidos mono ou dicarboxílicos contendo de quatro a seis átomos de carbono (ácido nécico) para originar monoésteres, diésteres não macrocíclicos ou diésteres macrocíclicos, como, por exemplo, a monocrotalina (Figura 23.10).

Esses alcaloides são considerados bons exemplos de metabólitos secundários que servem como mecanismo de defesa para a planta. Eles não são cruciais para a sobrevivência da planta, mas atuam como um mecanismo de defesa contra o ataque de insetos e herbívoros.[14]

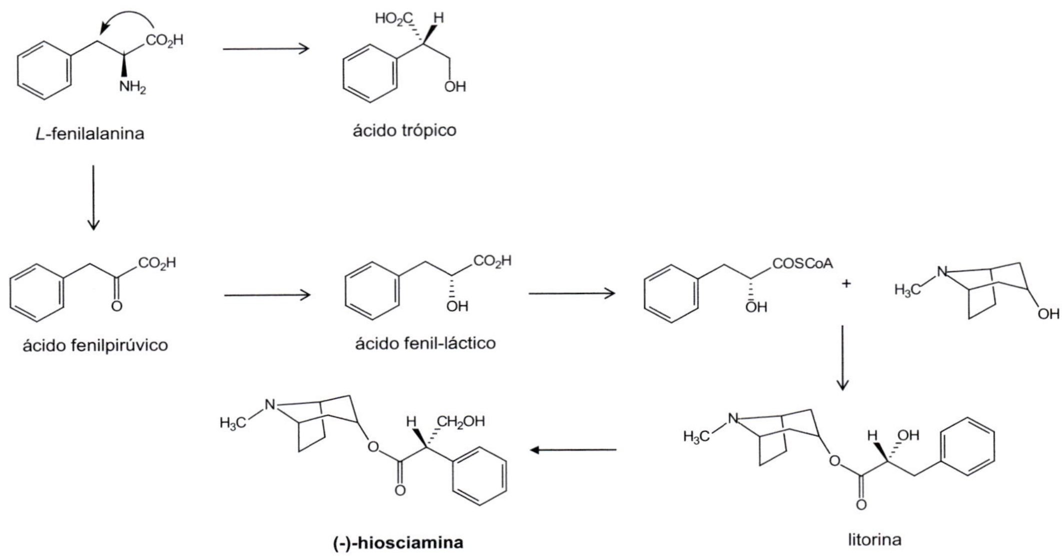

Figura 23.8. Biossíntese da hiosciamina. (Adaptado da referência 4.)

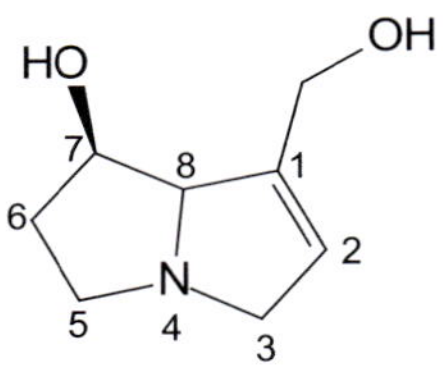

Figura 23.9. Estrutura básica de uma necina. (Adaptado da referência 12.)

Os APs estão entre os compostos venenosos mais comuns encontrados em plantas. Dos quase 700 APs conhecidos, mais da metade são conhecidos por terem atividade hepatotóxica. Apesar disso, os APs polihidroxilados têm mostrado potencial antibacteriano, antiviral, antitumoral, antidiabético, imunoestimulante e anti-inflamatório. O esqueleto básico da necina pode ser utilizado como um inseticida natural.[13]

Na Europa, os APs ocorrem sobretudo nas famílias Boraginaceae, Asteraceae e Fabaceae. Plantas típicas representativas dessa classe de compostos são *Symphytum officinale* (popularmente conhecida como confrei) e *Senecio jacobaea*.

Os APs são considerados um importante grupo de constituintes do gênero *Senecio*. São conhecidos por causarem intoxicações em animais herbívoros de grande porte, como bovinos, ovinos, suínos e equinos, levando a perdas consideráveis na pecuária para o sul do Brasil, Argentina, Paraguai e Uruguai. A literatura também relata a ocorrência de intoxicações fatais em seres humanos devido ao consumo de espécies de *Senecio* contendo

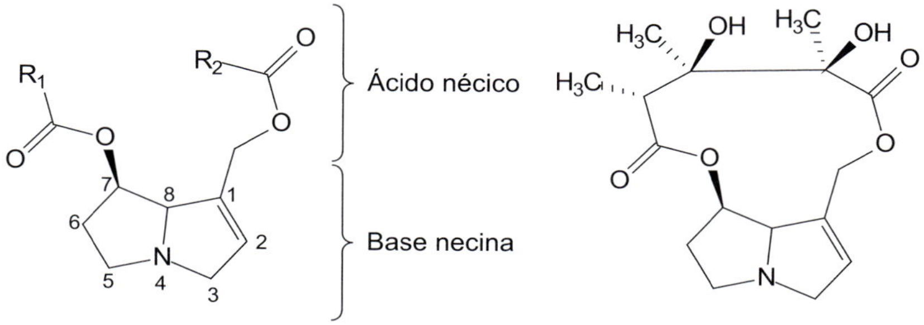

Figura 23.10. Estrutura geral dos alcaloides pirrolizidínicos e da monocrotalina. (Adaptado da referência 13.)

alcaloides pirrolizidínicos, que têm sido empregadas na medicina popular de diversos países, inclusive na América Latina.[12]

O efeito hepatotóxico desses alcaloides, devido à atuação de seus metabólitos como agentes alquilantes, está bem estabelecido. A princípio, ocorre uma oxidação (desidrogenação) no carbono-α ao N, catalisada por monooxigenases do citocromo P-450. Os derivados pirrólicos assim originados são reativos e sofrem conversão espontânea, produzindo agentes eletrofílicos que reagem com substâncias celulares de caráter nucleofílico pela adição de Michael. A glutationa reduzida apresenta caráter nucleofílico e devido a esta característica protege o organismo, uma vez que captura os derivados pirrólicos tóxicos, sendo esta a principal rota de detoxificação utilizada pelo organismo. No entanto, outros nucleofílicos das células, como ácidos nucleicos e proteínas vitais, também reagem com os derivados pirrólicos, formando adutos. A alteração na estrutura de moléculas vitais leva à alteração de sua função, o que explica as diversas manifestações patológicas ocasionadas pelos alcaloides pirrolizidínicos.[12]

A ingestão crônica de plantas contendo alcaloides pirrolizidínicos por animais de laboratório levou ao desenvolvimento de câncer e, paralelamente, metabólitos de alguns desses alcaloides mostraram atividade mutagênica *in vitro*. No entanto, até o momento, não foi encontrada nenhuma correlação entre a exposição de humanos aos alcaloides pirrolizidínicos e o desenvolvimento de câncer. A análise de vários relatos da literatura sobre a exposição de seres humanos aos alcaloides pirrolizidínicos levou Prakash e cols.[15] à conclusão de que estes compostos não são carcinogênicos aos seres humanos; entretanto, a exposição a essas substâncias pode causar doenças veno-oclusivas e cirrose infantil, responsáveis por vários casos de óbito.[12]

ALCALOIDES DERIVADOS DA LISINA

A *L*-lisina é um homólogo da *L*-ornitina, e também atua como um precursor na biossíntese de alcaloides, utilizando vias análogas àquelas empregadas pela ornitina. O grupo metileno extra na estrutura da lisina significa que este aminoácido participa da formação de anéis piperidínicos de seis membros, já a ornitina forma anéis pirrolidínicos de cinco membros (Figura 23.11).[4]

Durante os processos biossintéticos, a *L*-lisina pode produzir pelo menos 3 esqueletos com diferentes núcleos de alcaloide: núcleo piperidínico (esqueleto C_5N), núcleo indolizidínico (esqueleto C_5NC_3) e núcleo quinolizidínico (esqueleto C_5NC_4) (Figura 23.12). A habilidade

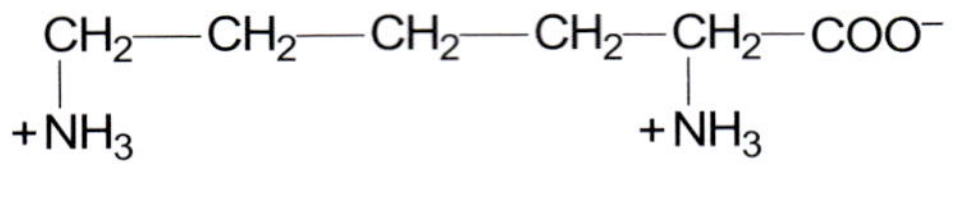

$$CH_2-CH_2-CH_2-CH_2-CH_2-COO^-$$

$$| \qquad\qquad\qquad\qquad |$$

$$+NH_3 \qquad\qquad\qquad\qquad +NH_3$$

Lisina

Figura 23.11. Estrutura química do aminoácido lisina, precursor dos alcaloides com núcleos piperidínicos, indolizidínicos e quinolizidínicos.

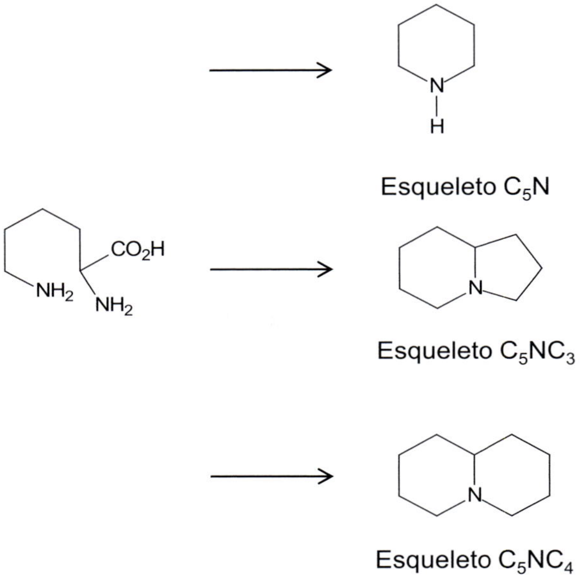

Esqueleto C_5N

Esqueleto C_5NC_3

Esqueleto C_5NC_4

Figura 23.12. Núcleos derivados da lisina. (Adaptado da referência 7.)

da lisina em formar diferentes núcleos alcaloidais está relacionada com seu papel em plantas e animais. Nas plantas, esse aminoácido é utilizado tanto na síntese de metabólitos primários como de metabólitos secundários.[7]

ALCALOIDES PIPERIDÍNICOS

Os alcaloides piperidínicos têm como característica estrutural comum a presença de um anel heterocíclico (Figura 23.13) e são conhecidos pela sua toxicidade. Talvez o primeiro exemplo de envenenamento por um membro desse grupo de alcaloides tenha sido a morte de Sócrates em 399 a.C. O filósofo teria ingerido um veneno contendo a planta *Conium maculatum*, a qual contém altas concentrações de γ-coniceína e coniina.[16] Vários alcaloides importantes do ponto de vista da atividade biológica apresentam o anel piperidínico, como, por exemplo, a coniina (utilizada em doenças convulsivas e espasmódicas, como a epilepsia e a asma, bem como em doenças do sistema nervoso, neuralgia, espasmos e úlceras); a

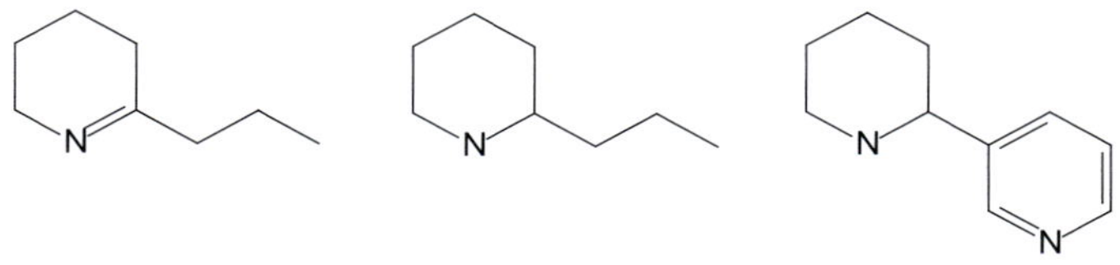

Alcaloides Derivados dos Aminoácidos Alifáticos Ornitina e Lisina **471**

Figura 23.13. Estruturas de alguns alcaloides piperidínicos. (Adaptado da referência 16.)

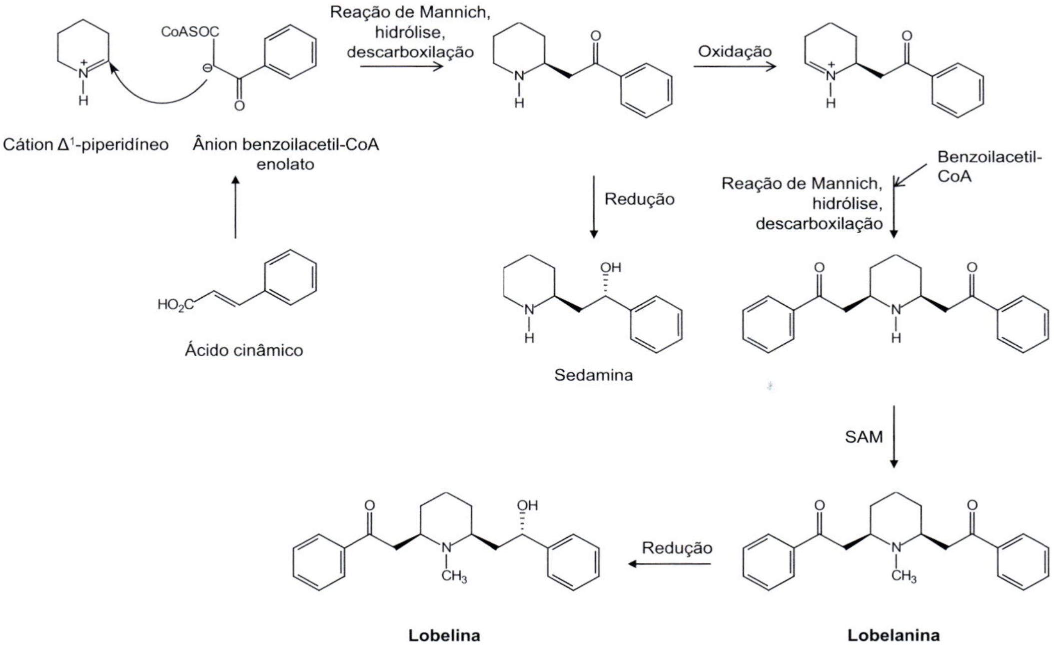

Figura 23.14. Biossíntese dos alcaloides lobelina e lobelanina. (Adaptado da referência 4.)

lobelina (amplamente utilizada como um estimulante respiratório e no combate ao tabagismo, devido aos efeitos semelhantes à nicotina); a lobelanina e a piperina (utilizada como inseticida e como condimento na preparação de alimentos[17]).

Os principais alcaloides encontrados na planta *Lobelia inflata*, muito utilizada no tratamento da asma, são a lobelina e lobelanina. Esses alcaloides são produzidos conforme mostrado na Figura 23.14.

O consumo de plantas com altas concentrações de alcaloides piperidínicos pode produzir intoxicações agudas em adultos e animais. Sinais clínicos de intoxicação aguda por alcaloides piperidínicos incluem frequentemente o aumento da diurese, defecação, taquicardia, fraqueza muscular, ataxia, colapso e, em último caso, morte devido à falência respiratória.[18]

ALCALOIDES QUINOLIZIDÍNICOS

Os principais representantes dos alcaloides quinolizidínicos (AQs) são a lupinina, lupanina e esparteína (Figura 23.15). Os alcaloides lupínicos são encontrados em espécies de *Lupinus* (Leguminosae), e são responsáveis pela toxicidade associada a espécies desse gênero. O núcleo bi-heterocíclico dos AQs está relacionado com o anel pirrolizidínico derivado da ornitina, mas acredita-se que ele seja formado a partir de duas moléculas de lisina.[4]

A lupinina [1*R-trans*]-octahidro-2H-quinolizidina-1-metanol, fórmula molecular $C_{10}H_{19}NO$] é o principal alcaloide isolado da espécie *Lupinus luteus* L. e também encontrado na espécie *Anabasis aphylla* L. (Chenopodiaceae). É uma substância solúvel em água, etanol, éter e clorofórmio. Apresenta uma estrutura relativamente simples, mas outros alcaloides, como a lupanina e esparteína, contêm um sistema com anel tetracíclico, que é formado pela incorporação de uma terceira molécula de lisina.[4]

ALCALOIDES INDOLIZIDÍNICOS

Os alcaloides indolizidínicos são caracterizados pela presença de dois anéis fundidos, um de seis e outro de cinco membros, com um átomo de nitrogênio na fusão do anel. Os principais exemplos dessa classe de alcaloides são os alcaloides polihidroxilados suainsonina [1*S*-(1α,6β,7α,8β,8αβ)-octahidro-1,2,8-indolizinotriol, fórmula molecular $C_8H_{15}NO_3$] isolada de *Swainsona canescens* (Leguminosae); e a castanospermina [1*S*-(1α,6β,7α,8β,8αβ)-octahidro-1,6,7,8-indolizinotetrol, fórmula molecular $C_8H_{15}NO_4$], isolada de *Castanospermum australe* (Leguminosae) (Figura 23.16). Esta tem demonstrado atividade contra o vírus HIV.[4]

DETECÇÃO, EXTRAÇÃO, ISOLAMENTO E IDENTIFICAÇÃO

Os alcaloides contêm um ou mais átomos de nitrogênio, normalmente como amina primária, secundária ou aminas terciárias, e este é geralmente quem confere basicidade ao alcaloide, facilitando o isolamento e purificação, uma vez que sais solúveis em água podem ser formados na presença de ácidos minerais. Alguns alcaloides estão concentrados nas raízes (reserpina), enquanto outros podem estar localizados predominantemente nas folhas

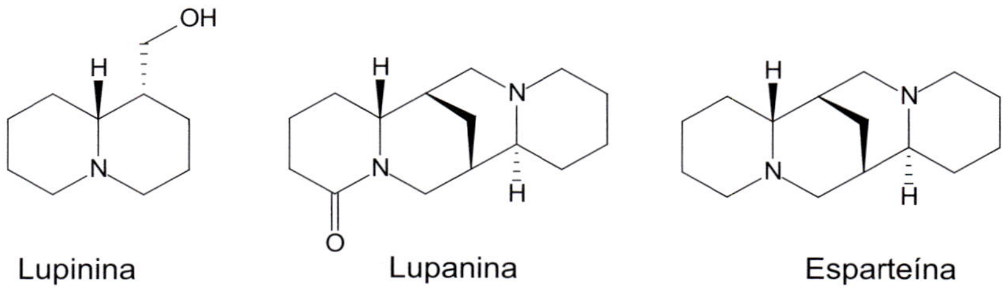

Lupinina   Lupanina   Esparteína

Figura 23.15. Estruturas químicas dos alcaloides lupinina, lupanina e esparteína.

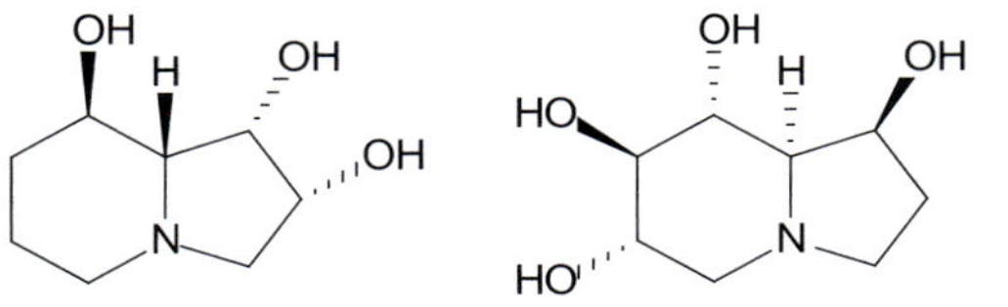

Suainsonina   Castanospermina

Figura 23.16. Estrutura dos alcaloides suainsonina e castanospermina.

(nicotina), nos frutos (estricnina), nas cascas (quinina) ou no látex (morfina). Mais recentemente tornou-se clara a ideia de que, nas plantas, o aparato biossintético para a formação de alcaloides está frequentemente localizado em mais de um sítio nas células vegetais. Esta informação é de substancial importância quando se considera qual parte da planta coletar para a extração de alcaloides.[19]

A seguir, são apresentados alguns métodos rápidos para a detecção, extração e isolamento de alguns dos principais alcaloides apresentados neste capítulo.

- Higrina: é um líquido com ponto de ebulição entre 76,5 e 81 °C. Na identificação desse alcaloide, pode haver a formação de uma oxima ($C_8H_{16}N_2O$) obtida sob a forma de cristais com ponto de fusão entre 123 e 124 °C.

- Stachydrina: obtida como cristais com ponto de fusão em torno de 235 °C (anidro). Nos testes de identificação, podem ser obtidos como cloretos (ponto de fusão em 235 °C) e oxalato (ponto de fusão em 106 °C).

- Atropina: pode formar vários tipos de sais, como cloretos (ponto de fusão em 165 °C); brometos (ponto de fusão entre 222 e 223 °C), solúveis em água e etanol.

- Cocaína: a adição de uma gota de solução de permanganato de potássio a uma solução de cocaína dá origem a um precipitado cristalino violeta, devido à formação do permanganato de cocaína.

- Hiosciamina: a presença do alcaloide em uma amostra pode ser identificada pelo uso da reação de Gerrard, reagente de Schaer, reação de Wasicky e reação de Vitali-Morin (tratamento com HNO_3 fumegante, seguido da adição de solução etanólica de KOH).

- Lobelina: pode ser identificada pelo teste de coloração após a adição de gotas de ácido sulfúrico concentrado e solução de formalina, dando origem a uma coloração vermelha na amostra; teste de Froehd e pelo uso do reagente de Erdmann.

- Piperina: pode ser extraída dos frutos com etanol em Soxhlet. O solvente é evaporado sob vácuo em rotavapor. O resíduo do extrato alcoólico é digerido com uma base diluída. O resíduo obtido é decantado e lavado com água destilada várias vezes. O produto obtido é dissolvido em etanol quente e, sob congelamento, obtém-se os cristais de piperina. A piperina tem ponto de fusão em 130 °C – pode ser identificada pela adição do reagente de Wagner a uma solução alcoólica de piperina que dá origem a cristais azuis. A piperina reage com gotas de ácido sulfúrico concentrado, produzindo uma coloração vermelha.

EXTRAÇÃO DE ALCALOIDES TROPÂNICOS

A extração e preparação da amostra são de grande importância na análise de extratos de plantas. A solubilidade é decisiva para a escolha do método de extração. Todos os alcaloides tropânicos, exceto a apoatropina e a cocaína, são bastante solúveis em água, pelo menos em pH ácido. A solubilidade em água dos alcaloides tropânicos possibilita uma extração seletiva em água acidificada, excluindo compostos lipofílicos. Para a extração de alcaloides tropânicos com água utilizando-se folhas como material de partida, a maior parte da clorofila permanecerá no tecido, e assim fornece extratos com menos contaminantes. Para a extração em larga escala de hiosciamina, escopolamina ou cocaína, a extração com fluido supercrítico com CO_2 modificado pela adição de metanol mostrou-se uma alternativa interessante, porque ela é rápida, reprodutível e economiza solvente orgânico. Para a extração da calistegina, água ou metanol são adequados. Dependendo do tipo de tecido vegetal, o metanol poder ser preferível, sobretudo se estão presentes na amostra muito amido ou mono e oligossacarídeos solúveis em água. Os sacarídeos são os compostos que mais interferem nas análises subsequentes, porque eles não se dissolverão em álcool tão facilmente quanto em água.[11]

Muitos artigos têm sido publicados sobre a análise por cromatografia gasosa de culturas de tecidos vegetais que produzem alcaloides tropânicos, sobretudo hiosciamina e escopolamina. As análises têm focado amplamente a quantificação desses dois alcaloides. Em muitos casos, a quantificação dos alcaloides por cromatografia gasosa acoplada a detector de ionização em chama (CG-FID) foi combinada com a identificação adicional por espectrometria de massas por se tratar de um método rápido e sensível para a determinação de alcaloides conhecidos.[11]

EMPREGO FARMACÊUTICO

Não obstante mais de 4.000 anos de história de uso, frequentemente atuando como remédios para uma variedade de doenças, os alcaloides e plantas contendo alcaloides têm um importante e destacado papel no desenvolvimento de fármacos modernos. Muitos alcaloides tornaram-se componentes do mercado farmacêutico por apresentarem aplicações clínicas. Uma pesquisa realizada no "Dictionary of Alkaloids",[20] bem como em outras fontes, identificou um total de 51 alcaloides utilizados atualmente ou pelo menos nos últimos 50 anos em especialidades farmacêuticas (Tabela 23.2). Isso significa que menos de 0,002% (51/27.000) de alcaloides ou fármacos baseados em alcaloides são comercializados internacionalmente para tais usos. Os alcaloides e seus derivados têm ampla aplicação na área farmacêutica, variando desde agentes supressores da tosse até agentes antimaláricos.[21]

Alcaloides Derivados dos Aminoácidos Alifáticos Ornitina e Lisina 475

Tabela 23.2. Alcaloides derivados de plantas de significância farmacêutica e biológica

Alcaloide	Fonte	Aplicações	Produto®
Aconitina	*Aconitum napellus*	Reumatismo, neuralgia	Aconitysat, Bronpax, Pectovox, Vocadys
Adenina	–	Agente antiviral	Adenosine, Ansyr
Ajmalicina*	*Catharanthus roseus*	Desordens circulatórias	–
Ajmalina	*Rauvolfia serpentina*	Agente antiarrítmico	Aritmina, Gilurytmal, Rauwopur, Ritmos
Anabasina	*Anabasis aphylla*	Relaxante muscular	–
Anisodina*	*Scopolia tanguticus*	Anticolinérgico	–
Arecolina*	*Areca catechu*	Anti-helmíntico	–
Atropina*	*Atropa belladonna*	Antiespasmódico, antiparkinson, cicloplégico	Abdominol, Espasmo, Protecor, Tonaton
Berberina*	*Berberis vulgaris*	Irritação dos olhos, AIDS, hepatite, disenteria	Kollyr, Murine, Sedacollyre
Boldina*	*Peumus boldo*	Colelitíase, vômito e constipação	Boldoflorine, Boldosal, Oxyboldine, Sambil
Cafeína*	*Coffea arabica*	Apneia neonatal, dermatite, estimulante do SNC	Agevis, Anlagen, Thomapyrine, Vomex A
Camptotecina*	*Camptotheca acuminata*	Antitumoral	–
Canescina	–	Anti-hipertensivo	Deserpidine
Capsaicina	*Capsicum annuum*	Neuralgia periférica	–
Cathina	–	Anoréctico	Amorphan, Eetless, Recatol
Cinchonidina	–	Aumenta os reflexos, convulsões epileptiformes	Quinimax, Paluject
Cocaína*	*Erythroxylum coca*	Anestésico local	Usada em ambiente clínico altamente regulado
Codeína*	*Papaver somniferum*	Antitussígeno, analgésico	Antituss, Codicaps, Tussipax
Colchicina*	*Colchicum autumnale*	Tratamento da amiloidose, gota aguda	ColBenemid, Colgout, Verban
Conessina*	*Holarrhena antidysenterica*	Antidisentérico	–
Deserpidina*	*Rauvolfia canescens*	Anti-hipertensivo	–

(Continua)

Tabela 23.2. Alcaloides derivados de plantas de significância farmacêutica e biológica

Alcaloide	Fonte	Aplicações	Produto®
Dietanolamina	*Diolamina*	Base usada em medicamentos	Menbutone Diethanolamine
Elipticina	*Ochrosia elliptica*	Antitumoral	–
Emetina*	*Cephaelis ipecacuanha*	Amebíase intestinal, expectorante, emético	Cophylac, Ipecac, Rectopyrine
Efedrina*	*Ephedra sinica*	Descongestionante nasal, broncodilatador	Amidoyna, Bronchicum, Peripherin, Solamin
Ergometrina	–	Hemorragias pós-parto e pós-aborto	Ergometron, Ergotrate Maleate, Syntometrine
Ergotamina	–	Tratamento da enxaqueca	Ergostat, Ligraine, Migral, Virdex
Escopolamina*	*Datura metel*	Sedativo, antiespasmódico	
Eserina	–	Oftalmologia, antídoto para envenenamento	Anticholium, Antilirium, Piloserine
Estricnina*	*Strychnos nux-vomica*	Estimulante do SNC	Dysurgal, Pasuma, Retinovix, Seniract
Fisostigmina*	*Physostigma venenosum*	Anticolinesterásico	–
Galantamina	*Galanthus woronowii*	Relaxante muscular, Alzheimer	Nivalina
Glaucina	*Glaucium flavum*	Antitussígeno	–
Glaziovina	*Ocotea glaziovii*	Antidepressivo	–
Hidrastina	–	Desordem gastrintestinal	Gine Sedans, Kollyr
Hioscina	*Escopolamina*	Antiespasmódico	Buscopan, Hyospasmol, Lotanal, Transcop
Hiosciamina*	*Hyoscyamus niger*	Antiespasmódico, antiparkinson, cicloplégico	Bellatard, Cystospaz, Donnatab, Urised
Homo-harringtonina*	*Cephalotaxus harringtonia*	Antitumoral	–
Huperzina A*	*Huperzia serrata*	Demência senil	–
β-Hidrastina*	*Hydrastis canadenses*	Adstringente	–
Lobelina*	*Lobelia inflata*	Auxílio no tratamento da asma, tosse, e no tratamento do tabagismo	Citotal, Lobatox, Refrane, Stopsmoke
Monocrotalina*	*Crotalaria sessiliflora*	Antitumoral	–

(Continua)

Tabela 23.2. Alcaloides derivados de plantas de significância farmacêutica e biológica

Alcaloide	Fonte	Aplicações	Produto®
Morfina*	*Papaver somniferum*	Alívio da dor, diarreia	Diastat, Duromorph, Oramprph, Spasmofen
N,N-Dialilbisnortoxinerina	–	Relaxante muscular	Alloferin
Narceina*	*Papaver somniferum*	Antitussígeno	Peneraj
Nicotina	*Nicotiana tabacum*	Tratamento do tabagismo, inseticida	Nicabate, Nicoderm, Nicorette, Stubit
Noscapina*	*Papaver somniferum*	Antitussígeno	Bequitusin, Degoran, Tossamine, Tussisedal
Palmatina	*Coptis japonica*	Antipirético	–
Papaverina	*Papaver somniferum*	Vasodilatador, desordens gastrintestinais	Acticarbine, Opdensit, Pameion, Vasocalm
Peletierina	–	Teníase	Pelletierine tannate USP
Pilocarpina*	*Pilocarpus jaborandi*	Miótico no tratamento do glaucoma	Frikton, Piladren, Salegen, Thiloadren, Vistacarpin
Pseudoefedrina*	*Ephedra sinica*	Simpatomimético	–
Quinidina	*Cinchona ledgeriana*	Arritmia ventricular e supraventricular, malária	Cardioquin, Duraquin, Quindex, Rhytomochin 1
Quinina*	*Cinchona ledgeriana*	Malária, babesiose, desordens miotônicas	Adaquin, Biquinate, Quinoctal, Zynedo-B
Raubasina	*Ajmalicina*	Desordens vasculares	Circolene, Cristanyl, Duxil, Sarpan
Rescinamina*	*Rauvolfia serpentina*	Anti-hipertensivo, tranquilizante	Detensitral, Diuraupur, Rauwopur
Reserpina*	–	Anti-hipertensivo, psicoses	Abicol, Briserin, Sandril, Terbolan
Rotundina	*Argemonina, Bisnorargemonina*	Analgésico, sedativo, hipnótico	Rotundin-BVP, Transda
Sanguinarina	*Sanguinaria canadenses*	Combate a placa bacteriana	Usado em cremes dentais
Sparteína	*Cytisus scoparius*	Contrações uterinas, arritmias	Anxoral, Diffucord, Normotin, Tachynerg
Sinefrina	–	Vasoconstritor, descongestionante, perda de peso	Oxedrine, Sympatol
Taxol	*Taxus brevifolia*	Carcinoma do ovário e da mama	Taxol

(Continua)

Tabela 23.2. Alcaloides derivados de plantas de significância farmacêutica e biológica

Alcaloide	Fonte	Aplicações	Produto®
Teobromina*	*Theobroma cacao*	Agente antiasmático, diurético	Atrofed, Circovegetalin, Dynamol, Urodonal
Teofilina*	*Camellia sinensis*	Asma, broncoespasmos	Adenovasin, Aerobin, Euphyllin, Theochron
Tetra-hidropalmatina	*Corydalis ambigua*	Analgésico, sedativo	–
Tetrandrina	*Stephania tetrandra*	Anti-hipertensivo	–
Tubocurarina*	*Chondrodendron tomentosum*	Relaxante muscular	Jexin, Tubarine
Vasicina	*Adhatoda vasica*	Ocitócico	
Vimblastina	*Catharanthus roseus*	Doença de Hodgkin, câncer testicular, leucemia	Periblastine, Velban, Velbe, Velsar
Vincamina	*Vinca minor*	Vasodilatador	Aethroma, Angiopac, Pervin, Vincimax
Vincristina	*Catharanthus roseus*	Linfoma de Burkitt	Norcristine, Oncovin, Vincrisul
Vindesina	–	Quimioterápico	DAVA, Eldesine, Eldisine
Yoimbina*	*Pausinnystalia yohimba*	Afrodisíaco, tratamento da incontinência urinária	Aphrodine, Pasuma, Prowess, Yohimex

*Indica que o uso farmacêutico tem correlação com o uso etnomedicinal da planta.
Adaptado das referências 3 e 21.

Referências bibliográficas

1. Cordell GA. Introduction to alkaloids – a biogenetic approach. New York: Wiley Interscience 1981; 1055.
2. Heinrich M, Barnes J, Gibbons S, Williamson EM. Fundamentals of pharmacognosy and phytotherapy, 2 ed. Edinburgh: Churchill Livingstone, 2012.
3. Cordell GA, Quin-Beattie ML, Farnsworth NR. The potential of alkaloids in drug discovery. Phytotherapy Research 2001; 15(3):183-205.
4. Dewick PM. Medicinal natural products – a biosynthetic approach. 3 ed. John Wiley & Sons 2009; 311.
5. Eagleson M. Concise encyclopedia chemistry. Berlin: Walter de Gruyter, 1994.
6. Nelson DL, Lehhninger C. Princípios de bioquímica. 4 ed. Editora Sarvier, 2006.
7. Aniszewski T. Alkaloid chemistry. In: Alkaloids – secrets of life. 2007; 61-139.
8. http://www.epharmacognosy.com/2012/07/alkaloids-derived-from-ornithine.html. Acesso em 08 de janeiro de 2015.
9. Robbers JE, Speedie MK, Tyler VE. Pharmacognosy and pharmacobiotechnology. Baltimore: Williams e Wilkins 1996; 149-55.
10. Bacchi EM. Alcaloides tropânicos. In: Farmacognosia: da planta ao medicamento. 6 ed. Porto Alegre: Ed. da UFRGS 2010; 793.
11. Drager B. Analysis of tropane and related alkaloids. Journal of Chromatography A 2002; 978:1-35.

12. Silva CN, Bolzan AA, Heinzmann BM. Alcaloides pirrolizidínicos em espécies do gênero *Senecio*. Química Nova 2006; 29(5):1047-53.
13. Martinez ST, Pinto AC, Glasnov T, Kappe CP. Chemistry of pyrrolizidine alkaloids revisited – semi-synthetic microwave and continuous-flow approaches toward *Crotalaria*-alkaloids. Tetrahedron Letters 2014; 55:4181-84.
14. Boppre M. The ecological context of pyrrolizidine alkaloids in food, feed and forage: An overview. Food Addit Contam Part A Chem Anal Control Expo Risk Assess 2011; 28(3):260-81.
15. Prakash AS, Pereira TN, Reilly PE, Seawright AA. Pyrrolizidine alkaloids in human diet. Mutation Research 1999;443(1-2):53-67.
16. Reynolds T. Hemlock alkaloids from Socrates to poison aloes. Phytochemistry 2005; 66:1399-406.
17. http://www.epharmacognosy.com/2012/07/alkaloids-derived-from-lysine.html. Acesso em 08 de janeiro de 2015.
18. Panter KE, Keeler RF, Baker DC. Toxicoses in livestock from the hemlocks (*Conium* and *Cicuta* spp.). Journal of Animal Science 1988; 66:2407-13.
19. Verpoorte R, van der Heijden R, Memelink J. Plant biotechnology and the production of alkaloids: prospects for metabolic engineering. In: The Alkaloids: Chemistry and Biology, Academic Press 1998; 50:453-508.
20. Buckingham J. Dictionary of alkaloids. Boca Raton, FL: CRC Press, 2010
21. Amirkia V, Heinrich M. Alkaloids as drug leads – A predictive structural and biodiversity-based analysis. Phytochemistry Letters 2014; 10:xlviii-liii.

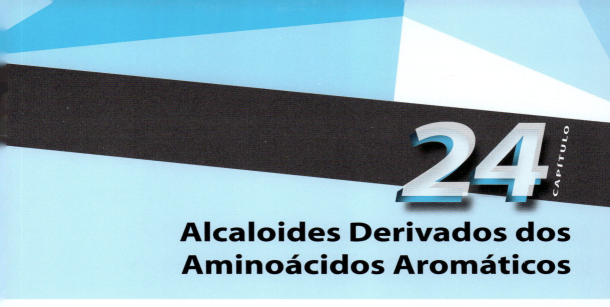

Alcaloides Derivados dos Aminoácidos Aromáticos

Adriana Aparecida Lopes
Maria Fátima das Graças Fernandes da Silva

Neste capítulo são apresentados e discutidos alguns dos principais alcaloides derivados de aminoácidos aromáticos, suas respectivas vias biossintéticas e importância farmacológica. Além disso, são apresentados alguns métodos de extração e identificação de diversas classes de alcaloides e, por fim, uma tabela completa mostrando exemplos de alcaloides utilizados atualmente como fármacos.

VIAS BIOSSINTÉTICAS DOS AMINOÁCIDOS AROMÁTICOS TRIPTOFANO, TIROSINA E FENILALANINA

Os importantes precursores biossintéticos triptofano, tirosina e fenilalanina são oriundos da *via do chiquimato*, a qual se inicia pela condensação de fosfoenolpiruvato e eritrose-4-fosfato (Figura 24.1). Após algumas etapas envolvendo eliminação do grupamento fosfato, reação de condensação e redução leva à formação do principal precursor dessa via: o ácido chiquímico.[1]

A partir do intermediário chiquimato-3-fosfato, ocorre uma reação de adição-eliminação com fosfoenolpiruvato levando à formação de 5-enolpiruvilchiquimato-3-fosfato, a qual é catalisada pela enzima 5-enolpiruvilchiquimato-3-fosfato sintase. Para a formação do próximo intermediário, o ácido corísmico, ocorre a eliminação-1,4 do grupamento fosfato do intermediário 5-enolpiruvilchiquimato-3-fosfato[1] (Figura 24.2).

O ácido corísmico é o "precursor-chave" na via de formação do triptofano, tirosina e fenilalanina. Durante a biossíntese do triptofano, o ácido chiquímico é convertido em 2-amino-2-deoxi-isocorismato-3-fosfato na presença de amônia (originada por glutamina) que leva ao ácido antranílico (Figura 24.3). Este último sofre uma reação de substituição nucleofílica com

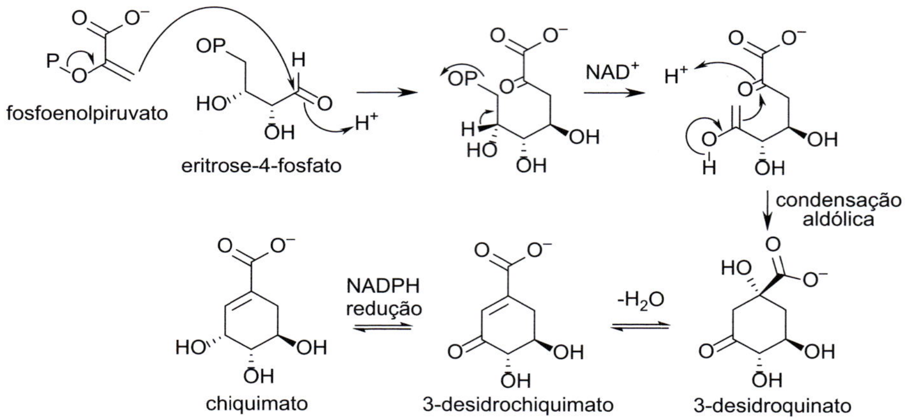

Figura 24.1. Biossíntese do ácido chiquímico.

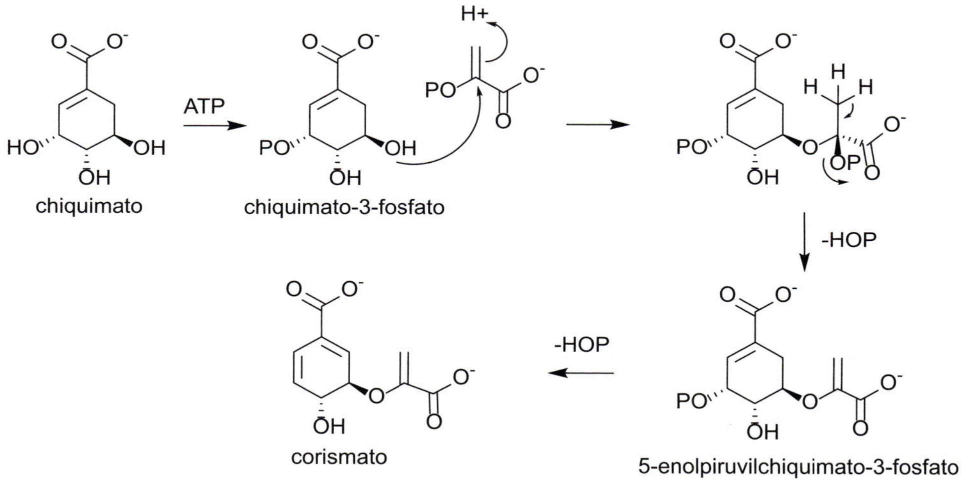

Figura 24.2. Biossíntese do ácido corísmico.

ribose-1-difosfato-5-fosfato, seguida pelo tautomerismo cetoenólico, eliminação de água e CO_2, condensação aldólica reversa e condensação com L-serina, que são executadas por um multicomplexo enzimático, levando finalmente à formação do L-triptofano[1] (Figura 24.3).

Durante a biossíntese da tirosina e fenilalanina, o ácido chiquímico é convertido em ácido prefênico por um rearranjo de Claisen do grupamento oriundo do fosfoenolpiruvato, e essa reação é catalisada pela enzima *corismato mutase*. Esse rearranjo pode ocorrer termicamente, porém na presença de *corismato mutase* a velocidade da reação é maior (10^6). Em seguida, o ácido prefênico sofre uma reação de descarboxilação e eliminação de água

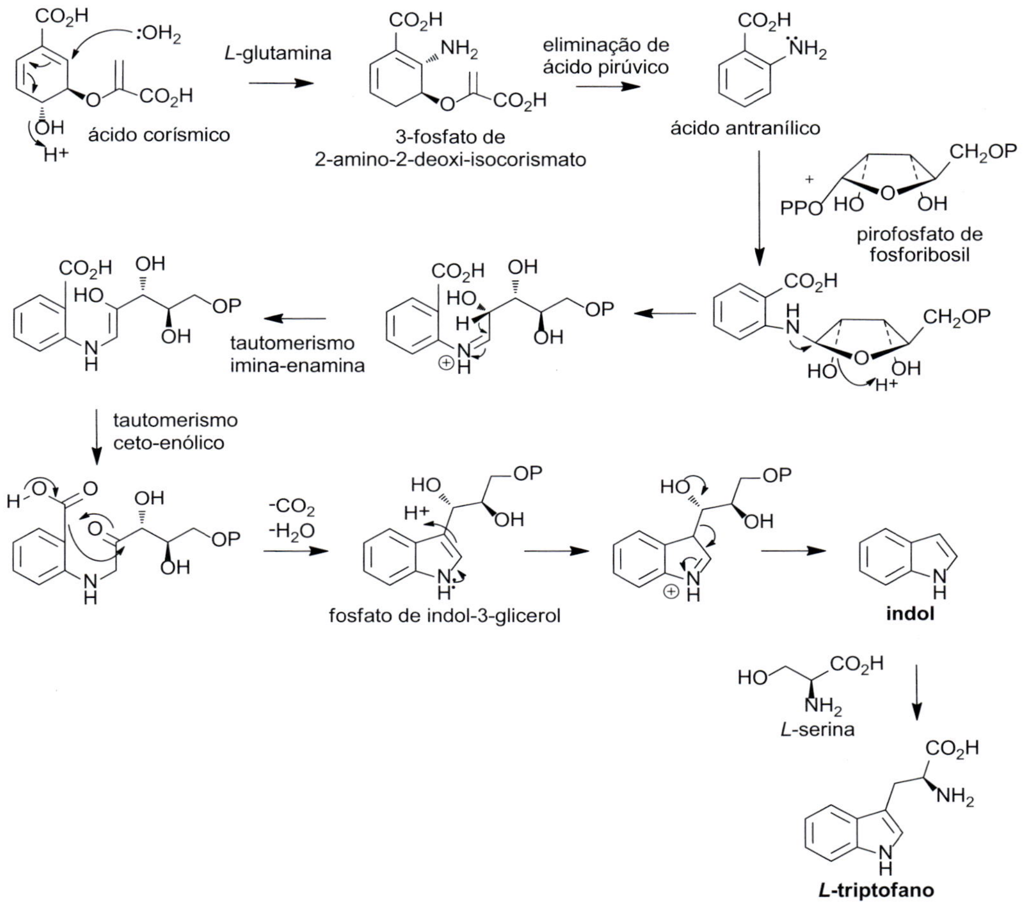

Figura 24.3. Biossíntese do ácido antranílico e triptofano.

levando à aromatização do anel e perda de água levando à formação do ácido fenilpirúvico. Este, na presença da coenzima pirodoxal-5-fosfato PLP (pirodoxal-5-fosfato/pirodoxamina-5-fosfato) sofre uma reação de transaminação, seguida de descarboxilação, aromatização do anel e perda do grupamento hidroxila, originando o precursor L-fenilalanina (Figura 24.4). A biossíntese da L-tirosina também ocorre a partir do ácido prefênico que sofre uma reação de transaminação e, na presença de uma enzima *desidrogenase* dependente de NAD[+], resulta na permanência do grupamento hidroxila na posição *para*[1] (Figura 24.4).

ALCALOIDES ORIUNDOS DO PRECURSOR TRIPTOFANO

O triptofano é o precursor do grupamento indol, precursor na maioria dos alcaloides indólicos. Um exemplo importante com a estrutura do triptofano é a formação da serotonina (5-hidroxi-triptamina), um importante neurotransmissor que atua no sistema nervoso central humano. Ela estimula a contração dos músculos esqueléticos e é um poderoso vasoconstritor.

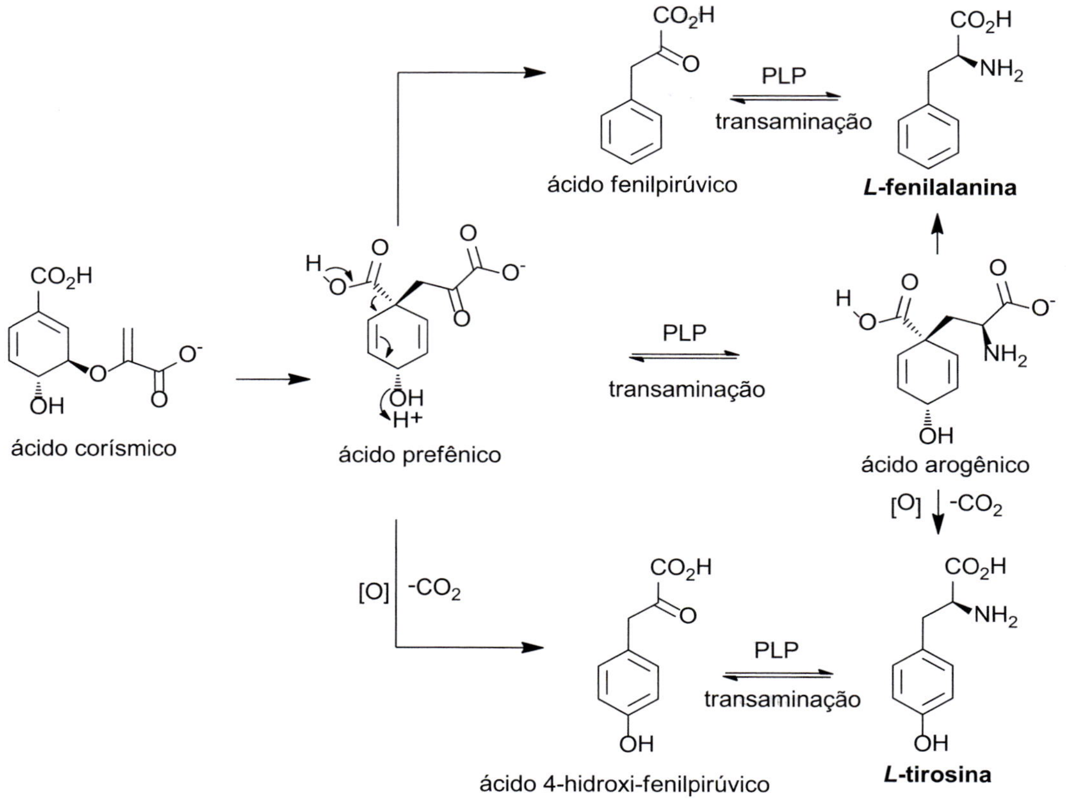

Figura 24.4. Biossíntese da fenilalanina e tirosina.

A formação dessa molécula se dá a partir da hidroxilação na posição C-5 do triptofano, seguida de uma reação de descarboxilação[2] (Figura 24.5).

Alcaloides terpeno-indólicos

A partir da reação de descarboxilação do triptofano, produz-se o precursor triptamina, um dos intermediários da biossíntese dos alcaloides terpeno-indólicos. Apenas em plantas já foram identificados cerca de 3.000 alcaloides dessa classe, sobretudo em Apocynaceae, Loganiaceae e Rubiaceae. A formação dos alcaloides terpeno-indólicos ocorre a partir da condensação de triptamina com um precursor aldeído ou cetoácido. O tipo de condensação que ocorre é uma reação de Mannich, na qual dois produtos podem ser obtidos: um derivado de α-condensação (posição α atua como nucleófilo), como o β-carbolina (um antagonista de serotonina), ou um derivado de β-condensação (posição β atua como nucleófilo), como a indolenina[3] (Figura 24.6).

Os alcaloides terpeno-indólicos têm uma grande ação farmacológica (Figura 24.7). A ajmalicina (isolada da espécie *Catharanthus roseus*), que atua no tratamento da hipertensão, tem sua origem biossintética a partir de triptamina e do aldeído secologanina (oriundo da via dos terpenos). A reação é catalisada pela enzima denominada *strictosidina sintase* (Figura

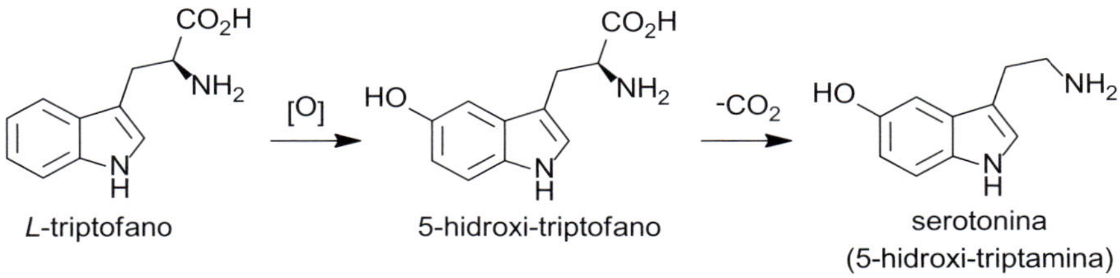

Figura 24.5. Biossíntese da serotonina.

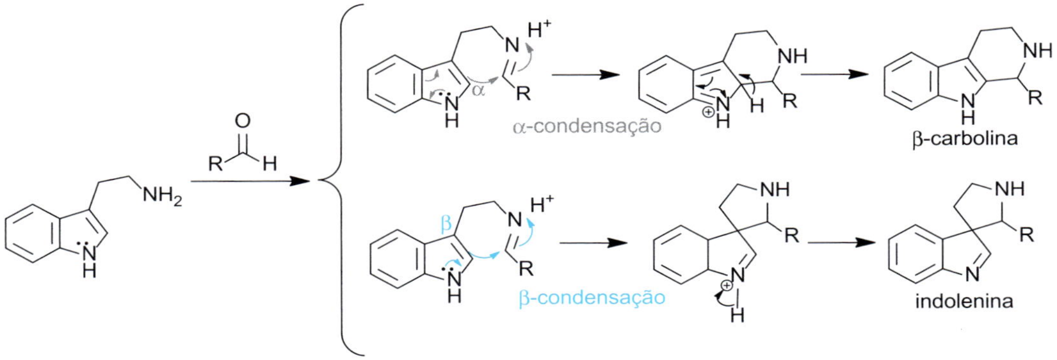

Figura 24.6. Reação de Mannich originando β-carbolina e indolina derivados a partir de α- e β-condensação.

24.8), que leva à formação de estrictosidina, o intermediário comum de todos os alcaloides terpeno-indólicos.[1]

Outros dois alcaloides isolados da mesma espécie *Catharanthus roseus* (Apocinaceae) atuam como importantes anticancerígenos; a vimblastina e vincristina (Figura 24.9). Não obstante a similaridade estrutural, essas moléculas respondem diferentemente nos mesmos alvos biológicos. A vimblastina é utilizada sobretudo para o tratamento de linfoma de Hodgkin (câncer que afeta glândulos linfáticos), enquanto a vincristina apresenta uma atividade anticâncer superior, porém com maior neurotoxicidade. Na clínica terapêutica, a molécula utilizada é a vincristina, especialmente no tratamento de leucemia infantil. Recentemente foi introduzido no mercado um análogo fluorado da vimblastina, denominado vinflunina (Javlor®). Este análogo apresenta potente ação anticâncer e menor neurotoxicidade quando comparado aos protótipos naturais vimblastina e vincristina.[4]

Alcaloides quinolínicos

O sistema quinolino é formado a partir de um rearranjo do sistema indólico. Alguns exemplos de alcaloides quinolínicos encontrados no gênero *Cinchona* (Rubiaceae), como quinina,

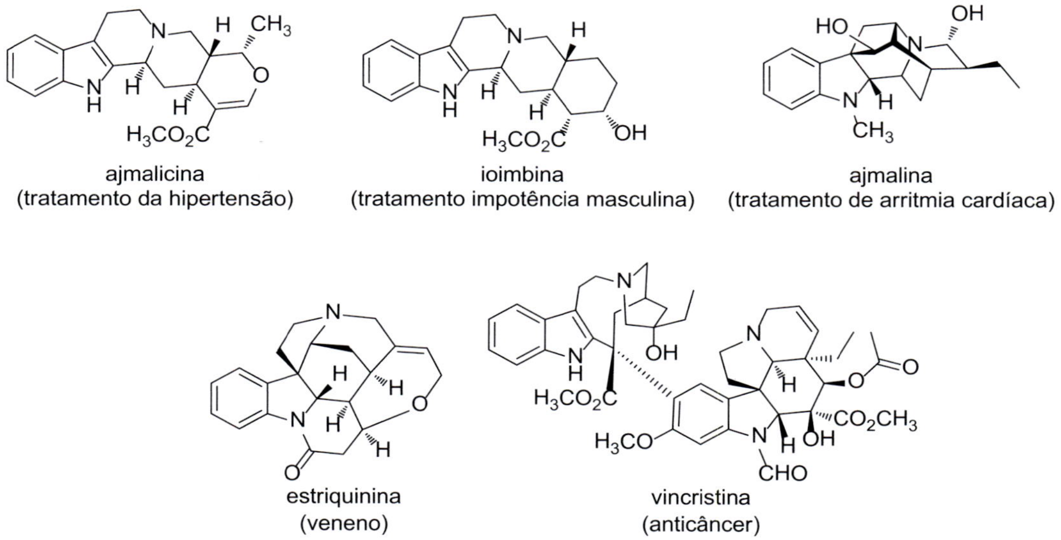

486 Alcaloides Derivados dos Aminoácidos Aromáticos

ajmalicina
(tratamento da hipertensão)

ioimbina
(tratamento impotência masculina)

ajmalina
(tratamento de arritmia cardíaca)

estriquinina
(veneno)

vincristina
(anticâncer)

Figura 24.7. Alguns alcaloides terpenoindólicos importantes.

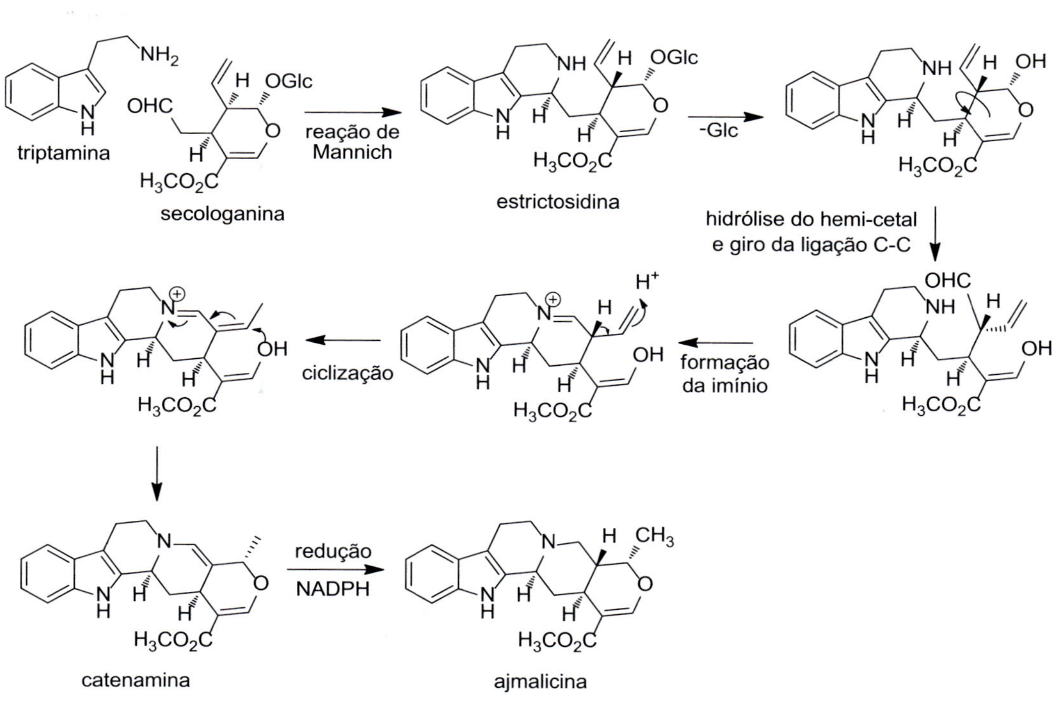

triptamina

secologanina

reação de Mannich

estrictosidina

-Glc

hidrólise do hemi-cetal
e giro da ligação C-C

formação
da imínio

ciclização

catenamina

redução
NADPH

ajmalicina

Figura 24.8. Biossíntese de ajmalicina.

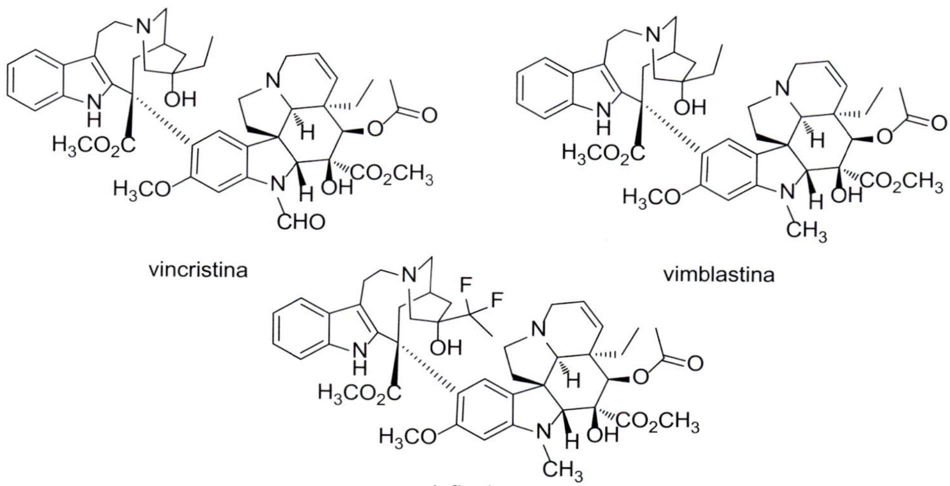

Figura 24.9. Estruturas químicas dos alcaloides terpeno-indólicos importantes na terapêutica do câncer.

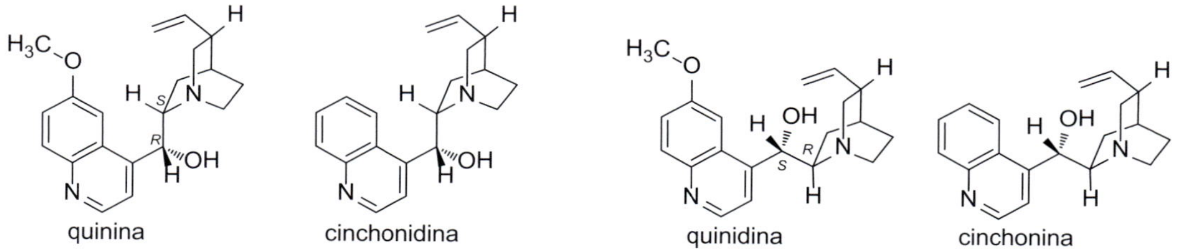

Figura 24.10. Estruturas químicas dos alcaloides quinolínicos antimaláricos.

quinidina, cinchonidina e cinchonina, têm sido amplamente investigados devido as suas propriedades antimaláricas[3] (Figura 24.10).

A via biossintética envolvida na formação desses alcaloides é do tipo corinanto e bastante conhecida. A biossíntese do sistema quinolino ocorre a partir de triptamina e secologanina, cujo intermediário é estrictosidina (Figura 24.8). Reações de hidrólise e decarboxilação na estrictosidina ocorrem levando à formação de corinanteal.[1] A clivagem da ligação C-N do anel C leva à formação do cinchonaminal, a qual apresenta um acetaldeído na posição-β e um anel tetraidropiridínico na posição-α do núcleo indol. A clivagem da ligação C-N indólica produz as novas funções amino e aldeído que resulta na formação do novo anel quinolino da cinchoninona. As etapas posteriores de redução da cinchoninona (na presença de NADPH) levam ao importante antimalárico, a quinina (Figura 24.11). As moléculas quinina e quinidina, cinchonidina e cinchonina são diasteroméricas, cujos centros estereogênicos localizados

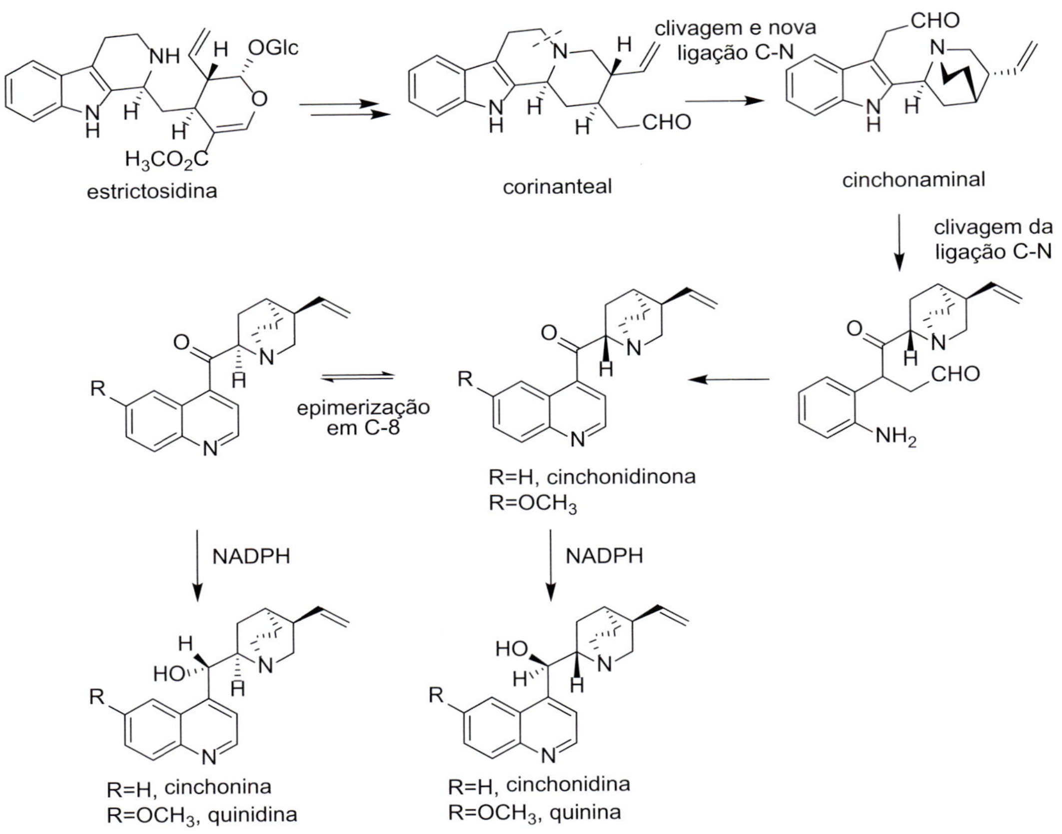

Figura 24.11. Biossíntese de quinina, quinidina, cinchonidina e cinchonina.

em C-8 e C-9 são opostos. Quinidina, cinchonidina e cinchonina também apresentam propriedades antimaláricas, mas não são eficientes quando comparado a quinina. A quinidina pode ser utilizada para tratamento de arritmias cardíacas, e por causa desse efeito ela não é empregada como agente antimalárico. Esses alcaloides também estão presentes em outras espécies de plantas, como nas cascas de *Remija pendunculata* (Rubiaceae).[3]

O sistema quinolino também pode ser formado a partir do ácido antranílico e uma unidade de malonil-Coenzima A por meio de uma reação de condensação de Claisen. Ele pode sofrer reação de C-prenilação na presença de uma unidade de 3,3-dimetilalila-1-difosfato (oriundo da via dos terpenos), levando ao 3-(3',3'-dimetilalil)-4-hidroxi-2-quinolona. Etapas posteriores de epoxidação da cadeia isoprênicas e ciclização com o anel heterociclo levam à formação da platidesmina. A partir da clivagem oxidativa do grupamento isopropila, ocorre a formação de esquimianina – um alcaloide classificado como furanoquinolínico (Figura 24.12). Este alcaloide é encontrado em ambas as espécies, *Dictamnus albus* e *Skimmia japonica* (Rutaceae), e recentemente foram relatadas suas propriedades anti-inflamatórias, cujo mecanismo de ação sugere sua atuação em diversos alvos envolvidos na cascata de inflamação.[5]

Figura 24.12. Biossíntese da esquimianina.

Alcaloides oriundos do precursor tirosina

A tirosina é um aminoácido aromático oriundo do ácido corísmico e é o principal precursor dos alcaloides isoquinolínicos (benzilisoquinolínicos e tetraidroisoquinolínicos). Alguns exemplos de alcaloides isoquinolínicos podem ser citados, como papaverina, coridalina, hidrastina, berberina, tubocurarina, morfina e galantamina[1] (Figura 24.13).

Alcaloides benzilisoquinolínicos

O sistema isoquinolino encontrado na estrutura química do alcaloide papaverina é oriundo da tirosina que sofre concomitantemente duas reações para formar os dois principais intermediários biossintéticos, a dopamina e o ácido 4-hidroxifenilpirúvico. A primeira reação é uma descarboxilação da tirosina na presença da coenzima PLP para produzir a molécula precursora dopamina. A segunda reação envolvida é uma transaminação da tirosina, ou seja, da função aminoácido para cetoácido, formando o precursor ácido 4-hidroxifenilpirúvico. A partir de uma reação de Mannich, ocorre a formação de (S)-norcoclaurina, que subsequentemente sofrerá uma série de O-metilações pela coenzima SAM (coenzima S-adenosilmetionina) e reações de oxidação, levando à formação da papaverina[1] (Figura 24.14). Este alcaloide benzilisoquinolínico é encontrado como um "látex" obtido das cápsulas de *Papaver somniferum* (Papaveraceae). Sua ação farmacológica é descrita como espamolítica, vasodilatadora e para tratamento de impotência sexual masculina. Nesse "látex" foi possível identificar uma série de outros alcaloides nas seguintes concentrações: morfina (4-21%), codeína (0,8-2,5%), papaverina (0,5-2,5%), noscapina (4-8%) e narceína (0,1-2%). Conhecidos como "opioides",

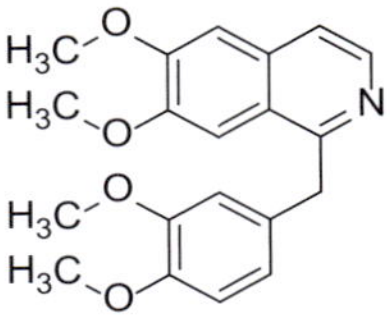

Figura 24.13. Estruturas químicas de alcaloides isoquinolínicos.

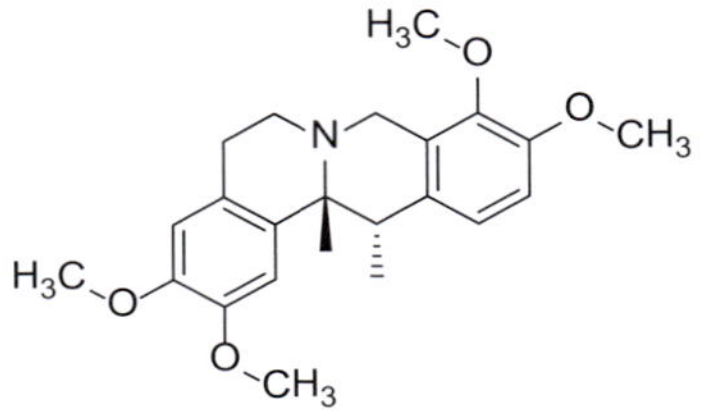

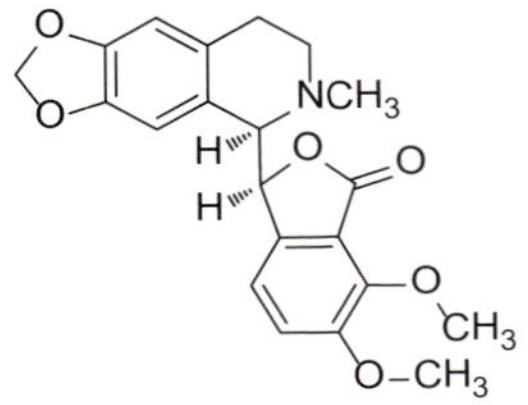

esses alcaloides têm ação analgésica potente, sendo um dos mais valiosos analgésicos para alívio de dor aguda. A morfina, além de aliviar a dor, é considerada hipnótica, e ao contrário de outros hipnóticos ela age diretamente sobre as células nervosas sensoriais do cérebro. A biossíntese da morfina também é oriunda de dopamina e do ácido 4-hidroxifenilpirúvico levando ao intermediário (R)-reticulina. Reações posteriores de acoplamento oxidativo, reações de oxidação e acetilação levam à formação da morfina.[3]

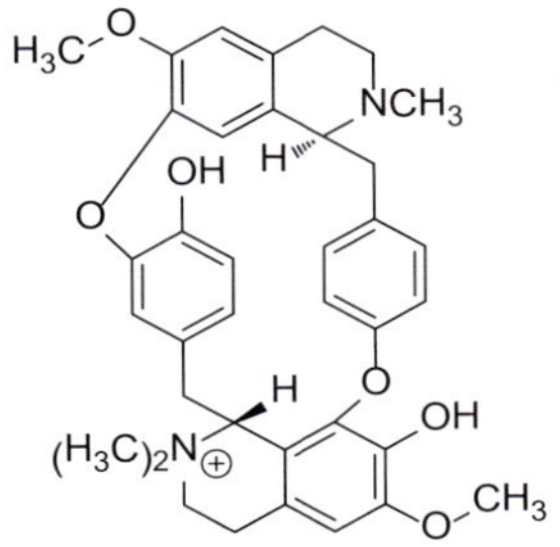

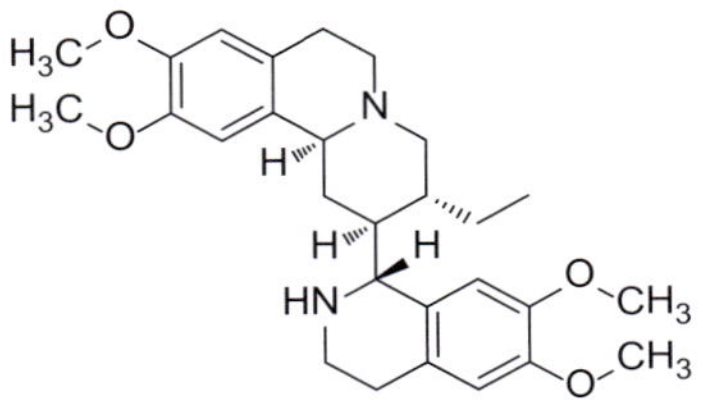

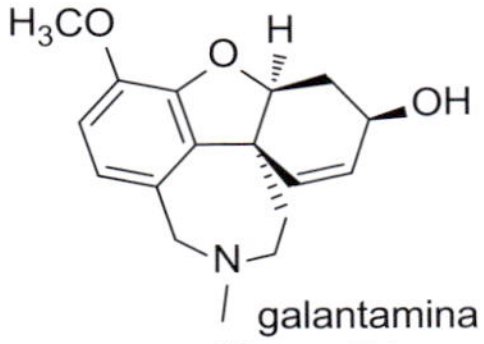

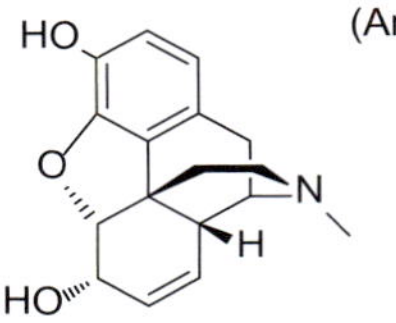

Alcaloides oriundos do precursor fenilalanina

A fenilalanina é um aminoácido aromático essencial oriundo do ácido corísmico e menos frequentemente envolvida na biossíntese de produtos naturais alcaloídicos. Sua maior contribuição é na formação de derivados aromáticos do ácido cinâmico (C6C3), a partir da eliminação de amônia presente na via do chiquimato, levando à formação especialmente de flavonoides, cumarinas, ligninas e lignanas. Um exemplo importante de amina derivada diretamente da fenilalanina é a efedrina, considerada uma pseudoamina – alcaloides, ou aminas cujo átomo de nitrogênio não deriva de um aminoácido. A efedrina é o alcaloide majoritário encontrado nas espécies de *Ephedra* (Ephedraceae) e apresenta uma valiosa ação farmacológica descrita como descongestionante nasal e broncodilatador. A biossíntese da efedrina a partir de fenilalanina ocorre pela incorporação de uma unidade de piruvato. Não é comum rotas biossintéticas que levam à formação de metabólitos secundários utilizarem piruvato como nucleófilo, porém esse tipo de reação ocorre no metabolismo primário na formação da isoleucina

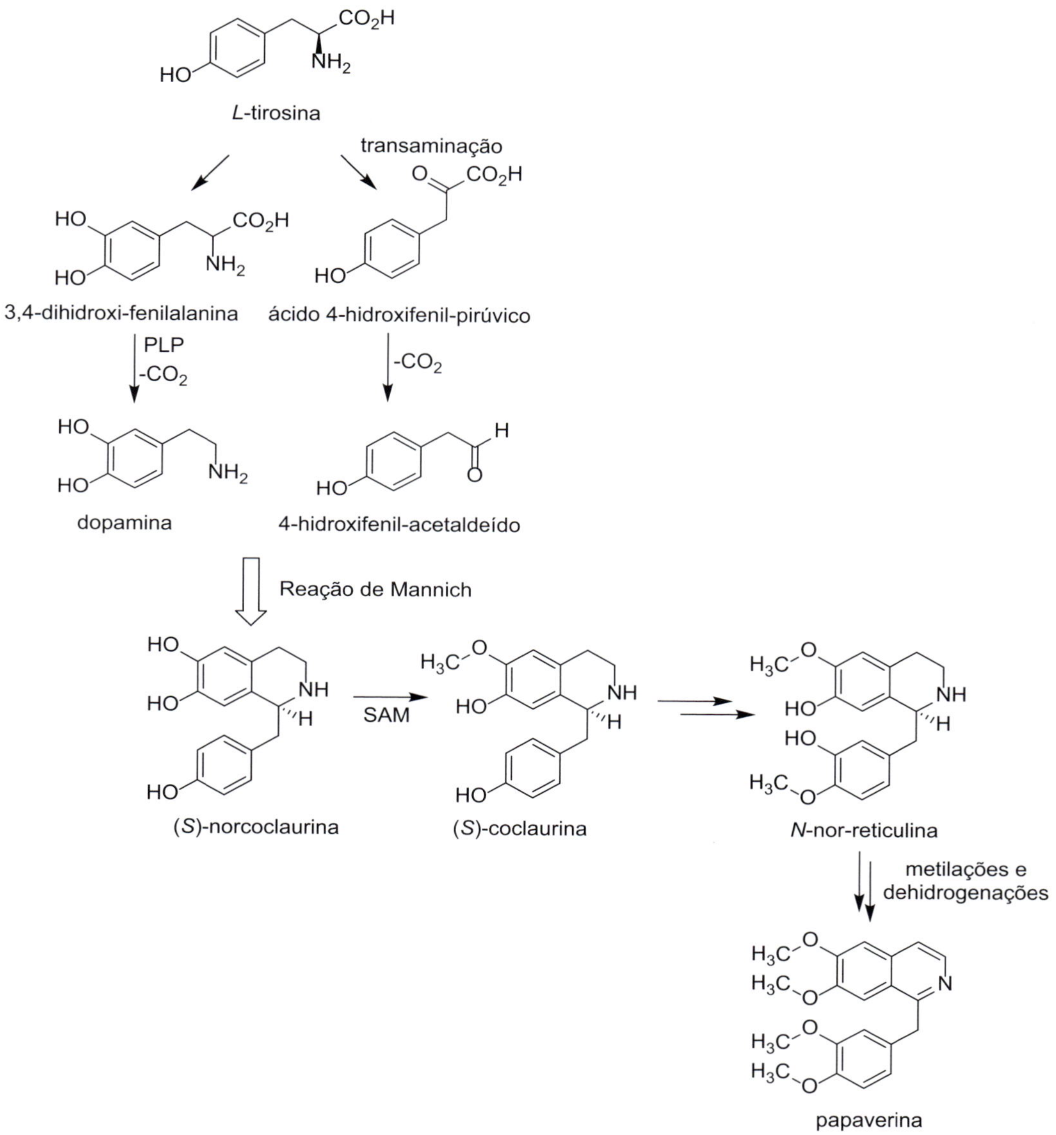

Figura 24.14. Biossíntese da papaverina.

e valina.[6] Essa etapa leva à formação da dicetona, a qual sofre transaminação formando a catinona. A redução do grupo carbonila leva à formação de norefedrina ou norpseudoefedrina, que finalmente são N-metiladas, levando à efedrina e pseudoefedrina[3] (Figura 24.15).

Outro exemplo de alcaloide derivado da fenilalanina é a amida capsaicina. Ela é considerada um protoalcaloide, que se refere a alcaloides cujo átomo de nitrogênio deriva de um aminoácido, porém o heteroátomo não está presente no anel heterocíclico. Componente "picante" presente nas pimentas conhecidas como "malaguetas" pertencentes ao gênero

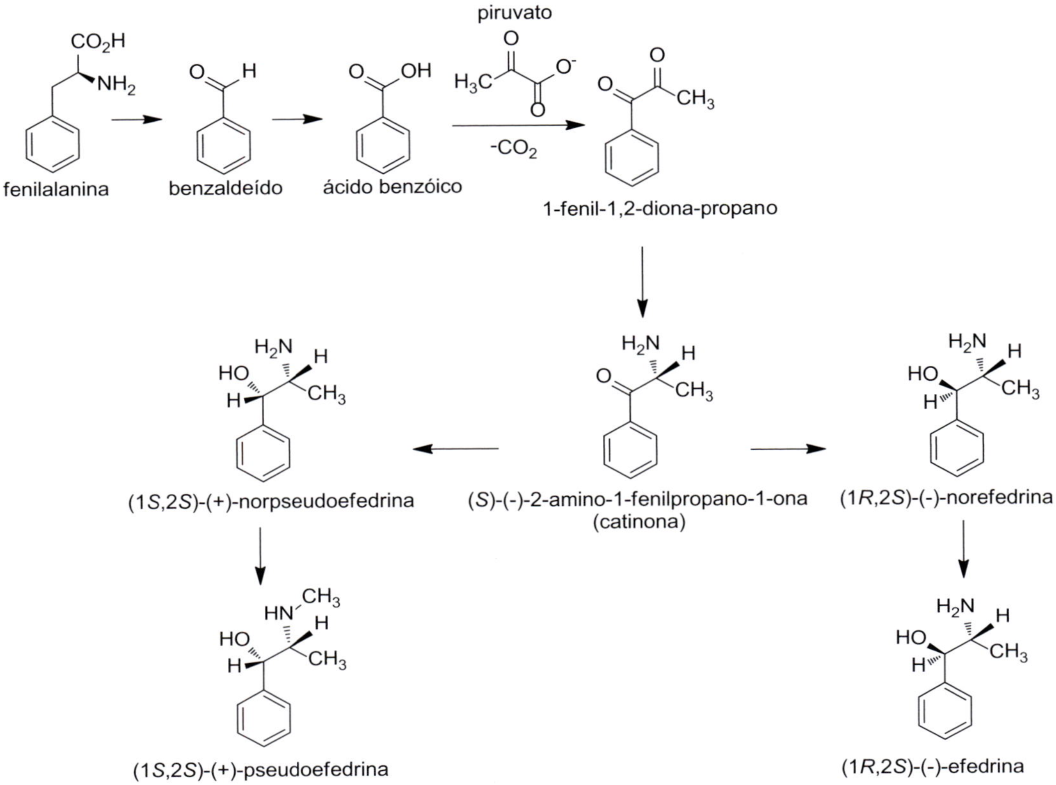

Figura 24.15. Biossíntese da efedrina e análogos.

Capsicum (Solanaceae), a amida capsaicina é utilizada tradicionalmente como especiaria no mundo inteiro em pratos culinários. As plantas do gênero *Capsicum* biossintetizam muitos capsaicinoides; há pelo menos 12 compostos isolados e identificados[3] (Figura 24.16).

A capsaicina provoca uma sensação de queimação na boca devido a presença de um receptor apropriado denominado "vaniloide" que se liga ao grupo vanílico presente na estrutura química. A biossíntese dessa molécula ocorre a partir de três intermediários biossintéticos; ácido ferúlico (derivado de tirosina), *L*-valina (aminoácido) e uma cadeia de malonil-CoA (oriundo da via do acetato) (Figura 24.17).

EXTRAÇÃO, ISOLAMENTO E IDENTIFICAÇÃO DOS ALCALOIDES

A escolha do método a ser utilizado na extração dos alcaloides depende da complexidade da matriz.

Extração com solução aquosa

Em muitas plantas, os alcaloides apresentam-se na forma de sal; assim, soluções aquosas podem ser utilizadas para extração. O material em pó (como folhas da planta pulverizada)

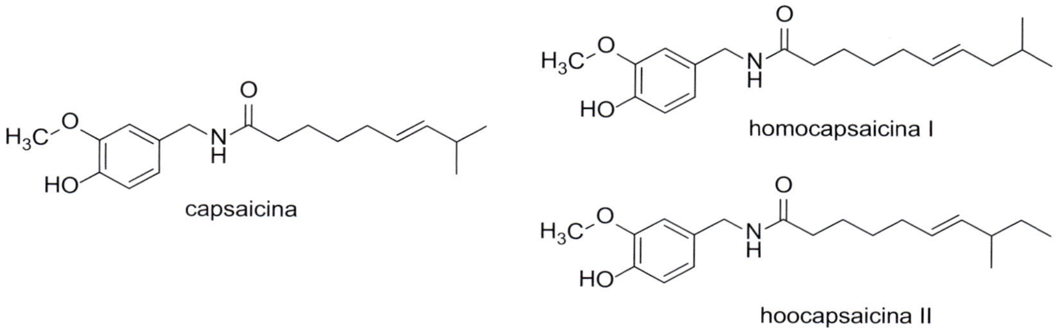

Alcaloides Derivados dos Aminoácidos Aromáticos

493

Figura 24.16. Estruturas químicas dos capsaicinoides.

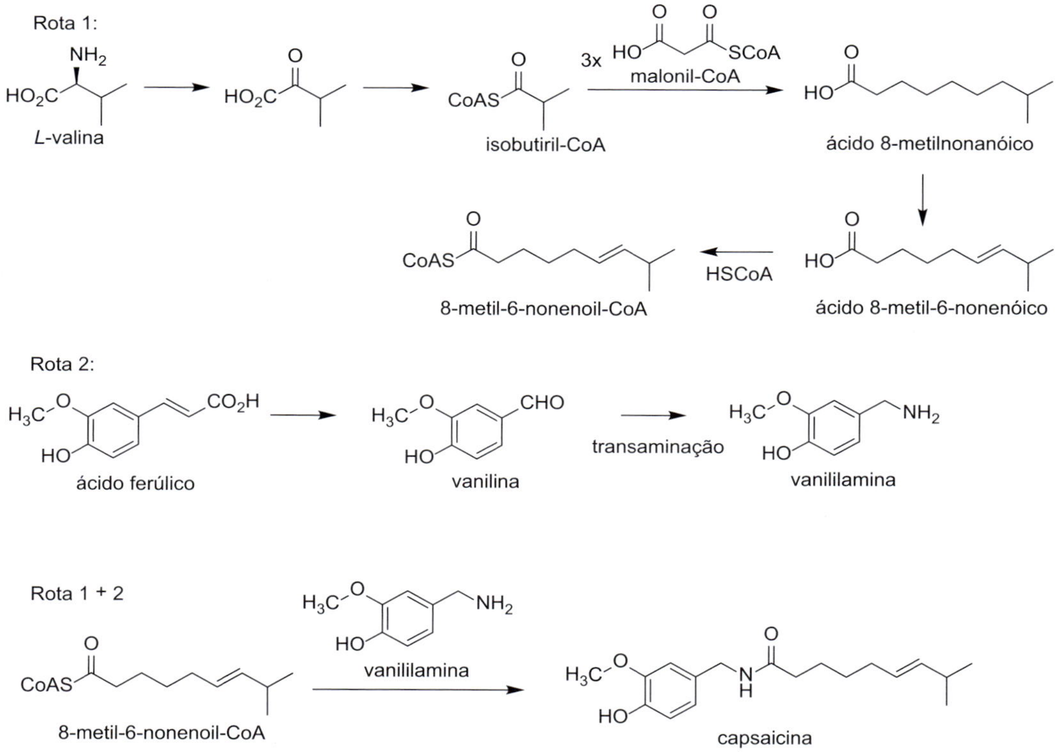

Figura 24.17. Biossíntese da capsaicina.

pode ser extraído com água ou solução alcoólica contendo ácido (0,1 a 1% dos ácidos sulfúrico, acético ou clorídrico). Os pigmentos e outros materiais indesejáveis são removidos por partições líquido-líquido utilizando clorofórmio ou outro solvente lipofílico. Em seguida, os alcaloides livres são, então, precipitados com adição de excesso de bicarbonato de sódio ou amônia, e separados por filtração ou por partições líquido-líquido utilizando solvente orgânico apropriado.[7]

Extração com solvente orgânico polar

Tanto os alcaloides na forma de sal quanto aqueles livres podem ser extraídos com solvente orgânico polar. Portanto, o material em pó é extraído utilizando metanol ou etanol por percolação, ou seja, uma extração exaustiva dos constituintes químicos presentes. A vantagem desse método é que substâncias solúveis em água, como polissacarídeos e proteínas, não são extraídos durante esse procedimento. Em contrapartida, são extraídos substâncias mais apolares, como ácidos graxos e esteroides. A fim de eliminar substâncias apolares, em etapa posterior, pode-se realizar partições líquido-líquido com solventes lipofílicos como *n*-hexano.[7]

Extração com solvente hidrofílico

A maioria dos alcaloides livres é lipofílico, assim clorofórmio, diclorometano e éter podem ser utilizados na extração do material vegetal. Na maioria das vezes, após a adição do solvente orgânico, adiciona-se pequenas quantidades de solução alcalina aquecida. Essa solução facilita a penetração na parede celular da planta, auxiliando na extração dos alcaloides livres de modo eficiente. Em etapa posterior, é adicionada solução ácida e, então, ocorre a formação de duas fases: uma fase aquosa e outra fase orgânica. Na fase aquosa, estão presentes as impurezas que podem ser obtidas por partições líquido-líquido. A principal vantagem desse método é menor presença de impurezas que podem ser removidas da fase a partir de uma extração ácida. Além disso, é possível concentrar a fase alcaloídica presente na fase orgânica facilmente por evaporação do solvente orgânico. Por outro lado, alcaloides voláteis, como efedrina, por exemplo, são extraídos por sistema de destilação, enquanto cafeína é extraída por método de sublimação. Desse modo, extrações são realizadas em grande escala para as etapas subsequentes de purificação. É importante ressaltar que é necessária a substituição de solventes clorados durante os processos de extração ou partição líquido-líquido, uma vez que o descarte destes compromete a saúde humana (são tóxicos, têm efeito narcótico, são cancerígenos e mutagênicos) e o meio ambiente (contaminação de solos e água).[7]

Separação dos alcaloides

Separação de acordo com diferentes basicidades dos alcaloides

Alcaloides que apresentam diferentes alcalinidades podem ser separados de uma mistura alcaloídica a partir de uma extração com gradiente de pH. Há dois procedimentos específicos. O primeiro é solubilizar o conteúdo alcaloídico em solvente orgânico, como clorofórmio, e, então, com diferentes tampões, extrair na ordem decrescente de pH. Os alcaloides serão transformados nos respectivos sais e sequencialmente extraídos. Em etapa posterior, o meio tamponado é, então, alcalinizado e, em seguida, extraído com solvente orgânico. O segundo procedimento é solubilizar o conteúdo alcaloídico em solução aquosa acidificada e gradualmente adiciona-se solução aquosa alcalina, fazendo com que aumente o pH do meio, seguido da partição líquido-líquido com solvente orgânico. Esse sistema tem sido utilizado para separar iosciamina da escopolamina (Figura 24.18) do extrato da planta (plantas do gênero *Datura*).[7]

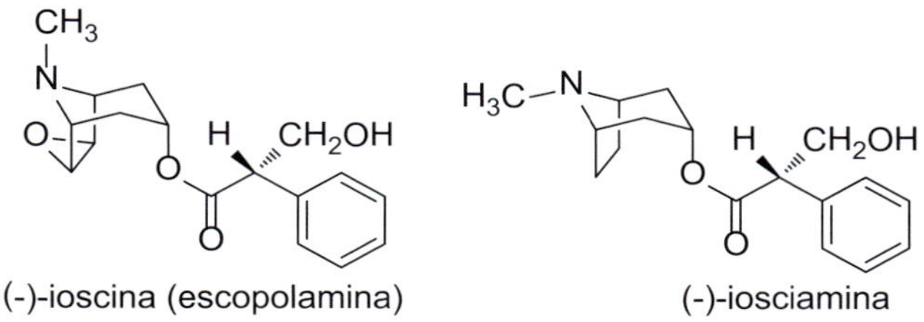

Estruturas químicas

(-)-ioscina (escopolamina)

(-)-iosciamina

Figura 24.18. Estruturas químicas da escopolamina e iosciamina.

A iosciamina apresenta maior alcalinidade quando comparada a escopolamina. Para a separação desses dois alcaloides, o extrato da planta é solubilizado em etanol e, então, basificado para o pH 9-10. Em seguida, são realizadas partições líquido-líquido com clorofórmio, e a fração clorofórmica é posteriormente acidificada. Essa fase orgânica-ácida é então basificada com adição de NaHCO$_3$ sólido e submetida a partições líquido-líquido utilizando clorofórmio. Devido à baixa alcalinidade da escopolamina, ela é extraída primeiro. A fase inicial alcoólica é novamente basificada com solução de amônia para o pH 10 para aumentar a alcalinidade do meio, e a iosciamina é extraída após extrações líquido-líquido com clorofórmio.[7]

Separação dos alcaloides por grupo funcional

Alguns alcaloides podem conter grupamentos funcionais específicos, como fenóis, carboxilas, lactonas e lactamas. As lactonas e lactamas, por exemplo, podem reagir reversivelmente e essa característica pode ser útil na separação. Alcaloides fenólicos na forma de sal são solúveis em soluções aquosas alcalinas, e portanto podem ser separados por extrações ácido-base, como discutido anteriormente. Os alcaloides do *Opium*, como, por exemplo, a morfina, tem grupos hidroxifenólicos, porém a codeína não apresenta esses grupamentos. Desse modo, durante o tratamento da mistura alcaloídica com uma solução de hidróxido de sódio, a morfina na forma de sal é solúvel, porém codeína precipita, e assim os dois alcaloides podem ser separados. As lactonas e lactamas podem ser saponificadas por aquecimento com uma solução aquosa alcalina originando o sal do ácido carboxílico, que é solúvel em água e pode ser separado dos outros alcaloides. A camptotecina, por exemplo, tem um anel lactônico e esse procedimento é realizado a fim se de separá-la do extrato bruto de *Catharanthus roseus*.[7]

Separação dos alcaloides por procedimentos cromatográficos

Os alcaloides podem ser separados utilizando-se colunas cromatográficas de baixa pressão. A fase estacionária mais comumente utilizada em laboratório é a Al$_2$O$_3$, porém a literatura também apresenta boas separações cromatográficas utilizando fase estacionária celulose e poliamida. A cromatografia líquida de alta eficiência (CLAE) é um excelente método de separação, pois tem alta sensibilidade, rapidez e alta resolução cromatográfica quando a amostra apresenta uma mistura complexa de alcaloides. É o método de escolha para isolamentos dos diversos alcaloides encontrados nos gêneros *Solanum, Papaver, Cinchona, Datura* e *Catharanthus*. As colunas cromatográficas utilizadas podem conter diversas fases estacionárias adsorventes, como amino (-NH$_2$), ciano (-CN), C-2 ou RP-2 (-Si-CH$_2$-CH$_3$), C-8 ou RP-8 [-Si-(CH$_2$)$_7$-CH$_3$], C-18 ou RP-18 [-Si-(CH$_2$)$_{17}$-CH$_3$], fenil [-Si-(C$_6$H$_6$)] dentre outras. São muitos os efeitos que podem contribuir para a separação cromatográfica dos alcaloides, como adsorção, troca iônica, partição líquido-líquido e efeitos estéricos. Geralmente é necessário o uso da combinação de duas ou mais metodologias para obtenção de um alcaloide com alto grau de pureza.[7]

Identificação dos alcaloides

A cromatografia gasosa acoplada à espectrometria de massas (CG-EM) tem sido utilizada para separação de alcaloides apolares e de baixo peso molecular. No CG-EM, o cromatógrafo a gás realiza a separação dos compostos, enquanto a espectrometria de massas identifica uma possível estrutura molecular dos compostos analisados. A espectrometria de massas foi descoberta em 1912 e, nos dias atuais, tem sido a técnica de escolha altamente efetiva na identificação de produtos naturais. O espectrômetro de massas é constituído de quatro partes: sistema de injeção da amostra (1), fonte de ionização (2), sistema de aceleração eletrostático (3) e um detector (4). Os espectros de massas de um composto contêm o pico do íon molecular, os picos dos íons-fragmento e a abundância relativa desses íons. A fonte de ionização pode ser feita por impacto eletrônico ou ionização química. A CG-EM possibilita a identificação dos compostos a partir da comparação com banco de dados reunidos em bibliotecas espectrais. A cromatografia líquida acoplada à espectrometria de massas (CL-EM) tem sido atualmente a técnica de escolha para separação e identificação de misturas complexas alcaloídicas. Durante uma comparação da análise de diversas amostras (nas mesmas condições de análises) com padrões autênticos ou mesmo com banco de dados de massas moleculares, o padrão de fragmentação dos mesmos alcaloides deve ser idêntico.[2]

FUNÇÃO DOS ALCALOIDES EM PLANTAS

Em função das excelentes atividades biológicas apresentadas pelos diversos alcaloides, inúmeros cientistas querem entender o papel biológico que essas moléculas apresentam para as plantas que as biossintetizam. Apesar de muitas sugestões ao longo dos anos, há poucas evidências experimentais que respondem a essa questão. Seguem algumas hipóteses:

- Como apresentam estruturas químicas diversas, espera-se que eles não apresentem um papel comum no vegetal, exceto em situações que exigem um composto básico não específico. Por exemplo, em meios de cultura deficientes de potássio, a adição do alcaloide putrescina é importante para o crescimento das sementes de cevada.

- Os alcaloides ocorrem, na maioria das vezes, em associações com substâncias ácidas, por exemplo, os alcaloides tropânicos de Solanaceae e Erithroxilaceae apresentam-se na forma de ésteres, a cinchona ocorre associada aos ácidos quínico e cinchotânico, alcaloides do ópio estão associados ao ácido mecônico. Em alguns casos, os alcaloides podem ter o papel de "estocar" ou "transportar" esses ácidos. Em algumas plantas de Solanaceae foi evidenciado que ésteres tropânicos formados nas raízes são translocados para as partes aéreas, onde ocorre a liberação dos ácidos livres por meio de reações de hidrólise.

- Plantas que biossintetizam alcaloides após passarem por processo de enxertia não acumulam mais essas moléculas (p. ex., em Nicotiana e Datura), e a ausência delas não prejudica seu desenvolvimento, mostrando que os alcaloides não são essenciais.

- Plantas que não biossintetizam alcaloides não sofrem nenhum efeito adverso se for administrado algum alcaloide (exceto colchicina). Esses metabólitos "estrangeiros" podem ser metabolizados pelo vegetal.

- Pesquisas demonstram que os alcaloides não só participam do metabolismo da planta ao longo do tempo como o seu conteúdo também sofre variação quantitativa e qualitativa. Isso implica que, mesmo se a presença dos alcaloides não for vital para a planta, eles participam de alguma forma da sequência metabólica, e que não são exclusivamente resíduos ou produtos finais do metabolismo.[3]

SIGNIFICÂNCIA BIOLÓGICA DOS ALCALOIDES

A partir de uma busca no dicionário de alcaloidese, outras fontes identificam um total de 53 alcaloides (Tabela 24.1) utilizados atualmente ou com mais de 50 anos de aplicação farmacêutica. Até hoje, menos de 0,002% (53/27000) dos alcaloides ou fármacos cuja estrutura química é baseada em alcaloides são utilizados no mundo todo. Não é surpreendente que a diversidade química dos produtos naturais e seus derivados permitiram a evolução da medicina em uma variedade de aplicações terapêuticas que vão desse os antitussígenos até os antimaláricos. Ainda há cerca de outros 200 alcaloides que são comumente utilizados em processos industriais como, por exemplo, *N,N*-dioctadecanoiletanodiamina, que é um agente espumante frequente na indústria de polímeros, e cloridrato de metilamina, utilizado na indústria do couro.[8]

Tabela 24.1. Alcaloides e aminas utilizados atualmente na clínica, sua atuação e marca registrada™. Os alcaloides análogos não foram incluídos[8]

Alcaloide	Sinônimo	Aplicação	Marca registrada do produtotm
aconitina		Reumatismo, neuralgia, dor ciática	Aconitysat, Bronpax, Pectovox, Vocadys
adenina		Antiviral, utilizado para estender vida útil dos bancos de sangue	Adenosina, Ansyr
ajmalina	ajmalina, giluritmal, merabitol, raugallina, rauvolfina, ritmalina, tacmalina	Antiarrítmica	Arritmina, Gilurytmal, Rauwopur, Ritmos

(Continua)

Tabela 24.1. Alcaloides e aminas utilizados atualmente na clínica, sua atuação e marca registrada™. Os alcaloides análogos não foram incluídos[8]

Alcaloide	Sinônimo	Aplicação	Marca registrada do produtotm
atropina	tropina tropata	Antiespasmolítico, antiparkinson, cicloplégico	Abdominol, Espasmo, Protecor, Tonaton
berberina	berbericina, umbelatina	AIDS, hepatite,	Kollyr, Murine, Sedacollyre
boldina		Vômito, constipação	Boldoflorine, Boldosal, Oxyboldine, Sambil
cafeína		Apneia neonatal, dermatite atópica	Agevis, Anlagen, Thomapyrine, Vomex A
canescina	recanescina, reserpina	Anti-hipertensivo	Deserpine

(Continua)

Tabela 24.1. Alcaloides e aminas utilizados atualmente na clínica, sua atuação e marca registrada™. Os alcaloides análogos não foram incluídos[8]

Alcaloide	Sinônimo	Aplicação	Marca registrada do produtotm
catina	norpseudiefedrina, norisoefedrina	Anorético	Amorphan, Eetless, Recatol,
cinchonidina	cinchonanol	Aumento dos reflexos, convulsão	Quinimax, Paluject
cocaína		Anestésico	Uso restrito a clínicas autorizadas
codeína	metilmorfina, codicept, tusipan	Antitussígeno, analgésico	Antituus, Codicaps, Tussipax
colchicina		Amiloidose	Colbenemid, Colgout, Verban

(Continua)

Tabela 24.1. Alcaloides e aminas utilizados atualmente na clínica, sua atuação e marca registrada™. Os alcaloides análogos não foram incluídos[8]

Alcaloide	Sinônimo	Aplicação	Marca registrada do produtotm
dietanolamina	diolamina	Base de uso farmacêutico	Menbutone diethanolamine
emetina	ipecina, metilcefalina	Amebíase intestinal, expectorante	Cophylac, Ipecap, Rectopyrine
efedrina		Descongestionante nasal, broncodilatador	Amidoyna, Bronchicum, Peripherin, Solamin
ergometrina	ergonovina, ergotocina	Pós-parto, hemorragia após aborto	Ergometron, Syntometrine
ergotamina		Enxaqueca	Ergostat, Lingraine, Migral, Virdex
eserina	fisostigmina	Oftamologia	Anticholium, Antilirium, Piloserine

(Continua)

Alcaloides Derivados dos Aminoácidos Aromáticos 501

Tabela 24.1. Alcaloides e aminas utilizados atualmente na clínica, sua atuação e marca registrada™. Os alcaloides análogos não foram incluídos[8]

Alcaloide	Sinônimo	Aplicação	Marca registrada do produtotm
galantamina	carantonina, licoremina	Relaxante muscular e mal de Alzheimer	Nivalina
hidrastina		Desordem gastrintestinal	Gine Sedans, Kollyr
hioscina	escopolamina	Enjoo	Buscopan, Hyospasmol, Lotanal, Transcop
hiosciamina	daturina, duboisina	Antiespasmolítico, antiparkinson, cicloplégico	Bellatard, Cystospaz, Donnatab, Urised
lobelina		Antifumo, asma, tosse	Citotal, Lobatox, Refrane, Stopsmoke

(Continua)

Alcaloides Derivados dos Aminoácidos Aromáticos

Tabela 24.1. Alcaloides e aminas utilizados atualmente na clínica, sua atuação e marca registrada™. Os alcaloides análogos não foram incluídos[8]

Alcaloide	Sinônimo	Aplicação	Marca registrada do produtotm
morfina		Alívio da dor, diarreia	Diastat, Durmorph, Oramprph, Spasmofen
N,N-dialilbisnortoxinerina		Relaxante muscular	Alloferin
narceína		Antitussígeno	Peneraj
nicotina		Antifumo	Nicabate, Nicoderm, Nicorette
noscapina	narcotina	Antitussígeno	Bequitusin, Degoran, Tossamine, Tussisedal

(Continua)

Alcaloides Derivados dos Aminoácidos Aromáticos 503

Tabela 24.1. Alcaloides e aminas utilizados atualmente na clínica, sua atuação e marca registrada™. Os alcaloides análogos não foram incluídos[8]

Alcaloide	Sinônimo	Aplicação	Marca registrada do produto™
papaverina		Vasodilatador, desordem gastrintestinal	Acticarbine, Opdensit, Pameion, Vasocalm
peletierina		Infestação de tênia	Pelletierine tannate USP
pilocarpina	ocucarpina, pilocarpol, sincarpina	Glaucoma, hanseníase	Frikton, Piladren, Salegen
quinidina	conquinina, conchinina, pitaína	Malária, arritmias ventriculares e supraventriculares	Cardioquin, Duraquin, Quindex, Rhythomochin 1
quinina		Malária, desordens miotônicas	Adaquin, Biquinate, Quinoctal, Zynedo-B
raubasina	ajmalicina	Desordens vasculares	Circolene, Cristanyl, Duxil, Sarpan

(Continua)

Tabela 24.1. Alcaloides e aminas utilizados atualmente na clínica, sua atuação e marca registrada™. Os alcaloides análogos não foram incluídos[8]

Alcaloide	Sinônimo	Aplicação	Marca registrada do produtotm
rescinamina	reserpenina, anaprel, apoterina, cinaloide, rescaloide, moderil, cinamina	Hipertensão	Detensitral, Diuraupur, Rauwopur
reserpina		Hipertensão, psicoses	Abicol, Briserin, Sandril, Terbolan
rotundina	argemonina, bisnorargemonina	Analgésico, sedativo	Rotundin-BVP, Transda
sanguinarina		Antiplaquetário	Cremes dentais e enxaguatórios bucais
esparteína		Contrações uterinas, arritmias cardíacas	Anxoral, Diffucord, Normotin, Tachynerg
estriquinina		Desordens oftálmicas	Dysurgal, Pasuma, Retinovix

(Continua)

Alcaloides Derivados dos Aminoácidos Aromáticos **505**

Tabela 24.1. Alcaloides e aminas utilizados atualmente na clínica, sua atuação e marca registrada™. Os alcaloides análogos não foram incluídos[8]

Alcaloide	Sinônimo	Aplicação	Marca registrada do produtotm
sinefrina		Vasoconstritor, descongestionante, perda de peso	Oxedrine, Sympatol
taxol	paclitaxel, taxol A, anzatax	Câncer de mama e ovários	Taxol
teobromina		Asma, diurético	Atrofed, Circovegetalin, Dynamol, Urodonal
teofilina	austin, elan, eufelin	Asma	Adenovasin, Aerobin, Euphyllin, Teochron
turbocurarina	tubarina	Relaxante muscular	Jexin, Tubarine

(Continua)

Tabela 24.1. Alcaloides e aminas utilizados atualmente na clínica, sua atuação e marca registrada™. Os alcaloides análogos não foram incluídos[8]

Alcaloide	Sinônimo	Aplicação	Marca registrada do produtotm
vimblastina		Câncer linfático (Hodgkin), câncer no testículo	Periblastine, Velban, Velbe
vincamina		Vasodilatador	Aethroma, Angiopac, Pervin, Vincimax
vincristina		Câncer linfático	Norcristine, Oncovin, Vincrisul
vindesina		Quimioterapia	DAVA, Eldesine, Eldisine
iombina	afrodina, corimbina, corinina	Afrodisíaco, incontinência urinária	Aphrodyne, Pasuma, Prowess, Yohimex

Referências bibliográficas

1. Dewick PM. Medicinal natural products: a biosynthetic approach, 3 ed. Chichester: John Wiley & Sons, 2009.
2. Fattorusso E, Taglialatela-Scafati O. Modern alkaloids: structure, isolation, synthesis, and biology, 5. Edition Wiley-VCH Verlag GmbH & Co. KGaA, Weinheim, 2008.
3. Evans WC. Trease and Evans' Pharmacognosy, 16 ed. Saunders Elsevier, Edinburgh, London, New York, Philadelphia, St Louis, Sydney, Toronto, 2009.
4. Brandão HN, David JP, Couto RD, Nascimento JMD, David JM. Química e farmacologia de quimioterápicos antineoplásicos derivados de plantas. Química Nova 2010; 33(6):1359-69.
5. Da Silva MFGF, Soares MS, Fernandes JB, Vieira PC. Alkyl, aryl, alkylarylquinone, and related alkaloids. The Alkaloids: Chemistry and Biology, Elsevier vol 69, Amsterdam, The Netherlands, 2010.
6. Lopes AA, Pina ES, Silva DB, Pereira AMS, Da Silva MFGF, Da Costa F et al. A biosynthetic pathway of sesquiterpene lactones in *Smallanthus sonchifolius* and their localization in leaf tissues by MALDI imaging. Chemical Communication 2013; 49:9989-91.
7. Yubin JI, Miao Y, Bing W, Yao Z. The extraction, separation and purification of alkaloids in the natural medicine. Journal of Chemical and Pharmaceutical Research 2014; 6(1):338-45.
8. Aniszewski T. Alkaloids – secrets of life-alkaloid chemistry, biological significance, applications and ecological role. Amsterdam: Elsevier, 2007.

SEÇÃO 5

Produtos Naturais Tóxicos

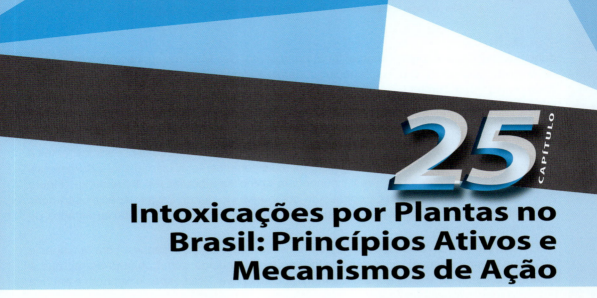

Intoxicações por Plantas no Brasil: Princípios Ativos e Mecanismos de Ação

Rejane Barbosa de Oliveira

INTRODUÇÃO

Anualmente são registrados cerca de 1.300 casos de intoxicações por plantas nos diferentes centros de controle de intoxicações no Brasil.[1] Essas intoxicações são, em sua maioria, acidentais (80% dos casos) e ocorrem principalmente com crianças durante brincadeiras. Entre os adolescentes, os casos mais comuns se devem ao uso de plantas alucinógenas, muitas vezes associadas a bebidas alcoólicas e a outros entorpecentes, ou por tentativa de aborto, em especial com meninas entre 14 e 16 anos de idade. Com os adultos, as intoxicações podem ser acidentais durante atividades de jardinagem, uso inadequado de plantas na medicina tradicional, ou consumo de plantas tóxicas confundidas com plantas alimentícias. Casos intencionais também ocorrem na forma de tentativas de suicídio ou homicídio. A maioria dos casos de óbito está relacionada com o uso de plantas abortivas. Contudo, intoxicações graves também ocorrem pelo uso de plantas entorpecentes e para fins suicidas, com diversos registros de internações em unidades de tratamento intensivo, resultando em coma e óbito.[2]

As plantas tóxicas podem ser ornamentais, ruderais, nativas ou medicinais. Os casos com plantas ornamentais são os mais frequentes. Dentre as plantas ornamentais com maior número de registros de intoxicações estão as espécies da família Araceae. Trata-se de espécies com folhagens vistosas cultivadas em vasos dentro de casa, em jardins ou em calçadas. As espécies dessa família pertencentes ao gênero *Dieffenbachia* (*D. picta* Schott. e *D. seguine* Schott.), conhecidas popularmente como comigo-ninguém-pode (Figura 25.1), são as maiores causadoras de intoxicações, sendo responsáveis por 32% dos casos registrados.[2] Com essas espécies as intoxicações ocorrem principalmente com crianças entre 0 e 6 anos de idade que ingerem pedaços da planta quando estão explorando o seu ambiente. Em segundo lugar, com quase 30% dos registros, está a família Euphorbiaceae, representada principalmente pela espécie ornamental *Euphorbia milii* Des Moulins, conhecida como coroa-de-cristo (Figura 25.2), e pelas espécies ruderais *Ricinus communis* L., a mamona (Figura 25.3), e *Jatropha curcas* L., conhecida como pinhão-paraguaio (Figura 25.4). Com essas espécies, as intoxicações ocorrem com crianças entre 5 e 12 anos de idade durante brincadeiras em calçadas e praças públicas, mediante a ingestão das sementes ou contato com o látex. A família Solanaceae é a terceira maior causadora de intoxicações, com cerca de 8% dos casos. Dentro dessa família estão as espécies normalmente utilizadas por adolescentes e jovens adultos como plantas alucinógenas. As mais comumente utilizadas são a *Brugmansia suaveolens* (Willd.) Bercht. & Presl., conhecida como saia-branca ou trombeteira (Figura 25.5), e a *Datura stramonium* L., conhecida como erva-do-diabo. Essas espécies são ricas em alcaloides tropânicos capazes de atuar no sistema nervoso central e causar estados de consciência alterados.

Dentro da família Solanaceae são comuns também as intoxicações com a espécie *Nicotiana glauca* Graham, uma espécie de tabaco conhecida como charuto-do-rei, que é ingerida na forma de salada por ser confundida com couve. Essa espécie também é em rica em alcaloides, especialmente o alcaloide anabasina, semelhante à nicotina, que pode causar morte por bloqueio muscular.

A família Cucurbitaceae está em quarto lugar, com cerca de 5% dos casos registrados. A maior causadora de intoxicações dentro dessa família é a espécie *Luffa operculata* (L.) Cogn.,

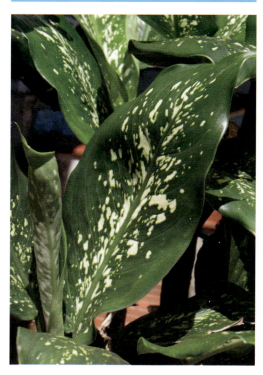

Figura 25.1. *Dieffenbachia picta* Schott conhecida popularmente como comigo-ninguém-pode.

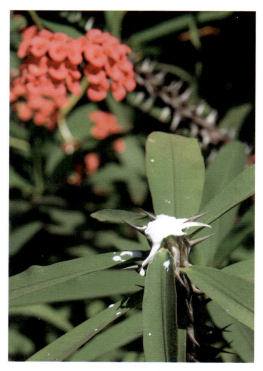

Figura 25.2. *Euphorbia milii* Des Moulins, conhecida como coroa-de-cristo.

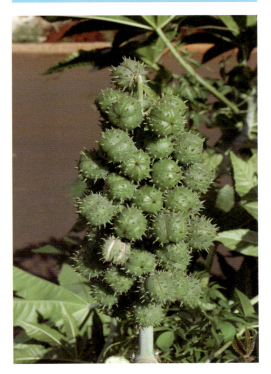

Figura 25.3. *Ricinus communis* L., a mamona.

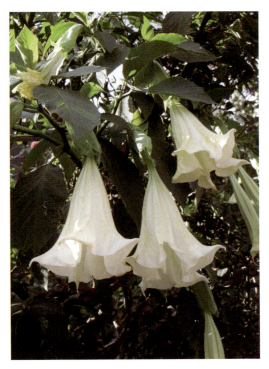

Figura 25.5. *Brugmansia suaveolens* (Willd.) Bercht. & Presl., conhecida como saia-branca ou trombeteira.

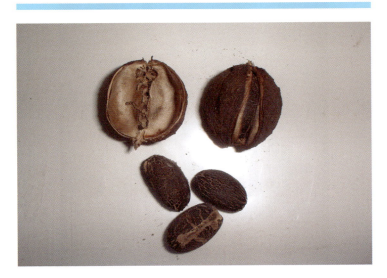

Figura 25.4. Frutos secos e sementes de *Jatropha curcas* L., conhecida como pinhão-paraguaio.

conhecida como buchinha (Figura 25.6). Essa planta é utilizada na medicina popular no tratamento da sinusite, levando a sérias hemorragias nasais. Contudo, a maioria dos registros com essa planta está relacionada com o seu uso como abortivo, sendo responsável pelo maior número de óbitos registrados no Brasil.[2]

Em quinto lugar está a família Apocynaceae, representada principalmente pelas espécies *Nerium oleander* L. e *Thevetia peruviana* (Pers.) K. Schum., conhecidas como espirradeira e chapéu-de-napoleão (Figura 25.7), respectivamente. Os casos com essas espécies são, em

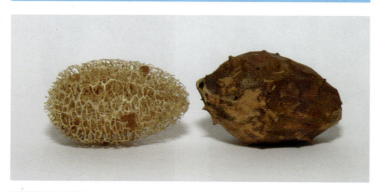

Figura 25.6. Frutos de *Luffa operculata* (L.) Cogn., conhecida como buchinha.

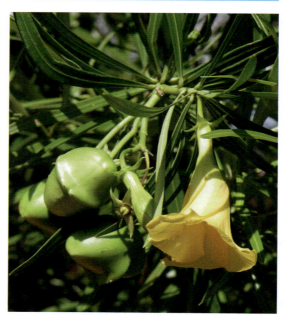

Figura 25.7. *Thevetia peruviana* (Pers.) K. Schum., conhecida como chapéu-de-napoleão.

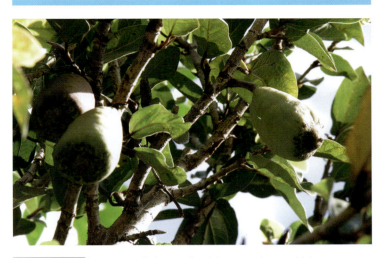

Figura 25.8. *Ficus pumila* L., conhecido como hera-miúda.

geral, acidentais, mas também são registrados casos de tentativa de suicídio e homicídio. As intoxicações com essas espécies são graves pela presença de glicosídeos cardiotônicos, capazes de atuar no músculo cardíaco levando a disritmias, ou por parada cardíaca dependendo da quantidade ingerida.

Espécies das famílias Anacardiaceae e Moraceae são responsáveis por cerca de 2% dos casos de intoxicações, sendo representadas, respectivamente, pelas espécies *Lithraea molleoides* (Vell.) Engl., a aroeira-brava, e *Ficus pumila* L., conhecida como hera-miúda (Figura 25.8). O contato com essas espécies causa inflamações cutâneas denominadas fitodermatites. Com a aoreira-brava, os casos mais comuns ocorrem durante a poda da árvore, enquanto com a hera-miúda as intoxicações ocorrem pelo uso do chá das folhas como bronzeador caseiro. Em certos casos esse tipo de bronzeador é feito com folhas de figo (*Ficus carica* L.), resultando no mesmo tipo de intoxicação.[2]

A seguir, são descritos mais detalhadamente os casos com essas espécies, indicando as circunstâncias das intoxicações, seus princípios tóxicos e mecanismos de ação. Posteriormente, são descritas técnicas de identificação das plantas tóxicas, bem como de detecção e identificação dos princípios tóxicos. Por fim, serão descritos os poucos antídotos existentes para o tratamento de intoxicações por plantas.

ESPÉCIES COM MAIOR INCIDÊNCIA DE CASOS DE INTOXICAÇÕES REGISTRADOS NO BRASIL

As espécies conhecidas como comigo-ninguém-pode (*Dieffenbachia picta* Schott. e *D. seguine* Schott.) são plantas ornamentais de folhagens brilhantes e vistosas cultivadas geralmente em vasos dentro de casa e em estabelecimentos comerciais, graças à crença popular de que essas espécies possuem a capacidade de espantar o "mau-olhado" e os "maus espíritos". As intoxicações com essas plantas são mais comuns em crianças pequenas (entre 0 e 5 anos), que ingerem partes da folha do vegetal. Casos com adultos também ocorrem, mas em geral estão associados ao contato da seiva da planta com os olhos durante atividades de jardinagem. A ingestão das folhas causa intensa irritação das mucosas da boca, da faringe e da laringe, caracterizada por salivação abundante, dores e edema nas partes afetadas. O contato com os olhos provoca lesões na córnea, dor e fotofobia.[2] Há controvérsias quanto aos princípios tóxicos responsáveis pelos sintomas observados. A maioria dos autores associa as intoxicações à presença de cristais de oxalato de cálcio em forma de agulhas nas partes aéreas das plantas. Esses cristais estão localizados dentro de células diferenciadas chamadas idioblastos, que são sensíveis à pressão e capazes de expulsar as ráfides no caso de mastigação de pequenas partes da planta. Graças à força injetora dos idioblastos, as ráfides penetram e perfuram as mucosas causando dor e irritação. Contudo, para outros autores, essa irritação é agravada pela presença de substâncias cáusticas e enzimas proteolíticas presentes na planta.[2,3] As intoxicações por ingestão dessas espécies não são graves e são tratadas sintomaticamente para o alívio da dor e combate ao edema. Maior atenção deve ser dada aos casos de contato com olhos, pois, se não forem tratados imediatamente, podem resultar em cegueira.

A mamona (*Ricinus communis* L., Euphorbiaceae) é originária da Ásia e cresce como planta ruderal por todo o Brasil em terrenos baldios, matas e lavouras abandonadas. A espécie é também cultivada no País pelo interesse econômico na produção do óleo de rícino, que possui diversas aplicações na indústria como lubrificante, na produção de vernizes e biocombustíveis. As intoxicações ocorrem geralmente com crianças entre 5 e 12 anos de idade que ingerem as sementes da mamona durante brincadeiras em terrenos baldios ou praças. Nesses casos, os sintomas aparecem cerca de 6 horas após a ingestão. Os sintomas iniciais são inespecíficos, ocorrendo náuseas, vômitos, cefaleia, dores abdominais, diarreia sanguinolenta, desidratação e problemas circulatórios, podendo ocorrer morte dependendo da quantidade de sementes ingeridas. Cerca de duas sementes são suficientes para levar ao óbito.[4]

O princípio tóxico da mamona é a ricina, a qual faz parte de uma classe de toxoalbuminas conhecidas coletivamente como RIP (*ribosome-inactivating proteins*). Essas proteínas são capazes de entrar nas células animais e interromper a síntese de proteínas pela inativação de ribossomos, levando as células à morte. A abrina, toxoalbunina presente nas sementes da espécie conhecida popularmente como olho-de-cabra (*Abrus precatorius* L., Leguminosae), também é uma RIP responsável pela toxicidade da espécie, que resulta em sintomas semelhantes aos descritos para a mamona. Para a mamona foram descritos, ainda, o alcaloide ricinina e uma hematoaglutina. Apesar de essas duas substâncias apresentarem toxicidade *in vitro*, seus efeitos tóxicos *in vivo* não foram comprovados.[2]

O pinhão-paraguaio (*Jatropha curcas* L., Euphorbiaceae), também conhecido pinhão-branco, pinhão-de-purga ou manduigaçu, é uma espécie arbustiva bastante utilizada na medicina popular como purgativo, no tratamento da hidropisia, gota, reumatismo e afecções da pele, mas que tem causado uma série de casos de intoxicações. A espécie é bastante cultivada no Brasil como cerca-viva e, atualmente, seu cultivo vem crescendo graças ao potencial do óleo das sementes como fonte produtora de biodiesel. Os casos de intoxicações com essa planta ocorrem pelo uso medicinal ou por ingestão das sementes por crianças entre 5 e 12 anos de idade, por causa do sabor agradável das sementes, descrito por alguns como tendo gosto de amendoim. Os sintomas aparecem rapidamente após a ingestão e são caracterizados por dor abdominal, náuseas, vômito e diarreia, sendo raros os casos de óbito.[2] O princípio tóxico das sementes foi descrito primariamente como sendo a lectina curcina. Entretanto, estudos posteriores indicaram os ésteres de forbol como os principais agentes tóxicos das sementes.[2] Outras plantas do mesmo gênero, incluindo *J. gossypiifolia* L. e *J. podagrica* L., também causam intoxicações por consumo de frutos ou sementes, desencadeando os mesmos sintomas observados para *J. curcas*. Os ésteres de forbol são também os prováveis responsáveis pela intoxicação causada por essas espécies.

Outros gêneros da família Euphorbiaceae também são ricos em ésteres de forbol e grandes causadores de intoxicações. Entre esses, pode ser citado o gênero *Euphorbia*, cujos látices possuem grandes concentrações dessas substâncias, em especial nas espécies *E. milii* Des Moulins (coroa-de-cristo), *E. pulcherrima* Willd (bico-de-papagaio) e *E. tirucali* L. (árvore-de-são-sebastião). Com essas espécies, as intoxicações ocorrem com crianças que ingerem ou entram em contato com o látex leitoso durante brincadeiras. Em caso de ingestão, os sintomas incluem queimação nos lábios, na língua e na mucosa bucal, dores abdominais, vômitos e diarreia. O contato do látex com a pele e com os olhos leva ao desenvolvimento de conjuntivite, queratite, uveíte e inchaço das pálpebras. Os sintomas são imediatos e podem durar várias horas ou dias após o contato. O tratamento é apenas sintomático.[2]

Datura stramonium L. e *Brugmansia suaveolens* (Willd.) Bercht. & C. Presl. (sinonímia botânica: *Datura suaveolens* Willd.) são duas espécies da família Solanaceae conhecidas popularmente como erva-do-diabo, trombeteira, figueira-do-inferno, aguadeira e zabumba. Elas são bastante cultivadas como plantas ornamentais por todo o Brasil. Ambas as espécies são grandes causadoras de intoxicações em adolescentes e adultos entre 16 e 35 anos de idade, que as utilizam como plantas psicoativas. Tanto *D. stramonium* quanto *B. suaveolens* são ricas em alcaloides tropânicos similares à atropina. Cada espécie possui mais de 20 tipos de alcaloides tropânicos diferentes, sendo que a escopolamina e a hiosciamina são predominantes nas duas espécies. As intoxicações com essas plantas são, em sua maioria, intencionais, por meio da ingestão de chás das folhas ou das flores, que muitas vezes são misturados ao álcool ou a outras drogas, como a maconha e a cocaína. Entretanto, há vários relatos de intoxicações acidentais por contato da seiva das plantas com os olhos durante a poda, ou acidentes com crianças que sugam o néctar das flores e desenvolvem sintomas semelhantes àqueles desenvolvidos nos casos de ingestão do chá. Os alcaloides tropânicos exercem seus efeitos tanto no sistema nervoso periférico quanto no sistema nervoso central. As primeiras manifestações tóxicas nos casos de ingestão estão relacionadas a esses efeitos sobre o sistema nervoso. Os pacientes desenvolvem inicialmente a midríase (dilatação da pupila) pelo bloqueio dos esfíncteres da pupila e da íris. A midríase é acompanhada de bloqueio parassimpático da secreção salivar, taquicardia causada pela competição nos receptores muscarínicos de neurônios parassimpáticos pós-ganglionares, febre e eritema por vasodilatação e inibição da sudorese.[5] Esses efeitos são dependentes da dose e se agravam com o aumento da quantidade da planta ingerida. Os efeitos no sistema nervoso central desencadeiam agitação psicomotora, delírio e alucinações, sendo esses efeitos atribuídos especialmente à escopolamina.[5] Nos casos mais graves, o paciente sofre progressiva depressão neurológica, com torpor e coma profundo, distúrbios cardiovasculares, respiratórios e óbito. O contato da seiva dessas espécies com os olhos causa midríase e cicloplegia (paralisia do músculo ciliar).

A espirradeira (*Nerium oleander* L.) e o chapéu-de-napoleão (*Thevetia peruviana* (Pers.) K. Schum.) são duas espécies pertencentes à família Apocynaceae responsáveis por casos de intoxicações graves com um dos maiores índices de óbito relatado para intoxicações por plantas na literatura. Ambas são espécies ornamentais bastante utilizadas na arborização de calçadas, jardins e praças públicas. As intoxicações com essas espécies podem ser acidentais por ingestão de partes das plantas ou pelo contato do látex com os olhos. No caso da espirradeira, os acidentes estão em geral relacionados com ingestão de partes das folhas ou sucção do néctar das flores; já nos casos com o chapéu-de-napoleão o mais comum é a ingestão das sementes. Contudo, mais graves são as intoxicações intencionais com essas espécies em tentativas de suicídio ou homicídio. Em países do sul da Ásia, em especial no Sri Lanka, são registrados cerca de 10.000 casos de tentativa de suicídio por ingestão das sementes do chapéu-de-napoleão, com cerca de 10% resultando em óbito.[6]

Os sintomas após a ingestão das sementes *T. peruviana* ou de partes de *N. oleander* aparecem em poucas horas, e são similares ao envenenamento pela digoxina. Os sintomas iniciais incluem náuseas, vômitos, aumento da salivação, dor abdominal e diarreia. Os sintomas cardiovasculares aparecem em seguida e incluem bradicardia e outras arritmias, bloqueio atrioventricular e fibrilações atrioventriculares.[7] Podem ocorrer, ainda, sintomas neurológicos como tremores, sonolência, ataxia, distúrbios visuais, midríase e fraqueza.[7]

Intoxicações por plantas são muitas vezes causadas pelo uso de plantas medicinais. Um exemplo clássico é uso do confrei, nome popular dado a várias espécies do gênero *Symphytum* pertencente à família Boraginaceae. No Brasil, as espécies desse gênero comumente utilizadas são *S. officinale* L. e *S. asperum* Lepechin. Elas são utilizadas como chás para o tratamento de doenças gastrintestinais e na forma de emplastros como cicatrizantes externos. O uso externo parece não causar toxicidade, enquanto a ingestão do chá tem levado a lesões no fígado. Intoxicações agudas pelo uso do confrei são caracterizadas por hepatoxicidade e necrose hemorrágica do fígado, enquanto intoxicações crônicas por ingestão por longos períodos causam megalocistose hepática, doença venoclusiva no fígado e nos pulmões, proliferação do epitélio do trato biliar e cirrose.[8] Os sintomas associados à intoxicação crônica aparecem após 1 a 2 meses de uso e incluem ganho de peso por acúmulo de fluidos, dores por aumento do tamanho do fígado (hepatomegalia), hiperbilirrubinemia e icterícia.[8] Mutagenicidade e carcinogênese foram descritas em roedores após a ingestão crônica do confrei.[9]

Outro exemplo de planta medicinal tóxica é a buchinha (*Luffa operculata* (L.) Cogn.), pertencente à família Cucurbitaceae. Essa espécie é muito utilizada no tratamento da sinusite e da rinite, bem como diversas outras afecções, sendo um dos constituintes da mistura de plantas conhecida como garrafada.[10] Para o tratamento da sinusite o uso popular recomenda a inalação de um infuso preparado com um quarto do fruto em meio litro de água, ou instilação de gotas desse infuso diretamente na mucosa nasal. Esse tipo de uso tem causado vários casos de hemorragia nasal intensa. Estudos demonstraram que, quando aplicado sobre a mucosa nasal, ocorreram alterações da morfologia das células caracterizadas por desorganização do epitélio, modificações estruturais e ruptura das junções celulares.[10] Contudo, os casos mais graves estão relacionados com o uso do chá da planta como abortivo. Existem vários relatos de mulheres entre 16 e 25 anos de idade que ingeriram o chá da buchinha com o objetivo de provocar aborto. Os sintomas aparecem 24 horas após a ingestão do chá e são caracterizados por náuseas, vômitos, dores abdominais, cefaleia, hemorragias graves, coma e morte.[2] Não existem antídotos específicos e o tratamento é apenas sintomático. Os prováveis princípios tóxicos responsáveis pelos sintomas observados tanto nos casos do uso da buchinha no tratamento da sinusite quanto no uso como abortivo são as cucurbitacinas. As cucurbitacinas são esteroides resultantes da oxidação de triterpenos tetracíclicos e estão largamente distribuídas na família Cucurbitaceae. Para essas substâncias foram descritas atividades descongestionantes, laxativas, hemolíticas, embriotóxicas e abortivas.[2]

Além das intoxicações por ingestão, também são comuns os casos de intoxicações por contato com plantas tóxicas, causando as chamadas dermatites de contato fitogênicas, ou fitodermatites. No Brasil, a aroeira-brava (*Lithraea molleoides* (Vell.) Engl., Anacardiaceae) é uma das maiores causadoras desse tipo de intoxicação. Essa espécie é nativa nos estados que vão de Minas Gerais ao Rio Grande do Sul, mas aparece cultivada como planta ornamental em todos os demais estados. Os casos com a aroeira-brava ocorrem principalmente em adultos durante o trabalho de jardinagem e poda dos galhos. A reação cutânea é desencadeada por uma ação alergizante, na qual as lesões dependem da prévia sensibilização do sistema imunológico com as substâncias presentes nos canais resiníferos, os quais são expostos durante a poda ou traumatismo da planta.[2] Dentro dos canais resiníferos estão presentes várias substâncias, que apresentam como grupo principal o catecol, denominadas coletivamente de urushióis. Os urushióis comportam-se como haptenos, pois não são capazes de induzir uma resposta imunológica por eles mesmos, sendo necessária sua ligação a proteínas epidérmicas para que possam tornar-se antígenos e provocar reações de hipersensibilidade. A síndrome inicial de hipersensibilidade aparece entre 24 e 48 horas após a exposição. Os sintomas incluem queimação, eritema, prurido e o aparecimento de vesículas. As lesões aparecem primariamente nas áreas expostas, podendo ocorrer lesões secundárias em outras partes do corpo. A sensibilização desaparece após 10 a 15 dias.

Casos graves de fitodermatites ocorreram também com uso de um bronzeador caseiro feito com folhas de figo (*Ficus carica* L.) ou com folhas da hera-miúda (*Ficus pumila* L.), ambas pertencentes à família Moraceae. Essas intoxicações ocorrem, em geral, com mulheres entre 16 e 20 anos de idade em busca de uma fórmula rápida de bronzeamento e beleza. O chá é misturado a um óleo mineral e espalhado pelo corpo, sendo, em seguida, a pele exposta ao sol. Isso leva a quadros graves de queimaduras na pele mesmo após um curto tempo de exposição à luz solar, sendo necessária a internação das vítimas em centros hospitalares especializados em queimaduras. Casos de intoxicações por uso tópico dessas espécies no tratamento de verrugas e contato com o látex durante a poda também foram registrados, resultando em queimaduras e ulceração da pele.[2] Os princípios tóxicos presentes nas espécies são a furanocumarinas, em especial as do grupo psoraleno. Essas substâncias absorvem fortemente a radiação ultravioleta e entram em um estado excitado capaz de interagir com DNA, RNA, proteínas e lipídios causando os quadros de lesões cutâneas observadas.[2] A presença de diversas enzimas proteolíticas nas folhas pode potencializar as lesões. No figo, as furanocumarinas bergapteno (5-metoxipsoraleno) e a xantotoxina (8-metoxipsoraleno) foram descritas como as substâncias de maior potencial fitogênico.[11]

PRINCÍPIOS TÓXICOS E SEUS MECANISMOS DE AÇÃO

Proteínas vegetais tóxicas

A ricina e a abrina são as fitotoxinas mais potentes já descritas. Essas proteínas estão presentes nas sementes da mamona (*Ricinus communis* L., Euphorbiaceae) e da espécie conhecida como olho-de-cabra (*Abrus precatorius* L., Leguminosae), respectivamente. O mecanismo de ação tóxica dessas proteínas foi desvendado na década de 1980,[12] quando foi descrita a capacidade catalítica da ricina na unidade 60S de ribossomos de células eucarióticas. Por esse motivo, a ricina ficou conhecida como uma proteína inativadora de ribossomo (RIP), sendo posteriormente várias outras proteínas vegetais descritas e classificadas como RIP. A ricina é uma RIP do tipo 2, sendo formada por uma glicoproteína heterodimérica que consiste em uma cadeia A de 32 kDa, responsável pela ligação e inativação do ribossomo, e em uma cadeia B de 34 kDa ligada covalentemente à cadeia A. A cadeia B é cataliticamente inativa, mas é essencial para o transporte da ricina para o interior da célula. Proteínas vegetais que possuem apenas a cadeia A são conhecidas como RIP tipo I e, embora sejam capazes de entrar nas células, são inativas e consequentemente atóxicas, como é o caso das lectinas encontradas em diversos grãos como o trigo e a cevada.[4,13] A habilidade da ricina de entrar no citoplasma depende da interação entre a cadeia B e os carboidratos complexos na superfície de células eucarióticas. Uma vez ligada à superfície celular pela cadeia B, a ricina entra na célula por endocitose e é transportada por endossomos até o complexo de Golgi, onde sofre transporte retrógado até o retículo endoplasmático. Dentro do retículo endoplasmático ocorre a quebra da ligação entre as cadeias A e B. A cadeia A é translocada para o citosol, onde ela inativa o ribossomo por meio da remoção de uma adenina do RNA ribossomal 28S contido dentro da subunidade 60S.[4,12,13] Esse processo interrompe a síntese de proteínas, levando a célula à morte. Acredita-se que uma única molécula de ricina é capaz de inativar mais de 1.500 ribossomos por minuto.[4,12,13] Outros mecanismos também foram descritos, incluindo apoptose, dano direto na membrana plasmática e liberação de citocinas mediadoras da inflamação.[14]

Em caso de ingestão, a dose letal (DL_{50}) da ricina em camundongos é de 30 mg/kg. Nesses animais, a ricina foi absorvida dentro de 2 horas por vasos linfáticos e sanguíneos, tendo se acumulado principalmente no fígado e no baço. Cerca de 25% a 45% foram excretados na urina e nas fezes após 72 horas da ingestão.[4] Os sintomas se desenvolveram entre 4 e 6 horas após a ingestão, com os sintomas iniciais caracterizados por leucocitose, níveis elevados de transaminases e creatinina, hiperbilurrubinemia, insuficiência renal e anemia.[4] Em situações experimentais de injeção parenteral da ricina em camundongos a DL_{50} foi de 5 a 10 µg/kg. Foram verificadas lesões nos tecidos do local da injeção e os sintomas foram semelhantes aos apresentados nos casos de ingestão, com progressão para falência em vários órgãos, hemorragias no intestino, no cérebro, no miocárdio e na pleura.[4] Macacos expostos à inalação da ricina desenvolveram dispneia e começaram a morrer após 36 horas de exposição. Análises histopatológicas revelaram edema pulmonar com necrose e inflamação dos alvéolos.[4]

Pessoas suspeitas de atos terroristas foram presas após o "atentado de 11 setembro de 2001" nos EUA portando pequenas quantidades de ricina. Essas apreensões fizeram surgir o medo da fabricação de armas biológicas de terror em massa contendo essa proteína tóxica.[4,13,15] Acreditava-se que poderiam ser utilizadas diferentes rotas de disseminação. A ricina poderia ser liberada no ar como aerossóis, adicionadas na comida ou em bebidas, ou por meio de injeção direta da ricina por via parental em pessoas específicas, como dirigentes políticos.[4] Contudo, alguns autores acreditam que atentados em massa usando a ricina são improváveis, pois seriam necessários vários quilogramas da proteína purificada para contaminar reservatórios de água ou estoques de alimentos, bem como um tratamento que envolve grande tecnologia para preparar a ricina em um tamanho de partícula apropriado para ser utilizada em aerossóis eficientes, sendo pouco provável que grupos terroristas possuam essa tecnologia para produção em larga escala.[14] Contudo, os autores não descartam a possibilidade de a ricina ser utilizada em crimes pontuais como vem sendo descrito na literatura forense desde a Primeira Guerra Mundial.[13,15]

Glicosídeos cardiotônicos

Os glicosídeos cardiotônicos são também conhecidos como glicosídeos cardíacos, glicosídeos cardiotóxicos ou esteroides cardiotônicos, por possuírem ação direta sobre a musculatura cardíaca. Essas substâncias apresentam um núcleo esteroide com um anel lactônico e são comumente encontradas na família Apocynaceae. Nas espécies *Thevetia peruviana* e *Nerium oleander* foram detectados os glicosídeos tevetina A e B, peruvosídeo, neriifolina, tevetoxina, ruvosídeo e oleandrina (Figura 25.9), todos com atividades tóxicas descritas.[6,16]

O mecanismo de ação dos glicosídeos cardiotônicos está relacionado com sua capacidade de se ligar e inativar a enzima Na^+/K^+ ATPase, também conhecida como bomba de sódio-potássio, ligada à membrana citoplasmática das células cardíacas.[7] Como resultado da inativação da bomba sódio-potássio, os níveis intracelulares dos íons Na^+ aumentam, modulando a atividade de um carreador da membrana envolvido na troca dos íons Na^+ por Ca^{2+}. O aumento dos níveis de Ca^{2+} induz a contração miocárdica ATP-dependente e o aumento do potencial de ação das células cardíacas, resultando em aumento da despolarização celular espontânea e automaticidade miocárdica.[7]

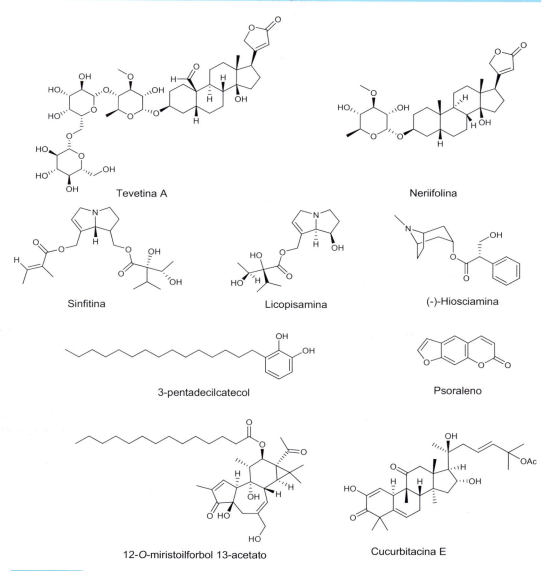

Figura 25.9. Exemplos de substâncias tóxicas encontradas em plantas.

Alcaloides

Os alcaloides formam um grupo diverso de substâncias orgânicas sintetizadas principalmente a partir de aminoácidos. Existem várias classes de alcaloides (p. ex., alcaloides tropânicos, indólicos, pirrolizidínicos, nicotínicos etc.) e todas apresentam alguma ação fisiológica, geralmente no sistema nervoso central, o que confere a essas substâncias diferentes atividades biológicas e tóxicas. Plantas que apresentam alcaloides tropânicos são amplamente utilizadas como psicoativas. Entre elas, podem ser citadas as espécies *Atropa belladonna* L. (beladona), *Erythroxilum coca* Lam. (coca), *Datura stramonium* L. (erva-do-diabo) e *Brugmansia suaveolens* (Willd.) Bercht. & C. Presl. (saia-branca).

A toxicidade dos alcaloides tropânicos se deve sobretudo à sua atividade anticolinérgica. Essas substâncias são capazes de interferir na ligação da acetilcolina aos seus receptores nas terminações nervosas. A escopolamina presente nas espécies *D. stramoniun* e *B. suaveolens* é um anticolinérgico mais potente do que a atropina, com efeitos depressores mais pronunciados no sistema nervoso central.[17] Pequenas doses de alcaloides tropânicos deprimem as secreções salivares e brônquicas e a sudorese. Em altas doses ocorrem midríase, aumento da frequência cardíaca, inibição do controle do sistema parassimpático sobre os sistemas urinário e gastrintestinal, alucinações, depressão, paralisia medular, coma e morte.[2]

Os alcaloides pirrolizidínicos são os princípios tóxicos do confrei (*Symphytum officinale* L., Boraginaceae) e de várias espécies da família Asteraceae. No confrei foram identificados os alcaloides pirrolizidínicos sinfitina, 7-acetilcopsamina, 7-acetilintermedina e a licopsamina (estruturas químicas apresentadas na Figura 25.9), sendo encontrados em grandes concentrações nas raízes e em concentrações menores nas folhas.[9] Os alcaloides pirrolizidínicos são formados por dois anéis de cinco membros que compartilham um átomo de nitrogênio na posição 4.[18] No fígado, esses alcaloides são oxidados enzimaticamente, resultando em moléculas de pirrol, as quais interagem com proteínas e DNA, levando a danos hepáticos.[8,19,20] O complexo formado entre os pirróis e as proteínas ou ácidos nucleicos podem persistir nos tecidos e levar a lesões crônicas, entre elas a doença venoclusiva hepática[8]. A toxicidade causada após a ingestão de plantas que contêm alcaloides pirrolizidínicos inicia-se com lesões em células endoteliais sinusoides e hepatócitos localizados na estrutura acinar do fígado. Estudos demonstraram que as células endoteliais das sinusoides são mais sensíveis às lesões causadas pelos alcaloides pirrolizidínicos do que os hepatócitos. Esse fato parece estar relacionado com a diminuição da glutationa em sua forma reduzida nas células endoteliais das sinusoides, as quais possuem uma concentração menor de glutationa reduzida do que os hepatócitos. Adicionalmente, a infusão intraportal da glutationa reduzida diminui os danos observados, indicando que o estresse oxidativo desempenha um papel importante no desenvolvimento da toxicidade e que a glutationa reduzida é importante na desintoxicação.[8] Após a lesão celular ocorre a liberação de uma série de citocinas com propriedades pró--coagulantes, incluindo o fator de necrose tumoral alfa (TNF-α), a interleucina 1β (IL-1β) e a endotelina-1 (ET-1). A expressão dessas citocinas, em especial o TNF-α e a IL-1β, somada à ativação do inibidor de plasminogênio (PAI-1) ativam a cascata de coagulação com recrutamento de plaquetas e a expressão de marcadores de fibrose. Esses eventos levam a desarranjo hemostático e deposição de fibrina, resultando em obliteração de vênulas hepáticas, o que culmina na doença venoclusiva hepática.[8]

Urushióis

Compostos fenólicos alergênicos que apresentam como grupo principal o catecol presentes em espécies da família Anacardiaceae são denominados coletivamente de urushióis. Nessas substâncias, o grupo catecol está ligado a uma cadeia longa de ácido graxo composta de 15 a 17 carbonos (3-*n*-alquilcatecóis). Na aroeira-brava (*Lithraea molleoides*), espécie da família Anacardiaceae responsável pela maioria das fitodermatites no Brasil, foram identificados quatro urushióis (3-pentadecilcatecol, 3-pentadecinilcatecol, 3-heptadecinilcatecol e 3-hepta-dec-dienilcatecol) responsáveis por desencadear os quadros de hipersensibilidade.[2]

Quando entram em contato com a epiderme humana, os urushióis se comportam como pró-haptenos. Haptenos são substâncias de baixo peso molecular que não são capazes de induzir a resposta imunológica sozinhos, mas se tornam antígenos quando se ligam a proteínas epidérmicas. Muitos haptenos carregam resíduos lipofílicos que os permitem atravessar a barreira formada pela camada córnea da pele e resíduos eletrofílicos que fazem ligações covalentes com resíduos nucleofílicos de proteínas cutâneas.[21] Essa ligação proteína-hapteno ocorre pela ligação do hapteno a aminoácidos específicos da proteína cutânea, sendo mais comum a ligação à cisteína, embora essa ligação também possa ocorrer com a lisina, a metionina, a tirosina e a histidina. Os pró-haptenos, por sua vez, tornam-se biologicamente ativos apenas após a ação de enzimas ao atravessarem a barreira dérmica. Assim, quando em contato com a pele, os urushióis sofrem a ação dessas enzimas e são oxidados a quinóis eletrolíticos que serão capazes de ligar-se às proteínas dérmicas.

A hipersensibilidade causada pelos urushióis é mediada por células T efetoras, ocorrendo em três fases distintas: (1) fase de sensibilização, (2) fase eliciadora e (3) fase reguladora. A fase de sensibilização ocorre com o primeiro contato da pele com o hapteno, que leva a geração de células T específicas. Nesse processo, o complexo proteína-hapteno é engolfado por células dendríticas presentes na pele. As células dendríticas processam os haptenos e expõem em sua superfície moléculas das classes MHC I e MHC II. As células dendríticas migram para a região dos linfonodos, onde são produzidas células T efetoras CD8+ e CD4+. Tais células T se proliferam e migram dos linfonodos para o sangue, onde são direcionadas à pele. Esse primeiro passo de sensibilização demora entre 5 e 10 dias e pode ser em muitos casos assintomáticos, ou caracterizado por sintomas leves, como aparecimento de vermelhidão ou pequenas bolhas. A reexposição dos indivíduos sensibilizados ao mesmo hapteno leva ao aparecimento dos sintomas mais rapidamente, após 24 ou 72 horas. Essa é a chamada fase eliciadora, na qual as células T são rapidamente ativadas e liberam as citocinas pró-inflamatórias (IL-18, IL-1β, TNF-α, PGE$_2$, LTB$_4$, radicais livres e histaminas) responsáveis pelas lesões cutâneas.[21] Na fase reguladora ocorrem os mecanismos responsáveis pela eliminação dos haptenos da pele, que envolve a liberação de citocinas anti-inflamatórias, como a interleucina-10 (IL-10) e ativação das células B, culminando com o desaparecimento dos sintomas observados, como eczema e edema.[21]

Furanocumarinas

A adição de um anel furano às cumarinas na posição 6,7 ou 7,8 origina as furanocumarinas. O mecanismo de toxicidade das furanocumarinas está relacionado com sua estrutura planar que permite sua intercalação com macromoléculas, em especial o DNA, conferindo a essas substâncias não apenas atividades inflamatórias, como também carcinogênicas.[22] Uma vez intercaladas, essas moléculas podem ser ativadas pela luz ultravioleta (320 a 400 nm), formando um complexo monoaducto covalente entre os lados 4',5' furano ou 3,4 pirona da furanocumarina e a ligação dupla 5,6 de uma base pirimidínica do DNA, em especial a timina.[22] O monoaducto 4',5' pode, posteriormente, reagir com uma base pirimidínica na fita complementar do DNA, formando um biaducto, ou uma ligação cruzada interfitas, o que acarreta desespiralização da dupla hélice. Isso impede diferentes eventos celulares tais como transcrição, duplicação e reparo do DNA, podendo levar as células à morte.[22]

Ésteres de forbol

Os ésteres de forbol são diterpenoides tetracíclicos de 20 carbonos sintetizados a partir de unidades isopreno, cuja molécula básica é formada por um diterpeno do tipo tigliano.[23] A hidroxilação dessa estrutura básica em diferentes posições e uma ligação éster a várias moléculas ácidas resulta na formação de diversos compostos responsáveis pela intoxicação causada por alguns gêneros da família Euphorbiaceae. O 12-O-miristoilforbol 13 acetato é o éster de forbol mais comumente encontrado nessa família, em especial nos gêneros *Jatropha* e *Euphorbia*. Dentro do gênero *Jatropha*, a espécie *J. curcas* tem sido causadora de grande intoxicações por ingestão das sementes, enquanto dentro do gênero *Euphorbia*, a espécie *E. milii* é responsável pela maioria das intoxicações descritas para o gênero, principalmente pelo contato do látex com a pele e os olhos de crianças durante brincadeiras. Os sintomas associados à intoxicação por ésteres de forbol incluem queimação, dor na boca e na garganta, vômito no caso de ingestão e diminuição da capacidade visual no caso de contato com os olhos.

A maioria dos sintomas causados pelos ésteres de forbol se deve à ação inflamatória desencadeada por essas substâncias. Os ésteres de forbol são moléculas anfifílicas com a tendência de ligarem-se a receptores fosfolipídicos da membrana plasmática. Ao ser aplicado topicamente, os ésteres de forbol mobilizam fosfolipídios da membrana plasmática das células epiteliais, resultando na formação do ácido araquidônico.[14,24] O ácido araquidônico pode sofrer oxidação pelas enzimas ciclo-oxigenases ou lipo-oxigenases, resultando na produção de eicosanoides (prostaglandinas, prostaciclinas e tromboxanos) na via ciclo-oxigenase-dependente, ou leucotrienos na via lipo-oxigenase-dependente, as quais irão ativar uma série de outros mediadores inflamatórios. A ação promotora de tumor dessas substâncias também vem sendo descrita, contudo o mecanismo de ação difere daquele descrito para a atividade inflamatória. Durante o processo normal de transdução de sinal, o diacilglicerol ativa a proteína quinase C, que está envolvida em uma série de vias de transdução. Os ésteres de forbol atuam como análogos do diacilglicerol, agindo como potentes ativadores da proteína quinase C. Essa hiperatividade da proteína quinase C estimula a proliferação celular, amplificando a atividade de substâncias carcinogênicas. Assim, os ésteres de forbol não induzem tumores por eles mesmos, mas promovem o crescimento do tumor após a exposição a baixas doses de substâncias carcinogênicas.[25]

TÉCNICAS PARA A IDENTIFICAÇÃO DAS PLANTAS TÓXICAS E DE SEUS PRINCÍPIOS ATIVOS

Durante muitos anos a identificação da espécie vegetal ingerida tem sido um dos maiores obstáculos à aplicação do tratamento mais eficiente no caso de intoxicações com plantas tóxicas, visto que a correta identificação requer experiência e conhecimento em taxonomia e sistemática vegetal. Essa dificuldade aumenta porque muitas vezes as únicas partes disponíveis para análise são fragmentos da planta no conteúdo estomacal do paciente, tornando impossível a identificação até mesmo para botânicos experientes. Tentativas de correlacionar os sintomas com a espécie vegetal falharam, visto que, na maioria dos casos, os sintomas iniciais são comuns a vários tipos de intoxicações. Tais sintomas iniciais inespecíficos incluem náuseas, vômitos e diarreia. Assim, quando a identificação da espécie não é possível, é aplicado ao paciente apenas tratamento sintomático para diminuir a desidratação decorrente de vômitos e diarreia, ou medidas gerais de diminuição da absorção dos princípios tóxicos, como a aplicação de eméticos ou de carvão ativado. Recentemente, várias tentativas experimentais de identificar a espécie vegetal ingerida mediante pequenos fragmentos encontrados no estômago utilizam técnicas moleculares de reconhecimento de sequências curtas de uma região-padrão do DNA vegetal chamadas de *DNA barcoding*.[26] O DNA pode ser extraído a partir de pequenos fragmentos da planta e a sequência do *DNA barcoding* pode ser obtida e comparada com bancos de dados de sequenciais de DNA disponíveis para vários organismos. Contudo, para que a identificação utilizando essa técnica seja possível, é preciso que a variação dessa sequência curta seja grande o suficiente entre as espécies, de modo que elas possam ser diferenciadas umas das outras, o que torna a seleção do *locus* uma tarefa difícil.[26] Assim, é recomendável que seja utilizada uma análise combinada de marcadores genéticos oriundos dos plastídios e dos núcleos das células, sendo mais recomendados o uso do marcador matK dos plastídios e o marcador At103 nuclear.[26]

Em alguns casos, é comum a identificação do princípio vegetal tóxico em vez da identificação da planta propriamente dita, sobretudo quando há a suspeita de que o paciente ingeriu plantas psicoativas, tais como *Cannabis sativa* (maconha), *Erythroxylum coca* (coca), *Datura stramonium* (erva-do-diabo) e *Brugmansia suaveolens* (saia-branca), ou plantas com alcaloides pirrolizidínicos ou com glicosídeos cardiotóxicos.[27,28] Nessa abordagem, são utilizadas amostras da urina do paciente em imunoensaios (Elisa) ou análises cromatográficas. Vários métodos específicos para a detecção de psicoativos como atropina, efedrina, escopolamina, dimetiltriptamina (DMT), harmina, canabinoides etc. utilizando técnicas cromatográficas de alto desempenho, como cromatografia gasosa ou cromatografia líquida acopladas a detectores de massas, estão disponíveis na literatura.[27]

Diversos estudos com o objetivo de padronizar técnicas para a detecção de pequenas quantidades da ricina (proteína tóxica da mamona) em alimentos e bebidas foram desenvolvidos por causa do medo da ameaça bioterrorista utilizando essa proteína como arma biológica. Uma das primeiras técnicas de detecção foi o radioimunoensaio utilizando antissoro de coelho, capaz de detectar 100 pg de ricina. Posteriormente, foram desenvolvidos testes imunoenzimáticos colorimétricos do tipo Elisa, que tinham como vantagem a não utilização de radioisótopos, necessários na técnica anterior, e com um limite de detecção de 100 pg/mL de urina ou soro humano. Imunoensaios alternativos utilizando quimioluminescência ou biossensores também foram desenvolvidos. Posteriormente, uma gama de novas técnicas para a detecção da ricina em amostras de água, alimentos, ou em fluidos humanos foram desenvolvidos utilizando-se técnicas de imunocaptura, reações em cadeia de imunopolimerase (IPCR), eletroforese capilar, cromatografia líquida de alta eficiência e cromatografia gasosa acopladas a detectores de massas, entre outras.[13]

A detecção de glicosídeos cardiotônicos no sangue após a ingestão de *N. oleander* e *T. peruviana* pode ser realizada por imunoensaio de polarização fluorescente (FPIA, *fluorescence polarization immunoassay*). Imunoensaios específicos para a digoxina disponíveis comercialmente também são utilizados com limites de detecção aceitáveis. Contudo, técnicas de cromatografia líquida de alta eficiência acoplada à espectrometria de massas sequencial mostraram-se mais eficientes na detecção de diferentes glicosídeos cardiotônicos.[7]

Os alcaloides pirrolizidínicos podem ser analisados qualitativamente utilizando-se cromatografia em camada delgada revelada com o reagente de Ehrlich (4-dimetilaminobenzaldeído), ou quantificados espectrofotometricamente utilizando-se o mesmo reagente.[18] O uso de cromatografia gasosa é frequente. Contudo, alguns alcaloides pirrolizídinicos não são termoestáveis, limitando o uso dessa técnica para a detecção desses alcaloides. A cromatografia líquida de alta eficiência com detectores de UV é pouco utilizada, pois os alcaloides pirrolizidínicos são detectados a 220 nm, o que limita o uso dos solventes utilizados como fase móvel. Assim, o método de escolha para a detecção desses alcaloides tem sido a cromatografia líquida de alta eficiência acoplada a detectores de massas.[18] Outros métodos como ELISA e eletroforese capilar foram utilizados, mas com grandes limitações.[18]

Entretanto, por causa dos altos custos das técnicas anteriormente descritas, elas são poucos utilizadas nos centros de controle de intoxicações, prevalecendo o tratamento inespecífico e sintomático para a maioria das internações por acidentes com plantas tóxicas.

DESINTOXICAÇÃO E ANTÍDOTOS

Existem poucas pesquisas com o intuito de desenvolver antídotos para intoxicações por plantas. Na maioria dos casos, o tratamento é sintomático, sendo utilizadas técnicas que tentam diminuir a absorção do princípio tóxico, como a aplicação de carvão ativado ou lavagem gástrica, e aplicação de medicamentos como analgésicos e anti-inflamatórios com o objetivo de diminuir o desconforto do paciente.

A pesquisa para a descoberta de um antídoto para intoxicações com a ricina é uma exceção pelo medo de autoridades de países europeus e dos EUA de ataques bioterroristas em massa utilizando essa fitotoxina. Assim, vários esforços estão sendo realizados principalmente com fundos da agência Food and Drug Administration (FDA) e outros órgãos norte-americanos para encontrar um tratamento eficiente para a intoxicação com a ricina e, mais além, encontrar uma vacina que possa imunizar as pessoas antes de tal tentativa de ataque terrorista. Estudos com animais demonstraram a possibilidade de proteção contra a inalação e contra envenenamentos por injeção parenteral da proteína por imunização passiva com aplicação de anticorpos específicos, ou imunização ativa, mediante aplicação de uma vacina contra a ricina.[4] Vários estudos demonstraram boas porcentagens de inativação da ricina por aplicação de anticorpos.[4] No entanto, os estudos mais promissores estão relacionados com o desenvolvimento da vacina chamada de RiVax, produzida a partir da cadeia A da ricina inativada geneticamente.[29] A Rivax apresentou boas taxas de imunização e foi segura em aplicações intramusculares em animais.[29] Estudos de eficácia e segurança em humanos estão atualmente em progresso.[29]

Para as intoxicações com glicosídeos cardiotônicos presentes em *Nerium oleander* e *Thevetia peruviana* vêm sendo utilizados com certa margem de sucesso fragmentos de anticorpos Fab (DigiTab; Therapeutics Antibodies Inc.) específicos para intoxicações com a digoxina. Fabs são fragmentos de anticorpos, em especial da imunoglobina G (IgG). As moléculas da IgG podem ser clivadas em três fragmentos pela ação de enzimas proteolíticas. Dois deles são conhecidos como Fab (*fragment antigen binding*), porque são portadores dos sítios que se ligam aos antígenos. Estudos demonstraram que a injeção intravenosa desses fragmentos resulta na neutralização paraespecífica de glicosídeos cardiotônicos como a oleandrina, melhorando os quadros de disritmias e distúrbios eletrolíticos.[6,16]

No caso de intoxicações com plantas contendo alcaloides pirrolizidínicos, foram feitos estudos experimentais utilizando a glutationa reduzida e a *N*-acetil-cisteína, um precursor celular da glutationa reduzida. Contudo, até o momento, não existem antídotos eficazes para impedir ou reverter a doença venoclusiva hepática desencadeada.[18,21]

O interesse crescente em algumas plantas tóxicas para a produção do biodiesel, como é o caso da *Jatropha curcas* rica em estéres de forbol, tem despertado a preocupação com a desintoxicação dos resíduos da produção antes que estes sejam descartados no meio ambiente, evitando a contaminação do solo e dos cursos d'água. No caso da extração do biodiesel com as sementes da *J. curcas*, o óleo é livre dos ésteres de forbol, mas a matéria residual chamada de torta é rica nesses princípios tóxicos. Vários métodos químicos e físicos foram testados para remoção ou neutralização dos ésteres de forbol. A degradação completa dessas substâncias presentes na torta foi obtida com temperaturas superiores a 260 °C e a altas pressões. De modo similar, a extração dos ésteres de forbol das sementes com solventes orgânicos e adição de substâncias alcalinas, com posterior tratamento do resíduo extraído a altas temperaturas sob pressão, levou a uma redução de mais 90% na concentração dos ésteres de forbol no resíduo final da produção de biodiesel. Contudo, a destoxificação da torta parece ser mais eficiente com tratamentos biológicos. A degradação completa dos ésteres de forbol foi alcançada após 9 dias com o uso da linhagem PseA da bactéria *Pseudomonas aeruginosa* em um processo de fermentação à temperatura de 30 °C e pH 7,0.[23] Contudo, esses processos estão ainda em fase de experimentação.

O QUE FAZER EM CASO DE INTOXICAÇÕES POR PLANTAS

Em caso de ingestão, deve-se retirar da boca da pessoa qualquer resíduo do vegetal. Não é aconselhável provocar vômito, visto que, dependendo da planta, pode-se agravar a intoxicação. Se tiver ocorrido contato com olhos, pele ou mucosas, deve-se lavar o local com bastante água corrente. Procure imediatamente o Centro de Controle de Intoxicações mais próximo. Mais informações e orientações em casos de acidentes podem ser obtidas no Ceatox pelo telefone 0800-0148110, ou pelo *site* http://www.ceatox.org.br. O serviço funciona 24 horas por dia.

Referências bibliográficas

1. Sistema Nacional de Informações Tóxico-Farmacológicas (Sintox). Casos Registrados de Intoxicação Humana, de Intoxicação Animal e de Solicitação de Informação por Agente Tóxico. Brasil, 2008. Disponível em: http://www.fiocruz.br/sinitox_novo/media/tab04_brasil_2008.pdf. Acesso em: março de 2011.

2. Oliveira RB, Godoy SA, Costa FB. Plantas tóxicas: conhecimento e prevenção de acidentes. Ribeirão Preto: Holos Editora, 2003.

3. Arditti J, Rodriguez E. *Dieffenbachia*: uses, abuses and toxic constituents: a review. J Ethnopharmacol 1982; 5:293-302.

4. Audi J, Belson M, Patel M, Schier J, Osterloh J. Ricin poisoning: a comprehensive review. Clin Rev 2005; 294:2342-51.

5. Krenzelok EP. Aspects of *Datura* poisoning and treatment. Clin Toxicol 2010; 48:104-10.

6. Warrel DA. Researching nature's venoms and poisons. Transact Royal Soc Tropl Med Hyg 2009; 103:860-6.

7. Bandara V, Weinstein SA, White J, Eddleston M. A review of the natural history, toxinology, diagnosis and clinical management of *Nerium oleander* (common oleander) and *Thevetia peruviana* (yellow oleander) poisoning. Toxicon 2010; 56:27381.

8. Chen Z, Huo J. Hepatic veno-occlusive disease associated with toxicity of pyrrolizidine alkaloids in herbal preparations. J Med 2010; 68:252-60.

9. Mei N, Guo L, Fu PP, Heflich RH, Chen T. Mutagenicity of comfrey (*Symphytum officinale*) in rat liver. Brit J Cancer 2005; 92:873-5.

10. Menon-Miyake MA, Saldiva PHN, Lorenzi-Filho G, Ferreira MA, Butugan O, Oliveira RC. *Luffa operculata* effects on the epithelium of frog palate: histological features. Rev Bras Otorrinolaringol 2005; 71:132-8.

11. Bonamonte D, Foti C, Lionetti N, Rigano L, Angelini G. Photoallergic contact dermatitis to 8-methoxypsoralen in *Ficus carica*. Cont Derm 2010; 62:343-8.

12. Endo Y, Tsurugi K. The RNA N-glycosidase activity of ricin A-chain. J Biol Chem 1987; 263:8735-9.

13. Musshoff F, Madea B. Ricin poisoning and forensic toxicology. Drug Test Anal 2009; 1:184-91.

14. Mujumdar AM, Misar AV. Anti-inflammatory activity of Jatropha curcas roots in mice and rats. J Ethnopharmacol 2004; 90:11-5.

15. Schep LJ, Temple WA, Butt GA, Beasley MD. Ricin as a weapon of mass terror – separating fact from fiction. Environ Intern 2009; 35:1267-71.

16. Eddleston M, Persson H. Acute plant poisoning and antitoxin antibodies. J Toxicol Clin Toxicol 2003; 41:309-15.

17. Browsher C, Steer M, Tobin A. Plant biochemistry. New York: Garland Science, 2008.

18. Crews C, Berthiller F, Krska R. Update on analytical methods for toxic pyrrolizidine alkaloids. Anal Bioanal Chem 2010; 396:327-38.

19. Mei N, Guo L, Zhang L, Shi L, Sun YA, Fung C et al. Analysis of gene expression changes in relation to toxicity and tumorigenesis in the livers of Big Blue transgenic rats fed comfrey (*Symphytum officinale*). BMC Bioinform 2006; 7:1-15.

20. Vocanson M, Hennino A, Rozières A, Poyet G, Nicolas J-F. Effector and regulatory mechanisms in allergic contact dermatitis. Allergy 2009; 64:1699-714.

21. Bissonnette L, Arnason JT, Smith ML. Real-time fluorescence-based detection of furanocoumarin photoadducts of DNA. Phytochem Anal 2008; 19:342-7.

22. Joshi C, Mathur P, Khare SK. Degradation of phorbol esters by *Pseudomonas aeruginosa* PseA during solid-state fermentation of deoiled *Jatropha curcas* seed cake. Biores Technol 2011; 102:4815-9.

23. Evans FJ, Edwards MC. Activity correlations in the phorbol esters series. In: Jury SL, Reynolds T, Cutler DF, Evans FJ (eds.). The Euphorbiales chemistry, taxonomy and economic botany. London: Linnean society, Academic Press, 1987.

24. Li C-Y, Devappa RK, Liu J-X, Lv J-M, Makkar HPS, Becker K. Toxicity of *Jatropha curcas* phorbol esters in mice. Food Chem Toxicol 2010; 48:620-5.

25. Bruni I, De Mattia F, Galimberti A, Galasso G, Banfi E, Casiraghi M et al. Identification of poisonous plants by DNA barcoding approach. Intern J Legal Med 2010; 124:595-603.

26. Björnstada K, Beckb O, Helandera A. A multi-component LC-MS/MS method for detection of ten plant-derived psychoactive substances in urine. J Chromatogr 2009; B 877:1162-8.

27. Zhou Y, Lib N, Choi FF, Qiao CF, Songa JZ, Li SL et al. A new approach for simultaneous screening and quantification of toxic pyrrolizidine alkaloids in some potential pyrrolizidine alkaloid-containing plants by using ultra performance liquid chromatography – tandem quadrupole mass spectrometry. Anal Chim Acta 2010; 681:33-40.

28. Marconescua PS, Smallshawa JE, Popa LM. Rubacka SL, Vitetta EL. Intradermal administration of RiVax protects mice from mucosal and systemic ricin intoxication. Vaccine 2010; 28:5315-22.

29. Ji L, Liu T, Chen Y, Wang Z. Protective mechanisms of n-acetyl-cysteine against pyrrolizidine alkaloid clivorine-induced hepatotoxicity. J Cell Biochem 2009; 108:424-32.

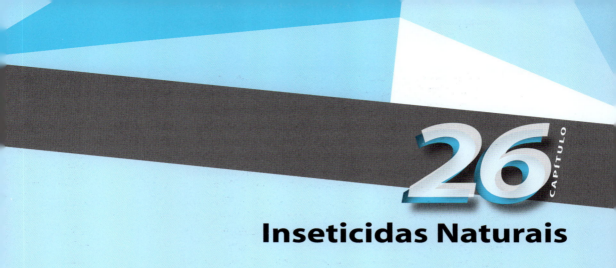

Inseticidas Naturais

Paulo Cezar Vieira
Andréia Pereira Matos

INTRODUÇÃO

Inseticidas são substâncias químicas utilizadas para controlar insetos. Suas descobertas, isolamentos, sínteses, avaliações toxicológicas e de impacto ambiental constituem vasto tópico de pesquisa no mundo inteiro e que tem se desenvolvido bastante nas últimas décadas.[1-4]

HISTÓRICO DA UTILIZAÇÃO DE PRODUTOS NATURAIS COMO SUBSTÂNCIAS INSETICIDAS

Durante a primeira metade do século passado, eram utilizados predominantemente como inseticidas substâncias naturais orgânicas e inorgânicas. Os inseticidas orgânicos podem ser divididos em duas classes: os *sintéticos*, representados por tiocianatos, ácidos hidroxinâmicos, brometo de metila, dicloretodietiletileno, óxido de etileno, tartaratos, dinitrocresois e dinitrocilcloexilfenois; e os inseticidas, cujos princípios ativos são *substâncias naturais*, sendo os mais utilizados nicotina, *nor*-nicotina e anabasina (alcaloides), os piretroides piretrina e aletrina, incluindo os rotenoides e a rotenona, seguidos por quassina (Figura 26.1), rianidina (*Ryania* sp), e acaloides da espécie de *Sabadilla* em menor escala.[3-4]

Os rotenoides são encontrados em espécies da família Fabaceae, em especial nos gêneros *Derris*, *Lonchocarpus*, *Milletia*, *Neorautanenia* e *Tephrosia*.[5-8] Há relatos na literatura de isolamento de rotenoides também em famílias, como Nyctaginaceae[9] e Iridaceae. A rotenona (Figura 26.1) é o principal componente inseticida encontrado em *Derris*, sendo obtida comercialmente a partir de espécies de *Derris* e *Lonchocarpus*.

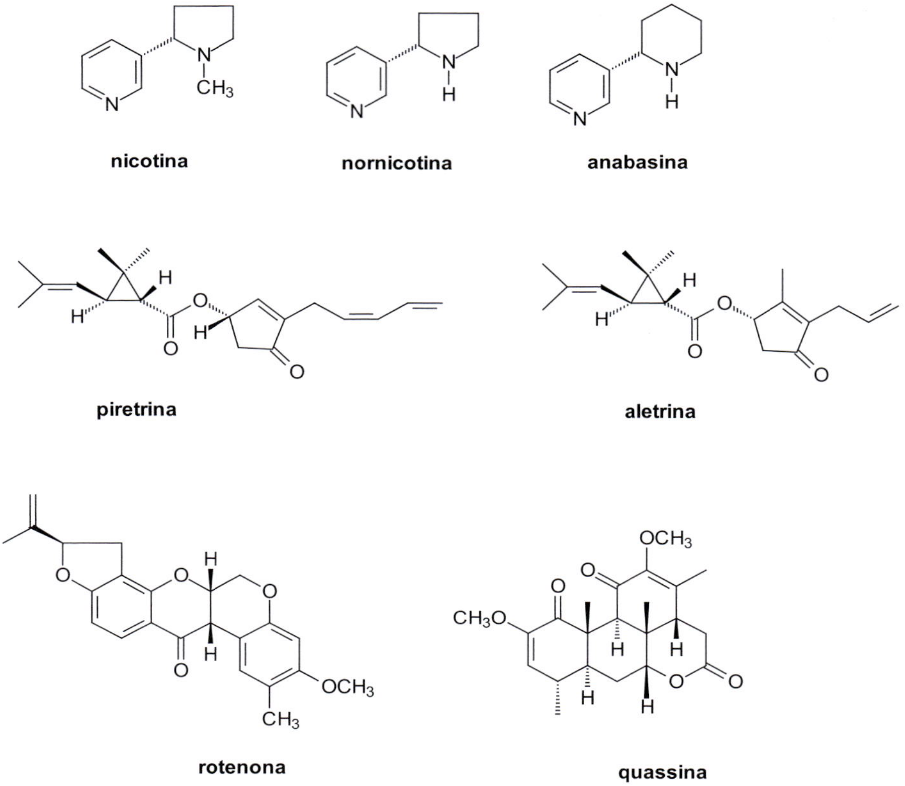

Figura 26.1.
Inseticidas isolados de plantas.

Os compostos inorgânicos mais utilizados eram: arseniatos de cálcio e chumbo, conhecido como Verde Paris, que foi descoberto em 1865 e muito utilizado no controle do besouro da batata-doce do Colorado; derivados de cobre (Calda Bordalesa); enxofre em pó ou em forma de sulfatos, cal, fluorsilicatos de bário, amoniosseleniosulfato de bário (cryolite) e óleos minerais de petróleo.

Após o término da Segunda Guerra Mundial, houve uma explosão na comercialização dos inseticidas sintéticos e, por conseguinte, no consumo dos inseticidas organoclorados e fosforados, como DDT, HCH, aldrin, dieldrin e clordano (Figura 26.2). No controle das formigas, essas substâncias foram utilizadas em iscas granuladas, em termonebulizações de líquidos, gases liquefeitos e em pó seco. Hoje, os inseticidas mais utilizados no controle de formigas no Brasil são fipronil, deltametrina e sulfluramida. Várias substâncias orgânicas cloradas ou fosforadas foram proibidas em todo o mundo, dentre elas um organofosforado muito utilizado no Brasil, o clorpirifós.[3,4]

Após a explosão da utilização dos inseticidas sintéticos, observa-se um retorno às pesquisas de novos inseticidas naturais motivado principalmente por duas razões: o uso dos inseticidas organoclorados e fosforados de modo indiscriminado levou à capacidade de adaptação dos insetos a este controle sistemático aleatório; consequentemente, o processo de seleção natural produziu insetos mais resistentes e novos inseticidas foram necessários.[2]

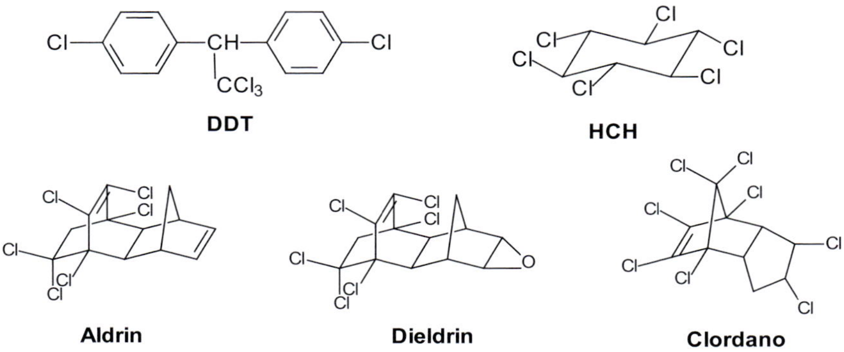

Figura 26.2. Inseticidas sintéticos utilizados após a Segunda Guerra Mundial.

A segunda foi o alerta de Carson em seu livro Primavera Silenciosa ("*Silent Spring*"),[10] quando se começou refletir um pouco mais sobre a relação inseto-planta, na qual o homem tornou-se mais respeitador do mecanismo natural de adaptação dos seres vivos. Desse modo, tem-se um controle de pragas mais objetivo, uma vez que a introdução de novos agentes cada vez mais tóxicos não garantiria o controle de insetos, além de causar aumento da poluição ambiental. No começo da década de 70, ocorreu uma mudança radical nos métodos de combate a insetos, e a aplicação de grandes quantidades de compostos químicos perigosos passou a ser evitada. Os inseticidas sintéticos e sobretudo os modos de aplicação começaram a ser desenvolvidos de modo a apresentar *seletividade* e *biodegrabilidade* para atacar apenas o inseto-alvo, e não destruir simultaneamente seus inimigos naturais, além de contribuir para que o ambiente não acumulasse as substâncias tóxicas por longos períodos.[11]

Novas substâncias naturais são necessárias, portanto, para o efetivo controle de pragas, oferecendo maior segurança, seletividade, biodegradabilidade, viabilidade econômica, aplicabilidade em programas integrados de controle de insetos e baixos impactos ambientais.[12] Desse modo, há diminuição de resíduos nos alimentos ou no meio ambiente, considerando que o uso de inseticida cuja síntese não foi baseada em produtos naturais é altamente inespecífico, além de causar efeitos tóxicos indesejáveis para as espécies não alvo.[2,13]

O conceito de inseticida ideal ainda é uma utopia e, portanto, esse tipo de produto por si só nunca conseguiria a completa solução das infestações de insetos na agricultura. Ou seja, mesmo um produto com todas as qualidades possíveis e desejáveis fatalmente repetiria o que ocorreu há cerca de 40 anos com o DDT e outros. A natureza por meio de seus próprios mecanismos acaba se adaptando e advém a resistência.

A BUSCA DE NOVOS INSETICIDAS NATURAIS

Sesquiterpenos

Drimanos

Os drimanos são um pequeno grupo de sesquiterpenos encontrados em diversas fontes naturais. O primeiro composto desse tipo, denominado drimenol (Figura 26.3), foi isolado da planta chilena *Drymis winteri* Forst.[14]

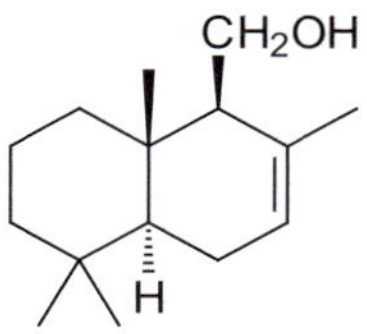

drimenol 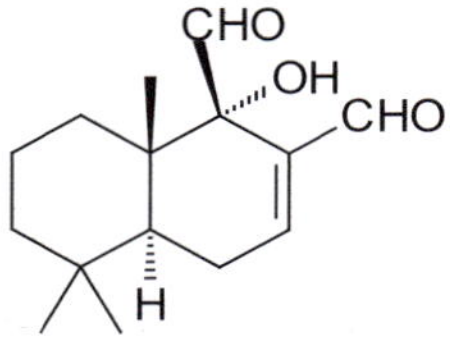 **warburganal**

Figura 26.3. Sesquiterpenos do tipo drimano.

Os drimanos apresentam ampla variedade de atividades biológicas, dentre as quais podemos citar as seguintes: antibacteriana, antifúngica, reguladora de crescimento vegetal, citotóxica, fitotóxica, moluscicida e antialimentar contra insetos.[15] A maior parte dos casos de atividade biológica está associada à presença de um sistema dialdeídico 1,4 e de uma ligação dupla entre as posições 7,8. Dentre as atividades biológicas descritas para essas substâncias, a antialimentar contra insetos é uma das mais importantes, sendo a sua eficiência testada em vários insetos, como, por exemplo, *Heliothis armigera*, *Heliothis virescens*, *Locusta migratoria*, *Spodoptera eridania*, *Manduca sexta*, *Epilachna varivestis* e *Schistocerca vaga*. É interessante mencionar que, contra *Spodoptera exempta*, a potência do warburganal (Figura 26.3) é o dobro da apresentada pela azadirachtina – um inseticida natural utilizado em várias formulações comerciais.[16,17]

Agarofuranos

Essa classe de sesquiterpenos é considerada indicadora quimiotaxonômica da família Celastraceae. Sesquiterpenos agarofurânicos também têm revelado atividade potencial contra diversos tipos de insetos, sobretudo as lagartas da espécie *Spodoptera littoralis*.[18] Das partes aéreas de *Crossopetalum tonduzii* (Celastraceae), foram isolados cinco novos sesquiterpenos agarofurânicos (Figura 26.4), dos quais os três primeiros foram ensaiados sobre *S. littoralis* utilizando o método de disco de escolha; no entanto, observou-se baixa atividade antialimentar a uma concentração de 10 μg/cm^2.[19]

	R_1	R_2	R_3	R_4
1°	Bz	H	Ac	Ac
2°	Bz	H	H	Ac
3°	Ac	H	H	$COCH(CH_3)CH_2CH_3$
4°	Ac	H	Ac	$COCH(CH_3)CH_2CH_3$
5°	Ac	Ac	H	$COCH(CH_3)CH_2CH_3$

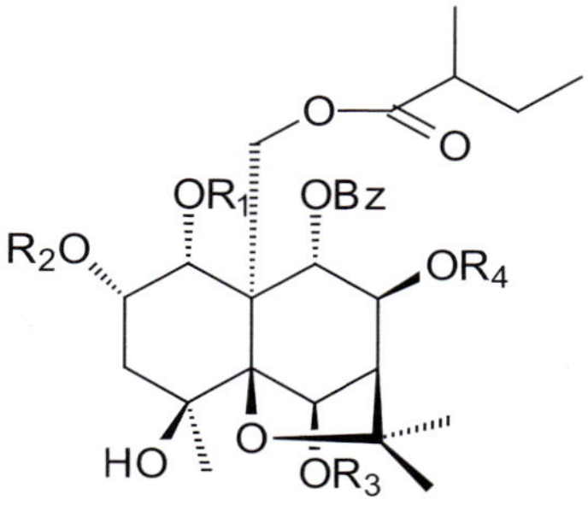

Figura 26.4. Sesquiterpenos agarofurânicos isolados de *Crossopetalum tonduzii*.

Clerodanos

O nome clerodano deriva da substância isolada de *Clerodendrum infortunatum* (Verbenaceae) a qual se denomina clerodina (Figura 26.5). Diterpenos clerodanos têm atraído consideravelmente atenção por representar uma rica fonte de inseticidas com atividade antialimentar.[20] Posteriormente, compostos dessa natureza foram isolados de outras plantas da família Verbenaceae, como *Caryopteris*, e de outras espécies de *Clerodendrum*, como *C. chinese*[21] e *C. inerme*.[22] Em 2002, foi publicada uma revisão completa[20] sobre a atividade para cerca de 300 neoclerodanos de origem natural e semissintética; dentre os vários neoclerodanos apresentados nessa revisão destaca-se o jodrellina B (Figura 26.5), isolado de *Scutellaria rubicunda*, que apresentou um grande potencial antialimentar sobre *S. litorallis*, *S. frugiperda*, *Mamestra brassicae*, *Pieris brassicae* e *Heliocoverpa armigera* em teste de dupla escolha.[23]

Limonoides

Limonoides são triterpenos derivados de um precursor com um esqueleto triterpênico, encontrados somente em plantas da ordem Rutales. Eles são classificados de acordo com o grau de oxidação de seus anéis, designados A, B, C e D.[24] A família Meliaceae produz uma variedade de limonoides com atividade antialimentar, como a azadiractina[25] (Figura 26.6), isolada de *Azadirachta indica*, e a harrisonina, isolada de *Harrisonia abyssinica* (Simaroubaceae).[26]

O Nim, *A. indica* (Meliaceae), planta de origem indiana, é uma promissora fonte de inseticidas orgânicos. Sementes de Nim são fontes de dois tipos de inseticidas naturais: óleo de Nim e extratos de média polaridade. Devido à sua relativa seletividade, seus produtos vêm sendo recomendados por diversos programas de manejo integrado de controle de pragas ao redor do mundo. Sementes de Nim contêm numerosos metabólitos secundários, sendo o limonoide azadiractina (Azad.) o principal, entre outros análogos minoritários que também contribuem para a eficácia global dos extratos.[27,28] De acordo com o *CRC Press Dicitionary of Natural Products*, pelo menos 237 diferentes compostos foram isolados do gênero *Azadirachta*.[29-33] A azadiractina é conhecida por ter efeitos adversos em mais de 600 espécies de inseto, a qual tem demonstrado atividade numa faixa de concentração de 1-10 ppm, e mais de 500 espécies de insetos são descritos como sensíveis aos extratos de sementes de Nim.[34]

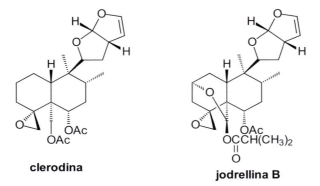

Figura 26.5. Sesquiterpeno clerodina isolado de *Clerodendrum infortunatum*.

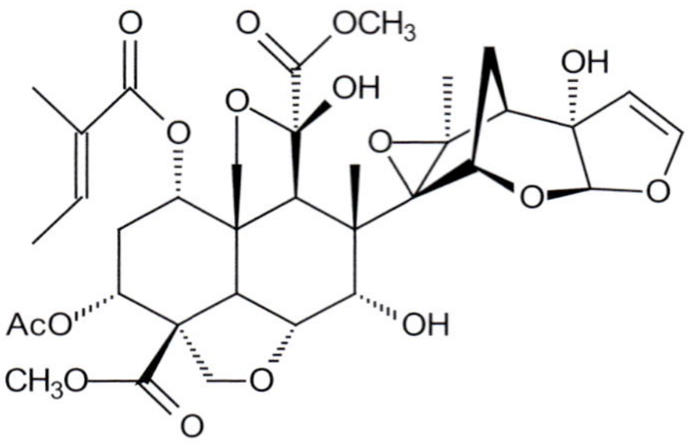

azadiractina

Figura 26.6. Estrutura do limonoide azadiractina.

Acetogeninas

Antes de 1982, acreditava-se que as substâncias responsáveis pela atividade inseticida da família Annonaceae eram os alcaloides do tipo isoquinolínico; após o isolamento da uvaricina (Figura 26.7),[35] que apresenta atividade antitumoral, essa classe passou a ser considerada a responsável pelas mais diversas atividades biológicas de extratos da família Annonaceae. As acetogeninas isoladas de Annonaceae representam um grande grupo de metabólitos secundários isolados de alguns poucos gêneros da família Annonaceae (*Annona*, *Asimina*, *Rollinia*, *Xilopia*, *Goniothalamus* e *Uvaria*) – além da atividade antitumoral, as acetogeninas apresentam atividade parasiticida, citotóxica, anitmalárica, antimicrobiana e inseticida.

Várias acetogeninas isoladas das sementes de *Annona cherimolia* tiveram suas atividades testadas sobre *Spodoptera frugiperda*. A acetogenina esquamocina (Figura 26.8), um dos constituintes majoritários do extrato de semente, apresentou 100% de mortalidade larval quando incorporada à dieta artificial, a uma concentração de 50 µg por g de dieta.[36]

Piretrinas utilizadas no desenvolvimento de inseticidas sintéticos

Atualmente, um grande número de substâncias inseticidas conhecidas como piretrinas são utilizadas nas mais diversas formas, como líquida, aerossol, e pequenos cartuchos empregados em aquecedores elétricos foram desenvolvidos baseados na atividade inseticida

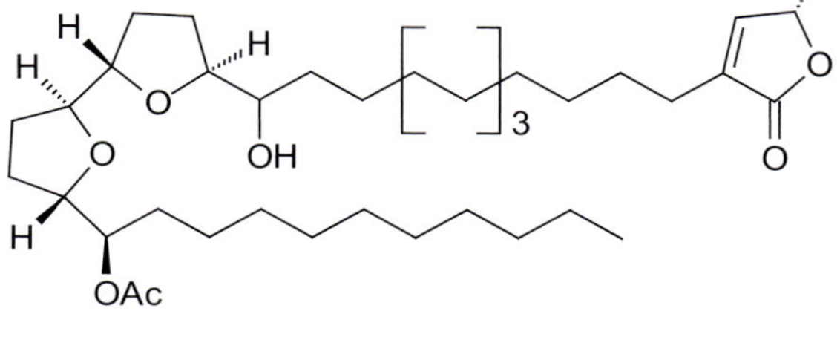

Figura 26.7. Estrutura da uvaricina.

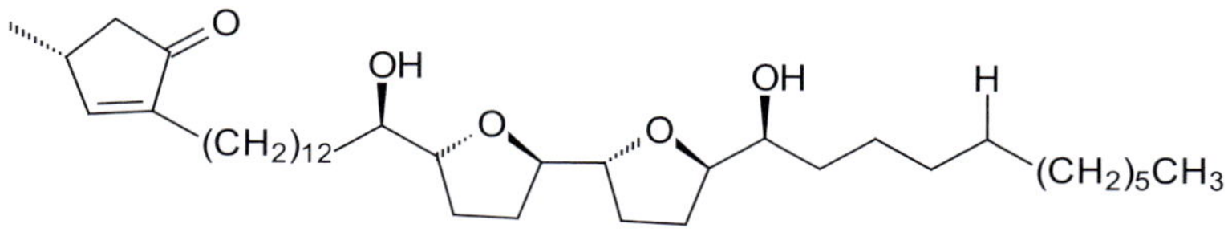

Figura 26.8. Estrutura da esquamocina.

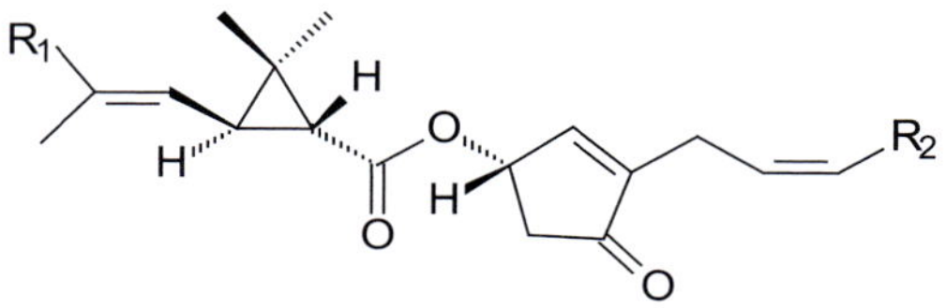

	R_1	R_2
Piretrina I	CH_3	$CH=CH_2$
Jasmolina I	CH_3	CH_2CH_3
Cinerina I	CH_3	CH_3
Piretrina II	CO_2CH_3	$CH=CH_2$
Jasmolina II	CO_2CH_3	CH_2CH_3
Cinerina II	CO_2CH_3	CH_3

Figura 26.9. Piretrinas naturais.

do piretro. Embora apresente alta atividade inseticida, o piretro é rapidamente degradado pelos raios ultravioletas da luz solar, limitando, assim, sua eficácia no campo.

As piretrinas naturais são divididas em piretrinas, jasmolinas e cinerinas I e II (Figura 26.9). A partir da década de 50, esses produtos naturais passaram a ser utilizados como fonte para o desenvolvimento de novos inseticidas, dentre eles podem ser destacadas as sínteses das aletrina (Figura 26.1), fenotrina, resmetrina e deltametrina (Figura 26.10), e mais recentemente surgiram os derivados não ciclopropânicos fenvalerato e esfenvalerato (Figura 26.10).[3,4,37]

Bioensaios importantes para o isolamento de substâncias inseticidas

O emprego de plantas e de substâncias com atividades sobre os insetos pode, de modo geral, ser abordado de duas formas. Na primeira, conhece-se a atividade inseticida, os compostos são isolados, identificados e depois sintetizados em larga escala. Na segunda forma, as plantas que apresentam atividade inseticida são utilizadas como extrato vegetal bruto. A melhor escolha dependerá da complexidade das estruturas químicas das substâncias envolvidas, que viabilizará ou não sua síntese, além dos fatores de ordem econômica e tecnológica.

As substâncias químicas provenientes de plantas são utilizadas com o objetivo principal de reduzir o crescimento populacional de insetos pragas, sendo a mortalidade apenas um dos efeitos, e para que isso ocorra na maioria das vezes é necessário que essas substâncias estejam em concentrações muito elevadas. O uso de substâncias que apenas desestimulem a ação dos herbívoros pode ser mais interessante em determinadas situações, como na proteção da cultura, pois a eliminação de alguns insetos poderá causar desequilíbrio do sistema ecológico.[38-40]

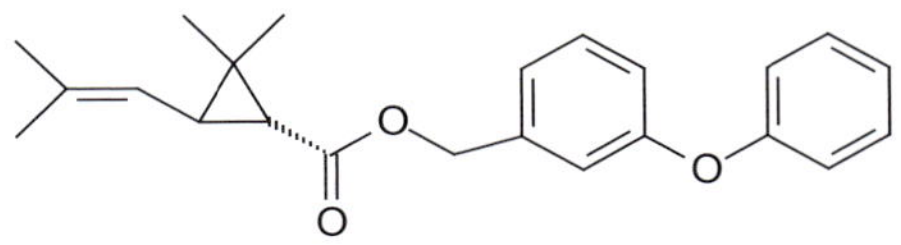

fenotrina

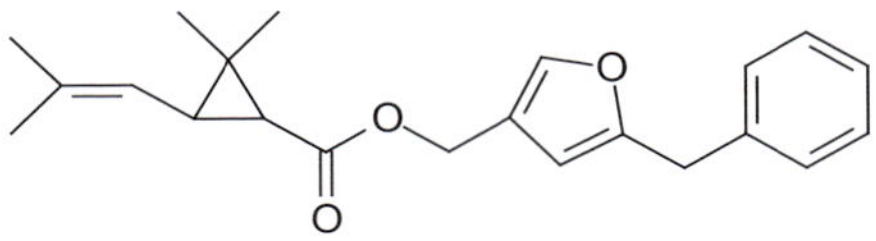

resmetrina

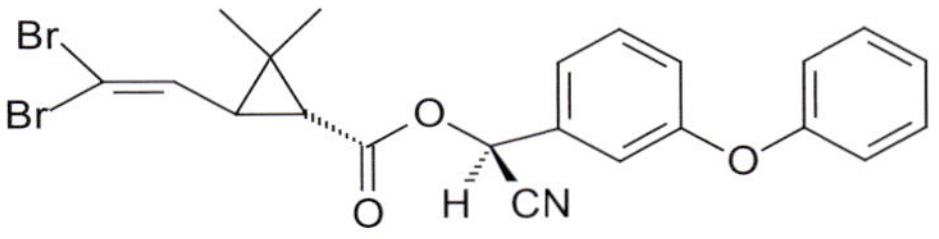

deltametrina

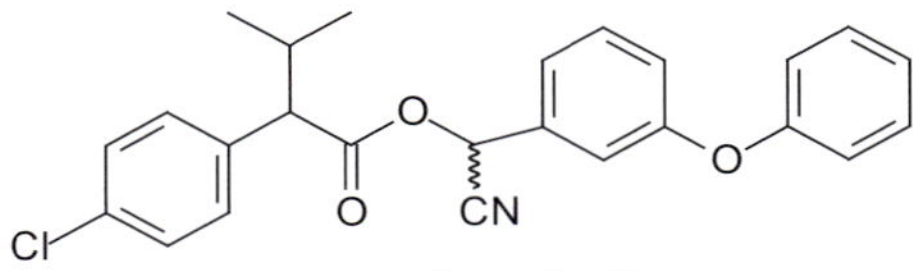

fenvalerato

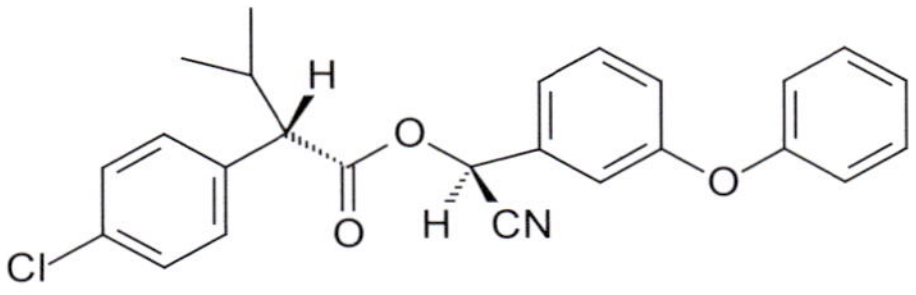

esfenvalerato

Figura 26.10. Piretrinas sintéticas.

Bioensaios de pós-ingestão

Um modelo de ensaio, descrito a seguir, de pós-ingestão utilizado para avaliar a atividade biológica do extrato vegetal bruto e/ou substância pura em estudos com lepidópteros tem sido utilizado com sucesso no Laboratório de Ensaios Biológicos do Departamento de Química da UFSCar.

O experimento é dividido em duas etapas; na primeira etapa é realizada a seleção dos extratos brutos provenientes de várias plantas, a fim de se verificar quais extratos apresentam atividade inseticida e/ou relacionada com a alimentação do inseto. Esse mesmo procedimento também é utilizado para monitorar o isolamento de substâncias ativas de um extrato vegetal. Nessa etapa são utilizadas 30 lagartas por tratamento, com os seus respectivos controles. Cada extrato é adicionado ao ácido ascórbico (um dos componentes da dieta artificial), e, depois de seco, incorporado à dieta artificial na concentração final de 100 mg/kg. O controle é preparado utilizando-se apenas o solvente necessário para solubilizar o extrato, seguindo a mesma metodologia (Figura 26.11). Depois da preparação do substrato, é realizada a inoculação de uma lagarta recém-eclodida por tubo. O experimento é monitorado diariamente e todas as observações anotadas para posterior análise. As pupas obtidas são pesadas um dia após a pupação e transferidas para copos plásticos de 50 mL de capacidade, onde permanecem até a emergência dos adultos. Os seguintes parâmetros são avaliados: duração das fases larval e pupal, peso das lagartas, peso das pupas e porcentagem de insetos mortos ao final de cada fase.

Os extratos selecionados nos testes preliminares são fracionados por cromatografia e são novamente ensaiados, seguindo a metodologia descrita anteriormente.

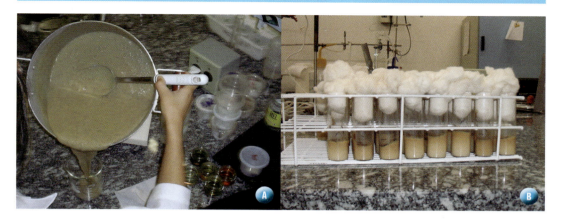

Figura 26.11. Bioensaio de pós-ingestão. **(A)** Preparo da dieta; **(B)** Substância incorporada à dieta artificial.

A metodologia citada foi empregada para avaliar o efeito por ingestão do flavonoide astilbina, isolado de *Dimorphandra mollis* (Fabaceae) sobre as lagartas de *Spodoptera frugiperda* e *Anticarsia gemmatalis*.[41] Os autores verificaram para os dois noctuídeos que houve um alongamento das fases larval e pupal, além de uma mortalidade média de 75%. A mesma metodologia[42,43] foi utilizada para analisar a atividade biológica de extratos orgânicos de folhas e ramos de três espécies de *Trichilia* (*T. catigua*, *T. elegans* e *T. claussenii*) sobre a espécie *S. frugiperda*. Os resultados obtidos indicaram que os extratos hexânico e metanólico de folhas e o hexânico de ramos *T. claussenii* foram os mais eficientes, apresentando alta taxa de mortalidade larval (superior a 60%).

Os efeitos dos extratos brutos, frações e compostos isolados das espécies *Vitex polygama* e *Siphoneugena densiflora* foram avaliados sobre o desenvolvimento de *S. frugiperda*.[44] Empregando a metodologia descrita, verificou-se que os extratos metanólicos e hidrometanólicos de *S. densiflora* ocasionaram 100% de mortalidade larval, enquanto os extratos hidrometanólicos de folhas e frutos de *V. polygama* foram os mais ativos. Os flavonoides e os taninos foram os compostos isolados que apresentaram, respectivamente, a maior atividade inseticida e a maior inibição do desenvolvimento larval.

A atividade de cinco triterpenoides – ácido oleanólico, ácido oleanônico, hispidol A, piscidinol A e odoratol – isolados dos galhos e frutos de *Cedrela fissilis* (Meliaceae) foi testada sobre a lagarta-do-cartucho do milho.[45] Toosendanina foi utilizada como controle positivo. Um alongamento da fase larval foi observado para insetos tratados com ácido oleanólico, ácido oleanônico e odoratol a 1,0; 10,0 e 50,0 mg kg^{-1} quando comparado com o controle. Todos os compostos testados reduziram o peso pupal. Os melhores resultados foram obtidos com o odoratol, que apresentou 90% de mortalidade larval. Correlação entre atividade inseticida e estrutura química também foi discutida. Em outro trabalho, empregando a mesma metodologia, seis limonoides caracterizados como mexicanolídeos isolados do extrato diclorometânico de frutos de *Cipadessa fruticosa* Blume (Meliaceae)[46] foram testados sobre *S. frugiperda*; como controle positivo utilizou-se gedunina. Ao ser incorporada a dieta artificial, a febrifugina A a 50,0 mg kg^{-1} apresentou taxa de mortalidade de 73,3%.

A atividade biológica de extratos orgânicos de folhas, galhos e frutos de *Cedrela fissilis* e de *Cipadessa fruticosa* (Meliaceae), além do caule e das raízes de *C. fissilis*, foi avaliada sobre *S. frugiperda* (J. E. Smith) desenvolvidas em condições laboratoriais.[47] Os extratos orgânicos foram incorporados à dieta artificial na proporção de 100 mg de extrato para 100 g de dieta e oferecidos a *S. frugiperda* durante seu período larval. Os parâmetros avaliados foram duração e mortalidade das fases larval e pupal e peso das pupas. O extrato diclorometânico de folhas de *C. fissilis* apresentou maior atividade inseticida, na qual ocorreu alongamento da fase larval seguido por diminuição do peso pupal, além de uma taxa de mortalidade larval de 63,3%.

Bioensaios de contato

Os procedimentos para a realização de bioensaios para investigar o papel potencial dos aleloquímicos por contato são similares aos bioensaios utilizados para inseticidas sintéticos. Um exemplo de um bioensaio de contato consiste em solubilizar a substância a ser testada em um solvente adequado, usualmente acetona por ser menos tóxica ao organismo, que é aplicada topicamente sobre o inseto com o auxílio de uma microsseringa. Nesse teste, uma série de concentrações é empregada em uma amostra de tamanho apropriado, sendo os resultados de mortalidade analisados por Probits para determinar a DL_{50}. A toxicidade por contato de 12 amidas derivadas do ácido 3,4-(metilenodioxi)cinâmico sobre lagartas de 2º instar de *S. frugiperda* foi avaliada; pela análise de Probits, verificou-se que as amidas mais ativas foram as derivadas da piperidina (Figura 26.12) e a amida natural piperina com a DL_{50} de 1,07; 17,07 e 41,79 mg/µg larva, respectivamente.[48,49]

Os bioensaios de contato também foram utilizados para fazer o biomonitoramento dos extratos e frações dos frutos de *T. claussenii*; constatou-se que as substâncias ativas sobre *S. frugiperda* eram o conjunto dos ácidos ω-fenil alcanoicos e alquenoicos. Esse conjunto de ácidos apresenta-se como uma nova classe química de potenciais agentes inseticidas, assim como os limonoides encontrados em meliáceas.[50]

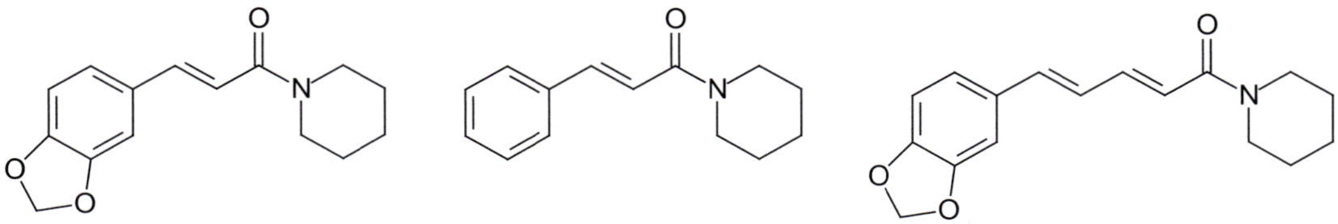

Figura 26.12. Amidas derivadas da piperidina.

Referências bibliográficas

1. Alquézar JB, Coloma AG. Insecticidas y repelentes de insectos de origem natural. Zaragoza: Centro de Investigación y Tecnología Agroalimentaria 2009; 71-140.
2. Mariconi FAM. Inseticidas e seu emprego no combate às Pragas, 5 ed. São Paulo: Editora Nobel, 1981, vol. 1.
3. Vieira PC, Fernandes JB. Plantas Inseticidas. In: Farmacognosia: da Planta ao Medicamento. Simões CMO, Schenckel EP, Gosman G, De Mello JCP, Mentz LA, Petrovick PR (eds.). Ed. UFSC e UFRS 1999; 739-54.
4. Vieira PC, Mafezoli J, Biavatti MW. Inseticidas de Origem Vegetal. In: Produtos Naturais no Controle de Insetos. 2 ed. Corrêa AG, Vieira PC (eds.). EdUFSCar 2007; 69-104.
5. Boyce AM. Insecticide synergism. In: The future of insectides. Needs and prospects. New York: John Willey & Sons 1974; 524.

6. Crombie L, Whiting DA. Review Article number 135 Biosynthesis in the rotenoid group of natural products: applications of isotope e methodology. Phytochem 1998; 49(6):1479-507.
7. Harborne JB. Distribution of the flavonoids in Leguminosae. In: Chemotaxonomy of the Leguminosae. Haborne JB, Boulter D, Turner BL (eds.). London: Academic Press 1971; 31-71.
8. Menichini F, Delle Monache F, Marini Bettolo GB. Flavonoids and rotenoids from Tephrosieae and related tribes of Leguminosae. Planta Med 1982; 45(8):243-4.
9. Ahmed-Belkacem A, Macalou S, Borrelli F, Capasso R, Fattorusso E, Taglialatela-Scafati O et al. Nonprenylated rotenoids, a new class of potent breast cancer resistance protein inhibitors. J Med Chem 2007; 19(8):1933-8.
10. Carson R. Primavera Silenciosa. Lisboa: Editorial Pórtico (do original Silent Spring, Copyright) 1962; 359.
11. Fernandes JB, Zavan C, Leite AC, Simote SY, Fachini PH, Terezan AP et al. Produtos Naturais no controle de formigas-cortadeiras In: Insetos Sociais: da biologia à aplicação. Viçosa: Editora da Universidade Federal de Viçosa 2008; 381-96.
12. Viegas C Jr. Terpenos com atividade inseticida: uma alternativa para o controle químico de insetos. Química Nova 2003; 26(3):390-400.
13. Dayan FE, Cantrell CL, Duke SO. Natural products in crop protection. Bioorg Med Chem 2009; 17(12):4022-34.
14. Appel HH. Estudo químico de la corteza del arbol *Drimys winteri* forst. Scientia 1948; 15:31-2.
15. Jansen BJM, de Groot A. The occurrence and biological activity of drimane sesquiterpenoids. Nat Prod Rep 1991; 8:309-18.
16. Jansen BJM, de Groot A. Occurrence, biological activity and synthesis of drimane sesquiterpenoids. Nat Prod Rep 2004; 21:449-77.
17. Mashimbye MJ, Maumela MC, Drewes SE. A drimane sesquiterpenoid lactone from *Warburgia salutaris*. Phytochem 1999; 51(3):435-8.
18. Brüning R, Wagner H. Review of constituents of Celastraceae- Chemistry, Chemotaxonomy, Biosynthesis, Pharmacology. Phytochem 1978; 17(11):1821-58.
19. Tincusi BM, Jiménez IA, Ravelo AG, Missico R. New sesquiterpenes from *Crossopetalum tonduzii*. J Nat Prod 1998; 61(12):1520-3.
20. Klein Gebbinck EA, Jansen BJM, de Groot A. Insect antifeedant activity of clerodane diterpenes and related model compounds. Phytochem 2002; 61(8):737-70.
21. Layne TH, Reynolds WF, McLean S, Tinto WF. Secondary metabolites from *Clerodendrum* Chinese. Nat Prod Com 2008; 3(11):1787-92.
22. Pandey R, Verma RK, Gupta MM. Neo-clerodane diterpenoids from *Clerodendrum inerme*. Phytochem 2005; 66(6):643-8.
23. Bruno M, Piozzi F, Maggio AM, Simmonds MSJ. Antifeedant activity of neoclerodane diterpenoids from two Sicilian species of *Scutellaria*. Bioch Syst Ecology 2002; 30(8):793-9.
24. Champagne DE, Koul O, Isman MB, Scudder GGE, Towers GHN. Biological activity of limonoids from the Rutales. Phytochem 1992; 31(2):377-94.
25. Butterworth JH, Morgan ED. Isolation of a substance that suppresses feeding in locust. J Chem Soc Chem Commun 1968; 23.
26. Rajab MS, Rugutt JK, Fronczek FR, Fischer NH. Structural Revision of Harrisonin and 12β-acetoxyharrisonin, two Limonoids from *Harrisonia abyssinica*. J Nat Prod 1997; 60(8):822-5.
27. Schmutterer H. Properties and potential of natural pesticides from the neem tree, *Azadirachta indica*. Ann Rev Entomol 1990; 35:271-97.
28. Van Beek TA, De Groot AE. Terpenoid antifeedants, part I. An overview of terpenoid antifeedants of natural origin. Rec Trav Chim Pays-Bas 1986; 105:513-27.
29. Morgan ED. Azadirachtin, a scientific gold mine. Bioorg Med Chem 2009; 17(12):4096-105.
30. Nathan SS, Kalaivani K, Murugan K, Chung PG. The toxicity and physiological effect of neem limonoids on *Cnaphalocrocis medinalis* (Guenée) the rice leaffolder. Pest Biochem Physiol 2005; 81(2):113-22.
31. Nathan SS, Kalaivani K, Murugan K, Chung PG. Efficacy of neem limonoids on Cnaphalocrocis medinalis (Guenée) (Lepidoptera: Pyralidae) the rice leaffolder. Crop Prot 2005; 24(8):760-3.
32. Nathan SS, Kalaivani K, Sehoon K, Murugan K. The toxicity and behavioural effects of neem limonoids on Cnaphalocrocis medinalis (Guenée), the rice leaffolder. Chemosphere 2006; 62(8):1381-7.
33. Warthen JD, Morgan ED. Insect Feeding Deterrents. In: Morgan ED & Mandava NB, eds. CRC Handbook of Natural Pesticides. Vol VI: Insects attractans and repellents. CRC Press 1990; 23-134.
34. Martinez SS. O Nim – *Azadirachta indica*. Natureza, usos múltiplos, produção. Londrina: IAPAR, 2002.

35. Alali FQ, Liu XX, McLaughlin JL. Annonaceous acetogenins: recent progress. J Nat Prod 1999; 62(3):504-40.

36. Álvarez Colom O, Neske A, Popich S, Bradón A. Toxic effects of annonaceous acetogenins from *Annona cherimolia* (Magnoliales: Annonaceae) on *Spodoptera frugiperda* (Lepidoptera: Noctuidae). J Pest Sci 2007; 80(1):63-7.

37. Wandahwa F, Van Ranst E, Van Damme I. Pyrethrum *(Chrysanthemum cinerariaefolium* Vis.) cultivation in West Kenya: origin, ecological conditions and management. Ind Crops Prod 1996; 5(4): 307-22.

38. Batista-Pereira LG. Bioensaios para Avaliação de Substâncias Químicas sobre Insetos. In: Produtos Naturais no Controle de Insetos. 2 ed. São Carlos: Editora da Universidade Federal de São Carlos 2007; 105-20.

39. Gallo G, Nakano O, Silveira Neto S, Carvalho RPL, Baptista GC, Berti-Filho E et al. Entomologia Agrícola. Piracicaba: FEALQ, 2002, vol. 10.

40. Saito ML, Pott A, Ferraz JMG, Nascimento RS. Avaliação de plantas com atividade deterrente alimentar em *Spodoptera frugiperda* (J. E. Smith) e *Anticarsia gemmatalis* Hübner. Pest R Ecotoxicol Meio Am 2004; 14:1-10.

41. Batista-Pereira LG, Petacci F, Fernandes JB, Côrrea AG, Vieira PC, Silva MFGF et al. Biological activity of astilbin from *Dimorphandra mollis* against *Anticarsia gemmatalis* and *Spodoptera frugiperda*. Pest Manag Sci 2002; 58(5):503-7.

42. Matos AP, Nebo L, Calegari ER, Batista-Pereira LG, Vieira PC, Fernandes JB et al. Atividade biológica de extratos orgânicos de *Trichilia* spp. (Meliaceae) sobre *Spodoptera frugiperda* (J. E. Smith) (Lepidoptera: Noctuidae) em dieta artificial. Bioassay 2006; 1(1):1- 7.

43. Matos AP, Nebo L, Vieira PC, Fernandes JB, Da Silva MFGF, Rodriguez RR. Constituintes químicos e atividade inseticida dos extratos de frutos de *Trichilia elegans* e *T. catigua* (Meliaceae). Química Nova 2009; 32:1553-6.

44. Gallo MBC, Rocha WC, Cunha US, Diogo FA, Silva FC, Vieira PC et al. Bioactivity of extracts and isolated compounds from *Vitex polygama* (Verbenaceae) and *Siphoneugena densiflora* (Myrtaceae) against *Spodoptera frugiperda*. Pest Manag. Sci 2006; 62(11):1072-81.

45. Leite AC, Matos AP, Batista-Pereira LG, Fernandes JB, Vieira PC, Da Silva M FGF. Activity of triterpenoids from *Cedrela fissilis* (Meliaceae) against *Spodoptera frugiperda*. Biopest Int 2008; 4(1):28-34.

46. Matos AP, Leite AC, Batista-Pereira LG, Vieira PC, Fernandes JB, Da Silva MFGF. Effects of limonoids from *Cipadessa fruticosa* (Meliaceae) on survival, growth and development of the fall armyworm *Spodoptera frugiperda*. Z. Natuforschung C 2009; 64(5/6):441-6.

47. Matos AP, Myamoto DT, Alves AR, Leite AC, Vieira PC, Fernandes JB et al. Atividade de *Cedrela fissilis e Cipadessa fruticosa* (Meliaceae) sobre a lagarta-do-cartucho do milho *Spodoptera frugiperda* (J. E. Smith) (Lepidoptera: Noctuidae). Bioassay 2010; 5(5).

48. Batista-Pereira LG, Castral TC, Da Silva MTM, Crisóstomo FR, Fernandes JB, Vieira PC et al. Insecticidal activity of synthetic cinnamoyl amides on *Spodoptera frugiperda* larvae. Z Naturforsch C 2006; 61(3/4):196-202.

49. Castral TC, Matos AP, Monteiro JL, Araujo FM, Bondancia TM, Batista-Pereira LG et al. Synthesis of a Combinatorial Library of Amides and Its Evaluation against the Fall Armyworm, *Spodoptera frugiperda*. J Agric Food Chemistry 2011; 59(9):4822-7.

50. Nebo L, Matos AP, Vieira PC, Fernandes JB, Da Silva MFGF, Rodriguez RR. Atividade inseticida dos frutos de *Trichilia claussenii* (Meliaceae) sobre *Spodoptera frugiperda*. Química Nova 2010; 33:1849-52.

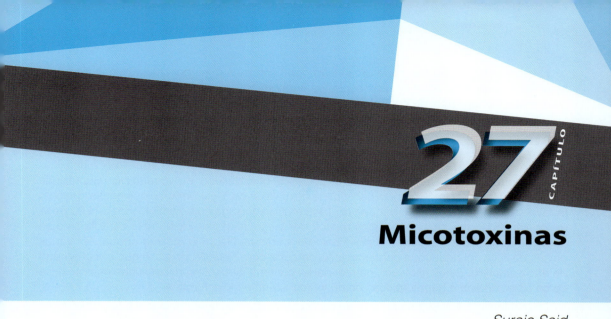

Micotoxinas

Suraia Said
Rosemeire Cristina L. Rodrigues Pietro

INTRODUÇÃO

A relação dos fungos com os outros seres vivos ocorre tanto pelos benefícios como pelos prejuízos causados pelas substâncias que eles produzem. Muitas são as substâncias de interesse biotecnológico de origem fúngica que estão direta ou indiretamente relacionadas com a qualidade de vida do ser humano e de outros animais como as enzimas, os ácidos orgânicos, os biopolímeros, os biocombustíveis, as vitaminas etc. Além dessas substâncias, os fungos produzem metabólitos secundários que não são essenciais para a sobrevivência da célula fúngica, mas que representam uma vantagem na competição por nichos ecológicos. Algumas dessas substâncias apresentam atividades biológicas e são utilizadas na terapêutica, como, por exemplo, os antibióticos, as estatinas e os alcaloides de Ergot. No entanto, os fungos também produzem toxinas genericamente denominadas micotoxinas.

Por definição, micotoxinas são metabólitos secundários de baixo peso molecular que prejudicam plantas, animais e o ser humano por apresentarem atividades citotóxicas variáveis.

Tanto os Ascomicetos, conhecidos como fungos filamentosos, como os Basidiomicetos, os orelhas-de-pau ou cogumelos são produtores de toxinas. O termo micotoxina é geralmente empregado para as toxinas produzidas por fungos que contaminam sementes. Assim, micotoxinas que requerem atenção comercial são produzidas pelos Ascomicetos.

Há excelente literatura a respeito de alguns aspectos das micotoxinas tais como sua distribuição mundial, efeitos tóxicos aos seres vivos e sobre a contaminação ambiental. Também há livros especializados que descrevem métodos de quantificação de micotoxinas, consequências de sua presença em alimentos, análises para avaliação de sua biodisponibilidade, excreção e sua relação com alguns tipos de câncer em seres humanos e animais.

Neste capítulo, é apresentada uma visão geral sobre as principais micotoxinas. Especial atenção é dada à biossíntese, aos aspectos econômicos consequentes dessas contaminações e aos mecanismos de controle.

HISTÓRICO

Em meados de 1950 pesquisadores japoneses relataram, em vários trabalhos, a intoxicação seguida de morte em cerca de 100 cabeças de gado leiteiro, provocada por micotoxinas contidas em ração animal, que era constituída de malte seco. Descobriu-se que nesse episódio tratava-se da patulina, que na década de 1943 era pesquisada como antibiótico ($C_7H_6O_4$, peso molecular 154), mas que, diante dos relatos dos pesquisadores japoneses, caracterizou-se como uma micotoxina sintetizada por *Penicillium urticae*. Naquela mesma época, em vários países da Ásia, foi relatada a contaminação de arroz com *Penicillium* sp., o que era chamado de arroz amarelo. Estes estavam, na realidade, contaminados com micotoxinas neurotóxicas como citreoviridina e hepatotóxicas como luteosquirina e cicloclorotina.

Mais relevante e que ganhou grande repercussão na mídia internacional foi o ocorrido no Reino Unido em 1960, quando cerca de 100.000 jovens perus morreram em consequência da ingestão de ração de amendoim importada da África e do Brasil. A autópsia dos perus revelou que o fígado das aves apresentava necrose aguda hepática, degeneração das células parenquimais e marcada hiperplasia do ducto biliar, caracterizando envenenamento provocado pela micotoxina, aflatoxina, produzida por algumas linhagens de *Aspergillus flavus*. Seguiram-se a esse fato inúmeras investigações sobre a produção de micotoxinas, a contaminação destas em cereais, as doenças por elas causadas, o que certamente alterou os sistemas e os regulamentos de colheita e preservação de alimentos, como será visto no decorrer deste capítulo.

BIOSSÍNTESE

A biossíntese dos metabólitos secundários está mais bem estabelecida em plantas do que em fungos, no entanto, nos últimos anos, a preocupação com os prejuízos causados pelas micotoxinas, metabólitos secundários produzidos por fungos, tem incentivado a busca pela compreensão dos mecanismos regulatórios da biossíntese dessas substâncias. Os dois gêneros de fungos nos quais está concentrada a maioria dos estudos são *Aspergillus* e *Penicillium*. Nestes, há desde estudos das vias biossintéticas, com identificação das estruturas químicas, passo a passo das vias metabólicas, até mais recentemente estudos dos *clusters* que codificam enzimas e proteínas reguladoras das reações para produção de micotoxinas. Recentemente, relatou-se que o gene *laeA* expressa a proteína nuclear LaeA, a qual regula o metabolismo secundário em várias espécies de *Aspergillus*.[1,2] Linhagens que superexpressam essa proteína mostraram aumentos nos títulos de vários metabólitos secundários, sugerindo sua ação reguladora molecular global no metabolismo secundário, independentemente de via metabólica.[3]

É de conhecimento geral que os metabólitos secundários em fungos são sintetizados por várias vias metabólicas, o que lhes confere diversidade molecular graças à versatilidade de proteínas multifuncionais como as enzimas policetídeo sintases (PKS) e as sintases peptídicas não ribossomais (NRPS). Os policetídeos fúngicos são sintetizados pelas policetídeo sintases do tipo I e constituem os metabólitos secundários mais abundantes nos fungos, incluindo micotoxinas como aflatoxina e pigmentos de esporos, cuja biossíntese em *A. nidulans* envolve a expressão do gene *wA*, que codifica uma policetídeo sintase.[4-6] As NRPS são enzimas multimodulares que sintetizam peptídios não ribossomais derivados de aminoácidos proteinogênicos e não proteinogênicos. A título de exemplo, a NRPS δ-(l-α-aminoadipil)-l-cisteinil-d-valina sintase (ACVS) catalisa o primeiro passo da síntese de metabólitos secundários importantes e, dentre eles, dos antibióticos betalactâmicos, como penicilina e cefalosporina.[7] De acordo com Yabe e cols. (2003), a aflatoxina policetídeo sintase, específica da síntese de aflatoxina, usa hexanoato, o qual é formado pela enzima ácido graxo sintase, como molécula iniciadora da síntese desta micotoxina; a aflatoxina policetídeo sintase difere da maioria das PKS que usam acetil-Coenzima A como molécula iniciadora da síntese de outros metabólitos secundários.[8]

Neste capítulo serão apresentados alguns fatores que interferem na síntese de micotoxinas como nutrientes disponíveis, espécies reativas de oxigênio (ERO), luz, pH, temperatura, metais e atividade de água.

Dentre os nutrientes que mais interferem na síntese de micotoxinas estão as fontes de carboidrato e de nitrogênio. Distintos carboidratos interferem diferentemente na síntese de uma mesma micotoxina e isso também ocorre com o suprimento de nitrogênio. Abbas e cols. demonstraram elegantemente que em *Aspergillus ochraceus* a biossíntese de ocratoxina A foi reprimida por glicose, sacarose, maltose, galactose, xilose e glicerol, enquanto em presença de lactose os níveis dessa toxina aumentaram, sugerindo indução da sua síntese.[9] No mesmo trabalho foi relatado que fontes de nitrogênio inorgânico reduziam significantemente a produção de ocratoxina A, enquanto ureia e aminoácidos induziram essa síntese. Os estudos de expressão gênica demonstraram que os efeitos observados pelas fontes de carbono e nitrogênio parecem ser modulados em nível de transcrição gênica.

Em *Aspergillus flavus* e *A. parasiticus* a fonte de nitrogênio mostrou-se determinante para a biossíntese da aflatoxinas B1 e B2. Já em culturas de *A. flavus* a presença de triptofano reduziu em 33% a produção de B1 e a níveis não detectáveis de B2; nas culturas suplementadas com tirosina a produção de aflatoxina B1 e B2 estavam aumentadas em cerca de 2,3 e 2,8 vezes, respectivamente. Os estudos do efeito desses aminoácidos em *A. parasiticus* demonstraram que em cada espécie a fonte de nitrogênio regula de maneira diferente a produção de uma mesma aflatoxina, pois os níveis de B1 e G1 encontravam-se aumentados em cerca de duas e oito vezes, respectivamente, quando triptofano estava presente na cultura e não tinha efeito significativo sobre a biossíntese de B1. A presença de tirosina no meio de cultivo aumentou também em duas vezes os níveis de B1 e três vezes os de B2, mas reduziu os níveis de G1.[10] Esse trabalho mostra claramente a influência das condições bióticas na produção de um metabólito secundário.

Entretanto, nem só esses fatores exercem influência sobre a síntese dos metabólitos secundários e dentre esses sobre as micotoxinas. Os fungos utilizam oxigênio para desempenhar suas funções vitais e manter suas vias metabólicas ativas e, consequentemente, geram ERO. Esses, por sua vez, danificam as membranas celulares quando ocorre um desequilíbrio entre os sistemas capazes de captar as espécies reativas e os sistemas que os geram, sendo tal desequilíbrio conhecido como estresse oxidativo. Recentemente foi relatado que em *Aspergillus parasiticus* o estresse oxidativo tanto de dentro como de fora das células interfere na biossíntese de aflatoxina.[11] Esses autores observaram que durante a fase de crescimento desse fungo a biossíntese de aflatoxina se inicia assim que os níveis das enzimas antioxidantes – as quais sequestram os radicais livres – decresce. Os autores mencionados antes baseiam essa suposição no fato de que um mutante, cujo gene está envolvido na resposta antioxidante (Ap*yapA*), uma vez deletado, aumentou a suscetibilidade desse fungo a substâncias oxidantes extracelulares, além de conferir-lhe síntese precoce de ERO e de aflatoxina. A complementação genética do mutante ΔAp*yapA* restaurou a biossíntese da aflatoxina como ocorre na linhagem selvagem.

Dentre os fatores ambientais que interferem na síntese de micotoxinas, está a luz, cujos efeitos sobre a biossíntese de aflatoxina de *A. nidulans* mostraram que as luzes vermelha e branca inibiam a síntese de aflatoxina, enquanto a luz azul estimulava.[12]

Quanto aos efeitos que o pH exerce, Keller demonstrou que a expressão do gene estrutural homólogo que codifica para esterigmatocistina e aflatoxina, *stcU* em *A. nidulans* e *ver-1* em *A. parasiticus* foi afetado pelo pH externo do meio líquido de crescimento.[13] Ambos transcritos foram expressos em altos níveis em meio ácido (pH 4,0-6,0) se em comparação com pH neutro (7,0) e básico (8,0), portanto parece que as condições ácidas são mais favoráveis para a biossíntese de aflatoxina que as alcalinas.[14]

Há vários relatos sobre o efeito da temperatura na biossíntese de aflatoxina por *A. flavus*, mas, de acordo com o trabalho de O'Brian e cols., o intervalo de temperatura no qual os maiores níveis dessa micotoxina são produzidos está compreendido entre 28 e 30 °C, sendo que a 37 °C, temperatura ótima para o crescimento do fungo, a produção diminui.[15] Esses pesquisadores encontraram ainda que todos os genes envolvidos com a biossíntese de aflatoxina estavam muito mais expressos a 28 °C que a 37 °C e que, à medida que diminuía a temperatura, abaixo de 28 °C, a produção caía linearmente. Mudanças de temperatura permissíveis para não permissíveis e vice-versa mostraram não ter efeito sobre a biossíntese de aflatoxina, o que indica que a inibição da aflatoxina não se deve à ausência de uma molécula precursora nem à presença de uma molécula inibidora.[14] Trabalhos recentes têm demonstrado que o mecanismo regulatório exercido pela temperatura em *A. flavus* não se aplica a *A. nidulans*, pois neste há produção de aflatoxina a 37 °C.[14]

Sabe-se desde as décadas de 1960 e 1970 que a síntese de aflatoxina por *A. flavus* é estimulada por alguns metais. Em *A. parasiticus* a biossíntese de aflatoxina está geneticamente controlada por pelo menos 20 genes responsáveis pelo acúmulo de precursores da aflatoxina tais como O-metil esterigmatocistina (OMS) e esterigmatocistina (ST).[16,17] Cuero e cols., explorando o significado molecular dos metais e aflatoxina, relataram que uma mistura de cobre, ferro e zinco aumentava significativamente a biomassa, o RNA total e a transcrição de genes envolvidos na biossíntese de aflatoxina.[18]

Não menos importante que os fatores antes descritos é o efeito da umidade para o desenvolvimento dos fungos e, consequentemente, biossíntese de micotoxinas, como será abordado a seguir.

PRINCIPAIS MICOTOXINAS

Estima-se que de 10% a 30% dos grãos colhidos são perdidos por infecções causadas por fungos e cerca de 25% das colheitas mundiais de alimentos estão contaminadas por micotoxinas, segundo a Organização das Nações Unidas para a Alimentação e a Agricultura/Organização Mundial da Saúde (FAO/WHO).[19] A contaminação pode ocorrer antes, durante ou após a colheita. Segundo Magan e Aldred, diversos fatores determinam as condições de contaminação dos fungos nas culturas de cereais independentemente do fungo e da planta (Tabela 27.1).[20]

Sem dúvida, é impossível não haver fungos no meio ambiente e, assim, como apresentado na Tabela 27.1, é preciso conhecer como evitar a contaminação fúngica nas etapas de produção de um cereal. Os fatores abióticos considerados mais importantes em qualquer das fases, seja durante o cultivo, a colheita ou a pós-colheita, são a umidade e a temperatura, os quais podem interferir em qualquer dessas fases. Isso foi bem demonstrado por Lund e Frisvad, que descreveram que a contaminação de trigo e cevada por *Penicillium verrucosum*, um dos produtores de ocratoxina A, cuja ocorrência foi bem descrita na pós-colheita, podia acontecer também durante o processo de colheita em anos chuvosos e criticamente durante a secagem e estocagem.[21]

Tabela 27.1. Fatores que influenciam a contaminação fúngica e a produção de micotoxinas

	Pré-colheita	Colheita	Pós-colheita
Fatores implícitos	Linhagens fúngicas; carga de esporos; interação com insetos; ecossistema microbiológico; dano por doença da planta	Interação com insetos; carga de esporos	Linhagens fúngicas; carga de esporos; interação com insetos; ecossistema microbiológico; dano por doença da planta
Fatores extrínsecos	Condições climáticas	Condições climáticas	Condições climáticas; temperatura; nível de oxigênio
Fatores intrínsecos	Atividade de água; diferenças nas variedades de plantas; natureza do substrato; composição de nutrientes	Conteúdo de mistura	Atividade de água; natureza do substrato; nutrição mineral; composição de nutrientes
Fatores de processamento	Práticas agronômicas	Taxa de secagem; dano mecânico, mistura de grãos; temperatura	Rapidez de secagem; dano mecânico; atmosfera; mistura de grãos; preservativos químicos; condições de higiene

Adaptado de Magan e Aldred.[20]

No milho, os mesmos fatores de secagem durante a pós-colheita podem favorecer a contaminação e a produção de fumonisinas por *Fusarium verticilioides* e *F. proliferatum*, tricotecenos e zearalenona por *F. graminearum* e aflatoxinas por *Aspergillus flavus*.[22, 23]

Pelo fato de um mesmo fungo produzir várias micotoxinas, há autores que relatam a existência de mais de 500 dessas substâncias. Se considerarmos que os micro-organismos na natureza podem sofrer mutações; trocar material genético no ecossistema e que apresentam facilidade de adaptação às condições ambientais, as quais mudam constantemente, então esse número pode ser ainda maior, uma vez que a síntese de micotoxinas é dependente também das condições ambientais.

As principais micotoxinas bem conhecidas pelos prejuízos que causam na agricultura, na pecuária e, consequentemente, na saúde humana estão descritas na Tabela 27.2, com suas respectivas estruturas químicas apresentadas na Figura 27.1. Além da presença de micotoxinas nos cereais descritos na tabela, elas também se encontram em frutas, legumes e alimentos industrializados como cereais matinais, pasta de amendoim, óleos vegetais e outros que podem derivar de matéria-prima contaminada.

A literatura reporta inúmeros exemplos de estudos dos níveis de contaminação por micotoxinas nesses alimentos.[24,25] Os dados apresentados na Tabela 27.2 são independentes do país e dos níveis detectados, uma vez que parece ser de ampla distribuição no mundo, o que faz necessário sua constante avaliação. Os cinco tipos de micotoxinas considerados econômica e toxicologicamente importantes são: aflatoxinas (AF), ocratoxina A (OTA), zearalenona (ZEA), fumonisinas (FB1, FB2) e os tricotecenos (desoxinivalenol [DON], nivalenol [NIV] e HT2-toxina [HT-2]).[26]

Aflatoxinas são compostos altamente mutagênicos, tóxicos, teratogênicos e cancerígenos.[27] Além da hepatotoxicidade, também causam danos no desenvolvimento de crianças

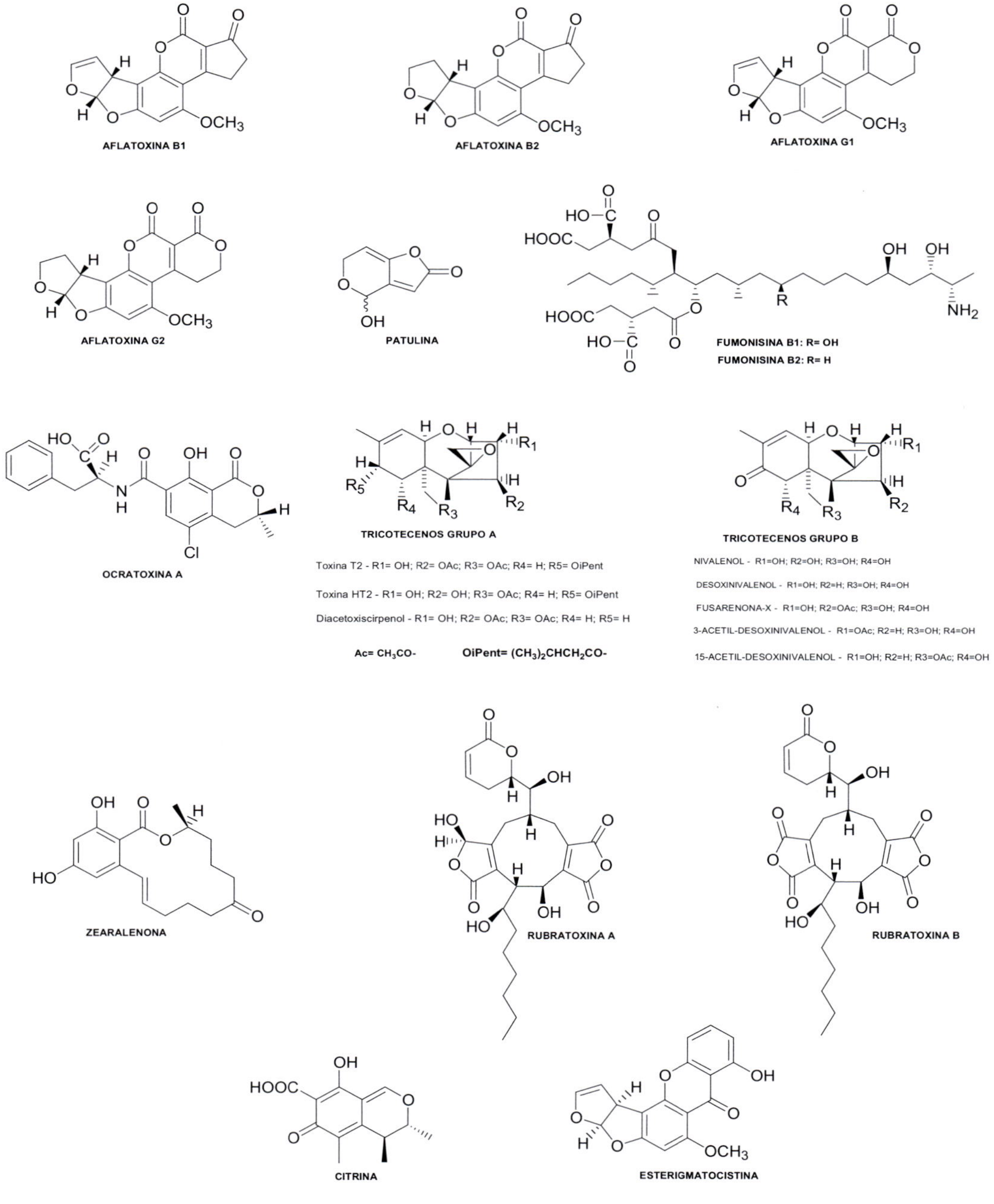

Figura 27.1. Estruturas químicas das principais micotoxinas.

Tabela 27.2. Principais micotoxinas e os produtos que elas infectam

Micotoxinas	Fungos	Produtos contaminados e seus derivados
Aflatoxina B1	*Aspergilus flavus*; *A. parasiticus*	Amendoim,[33] milho,[34] semente de algodão,[33] arroz,[33] trigo,[35] aveia,[35] cevada,[10,35] sorgo,[36] soja,[33] batata,[37] girassol[33]
Aflatoxina B2	*Aspergilus flavus*; *A. parasiticus*	Milho,[38,39] trigo,[39] óleo de amendoim,[40] arroz,[41] cevada[42]
Aflatoxina G1	*A. parasiticus*	Arroz,[43] cevada[42]
Aflatoxina G2	*A. parasiticus*	Cevada,[42] arroz[43]
Patulina	*Aspergillus* sp.; *Penicillium* sp.; *Byssochlamys nivea*	Maçã,[44] milho,[44] trigo,[45] cevada,[45] suco de maçã[26]
Fumonisina B1, B2	*Fusarium moniliforme*; *F. proliferatum*; *F. verticillioides*	Milho, derivados de milho, sorgo, chá-preto, plantas medicinais[26]
Ocratoxina A	*Aspergillus ochraceus*; *Penicillium vidicatum*; *P. verrucosum*	Milho, trigo e farinha de trigo, sorgo, cevada, aveia, feijão, leite, farinha de mandioca crua, café, centeio, soja, grãos de cacau, vinho e suco de uva, cerveja[46]
Tricotecenos dos grupos A e B	*Fusarium sporotrichioides*; *F. poae*; *F. graminearum*; *Myrothecium roridum*; *Stachybotrys chartarum*	Centeio, cevada, aveia, milho, arroz, cerveja, trigo e produtos do trigo[47]
Zearalenona	*Fusarium graminearum*; *F. culmorum*; *F. moniliforme*; *F. oxysporum*	Milho, cevada, aveia, trigo, sorgo[48]
Rubratoxina A e B	*Penicillium rubrum*; *P. purpurogenum*	Milho, legumes, semente de girassol, amendoim[49]
Citrinina	*Penicillium citrinum*; *Aspergillus flavus*	Milho, amendoim, arroz, cevada, trigo[50]
Esterigmatocistina	*Aspergillus versicolor*; *A. chevalieri*; *A. ruber*	Milho, arroz, farinha de mandioca, feijão,[51] outros grãos, pão, queijo, temperos, café, soja, pistache, ração animal[52]

e afetam o sistema imune de seres humanos e animais.[28] A contaminação de humanos com aflatoxinas pode ocorrer pela ingestão direta de alimentos contaminados ou indiretamente pelo consumo de produtos oriundos de animais que foram alimentados com rações contaminadas. Essa micotoxina é atualmente considerada um problema mundial especialmente em países tropicais e subtropicais, nos quais as condições de temperatura e umidade favorecem o crescimento dos fungos, principalmente, dos gêneros *Aspergillus* e *Penicillium*. As principais aflatoxinas são designadas AFB1 ou B1, AFB2 ou B2, AFG1 ou G1, AFG2 ou G2, AFM1 ou M1 e AFM2 ou M2, sendo as duas últimas produtos da biodegradação da AFB1 e AFB2 no fígado dos animais.[29] AFM1 também é encontrada em culturas de *A. parasiticus*.[30] O interesse pelo estudo dessas substâncias surgiu a partir de 1961, após o episódio previamente relatado de rações de aves, que continham amendoim contaminado com essas micotoxinas. Estudos subsequentes elucidaram a estrutura química de uma dessas micotoxinas: a AFB1.[31] AFB1 e AFB2 emitem fluorescência azul, enquanto as aflatoxinas G1 e G2 amarelo-esverdeado, sendo essa característica importante para distinção do tipo de aflatoxina contaminante.[32]

A patulina vem sendo reportada desde a década de 1940 em inúmeros trabalhos, os quais citam como principais produtores dessa micotoxina os gêneros de fungos *Penicillium*, *Aspergillus* e *Byssochlamys*, e em maior evidência estão as espécies *Penicillum expansum*, *P. urticae*, *P. claviforme*, *P. milinii*, *Aspergillus terreus* e *A. clavatus*. Dentre os produtores de patulina destaca-se *P. expansum*, que tem como principal hospedeiro a maçã e seus derivados, incluindo o suco de maçã. Patulina foi detectada também em cenoura, tomate, espinafre, alface, uva, laranja, pera, pêssego e outros sucos de frutas.[45] A preocupação com essa micotoxina advém de suas atividades genotóxica, carcinogênica, mutagênica, teratogênica, neurotóxica, embriotóxica e imunotóxica. Por esse motivo, os limites máximos, permitidos em alguns países, têm sido reduzidos e feito dessa micotoxina a que apresenta regulamentação mais rígida para frutas e vegetais.[53]

O interesse na contaminação por fumonisinas e pelos fungos que as produzem se deve aos prejuízos econômicos causados na pecuária. O principal hospedeiro dos fungos do gênero *Fusarium*, produtores de fumonisinas, é o milho, no qual elas são encontradas em níveis elevados. O milho é o constituinte básico de rações para bovinos, equinos, suínos e aves, e sua contaminação causa várias doenças tanto nesses animais como em humanos.[54,55] No entanto, não somente no milho elas vêm sendo detectadas, uma vez que Martins e cols. demonstraram sua presença em plantas medicinais tais como folhas de laranjeiras, flores e folhas de tília e camomila e Santos e cols. evidenciaram-nas em folhas de sálvia, raiz de valeriana e aniz estrelado.[56,57] De acordo com Scott, as fumonisinas são estáveis ao calor.[58] Podem estar covalentemente ligadas a açúcares, proteínas e amidos em alimentos que foram processados sob aquecimento. Por outro lado, foram encontradas também ligadas em alimentos não processados como farinha de milho.[59,60] As fumonisinas são classificadas quimicamente em A (A1-A4), B (B1-B4), C (C1-C4) e P.[54] No entanto, a que se encontra em maior abundância é a FB1, seguindo-se a FB2 e a FB3, esta sendo também considerada a mais tóxica.[61]

Outra micotoxina que merece destaque é a ocratoxina A (OTA) por sua incidência global e seus potenciais carcinogênico, teratogênico, embriotóxico, genotóxico, neurotóxico, imunossupressor e nefrotóxico.[46] A ocratoxina A juntamente com a aflatoxina A foram descritas como os primeiros metabólitos fúngicos tóxicos a animais, que na década de 1960 permitiram o desenvolvimento da micotoxicologia.[62] OTA é o membro mais tóxico das ocratoxinas que inclui seu metil ester, etil éster conhecido como ocratoxina C (OTC), 4-hidroxiocratoxina A (4-OH OTA), ocratoxina B, entre outras.[46] OTA foi descrita por Van der Merwe e cols. (1965) como um metabólito produzido por *Aspergillus ochraceus*.[63] Hoje se sabe que outras espécies de *Aspergillus* e do gênero *Penicillium* também produzem essa micotoxina. Além dos produtos citados na Tabela 27.2, merece destaque a contaminação na farinha de trigo, por ser um dos principais ingredientes de inúmeros alimentos como pão, massas, bolachas, bolos e outros. Apesar de a farinha possuir baixo teor de atividade de água e ser considerado um produto seguro, do ponto de vista microbiológico, há trabalhos descrevendo a sobrevivência de conídios de *Penicillium verrucosum* por vários anos, o que requer um controle maior nas suas condições de estocagem.[64]

A presença de micotoxinas, embora não reconhecida na época como tal, remonta inclusive a fatos bíblicos como a 10ª praga do Egito. Sabe-se que com a escassez de alimentos, causada pela morte dos animais e dos peixes e a devastação das plantações, os cereais eram guardados em celeiros, ou abaixo da terra para serem protegidos de contaminação. Entretanto, como não havia conhecimento científico para detecção precisa da presença de fungos os grãos já estavam contaminados, pois havia vestígios de gafanhotos e/ou moscas dos estábulos. Junte-se a isso que o forte calor propiciava o desenvolvimento de um fungo altamente tóxico nesses grãos. Como tradicionalmente no Egito antigo os primogênitos (tanto humanos quanto animais) tinham a preferência na alimentação, eles recebiam a primeira porção, a mais contaminada por ser mais vulnerável, e ainda recebiam uma porção extra no final. Havia, portanto, um excesso de micotoxinas presentes nesses alimentos, o que levava os primogênitos à morte, pois estes eram os que mais ingeriam alimento contaminado. Hoje, acredita-se que esses cereais estavam contaminados com tricotecenos.

Os tricotecenos apresentam grande significado até os dias de hoje graças à sua toxicidade e constituem uma grande família de toxinas com mais de 190 membros quimicamente relacionados e que são produzidos principalmente por fungos dos gêneros *Fusarium*, *Myrothecium* e *Stachybotrys*.[65] Caracterizam-se pela presença de anel sesquiterpeno e podem ser classificados em quatro grupos nomeados de acordo com o grupo funcional presente.[47,65] São tricotecenos do tipo A: toxina T-2, toxina HT-2 e diacetoxiscirpenol (DAS), caracterizados pela ausência de um grupo carbonílico na posição C_8. Dentre os tricotecenos do tipo B, encontram-se o deoxinivalenol (DON ou vomitoxina) e o nivalenol, os quais possuem um grupo carbolílico na posição C_8. Os tricotecenos classificados como tipo C são crotocina e bacarina, que possuem um anel epóxido entre as posições $C_{7,8}$ ou $C_{9,10}$. Satratoxina e roridina são tricotecenos do tipo D e se caracterizam por conter um anel macrocíclico entre C_4 e C_{15}.[47,65] De acordo com Sudakin (2003), os tricotecenos são, de maneira geral, resistentes à degradação por fatores ambientais como luz e temperatura, mas podem ser degradados por ácidos e bases fortes.[47] Dentre os tricotecenos, T2 é o mais tóxico e é produzido por espécies de *Fusarium* sp., as quais crescem em grãos de vários cereais em regiões de clima frio ou em estocagem úmida.[65,66] Tricotecenos macrocíclicos têm sido detectados em plantas conhecidas como medicinais tais como *Baccharis* sp., as quais são popularmente utilizadas como chás.[67]

Zearalenonas compõem outro importante grupo de micotoxinas produzidas por espécies de *Fusarium* tais como *Fusarium roseum*, *F. graminearum*, *F. tricinctum*, *F. moniliforme* e outras. É amplamente conhecido que essa micotoxina causa distúrbios estrogênicos e vulvovaginites em animais de fazenda, domésticos e provavelmente em humanos que ingerem alimentos contaminados. O modo de ação dessa micotoxina e de seus metabólitos está relacionado com a ligação competitiva aos receptores de estrógenos no útero, na glândula mamária, no fígado e no hipotálamo.[68] As micotoxinas desse grupo apresentam uma lactona macrocíclica ligada a uma metade do grupamento resorcinol (*m*-benzenediol) e estão classificadas em cinco principais metabólitos: α-zearalenol, β-zearalenol, α-zearalanol, β-zearalanol e zearalenona.[69] Zearalenona (ZEA) é um composto que apresenta estabilidade ao calor durante estocagem, moagem, processamento e cozimento.[68]

Entretanto, as micotoxinas também devem ter outras propriedades que as tornarão importantes principalmente para a indústria farmacêutica como já é o caso da rubratoxina A, que, em relato recente, apresenta-se como uma futura substância anticâncer. Essa micotoxina é detentora de capacidades antitumoral e antimetastática por regular a proteína fosfatase 2A (PP2A), que tem a função de fosforilar muitas proteínas em células eucarióticas.[70] PP2A é uma fosfatase celular que regula negativamente múltiplas vias de sinalização pró-crescimento/ pró-sobrevivência, as quais frequentemente se encontram desreguladas e, portanto, estão associadas à progressão do câncer. Assim, a ativação farmacológica da PP2A é um alvo desejável para quimioprevenção e quimioterapia do câncer.[71] Rubratoxina é produzida por *Penicillium rubrum*, o qual foi isolado de milho mofado, usado como ração para suínos, gado e frangos, causando-lhes doenças hemorrágicas e morte, além de serem hepatotóxicas, nefrotóxicas e esplenotóxicas. Caracteristicamente, *P. rubrum* produz um pigmento vermelho que também pode ser produzido por *P. purpurogenum*, e ambos estão amplamente espalhados na natureza e contaminam amendoim, legumes, milho e semente de girassol. Esses fungos produzem duas rubratoxinas, A e B, que, diferentemente de outras micotoxinas, não são retidas no micélio, como acontece com as aflatoxinas.[49]

Outra micotoxina que merece atenção é a citrinina (CIT ou CTN) que foi primeiramente isolada de culturas de *Penicillium citrinum*, mas também é produzida por várias espécies de *Aspergillus*, *Monascus* e outros *Penicillium* tais como *P. verrucosum* e *P. expansum*. É um contaminante natural de alimentos, de ampla distribuição geográfica e apresenta atividades tóxicas, mas o mecanismo de toxicidade permanece controverso até hoje. De acordo com alguns autores, há poucas evidências de toxicidade em experimentos conduzidos em animais e humanos. Provavelmente isto se deve a dois fatores: a inexistência de um método analítico oficial e sua instabilidade no alimento, resultado de mudanças que a CIT sofre em temperaturas superiores a 140 °C. Assim, a Agência Internacional de Pesquisa em Câncer (IARC) classifica a CIT no grupo III.[72] É relatado em vários trabalhos que CIT exerce efeito tóxico sobre várias células animais incluindo as embrionárias e ataca preferencialmente os rins, causando nefrotoxicidade e adenomas renais.[73] Além disso, de acordo com Yu e cols., há evidências morfológicas de apoptose em linhagens celulares humanas que incluem fragmentação de núcleos com formação de bandas de DNA causadas por CIT.[74]

Não apenas as aflatoxinas são importantes micotoxinas, mas um de seus intermediários, esterigmatocistina (STC), tem também destaque por sua toxicidade. STC está presente em várias espécies de *Aspergillus* tais como *A. versicolor*, *A. chevalieri*, *A. ruber*, *A. amstelodami*, *A. aureolatus*, *A. quadrilineatus*, *A. sydowi* e em gêneros de fungos como *Penicillium*, *Bipolaris*, *Chaetomium*, *Emiricella*.[52] *A. versicolor* é considerado o principal produtor de STC, sendo capaz de produzir a 27 a 29 °C 210 mg/L se cultivado em meio líquido e 8 g/kg se em meio sólido contendo milho.[75] Assim como a aflatoxina que esse intermediário produz, ele também apresenta atividades tóxicas principalmente para o fígado da maioria dos animais testados em laboratórios, além de ser considerado um potencial agente de atividades carcinogênica, teratogênica e mutagênica, mas, segundo VerŠilovskis e De Saeger, não há informação conclusiva e viável da ocorrência de STC em análises de alimentos.[52]

IMPORTÂNCIA ECONÔMICA

As micotoxinas e principalmente as aflatoxinas desqualificam economicamente os cereais que contaminam sem, no entanto, prejudicar a produção desses cereais. De acordo com Amaike e Keller, as perdas econômicas geradas pelas micotoxinas variam muito nas distintas regiões do planeta e não há precisão absoluta desses prejuízos, principalmente em alguns países da Ásia e da África.[76] Isso se deve a vários fatores, incluindo a própria legislação vigente em alguns países desses continentes e a inexistência de um organismo regulador central que obrigue o relato e providencie a remessa dos cereais para análise. Nos EUA, o prejuízo anual gerado por micotoxinas é de cerca de 1 bilhão de dólares, cabendo às aflatoxinas a responsabilidade da contaminação principalmente do milho, do amendoim, das sementes de algodão, de amêndoas e de nozes. Vários países têm leis que regulamentam a presença de micotoxinas em alimentos e grãos, mas os níveis permitidos variam de país para país e há de se considerar que em países populosos e em desenvolvimento há maior flexibilidade quanto a esses níveis. Por outro lado, existe também uma variação do tipo de micotoxina regulamentada; por exemplo, as aflatoxinas estão regulamentadas em muitos países por seu caráter tóxico e carcinogênico já estar bem reconhecido, mas outras micotoxinas menos comuns não estão. Além dos prejuízos causados aos cereais, as micotoxinas interferem também na criação de suínos e aves. Sabe-se que aflatoxinas, ocratoxinas, zearalenonas, fumonisinas e outras como DON (vomitoxina), contidas em rações para aves, bovinos e suínos, podem causar redução do crescimento, provocam hemorragias, fraqueza nas pernas, perda de peso, alterações renais dentre outros danos e que, se não tratados, levam à morte dos animais. Detalhes das doenças provocadas por cada micotoxina podem ser encontrados em livros especializados sobre o assunto. Neste caso, o importante é ressaltar que as perdas econômicas causadas pelas micotoxinas não estão restritas a sementes e cereais, mas que se estendem à avicultura e à criação de animais, implicando grandes prejuízos econômicos e requerendo cada vez mais controle rigoroso das rações animais. Segundo a Organização das Nações Unidas para a Alimentação e a Agricultura (FAO), aproximadamente 25% do fornecimento mundial de grãos está contaminado com micotoxinas. Estima-se que a perda de grãos e outros alimentos resultantes da contaminação por micotoxinas seja de cerca de 1.000 milhões de toneladas a cada ano, o que representa milhões de dólares, afetando principalmente os agricultores, os produtores de animais para consumo humano e os produtores de alimentos e rações.[77] Tanto em animais como em humanos a inalação de fungos que produzem micotoxinas, assim como a ingestão de alimentos contaminados com essas toxinas provocam gastos tanto em âmbito veterinário como nos sistemas de saúde dos países. No primeiro caso, muitas vezes surgem alergias que podem se repetir pelo fato de os trabalhadores estarem expostos às rações animais contaminadas com fungos produtores de toxinas. Os prejuízos advindos da ingestão de alimentos contaminados com micotoxinas vêm recebendo atualmente especial atenção de estudiosos, não somente pelos efeitos diretos que essas toxinas causam na saúde humana, mas também pelo potencial carcinogênico que muitas delas possuem.

CONTROLE DA CONTAMINAÇÃO POR MICOTOXINAS

Algumas medidas podem ser tomadas para prevenir ou mesmo atenuar a contaminação de alimentos por micotoxinas. Essas medidas podem ser divididas em controle durante a produção do alimento e controle após o alimento ter sido contaminado. Dentre os métodos aplicáveis durante a produção encontram-se: boas práticas agrícolas, controle biológico, controle químico, semeadura de sementes naturalmente resistentes e semeadura de sementes geneticamente modificadas. A descontaminação de produtos contendo micotoxinas pode ser efetiva com o uso de várias substâncias químicas e de adsorventes.

Boas práticas agrícolas

Está bem estabelecido que a colheita das frutas e cereais deve acontecer precocemente, e, no caso de frutas, não devem ser misturados frutos colhidos da planta com aqueles caídos no chão. No caso de grãos, que devem passar por secagem, esta deve ser rápida, o que prevenirá o crescimento de fungos e a infestação por insetos, os quais carregam esporos de fungos. Grãos já secos não devem ser expostos à umidade e, se forem armazenados, isto deve ocorrer em ambientes ventilados, nos quais a umidade do ar pode ser mantida baixa, assim como é possível assegurar transporte em condições secas. Além das medidas preventivas na colheita, algumas práticas no plantio podem prevenir ou minimizar a contaminação fúngica, como a rotação de cultura, o plantio em solos não contaminados e a irrigação adequada. A aplicação de fungicidas e pesticidas no campo pode minimizar a contaminação de fungos produtores de micotoxinas, mas esse método não condiz com o momento atual, que tem por meta preservar o meio ambiente e, além disso, essa prática pode contaminar o alimento que está sendo produzido.

CONTROLE BIOLÓGICO

Linhagens de fungos atoxigênicas podem ser utilizadas na competição com aquelas que produzem micotoxinas. Esse processo é feito aspergindo-se esporos dos fungos atoxigênicos sobre as plantações. De acordo com Benitez e cols., esporos de *Trichoderma* podem ser usados para controlar fungos patogênicos mediante mecanismos como: competição por nutrientes e espaço, efeito fungistático e antibiótico, micoparasitismo, biofertilização e estimulação dos mecanismos de defesa da planta (eliciação).[78]

Sabe-se que as lesões causadas pelo ataque de insetos às culturas propiciam a penetração de fungos nos tecidos vegetais. Portanto, se um sistema impedir que insetos lesionem as plantas, permitirá redução nos níveis de contaminação fúngica e, consequentemente, a redução dos teores das micotoxinas por eles produzidas. Há mais de 10 anos esse sistema existe e está presente em algumas culturas transgênicas, como as de milho híbrido, algodão, amendoim e batata, nas quais foi inserido o gene da bactéria *Bacillus thuringiensis* que expressa uma proteína tóxica (Cry1Ab) para alguns insetos que reconhecidamente são pragas das plantações.[79] Entretanto, há controvérsias quanto à efetividade desse sistema na redução da contaminação por micotoxinas, uma vez que há relatos que apresentam diminuição dos teores de micotoxina enquanto outros não. De acordo com Smale e cols., essas diferenças provavelmente se devem às variações do tipo de cultura, das condições ambientais e da localização geográfica da plantação.[80]

CONTROLE QUÍMICO

Aditivos químicos em pó ou em solução têm sido usados para inibir a produção de micotoxinas por fungos em silagens. Biro e cols. utilizaram três misturas contendo sais e ácidos orgânicos diferentes para investigar o efeito desses compostos na formação de micotoxinas em silagem de milho e, após 6 meses, avaliaram os níveis das seguintes micotoxinas (que geralmente contaminam esse cereal): zearalenonea; T-2 toxina; aflatoxina; fumonisina; ocratoxina e deoxinivalenol. A formulação em pó contendo formiato de cálcio, benzoato de sódio e nitrito de sódio foi a mais efetiva e apresentou os melhores resultados, pois reduziu os níveis de todas as micotoxinas, mas a redução foi maior nas três últimas, chegando a 30%. O mecanismo de ação que propicia essa redução na produção de algumas micotoxinas ainda está sob investigação.[81]

Semeadura de sementes resistentes

Um dos objetivos da biotecnologia vegetal atual está centrado no desenvolvimento de sementes de plantas que sejam mais resistentes aos ataques de pragas incluindo insetos, fungos, vírus e bactérias, além de resistência a estresses ambientais. A resistência à contaminação de uma planta por micotoxinas pode ocorrer pela produção de metabólitos vegetais que inibem a produção da micotoxina, pela espécie fúngica contaminante ou ainda pela alteração genômica na semente da planta, que se torna resistente à contaminação por algumas espécies de fungos.

Descontaminação

Muito se tem escrito e falado sobre métodos de descontaminação de alimentos com micotoxinas. Aqui serão abordados alguns desses métodos na certeza de que o assunto não estará esgotado nesse tópico. Para que um composto ou processo seja utilizado na descontaminação de micotoxinas em produtos para fins alimentícios, algumas exigências estabelecidas pelos órgãos reguladores mundiais (FAO) devem ser cumpridas:

- O processo deve ser capaz de destruir, inativar ou eliminar as micotoxinas, sem que haja perda do valor nutritivo e sem produção de produtos tóxicos ou carcinogênicos.
- Não permitir, em condições favoráveis, que restos de micélio ou de esporos voltem a germinar e a produzir micotoxinas novamente.

Alguns compostos químicos como ácido fórmico, ácido propiônico, hidróxido de sódio, amônia, ozônio, peróxido de hidrogênio, bissulfetos, cloretos e alguns solventes orgânicos como acetona, etanol, hexano e isopropanol, associados ou não a altas pressões e extração, mostram efeito extremamente satisfatório na destoxificação de micotoxinas em produtos alimentícios. Um método promissor e que ainda apresenta reservas para aplicação, por seus custos, é a degradação oxidativa realizada com gás de ozônio. O gás de ozônio tem limitada produção pelos sistemas convencionais, o que o encarece. De acordo com McKenziel e cols., o tratamento de várias micotoxinas, com aplicações de gás de ozônio, em distintas concentrações (2%-20%) e em tempos que variaram de 15 segundos até 5 minutos, mostrou-se efetivo para a maioria testada.[82] Em algumas micotoxinas assim tratadas, as análises por cromatografia líquida de alta eficiência (HPLC), mostraram completa degradação da micotoxina com destruição mínima dos nutrientes do alimento. No entanto, nem todos preenchem os requisitos exigidos pela FAO, uma vez que alguns deixam resíduos tóxicos e/ou reduzem o valor nutricional.[83,84] Para mais detalhes, sugere-se a leitura das legislações vigentes.

Há substâncias que podem ligar-se às micotoxinas que eventualmente estejam presentes em um ou mais ingredientes da ração. Argilas, bentonitas de cálcio ou de sódio, vermiculitas e diatomitas são citadas em vários trabalhos como agentes descontaminantes. Argila de aluminossilicato e bentonita misturadas a rações contaminadas mostraram-se efetivas na redução dos níveis de aflatoxina e de seus efeitos deletérios em porcos, gado, ratos e aves que ingeriram tais misturas sem causar problemas digestivos.[85] Contudo, a eficiência desse método depende da micotoxina contaminante; por exemplo, foi ineficiente em rações contaminadas com zearalenona e, portanto, a literatura relata como controversos alguns resultados de descontaminação com essas substâncias.[86]

Ainda se encontra em fase de experimentação a utilização de glucomananos modificados, oriundos da parede celular da levedura *Saccharomyces cerevisae*. Esse carboidrato liga-se a uma ampla variedade de micotoxinas de maneira rápida, o que é de fundamental importância para impedir a absorção da micotoxina no intestino.

CONCLUSÃO

O plantio de espécies vegetais resistentes a ataques fúngicos já é uma realidade, mas, além disso, as boas práticas de plantio, de colheita e de armazenagem dos produtos agrícolas são fatores que auxiliam a prevenção de contaminação por micotoxinas. Entretanto, deve-se levar em consideração que os fungos são seres amplamente distribuídos na natureza, são de fácil adaptação ambiental, podem produzir mais de uma micotoxina, que, por serem metabólitos secundários, apresentam vias biossintéticas complexas, o que torna difícil sua inibição por completo, seja por produtos químicos, mutação ou outros métodos. Portanto, é necessária a vigilância constante na produção de alimentos. Assim, o controle de contaminação por fungos produtores de micotoxina tem obrigatoriamente de considerar o genoma do fungo contaminante, da planta e a relação do fungo com a espécie vegetal. Os prejuízos econômicos agrícolas causados pelas micotoxinas vêm sendo relatados há muito tempo e esses se estendem às saúdes humana e animal. Urge o desenvolvimento de métodos precisos e rápidos de detecção, assim como legislação vigente, abrangente e rigorosa para evitar o consumo de alimentos contaminados. Não menos importante é a formação de profissionais capacitados para essas áreas, já que estamos em um país considerado o celeiro do mundo e cuja economia está alicerçada na produção agrícola.

Referências bibliográficas

1. Perrin R M, Fedorova ND, Bok JW, Cramer RA, Wortman JR, Kim HS et al. Transcriptional regulation of chemical diversity in *Aspergillus fumigatus* by LaeA. PLoS Pathog 2007; 3:e50.

2. Kale SP, Milde L, Trapp MK, Frisvad JC, Keller NP, Bok JW. Requirement of LaeA for secondary metabolism and sclerotial production in *Aspergillus flavus*. Fungal Genet Biol 2008; 45:1422-9.

3. Bohnert M, Wackler B, Hoffmeister D. Spotlights on advances in mycotoxin research. Appl Microbiol Biotech 2010; 87:1-7.

4. Watanabe A, Ono Y, Fujii I, Sankawa U, Mayorga ME, Timberlake WE et al. Product identification of polyketide synthase coded by *Aspergillus nidulans* wA gene. Tetrahedron Lett 1998; 39:7733-6.

5. Bhatnagar D, Ehrlich KC, Cleveland TE. Molecular genetic analysis and regulation of aflatoxin biosynthesis. Appl Microbiol Biotech 2003; 61:83-93.

6. Keller NP, Turner G, Bennett JW. Fungal secondary metabolism – from biochemistry to genomics. Nat Rev Microbiol 2005; 3:937-47.

7. Smith DJ, Earl AJ, Turner G. The multifunctional peptide synthetase performing the first step of penicillin bio-synthesis in *Penicillium chrysogenum* is a 421073 dalton protein similar to *Bacillus brevis* peptide antibiotic synthetases. EMBO J 1990; 9:2743-50.

8. Yabe K, Chihaya N, Hamamatsu S, Sakuno E, Hamasaki T, Nakajima H et al. Enzymatic conversion of averufin to hydroxyversicolorone and elucidation of a novel metabolic grid involved in aflatoxin biosynthesis. Appl Environ Microbiol 2003; 69:66-73.

9. Abbas A, Vales H, Dobson ADW. Analyses of the effect of nutritional factors on OTA and OTB biosynthesis and polychetide syntase gene expression in *Aspergillus ochraceus*. Int J Food Microbiol 2009; 135:22-7.

10. Wilkinson JR, Yu J, Bland J M, Nierman WC, Bhatnagar D, Cleveland, TE. Amino acid supplementation reveals differential regulation of aflatoxin biosynthesis in *Aspergillus flavus* NRRL 3357 and *Aspergillus parasiticus* SRRC 143. Appl Microbiol Biotech 2007; 74:1308-19.

11. Reverberi M, Zjalic S, Ricelli A, Punelli F, Câmera E, Fabbri C et al. Modulation of antioxidant defense in *Aspergillus parasiticus* is involved in aflatoxin biosynthesis: a role for the ApyapA gene. Eukaryot Cell 2008; 7(6):988-1000.

12. Purschwitz J, Muller S, Kastner C, Schoser M, Haas H, Espeso EA et al. Functional and physical interaction of blue- and red-light sensors in *Aspergillus nidulans*. Curr Biol 2008; 18:255-9.

13. Keller NP, Nesbitt C, Sarr B, Phillips TD, Burrow GB. pH regulation of sterigmatocystin and aflatoxin biosyn-thesis in *Aspergillus* spp. Phytopathol 1997; 87:643-8.

14. Georgianna DR, Payne GA. Genetic regulation of aflatoxin biosynthesis: from gene to genome. Fungal Genet Biol 2009; 46:113-25.

15. O'Brian GR, Georgianna DR, Wilkinson JR, Yu J, Abbas HK, Bhatnagar D et al. The effect of elevated temperature on gene transcription and aflatoxin biosynthesis. Mycologia 2007; 99:232-9.

16. Yu J, Chang PK, Ehrlich KC, Cary JW, Montalbano B, Dyer JM et al. Characterization of the critical amino acids of an *Aspergillus parasiticus* cytochrome P-450 monoxygenase encoded by ordA that is involved in the biosynthesis of aflatoxin B1, G1, B2, G2. Appl Environ Microbiol 1998; 64:4834-41.

17. Yu J, Woloshuk CP, Bhatnagar D, Cleveland TE. Cloning and characterization of avfA and omtB genes involved in aflatoxin biosynthesis in three *Aspergillus* species. Gene 2000; 248:157-67.

18. Cuero R, Ouellet T, Yu J, Mogongwa N. Metal ion enhancement of fungal growth,gene expression and aflatoxin synthesis in *Aspergillus flavus*: RT-PCR characterization. J Appl Microbiol 2003; 94:953-61.

19. Cirillo T, Ritieni A, Galvano F, Cocchieri RA. Natural co-occurrence of deoxynivalenol and fumonisins B1 and B2 in Italian marketed foodstuffs. Food Addit Contam 2003; 20(6):566-71.

20. Magan N, Aldred D. Post-harvest control strategies: minimizing mycotoxins in the food chain. Int J Food Microbiol 2007; 119:131-9.

21. Lund F, Frisvad JC. *Penicillium verrucosum* in wheat and barley indicates presence of ochratoxin A. J Appl Microbiol 2003; 95:1117-23.

22. Marin S, Magan N, Ramos AJ, Sanchis V. Fumonisin-producing strains of *Fusarium*: a review of their eco-physiology. J Food Protection 2004; 67:1792-805.

23. Desjardins AE. *Fusarium* mycotoxins: chemistry, genetics and biology. Minnesota: APS Press, 2006.

24. Park DL, Njapau H. Contamination issues and padding. J Am Oil Chem Soc 1989; 66:1402-5.

25. Ellis WO, Smith JP, Simpson BK, Oldham JH. Aflatoxins in food: occurrence, biosynthesis, effects on organ-isms, detection, and methods of control. Crit Rev Food Sci Nutr 1991; 30:403-39.

26. Pettersson H, Holmberg T, Larsson K, Kaspersson A. Aflatoxins in acid-treated grain in Sweden and occurrence of aflatoxin M1 in milk. J Sci Food Agric 1989; 48:411-20.

27. Ruffell PL, Trinder DW. A mini-column screening test for aflatoxins in sorghum malt. J Inst Brewing 1990; 96:7-10.

28. Lovelace CEA, Aalbersberg WGL. Aflatoxin levels in foodstuffs in Fiji and Tonga island. Plant Foods Hum Nutr 1989; 39:393-9.

29. Atehnkeng J, Ojiambo PS, Ikotun T, Sikora RA, Cotty PJ, Bandyopadhyay R. Evaluation of atoxigenic isolates of *Aspergillus flavus* as potential biocontrol agents for aflatoxin in maize. Food Addit Contam 2008; 25(10):1264-71.

30. Monbaliu S, Van Poucke C, Detavernier C, Dumoulin F, Van De Velde M, Schoeters E et al. Occurrence of mycotoxins in feed as analyzed by a multi-mycotoxin LC-MS/MS method. J Agric Food Chem 2010; 58:66-71.

31. Bao L, Trucksess MW, White KD. Determination of aflatoxins B1, B2, G1, and G2 in olive oil, peanut oil, and sesame oil. J AOAC Intern 2010; 93(3):936-42.

32. Mazaheri M. Determination of aflatoxins in imported rice to Iran. Food Chem Toxicol 2009; 47(8):2064-6.

33. Mateo EM, Gil-Serna J, Patiño B, Jiménez M. Aflatoxins and ochratoxin A in stored barley grain in Spain and impact of PCR-based strategies to assess the occurrence of aflatoxigenic and ochratoxigenic *Aspergillus* spp. Int J Food Microbiol 2011; 149(2):118-26.

34. Trucksess MW, Abbas HK, Weaver CM, Shier WT. Distribution of aflatoxins in shelling and milling fractions of naturally contaminated rice. Food Add Contaminants 2011; 28:1076-82.

35. Mansfield MA, Jones AD, Kuldau GA. Contamination of fresh and ensiled maize by multiple *Penicillium* mycotoxins. Phytopathology 2008; 98(3):330-6.

36. Malmauret L, Parent-Massin D, Hardy JL, Verger P. Contaminants in organic and conventional foodstuffs in France. Food Addit Contam 2002; 19(6):524-32.

37. Sant'Ana AS, Simas RC, Almeida CAA, Cabral EC, Rauber RH, Mallmann CA et al. Influence of package, type of apple juice and temperature on the production of patulin by *Byssochlamys nivea* and *Byssochlamys fulva*. Intern J Food Microbiol 2010; 142:156-63.

38. Duarte SC, Lino CM, Pena A. Mycotoxin food and feed regulation and the specific case of ochratoxin A: a review of the worldwide status. Food Addit Contam 2010; 27(10):1440-50.

39. Sudakin DL. Trichothecenes in the environment: relevance to human health. Toxicol Lett 2003; 143:97-107.

40. Wood GE. Mycotoxins in foods and feeds in the United States. J Animal Sci 1992; 70:3941-9.

41. Marth EH. Mycotoxins. In: Foodborne diseases, San Diego: Academic Press 1990; 137-157.

42. Polisenska I, Pfohl-Leszkowicz A, Hadjeba K, Dohnal V, Jirsa O, Denesova O et al. Occurrence of ochratoxin A and citrinin in Czech cereals and comparison of two HPLC methods for ochratoxin A detection. Food Addit Contam 2010; 27(11):1545-57.

43. Valente-Soares LM, Rodriguez-Amaya DB. Survey of aflatoxins, ochratoxin A, zearalenone and sterigmatocystin in some Brazilian foods by using multi-toxin thin-layer chromatographic method. J Assoc Off Anal Chem 1989; 72:22-6.

44. Veršilovskis A, De Saeger S. Sterigmatocystin: occurrence in foodstuffs and analytical methods – an overview. Mol Nutr Food Res 2010, 54:136-47.

45. Tam J, Mankotia M, Mably M, Pantazopoulos P, Calway P, Scott PM. Survey of breakfast and infant cereals for aflatoxins B1, B2, G1 and G2. Food Addit Contam 2006; 23(7):693-9.

46. Huanga B, Hanb Z, Caia Z, Wub Y, Rena Y. Simultaneous determination of aflatoxins B1, B2, G1, G2, M1 and M2 in peanuts and their derivative products by ultra-high-performance liquid chromatography – tandem mass spectrometry. Anal Chim Acta 2010; 662:62-8.

47. Massey TE, Stewart RK, Daniels JM, Ling L. Biochemical and molecular aspects of mammalian susceptibility to aflatoxin B1 carcinogenicity. Proc Soc Exp Biol Med 1995; 208:213-27.

48. Wild CP. Aflatoxin exposure in developing countries: the critical interface of agriculture and health. Food Nutr Bull 2007; 28:S372-S380.

49. Allcroft R, Roberts BA. Toxic groundnut meal: the relationship between aliatoxin B1 intake by cows and excretion of aflatoxin M1 in milk. Vet Rec 1968; 82:116.

50. Lutz WK, Jaggi W, Luthy J, Sagelsdorff P, Schlatter C. In vivo covalent binding of aflatoxin B1, and aflatoxin M1 to liver DNA of rat, mouse and pig. Chem-Biol Interact 1980; 32:249-56.

51. Asao T, Buchi G, Abdel-Kader M, Chang S, Wick E, Wogan GN. Aflatoxins B and G. J Am Chem Soc 1963; 85:1706-7.

52. Wogan GN, Kensler TW, Groopman JD. Present and future directions of translational research on aflatoxin and hepatocellular carcinoma. A review. Food Addit Contam 2012; 29(2):249-57.

53. Desmarchelier A, Mujahid C, Racault L, Perring L, Lancova K. Analysis of patulin in pear- and apple-based foodstuffs by liquid chromatography electrospray ionization tandem mass spectrometry. J Agric Food Chem 2011; 59(14):7659-65.

54. Lino CM, Silva LJG, Pena AS. Fumonisinas: presença em alimentos, implicações na saúde e aspectos legislativos. Rev Port Cienc Vet 2004; 99(552):181-92.

55. Labuda R, Parich A, Vekiru E, Tancinová D. Incidence of fumonisins, moniliformin and *Fusarium* species in poultry feed mixtures from Slovakia. Ann Agric Environ Med 2005; 12:81-6.

56. Martins M.L, Martins HM, Bernardo F. Fumonisins B1 and B2 in black tea and medicinal plants. J Food Protect 2001; 64:1268-70.

57. Santos L, Marín S, Sanchis V, Ramos AJ. Screening of mycotoxin multicontamination in medicinal and aromatic herbs sampled in Spain. J Sci Food Agric 2009; 89:1802-7.

58. Scott PM. Recent research on fumonisins: a review. Food Addit Contam 2012; 29:242-8.

59. Dall'Asta C, Mangia M, Berthiller F, Molinelli A, Sulyok M, Schuhmacher R et al. Difficulties in fumonisin determination: the issue of hidden fumonisins. Anal Bioanal Chem 2009; 395:1335-45.

60. Dall'Asta C, Galaverna G, Aureli G, Dossena A, Marchelli R. A LC/MS/MS method for the simultaneous quantification of free and masked fumonisins in maize and maize-based products. World Mycotoxin J 2008; 1:237-46.

61. Labuda R, Tancinová D, Hudec T. Identification and enumeration of *Fusarium* species in poultry feed mixtures from Slovakia. Ann Agric Environm Med 2003; 10(1):61-6.

62. Zinedine A., Blesa J, Mahnine N, El Abidi A, Montesano D., Mañes J. Pressurized liquid extraction coupled to liquid chromatography for the analysis of ochratoxin A in breakfast and infants cereals from Morocco. Food Control 2010; 21(2):132-5.

63. Van der Merwe KJ, Steyn PS, Fourie L. Ochratoxin A, a toxic metabolite produced by *Aspergillus ochraceus*. Nature 1965; 205:1112-3.

64. Cabañas R, Bragulat MR, Abarca ML, Castella G, Cabañes FJ. Occurrence of *Penicillium verrucosum* in retail wheat flours from the Spanish market. Food Microbiol 2008; 25:642-7.

65. Li Y, Wang Z, Beier RC, Shen J, De Smet D, De Saeger S et al. T-2 toxin, a trichothecene mycotoxin: review of toxicity, metabolism, and analytical methods. J Agric Food Chem 2011; 59:3441-53.

66. Foroud NA, Eudes F. Trichothecenes in cereal grains. Intern J Mol Sci 2009; 10:147-73.

67. Rizzo I, Varsavky E, Haidukowski M, Frade H. Macrocyclic trichothecenes in *Baccharis coridifolia* plants and endophytes and *Baccharis artemisioides* plants. Toxicon 1997; 35(5):753-7.

68. Yazar S, Omurtag GZ. Fumonisins, trichothecenes and zearalenone in cereals. Int J Mol Sci 2008; 9:2062-90.

69. Huffman J, Gerber R, Du L. Recent advancements in the biosynthetic mechanisms for polyketide-derived mycotoxins. Biopolymers 2010; 93(9):764-76.

70. Wada S, Usami I, Umezawa Y, Inoue H, Ohba S, Someno T et al. Rubratoxin A specifically and potently inhibits protein phosphatase 2A and suppresses cancer metastasis. Cancer Sci 2010; 101(3):743-50.

71. Switzer CH, Cheng RYS, Vitek TM, Christensen DJ, Wink DA, Vitek MP. Targeting SET/I$_2$PP2A oncoprotein functions as a multi-pathway strategy for cancer therapy. Oncogene 2011; 30: 2504-13.

72. Arévalo FJ, Granero AM, Fernández H, Raba J, Zón MA. Citrinin (CIT) determination in rice samples using a micro fluidic electrochemical immunosensor. Talanta 2011; 83(3):966-73.

73. Singh ND, Sharma AK, Dwivedi P, Patil RD, Kumar M. Experimentally induced citrinin and endosulfan toxicity in pregnant Wistar rats: histopathological alterations in liver and kidneys of fetuses. J Appl Toxicol 2008; 28(7):901-7.

74. Yu FY, Liao YC, Chang CH, Liu BH. Citrinin induces apoptosis in HL-60 cells via activation of the mitochondrial pathway. Toxicol Lett 2006; 161:143-51.

75. Rabie CJ, Lubben A, Steyn M. Production of STC by *A. versicolor* and *Bipolaris sorokiniana* on semisynthetic liquid and solid media. Appl Environ Microbiol 1976; 32:206-8.

76. Amaike S, Keller NP. *Aspergillus flavus*. Ann Rev Phytopathol 2011; 49:107-33.

77. Iheshiulor OOM, Esonu BO, Chuwuka OK, Omede AA, Okoli IC, Ogbuewu IP. Effects of mycotoxins in animal nutrition: a review. Asian J Animal Sci 2011; 5:19-33.

78. Benitez T, Rincon AM, Limon MC, Codon AC. Biocontrol mechanisms of *Trichoderma* strains. Int Microbiol 2011; 7:249-60.

79. Wu F. Mycotoxin reduction in Bt corn: potential economic, health, and regulatory impacts.Transgenic Res 2006; 15:277-89.

80. Smale M, Zambrano P, Cartel M. Bales and balance: a review of the methods used to assess the economic impact of Bt cotton on farmers in developing economies. J Agrobiotech Manag Econ 2006; 9(3):195-212.

81. Biro D, Juracek M, Kacaniova M, Simko M, Galik B, Michalkova J et al. Occurrence of microscopic fungi and mycotoxins in conserved high moisture corn from Slovakia. Ann Agric Environ Med 2009; 16(2):227-32.

82. McKenzie KS, Sarr KA, Mayura K, Bailey RH, Miller DR, Rogers TD et al. Oxidative degradation and detoxification of mycotoxins using a novel source of ozone. Food Chem Toxicol 1997; 35(8):807-20.

83. Peraica M, Domijan AM, Jurjevic Z, Cvjetkovic B. Prevention of exposure to mycotoxins from food and feed. Arch Ind Hyg Toxicol 2002; 53:229-37.

84. Mallmann CA, Dilkin P, Giacomini L, Rauber RH. Critérios para seleção de um bom seqüestrante para micotoxinas. Anais da Conferência APINCO 2006 de Ciência e Tecnologia Avícolas, 2006. Santos, São Paulo: FACTA, 2006.

85. Scheideler SE. Effects of various types of aluminosilicates and aflatoxin B1 or aflatoxin toxicity, chick performance and mineral status. Poultry Sci 1993; 72:282-8.

86. Zain ME. Impact of mycotoxins on humans and animals. J Saudi Chem Soc 2011; 15:129-44.

Índice Remissivo

A

Ácido abiético, 296

Acoplamento estereosseletivo entre dois radicais coniferílicos para a formação da pinoresinol, 368

Agentes anticoagulantes utilizados como praguicidas (rodenticidas), 346

Alcaloides de micro-organismos, vírus e organismos marinhos, 445

Alcaloides derivados de plantas de significância farmacêutica e biológica, 475-478

Alcaloides derivados dos aminoácidos alifáticos ornitina e lisina, 461

  alcaloides derivados da lisina, 469

  alcaloides derivados da ornitina, 463

  alcaloides indolizidínicos, 472

  alcaloides piperidínicos, 470

  alcaloides pirrolidínicos e tropânicos, 464

  alcaloides pirrolizidínicos, 467

  alcaloides quinolizidínicos, 472

  detecção, extração, isolamento e identificação, 472

  emprego farmacêutico, 474

  extração de alcaloides tropânicos, 474

  introdução, 461

Alcaloides derivados dos aminoácidos aromáticos, 481

  alcaloides oriundos do precursor triptofano, 483

    alcaloides oriundos do precursor fenilalanina, 490

    alcaloides oriundos do precursor tirosina, 489

      alcaloides benzilisoquinolínicos, 489

    alcaloides quinolínicos, 485

    alcaloides terpeno-indólicos, 484

  extração, isolamento e identificação dos alcaloides, 492

    extração com solução aquosa, 492

    extração com solvente hidrofílico, 494

    extração com solvente orgânico polar, 494

    identificação dos alcaloides, 496

    separação dos alcaloides, 494

      separação de acordo com diferentes basicidades dos alcaloides, 494

      separação dos alcaloides por grupo funcional, 495

      separação dos alcaloides por procedimentos cromatográficos, 495

  função dos alcaloides em plantas, 496

  significância biológica dos alcaloides, 497

  vias biossintéticas dos aminoácidos aromáticos triptofano, tirosina e fenilalanina, 481

Alcaloides e aminas utilizados atualmente na clínica, 497-506

Alcaloides heterocíclicos, 456-458

Alcaloides pirrolidínicos e tropânicos, 464

Alcaloides usados na medicina, 442

Alcaloides utilizados na agricultura, 444

Alcaloides: aspectos gerais, 441

  alcaloides, 441

  definição, 441

  detecção, extração, isolamento, identificação ou determinação estrutural, 447

  histórico, 442

  importância ecológica de alguns tipos de alcaloides, 446

  principais tipos estruturais, precursores biogenéticos e famílias de ocorrência, 444

  propriedades químicas e farmacológicas, 444

Alguns alcaloides terpenoindólicos importantes, 486

Alguns casos especiais para herborização, 111

Alguns destinos da glicose no metabolismo vegetal, 42

Alguns tipos de esqueletos de triterpenos, 316

Alguns triterpenos importantes do reino vegetal e principais efeitos biológico-farmacológicos, 322

Amidas derivadas da piperidina, 538

Aminoácidos e sua participação na biossíntese de alcaloides, 463

Análises que determinam a qualidade de plantas medicinais, 195

  caracterização química de espécies medicinais, 197

  generalidades, 195

  plantas medicinais e a validação de método cromatográfico, 203

    exatidão, 212

    linearidade, 207

    precisão, 209

      precisão intermediária, 210

      repetibilidade, 209

      reprodutibilidade, 210

    recuperação – R(%), 211

    robustez, 212

    seletividade/especificidade, 205

Análogos às lignanas e respectivos exemplos, 363

Anticoagulantes derivados de cumarinas e diferentes de warfarina e dicumarol, 354

Aplicação da extração por micro-ondas para a extração de produtos naturais, 151

Armários de aço utilizados para acondicionamento de exsicatas em herbários, 108

Artemisia annua resultante do programa de melhoramento do CPQBA e da Mediplant, 120

Atividade antimicrobiana do óleo essencial e dos componentes majoritários (μL/mL), 264

Atividade antioxidante do óleo essencial e do controle positivo (μL/mL), 265

Atividade antiparasitária do espintanol, 262
Atividades biológicas
de diterpenos destacadas na literatura, 301
de quinonas destacadas na literatura, 428
relatadas para taninos e destacadas na literatura, 420
Avaliação da seletividade por CLAE-UV-DAD de extratos
hidroalcoólicos das folhas da *Copaifera langsdorffii*, 206
Avicena: influência árabe na medicina ocidental, 7

B

Berberina, capsaicina, ricinina e lasiocarpina, 446
Bioensaio de pós-ingestão, 537
Biogênese descrevendo a origem do dicumarol, 342
Biogêneses
do (*E*)-β-ocimeno e (*Z*)-β-ocimeno a partir do GPP, 251
do (*E*)-cariofileno, óxido de cariofileno e α-humuleno a
partir do FPP, 254
do α-pineno, β-pineno, α-tujeno e canfeno, 252
do α-terpinoleno, limoneno, α-terpineno, γ-terpineno e
4-terpineol a partir do NPP, 251
do eugenol, anetol e estragol, 255
do mirceno a partir do NPP, 251
do nerolidol, germacreno D e eremofileno a partir do FPP,
254
do safrol, 256
Biossíntese
da artemisinina a partir do amorfo-4,11-dieno, 274
da capsaicina, 493
da efedrina e análogos, 492
da emodina, 426
da esquimianina, 489
da fenilalanina e tirosina, 484
da hiosciamina, 468
da *L*-fenilalanina, *L*-tirosina e derivados fenólicos a partir
do ácido chiquímico, 50
da nicotina, 64
da papaverina, 491
da retronecina e senecionina, 64
da serotonina, 485
das antraquinonas encontradas em *Cassia angustifolia*,
48
das furano e piranocumarinas, 341
de ajmalicina, 486
de alcaloides benzilisoquinolínicos, 66
de alguns derivados do aminoácido *L*-valina, 276
de quinina, quinidina, cinchonidina e cinchonina, 488
do (+)-germacrano A, o precursor da maioria das
lactonas sesquiterpênicas, dando origem ao
costunolido ou inunolido, 272
Biossíntese do ácido
antranílico e triptofano, 483
chiquímico a partir do fosfoenolpiruvato (PEP) e da
eritrose-4-fosfato, 49
chiquímico, 482
corísmico, 482
lisérgico, 67
palmítico a partir da condensação das unidades de
acetil-CoA e malonil-CoA, 46
prefênico a partir do ácido chiquímico, 249
Biossíntese do alcaloide
cuscohigrina, 466
higrina, 465
Biossíntese do desoxilapachol e da alizarina, 427
Biossíntese do difosfato de isopentenila, 55
Biossíntese do dimetilalildifosfato (DMAPP) a partir do ácido
mevalônico (MVA), 249
Biossíntese do esqualeno a partir
de duas unidades de difosfato de farnesila, 59
do difosfato de farnesila, 318

Biossíntese do *L*-triptofano a partir do ácido corísmico, 51
Biossíntese do licopeno, 60
Biossíntese do precursor dos diterpenos, o difosfato de
copalila, 57
Biossíntese dos alcaloides lobelina e lobelanina, 471
Biossíntese dos principais grupos de flavonoides, 53
Biossíntese dos triacilglicerídeos, 47
Brugmansia suaveolens (Willd.) Bercht. & Presl., conhecida
como saia-branca ou trombeteira, 513

C

Camptotina A, 415
Caracterização química de extratos vegetais das flores
e frutos coletados da espécie medicinal *Copaifera
langsdorffii* Desf., 199
Catequina e seus estereoisômeros, 396
Chás no mercado americano, em 2010, distribuídos
percentualmente por categorias comerciais, 175
Classificação dos alcaloides de acordo com a origem
biogenética, 462
Classificação dos taninos conforme características químicas
e estruturais, 408
Classificação, características e exemplos estruturais
representativos para os quatro principais grupos e duas
classes análogas das cumarinas, 339
Coinjeção, amostra com adição dos padrões de
hidrocarbonetos, 201
Coleta, herborização e identificação de espécies vegetais,
103
como e o que coletar, 105
herborização e como herborizar, 105
identificação e como identificar, 112
introdução, 103
Cominuidores para materiais
finos: micronizadores, 142
grandes: trituradores ou esmagadores, 140
intermediários: moinhos, 141-142
Comparação entre as fontes originais coletadas e fontes
biossintéticas previstas dos metabólitos marinhos
aprovados e/ou em fase clínica de pesquisa para o uso
como medicamento, 28
Comportamento de diferentes materiais quanto às suas
propriedades mecânicas, 143
Condensação das unidades de acetil-CoA e malonil-CoA na
rota biossintética dos derivados do acetil-CoA, 45
Consumo mundial de chás verde e preto (em mil toneladas),
173
Conteúdo do arquivo
.mol da capsaicina, 93
.pdb da capsaicina, 94
Conversão de catecóis (1,2-diidroxibenzenos) e quinóis
(1,4-diidroxibenzenos) em *orto* e *para* benzoquinonas, 424
Cultivo de *V. curassavica* em ponto de colheita, 133
Cumarinas a partir da formação do Sal de Wittig, 348
Cumarinas com atividade
antifúngica, 352
leishmanicida, 353
Cumarinas, 337
aplicações e obtenção sintética de cumarinas, 343
atividades biológicas, 351
caracterização química, 348
conceitos e características, 337
cumarinas: ocorrência e distribuição, 342
rota biossintética de cumarinas, 338

D

Derivados importantes do ácido cinâmico, incluindo alguns
metabólitos de origem mista, 52

Descoberta, obtenção e produção de produtos naturais de interesse farmacêutico, 71

Descobertas de novos produtos naturais a partir do ambiente marinho, 27
fármacos e substâncias bioativas oriundas do ambiente marinho, 29
ARA-A e ARA-C, 29
dolastatinas, 32
ésteres etílicos de ácidos ômega-3, 33
halicondrinas, 32
halomona, 35
jamaicamida A, 35
kahalalidos, 33
pseudopterosinas, 33
salinosporamida A, 35
scitonemina, 36
trabectedina, 33
ziconotídeo, 33
introdução, 27

Deslocamentos químicos de ^{1}H e ^{13}C característicos para flavonoides, 401

Diagrama
da cadeia produtiva de plantas medicinais e aromáticas, 130
da visão holística de trabalho unindo desde a Farmacognosia clássica à aplicação da Quimioinformática dentro do contexto *in vivo*, *in vitro* e *in silico*, 97
das interações do Mercado de Plantas Medicinais e Aromáticas, 129
de tensão e deformação para materiais elásticos e plásticos, 140

Dieffenbachia picta Schott conhecida popularmente como comigo-ninguém-pode, 512

Diterpenos: aspectos químicos e biológicos, 293
atividades biológicas de diterpenos destacadas na literatura, 300
definição e origem biossintética, 293
extração, isolamento e análise de diterpenos, 299
fontes botânicas de diterpenos, 296
gênero *copaifera*, 297
gênero *mikania*, 293

Diversidade estrutural de outros metabólitos bioativos de origem marinha, 34

E

Edição do "*De materia medica*" datada de 1555 d.C., 7

Efeito anisotrópico exercido pelo grupamento carbonila do anel lactônico sobre o átomo de hidrogênio na posição 13a de lactonas sesquiterpênicas contendo o grupo α-metileno-γ-lactona, 281

Emprego farmacêutico de alguns esteroides e glicosídeos cardiotônicos, 330

Epicatequina-(4β→ 8)-epicatequina, 415

Epigalocatequina-3-*O*-(3,5-dimetil)-galato, 414

Espectro
de massas de segunda ordem para o íon de m/z 303, 400
de RMN da tagitinina A, 280
no ultravioleta característico de flavonoides, 397
no ultravioleta de flavonóis e flavonas, 397
no ultravioleta, 398

Esqueletos básicos principais das quinonas, 423

Esqueletos químicos representando os quinze subtipos de neolignanas, 362

Esquema biossintético da formação das classes de metabólitos especiais, 119

Esquema de extração seletiva de lactonas sesquiterpênicas pela lavagem do material vegetal seco e íntegro, 277

Esquema geral
do processo de estudo fitoquímico de espécies vegetais contendo lactonas sesquiterpênicas, 281
representativo da via biossintética dos flavonoides, 392

Estrutura
básica de uma necina, 468
da esquamocina, 535
da estaquidrina, 466
da uvaricina, 534
do limonoide azadiractina, 534
dos alcaloides suainsonina e castanospermina, 473

Estrutura geral
de um flavonoide, 397
dos alcaloides pirrolizidínicos e da monocrotalina, 469

Estrutura química
básica da cumarina (2*H*-1-benzopiran-2-ona), 337
da doxorrubicina, 428
da β-lapachona (LPC), 429
do aminoácido lisina, precursor dos alcaloides com núcleos piperidínicos, indolizidínicos e quinolizidínicos, 470
do aminoácido ornitina, precursor dos alcaloides com núcleos pirrolidínicos e tropânicos, 464
do diterpeno glicosilado esteviosídeo, 305

Estruturas de alguns
alcaloides piperidínicos, 471
diterpenos ativos para *S. aureus*, 301

Estruturas de diterpenos avaliados frente ao principal micro-organismo cariogênico (*S. mutans*), 302

Estruturas de proantocianidinas, 391

Estruturas dos alcaloides hiosciamina e escopolamina, 63

Estruturas químicas
da escopolamina e iosciamina, 495
da hipericina, 435
hiperforina, 435
proto-hipericina, 435
protopseudo-hipericina, 435
pseudo-hipericina, 435

Estruturas químicas da reína, 434
crisofanol, 434
fisciona, 434

Estruturas químicas da β-lapachona e derivados com atividade citotóxica promissora frente a diversas linhagens tumorais, 431

Estruturas químicas das aloínas A e B, 433

Estruturas químicas das principais micotoxinas, 546

Estruturas químicas das ubiquinonas e plastoquinonas, 425

Estruturas químicas de alcaloides isoquinolínicos, 490

Estruturas químicas de alguns ácidos graxos, 46

Estruturas químicas de esqueletos carbônicos de diterpenos de diferentes classes, 58

Estruturas químicas de lignanas e neolignanas relacionadas com os aspectos ecológicos, 373

Estruturas químicas de triterpenos de três diferentes classes, 59

Estruturas químicas do acetato de crisantenila, 259
1,8-cineol, 259
7-hidroxicalameneno, 259
acetato de bornila, 259
acetato de cinamoila, 259
acetato de linalila, 259
álcool perilílico, 259
borneol, 259
carvacrol, 259
carvona, 259
cinamoato de metila, 259
curcufenol, 259
espinanol, 259
hidroxidiidrocarvona, 259
linalool, 259
longifoleno, 259

mentol, 259
p-cimeno, 259
R-(+)-limoneno, 259
timol, 259
timoquinona, 259
α-felandreno, 259
α-terpineol, 259
Estruturas químicas do cinamaldeído, eugenol e cânfora, 248
Estruturas químicas do geraniol, citronelol e citronelal, 250
Estruturas químicas do senosídeo A, 432
Estruturas químicas do α-bisabolol, matricina e azuleno de
  Matricaria chamomilla (camomila), 56
Estruturas químicas dos alcaloides
  lupinina, lupanina e esparteína, 472
  quinolínicos antimaláricos, 487
Estruturas químicas dos alcaloides terpeno-indólicos
  importantes na terapêutica do câncer, 487
Estruturas químicas dos capsaicinoides, 493
Estruturas químicas dos cascarosídeos A-D, 433
Estruturas químicas dos triterpenos ácido maslínico, 324
  ácido fomitélico A, 324
  ácido fomitélico B, 324
Estruturas químicas dos triterpenos ácido pomólico, 325
  ácido gipsogênico, 325
  ácido sumaresinólico, 325
  ferulato de cicloartenol, 325
  ferulato de metilenocicloartenol, 325
Estruturas químicas dos triterpenos lupeol e betulina, 321
  ácido betulínico, 321
  ácido oleanólico, 321
  ácido ursólico, 321
  ácido β-boswélico, 321
  e ácido α-boswélico, 321
Estruturas químicas dos triterpenos platicodin D, 324
  24-diidroxiursólico, 324
  ácido 19-α-hidroxiursólico, 324
  ácido 19α, 324
  uvaol, 324
  α-amirina, 324
Estruturas químicas dos triterpenos: ginsenosídeo Rb1, 332
  ácido asiático, 332
  ácido madecássico, 332
  asiaticosídeo, 332
  ginsenosídeo Rg1, 332
  glicirrizina, 332
  notoginsenosídeo R1, 332
  α-aescina, 332
  β-aescina, 332
Estruturas químicas, 304
Estruturas, dose/via de administração e propostas de
  mecanismos de ação dos diterpenos que apresentaram
  atividade hipotensora em ratos, 306-307
Etapas biossintéticas envolvidas na formação da cocaína,
  63
Etapas da prensagem do material vegetal, 106
Etapas e análises que determinam a qualidade de plantas
  medicinais, 202
Etnobotânica e etnofarmacologia, 73
  importância da etnobotânica e da etnofarmacologia para
    a descoberta de novos fármacos, 75
  métodos de pesquisa em etnobotânica e
    etnofarmacologia, 76
  populações tradicionais e populações indígenas, 80
  procedimentos nos estudos etnobotânico e
    etnofarmacológico, 81
    análise dos dados em etnobotânica e em
      etnofarmacologia, 83
    coleta de material botânico, 83
  questões éticas envolvidas nas pesquisas
    etnobotânica e etnofarmacológica, 76

Euphorbia milii Des Moulins, conhecida como
  coroa-de-cristo, 512
Evolução do mercado farmacêutico brasileiro, 169
Exemplo de caderno de coleta, 110
Exemplo de chave de identificação de gêneros da família
  Dilleniaceae da Serra do Cipó, 112
Exemplo de etiqueta de exsicata, 109
Exemplo representativo das etapas fotoquímica e química
  durante a formação da via do ácido chiquímico, 366
Exemplos de alcaloides biologicamente ativos: morfina,
  nicotina, cafeína e coniina, 62
Exemplos de anéis γ-lactônicos, 273
Exemplos de antocianidinas, 391
Exemplos de bancos de dados disponibilizados pela
  internet, 98
Exemplos de derivados quinônicos com elevada atividade
  antitumoral in vitro, 429
Exemplos de descritores calculados para a capsaicina,
  classificados por tipo de descritores, 96
Exemplos de diterpenos
  do tipo ent-caurano que podem ser encontrados em
    espécies de Mikania, 297
  encontrados em espécies de Copaifera, 298
Exemplos de esteroides, 317
Exemplos de estruturas
  de flavonoides O-glucosilados e C-glucosilados, 390
  químicas de metabólitos secundários de origem vegetal, 40
Exemplos de estudos
  envolvendo FSC na extração de compostos de origem
    vegetal, 150
  utilizando o spray drying para a secagem e produção de
    micropartículas de origem vegetal, 160
Exemplos de exsicatas com flores e frutos, 107
Exemplos de fármacos de origem microbiana, 21-24
Exemplos de fontes
  de medicamentos fitoterápicos e indicações, 19
  vegetais utilizadas na produção de medicamentos
    homeopáticos, 20
Exemplos de lignana
  capazes de interagir com fungos, 374
  e neolignana, 360
Exemplos de neolignanas que apresentam efeitos
  alelopáticos, 375
Exemplos de princípios ativos descobertos em plantas
  presentes em medicamentos, 16-18
Exemplos de substâncias nutracêuticas presentes em
  alimentos funcionais e alguns dos efeitos benéficos, 20
Exemplos de substâncias produzidas por insetos com
  potencial para o desenvolvimento de novos fármacos, 25
Exemplos de substâncias tóxicas encontradas em plantas,
  521
Exemplos dos principais subgrupos de flavonoides, 388
Extração de compostos bioativos por ultrassom, 156
Extração por fluido supercrítico, 148
Extração por percolação, 146

F

Farmacodinâmica e toxicologia, 220
Fatores que influenciam a contaminação fúngica e a
  produção de micotoxinas, 545
Faturamento dos principais produtos fitoterápicos do
  mercado brasileiro subdivididos por sistemas, 183-190
Ficus pumila L., conhecido como hera-miúda, 515
Flavonoides isolados de Erytrhina vogelii, 395
Flavonoides, 387
  atividade biológica, 402
    ações anti-inflamatórias, 403
    ações sobre o sistema cardiovascular, 402
    ações sobre o sistema nervoso central (SNC), 402

biossíntese dos flavonoides, 393
introdução, 387
métodos de separação, purificação e identificação, 393
métodos de identificação, 396
Fluxograma para a produção de extratos secos de plantas medicinais, 139
Fontes de produtos naturais, 15
introdução, 15
Formação de isômeros do difosfato de farnesila (FPP), 253
Formação do difosfato
de farnesila (FPP), 56, 253
de geranila (GPP), 250
Formação do esqueleto policíclico dos esteroides a partir do 2,3-óxido-esqualeno, 320
Formação do intermediário do tipo labdano bicíclico (difosfato de copalila), 294
Formação do LPP e NPP a partir do GPP, 250
Formação do núcleo básico dos alcaloides pirrolidínicos, 465
Formação dos ácidos cinâmico e *p*-cumárico a partir do ácido prefênico, 255
Formação dos esqueletos diterpenos por ciclização a partir da cauda da molécula de GGPP, 294
Fragmentação de segunda ordem representativa, 399
Frutos de *Luffa operculata* (L.) Cogn., conhecida como buchinha, 514
Frutos secos e sementes de *Jatropha curcas* L., conhecida como pinhão-paraguaio, 513

G

Gravura representando Galeno e Hipócrates, 6

H

Hamamelitanino, 414
Hipótese da biogênese dos principais tipos de esqueletos carbocíclicos de lactonas sesquiterpênicas, 275

I

Inseticidas isolados de plantas, 530
Inseticidas naturais, 529
busca de novos inseticidas naturais, 531
bioensaios de contato, 538
bioensaios de pós-ingestão, 536
bioensaios importantes para o isolamento de substâncias inseticidas, 535
piretrinas utilizadas no desenvolvimento de inseticidas sintéticos, 534
sesquiterpenos, 531
acetogeninas, 534
agarofuranos, 532
clerodanos, 533
drimanos, 531
limonoides, 533
histórico da utilização de produtos naturais como substâncias inseticidas, 529
introdução, 529
Inseticidas sintéticos utilizados após a Segunda Guerra Mundial, 531
Intoxicações por plantas no Brasil: princípios ativos e mecanismos de ação, 511
desintoxicação e antídotos, 525
espécies com maior incidência de casos de intoxicações registrados no Brasil, 515
introdução, 511
o que fazer em caso de intoxicações por plantas, 526
princípios tóxicos e seus mecanismos de ação, 519
alcaloides, 521
ésteres de forbol, 523

furanocumarinas, 523
glicosídeos cardiotônicos, 520
proteínas vegetais tóxicas, 519
urushióis, 522
técnicas para a identificação das plantas tóxicas e de seus princípios ativos, 524
Introdução à farmacognosia, 1

L

Lactonas sesquiterpênicas, 271
artemisinina e derivados, 284
atividades biológicas, 282
biossíntese, 272
com importância farmacológica ou toxicológica, 284
com importância toxicológica, 285
de grande importância farmacológica, 283
engenharia metabólica, síntese e semissíntese de lactonas sesquiterpênicas, 276
extração, 276
introdução, 271
partenolido e derivados, 284
plantas alimentícias, medicinais e ornamentais, 286
quimiotaxonomia e quimiossistemática, 274
separação cromatográfica, detecção e identificação, 278
tanacetum parthenium, 287
tapsigargina e derivados como pró-fármacos, 285
tóxicas, 286
Lignanas obtidas
do açaí, 376
do fruto de romã, 377
Lignanas, neolignanas e análogos: ocorrência, aspectos químicos, biológicos e nutricionais, 359
análises químicas e elucidação estrutural, 364
aspectos ecológicos, 371
aspectos nutricionais, 375
biogênese, 365
características e nomenclatura, 359
ocorrência e distribuição, 371
propriedades biológicas, 378
propriedades anti-inflamatórias, 378
propriedades antimicrobianas e antiparasitárias, 380
propriedades antioxidantes, 380
propriedades antitumorais, 379
propriedades imunossupressoras, 381
Linearidade ilustrativa realizada com o padrão cromatográfico quercitrina, 208
Lista dos 20 principais laboratórios no Brasil de acordo com faturamento de julho 2007 a junho 2011, 180

M

Maiores herbários internacionais, 104
Maiores herbários nacionais, 104
Mecanismo provável para a ciclização do monoepóxido-esqualeno, 318
Mensuração do mercado mundial de produtos derivados de plantas, 170
Mercado de infusões de ervas, flores e frutas na Europa (em mil toneladas), 174
Mercado de insumos vegetais, chás e produtos fitoterápicos no Brasil, 167
dados globais de mercado, 168
mercado das drogas vegetais, 171
Herbaltec Extratos Vegetais, 172
Quimer Ervas e Especiarias, 171
Santosflora Ervas, Especiarias e Extratos Secos, 171

mercado de chás alimentícios e medicinais, 172
   perspectivas futuras do mercado de chás, 176
   produção e consumo de chás no Brasil, 175
   produção e consumo mundial de infusões e
     decocções, 174
   produção e consumo mundial do chá *Camellia
     sinensis*, 173
mercado de derivados vegetais, 176
   Ayalla Marketing e Representações Ltda., 179
   eChemical, 179
   Grupo Centroflora, 177
   Grupo Martin Bauer, 178
   Laboratório Catedral, 177
   mercado nacional, 176
   Natural Amazon Herbs Produção de Extratos Ltda.,
     178
     mercado internacional, 178
   Naturex, 179
     dimensões globais do mercado de derivados
      vegetais, 179
   Sanrisil, 177
   Willmar Schwabe Pharmaceuticals, 179
mercado de medicamentos fitoterápicos
   industrializados, 180
   panorama dos fitoterápicos, 181
   panorama geral, 180
mercado mundial de fitoterápicos, 169
mercado mundial de medicamentos, 168
introdução, 167
Mercado farmacêutico global e sua distribuição pelas
   regiões mundiais, 168
Mercado fitoterápico global e sua distribuição pelas regiões
   mundiais, 171
Metabolismo de lignanas em mamíferos, 372
Métodos analíticos baseados em CLAE e diferentes
   sistemas de detecção, 437
Métodos de extração mais aplicados na tecnologia
   fitofármacos, 157
Micotoxinas, 541
   biossíntese, 542
   controle biológico, 552
   controle da contaminação por micotoxinas, 551
     boas práticas agrícolas, 551
   controle químico, 552
     descontaminação, 552
     semeadura de sementes resistentes, 552
   histórico, 542
   importância econômica, 550
   introdução, 541
   principais micotoxinas, 544
Migrações 1,2-diaxiais de hidretos e grupos alquila para a
   formação do esqueleto esteroide básico, 321
Monoterpenos importantes de óleos essenciais, 56
Morfina, alcaloides isolados por Pelletier e Caventou,
   alcaloides de *C. roseus* e de *T. brevifolium*, 443
Mudanças nas distribuições de tamanho em função do
   tempo durante um processo de cominuição, 144

N

Níveis de oxigenação e esqueletos químicos considerando
   os oito subgrupos das lignanas, 361-362
Núcleos derivados da lisina, 470

O

Obtenção
   de cumarina pela Reação de Perkin, 346
   de derivados cumarínicos pela Reação de Pechmann,
     346

Óleos voláteis: constituintes químicos e atividades
   biológicas, 247
   atividades biológicas de óleos voláteis, 259
     atividade anti-inflamatória, 261
     atividade antimicrobiana, 263
     atividade antinociceptiva, 260
     atividade antioxidante, 264
     atividade antiparasitária, 262
     atividade citotóxica, 265
     atividade inseticida, 259
   biossíntese de monoterpenos, sesquiterpenos e
     fenilpropanoides de óleos voláteis, 248
     fenilpropanoides, 253
     monoterpenos, 248
     sesquiterpenos, 252
   extração de óleos voláteis, 255
     extração de óleos voláteis em escala industrial, 256
     extração de óleos voláteis em escala laboratorial, 257
     técnicas de microamostragem, 257
   identificação dos constituintes químicos de óleos
     voláteis, 258
   introdução, 247
Origem biogenética
   das cumarinas, 340
   das unidades fenilpropânicas precursoras das lignanas,
     neolignanas e ligninas, 367
Origem do termo farmacognosia – definições e histórico, 3
   farmacognosia atual, 10
   história da utilização de plantas medicinais, 3
Origem dos flavonoides a partir das vias biossintéticas do
   ácido chiquímico e do acetil-CoA, 53
Origem e importância dos produtos naturais, 13

P

Pai da botânica e médico Carolus Linnaeus, 9
Papiros de Ebers, 5
Paracelsus, representado em obra do pintor holandês
   Quentin Matsys, 8
Passos principais da biossíntese da hipericina, 425
Pen Tsao, 5
Perfil cromatográfico
   dos compostos voláteis presentes nos frutos e também
     nas folhas da *Copaifera langsdorffii*, 201
   dos padrões de hidrocarbonetos, 201
Piretrinas
   naturais, 535
   sintéticas, 536
Planejamento sugerido para validação de método (PVM) a
   partir de planta medicinal, 204
Ponteiras para reatores ou extratores de escala industrial, 155
Precursores biogenéticos, esqueletos básicos, tipos e
   exemplos de alcaloides, 449-456
Principais aminoácidos que participam da biossíntese de
   alcaloides e suas respectivas aminas derivadas após
   descarboxilação, 62
Principais classes de produtos naturais de interesse
   farmacêutico, 245
Principais indicações etnofarmacológicas dos oleorresinas
   descritas na literatura, 299
Principais isoflavonas da soja e estrutura do estradiol, 390
Principais micotoxinas e os produtos que elas infectam, 547
Principais produtos-chave do metabolismo primário e suas
   ligações com o metabolismo secundário, 43
Principais solventes
   utilizados como FSCs, com suas respectivas
     temperaturas e pressões críticas, 149
   utilizados para a extração por micro-ondas e suas
     respectivas constantes dielétricas e momento dipolo,
     152

Principais tipos estruturais de diterpenos associados ao seu número de ciclos, 295

Princípios de aumento de escala para extração por micro-ondas, 154

Procedimento de recuperação e obtenção da exatidão, exemplificando a extração com agitador mecânico e análises por CLAE, 211

Produtos da metabolização de cumarinas, 345

Produtos fitoterápicos brasileiros, 191

Produtos metabólicos de sesamina originados por reações enzimáticas no fígado e por micro-organismos, 378

Produtos naturais
de origem marinha aprovados para o uso terapêutico e em fase de avaliação clínica, 31
marinhos aprovados como fármacos e suas fontes produtoras, 30
tóxicos, 509

Proposta de mecanismo para a biossíntese dos esqueletos dos tipos oleanano e ursano, 319

Q

Quantidades de extratos produzidos e comercializados pela Indústria Farmacêutica Catedral em 2010, 178

Quimioinformática na farmacognosia, 87
aplicações, 97
dados: coleta, análise, fontes e armazenamento, 96
descritores estruturais, 95
classificação dos descritores, 95
introdução, 87
quimioinformática na farmacognosia, 89
quimioinformática, 88
representação de substâncias químicas, 91
arquivos mol e sdf, 92
arquivos pdb, 93

Quinonas, 423
análise de quinonas, 435
investigação farmacognóstica clássica de antraquinonas, 435
modernas técnicas de análise de quinonas, 436
babosa, 433
cáscara, 432
definições, aspectos gerais e biossíntese, 423
propriedades biológicas, 427
atividade antitumoral, 428
atividade laxativa, 430
ruibarbo, 433
propriedade antidepressiva, 434
sene, 431

Quintessência revelada, 10

R

Reação de adição do tipo Michael do grupo α-metileno-γ-lactônico com resíduo de cisteína livre, 283

Reação de Bornträger, 436

Reação de Mannich
envolvida na formação de estrictosidina a partir do L-triptofano e da secologanina (Gli = glicose), 67
originando β-carbolina e indolina derivados a partir de α e β-condensação, 485

Reações catalisadas por metais de transição, 348

Reconhecimento de espécies vegetais por morfologia externa, 113
da flor, 114
da folha e do caule, 113

Relação estrutural entre alguns alcaloides naturais e seus respectivos derivados sintéticos: cocaína e procaína na parte superior e quinina e cloroquina na parte inferior, 61

Rendimento médio de óleo essencial de *Cordia verbenaceae* em áreas comerciais no CPQBA-UNICAMP colhidas em sistema de três cortes/ano durante dois anos (média de nove áreas), 134

Rendimentos de óleo essencial de *Cordia verbenacea* cultivada em nove áreas comerciais no CPQBA durante 2007 e 2008 (média de dois cortes), 134

Representação da estrutura 2D da capsaicina, 92

Representação resumida da fotossíntese indicando as etapas clara e escura e a formação de carboidratos a partir da energia solar e CO_2, 41

Representação tridimensional da capsaicina a partir do formato pdb, 94

Representantes estruturais das cumarinas sesquiterpênicas e aflatoxinas, 343

Resumo da obtenção de derivados cumarínicos pela Reação de Knoevenagel, 347

Resumo descrevendo algumas variações na origem biogenética de lignanas e neolignanas, 370

Ricinus communis L., a mamona, 513

Rotas biogenéticas de alguns subtipos de lignanas, 369

S

Segurança farmacológica, 236

Seleção de
Achyrocline satureioides para florescimento uniforme, 126
Baccharis dracunculifolia em função da atividade anti-inflamatória, dos rendimentos de óleo essência e da opção das abelhas para produção do própolis verde, 125
Baccharis trimera para capacidade de rebrota e porte ereto, 126
Maytenus ilicifolia para capacidade de rebrota e rendimento de biomassa, 127
Pfaffia glomerata para altos teores de biomassa e de β-ecdizona, 128
Stevia rebaudiana para alto rendimento de biomassa, 121

Sesamina, a principal lignana encontrada no gergelim, 377

Sesquiterpeno
agarofurânicos isolados de *Crossopetalum tonduzii*, 532
clerodina isolado de *Clerodendrum infortunatum*, 533
do tipo drimano, 532

T

Tagitinina A, 279

Taninos, 407
atividades biológicas, farmacocinética e toxicologia, 418
classificação e biogênese, 407
extração, caracterização, isolamento e quantificação, 414
introdução, definição e generalidades, 407
localização, distribuição e fontes botânicas principais, 413
usos e propriedades químicas, 417

Técnicas e parâmetros que podem ser estudadas na robustez de um método, 213

Tecnologia fitofarmacêutica, 137
introdução, 137
nomenclatura, 162
perspectivas futuras em aspectos tecnológicos, 162
processo, 138
cominuição, 138
tipos de moinhos, 139
concentração, 155
extração, 144
fluido supercrítico, 148
maceração, 147
micro-ondas, 150

percolação, 146
Soxhlet, 145
turbólise, 147
ultrassom, 153
secagem de extratos de plantas, 156
leito fluidizado, 160
liofilização, 158
secador de esteira a vácuo, 161
secagem por nebulização (*spray drying*), 159
Thevetia peruviana (Pers.) K. Schum., conhecida como
chapéu-de-napoleão, 514
Tiarubrina-A, 4
Tipos de chás mais consumidos no Brasil atualmente, 176
Tópicos sobre a biossíntese de metabólitos secundários
vegetais, 39
alcaloides, 58
alcaloides derivados da *L*-ornitina e *L*-lisina, 62
derivados da *L*-fenilalanina e *L*-tirosina, 65
derivados do *L*-triptofano, 65
derivados de acetato, 44
derivados do chiquimato, 47
biossíntese de aminoácidos aromáticos, 49
biossíntese do ácido chiquímico e derivados, 49
derivados do ácido cinâmico, 50
flavonoides e derivados, 51
introdução, 39
conceitos básicos sobre a biossíntese de metabólitos
secundários, 40
metabolismo primário e secundário, 41
terpenoides, 54
diterpenos, 57
monoterpenos, 54
sesquiterpenos, 55
tetraterpenos, 58
triterpenos, 58
Toxicidade e segurança de fitoterápicos, protetores
cutâneos e cosméticos naturais, 217
citotoxicidade e genotoxicidade, 229
ensaios *in vitro*, 230
genotoxicidade, 230
segurança farmacológica, 232
métodos de estudo para avaliação da segurança
farmacológica cardiovascular, 233
métodos de estudo para avaliação da segurança
farmacológica central, 235
atividade locomotora, 237
avaliação da atividade pró-convulsivante, 237
avaliação da memória, 238
avaliação da nocicepção, 238
avaliação do potencial de dependência/abuso,
238
bateria observacional funcional (FOB – *Functional
Observational Battery*), 236
coordenação motora (*rotarod*), 237
eletroencefalograma (EEG), 237
temperatura corporal, 238
testes complementares, 237
testes essenciais, 235
sistema cardiovascular, 232
sistema gastrintestinal, 239
sistema nervoso central, 235
toxicidade na reprodução, 225
desenvolvimento embriofetal, 229
desenvolvimento pré e pós-natal, incluindo a função
materna, 227
fertilidade e desenvolvimento embrionário inicial, 226

Toxicologia pré-clínica (clássica), 221
Transmissores químicos, quinidina, escopolamina, cocaína
e codeína, 446
Tricomas glandulares na face abaxial da folha seca de uma
planta da família Asteraceae (margaridão) observados
em estereoscópio no aumento de 10×, 277
Triptaminas naturais derivadas do *L*-triptofano, 66
Triterpenos e esteroides, 315
biogênese de triterpenos e esteroides, 317
estudos de correlação estrutura-atividade, 326
introdução, 315
principais atividades farmacológicas e biológicas, 319
atividade anti-inflamatória, 323
atividade antitumoral, 320
atividade antiviral, 325
atividades antimicrobiana e antiparasitária, 325
atividades hepato e cardioprotetora, 326
utilização industrial e emprego farmacêutico, 329
Triterpenos
germanicanos, 328
lupanos, 327
pentacíclicos dos tipos ursano e oleanano, 329
tetracíclicos do tipo cicloartano, 328

U

Unidades estruturais e esquema simplificado da biogênese
dos taninos hidrolisáveis, 411
Unidades fenólicas
em taninos condensados e ligações entre elas, 410
encontradas nos taninos hidrolisáveis, 409

V

Valores de CIM (μg.mL^{-1}) de diterpenos descritos na
literatura, 303
Variabilidade química em plantas medicinais e aspectos da
produção, 117
domesticação da *Artemisia annua*, uma espécie com
atividade antimalárica, 119
procedimento de melhoramento de plantas medicinais,
119
análise da variabilidade genética molecular, 122
análise meiótica, 123
aspectos comerciais de um genótipo superior, 128
avaliação de parâmetros agronômicos e
fitoquímicos, 123
bases para sistemas de produção sustentável, 124
coletas, 122
cultivo do genótipo selecionado, 124
estudo cromossômico, 123
identificação botânica, estudos cromossômicos e
biologia de reprodução, 122
melhoramento genético, 124
micropropagação vegetativa, 123
sistema de reprodução, 123
uso da variabilidade química: Erva baleeira (estudo
de caso), 130
Varronia curassavica com espiga floral (apenas um fruto
maduro), 131
Vinte principais empresas farmacêuticas brasileiras em
faturamento, 182
Vinte principais medicamentos do mercado brasileiro, 181
Visão geral da ocorrência e distribuição de cumarinas, 344
Vitaminas dos grupos K e E, 426